"十二五"普通高等教育本科国家级规划教材
"十三五"高等医学院校本科规划教材

供基础、临床、护理、预防、口腔、中医、药学、医学技术类等专业用

医学微生物学

Medical Microbiology

（第4版）

主　编　张凤民　肖纯凌　彭宜红

副主编　钟照华　林　旭　金玉怀　李波清　汤　华

编　委（按姓名汉语拼音排序）

安　静（首都医科大学）	沈　弢（北京大学医学部）
包丽丽（内蒙古医科大学）	汤　华（天津医科大学）
陈峥宏（贵州医科大学）	王　丽（吉林大学白求恩医学部）
揣　侠（河北医科大学）	王光西（西南医科大学）
方艳辉（承德医学院）	王国庆（吉林大学白求恩医学部）
付玉荣（潍坊医学院）	王明永（新乡医学院）
韩　俭（兰州大学基础医学院）	王培刚（首都医科大学）
金玉怀（河北医科大学）	肖纯凌（沈阳医学院）
赖小敏（中山大学中山医学院）	杨　帆（新乡医学院）
李波清（滨州医学院）	姚淑娟（齐齐哈尔医学院）
李明远（四川大学华西医学中心）	张　毓（北京大学医学部）
李晓霞（天津医科大学）	张凤民（哈尔滨医科大学）
林　旭（福建医科大学）	张力平（首都医科大学）
凌　虹（哈尔滨医科大学）	张雄鹰（长治医学院）
刘　新（沈阳医学院）	章广玲（华北理工大学）
刘延菊（河北工程大学）	赵飞骏（南华大学衡阳医学院）
鲁凤民（北京大学医学部）	赵英会（山东第一医科大学）
马淑霞（佳木斯大学基础医学院）	钟照华（哈尔滨医科大学）
孟繁平（延边大学医学院）	朱　帆（武汉大学医学部）
彭宜红（北京大学医学部）	庄　敏（哈尔滨医科大学）
强　华（福建医科大学）	

秘　书　庄　敏

北京大学医学出版社

YIXUE WEISHENGWUXUE

图书在版编目（CIP）数据

医学微生物学/张凤民，肖纯凌，彭宜红主编．—4版．—北京：北京大学医学出版社，2018.12（2023.12重印）
 ISBN 978-7-5659-1900-8

Ⅰ．①医… Ⅱ．①张… ②肖… ③彭… Ⅲ．①医学微生物学-医学院校-教材 Ⅳ．① R37

中国版本图书馆CIP数据核字（2018）第244576号

医学微生物学（第4版）

主　　编：张凤民　肖纯凌　彭宜红
出版发行：北京大学医学出版社
地　　址：（100191）北京市海淀区学院路38号　北京大学医学部院内
电　　话：发行部 010-82802230；图书邮购 010-82802495
网　　址：http://www.pumpress.com.cn
E-mail：booksale@bjmu.edu.cn
印　　刷：北京溢漾印刷有限公司
经　　销：新华书店
责任编辑：韩忠刚　　责任校对：靳新强　　责任印制：李　啸
开　　本：850 mm×1168 mm　1/16　印张：27.75　字数：800千字
版　　次：2018年12月第4版　2023年12月第7次印刷
书　　号：ISBN 978-7-5659-1900-8
定　　价：62.00元
版权所有，违者必究
（凡属质量问题请与本社发行部联系退换）

修订说明

国务院办公厅颁布《关于深化医教协同进一步推进医学教育改革与发展的意见》、以"5+3"为主体的临床医学人才培养体系改革、教育部本科临床医学专业认证等一系列重要举措，对新时期高等医学教育人才培养提出了新的要求，也为教材建设指明了方向。

北京大学医学出版社出版的临床医学专业本科教材，从2001年开始，历经3轮修订、17年的锤炼，各轮次教材都高比例入选了教育部"十五""十一五""十二五"国家级规划教材。为了顺应医教协同和医学教育改革与发展的要求，北京大学医学出版社在教育部、国家卫生健康委员会和中国高等教育学会医学教育专业委员会指导下，经过前期的广泛调研、综合论证，启动了第4轮教材的修订再版。

本轮教材基于学科制课程体系，在院校申报和作者遴选、编写指导思想、临床能力培养、教材体系架构、知识内容更新、数字资源建设等方面做了优化和创新。共启动46种教材，其中包含新增的《基础医学概论》《临床医学概论》《诊断学》《医患沟通艺术》4种。《基础医学概论》和《临床医学概论》虽然主要用于非临床医学类专业学生的学习，但须依托于临床医学的优秀师资才能高质量完成，故一并纳入本轮教材中。《诊断学》与《物理诊断学》《实验诊断学》教材并存，以满足不同院校课程设置差异。第4轮教材修订的主要特点如下：

1. 为更好地服务于全国高等院校的医学教育改革，对参与院校和作者的遴选精益求精。教材建设的骨干院校结合了研究型与教学型院校，并注重不同地区的院校代表性；由各学科的委员会主任委员或理事长和知名专家等担纲主编，由教学经验丰富的专家教授担任编委，为教材内容的权威性、院校普适性奠定了坚实基础。

2. 以"符合人才培养需求、体现教育改革成果、教材形式新颖创新"为指导思想，以深化岗位胜任力培养为导向，坚持"三基、五性、三特定"原则，密切结合国家执业医师资格考试、全国硕士研究生入学考试大纲。

3．部分教材加入了联系临床的基础科学案例、临床实践应用案例，使教材更贴近基于案例的学习、以问题为导向的学习等启发式和研讨式教学模式，着力提升医学生的临床思维能力和解决临床实际问题的能力；适当加入知识拓展，引导学生自学。

4．为体现教育信息化对医学教育的促进作用，将纸质教材与二维码技术、网络教学平台相结合，教材与微课、案例、习题、知识拓展、图片、临床影像资料等融为一体，实现了以纸质教材为核心、配套数字教学资源的融媒体教材建设。

在本轮教材修订编写时，各院校对教材建设提出了很好的修订建议，为第4轮教材建设的顶层设计和编写理念提供了详实可信的数据储备。第3轮教材的部分主编由于年事已高，此次不再担任主编，但他们对改版工作提出了很多宝贵的意见。前3轮教材的作者为本轮教材的日臻完善打下了坚实的基础。对他们的贡献，我们一并表示衷心的感谢。

尽管本轮教材的编委都是多年工作在教学一线的教师，但囿于现有水平，书中难免有不当之处。欢迎广大师生多提宝贵意见，反馈使用信息，以臻完善教材的内容，提高教材的质量。

"十三五"高等医学院校本科规划教材评审委员会

顾　　　问	王德炳
主任委员	柯　杨　詹启敏
副主任委员	王维民
秘书长	王凤廷
委　　　员	(按姓名汉语拼音排序)

蔡景一　曹德品　崔慧先　邓峰美　丁元林
管又飞　黄爱民　黄元华　姜志胜　井西学
黎孟枫　李春江　李春鸣　李　燕　刘传勇
刘永年　刘志跃　罗自强　雒保军　宋晓亮
宋焱峰　宋印利　唐世英　陶仪声　王　滨
王鹏程　王松灵　温小军　文民刚　肖纯凌
尹思源　于春水　袁聚祥　张晓杰　朱望东

序

国务院办公厅《关于深化医教协同进一步推进医学教育改革与发展的意见》（以下简称《意见》）指出，医教协同推进医学教育改革与发展，加强医学人才培养，是提高医疗卫生服务水平的基础工程，是深化医药卫生体制改革的重要任务，是推进健康中国建设的重要保障。《意见》明确要求加快构建标准化、规范化医学人才培养体系，全面提升人才培养质量。要求夯实5年制临床医学教育的基础地位，推动基础与临床融合、临床与预防融合，提升医学生解决临床实际问题的能力，推进信息技术与医学教育融合。从国家高度就推动医学教育改革发展作出了部署、明确了方向。

高质量的医学教材是满足医学教育改革、培养优秀医学人才的核心要素，与医学教育改革相辅相成。北京大学医学出版社出版的临床医学专业本科教材，立足于岗位胜任力的培养，促进自主学习能力建设，成为临床医学专业本科教学的精品教材，为全国高等医学院校教育教学与人才培养工作发挥了重要作用。

在医教协同的大背景下，北京大学医学出版社启动了第4轮教材的修订再版工作。全国医学院校一大批活跃在教学一线的专家教授，以无私奉献的敬业精神和严谨治学的科学态度，积极参与到本轮教材的修订和建设工作当中。相信在全国高等医学院校的大力支持下，有广大专家教授的热情奉献，新一轮教材的出版将为我国高等医学院校人才培养质量的提高和医学教育改革的发展发挥积极的推动作用。

前　言

本书面向医学高等院校本科临床医学、基础医学以及其他医学相关专业，强调临床与基础结合，遵循三基（基本知识、基础理论、基本技能）和五性（思想性、科学性、创新性、启发性、先进性）的原则，以基本知识为主，重点突出。多年来一直深受广大师生好评，第1版（2003年）、第2版（2009年）、第3版（2013年）分别被评为"十五""十一五"和"十二五"普通高等教育本科国家级规划教材。

本版保持了医学微生物学基础（细菌学总论和病毒学总论）、致病性细菌各论、医学相关病毒各论、真菌学的知识框架，这种编排方式既可显示不同类型微生物的生物学和致病性差异，又能说明人体对微生物感染应答的共同规律（致病和免疫），实践证明此编排方式有助于建立医学微生物学的整体观。

本次改版补充了近年的重大进展。例如新增了与感染高度相关的固有免疫机制、禽流感病毒、SARS冠状病毒、MERS冠状病毒、寨卡病毒、发热伴血小板减少综合征布尼亚病毒和内源性逆转录病毒等知识。近年随着新技术的发展，许多微生物被重新分类和命名，例如肝炎病毒、汉坦病毒和肠道病毒，本次改版也做了相应的更新。此外，对第3版的个别章节进行了拆分和合并，例如将原第9章"感染性疾病的控制"拆分为到本版的"消毒、灭菌与生物安全"和"细菌与病毒感染的预防原则"等章节。各论部分兼顾生物学分类和临床疾病编排，适度减少了前版主要以生物学分类编排章节的比重，以使教材更贴近临床实践。本书继续坚持少而精的原则，通过大量图表归纳，提高可读性。为便于快速掌握章节的重点，每章后还附有小结。此外，出版社还在其网络平台提供了微课视频、试题、拓展知识等学习辅助资源。

本书由来自全国28所医学院校微生物学专业有丰富教学经验的教师共同编写，在此感谢编委们付出的努力。在付梓出版之际，饮水思源，我们特别感谢哈尔滨医科大学谷鸿喜教授、天津医科大学陈锦英教授为本书做出的贡献，她们教书育人和著书立说的严谨、智慧和远见卓识永远是我们的榜样。庄辉院士、程志教授、罗军高级实验师、日本阿部贤治教授、美国国立卫生研究院

Cynthia Goldsmith 博士、Pierre Rollin 博士等为本书提供了珍贵图片。钟照华教授、商庆龙教授为本书制作了大量插图，庄敏教授以及哈尔滨医科大学微生物学教研室全体教师在本教材的修订校对中做了细致的工作，在此一并致谢。

由于我们的学识所限，也因为医学微生物学知识浩繁且进展迅速，书中难免有错误和疏漏。恳请广大师生在使用教材过程中对发现的错误和问题给予及时指正，以便在后续印刷和改版中纠正完善。

张凤民　肖纯凌　彭宜红

二维码资源索引

资源名称	资源类型	页码
知识拓展：细菌的基本形态	下载资源	13
知识拓展：革兰氏阳性菌与革兰氏阴性菌细菌L型的主要特点	下载资源	17
知识拓展：青霉素和溶菌酶作用的细菌靶标及抗菌机制	下载资源	17
彩图：鞭毛形态	图片	20
彩图：CRISPR-Cas系统的结构与作用机制	图片	30
知识拓展：细菌抵抗噬菌体感染的机制—CRISPR	下载资源	30
彩图：鞭毛形态	图片	30
彩图：IFN家族以及IFN受体信号传导通路	图片	90
彩图：NK细胞介导的自然细胞毒效应和ADCC效应机制	图片	96
彩图：TLR的活化与效应机制	图片	99
彩图：RLR的活化与效应机制	图片	100
知识拓展：基因测序技术的发展助力临床微生物学的诊断	下载资源	121
知识拓展：核酸疫苗	下载资源	132
案例1：违规疫苗事件	下载资源	138
案例1解析	下载资源	138
案例2：医院感染事件	下载资源	141
案例2解析	下载资源	141
彩图：葡萄球菌#（革兰氏染色，×1000）	图片	145
知识拓展：血浆凝固酶的种类及检测方法图解	下载资源	149
彩图：链球菌#（革兰氏染色，×1000）	图片	150
彩图：淋病奈瑟菌#（革兰氏染色，×1000）	图片	159
彩图：大肠埃希菌#（革兰氏染色，×1000）	图片	163
彩图：志贺菌#（革兰氏染色，×1000）	图片	168
彩图：霍乱弧菌#（革兰氏染色，×1000）	图片	180
彩图：结核分枝杆菌#（抗酸染色，×1000）	图片	191
彩图：麻风分枝杆菌#（抗酸染色，×1000）	图片	197
彩图：白喉棒状杆菌#（奈瑟染色，×1000）	图片	201
彩图：破伤风杆菌#（芽胞染色，×1000）	图片	204
彩图：产气荚膜杆菌	图片	207
彩图：炭疽芽胞杆菌#（革兰氏染色，×1000）	图片	214
彩图：羊布鲁菌#（革兰氏染色，×1000）	图片	217
彩图：鼠疫耶尔森菌	图片	220

续表

资源名称	资源类型	页码
彩图：铜绿假单胞菌#（革兰氏染色，×1000）	图片	226
彩图：铜绿假单胞菌在普通培养基上的生长情况	图片	226
案例19-1	下载资源	227
案例19-1解析	下载资源	227
彩图：流感嗜血杆菌的卫星现象（血琼脂平板）	图片	230
案例21-1	下载资源	244
案例21-1解析	下载资源	244
知识拓展：立克次体与立克次体病的检测与鉴定	下载资源	250
知识拓展：恙虫病东方体的疫苗研究进展	下载资源	251
案例：以神经系统症状首发的人粒细胞无形体病	下载资源	252
彩图：钩端螺旋体#（×1000）	图片	262
彩图：梅毒螺旋体#（×1000）	图片	264
彩图：伯氏疏螺旋体1#（荧光染色，×1000）	图片	267
彩图：伯氏疏螺旋体2#（荧光染色，×1000）	图片	267
知识拓展：钩端螺旋体、密螺旋体及疏螺旋体的比较	下载资源	270
知识拓展：肠道病毒属的蛋白质合成与成熟过程	下载资源	277
彩图：诺如病毒的基因组结构	图片	280
彩图：HBV复制过程示意图	图片	305
彩图：HCV的感染复制周期模式图	图片	311
彩图：戊型肝炎病毒的感染复制周期	图片	312
彩图：人类免疫缺陷病毒（HIV）的基因组结构及基因产物	图片	319
彩图：人类免疫缺陷病毒的结构	图片	321
知识拓展：艾滋病治疗的三个90%	下载资源	328
知识拓展：艾滋病的功能性治愈	文本	328
彩图：逆转录病毒的复制过程（HTLV）	图片	329
知识拓展：埃博拉病毒的疫苗进展	下载资源	354
彩图：水痘	图片	361
彩图：带状疱疹	图片	361
彩图：巨细胞病毒"猫头鹰眼"状包涵体	图片	362
彩图：人乳头瘤病毒1	图片	369
彩图：人乳头瘤病毒2	图片	369
案例32-1	文本	370
案例32-1解析	文本	370
知识拓展：九价人乳头瘤病毒（HPV）疫苗	文本	371
彩图：-狂犬病病毒结构示意图（左）和电镜照片（右）	图片	372
彩图：狂犬病病毒基因结构图	图片	373
彩图：狂犬病病毒致病过程	图片	374

续表

资源名称	资源类型	页码
彩图：天花病毒电镜照片	图片	376
彩图：天花患者	图片	376
知识拓展：朊粒的致病特点	下载资源	379
知识拓展：PrP基因突变与遗传性prion病	文本	379
彩图：v-CJD患者神经病理图片	图片	381
知识拓展：病原性真菌概要	下载资源	392
知识拓展：主要网址和进展文献	下载资源	393
知识拓展：主要病原性真菌的比较	下载资源	403
知识拓展：主要网址和进展文献	下载资源	403

目 录

绪论 ·· 1
    一、微生物与医学微生物学 ········ 1
    二、医学微生物学发展简史 ········ 2
    三、任务与展望 ······················ 9

第一篇　医学微生物学基础

第1章　细菌的形态与结构 ·············· 12
  第一节　细菌的大小与形态 ········ 12
  第二节　细菌的结构 ·················· 13
    一、细菌的基本结构 ··············· 13
    二、细菌的特殊结构 ··············· 19

第2章　细菌的生理 ······················ 24
  第一节　细菌的理化性状 ············ 24
    一、细菌的化学组成 ··············· 24
    二、细菌的物理性状 ··············· 24
  第二节　细菌的营养 ·················· 25
    一、细菌的营养类型 ··············· 25
    二、细菌的营养物质 ··············· 25
    三、细菌摄取营养物质的机制 ··· 25
  第三节　细菌的新陈代谢 ············ 26
    一、细菌的能量代谢 ··············· 26
    二、细菌的代谢产物 ··············· 27
    三、细菌的分泌系统 ··············· 28
    四、细菌的免疫系统 ··············· 29
  第四节　细菌的生长与繁殖 ········ 31
    一、影响细菌生长的环境因素 ··· 31
    二、细菌的生长与繁殖 ··········· 32
  第五节　细菌的人工培养 ············ 33
    一、培养细菌的方法 ··············· 33
    二、培养基 ···························· 34
    三、细菌在培养基中的生长情况 ··· 34
    四、人工培养细菌的用途 ········ 35
  第六节　细菌的分类 ·················· 35
    一、细菌的分类原则与层次 ····· 35
    二、细菌的命名法 ·················· 38

第3章　细菌遗传与变异 ················ 40
  第一节　细菌遗传相关物质 ········ 40
    一、细菌染色体 ····················· 40
    二、质粒 ······························· 40
    三、噬菌体 ···························· 41
    四、转座元件 ························ 42
  第二节　细菌的变异现象 ············ 43
  第三节　细菌变异的机制 ············ 44
    一、突变 ······························· 44
    二、基因转移与重组 ··············· 45
  第四节　细菌遗传学在医学上的应用　49

第4章　病毒的基本性状 ················ 51
  第一节　病毒的形态、结构与化学组成 ··· 52
    一、病毒的大小和形态 ··········· 52
    二、病毒的结构及化学组成 ····· 53
  第二节　病毒的增殖 ·················· 55
    一、病毒复制周期 ·················· 55
    二、与病毒增殖有关的异常现象 ··· 59
  第三节　病毒的遗传与变异 ········ 60
    一、病毒变异的类型 ··············· 60
    二、病毒遗传变异的生物学意义 ··· 62
  第四节　理化因素对病毒的影响 ··· 63
    一、物理因素的影响 ··············· 63
    二、化学因素的影响 ··············· 63
  第五节　病毒的分类和命名法 ····· 64
    一、病毒的分类 ····················· 64
    二、病毒的命名法 ·················· 64

第5章　细菌与病毒的致病机制 ········ 67
  第一节　细菌的感染与致病机制 ··· 67
    一、正常菌群与机会致病菌 ····· 67
    二、细菌的致病机制 ··············· 69
    三、细菌的感染源与传播途径 ··· 76

目 录

　　四、感染类型 …………………77
　第二节　病毒的感染与致病机制 ……79
　　一、病毒的传播途径 …………………79
　　二、病毒感染类型 ……………………81
　　三、病毒的致病机制 …………………82

第 6 章　抗感染免疫………………………88
　第一节　固有免疫 …………………89
　　一、生理屏障结构 ……………………89
　　二、固有免疫分子 ……………………89
　　三、固有免疫细胞 ……………………92
　　四、病原体相关模式分子与模式识别
　　　　受体 …………………………97
　第二节　适应性免疫 ………………100
　　一、体液免疫 ………………………101
　　二、细胞免疫 ………………………103
　　三、免疫病理损伤 …………………103

第 7 章　消毒、灭菌与生物安全………106
　第一节　物理消毒灭菌法 …………106
　　一、热力灭菌法 ……………………106
　　二、辐射杀菌法 ……………………107
　　三、滤过除菌法 ……………………108
　第二节　化学消毒灭菌法 …………108
　第三节　生物安全 …………………109

第 8 章　细菌和病毒的耐药性…………112
　第一节　抗菌药物与耐药性 ………112
　　一、抗菌药物的种类与作用机制 …112
　　二、细菌的耐药性 …………………114
　第二节　抗病毒药物与耐药性 ……116
　　一、抗病毒化学药物 ………………116

　　二、病毒的耐药性 …………………117

第 9 章　细菌与病毒感染的病原学检查法
　　　　　………………………………119
　第一节　病原学检查相关技术 ……119
　　一、形态学检查 ……………………119
　　二、病原体的分离培养与鉴定 ……120
　　三、免疫学技术 ……………………120
　　四、分子诊断技术 …………………121
　第二节　细菌感染的微生物学检查法 122
　　一、细菌学诊断 ……………………122
　　二、病原菌成分的检测 ……………124
　　三、病原菌相关抗体的检测 ………125
　第三节　病毒感染的微生物学检查法 125
　　一、形态学检查 ……………………125
　　二、分离培养与鉴定 ………………126
　　三、病毒数量及感染性的检测 ……127
　　四、病毒成分的检测 ………………128
　　五、病毒抗体的检测 ………………128

第 10 章　细菌与病毒感染的预防原则 …130
　第一节　细菌与病毒感染的特异性预防
　　　　　………………………………131
　　一、细菌感染的特异性预防 ………131
　　二、病毒感染的特异性预防 ………134
　第二节　计划免疫 …………………136
　　一、感染性疾病流行的概述 ………137
　　二、感染性疾病的防控原则 ………137
　　三、计划免疫 ………………………138
　第三节　医院感染的控制 …………139
　　一、医院感染的特点 ………………139
　　二、医院感染的控制 ………………141

第二篇　致病性细菌

第 11 章　球菌 …………………………144
　第一节　葡萄球菌属 ………………144
　　一、金黄色葡萄球菌 ………………144
　　二、凝固酶阴性葡萄球菌 …………148
　第二节　链球菌属 …………………149
　　一、A 群链球菌 ……………………150
　　二、肺炎链球菌 ……………………152
　　三、其他医学相关链球菌 …………154

　第三节　肠球菌属 …………………155
　　一、生物学性状 ……………………155
　　二、致病性与免疫性 ………………156
　　三、微生物学检查法 ………………156
　　四、防治原则 ………………………157
　第四节　奈瑟菌属 …………………157
　　一、脑膜炎奈瑟菌 …………………157
　　二、淋病奈瑟菌 ……………………158

第12章 肠道杆菌 ········162
第一节 埃希菌属 ········163
　一、生物学性状 ········163
　二、致病性 ········164
　三、微生物学检查法 ········167
　四、防治原则 ········168
第二节 志贺菌属 ········168
　一、生物学性状 ········169
　二、致病性与免疫性 ········170
　三、微生物学检查法 ········171
　四、防治原则 ········172
第三节 沙门菌属 ········172
　一、生物学性状 ········172
　二、致病性与免疫性 ········174
　三、微生物学检查法 ········175
　四、防治原则 ········176
第四节 其他菌属 ········176
　一、克雷伯菌属 ········176
　二、变形杆菌属 ········177
　三、肠杆菌属 ········177
　四、沙雷菌属 ········178
　五、枸橼酸杆菌属 ········178
　六、摩根菌属 ········178

第13章 弧菌属 ········180
第一节 霍乱弧菌 ········180
　一、生物学性状 ········180
　二、致病性与免疫性 ········181
　三、微生物学检查法 ········183
　四、防治原则 ········183
第二节 副溶血弧菌 ········184
　一、生物学性状 ········184
　二、致病性 ········184
　三、诊断与防治 ········185

第14章 螺杆菌属和弯曲菌属 ········186
第一节 螺杆菌属 ········186
　一、生物学性状 ········186
　二、致病性与免疫性 ········187
　三、微生物学检查法 ········188
　四、防治原则 ········188
第二节 弯曲菌属 ········189
　一、生物学性状 ········189
　二、致病性与免疫性 ········189
　三、微生物学检查法 ········190
　四、防治原则 ········190

第15章 分枝杆菌属 ········191
第一节 结核分枝杆菌 ········191
　一、生物学性状 ········191
　二、致病性与免疫性 ········192
　三、微生物学检查法 ········195
　四、防治原则 ········196
第二节 牛分枝杆菌 ········197
第三节 麻风分枝杆菌 ········197
　一、生物学性状 ········197
　二、致病性与免疫性 ········198
　三、微生物学检查法 ········198
　四、防治原则 ········198
第四节 非结核分枝杆菌 ········199

第16章 棒状杆菌属 ········201
　一、生物学性状 ········201
　二、致病性与免疫性 ········201
　三、微生物学检查法 ········202
　四、防治原则 ········203

第17章 厌氧性细菌 ········204
第一节 厌氧芽胞梭菌属 ········204
　一、破伤风梭菌 ········204
　二、产气荚膜梭菌 ········206
　三、肉毒梭菌 ········209
　四、艰难梭菌 ········210
第二节 无芽胞厌氧菌 ········210
　一、类杆菌属 ········210
　二、其他无芽胞厌氧菌 ········212

第18章 动物源性细菌 ········214
第一节 芽胞杆菌属 ········214
　一、炭疽芽胞杆菌 ········214
　二、蜡样芽胞杆菌 ········216
第二节 布鲁菌属 ········217
　一、生物学性状 ········217
　二、致病性与免疫性 ········218
　三、微生物学检查法 ········218
　四、防治原则 ········219

目 录

第三节 耶尔森菌属 …………………220
 一、鼠疫耶尔森菌 …………………220
 二、小肠结肠炎耶尔森菌 ………223
 三、假结核耶尔森菌 ……………223
第四节 弗朗西斯菌属 ………………224
第五节 巴斯德菌属 …………………224

第19章 医学相关其他细菌 …………226
第一节 假单胞菌属 …………………226
 一、铜绿假单胞菌 ………………226
 二、鼻疽假单胞菌 ………………227
 三、类鼻疽假单胞菌 ……………228
第二节 军团菌属 ……………………228
第三节 嗜血杆菌属 …………………229
第四节 鲍特菌属 ……………………231
第五节 不动杆菌属 …………………232
第六节 莫拉菌属 ……………………233
第七节 气单胞菌属 …………………234
第八节 窄食单胞菌属 ………………234
第九节 李斯特菌属 …………………235

第20章 放线菌属与诺卡菌属 ………237
第一节 放线菌属 ……………………237
 一、生物学性状 …………………238
 二、致病性与免疫性 ……………238
 三、微生物学检查法 ……………239
 四、防治原则 ……………………239
第二节 诺卡菌属 ……………………239
 一、生物学性状 …………………240
 二、致病性与免疫性 ……………240
 三、微生物学检查法 ……………240
 四、防治原则 ……………………241

第21章 支原体 ………………………242
第一节 支原体属 ……………………243
 一、生物学性状 …………………243
 二、致病性与免疫性 ……………244
 三、微生物学检查法与防治原则 …245
第二节 脲原体属 ……………………245
 一、生物学性状 …………………245
 二、致病性与免疫性 ……………246
 三、微生物学检查法与防治原则
  ………………………………246

第22章 立克次体 ……………………247
第一节 立克次体属 …………………247
 一、生物学性状 …………………247
 二、致病性与免疫性 ……………248
 三、微生物学检查法 ……………250
 四、防治原则 ……………………250
第二节 东方体属 ……………………250
 一、生物学性状 …………………250
 二、致病性与免疫性 ……………251
 三、微生物学检查法 ……………251
 四、防治原则 ……………………251
第三节 埃里希体属和无形体属 ……251
 一、查菲埃里希体 ………………251
 二、嗜吞噬细胞无形体 …………252

第23章 衣原体 ………………………253
第一节 生物学性状概述 ……………254
第二节 沙眼衣原体 …………………255
 一、生物学性状 …………………256
 二、致病性与免疫性 ……………256
 三、微生物学检查法 ……………257
 四、防治原则 ……………………257
第三节 肺炎嗜衣原体 ………………258
 一、生物学性状 …………………258
 二、致病性与免疫性 ……………258
 三、微生物学检查法 ……………258
第四节 鹦鹉热嗜衣原体 ……………259
 一、生物学性状 …………………259
 二、致病性与免疫性 ……………259
 三、微生物学检查法 ……………259
 四、防治原则 ……………………260

第24章 螺旋体 ………………………261
第一节 钩端螺旋体 …………………262
 一、生物学性状 …………………262
 二、致病性与免疫性 ……………262
 三、微生物学检查法 ……………263
 四、防治原则 ……………………264
第二节 梅毒螺旋体 …………………264
 一、生物学性状 …………………264
 二、致病性与免疫性 ……………265
 三、微生物学检查法 ……………266
 四、防治原则 ……………………267

第三节 伯氏疏螺旋体 …………267
 一、生物学性状 …………267
 二、致病性与免疫性 …………267
 三、微生物学检查法 …………268
 四、防治原则 …………268
第四节 回归热疏螺旋体 …………269
 一、生物学性状 …………269
 二、致病性与免疫性 …………269
 三、微生物学检查法 …………269
 四、防治原则 …………269
第五节 奋森疏螺旋体 …………270

第三篇 医学相关病毒

第25章 胃肠道感染病毒 …………272
第一节 肠道病毒属 …………272
 一、脊髓灰质炎病毒 …………274
 二、柯萨奇病毒、埃可病毒 …………276
 三、肠道病毒A71型 …………277
第二节 急性胃肠炎病毒 …………278
 一、轮状病毒 …………278
 二、诺如病毒 …………280
 三、肠道腺病毒 …………281

第26章 呼吸道病毒 …………282
第一节 流行性感冒病毒 …………282
 一、生物学性状 …………283
 二、致病性和免疫性 …………285
 三、微生物学检查法 …………286
 四、防治原则 …………286
 五、禽流感病毒 …………287
第二节 副黏病毒 …………287
 一、麻疹病毒 …………288
 二、腮腺炎病毒 …………289
 三、副流感病毒 …………290
 四、呼吸道合胞病毒 …………290
 五、亨德拉病毒和尼帕病毒 …………291
 六、人偏肺病毒 …………291
第三节 冠状病毒 …………291
第四节 其他呼吸道病毒 …………293
 一、腺病毒 …………293
 二、风疹病毒 …………296
 三、鼻病毒 …………297
 四、呼肠病毒 …………297

第27章 肝炎病毒 …………299
第一节 甲型肝炎病毒 …………300
 一、生物学性状 …………300
 二、致病性与免疫性 …………301
 三、微生物学检查法 …………301
 四、防治原则 …………301
第二节 乙型肝炎病毒 …………302
 一、生物学性状 …………302
 二、致病性与免疫性 …………307
 三、微生物学检查法 …………308
 四、防治原则 …………309
第三节 丙型肝炎病毒 …………310
 一、生物学性状 …………310
 二、致病性和免疫性 …………312
 三、微生物学检查法 …………312
 四、防治原则 …………312
第四节 丁型肝炎病毒 …………313
 一、生物学性状 …………313
 二、致病性和免疫性 …………313
 三、微生物学检查法 …………313
 四、防治原则 …………313
第五节 戊型肝炎病毒 …………314
 一、生物学性状 …………314
 二、致病性与免疫性 …………316
 三、微生物学检查法 …………316
 四、防治原则 …………316

第28章 逆转录病毒 …………318
第一节 逆转录病毒的生物学特性 …………319
 一、病毒的形态、结构及组成 …………319
 二、宿主范围 …………320
 三、病毒复制 …………320
 四、感染与致癌 …………321
第二节 人类免疫缺陷病毒 …………321
 一、生物学性状 …………321
 二、致病性与免疫性 …………324
 三、微生物学检查法 …………327

四、防治原则 ……………………328
第三节　人类嗜 T 细胞病毒 …………329
　　一、生物学性状 …………………329
　　二、致病性和免疫性 ……………329
　　三、微生物学检查法 ……………330
　　四、防治原则 ……………………331
第四节　内源性逆转录病毒 ……………331

第29章　虫媒病毒 …………………333
第一节　流行性乙型脑炎病毒 …………334
　　一、生物学性状 …………………334
　　二、致病性与免疫性 ……………335
　　三、微生物学检查法 ……………336
　　四、防治原则 ……………………337
第二节　登革病毒 ………………………337
　　一、生物学性状 …………………337
　　二、致病性与免疫性 ……………338
　　三、微生物学检查法 ……………338
　　四、防治原则 ……………………339
第三节　森林脑炎病毒 …………………339
　　一、生物学性状 …………………339
　　二、致病性与免疫性 ……………339
　　三、微生物学检查法 ……………340
　　四、防治原则 ……………………340
第四节　寨卡病毒 ………………………340
　　一、生物学性状 …………………340
　　二、致病性与免疫性 ……………340
　　三、微生物学检查法 ……………341
　　四、防治原则 ……………………341
第五节　黄热病病毒 ……………………341
　　一、生物学性状 …………………342
　　二、致病性与免疫性 ……………342
　　三、微生物学检查法 ……………342
　　四、防治原则 ……………………342
第六节　西尼罗病毒 ……………………343
　　一、生物学性状 …………………343
　　二、致病性与免疫性 ……………343
　　三、微生物学检查法 ……………343
　　四、防治原则 ……………………344
第七节　发热伴血小板减少综合征布尼亚
　　　　病毒 ……………………………344
　　一、生物学性状 …………………344
　　二、致病性与免疫性 ……………344

　　三、微生物学检查法 ……………344
　　四、防治原则 ……………………345
第八节　基孔肯雅病毒 …………………345
　　一、生物学性状 …………………345
　　二、致病性与免疫性 ……………345
　　三、微生物学检查法 ……………346
　　四、防治原则 ……………………346

第30章　出血热病毒 ………………347
第一节　汉坦病毒 ………………………348
　　一、生物学性状 …………………348
　　二、致病性与免疫性 ……………349
　　三、微生物学检查法 ……………351
　　四、防治原则 ……………………351
第二节　克里米亚-刚果出血热病毒 ……351
　　一、生物学性状 …………………352
　　二、致病性与免疫性 ……………352
　　三、微生物学检查法 ……………352
　　四、防治原则 ……………………352
第三节　埃博拉病毒与马堡病毒 ………353
　　一、埃博拉病毒 …………………353
　　二、马堡病毒 ……………………355

第31章　疱疹病毒 …………………357
第一节　单纯疱疹病毒 …………………358
　　一、生物学性状 …………………359
　　二、致病性和免疫性 ……………359
　　三、微生物学检查法 ……………360
　　四、防治原则 ……………………361
第二节　水痘-带状疱疹病毒 ……………361
　　一、生物学性状 …………………361
　　二、致病性及免疫性 ……………361
　　三、微生物学检查法 ……………362
　　四、防治原则 ……………………362
第三节　巨细胞病毒 ……………………362
　　一、生物学性状 …………………362
　　二、致病性和免疫性 ……………362
　　三、微生物学检查法 ……………363
　　四、防治原则 ……………………363
第四节　EB 病毒 ………………………364
　　一、生物学性状 …………………364
　　二、致病性和免疫性 ……………365
　　三、微生物学检查法 ……………366

四、防治原则 …………………366
第五节　新发现的人类疱疹病毒 ……366
　一、人类疱疹病毒6型 …………366
　二、人类疱疹病毒7型 …………367
　三、人类疱疹病毒8型 …………367

第32章　人乳头瘤病毒 …………369
　一、生物学性状 …………………369
　二、致病性和免疫性 ……………369
　三、微生物学检查法 ……………371
　四、防治原则 ……………………371

第33章　其他病毒 …………………372
第一节　狂犬病病毒 ………………372
　一、生物学性状 …………………372
　二、致病性与免疫性 ……………374
　三、微生物学检查法 ……………374

四、防治原则 …………………374
第二节　细小DNA病毒 ……………375
　一、生物学性状 …………………375
　二、致病性与免疫性 ……………375
　三、微生物学检查法 ……………376
　四、防治原则 ……………………376
第三节　痘病毒 ……………………376
　一、生物学性状 …………………376
　二、致病性与免疫性 ……………376
　三、微生物学检查法和防治原则 …377
第四节　博尔纳病病毒 ……………377

第34章　朊粒 ………………………379
　一、生物学性状 …………………379
　二、致病性与免疫性 ……………380
　三、微生物学检查法 ……………381
　四、防治原则 ……………………381

第四篇　真　菌

第35章　真菌的基本性状 …………384
第一节　真菌的生物学性状 ………384
　一、真菌的形态 …………………385
　二、真菌的结构 …………………386
　三、真菌的培养与繁殖 …………387
　四、真菌的抵抗力与变异性 ……388
第二节　真菌的致病性与免疫性 …388
　一、真菌的致病性 ………………388
　二、真菌的免疫性 ………………389
第三节　真菌感染的微生物学检查法　390
　一、临床标本的采集 ……………390
　二、病原真菌的检查与鉴定 ……390
第四节　真菌感染的防治原则 ……392
　一、真菌感染的预防 ……………392
　二、真菌感染的治疗药物 ………392

第36章　主要病原性真菌 …………394
第一节　皮肤感染真菌 ……………394
　一、皮肤癣菌 ……………………394
　二、角层癣菌 ……………………396
第二节　皮下组织感染真菌 ………396
　一、孢子丝菌属 …………………396
　二、着色真菌 ……………………397

第三节　深部感染真菌 ……………398
　一、致病性真菌 …………………398
　二、机会致病性真菌 ……………398

附录　病原微生物的传播途径分类 …405
　一、机会致病病原微生物 ………405
　二、常见的经呼吸道感染病原微生物
　　　………………………………405
　三、经消化道途径感染的病原微生物
　　　………………………………406
　四、经创伤或输血传播的病原微生物
　　　………………………………407
　五、虫媒病原微生物 ……………408
　六、性接触传播病原微生物 ……409
　七、垂直传播病原微生物 ………409
　八、动物源性病原微生物 ………410
　九、引起皮肤或经皮肤感染病原微生物
　　　………………………………411

中引文专业词汇索引 ………………412

主要参考文献及主要相关网址 ……423

绪 论

一、微生物与医学微生物学

微生物（microorganism，microbe）是一类体积微小、结构简单、直接用肉眼看不见，必须用光学显微镜或者电子显微镜放大后才能看得见的微小生物的总称。微生物种类繁多，在自然界中广泛分布，存在于土壤、空气、江河、湖泊，也存在于动物与人的体表及其与外界相通的腔道内，如消化道、呼吸道等，甚至以分子形式存在于宿主组织、血液或细胞基因组中。微生物形态结构、新陈代谢、生长繁殖及遗传变异等具有多样性。

根据微生物的结构特点、遗传特性及生化组成可分为三大类：

1. 原核细胞型微生物（prokaryotic microbe） 此类微生物细胞分化程度低，仅有染色质组成的拟核，无核仁和核膜。胞质内除有核糖体外，无其他细胞器。《伯杰氏细菌鉴定手册》将原核细胞型微生物分为真细菌（eubacterium）和古细菌（archaebacterium）。古细菌结构更简单，可在高温、高盐、低 pH 等环境中生存，如嗜盐菌（extremehalophile）和嗜热嗜酸菌（thermoacidophile）等，但至今未发现古细菌对人有致病性。与医学有关的原核细胞型微生物均属真细菌，包括细菌、螺旋体、衣原体、支原体、立克次体和放线菌。

2. 真核细胞型微生物（eukaryotic microbe） 此类微生物细胞核分化程度高，有核仁、核膜和染色体，胞质内有多种细胞器，如线粒体、内质网、高尔基复合体等，可进行有丝分裂。包括真菌（fungus）、藻类及原生动物，真菌与医学密切相关。

3. 非细胞型微生物（acellular microbe） 此类微生物无细胞结构，仅由蛋白质和一种核酸（DNA 或 RNA）组成，因缺乏产生能量的酶系统和生物代谢的细胞器，必须在活细胞内增殖，包括病毒（virus）和类病毒（viroid）。

微生物与人类关系密切。自然界中绝大多数微生物对人或动、植物是有益的，微生物不仅对自然界的氮、碳、硫等循环和生物生态环境的构成是必需的，而且对生物的繁衍及食物链的形成均发挥重要作用。

微生物在人类的生活和生产活动中广泛应用的历史源远流长。在农业方面，利用微生物可以生产细菌肥料、转基因农作物及生物杀虫剂等；在工业方面，利用微生物发酵工程进行食品加工，酒类、食醋和酱油等的酿造以及抗生素生产等，并且应用于皮革制造、石油勘探、废物处理等生产过程。而近年发展的基因工程技术，微生物发挥了必不可少的作用，如细菌的质粒、噬菌体、病毒等作为基因重组中的载体被广泛使用，大肠埃希菌、酵母菌是最常用的基因工程菌。

人和动物体内，特别是皮肤、黏膜表面存在着大量的细菌以及多种微生物，被称为正常菌群（normal flora）或正常微生物群（microbiota）。在正常情况下，这些正常菌群或正常微生物群对机体发挥着生理、营养、免疫和生物屏障作用。近年研究发现，正常菌群或正常微生物群的紊乱与异常参与了神经、精神、循环、消化等多系统疾病的发生与发展；通过补充益生菌（probiotics）及其产物等微生态制剂来调整宿主的正常菌群或正常微生物群可以辅助治疗相关疾病，如菌群失调症。

自然界仅有少数微生物对人或动、植物是有害的，可引起人或动、植物发生相应疾病，这些能致病的微生物被称为病原微生物（pathogenic microbes，pathogen）。包括新现病原微生物（emerging pathogen）和再现病原微生物（reemerging pathogen），是新现感染性疾病（emerging infectious disease）和再现感染性疾病（reemerging infectious disease）的病原体。另外，在寄生位置发生改变或感染宿主处于免疫缺陷条件下，正常菌群或正常微生物群中的某些微生物可引起相关疾病，称为机会致病微生物（conditional pathogen）。

微生物学（microbiology）是生命科学的一门重要学科，主要研究微生物的结构、遗传、代谢等生物学特性、生命规律及其与宿主间关系和实际应用的科学。根据其应用领域可分为工业微生物学、农业微生物学、医学微生物学、兽医微生物学、环境微生物学和海洋微生物学等。

医学微生物学（medical microbiology）是研究与医学相关微生物的一门科学，主要研究内容包括医学相关微生物，特别是病原微生物的生物学性状、致病性及免疫性、微生物学检查法及特异性防治原则等。医学微生物学是基础医学的重要组成部分，不仅对基础医学、临床医学、预防医学和药学的发展以及医学人才的培养发挥着重要的支撑作用，而且以微生物为基础的发酵工程、酶工程、基因工程等有力地促进了生物技术、生物制药以及生命科学等领域的快速发展。

展望21世纪的医学、药学、生命科学的发展需求以及人类大健康的发展理念，微生物学仍是领先学科之一，具有无限广阔的发展前景。

二、医学微生物学发展简史

医学微生物学是人类在与传染病/感染性疾病的斗争过程中逐步发展起来的一门科学。人们在长期的深入研究和反复实践中，逐渐认识并掌握了引起各种传染病/感染性疾病的病原体及其生物学特征、致病性及所致疾病的流行规律，并逐渐建立和掌握了针对传染病/感染性疾病的预防和治疗措施，有效地控制了多种传染病/感染性疾病，特别是在1980年全球消灭了烈性传染病天花（small pox）。然而，人们在控制和征服微生物的过程中，也付出了巨大的代价，甚至生命。而且，随着新现传染病不断出现，再现传染病"死灰复燃"，以及病原体变异和耐药、微生态失衡等问题，人们仍然面临着巨大考验与困难，人们与微生物之间的斗争仍将继续。学习和回顾医学微生物学发展简史，将会给人们以科学的启迪、坚定的信念和必胜的信心，有助于更好地掌握医学微生物学的知识、控制传染病的发生以及促进生命科学、生物技术产业等的快速发展等。

医学微生物学的发展经历了不同的发展阶段。

1. 经验微生物学时期 自古以来，人类始终伴随着许多烈性传染病的威胁和危害，并一直在尝试进行病因探索与疾病防治，但长期未得到正确认识和有效控制。直到16世纪中叶，意大利学者吉罗拉摩·法兰卡斯特罗（Girolamo Fracastoro，1478—1553）提出传染病主要通过直接、间接及通过空气等若干途径进行传播，并于1546年提出了传染性生物学说（contagium vivum theory），从而奠定了传染病的生物学病因的基础。我国早期文献中已经记录了对传染病的认识，如明朝隆庆年间（1567—1572）已经建立了用人痘来预防天花的方法；清朝乾隆年间（1736—1795），云南师道南在"鼠死行"一文中记载了鼠疫流行情况，说明了鼠疫在鼠与人间流行的关系。尽管当时人们已经观察到天花、鼠疫等传染病的流行和传染的现象，但限于当时的条件，还不能证实这些传染病的病因以及传染性生物学的存在。直到显微镜被发明后，传染性生物学说逐渐被确立。

2. 实验微生物学时期 显微镜的发明标志着微生物学发展进入实验研究时期。1676年荷兰人吕文虎克（Antony van Leeuwenhoek，1632—1723）（图1）发明制造出能放大270倍的显微镜，并首次从污水、牙垢等样本中观察到各种形态的微小生物，首次发现和证实了微生物在自然界的存在，奠定了微生物学的发展基础。但由于当时微生物的实验研究主要停滞在形态描述上，微生物与疾病的关系却长期没得到认识。

直到 19 世纪，法国科学家巴斯德（Louis Pasteur，1822—1895）（图 2）开创了细菌生理学时代，微生物学开始成为一门独立的科学。巴斯德为解释葡萄酒变质的原因，通过显微镜观察和实验证实酒类变质是由于污染了酵母菌以外的杂菌所致，并认识到微生物间不仅在形态上有差异，而且其生理特性也有不同，有机物发酵与变质是因不同微生物的作用所引起的。同时，巴斯德还发明了现仍沿用的巴氏消毒法（pasteurization），即通过加温（61.1～62.8℃ 30 分钟）处理，杀灭待发酵基质液、啤酒、牛奶等液体中的细菌以防止变质的方法。此外，巴斯德还创建了现今所用疫苗的原理，首次研制出了炭疽菌苗、狂犬病疫苗，有效地预防了炭疽病和狂犬病。

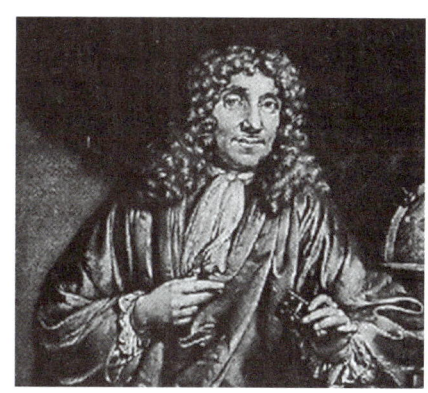

图 1　吕文虎克（Antony van Leeuwenhoek，1632—1723）

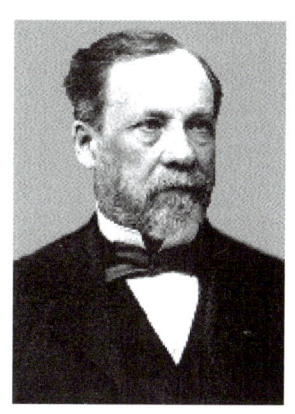

图 2　巴斯德（Louis Pasteur，1822—1895）

在实验微生物学发展过程中，德国医生郭霍（Robert Koch，1843—1910）（图 3）为开展细菌学研究和传染病病原体的鉴定做出了突出贡献，并因对结核分枝杆菌的发现和旧结核菌素的制造荣获了 1905 年诺贝尔奖。郭霍先后创立了细菌染色方法、固体培养基、消毒灭菌及实验动物感染等实验方法，以及细菌学研究和病原体鉴定理论；分离和鉴定了炭疽芽胞杆菌（1876）、结核分枝杆菌（1882）和霍乱弧菌（1883）；并且，还提出了著名的郭霍法则（Koch's postulate），即确定某种细菌引起特定传染性疾病的验证标准：①在可疑病例中发现并分离出同一种病原菌；②细菌能在体外获得纯培养并能传代；③将这种细菌纯培养物接种易感动物能引起相同疾病；④从实验感染动物体内能重新分离出同种细菌。

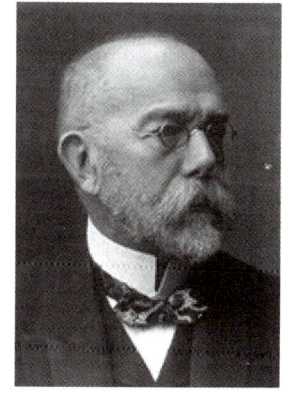

图 3　郭霍（Robert Koch，1843—1910）

由于郭霍创立的实验方法和郭霍法则的广泛应用，许多重要传染病病原体，如痢疾志贺菌、白喉棒状杆菌、脑膜炎奈瑟菌等被相继发现。到 19 世纪末几乎所有常见病原菌均已发现，至今在确定新的病原体时，郭霍法则仍有重要的指导意义。

1892 年俄国学者伊凡诺夫斯基（Dmitri Ivanovski，1864—1920）发现烟草花叶病的叶汁通过细菌滤器后仍保留其传染性。1898 年荷兰学者贝杰林克（Martinus Beijerinck，1851—1931）重复上述实验，认为烟草花叶病是由一类比细菌更小的"传染"生物体所致，开创了人类对病毒的认识。同年德国学者罗福乐（Friedrich Loeffler，1852—1915）和弗罗斯（Paul Frosch，

1860—1928）发现患口蹄疫动物淋巴液中含有能通过细菌滤器的感染性物质，并命名为滤过性病毒。1901年美国学者里德（Walter Reed，1851—1902）首先分离到致人类疾病的黄热病病毒。进入20世纪后，陆续有许多动物病毒、植物病毒、细菌病毒及人类病毒不断被分离到，病毒学研究有了飞跃发展，逐渐成为一门独立学科。21世纪以来，随着新一代测序技术的应用，在人类等生物体内又鉴定出大量新的病毒等微生物，有关微生物群、微生物组（microbiome）等高通量解析与功能鉴定，极大地丰富了人们对微生物学的认识，并促进了微生物学的深入与发展。

在微生物学的发展过程中，人们不断地探索防治传染病的方法。英国医生琴纳（Edward Jenner，1749—1823）于18世纪末成功研制了预防天花的牛痘苗，是人类运用人工接种免疫法预防传染病的开端。德国学者贝林格（Emil von Behring，1845—1917）于1890年发现了成功地治疗白喉患儿的白喉抗毒素，开创了被动免疫血清疗法，因此获得了1901年诺贝尔奖。

1929年英国细菌学家弗莱明（Alexander Fleming，1881—1955）发现固体培养基上污染的青霉菌能抑制金黄色葡萄球菌的生长。1940年英国学者弗洛里（Sir Howard Walter Florey 1898—1968）和钱恩（Ernst Boris Chain，1906—1979）首次提纯获得了青霉素，并制成注射液成功地治疗了细菌感染。青霉素的发现不仅是人类对细菌等微生物本身生理代谢的新发现，也是人类突破当时应用化学药物治疗传染病的新途径。为此三位学者因发现和纯化青霉素而共同获得1945年诺贝尔医学和生理学奖。此后，多种抗生素相继被发现并投入生产，如链霉素（1944）、氯霉素（1947）、四环素（1948）、头孢霉素（1948）、红霉素（1952）、庆大霉素（1963）等，为感染性疾病的治疗和控制带来了转机。

3. 现代微生物学时期 20世纪中期以来，随着物理学、生物化学、遗传学、分子生物学、免疫学等学科的发展，微生物学有了飞跃发展，微生物学发展进入了现代微生物时期。1932年电子显微镜被发明之后，扫描电镜、免疫电镜、超薄切片技术以及电子计算机等相继出现，可以通过直接观察来深入认识细菌、病毒等微生物的超微结构、感染过程和致病机制等。而且，由于免疫学、分子生物学、细胞培养等技术的出现，微生物学研究方法得到了长足发展，如单克隆抗体、免疫荧光实验、酶联免疫吸附试验（ELISA）、聚合酶链反应（polymerase chain reaction，PCR）及核酸杂交技术等一大批快速、特异的微生物学诊断方法被应用于临床，不仅加深了对传染病中病原微生物的认识，并促进了感染性疾病的特异性诊断与防治。同时，微生物学的发展又推动了整个生命科学的研究。例如，对基因编码和调控的认识主要来源于微生物学研究；细菌和病毒作为最简单的生命形式，被用于生命科学研究最便利的载体工具；基因克隆、核酸杂交以及PCR等新技术大多奠基于微生物学研究；特别是通过基因克隆、测序等分子生物学手段搞清楚了许多微生物的基因序列和功能。随着人类基因组计划的实施，1994年美国发起了微生物基因组研究计划（microorganism genome project，MGP），通过测序等方法研究微生物完整的基因组信息，获得了大量微生物基因和功能信息。自1995年流感嗜血杆菌基因组首先被测序后，至今已完成近两千株细菌基因组测序，其中60%以上为致病菌或条件致病菌，包括大部分的常见医学微生物的代表菌株，从而在分子水平加深了对微生物的致病机制等特征的认识，包括细菌毒力基因、耐药基因及调控基因等的结构与功能等。同时，也促进了传染病的诊断、防治研究的飞速发展。

20世纪70年代以来，新发现和确认的病原体已有40余种（表1）。新的病原微生物种类繁多，有细菌、病毒、立克次体、衣原体、螺旋体等。其中，许多种类的微生物引起的传染病可以造成世界性大流行，严重危害人类健康。但是，现代研究手段的发展可以使人们迅速认识这些新病原体及其流行所造成的危害，并能够采取有效的防治措施。

新发现病原体包括多种致病性细菌。例如，1977年嗜肺军团菌（*Legionella pneumophila*）被发现；1982年莱姆病病原体伯氏疏螺旋体被确定；1982年肠出血性大肠埃希菌O157的发现；1982年澳大利亚学者马歇尔（Barry Marshall）和沃伦（Robin Warren）首先发现和证实了引起消化性溃疡的病原体幽门螺杆菌，并因此获得2005年诺贝尔奖。1992年霍乱弧菌O139血清群被发现。另外，先后发现了多种耐药性致病菌。例如，1959年发现的耐甲氧西林金黄色葡萄球菌（methicillin-resistant *Staphylococcus aureus*，MRSA），至今感染几乎遍及全球，成为院内和社区感染的重要病原菌之一。1980年代发现的产超广谱β内酰胺酶（extended-spectrum beta-lactamases，ESBLs）的肺炎克雷伯菌是临床感染性疾病重要的病原体。1990年代以来陆续发现的耐药结核分枝杆菌、多重耐药结核分枝杆菌（MDR-TB）、广泛耐药结核分枝杆菌（XDR-TB），成为难治性结核病的病原体。2009年发现的携带有新德里金属β-内酰胺酶 blaNDM-1（New Delhi metallo-β-lactamase 1）基因的NDM超级耐药菌，可以水解除氨曲南以外的所有β-内酰胺类药物，介导菌株对青霉素类、头孢菌素类和碳青霉烯类抗生素的耐受。

新发现的病毒多数具有传播速度快、受染人数多、预防和治疗手段缺乏的特征。如引起获得性免疫缺陷综合征即艾滋病（acquired immunodeficiency syndrome，AIDS）的人类免疫缺陷病毒（human immunodeficiency virus，HIV）。艾滋病首例报告于1981年，随后法国学者弗朗索瓦丝·巴尔-西诺西（FrancoiseBarre-Sinouss）和吕克·蒙塔尼（Luc Montagnier）于1983年5月从一名淋巴结综合征患者的淋巴结中分离到一株新的逆转录病毒，当时被命名为淋巴结病相关病毒（lymphopathy-associated virus，LAV），后被证实LAV就是艾滋病病原体，1986年被国际病毒分类委员会命名为人类免疫缺陷病毒。2008年两人因发现人类免疫缺陷病毒而获得诺贝尔奖。随着人类免疫缺陷病毒的发现，人们对HIV的生物学性状、基因结构、编码蛋白功能，及其致病机制等进行了深入研究，同时对艾滋病的流行病学、传播途径、临床症状及预防措施也有了明确认识，并建立了多种抗逆转录病毒药物的治疗方法。但艾滋病蔓延的趋势尚未得到控制。目前，全球有HIV感染者和艾滋病患者3400万，年新发感染病例180万，年艾滋病死亡人数约100万。我国累计报告HIV感染者和艾滋病患者69万例，存活的HIV感染者42万例、艾滋病患者28万例，报告死亡病例21万例。2015年在巴西引起流行感染的寨卡病毒（Zika virus），是一种通过蚊子传播的虫媒病毒，可引起疼痛、乏力、呕吐、发热以及小头畸形等。

新型肝炎病毒的发现反映了肝炎病毒的多样性。1947年开始使用甲型肝炎和血清型肝炎的概念时，对其病原体的认识并不清楚。直到1963年美国学者布伦伯格（Baruch Blumberg，1925-2011）发现澳大利亚抗原（Australia antigen），并于1968年证实是乙型肝炎病毒（hepatitis B virus，HBV），因而获得1976年诺贝尔奖。随后，1973年Stephen Feinstone等利用免疫电镜技术发现了甲型肝炎病毒（hepatitis A virus，HAV）。1977年Mario Rizzetto等发现了丁型肝炎病毒（hepatitis D virus，HDV）。1978年Golafield发现不同于甲、乙型肝炎的输血后非甲非乙型肝炎病毒；1989年美国学者侯顿（Michael Houghton）将肠道外传播的非甲非乙肝炎病毒确定为丙型肝炎病毒（hepatitis C virus，HCV）；将肠道传播的非甲非乙肝炎病毒确定为戊型肝炎病毒（hepatitis E virus，HEV）。

表1　近年来新发现/新流行的病原微生物及所致疾病

年代	病原体名称	所致主要疾病或主要症状
1973	轮状病毒（Rotavirus）	婴儿腹泻
1975	细小病毒B19（Parvovirus B19）	面部、躯干红斑、再生障碍性贫血
1976	隐孢子虫（*Cryptosporidium parvum*）	隐孢子虫病（急慢性腹泻）
1977	埃博拉病毒（Ebola virus）	埃博拉出血热
1977	嗜肺军团菌（*Legionalla peunophila*）	军团菌病

续表

年代	病原体名称	所致主要疾病或主要症状
1977	汉坦病毒（Hantaan virus）	流行性出血热
1977	空肠弯曲菌（Campylobacter jejuni）	空肠弯曲菌肠炎
1977	丁型肝炎病毒（Hepatitis D virus）	丁型肝炎
1980	人嗜T淋巴细胞病毒Ⅰ型（HTLV-Ⅰ）	T细胞淋巴瘤白血病
1982	人嗜T淋巴细胞病毒Ⅱ型（HTLV-Ⅱ）	毛细胞白血病
1982	大肠埃希菌O157：H7（Escherichia coli O157：H7）	出血性结肠炎
1982	伯氏疏螺旋体（Borrelia burgdorferi）	莱姆病
1983	人类免疫缺陷病毒（human immunodeficiency virus，HIV）	艾滋病（获得性免疫缺陷综合征）
1983	肺炎衣原体（Chlamydia pneumoniae）	肺炎衣原体病
1984	幽门螺杆菌（Helicobacter pylori）	胃炎、消化性溃疡病
1986	朊粒（prion）	传染性海绵状脑病（疯牛病、克-雅病）
1988	人疱疹病毒6型（Human herpesvirus 6，HHV-6）	突发性玫瑰疹
1989	丙型肝炎病毒（Hepatitis C virus）	丙型肝炎
1989	戊型肝炎病毒（Hepatitis E virus）	戊型肝炎
1990	人疱疹病毒7型（HHV-7）	发热皮疹及重型神经系统感染
1992	O139霍乱弧菌（Vibrio cholerae O139）	霍乱
1992	汉赛巴尔通体（Bartanella henseiae）	猫抓病
1993	辛诺柏病毒（Sin Nombre virus）	汉坦病毒肺综合征
1994	Sabia病毒（Sabia virus）	巴西出血热
1995	人疱疹病毒8型（HHV-8）	与AIDS卡波济肉瘤有关
1999	尼帕病毒（Nipah virus）	病毒脑炎
1999	西尼罗病毒（West Nile virus）	西尼罗热
2003	SARS新型冠状病毒（SARS-CoV）	严重急性呼吸综合征（SARS）
2009	新甲型H1N1流感病毒（Novel influenza A virus H1N1）	甲型H1N1流感
2012	中东呼吸综合征冠状病毒（MERS-CoV）	与严重呼吸道疾病和肾衰竭相关
2015	寨卡病毒（Zika virus）新流行	寨卡病毒病（疼痛、呕吐、发热和小头畸形等）

此外，还有人类疱疹病毒6、7、8型、埃博拉病毒、马堡病毒、SARS冠状病毒等相继出现并引起严重的人类感染性疾病，特别是近年感染人的高致病性禽流感病毒新亚型的不断出现，如H5N1、H7N9也造成了人类的感染甚至流行。朊粒（prion）的发现使人们认识到在自然界尚存在比病毒更简单、无核酸成分与基因结构的致病因子，它仅由朊蛋白（prion protein，PrP）组成，故称其为传染性蛋白粒子（朊粒）。自1996年英国首次报告由朊粒引起疯牛病以来，在英国已导致20多万头牛感染。现已证实朊粒可以通过食物传染给动物和人类，并引起动物和人类的海绵状脑病，包括人类的库鲁病、克雅病及动物羊瘙痒病、疯牛病等。1997年美国学者布鲁希纳（Stanley Prusiner）因对朊粒研究的杰出贡献而获得诺贝尔奖，但对其增殖机制、致病机制及传播途径等尚需深入研究。

在现代微生物学研究时期,另一突出的进展就是对传染病的特异性预防。1980年5月世界卫生组织(World Health Organization,WHO)宣告天花已在全球彻底被消灭,是人们长期应用疫苗成功预防传染病的标志性成就之一。WHO下一目标是近年内全球消灭脊髓灰质炎。至今新型疫苗不断研制成功,包括灭活疫苗、减毒活疫苗,以及亚单位疫苗、基因工程疫苗及核酸疫苗、联合疫苗、多价疫苗等多种类型疫苗陆续出现。这些疫苗为更有效而安全地预防各种传染病提供了新的途径。如现在国内外普遍使用的乙型肝炎疫苗就是利用基因工程手段获得的有效疫苗。随着计划免疫的实施和有效疫苗的应用,许多严重危害人类健康的传染病将会逐步被控制或消灭。

在医学微生物学的发展中,我国科学工作者也做出了重要贡献。20世纪初,伍连德博士(Wu Lien-Teh,1879—1960)(图4)建立了中国最早的现代细菌学研究所和传染病防疫体系,控制了1910年和1920年哈尔滨鼠疫大流行,提出肺鼠疫学说,证实旱獭(Tarabagan)在肺鼠疫传播中的作用,获得1935年诺贝尔奖提名。20世纪30年代,黄祯祥(1910—1987)研究马脑炎病毒时,首创了体外细胞培养病毒的技术,发现病毒增殖后培养液pH有显著改变可作为病毒增殖的一个指标,为病毒培养及疫苗制备开辟了新途径。汤飞凡(1897—1958)(图5)1955年用鸡胚卵黄囊接种并加链霉素抑菌技术,首次从沙眼患者样本中成功分离出沙眼衣原体,从而促进了沙眼的控制与衣原体的研究。另外,在传染病疫苗的研制和计划免疫方面我国科学工作者也取得了很大成就,如成功地研制并推广应用了脊髓灰质炎疫苗、麻疹疫苗、甲型肝炎疫苗、基因工程乙型肝炎疫苗等。同时,我国研制的艾滋病预防和治疗复合型疫苗已进入临床试验期。疫苗的广泛应用,不仅成功地根除了天花,有效地控制了鼠疫、霍乱等烈性传染病,而且麻疹、白喉、破伤风、流行性脑脊髓膜炎等传染病也得到了有效控制,发病率大幅度降低。

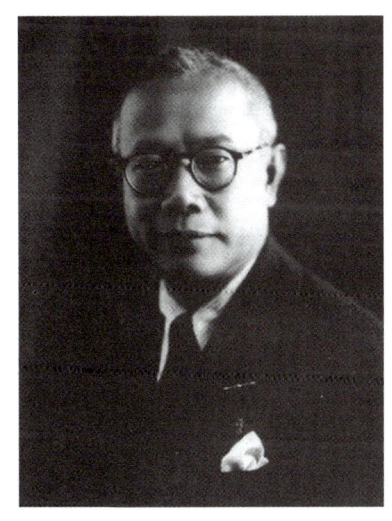
图4　伍连德(Wu Lien-Teh,1879—1960)

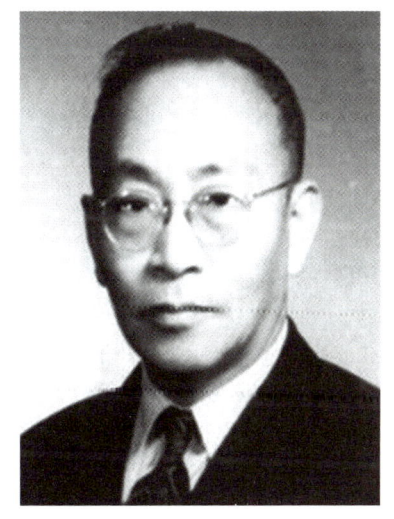
图5　汤飞凡(1897—1958)

随着深度测序等研究技术的进步,微生物群(microbiota)、微生物组(microbiome)、病毒组(virome)在人类健康与疾病中的作用与机制等得到相应的证明,并可逐步得到应用。

为医学微生物学的发展做出巨大贡献并获得诺贝尔奖的科学家列于表2。

表2　与医学微生物学相关的主要诺贝尔奖获得者

获奖人	奖项和时间	研究成就
Emil von Behring（德国）	1901年医学和生理学奖	1890年发现白喉抗毒素血清，建立血清治疗方法
Robert Koch（德国）	1905年医学和生理学奖	1882年分离、鉴定结核分枝杆菌，明确与结核病的关系
Charles Nicolle（法国）	1928年医学和生理学奖	1910年发现斑疹伤寒的传播媒介是体虱
Gerhard Domagk（德国）	1939年医学和生理学奖	1935年发现磺胺的抗菌作用
Alexander Fleming（英国） Ernst Chain（英国） Howard Florey（澳大利亚）	1945年医学和生理学奖	1929年Fleming发现青霉素具有抗菌作用，1940年Chain和Florey分离纯化了青霉素，开创了抗生素时代
Wendell Stanley（美国） John Northrop（美国）	1946年化学奖	1935年发现纯化结晶的烟草花叶病毒仍具有感染性，纯化的晶体实际是病毒核酸
Max Theiler（南非）	1951年医学和生理学奖	1937年将黄热病病毒经鼠传代建立疫苗，用于黄热病预防
Selman Waksman（美国）	1952年医学和生理学奖	1944年发现链霉素，是第一个有效治疗结核的药物
John Enders（美国） Thomas Weller（美国） Frederick Robbins（美国）	1954年医学和生理学奖	1949年发现脊髓灰质炎病毒可以在多种人类胚胎组织增殖，建立了病毒体外培养方法
Joshua Lederberg（美国）	1958年医学和生理学奖	1952年通过影印培养方法证明细菌的耐药性和抗噬菌体变异无需接触药物和噬菌体就能发生，影印培养促进了细菌遗传学研究
François Jacob（法国） Andre Lwoff（法国） Jacques Monod（法国）	1965年医学和生理学奖	1950年发现紫外线可以终止噬菌体的溶原状态而进入溶菌周期，阐明了酶的遗传控制和病毒复制机制。1960年Jacob和Monod发现乳糖操纵子（Lac operon）
Peyton Rous（美国）	1966年医学和生理学奖	1911年发现鸡肉瘤病毒，证明微生物可致肿瘤。
Max Delbruck（美国） Alfred Hershey（美国） Salvador Luria（美国）	1969年医学和生理学奖	1943年通过噬菌体研究发现病毒的复制机制和遗传结构
David Baltimore（美国） Renato Dulbecco（美国） Howard Temin（美国）	1975年医学和生理学奖	1952年Dulbecco建立病毒噬斑形成试验。1970年Baltimore和Temin分别发现某些肿瘤病毒含逆转录酶，证明遗传信息可从RNA流向DNA
Baruch Blumberg（美国） Carleton Gajdusek（美国）	1976年医学和生理学奖	1963年Blumberg发现澳抗，继而发现了乙型肝炎病毒，并建立了疫苗。1957年Gajdusek提出Kuru病、羊瘙痒病是由慢病毒引起
Werner Arber（瑞士） Daniel Nathans（美国） Hamilton Smith（美国）	1978年医学和生理学奖	1962年Nathans用E. coli无细胞提取物表达获得f2噬菌体衣壳蛋白。1967年Arber发现细菌甲基化酶。1970年Smith发现细菌限制性内切酶，后广泛用于分子生物学研究
Paul Berg（美国）	1980年化学奖	1972年Berg将λ噬菌体基因和E. coli的半乳糖操纵子（galactose operon）插入到SV40 DNA中，开创基因重组先河
J. Michael Bishop（美国） Harold Varmus（美国）	1989年医学和生理学奖	1976年发现Rous鸡肉瘤病毒的癌基因也存在于动物和人类细胞，提出原癌基因（proto-oncogene）概念
Kary Mullis（美国）	1993年化学奖	1988年从耐热菌Thermus aquaticus中分离耐热DNA聚合酶，建立聚合酶链反应（PCR）

续表

获奖人	奖项和时间	研究成就
Stanley Prusiner（美国）	1997年医学和生理学奖	证明朊粒（prion）是羊瘙痒病的病因
Barrv Marshall（澳大利亚） Bobin warren（澳大利亚）	2005年医学和生理学奖	发现并分离培养幽门螺杆菌，并阐明其是引起胃炎和消化道溃疡的主要原因
Harald zur Hausen（德国）	2008年医学和生理学奖	发现人乳头瘤病毒与宫颈癌发生的关系
Francoise Barre-Sinoussi（法国） Luc Montagnier（法国）	2008年医学和生理学奖	发现人类免疫缺陷病毒（HIV）
大隅良典 Yoshinori Ohsumi（日本）	2016年医学和生理学奖	以酵母菌为模型，发现并阐明了细胞自噬的功能与机制

三、任务与展望

尽管医学微生物学学科有很大发展，但我们面临的任务还很重，在许多方面尚须深入研究。

1．深入研究病原微生物，特别是对新现（emerging）与再现（re-emerging）传染病病原体。HIV、新型肝炎病毒、出血热病毒、SARS冠状病毒及高致病性禽流感病毒、朊粒等均属新现病原体。再现传染病，如结核、霍乱，多由耐药株或变异株引起。而且，由于抗生素滥用所造成的宿主微生态失调等问题，以及炭疽芽胞杆菌等病原微生物作为生物武器而用于战争的危险也应该高度重视。因此，深入研究这些传染病流行特点、再现原因、病原体变异及耐药机制、致病机制以及早期特异性诊断等，可以为研究有效控制措施打基础。

2．研制新型微生物疫苗，有效预防和控制传染病。除了研制灭活或减毒活疫苗外，利用基因工程技术研制基因重组亚单位疫苗、嵌合疫苗（微生物抗原或细胞因子嵌合表达的疫苗）和核酸疫苗等有效、特异的新型疫苗，为新世纪微生物学研究的一个主要目标。

3．建立规范化的微生物学检查法。目前传统的细菌生化反应鉴别及药敏鉴定已逐渐被自动化检测仪器及试剂盒取代，而用于检测微生物核酸或抗原成分等快速诊断法已广泛应用于实际。但随着新的病原体及其变异株的不断出现，需要不断研制新的微生物学检查法，才能尽快发现和确认新发现的病原体。在方法学上，将现代分子生物学技术应用于微生物学检查中，可以建立出更特异、更快速的微生物学检查法，以保证新现传染病及再现传染病得到及时、有效的治疗。

4．不断研制特效抗感染药物。抗感染药物主要包括化学药物和抗生素等。尽管抗生素可以有效治疗细菌感染，但不断出现耐药菌株逐步成为抗感染治疗中的难题。从分子水平研究常用药物的抗菌机制及其耐药机制，研制出新的有特异作用靶点的抗菌药物。同时，抗病毒药物的缺乏严重影响病毒性感染的治疗与控制。除核苷类、非核苷类和蛋白酶抑制剂等抗病毒药物外，从基因水平入手研制出抑制病毒基因复制与表达的药物则是当前研究的重点方向之一，如用RNA干扰技术开发抗病毒药物已备受关注。

5．加强和完善传染病的监测和防控措施，建立健全公共卫生监测机构和体系，加强疾病控制，加强公共卫生突发事件应急处理能力，健全我国国家和地区级，包括省市级公共卫生信息网，及时有效地控制和预防各种传染病的发生和流行。

总之，随着科学的发展，21世纪医学微生物学将会以更快的速度发展，经广大医学微生物学工作者和医务人员的努力，人们将会更准确地掌握和解析病原微生物的自然规律和致病机制，更深入地发展微生物学检查技术，建立出更有效地预防和治疗各种传染病的措施，以逐渐控制或消灭传染病，维护人类健康与生命。

（张凤民）

第一篇

医学微生物学基础

第1章 细菌的形态与结构

细菌（bacterium）是属于原核生物界（*Prokaryotae*）的一种单细胞微生物，有广义和狭义两种范畴。广义上泛指各类原核细胞型微生物，包括细菌、放线菌、支原体、衣原体、立克次体、螺旋体。狭义上则专指其中数量最大、种类最多、具有典型代表性的细菌。它们形体微小，结构简单，具有细胞壁和原始核质，无核仁和核膜，除核糖体外无细胞器。

第一节 细菌的大小与形态

观察细菌最常用的仪器是光学显微镜，其大小可在显微镜下进行测量，一般以微米（μm）为单位。在营养丰富的人工培养条件下，细菌按其外形区分主要有球菌、杆菌和螺形菌三大类（图 1-1）。在自然界及人和动物体内，绝大多数细菌是黏附在无生命或有生命的物体表面，以生物被膜（biofilm）的形式存在。

1. 球菌（coccus） 多数球菌直径 1 μm 左右，呈圆球形或近似球形。由于繁殖时细菌分裂平面不同和分裂后菌体之间相互黏附程度，可形成不同的排列方式，这对一些球菌的鉴别具有意义。

（1）双球菌（diplococcus）在一个平面上分裂，分裂后两个菌体成对排列，如脑膜炎奈瑟菌、肺炎链球菌。

（2）链球菌（streptococcus）在一个平面上分裂，分裂后多个菌体连接成链状，如乙型溶血性链球菌。

（3）葡萄球菌（staphylococcus）在多个不规则的平面上分裂，分裂后菌体无一定规则地排列在一起似葡萄状，如金黄色葡萄球菌。

（4）四联球菌（tetrad coccus）在两个互相垂直的平面上分裂，分裂后四个菌体黏附在一起呈正方形，如四联加夫基菌。

（5）八叠球菌（sarcina coccus）在三个互相垂直的平面上分裂，分裂后八个菌体排列成包

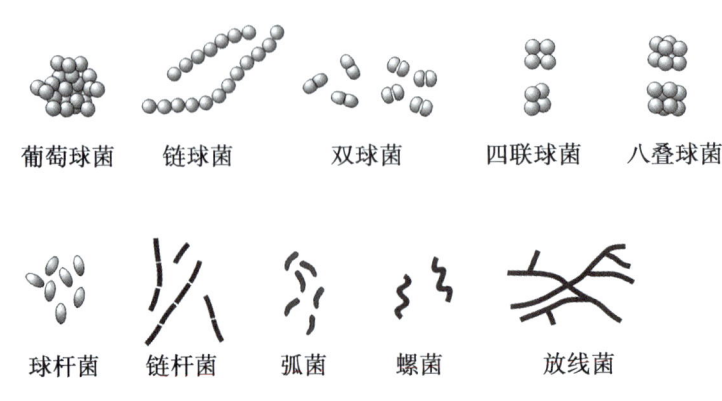

图 1-1 细菌的基本形态

裹状立方体，如藤黄八叠球菌。

2．杆菌（bacillus） 不同杆菌的大小、长短、粗细差别较大。大的杆菌如炭疽芽胞杆菌长 3～10 μm，中等的如大肠埃希菌长 2～3 μm，小的如布鲁菌长仅 0.6～1.5 μm。杆菌多为直杆状，也有的菌体稍弯；多数分散存在，也有呈链状排列，称为链杆菌（streptobacillus）；菌体两端大多呈钝圆形，少数两端平齐（如炭疽芽胞杆菌）或两端尖细（如梭杆菌）。有的杆菌末端膨大成棒状，称为棒状杆菌（corynebacterium）；有的菌体短小，近于椭圆形，称为球杆菌（coccobacillus）；有的常呈分支生长趋势，称为分枝杆菌（mycobacterium）；有的末端常呈分义状，称为双歧杆菌（bifidobacterium）。

3．螺形菌（spiral bacterium） 菌体弯曲，有的菌体长 2～3 μm，只有一个弯曲，呈弧形或逗点状称为弧菌（vibrio），如霍乱弧菌；有的菌体长 3～6 μm，有数个弯曲，称为螺菌（spirillum），如鼠咬热螺菌；也有的菌体细长弯曲呈弧形或螺旋形，称为螺杆菌（helicobacterium），如幽门螺杆菌。

细菌形态受温度、pH、培养基成分和培养时间等环境因素影响很大。一般是细菌在适宜的生长条件下培养 8～18 小时形态比较典型，在不利环境或菌龄老时常出现梨形、气球状和丝状等不规则的多形性，称为衰退型。因此，观察细菌的大小和形态，应选择适宜生长条件下的对数生长期为宜。

知识拓展：细菌的基本形态

第二节　细菌的结构

细菌具有典型的原核细胞结构（图 1-2）和功能。其中细胞壁、细胞膜、细胞质和核质等是每个细菌细胞都具有的，故称为细菌的基本结构；荚膜、鞭毛、菌毛、芽胞仅某些细菌具有，为其特殊结构。

一、细菌的基本结构

细菌的细胞壁、细胞膜、细胞质和核质都有一些细菌特有的成分或结构，决定了细菌独特的性状。

（一）细胞壁

细胞壁（cell wall）位于菌细胞的最外层，包绕在细胞膜的周围，是一种膜状结构，组成较复杂，随不同细菌而异。用革兰氏染色法（Gram staining）可将细菌分为两大类，即革兰氏阳性菌（G^+）和革兰氏阴性菌（G^-）。两类细菌细胞壁的共有组分为肽聚糖，但分别拥有各自特殊

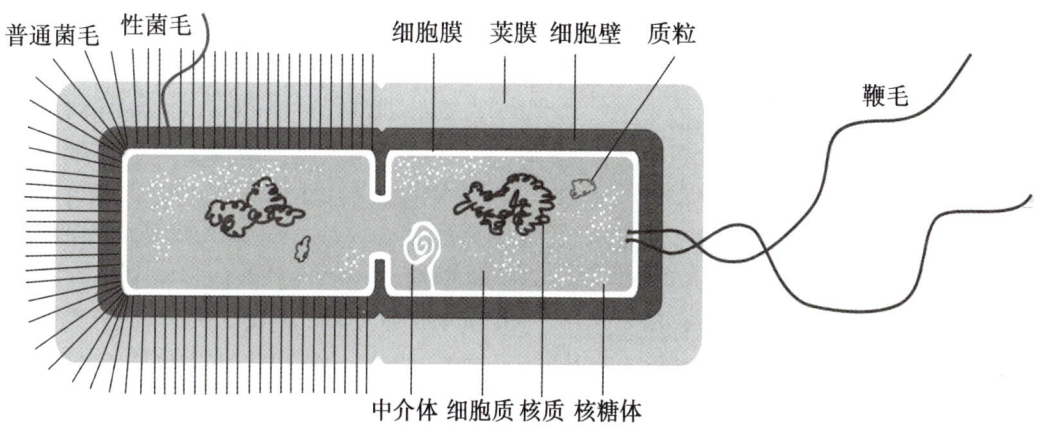

图 1-2　细菌的结构

组分。

1. 肽聚糖（peptidoglycan） 是一类复杂的多聚体，是细菌细胞壁中的主要组分，为原核细胞所特有，又称为黏肽（mucopeptide）或胞壁质（murein）。革兰氏阳性菌的肽聚糖由聚糖骨架（backbone）、四肽侧链（tetrapeptide side chain）和五肽交联桥（peptide cross bridge）三部分组成（图1-3），革兰氏阴性菌的肽聚糖仅由聚糖骨架和四肽侧链两部分组成（图1-4）。

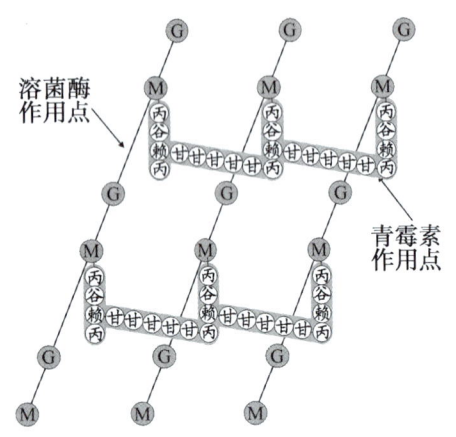

图1-3 金黄色葡萄球菌细胞壁肽聚糖结构

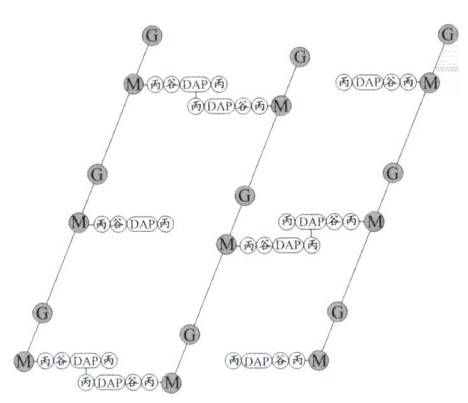

图1-4 大肠埃希菌细胞壁肽聚糖结构

聚糖骨架由N-乙酰葡糖胺（N-acetyl glucosamine）和N-乙酰胞壁酸（N-acetylmuramic acid）交替间隔排列，经β-1,4-糖苷键联结而成。不同细菌细胞壁的聚糖骨架均相同。四肽侧链的组成和联结方式随菌不同而异。如图1-3所示，葡萄球菌（革兰氏阳性菌）细胞壁四肽侧链第三位的L-赖氨酸通过由五个甘氨酸组成的交联桥连接到相邻聚糖骨架四肽侧链末端的D-丙氨酸上，从而构成机械强度十分坚韧的三维立体结构。在大肠埃希菌（革兰氏阴性菌）的四肽侧链中（图1-4），第三位氨基酸是二氨基庚二酸（diaminopimelic acid，DAP），并由DAP与相邻四肽侧链末端D-丙氨酸直接连接，没有五肽交联桥，因而只形成单层平面网络的二维结构。细菌四肽侧链中第三位氨基酸变化最大，大多数革兰氏阴性菌为DAP，而革兰氏阳性菌可以是DAP、L-赖氨酸或其他L-氨基酸。DAP迄今仅发现存在于原核细胞的细胞壁中。

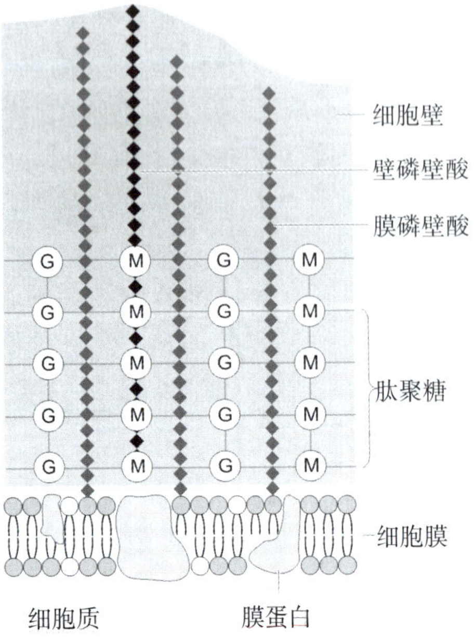

2. 革兰氏阳性菌细胞壁特殊组分 革兰氏阳性菌细胞壁较厚（20~80 nm），除含有15~50层肽聚糖结构外，大多数尚含有大量的磷壁酸（teichoic acid），少数是磷壁醛酸（teichuronic acid），约占细胞壁干重的50%（图1-5）。磷壁酸是由核糖醇（ribitol）或甘油残基经磷酸二酯键互相连接而成。其结构中少数基团被氨基酸或糖所取代，多个磷壁酸分子组成长链穿插于肽聚糖层中，这是细菌细胞带负电荷的重要原因。磷壁酸按其结合部位不同，分为壁磷壁酸（wall teichoic acid，WTA）和膜磷壁酸（membrane teichoic acid）两种，后者也称为脂磷壁酸（lipoteichoic acid，LTA）。壁磷壁酸一端通过磷脂与肽聚糖上的胞壁酸共价结合，另端伸出细胞壁游离于细胞膜外。膜磷壁酸一端与细胞膜外层上

图1-5 革兰氏阳性菌细胞壁结构

的糖脂共价结合,另端穿越肽聚糖层伸出细胞壁表面呈游离状态。磷壁醛酸与磷壁酸相似,仅其结构中以糖醛酸代替磷酸。壁磷壁酸与脂磷壁酸共同组成带负电荷的网状多聚物或基质,使得革兰氏阳性菌的细胞壁具有良好的坚韧性、通透性及静电性能。磷壁酸也具有抗原性及黏附素活性。此外,某些革兰氏阳性菌细胞壁表面尚有一些特殊的表面蛋白质,如金黄色葡萄球菌的 A 蛋白,A 群链球菌的 M 蛋白等。大多数革兰氏阳性菌细胞壁中蛋白质含量较少。

3. 革兰氏阴性菌细胞壁特殊组分 革兰氏阴性菌细胞壁较薄（10～15 nm）,但结构较复杂。除含有 1～2 层的肽聚糖结构外,尚有其特殊组分外膜（outer membrane）,约占细胞壁干重的 80%（图 1-6）。

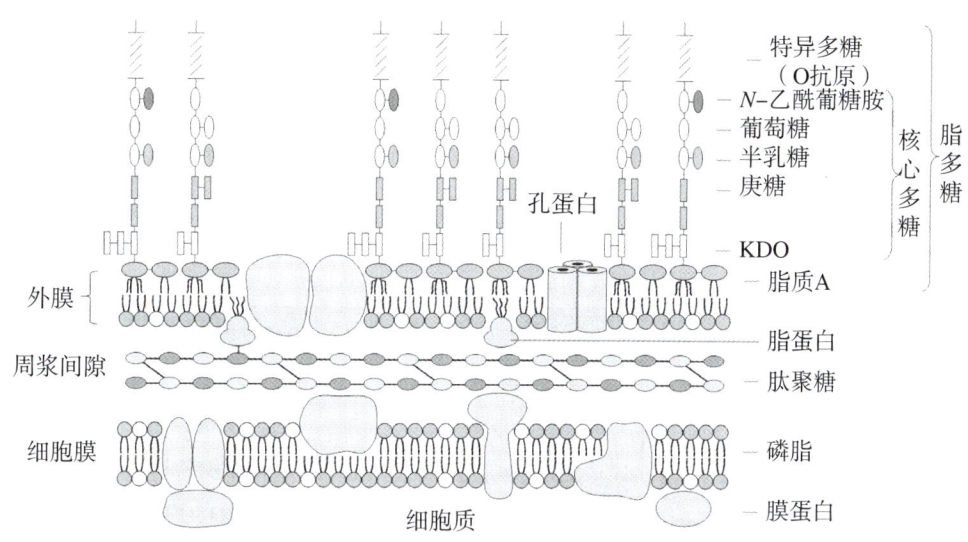

图 1-6 革兰氏阴性菌细胞壁结构

外膜由脂蛋白、不对称的脂质双层和脂多糖三部分组成。磷脂层与细胞膜成分相似,其与外层的脂多糖成分构成不对称的脂质双层结构。脂蛋白位于肽聚糖层和脂质双层之间,其蛋白质部分与肽聚糖侧链的二氨基庚二酸相连,其脂质成分与脂质双层非共价结合,使外膜和肽聚糖层构成一个整体。脂质双层内镶嵌着多种蛋白质称为外膜蛋白（outer membrane protein，OMP）,其中有的为孔蛋白（porin）,如大肠埃希菌的 OmpF、OmpC,允许分子量 ≤ 600 的水溶性分子通过；有的为诱导性或去阻遏蛋白质,参与特殊物质的扩散过程；有的为噬菌体、性菌毛或细菌素的受体。

脂质双层中向细胞外侧层伸出的是脂多糖（lipopolysaccharide，LPS）。LPS 由脂质 A、核心多糖和特异多糖三部分组成,即革兰氏阴性菌的内毒素（endotoxin）。

（1）脂质 A（lipid A）:为一种糖磷脂,由 β-1,6-糖苷键相连的 D-氨基葡萄糖双糖组成的基本骨架,双糖骨架的游离羟基和氨基可携带多种长链脂肪酸和磷酸基团。不同种属细菌的脂质 A 骨架基本一致,其主要差别是脂肪酸的种类和磷酸基团的取代不尽相同,其中 β-羟基豆蔻酸是肠道菌所共有的。脂质 A 是内毒素的毒性和生物学活性的主要组分,无种属特异性,故不同细菌产生的内毒素的毒性作用均相似。

（2）核心多糖（core polysaccharide）:位于脂质 A 的外层,由己糖（葡萄糖、半乳糖等）、庚糖、2-酮基-3-脱氧辛酸（2-keto-3-deoxyoctonate acid，KDO）、磷酸乙醇胺等组成。经 KDO 与脂质 A 共价联结。核心多糖有属特异性,同一属细菌的核心多糖相同。

（3）特异多糖（specific polysaccharide）:是脂多糖的最外层,为数个至数十个寡聚糖重复单位所构成的多糖链。特异多糖即革兰氏阴性菌的菌体抗原（O 抗原），具有种特异性，因其多糖中单糖的种类、位置、排列和空间构型各不相同所致。若特异多糖缺失，细菌会从光滑（smooth，S）型变为粗糙（rough，R）型。

此外，少数革兰氏阴性菌（脑膜炎奈瑟菌、淋病奈瑟菌、流感嗜血杆菌）的 LPS 结构不典型，其外膜糖脂含有短链分枝状聚糖组分（与粗糙型肠道菌的 LPS 相似），称为脂寡糖（lipooligosaccharide，LOS）。它与哺乳动物细胞膜的鞘糖脂成分非常相似，从而使这些细菌逃避宿主免疫细胞的识别。LOS 作为重要的毒力因子而受到关注。

在革兰氏阴性菌的细胞膜和外膜的脂质双层之间有一空隙，占细胞体积的 20%～40%，称为周浆间隙（periplasmic space）。该间隙含有多种水解酶，例如蛋白酶、核酸酶、碳水化合物降解酶，以及作为毒力因子的胶原酶、透明质酸酶和 β- 内酰胺酶等，在细菌获得营养、解除有害物质毒性等方面起到重要作用。

革兰氏阳性菌和革兰氏阴性菌细胞壁结构显著不同（表 1-1），导致这两类细菌在染色性、抗原性、致病性及对药物的敏感性等方面有很大差异。此外，某些细菌（如分枝杆菌）细胞壁含有丰富脂质，与上述革兰氏阳性菌和革兰氏阴性菌细胞壁结构显著不同，因此这类细菌具有特殊的生物学性状和致病特点。

表1-1 革兰氏阳性菌与阴性菌细胞壁结构比较

细胞壁性状		革兰氏阳性菌	革兰氏阴性菌
厚度		20～80 nm	10～15 nm
强度		较坚韧	较疏松
肽聚糖	组成	聚糖骨架	聚糖骨架
		四肽侧链	四肽侧链
		五肽交联桥	无
	结构类型	三维立体结构	二维平面结构
	层数	可多达 50 层	1～2 层
	含量	占细胞壁干重 50%～80%	占细胞壁干重 5%～20%
糖类含量		约 45%	15%～20%
脂类含量		1%～4%	11%～22%
磷壁酸或磷壁醛酸		有	无
外膜	脂蛋白	无	有
	不对称的脂质双层	无	有
	脂多糖	无	有

4．细胞壁的主要功能及相关的医学意义

（1）保护细菌和维持菌体形态：细菌菌体固有形态是由坚韧而富弹性的细胞壁维持。细胞壁还保护细菌抗低渗环境，细菌细胞质内有高浓度的无机盐和大分子营养物质，其渗透压高达 5～25 个大气压（506.6～2 533.1 kPa），由于细胞壁的保护作用，细菌能承受内部巨大的渗透压而不会破裂，并能在相对低渗的环境下生存。

（2）物质交换：细胞壁上有许多小孔，以及特定转运蛋白，可参与菌体内外的物质交换。

（3）与致病性有关：乙型溶血性链球菌表面的 M 蛋白与脂磷壁酸结合，在细菌表面形成微纤维（microfibril），可介导菌体与宿主细胞黏附，是该菌重要的致病物质；金黄色葡萄球菌

A 蛋白、乙型溶血性链球菌 M 蛋白具有对抗免疫细胞的吞噬功能；磷壁酸和 LPS 具有抗原性，可以诱发机体的免疫应答。LPS 是内毒素，可使机体发热，白细胞增加，严重时可致休克死亡。

（4）与耐药性有关：革兰氏阳性菌肽聚糖缺失可使得作用于细胞壁的抗菌药物失效；革兰氏阴性菌外膜通透性的降低可阻止某些抗菌药物进入和外膜主动外排（泵出）抗菌药物，成为细菌重要的耐药机制。

（5）与静电性有关：磷壁酸和 LPS 均带负电荷，能与 Mg^{2+} 等双价离子结合，有助于维持菌体内离子的平衡，调节细菌生理代谢。但革兰氏阳性菌磷壁酸带更多负电荷，等电点更低（革兰氏阳性菌等电点为 pH2～pH3，革兰氏阴性菌为 pH4～pH5），故更易与带正电荷的碱性染料结晶紫结合，被染成紫色。

（6）其他：革兰氏阳性菌的磷壁酸是重要表面抗原，与血清型分类有关。LPS 也可增强机体非特异性抵抗力，并有抗肿瘤等有益作用。

5. 细菌细胞壁缺陷型（细菌 L 型） 细菌细胞壁的肽聚糖结构受到理化或生物因素的直接破坏或合成被抑制，这种细胞壁受损的细菌在高渗环境下仍可存活者称为细菌细胞壁缺陷型。1935 年 Emmy Klieneberger-Nobel 在英国 Lister 研究所研究念珠状链杆菌时发现，该菌培养物中有一种菌落形态类似支原体的微生物，就以研究所第一个字母命名为 L 型（L-form）细菌，或称细菌 L 型（bacterial L form）。现已发现几乎所有细菌、多种螺旋体和真菌均可产生 L 型。L 型有两种类型：革兰氏阳性菌细胞壁缺失后，原生质仅被一层细胞膜包住，称为原生质体（protoplast）；革兰氏阴性菌肽聚糖层受损后尚有外膜保护，称为原生质球（spheroplast）。支原体是天然缺乏细胞壁的微生物，与细菌 L 型不同。

细菌 L 型在体内或体外、人工诱导或自然情况下均可形成，诱发因素很多，如溶菌酶（lysozyme）和溶葡萄球菌素（lysostaphin）、胆汁、抗体、补体等；或抑制细胞壁合成的药物，如 β- 内酰胺类抗生素、杆菌肽、环丝氨酸、甘氨酸等；或因培养基中缺少合成细胞壁的成分，如二氨基庚二酸、赖氨酸等而获得。也可用亚硝基胍、紫外线、氯化锂等诱变获得。

细菌 L 型的形态因缺失细胞壁而呈高度多形性，大小不一，有球形、杆状和丝状等。着色不匀，无论其原为革兰氏阳性菌或革兰氏阴性菌，形成 L 型细菌后，革兰氏染色大多为阴性。细菌 L 型难培养，其营养要求基本与原菌相似，但需在高渗低琼脂含血清的培养基中生长。细菌 L 型生长繁殖较原菌缓慢，一般培养 2～7 天后在软琼脂平板上形成中间较厚、四周较薄的荷包蛋样细小菌落，也有的长成颗粒状或丝状菌落。细菌 L 型在液体培养基中生长后呈较疏松的絮状颗粒，沉于管底，培养液则澄清。去除诱发因素后，有些 L 型可回复为原菌，有些则不能回复，其决定因素为 L 型是否有残存的肽聚糖可作为自身再合成的引物。

知识拓展：革兰氏阳性菌与革兰氏阴性菌细菌 L 型的主要特点

某些细菌 L 型仍有一定的致病力，通常引起慢性感染，如尿路感染、骨髓炎、心内膜炎等，并常在使用作用于细胞壁的抗菌药物（β- 内酰胺类抗生素等）治疗过程中发生。临床上遇有症状明显而标本常规细菌培养阴性者，应考虑细菌 L 型感染的可能性，宜做 L 型的专门分离培养，并更换抗菌药物。

溶菌酶和青霉素是细菌 L 型最常用的人工诱导剂。溶菌酶和溶葡萄球菌素作用相同，能裂解肽聚糖中 N- 乙酰葡糖胺和 N- 乙酰胞壁酸之间的 β-1, 4- 糖苷键，破坏聚糖骨架，引起细菌裂解。青霉素能与细菌竞争合成肽聚糖过程中所需的转肽酶，抑制四肽侧链上 D- 丙氨酸与五肽桥之间的联结，使细菌不能合成完整的肽聚糖，在一般渗透压环境中，可导致细菌死亡。在高渗情况下，这些细胞壁缺陷的 L 型仍可存活。革兰氏阳性菌细胞壁缺陷形成的原生质体，由于菌体内渗透压很高，在普通培养基中很容易胀裂死亡，必须保存在高渗环境中。革兰氏阴性菌细胞壁中肽聚糖含量较少，菌体内的渗透压比革兰氏阳性菌低，细胞壁缺陷形成的原生质球在低渗环境中仍有一定的抵抗力（表 1-2）。

知识拓展：青霉素和溶菌酶作用的细菌靶标及抗菌机制

表1-2 细菌L型的特点

性状	特点
形态	因缺失细胞壁，形态呈高度多形性
染色	无论革兰氏阳性菌还是革兰氏阴性菌，其L型基本表现为革兰氏阴性
培养	高渗培养基
回复	去除诱发因素后，有些L型可回复为原菌，有些则不能回复
致病性	可引起尿路感染、骨髓炎、心内膜炎等慢性感染
药物敏感性	对作用于细胞壁的抗菌药物（如β-内酰胺类抗生素）治疗无效

（二）细胞膜

细胞膜（cell membrane）又称胞质膜（cytoplasmic membrane），位于细胞壁内侧，紧包着细胞质。厚约7.5 nm，柔韧致密，富有弹性，占细胞干重的10%～30%。细菌细胞膜的结构与真核细胞的细胞膜基本相同，由磷脂和多种蛋白质组成，但不含胆固醇。细胞膜是细菌赖以生存的重要结构之一，其主要功能如下。

1．物质转运 细菌细胞膜形成疏水性屏障，允许水和某些小分子物质被动性扩散，特异性营养物质的选择性进入和废物的排出。透性酶参与营养物质的主动摄取过程。

2．呼吸和分泌 因细菌无线粒体结构，参与细胞氧化呼吸的细胞色素、组成呼吸链的其他酶类及三羧酸循环的某些酶均定位于细胞膜表面。因此，细菌细胞膜类似于真核细胞的线粒体，在细胞呼吸和能量代谢中发挥重要作用。

3．生物合成 细胞膜含有多种酶类，参与细胞结构物质（如肽聚糖、磷脂、鞭毛和荚膜等）的合成。其中与肽聚糖合成有关的酶类（转肽酶或转糖基酶），是青霉素作用的主要靶位，称其为青霉素结合蛋白（penicillin-binding protein，PBP），与细菌的耐药性形成有关。

4．参与细菌分裂 细菌部分细胞膜内陷、折叠、卷曲形成的囊状物，称为中介体（mesosome）。中介体多见于革兰氏阳性细菌（图1-7），可有一个或多个。中介体一端连在细胞膜上，另一端与核质相连，细胞分裂时中介体也一分为二，各携一套核质进入子代细胞，有类似真核细胞纺锤丝的作用。中介体的形成，有效地扩大了细胞膜面积，相应地增加了酶的含量和能量的产生，其功能类似于真核细胞的线粒体，故又称为拟线粒体（chondroid）。

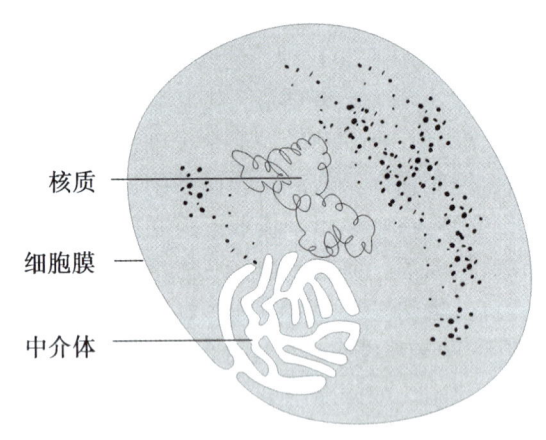

图1-7 细菌中介体

（三）细胞质

细胞膜包裹的溶胶状物质为细胞质（cytoplasm）或称原生质（protoplasm），由水、蛋白质、脂类、核酸及少量糖和无机盐组成，其中包含许多重要结构。

1．核糖体（ribosome） 核糖体是细菌合成蛋白质的场所，游离存在于细胞质中，每个细菌体内可达数万个。细菌核糖体沉降系数为70S，由50S和30S两个亚基组成，以大肠埃希菌为例，其化学组成66%是RNA（包括23S、16S和5S rRNA），34%为蛋白质。核糖体常与正在转录的mRNA相连呈"串珠"状，称为多聚核糖体（polysome），使转录和翻译耦联在一起。在生长活跃的细菌体内，几乎所有的核糖体都以多聚核糖体的形式存在。

细菌的核糖体与真核生物核糖体不同，后者沉降系数为 80S，由 60S 和 40S 两个亚基组成。有些抗生素可以结合至细菌核糖体的亚基，如链霉素能与 30S 亚基结合，红霉素与 50S 亚基结合，均能干扰其蛋白质合成，从而杀死细菌，但这些药物不结合人类核糖体，因此对人类无作用。

2. 质粒（plasmid） 是细菌染色体外的遗传物质，存在于细胞质中。质粒为闭合环状的双链 DNA，带有遗传信息，控制细菌某些特定的遗传性状。质粒能独立自行复制，随细菌分裂转移到子代细胞中。质粒不是细菌生长所必不可少的，失去质粒的细菌仍能正常存活。

质粒编码细菌性状有菌毛、细菌素、毒素和耐药性的产生等，与细菌致病性和耐药性有关。质粒可通过接合或转导作用等将有关性状传递给另一细菌。质粒的结构简单，易导入细胞中，在分子生物学研究中作为载体被广泛应用。

3. 胞质颗粒 细菌细胞质中含有多种颗粒，大多为贮藏的营养物质，包括糖原、淀粉等多糖、脂类、磷酸盐等。胞质颗粒又称为内含物（inclusion），不是细菌的恒定结构，不同菌有不同的胞质颗粒，同一菌在不同环境或生长期亦可不同。胞质颗粒中有一种主要成分是 RNA 和多偏磷酸盐（polymetaphosphate）的颗粒，其嗜碱性强，用亚甲蓝染色时着色较深呈紫色，称为异染颗粒（metachromatic granule）或纡回体（volutin）。异染颗粒常见于白喉棒状杆菌，位于菌体两端，故又称极体（polar body），有助于鉴定。

（四）核质

细菌是原核细胞，不具有成形的核。细菌基因组 DNA 聚集于细胞质的某一区域，多在菌体中央，称为核质（nuclear material）或拟核（nucleoid），因其功能与真核细胞的染色体相似，亦称之为细菌的染色体（bacterial chromosome）。细菌无核膜、核仁和有丝分裂器。

细菌染色体为单倍体。大多数细菌的核质由单一的密闭环状 DNA 分子反复回旋卷曲盘绕，形成一松散网状结构，相当于一条染色体，附着在横隔中介体或细菌膜上。序列分析证实大肠埃希菌 K-12 MG1655 的染色体 DNA 全长 4639 kb，其中有约 4289 kb 的开放阅读框架（open reading frame，ORF）。但是，某些细菌也发现有两个不同的染色体，例如，霍乱弧菌和羊布鲁菌有两个不同的染色体，甚至个别细菌有 3～4 个不同的染色体，而某些疏螺旋体的染色体则为线性双链 DNA 分子。

二、细菌的特殊结构

某些细胞有一些特殊结构，包括荚膜、鞭毛、菌毛和芽胞，与细菌的生存和致病有关。

1. 荚膜（capsule） 某些细菌在其细胞壁外包绕一层黏液性物质，为多糖或蛋白质的多聚体，用理化方法去除后并不影响菌细胞的生命活动（图 1-8）。凡黏液性物质牢固地与细胞壁结合，厚度≥ 0.2 μm，边界明显者称为荚膜，也称大荚膜（macrocapsule），如肺炎链球菌，而厚度 < 0.2 μm 者称为微荚膜（microcapsule），如伤寒沙门菌的 Vi 抗原、大肠埃希菌的 K 抗原等。若黏液性物质疏松地附着于菌细胞表面，边界不明显且易被洗脱者称为黏液层（slime layer）。荚膜是细菌致病重要的毒力因子，也是鉴别细菌的重要标志。

（1）荚膜的化学组成：大多数细菌的荚膜是多糖，但炭疽芽胞杆菌、鼠疫耶尔森菌等少数

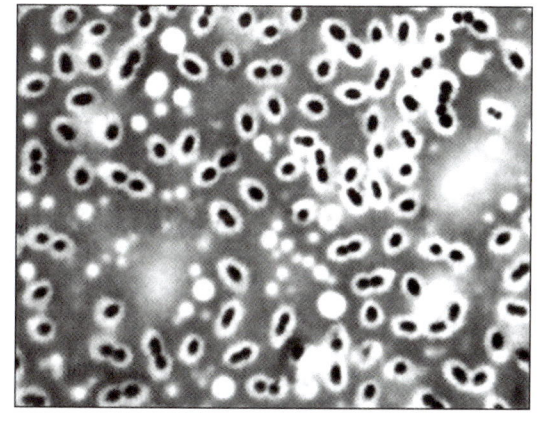

图 1-8 细菌荚膜

菌的荚膜为多肽。由多糖组成的荚膜和黏液层称为糖萼（glycocalyx）。荚膜多糖为高度水合分子，含水量95%以上，与菌细胞表面的磷脂或脂质A共价结合。多糖分子组成和构型的多样化使其结构极为复杂，是细菌血清学分型的基础之一，例如肺炎链球菌的荚膜多糖物质的抗原至少可分成85个血清型。荚膜与同型抗血清结合发生反应后即逐渐增大，出现荚膜肿胀反应，可借此确定细菌型别。

荚膜对一般碱性染料亲和力低，不易着色，普通染色只能见到菌体周围有未着色的透明圈。如用墨汁负染，则荚膜显现更为清楚。用特殊染色法可将荚膜染成与菌体不同的颜色。

荚膜的形成受遗传的控制和环境条件的影响。一般在动物体内或含有血清或糖的培养基中容易形成荚膜，在普通培养基上或连续传代则易消失。有荚膜的细菌在固体培养基上形成黏液型（M）或光滑型（S）菌落，失去荚膜后其菌落变为粗糙型（R）。

(2) 荚膜的功能：荚膜和微荚膜具有相同的功能。

1) 抗吞噬作用：荚膜具有保护细菌抵抗宿主吞噬细胞的吞噬和消化的作用，增强细菌的侵袭力，因而荚膜是病原菌的重要毒力因子。荚膜多糖亲水和带负电荷，与吞噬细胞膜有静电排斥力，故能阻滞表面吞噬活性，例如肺炎链球菌，有荚膜株数个菌就可使实验小鼠致死，无荚膜株则需上亿个菌才能使小鼠死亡。

2) 黏附作用：荚膜多糖可使细菌彼此粘连，也可黏附于组织细胞或无生命物体表面，参与生物被膜（biofilm）的形成，是引起感染的重要因素。变异链球菌依靠荚膜将其固定在牙齿表面，利用口腔中的蔗糖产生大量的乳酸，积聚在附着部位形成生物被膜，导致牙齿珐琅质的破坏，发生龋齿。铜绿假单胞菌具有荚膜，在住院患者的各种导管内黏附定居形成生物被膜，是医院感染发生的重要因素。

3) 抗有害物质的损伤作用：荚膜处于菌细胞的最外层，有保护菌体避免和减少受溶菌酶、补体、抗体和抗菌药物等有害物质的损伤作用。

2. 鞭毛（flagellum） 许多细菌（包括所有的弧菌和螺菌，约半数的杆菌和个别球菌）在菌体上附有细长并呈波状弯曲的丝状物，少仅1~2根，多者达数百根，这些丝状物称为鞭毛，是细菌的"运动器官"。鞭毛经特殊染色法增粗后能在普通光学显微镜下看到（图1-9）。

根据鞭毛的数量和部位，可将鞭毛菌分成4类（图1-9）：①单毛菌（monotrichate）：只有一根鞭毛，位于菌体一端，如霍乱弧菌；②双毛菌（amphitrichate）：菌体两端各有一根鞭毛，如空肠弯曲菌；③丛毛菌（lophotrichate）：菌体一端或两端有一丛鞭毛，如铜绿假单胞菌；④周毛菌（peritrichate）：菌体周身遍布许多鞭毛，如伤寒沙门菌。

鞭毛自细胞膜长出，游离于菌细胞外，由基础小体、钩状体和丝状体三个部分组成（图1-10）。各菌种的鞭毛蛋白结构不同，具有高度的抗原性，称为鞭毛（H）抗原。

彩图：鞭毛形态

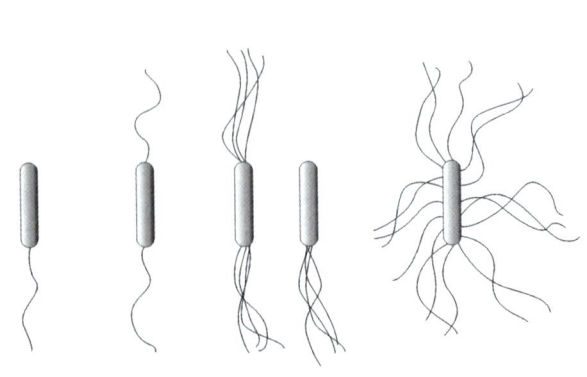

单毛菌　　双毛菌　　丛毛菌　　周毛菌

图1-9　细菌鞭毛的类型

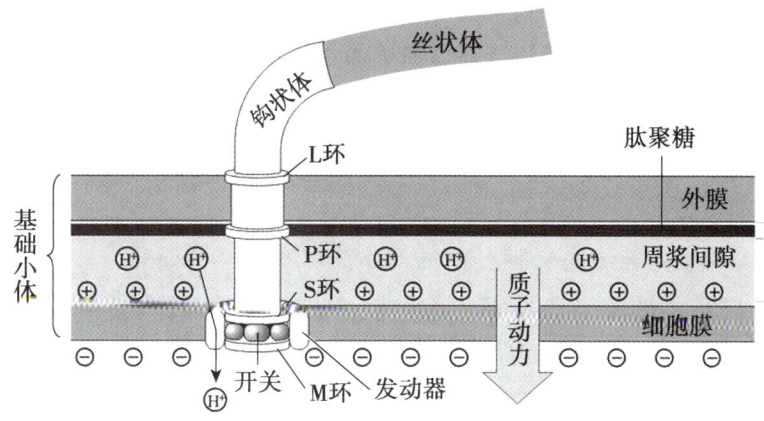

图 1-10　大肠埃希菌鞭毛结构

鞭毛的功能包括：①细菌的运动：具有鞭毛的细菌在液体环境中能主动、自由游动，速度快。细菌的运动有化学趋向性，常向营养物质处前进，而逃离有害物质；②有些细菌鞭毛与致病性有关：例如霍乱弧菌、空肠弯曲菌等通过活泼的鞭毛运动穿透小肠黏膜表面覆盖的黏液层，使菌体黏附于肠黏膜上皮细胞，产生毒性物质导致病变发生；③细菌鉴定和分类：根据细菌能否运动（有无动力），鞭毛的数量、部位和特异的抗原性，可用于鉴定细菌和进行细菌分类。

3．菌毛（pilus 或 fimbriae）　许多革兰氏阴性菌和少数革兰氏阳性菌菌体表面存在着一种直的、比鞭毛更细、更短的丝状物，称为菌毛。菌毛由结构蛋白亚单位菌毛蛋白（pilin）组成，呈螺旋状排列成圆柱体，新形成的菌毛蛋白分子插入菌毛的基底部。菌毛蛋白具有抗原性，其编码基因位于细菌的染色体或质粒上。菌毛在普通光学显微镜下看不到，必须用电子显微镜观察（图 1-11）。根据功能不同，菌毛可分为普通菌毛和性菌毛两类。

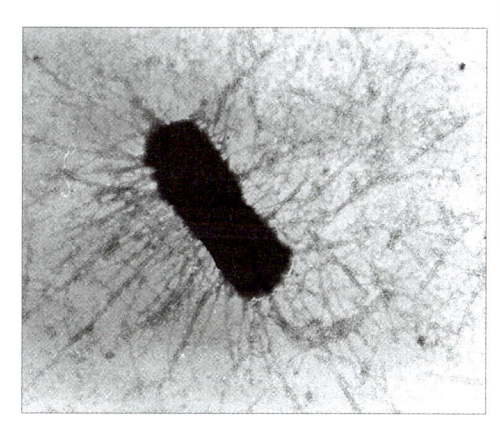

图 1-11　大肠埃希菌菌毛

（透射电镜，×20 000）

（1）普通菌毛（ordinary pilus）：长 0.2～2 μm，直径 3～8 nm。遍布菌细胞表面，每菌可达数百根。这类菌毛是细菌的黏附结构，能与宿主细胞表面的特异性受体结合，是细菌感染的第一步。因此，菌毛与细菌的致病性密切相关。

菌毛的受体常为糖蛋白或糖脂，与菌毛结合的特异性决定了宿主的易感部位。某些不同种属的红细胞表面具有菌毛受体相似成分，故不同的菌毛就会引起不同类型的红细胞凝集，称此为血凝（hemagglutination，HA），借此鉴定菌毛。例如大肠埃希菌的 I 型菌毛可黏附于肠道和尿道黏膜上皮细胞表面，也能凝集豚鼠红细胞，但可被 D-甘露糖所抑制，称为甘露糖敏感性血凝（mannose-sensitive hemagglutination，MSHA）。致肾盂肾炎大肠埃希菌（pyelonephritic E. coli 或 uropathogenic E. coli，UPEC）是上行性尿路感染的重要致病菌，其 P 菌毛（pyelonephritis-associated pilus，P pilus）常黏附于肾的集合管和肾盏，还能凝集 P 血型阳性红细胞，但不被甘露糖所抑制，故称为甘露糖抗性血凝（mannose-resistant hemagglutination，MRHA）。

普通菌毛是由染色体或质粒编码，因菌种而异。肠产毒型大肠埃希菌（enterotoxigenic E. coli，ETEC）的定植因子是一种特殊类型的菌毛（CFA/I、CFA/II），黏附于小肠黏膜细胞，编码定植因子和肠毒素的基因均位于可接合传递的质粒。而霍乱弧菌、肠致病型大肠埃希菌

（enteropathogenic *E. coli*，EPEC）和淋病奈瑟菌的菌毛都由染色体编码，在所致的肠道或泌尿生殖道感染中起到关键作用。有菌毛的菌株可抵抗肠蠕动或尿液的冲洗作用而有利于定居，一旦丧失菌毛，其致病力也随之消失。在革兰氏阳性球菌中，A群链球菌的菌毛与M蛋白和LTA结合在一起，这些结构介导该菌与宿主黏膜上皮细胞的黏附。

（2）性菌毛（sex pilus）：仅见于少数革兰氏阴性菌。数量少，一个菌只有1~4根。比普通菌毛长而粗，中空呈管状。性菌毛由一种称为致育因子（fertility factor，F factor）的质粒编码，故性菌毛又称F菌毛。带有性菌毛的细菌称为F^+菌，无性菌毛者称为F^-菌。当F^+菌与F^-菌相遇时，F^+菌的性菌毛与F^-菌相应的性菌毛受体（如外膜蛋白A）结合，F^+菌体内的质粒或染色体DNA可通过中空的性菌毛进入F^-菌体内，这个过程称为接合（conjugation）。细菌的致育性（编码性菌毛的能力）、毒力、耐药性等性状可通过此方式传递。此外，性菌毛也是某些噬菌体吸附于菌细胞的受体。

4．芽胞（spore） 某些细菌在一定的环境条件下，胞质脱水浓缩，在菌体内部形成一个圆形或卵圆形小体，称为芽胞，是细菌的休眠形式。产生芽胞的细菌都是革兰氏阳性菌，芽胞杆菌属（炭疽芽胞杆菌等）和梭菌属（破伤风梭菌等）是主要形成芽胞的细菌。

芽胞是多层膜结构，由内向外依次是核心、内膜、芽胞壁、皮质、外膜、芽胞壳和芽胞外衣（图1-12）。芽胞带有完整的核质、酶系统和合成菌体组分的结构，能保存细菌的全部生命必需物质。

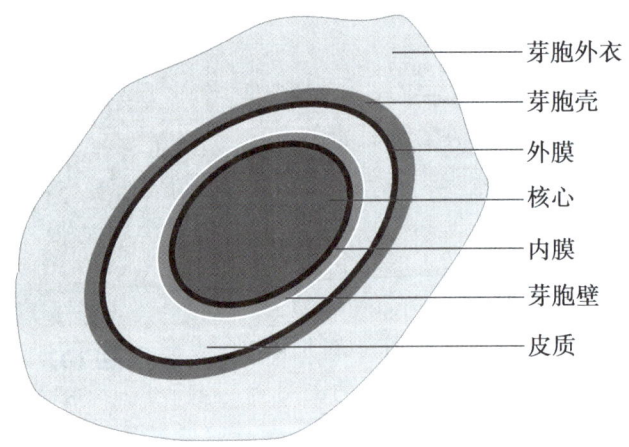

图1-12 细菌芽胞的结构

芽胞的形成受遗传因素的控制和环境因素的影响。芽胞一般只是在动物体外对细菌不良的环境条件下形成，其形成条件因菌种而异。如炭疽芽胞杆菌在有氧下形成，而破伤风梭菌则相反。营养缺乏时细菌生长繁殖减速，可启动芽胞形成的基因。

芽胞形成后细菌即失去繁殖的能力，菌体即成为空壳，有些芽胞可从菌体脱落游离。一个细菌只形成一个芽胞，一个芽胞发芽也只生成一个菌体，细菌数量并未增加，故芽胞不是细菌的繁殖方式。与芽胞相比，未形成芽胞而具有繁殖能力的菌体称为繁殖体（vegetative form）。芽胞形成后，若由于机械力、热、pH改变等刺激作用，破坏其芽胞壳，并供给水分和营养，芽胞可发芽形成新菌体。芽胞壁厚、折光性强、不易着色，染色时需经媒染、加热等处理。芽胞的大小、形状、位置等随菌种而异，有重要的鉴别价值，例如炭疽芽胞杆菌的芽胞为卵圆形、比菌体小，位于菌体中央。破伤风梭菌芽胞正圆形，比菌体大，位于顶端，状如鼓槌（图1-13）。肉毒梭菌芽胞也比菌体大，位于次极端。

芽胞的功能及其医学意义包括：

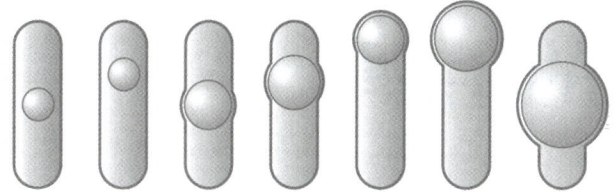

图 1-13　细菌芽胞的位置

（1）抵抗力强：细菌的芽胞对热力、干燥、辐射、化学消毒剂等理化因素均有强大的抵抗力。一般细菌繁殖体在80℃水中迅速死亡，而有的细菌芽胞可耐100℃沸水数小时。被炭疽芽胞杆菌芽胞污染的草原，传染性可保持20～30年。细菌芽胞抵抗力强与其特殊的结构和组成有关。芽胞含水量少（约为繁殖体的40%），蛋白质不易受热变性；芽胞具有多层致密的厚膜，理化因素不易透入；芽胞的核心和皮质中含有吡啶二羧酸（dipicolinic acid，DPA），DPA与钙结合生成的盐能提高芽胞中各种酶的热稳定性。芽胞形成过程中很快合成DPA，同时也获得耐热性；芽胞发芽时DPA从芽胞内渗出，其耐热性也随之丧失。

（2）杀死细菌的芽胞是作为判断灭菌效果的指标：被芽胞污染的用具、敷料、手术器械等，用一般方法不易将其杀死，杀灭芽胞最可靠的方法是高压蒸汽灭菌法，进行高压蒸汽灭菌时，应以芽胞是否被杀死作为判断灭菌效果的指标。

（3）细菌芽胞是某些外源性感染的重要来源：某些形成芽胞的细菌可引起人类严重疾病，包括厌氧芽胞梭菌（产气荚膜梭菌、破伤风芽胞梭菌和肉毒梭菌）和需氧芽胞杆菌（炭疽芽胞杆菌），这些细菌的芽胞并不直接引起疾病，仅当芽胞发芽成为繁殖体后才能致病，引起气性坏疽、破伤风、食物中毒和人兽共患的炭疽病。

小　结

细菌是一种具有细胞壁和原始核质，无核仁和核膜，除核糖体外无细胞器的单细胞微生物。其形体微小，结构简单，属原核生物界。细菌按其外形区分主要有球菌、杆菌和螺形菌三大类，其大小可在显微镜下进行测量，一般以微米（μm）为单位。

细菌的基本结构包括细胞壁、细胞膜、细胞质和核质等，是每个细菌细胞所共有的。肽聚糖是细菌细胞壁中的主要组分，为原核细胞所特有。革兰氏阳性菌的肽聚糖由聚糖骨架、四肽侧链和五肽交联桥三部分组成，革兰氏阴性菌的肽聚糖仅由聚糖骨架和四肽侧链两部分组成。革兰氏阳性菌和革兰氏阴性菌细胞壁还有各自的特殊组分。

脂多糖（LPS）：即革兰氏阴性菌的内毒素，是革兰氏阴性菌细胞壁重要而独特的成分，由脂质A、核心多糖和特异多糖三部分组成。

细菌细胞壁缺陷型（细菌L型）：细菌细胞壁的肽聚糖结构因理化或生物因素的直接破坏或合成被抑制，使得细胞壁受损，但在高渗环境下仍可存活，并有致病能力。

细菌的特殊结构包括细菌荚膜、鞭毛、菌毛和芽胞。

（彭宜红）

第 2 章 细菌的生理

细菌的生理活动包括摄取和合成营养物质，进行新陈代谢及生长繁殖，整个生理活动的中心是新陈代谢。与其他生物相比，细菌的代谢活动十分活跃而且多样化，繁殖迅速是其显著的特点。细菌在代谢过程中可产生多种对医学、工农业生产和环境卫生等具有重要意义的代谢产物。对于致病菌，了解其代谢与致病的关系，有助于寻找和设计有关诊断和防治的方法。

第一节 细菌的理化性状

一、细菌的化学组成

细菌的化学成分和其他生物细胞相似，主要包括水、无机盐、蛋白质、糖类、脂质以及核酸等。水是细菌细胞的重要组成部分，占细胞总重量的 75%～90%。细菌去除水和有机物，还有少量无机离子，如钾、钠、铁、镁、钙、氯等，用以构成细菌的各种成分及维持酶的活性和跨膜化学梯度。细菌尚含有一些原核细胞型微生物特有的化学成分，如肽聚糖、胞壁酸、磷壁酸、D 型氨基酸、二氨基庚二酸、吡啶二羧酸等，这些物质在真核细胞中尚未发现。

二、细菌的物理性状

1. **光学性质** 细菌为半透明体。当光线照射至细菌，部分被吸收，部分被折射，故细菌悬液呈浑浊状态。菌数越多浊度越大，使用比浊法或分光光度计可以粗略地估计细菌的数量。利用细菌的这种光学性质，可用相差显微镜观察其形态和结构。

2. **表面积** 生物体代谢与表面积/体积比有重要关系。细菌体积微小，但细胞膜通过扭曲折叠，获得相对大的表面积，有利于同外界环境进行物质交换，以保证细菌的旺盛代谢。

3. **带电现象** 细菌固体成分的 50%～80% 是蛋白质，蛋白质由兼性离子氨基酸组成。革兰氏阳性菌等电点（pI）为 2～3，革兰氏阴性菌 pI 为 4～5，故在近中性或弱碱性环境中，细菌均带负电荷，尤其以前者所带电荷更多。细菌的带电现象与细菌的染色反应、凝集反应、抑菌和杀菌作用等都有密切关系。

4. **半透性** 细菌的细胞壁和细胞膜都有半透性，允许水及部分小分子物质通过，有利于吸收营养和排出代谢产物。

5. **渗透压** 细菌体内含有高浓度的营养物质和无机盐，因此菌体内的渗透压较大，一般革兰氏阳性菌的渗透压高达 20～25 个大气压，革兰氏阴性菌为 5～6 个大气压。细菌所处的一般环境相对低渗，因有坚韧细胞壁的保护不致崩裂。若处于比菌体内渗透压更高的环境中，菌体内的水分逸出，胞质浓缩，细菌就不能生长繁殖。

第二节　细菌的营养

一、细菌的营养类型

由于各种细菌的酶系统不同，代谢活性各异，因而对营养物质的需求也不同。根据细菌所利用的能源和碳源不同，将细菌分为自养菌和异养菌两大营养类型。

1. 自养菌（autotroph）　该类菌以简单的无机物为原料，如利用 CO_2、CO_3^{2-} 作为碳源，利用 N_2、NH_3、NO_2^-、NO_3^- 等作为氮源，合成菌体成分。其中所需能量来自无机物氧化的细菌称为化能自养菌（chemotroph），而通过光合作用获得能量的细菌称为光能自养菌（phototroph）。

2. 异养菌（heterotroph）　该类菌必须以多种有机物为原料，如蛋白质、糖类等，才能合成菌体成分并获得能量。异养菌包括腐生菌（saprophyte）和寄生菌（parasite）。腐生菌以动植物尸体、腐败食物等作为营养物质；寄生菌寄生于活体内，从宿主的有机物中获得营养。所有的病原菌都是异养菌，大部分属寄生菌。

二、细菌的营养物质

对细菌进行人工培养时，必须供给其生长所必需的各种成分，一般包括水、碳源、氮源、无机盐和生长因子等（表2-1）。

表2-1　细菌生长所需的营养物质

营养物质	营养成分	功效作用
碳源	糖类	合成菌体成分，供给能量
氮源	氨基酸、蛋白质	合成菌体成分
无机盐和微量元素	磷、硫、钾、钠、钙、镁、铁、钴、锌、锰、铜等	合成菌体成分，维持酶的活性，参与能量储存和转运，调节菌体的渗透压，某些元素（铁）与细菌致病性有关
生长因子	维生素、氨基酸、嘌呤嘧啶、高铁血红素（X因子）、辅酶（V因子）	补充细菌自身不能合成的有机营养成分，供给特殊需要的呼吸辅酶
水	营养物质溶于水	在营养吸收和代谢中起介质作用

三、细菌摄取营养物质的机制

不同细菌转运营养物质的方式不同，即使对同一种物质，不同细菌的摄取方式也不一样。水和水溶性物质可以通过具有半透膜性质的细胞壁和细胞膜进入细胞内，蛋白质、多糖等大分子营养物质需经细菌分泌的胞外酶作用分解成小分子物质才能被吸收。营养物质进入菌体内有被动扩散和主动转运系统两种方式。

1. 被动扩散　是指营养物质从浓度高向浓度低的一侧扩散，其驱动力是浓度梯度，不需要提供能量。将不需要任何细菌组分的帮助，营养物就可以进入细胞质内的过程称为简单扩散。将需要细菌的特异性蛋白来帮助或促进营养物的跨膜转运的过程称为易化扩散。如甘油的转运就属于后者，进入细菌内的甘油要被甘油激酶催化形成磷酸甘油才能在菌体内积累。

2. 主动转运系统　是细菌吸收营养物质的主要方式，其特点是营养物质从浓度低向浓度高的一侧转运，并需要提供能量。细菌有如下几种主动转运系统：

（1）ABC转运体（ATP-binding cassette transporter）：是跨质膜的运输ATP酶，是一个复杂的蛋白超家族，每个成员都有高度保守的ATP结合区（ATP-binding cassette，ABC）。ABC转运体通过水解ATP获得能量，发生构象改变，进而将与之结合的底物（离子、氨基酸、核苷酸、多糖、多肽等）转移至膜的另一侧，包括入胞和出胞。原核生物和真核生物均有ABC转运体。革兰氏阴性菌的特异性结合蛋白位于周浆间隙，革兰氏阳性菌的特异性结合蛋白位于细胞外表面。ABC转运体不仅可以摄入营养，也可外排抗菌药物，与细菌的耐药性有关。

（2）化学渗透驱使转运系统（离子耦联转运）：该系统利用膜内外两侧质子或离子浓度差产生的质子动力或钠动力作为驱使营养物质跨膜转移的能量。转运营养物质的载体是电化学离子梯度透性酶，这种酶是一种能够进行可逆性氧化还原反应的疏水性膜蛋白，即在氧化状态与营养物质结合，而在还原状态时其构象发生变化，使营养物质释放进入胞质内。这种方式在需氧菌极为常见。

（3）基团转移：营养物质在转运的过程中被磷酸化，使营养物质的转运与代谢相结合，更为有效地利用能量。如大肠埃希菌摄入葡萄糖需要的磷酸转移酶系统，细胞膜上的载体蛋白首先在胞质内从磷酸烯醇丙酮酸获得磷酸基团后，在细胞膜的外表面与葡萄糖相结合，将其运送入胞质内后释放出6-磷酸葡萄糖。经过磷酸化的葡萄糖在胞内累积，不能再逸出菌体。该系统的能量供体是磷酸烯醇丙酮酸。

（4）特异性转运：几乎所有的细菌生长都需要铁。细菌分泌载铁体，与铁螯合使其以可溶性复合物的形式进入菌体内。载铁体是异羟肟酸的衍生物，与Fe^{3+}螯合能力极强，形成铁-异羟肟酸复合物，通过贯穿细菌外膜、周浆间隙和内膜的蛋白质协同作用，使铁进入菌细胞内并释放出来。载铁体与细菌的致病性有关。也有的病原菌以特异性受体与宿主的转铁蛋白或者乳铁蛋白结合，依赖于提供的能量将铁转运至细胞内。

第三节 细菌的新陈代谢

细菌的新陈代谢（metabolism）是指细菌细胞内分解代谢与合成代谢的总和，其显著特点是代谢旺盛和代谢类型多样化。分解代谢是底物分解和转化为能量的过程。合成代谢是指所产生的能量和少数几种简单的前体用于细胞组分的合成过程。将两者紧密结合在一起的称为中间代谢。伴随代谢过程细菌还将产生许多在医学上具有重要意义的代谢产物。

一、细菌的能量代谢

细菌能量代谢活动中主要涉及ATP形式的化学能。细菌的有机物分解或无机物氧化过程中释放的能量通过底物磷酸化或氧化磷酸化合成ATP。

生物体能量代谢的基本生化反应是生物氧化。生物氧化的方式包括加氧、脱氢和脱电子反应，细菌则以脱氢或氢的传递更为常见。在有氧或无氧环境中，各种细菌的生物氧化过程、代谢产物和产生能量的多少均有所不同。以有机物为受氢体的称为发酵（fermentation）；以无机物为受氢体的称为呼吸（respiration），其中以分子氧为受氢体的是需氧呼吸（aerobic respiration），以其他无机物（硝酸盐、硫酸盐等）为受氢体的是厌氧呼吸（anaerobic respiration）。需氧呼吸在有氧条件下进行，厌氧呼吸和发酵必须在无氧条件下进行。大多数病原菌只进行需氧呼吸和发酵。

病原菌合成细胞组分和获得能量的基质（生物氧化的底物）主要为糖类，通过糖的氧化或酵解释放能量，并以高能磷酸键的形式（ADP、ATP）储存能量。现以葡萄糖为例，简述细菌的能量代谢过程。

1．糖酵解（glycolysis） 是大多数细菌共有的基本代谢途径，专性厌氧菌产能的唯一途径。反应最终的受氢体为未彻底氧化的中间代谢产物，产生能量远比需氧呼吸少。1分子葡萄糖可生成2分子丙酮酸，并产生2分子ATP和2分子NADH + H$^+$。关于丙酮酸以后的代谢随细菌的种类不同而异。

2．磷酸戊糖途径（pentose phosphate pathway） 是糖酵解途径的分支，由己糖生成戊糖的循环途径。其主要功能是为生物合成提供前体和还原能，反应获得的12分子NADPH + H$^+$，供进一步利用。产能效果仅为糖酵解途径的一半，所以不是产能的主要途径。

3．需氧呼吸 1分子葡萄糖在有氧条件下彻底氧化，生成CO_2、H_2O，并产生32分子ATP。需氧呼吸中，葡萄糖经过糖酵解途径生成丙酮酸，后者脱羧产生乙酰辅酶A后进入三羧酸循环彻底氧化。然后将脱出的氢进入电子传递链进行氧化磷酸化，最终以分子氧作为受氢体。需氧菌和兼性厌氧菌都能进行需氧呼吸。

4．厌氧呼吸 专性厌氧菌没有需氧电子传递链和完整的三羧酸循环，1分子葡萄糖经厌氧糖酵解只能产生2分子ATP，最终以外源的无机氧化物（CO_2、SO_4^{2-}、NO_3^-）作为受氢体，厌氧呼吸是一种产能效率低的特殊呼吸。兼性厌氧菌在缺氧条件下也进行厌氧呼吸。

二、细菌的代谢产物

1．分解代谢产物和细菌的生化反应 各种细菌所具有的酶不完全相同，对营养物质的分解能力也不一致，因而其代谢产物各异。根据此特点，利用生物化学方法来鉴别不同细菌称为细菌的生化反应试验（biochemical reaction），该试验对于一些形态和培养特性上相似而代谢上不同的菌种的鉴别尤为重要。常见的有：

（1）糖发酵试验（carbohydrate fermentation test）：不同细菌分解糖类的能力和代谢产物不同，例如大肠埃希菌能发酵葡萄糖和乳糖；而伤寒沙门菌只能发酵葡萄糖，不能发酵乳糖。即使两种细菌均可发酵同一糖类，其结果也不尽相同，如大肠埃希菌有甲酸脱氢酶，能将葡萄糖发酵生成的甲酸进一步分解为CO_2和H_2，故产酸并产气；而伤寒沙门菌缺乏该酶，发酵葡萄糖仅产酸不产气。

（2）吲哚试验（indole test）：有些细菌如大肠埃希菌、变形杆菌、霍乱弧菌等能分解培养基中的色氨酸生成吲哚（靛基质），该产物能与试剂中的对二甲基氨基苯甲醛作用，生成玫瑰吲哚而呈红色，是为吲哚试验阳性。

（3）甲基红试验（methyl red test）：产气肠杆菌分解葡萄糖产生丙酮酸，后者经脱羧后生成中性的乙酰甲基甲醇，故最终的酸含量减少，培养液pH ≥ 5.4，甲基红指示剂呈橘黄色，是为甲基红试验阴性。大肠埃希菌分解葡萄糖产生的丙酮酸不转变为乙酰甲基甲醇，最终酸性较强，培养液pH ≤ 4.5，甲基红指示剂呈红色，是为甲基红试验阳性。

（4）VP试验（Voges-Proskauer test）：大肠埃希菌和产气肠杆菌均能发酵葡萄糖，产酸产气，两者不能区别。但产气肠杆菌能使丙酮酸脱羧生成中性的乙酰甲基甲醇，后者在碱性溶液中被氧化生成二乙酰，二乙酰与含胍基化合物反应生成红色化合物，是为VP试验阳性。大肠埃希菌不能生成乙酰甲基甲醇，故VP试验阴性。

（5）枸橼酸盐利用试验（citrate utilization test）：当某些细菌（如产气肠杆菌）利用铵盐作为唯一氮源，并利用枸橼酸盐作为唯一碳源时，可在枸橼酸盐培养基上生长，分解枸橼酸盐生成碳酸盐，并分解铵盐生成氨，使培养基变为碱性，此为该试验阳性。大肠埃希菌不能利用枸橼酸盐为唯一碳源，故在该培养基上不能生长，是为枸橼酸盐试验阴性。

（6）硫化氢试验（hydrogen sulfide test）：有些细菌如沙门菌、变形杆菌等能分解培养基中的含硫氨基酸（如胱氨酸、甲硫氨酸）生成H_2S，H_2S遇铅或铁离子生成黑色的硫化物，是为硫化氢试验阳性。

(7) 尿素酶试验（urease test）：变形杆菌有尿素酶，能分解培养基中的尿素产生氨，使培养基变碱性，以酚红为指示剂检测为红色，是为尿素酶试验阳性。

细菌的生化反应用于鉴别细菌，尤其对形态、革兰氏染色反应和培养特性相同或相似的细菌更为重要。例如，吲哚试验（I）、甲基红试验（M）、VP 试验（V）、枸橼酸盐利用试验（C）常用于鉴定肠道杆菌，合称为 IMViC 试验。大肠埃希菌的试验结果是"++--"，产气肠杆菌则为"--++"，可以据此鉴别。

临床细菌学已普遍采用微量、快速的生化鉴定方法，全自动细菌鉴定及药敏分析仪使细菌的生化反应鉴定更加快速高效。此外，应用气相、液相色谱法鉴定细菌分解代谢产物中挥发性或非挥发性有机酸和醇类，能够快速确定细菌种类。

2. 合成代谢产物及其医学上的意义 细菌利用分解代谢中的产物和能量不断合成菌体自身成分，如细胞壁、多糖、蛋白质、脂肪酸、核酸等，同时还合成一些在医学上具有重要意义的代谢产物。

(1) 热原质（pyrogen）：是细菌合成的一种能引起人体或动物发热反应的物质。产生热原质的细菌大多是革兰氏阴性菌，热原质为其细胞壁的脂多糖。

热原质耐高温，即使高压蒸气灭菌（121℃，20 分钟）也不能破坏，但 250℃高温干烤可以破坏热原质。用吸附剂和特殊石棉滤板可除去液体中大部分热原质，蒸馏法效果最好。在制备和使用注射药品过程中应严格遵守无菌操作，防止细菌污染。

(2) 毒素与侵袭性酶：细菌产生外毒素和内毒素两类毒素，在细菌致病作用中甚为重要。外毒素（exotoxin）是多数革兰氏阳性菌和少数革兰氏阴性菌在生长繁殖过程中释放到菌体外的蛋白质；内毒素（endotoxin）是革兰氏阴性菌细胞壁的脂多糖，当菌体死亡崩解后游离出来。外毒素毒性强于内毒素。

某些细菌可产生具有侵袭性的酶，能损伤机体组织，促使细菌的侵袭和扩散，是细菌重要的致病物质。如产气荚膜梭菌的卵磷脂酶，链球菌的透明质酸酶等。

(3) 色素（pigment）：某些细菌能产生不同颜色的色素，有助于鉴别细菌。细菌的色素有两类，一类为水溶性，能弥散到培养基或周围组织，如铜绿假单胞菌产生的色素使培养基或感染的脓汁呈绿色。另一类为脂溶性，不溶于水，只存在于菌体，使菌落显色而培养基颜色不变，如金黄色葡萄球菌的色素。细菌产生色素需要一定的条件，如营养丰富、氧气充足、温度适宜。细菌色素不能进行光合作用，其功能尚不清楚。

(4) 抗生素（antibiotic）：某些微生物代谢过程中产生的一类能抑制或杀死某些其他微生物或肿瘤细胞的物质。抗生素大多由放线菌和真菌产生，细菌产生的少，只有由黏细菌产生的多黏菌素（polymyxin）、由枯草杆菌所产生的杆菌肽（bacitracin）等。

(5) 细菌素（bacteriocin）：某些菌株产生的一类具有抗菌作用的蛋白质称为细菌素。细菌素与抗生素不同，它的作用范围狭窄，仅对与产生菌有亲缘关系的细菌有杀伤作用，如大肠埃希菌产生的细菌素称大肠菌素（colicin），其编码基因位于 Col 质粒上。细菌素的临床治疗应用价值不大，但可用于细菌分型和流行病学调查。

(6) 维生素（vitamin）：细菌能合成某些维生素，除供自身需要外，还能分泌至周围环境中。大肠埃希菌在人体肠道内合成维生素 B 和 K，可被人体吸收利用。

三、细菌的分泌系统

细菌在生长代谢过程中，合成许多蛋白质类的物质，如毒素、蛋白酶、溶血素等，这些蛋白质可分布于细菌细胞的表面，或释放到所处的外环境中，或注入到宿主细胞内，从而参与细菌各种重要的生命活动和致病作用。细菌为了在宿主体内生存、繁殖和扩散，必须分泌一些毒性或非毒性蛋白质。革兰氏阳性细菌具有单一胞质膜，胞质膜外是一层厚厚的由肽聚糖组成的

第 2 章 细菌的生理

细胞壁，而革兰氏阴性细菌则有两层生物膜，即细胞膜（内膜）和位于细胞壁的外膜（outer membrane）。内膜和外膜之间为一层薄的肽聚糖层和周浆间隙（periplasmic space）。细菌依赖分泌通路进行蛋白质的跨胞质膜转运的系统，称为蛋白分泌系统（protein secretion system）。细菌合成的蛋白质，大多数革兰氏阳性菌将其直接分泌到胞外，革兰氏阴性菌、少数革兰氏阳性菌以及分枝杆菌则由蛋白分泌系统将其分泌到胞外。

细菌的分泌系统是一种贯穿细菌细胞膜的特殊结构，由多种镶嵌蛋白、细胞膜蛋白、外膜蛋白和辅助蛋白（ATP 酶、信号肽酶或分子伴侣）组成。根据细菌分泌系统的结构和功能的不同，目前确认的有 7 型分泌系统，完成合成蛋白的分泌过程。

1．Ⅰ型分泌系统（type Ⅰ secretion system，T1SS） 由位于内膜的 ABC 转运酶、定位在内膜跨过周质的膜融合蛋白（MFP）和外膜蛋白（OMP）等 3 种功能蛋白组成。革兰氏阴性菌利用 Ⅰ型分泌系统向胞外转运合成的分泌蛋白包括成孔毒素（pore-forming toxin）、蛋白酶、酯酶、S 层蛋白（S layer protein）等。大肠埃希菌 α- 溶血素分泌系统是最典型的 Ⅰ型分泌系统。

2．Ⅱ型分泌系统（type Ⅱ secretion system，T2SS） 由细胞膜蛋白 SecD～F、SecY、ATPase（SecA）、伴侣蛋白和信号肽酶 LspA 组成的 Sec 途径和外膜多聚蛋白复合体（PulD）组成。带有 N 端信号肽的前体蛋白与 SecB 结合后依赖 Sec 途径先穿过内膜，将信号肽切除后释放出成熟蛋白，再经 PulD 跨越外膜完成分泌过程。Ⅱ型分泌系统是革兰氏阴性菌分泌胞外降解酶的主要途径。

3．Ⅲ型分泌系统（type Ⅲ secretion system，T3SS） 主要存在于耶尔森菌、肠炎沙门菌、志贺菌、大肠埃希菌等。T3SS 是细菌分泌致病性蛋白的主要途径，由 20 余种蛋白质组成。该分泌系统是接触依赖系统，一旦细菌与宿主细胞接触，Ⅲ型分泌系统被激活，毒素蛋白被直接注入宿主细胞内。

4．Ⅳ型分泌系统（type Ⅳ secretion system，T4SS） 在革兰氏阳性菌和革兰氏阴性菌均有，参与细菌的致病性。分泌底物范围很广，可以分泌单个蛋白质、蛋白质复合物或者 DNA- 蛋白质复合物。T4SS 是与细菌接合机制有关的一类分泌系统，如大肠埃希菌的 F 质粒接合系统，参与细菌遗传物质从供体菌到受体菌的转移。

5．Ⅴ型分泌系统（type Ⅴ secretion system，T5SS） 是革兰氏阴性菌外膜通道转运蛋白系统中最大的一个家族，分泌装置最为单一，分泌的蛋白在跨外膜转运过程中似乎不需要能量和辅助蛋白的参与，又称自主转运（autotransport）蛋白系统。T5SS 首先通过 Sec 依赖的分泌通路跨内膜转运，到达外周质间隙后，又通过自身的 C 端在外膜上形成一个 β 折叠桶实现跨外膜转运。淋病奈瑟菌的 IgA 蛋白酶和幽门螺杆菌的空泡毒素经 T5SS 分泌。

6．Ⅵ型分泌系统（type Ⅵ secretion system，T6SS） 广泛存在于致病性革兰氏阴性菌，包括霍乱弧菌、铜绿假单胞菌、沙门菌和伯霍尔德杆菌等。T6SS 是由一系列蛋白质组成的复合体，其相关蛋白按功能可分为结构蛋白、效应蛋白、调节蛋白和分子伴侣蛋白。T6SS 的功能就是将细菌合成的毒性蛋白转运到外界环境或是宿主细胞内，与细菌的致病性密切相关。

7．Ⅶ型分泌系统（type Ⅶ secretion system，T7SS） 镶嵌于革兰氏阳性菌细胞膜中，目前结核分枝杆菌、金黄色葡萄球菌、枯草芽胞杆菌、白喉棒状杆菌和放线菌均发现有 T7SS。结核分枝杆菌 T7SS 参与其 ESAT-6 毒力因子、脯氨酸 - 脯氨酸 - 谷氨酸蛋白（proline-proline-glutamic acid，PPE）的分泌。

四、细菌的免疫系统

细菌常受到病毒（噬菌体）和外来 DNA（如质粒）的侵袭。面对这些威胁，细菌在进化过程中逐渐形成了多种防御机制。目前研究发现了四种不同的免疫类型，包括限制修饰系统、流产感染系统、毒素 - 抗毒素系统、间隔的短回文重复序列系统。

1. 限制修饰系统（restriction modification） 是最早发现的细菌免疫系统。典型的限制修饰系统由限制性内切酶（restriction endonuclease）和甲基化酶（methylase）构成，它们通常成对出现，具有相同的 DNA 识别位点。限制性内切酶识别特异的 DNA 序列并打断 DNA，同源的甲基转移酶对同一识别位点上的腺嘌呤或胞嘧啶进行甲基化，使得限制性内切酶无法识别，保护 DNA 不被限制酶裂解。这种系统在细菌中起到了免疫的作用，即外来入侵的 DNA 在限制性内切酶的作用下被水解，而细菌自身的 DNA 在甲基化酶的作用下被保护起来。

2. 流产感染系统（abortive infection，Abi） 或称噬菌体排斥系统。自然界中噬菌体无处不在，其数量远超细菌数量，对细菌的生存构成了极大威胁。流产感染系统是由噬菌体诱发的细菌死亡进而限制噬菌体增殖的机制。噬菌体的入侵干扰了细菌的正常生理功能，导致细菌死亡，从而也阻止了噬菌体的增殖和扩散，从而保护了周围细菌。

3. 毒素-抗毒素系统（toxin-antitoxin system，TAS） 普遍存在于细菌，是细菌染色体及质粒上的两个共表达基因，分别编码毒素（toxin）和抗毒素（antotoxin）蛋白。毒素会抑制细菌的生长，而抗毒素可以拮抗毒素，对细菌起保护作用。在不良生长状况或应激状态下毒素表达，而抗毒素低表达或不表达，导致细菌生长抑制和死亡（即程序性死亡）。目前发现 TAS 也参与细菌对噬菌体的防御，但其机制尚不清楚。

4. CRISPR-Cas 系统 该系统广泛分布于细菌和古细菌基因组中，为细菌的一种获得性免疫系统。细菌基因组中大量长度 25～50 bp 的规律成簇的间隔短回文重复序列（clustered regularly interspaced short palindromic repeats，CRISPR），在 CRISPR 序列上游有一小簇与 CRISPR 相关的基因（CRISPR-associated gene，Cas），二者合称为 CRISPR-Cas 系统（图 2-1）。噬菌体或质粒入侵时，细菌将噬菌体或质粒的特征 DNA 序列记录在自己基因组的 CRISPR 区域。当该噬菌体或质粒再次入侵细菌时，CRISPR-Cas 系统以间隔序列为模板，转录带有噬菌

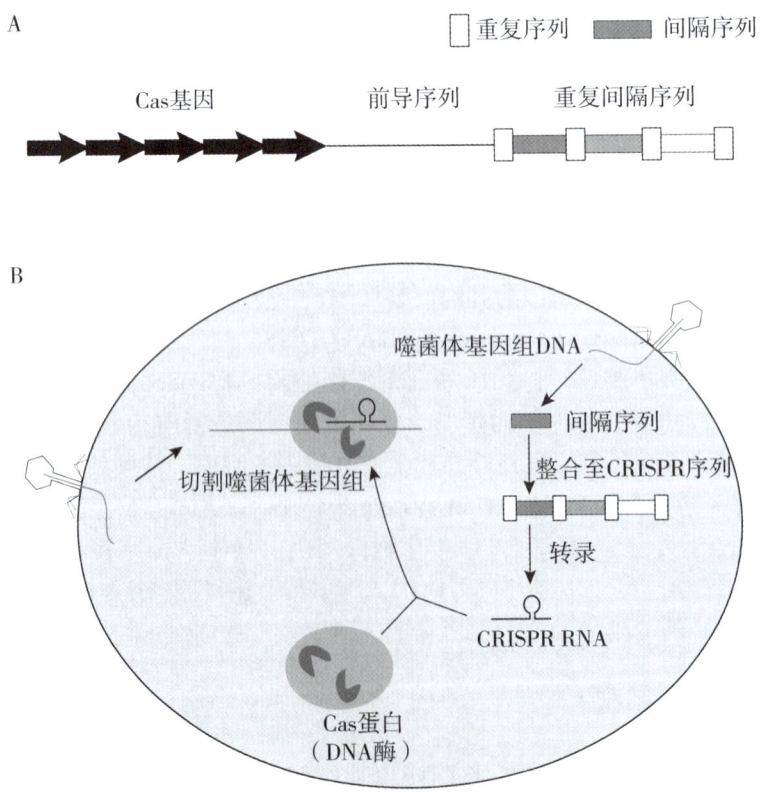

图 2-1 CRISPR-Cas 系统的结构与作用机制
A：CRISPR 序列结构；B：CRSIPR-Cas 系统作用机制

体或质粒特征序列的 RNA，CRISPR-RNA 和 Cas 蛋白（核酸内切酶）共同作用，靶向破坏噬菌体或质粒 DNA，起到保护作用。这一系统可以通过获得新的间隔序列来使自身适应新的入侵者。

目前已发现三种不同类型的 CRISPR-Cas 系统，而且 CRISPR-Cas 系统也适用于哺乳类细胞，例如属于 Ⅱ 型的 CRISPR-Cas9 已被广泛应用于真核细胞的基因编辑和遗传改造。

第四节　细菌的生长与繁殖

一、影响细菌生长的环境因素

营养物质、能量和适宜的环境是细菌生长繁殖的必备条件。充足的营养物质可以为细菌的新陈代谢及生长繁殖提供必要的原料和充足的能量。

1. 氢离子浓度（pH）　每种细菌都有一个可生长的 pH 范围和最适生长 pH。大多数细菌生长的 pH 范围是 6.0～8.0，病原菌最适 pH 一般为 7.2～7.6；个别细菌如霍乱弧菌在 pH 8.4～9.2 生长最好，结核分枝杆菌生长的最适 pH 为 6.5～6.8。细菌通过细胞膜的质子转运系统调节细胞内的 pH。

2. 温度　各类细菌对温度的要求不一。借此分为：①嗜冷菌，其生长范围 -5～30℃，最适生长为 10～20℃；②嗜温菌，生长范围 10～45℃，最适 20～40℃；③嗜热菌，生长范围 25～95℃，最适 50～60℃。病原菌经过长期进化过程已适应人体环境，均为嗜温菌，最适生长温度为人的体温，即 37℃。细菌与动物或植物一样，当突然暴露于高出适宜生长温度的环境下，可暂时性合成热休克蛋白（heat-shock protein，HSP）。这些蛋白质具有耐热性，因而对菌细胞内的热敏感蛋白质起到稳定作用。

3. 气体　根据细菌代谢时对分子氧的需要与否，可以分四类。

（1）专性需氧菌（obligate aerobe）：具有完善的呼吸酶系统，需要分子氧作为受氢体来完成需氧呼吸，仅能在有氧环境下生长，如结核分枝杆菌。

（2）微需氧菌（microaerophilic bacterium）：在低氧压（～5%）时生长最好，氧浓度 >10% 对其有抑制作用，如空肠弯曲菌、幽门螺杆菌。

（3）兼性厌氧菌（facultative anaerobe）：兼有需氧呼吸和无氧发酵两种功能，不论在有氧或无氧环境中都能生长，但以有氧时生长较好。大多数病原菌属于此类。

（4）专性厌氧菌（obligate anaerobe）：缺乏完善的呼吸酶系统，利用氧以外的其他物质作为受氢体，只能在无氧环境中进行发酵。有游离氧存在时，不但不能利用分子氧，而且还能受其毒害，甚至死亡，如破伤风梭菌、脆弱拟杆菌。

专性厌氧菌在有氧环境中不能生长，可能由于下述原因：

（1）缺乏氧化还原电势（Eh）高的呼吸酶：各种物质均有其固有的 Eh。在氧化还原过程中，Eh 高的物质可氧化 Eh 低的物质，反之不能。人组织的 Eh 约为 150mV，普通培养基在有氧环境中 Eh 可达 300mV 左右，因此细菌必须具有 Eh 比它们更高的呼吸酶（如细胞色素和细胞色素氧化酶），才能氧化环境中的营养物质。专性厌氧菌缺乏这类高 Eh 呼吸酶，只能在 120mV 以下的 Eh 时生长，有氧时 Eh 高于此值，故不能生长。

（2）缺乏分解有毒氧基团的酶：细菌在有氧环境中代谢时，常产生具有强烈杀菌作用的超氧阴离子（O_2^-）和过氧化氢（H_2O_2）。需氧菌有超氧化物歧化酶（superoxide dismutase，SOD）和触酶（catalase），前者将超氧阴离子还原成过氧化氢，后者将过氧化氢分解为水和分子氧。

$$2O_2^- + 2H^+ \xrightarrow{SOD} H_2O_2 + O_2$$

$$2H_2O_2 \xrightarrow{触酶} 2H_2O + O_2$$

有的细菌不产生触酶，而是产生过氧化物酶（peroxidase），将 H_2O_2 还原成无毒的水分子。

$$H_2O_2 + AH_2 \xrightarrow{过氧化物酶} 2H_2O + A（某种有机物）$$

专性厌氧菌缺乏这三种酶，故在有氧时受到有毒氧基团的影响而不能生长繁殖。

4. 渗透压 一般培养基的盐浓度和渗透压对大多数细菌是适合其生长的，少数细菌如嗜盐菌（halophilic bacterium）需要在高浓度（3%）的 NaCl 环境中生长良好。细菌通过补偿 K^+ 主动转运和带有正电荷的有机多胺（丁二胺）的补偿性分泌来调节细胞内的渗透压和离子强度。因此，细菌可以耐受外部较大范围的渗透压和离子强度的变化。

二、细菌的生长与繁殖

1. 细菌个体的生长繁殖 细菌一般以简单的二分裂方式（binary fission）进行无性繁殖。在适宜条件下，多数细菌繁殖速度很快。细菌分裂数量倍增所需要的时间称为代时（generation time），多数细菌为 20～30 分钟，产气荚膜梭菌在适宜条件下代时仅为 8 分钟。有些细菌繁殖速度较慢，如结核分枝杆菌的代时为 18～20 小时。

细菌分裂时菌体首先增大，染色体复制。革兰氏阳性菌的染色体与中介体相连，当染色体复制时，中介体一分为二，各向两端移动，分别将复制好的一条染色体拉向细胞的一侧。接着染色体中部的细胞膜向内陷入，形成横隔。同时细胞壁也向内生长，最后肽聚糖水解酶使细胞壁肽聚糖的共价键断裂，分裂成为两个菌细胞。革兰氏阴性菌无中介体，染色体直接连接在细胞膜上。复制产生的新染色体则附着在邻近的一点上，在两点间形成的新细胞膜将各自的染色体分隔在两侧。最后细胞壁沿横隔内陷，整个细胞分裂成两个子代细菌。

2. 细菌群体的生长繁殖 细菌生长速度很快，一般细菌约 20 分钟分裂一次。若按此速度计算，一个细菌经 7 小时可繁殖到约 200 万个，10 小时后可达 10 亿以上，随着时间的延长细菌群体将庞大到难以想象的程度。但事实上由于细菌繁殖中营养物质的逐渐耗竭，有害代谢产物的逐渐积累，细菌不可能始终保持高速度的无限繁殖。经过一段时间后，细菌繁殖速度逐渐减慢，死亡菌数增多，活菌增长率随之下降并趋于停滞。

将一定数量的细菌接种于适宜的液体培养基中，连续定时取样检查活菌数，可发现其生长过程的规律性。以培养时间为横坐标，培养物中活菌数的对数为纵坐标，可绘制出一条生长曲线（growth curve）。根据细菌浓度的变化，细菌的群体生长可分为四期（图 2-2）。

（1）迟缓期（lag phase） 细菌进入新环境后的短暂适应阶段。该期菌体增大，代谢活跃，为细菌的分裂繁殖合成并积累充足的酶、辅酶和中间代谢产物；但分裂迟缓，繁殖极少。迟缓期长短因菌种、接种菌的菌龄和菌量、培养基及培养条件等的不同而异，一般为 1～4 小时。

（2）对数期（exponential phase） 又称指数期。细菌在该期生长迅速，活菌数以恒定的几何级数增长，生长曲线图上细菌数的对数呈直线上升。此期细菌的形态、染色性、生理活性等都较典型，对外界环境因素的作用敏感。因此，研究细菌的生物学性状（形态染色、生化反应、药物敏感试验等）应选用该期的细菌。一般细菌对数期在培养后的 8～18 小时。

（3）稳定期（stationary phase） 由于培养基中营养物质消耗，有害代谢产物积聚，该期细菌繁殖速度逐渐减慢，死亡数缓慢增加，生长分裂和死亡的细菌数量处于平衡状态。限制需氧菌或兼性厌氧菌生长的因素通常是氧，当细菌浓度超出 $1 \times 10^7/ml$，生长速率就会下降；达到 $(4～5) \times 10^9/ml$ 时，即使振荡通气培养，氧扩散的速度也难以满足细菌生长的要求。该期细菌形态、染色性和生理性状常有改变。一些细菌的芽胞、外毒素和抗生素等代谢产物大多

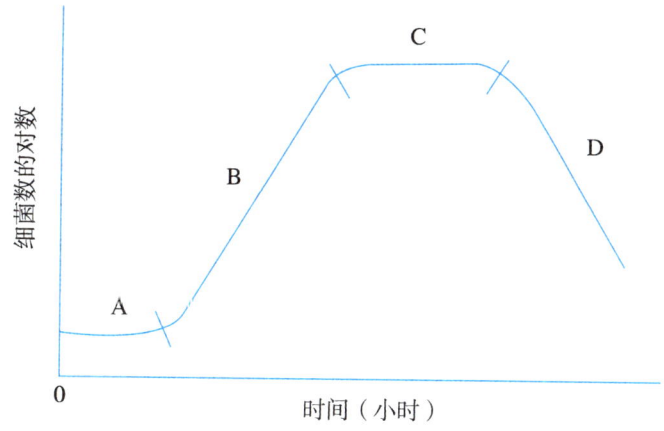

图 2-2 细菌的生长曲线
A：迟缓期；B：对数期；C：稳定期；D：衰亡期

在稳定期产生。

（4）衰亡期（decline phase） 稳定期后细菌繁殖越来越慢，死亡数越来越多，并超过活菌数。该期细菌形态显著改变，出现衰退型或菌体自溶，难以辨认，生理代谢活动也趋于停滞。因此，陈旧培养的细菌难以鉴定。

细菌生长曲线只有在体外人工培养的条件下才能观察到。在自然界或人类、动物体内繁殖时，受多种环境因素和机体免疫因素的多方面影响，不可能出现人工培养中的那种典型的生长曲线。细菌的生长曲线在细菌鉴定、研究工作和生产实践中都有指导意义。掌握细菌生长规律，可以人为地改变培养条件，调整细菌的生长繁殖阶段，更为有效地利用对人类有益的细菌。

第五节　细菌的人工培养

人工培养细菌除需要提供充足的营养物质使细菌获得生长繁殖所需要的原料和能量外，尚要有适宜的环境条件，如酸碱度、渗透压、温度和必要的气体等。

一、培养细菌的方法

将已接种标本或细菌的培养基置于合适的气体环境，需氧菌和兼性厌氧菌置于空气条件下即可，专性厌氧菌须在无游离氧的环境中培养。多数细菌在代谢过程中需要CO_2，但分解糖类时产生的CO_2已足够其所需，且空气中还有微量CO_2，不必额外补充。只有少数菌如布鲁菌、脑膜炎奈瑟菌、淋病奈瑟菌等，初次分离培养时必须在5%～10% CO_2环境中才能生长。

病原菌的人工培养一般采用35～37℃，培养时间多数为18～24小时，但有时需根据菌种及培养目的选择，如细菌的药物敏感试验应选用对数期的培养物。根据不同标本及不同培养目的，可选用不同的接种和培养方法。常用的有细菌的分离培养和纯培养两种方法。

将标本或培养物画线接种在固体培养基的表面，因划线的分散作用，使许多原本混杂的细菌在固体培养基表面上散开，称为分离培养。一般经过18～24小时培养后，单个细菌分裂繁殖成一堆肉眼可见的细菌集团，称为菌落（colony）。挑取一个菌落，移种到另一培养基中，可生长出来的大量纯种细菌，称为纯培养（pure culture）。多用于某些菌种的扩增。这是从临床标本中检查鉴定细菌很重要的第一步。

在医药等工业中常使用发酵培养，即在适宜的条件下，利用发酵罐大量培养微生物（细菌、真菌等）细胞和生产代谢产物的工艺过程。发酵培养分两步，种子培养和发酵罐培养。种子培养目的在于扩大培养，增加细菌的数量同时培养出活性高的细胞，使细胞迅速进行分裂或菌丝快速生长，有利于在发酵罐中产生更多的所需产物。通过发酵培养可制成许多食品、酶制剂和医药用品（其中包括传统的发酵产品和基因工程的发酵产品）。

二、培养基

培养基（culture medium）是由人工方法配制而成的，专供微生物生长繁殖使用的混合营养物制品。通常培养基pH为7.2～7.6，少数细菌按生长要求调整pH偏酸或偏碱。许多细菌在代谢过程中分解糖类产酸，故常在培养基中加入缓冲剂，以保持稳定的pH。培养基制成后必须经灭菌处理。培养基按其营养组成和用途不同，分为以下几类：

1. 基础培养基（basic medium） 含有多数细菌生长繁殖所需的基本营养成分。它是配制特殊培养基的基础，也可作为一般培养基用，如营养肉汤（nutrient broth）、营养琼脂（nutrient agar）、蛋白胨等。

2. 增菌培养基（enrichment medium） 若了解某种细菌的特殊营养要求，可配制出适合这种细菌而不适合其他细菌生长的增菌培养基。在这种培养基上生长的是营养要求相同的细菌群。它包括通用增菌培养基和专用增菌培养基，前者为基础培养基中添加合适的生长因子或微量元素等，以促使某些特殊细菌生长繁殖，例如链球菌、肺炎链球菌需在含血液或血清的培养基中生长；后者又称为选择性增菌培养基，即除固有的营养成分外，再添加特殊抑制剂，有利于目的菌的生长繁殖，如碱性蛋白胨水用于霍乱弧菌的增菌培养。

3. 选择培养基（selective medium） 在培养基中加入某种化学物质，使之抑制某些细菌生长，而有利于另一些细菌的生长，从而将后者从混杂的标本中分离出来，这种培养基称为选择培养基。例如培养肠道致病菌的SS琼脂，其中的胆盐能抑制革兰氏阳性菌，枸橼酸钠和煌绿能抑制大肠埃希菌，因而使致病的沙门菌和志贺菌容易分离到。若在培养基中加入抗生素，也可起到选择作用。实际上有些选择培养基、增菌培养基之间的界限并不十分严格。

4. 鉴别培养基（differential medium） 用于培养和区分不同细菌种类的培养基称为鉴别培养基。利用各种细菌分解糖类和蛋白质的能力及其代谢产物的不同，在培养基中加入特定的作用底物和指示剂，一般不加抑菌剂，观察细菌在其中生长后对底物的作用，从而鉴别细菌。如常用的糖发酵管、三糖铁培养基、伊红-亚甲蓝琼脂等。

5. 厌氧培养基（anaerobic medium） 专供厌氧菌分离、培养和鉴别用的培养基，称为厌氧培养基。这种培养基营养成分丰富，含有特殊生长因子，氧化还原电势低，并加入亚甲蓝作为氧化还原指示剂。其中心脑浸液、肝块和肉渣含有不饱和脂肪酸，能吸收培养基中的氧；硫乙醇酸盐和半胱氨酸是较强的还原剂；维生素K_1、氧化血红素可以促进某些拟杆菌的生长。常用的有庖肉培养基（cooked meat medium）、硫乙醇酸盐肉汤等，并在液体培养基表面加入凡士林或液状石蜡以隔绝空气。

此外，也可根据培养基的物理状态不同分为液体培养基、固体培养基和半固体培养基三大类。在液体培养基中加入1.5%的琼脂粉，即凝固成固体培养基；琼脂粉含量在0.3%～0.5%时，则为半固体培养基。琼脂在培养基中起赋形剂作用，不具有营养意义。液体培养基可用于大量繁殖细菌，但必须接种纯种细菌；固体培养基常用于细菌的分离和纯化；半固体培养基则用于观察细菌的动力和短期保存细菌。

三、细菌在培养基中的生长情况

1. 在液体培养基中生长情况 大多数细菌在液体培养基中生长繁殖后呈现均匀浑浊状态；少数链状的细菌则呈沉淀生长；枯草芽胞杆菌、结核分枝杆菌等专性需氧菌呈表面生长，常形成菌膜。

如果细菌悬浮在液体培养基中，可以用以下方法测量细菌数量：①使用细胞计数板显微计数细菌；②适当稀释细菌，接种到固体培养基，计数形成菌落的数量；③测定液体培养基的浊度。

2．在固体培养基中生长情况　通过分离培养，细菌可在固体培养基上形成菌落，分离培养是检查、鉴定细菌很重要的第一步。各种细菌形成的菌落，在大小、形状、颜色、气味、透明度、表面光滑或粗糙、湿润或干燥、边缘整齐与否，以及在血琼脂平板上的溶血情况等均有不同表现，这些有助于识别和鉴定细菌。此外，取一定量的液体标本或培养液均匀接种于琼脂平板上，可计数菌落，推算标本中的活菌数，以菌落形成单位（colony forming unit，CFU）作为计量单位。这种菌落计数法常用于检测自来水、饮料、污水和临床标本的活菌含量。

细菌菌落可分为三型：①光滑型菌落（smooth colony，S 型菌落）：表面光滑、边缘整齐湿润、有光泽，其他特点如突起、扁平、透明度、溶血等可依菌种不同而有区别。②粗糙型菌落（rough colony，R 型菌落）：菌落表面粗糙、干燥、呈皱纹或颗粒状，边缘大多不整齐。R 型细菌多由 S 型菌变异失去菌体表面多糖或蛋白质形成。R 型细菌抗原不完整，毒力和抗吞噬能力都比 S 型菌弱。但也有少数细菌新分离的毒力株就是 R 型，如炭疽芽胞杆菌、结核分枝杆菌等。③黏液型菌落（mucoid colony，M 型菌落）：黏稠、有光泽，似水珠样。多见于有厚荚膜或丰富黏液层的细菌，如肺炎克雷伯菌等。

3．在半固体培养基中生长情况　半固体培养基黏度低，有鞭毛的细菌在其中仍可自由游动，沿穿刺线呈羽毛状或云雾状浑浊生长。无鞭毛的细菌只能沿穿刺线呈明显的线状生长。

四、人工培养细菌的用途

细菌培养对疾病的诊断、预防、治疗和科学研究都具有重要的作用。

1．感染性疾病的病原学诊断　明确感染性疾病的病原菌必须取患者的有关标本进行细菌分离培养、鉴定和药物敏感试验，其结果可指导临床用药。

2．细菌学的研究　有关细菌生理、遗传变异、致病性和耐药性等研究都离不开细菌的培养和菌种的保存等。

3．生物制品的制备　供防治用的疫苗、类毒素、抗毒素、免疫血清及供诊断用的菌液、抗血清等均来自培养的细菌或其代谢产物。

4．在工农业生产中的应用　细菌培养和发酵过程中的多种代谢产物在工农业生产中有广泛用途，可制成抗生素、维生素、氨基酸、有机溶剂、酒、酱油、味精等产品。细菌培养物还可生产酶制剂、处理废水和垃圾、制造菌肥和农药等。

5．在基因工程中的应用　将带有外源性基因的重组 DNA 转化给受体菌，使其在菌体内能获得表达。细菌操作方便，容易培养，繁殖快，基因表达产物易于提取纯化，故可大大降低成本。基因工程技术已用于制备胰岛素、干扰素、乙型肝炎疫苗等。

第六节　细菌的分类

细菌分类学（bacterial taxonomy）是一个古老和传统的学科，但也是还在迅速发展的学科。

一、细菌的分类原则与层次

细菌的分类原则上分为传统分类和种系分类（phylogenetic classification）两种。传统分类以细菌的生物学性状为依据，由于对分类性状的选择和重视程度带有一定的主观性，故又称为人为分类。种系分类以细菌的发育进化关系为基础，故又称为自然分类，诸如依据组成细菌的大分子（核酸、蛋白质等）同源程度进行分类的各种方法。具体到细菌鉴定（identification）

和分类（classification）的方法，包括表型分类、分析分类和基因型分类。

1. 表型分类 以细菌的形态和生理特征为依据的分类方法，即选择一些较稳定的生物学性状，如菌体形态与结构、染色性、培养特性、生化反应、抗原性等作为分类的标记，将细菌按其性状的相似程度进行归类（一般种的水平相似度＞80%），以此划分种和属，称为数值分类。表型分类是传统分类的基础。

2. 分析分类 应用电泳、色谱、质谱等方法，对菌体组分、代谢产物组成与图谱等特征进行分析，例如细胞壁脂肪酸分析、全细胞脂类和蛋白质的分析、多点酶电泳等。

3. 基因型分类 分析细菌的遗传物质，根据细菌进化信息分类，包括DNA碱基组成（G+C mol%）、核酸杂交（DNA-DNA同源性、DNA-rRNA同源性）和16S rRNA同源性分析、细菌核酸、蛋白质序列和结构同源程度等。

16S rRNA在进化过程中保守、稳定，很少发生变异，是种系分类的重要依据。根据16S rRNA序列描绘的生物系统发育树，可将生物分成真细菌（eubacterium）、古细菌（archaebacterium）和真核生物（eukaryote）三个域（domain）。真细菌指典型常见的细菌（bacterium）。古细菌和真细菌同为原核生物，核糖体均为70S。古细菌生存在极端环境（高温、高盐、低pH），细胞壁无肽聚糖，蛋白质合成起始甲硫氨酸不需甲酰化，tRNA基因中有内含子，含有多种RNA聚合酶，蛋白质合成对白喉毒素的抑制敏感，而对氯霉素的抑制不敏感，这些特性与真核生物相同，而与真细菌不同。

国际最具权威性的细菌分类系统专著是《伯杰氏系统细菌学手册》（Bergey's Manual of Systematic Bacteriology）第2版，已收集了4000余种模式菌株的16S rRNA序列，力求细菌分类学模式（taxonomic model）和种系发育模式（phylogenetic model）的一致性，将原核生物分为两个域，即古细菌域（Archaea）和细菌域（Bacteria），前者分为2个门，后者分为24个门，依次再分为纲、目、科、属、种。目前尚未在古细菌中发现病原菌。2004—2012年分别出版了5卷各自描述Archaea、Proteobacteria、Firmicutes、Bacteroidetes、Actinobacteria等详细分类。医学上重要的细菌见表2-2。

表2-2 与医学有关细菌的分类

类别	属
I 革兰氏阴性有细胞壁的真细菌 　螺旋体	密螺旋体属 疏螺旋体属 钩端螺旋体属
需氧/微需氧、有动力、螺旋形/弧形的革兰氏阴性菌	螺菌属 弯曲菌属 螺杆菌属
需氧/微需氧的革兰氏阴性杆菌与球菌	假单胞菌属 军团菌属 奈瑟菌属 莫拉菌属 产碱杆菌属 布鲁菌属 罗卡利马体属 鲍特菌属 弗朗西斯菌属

续表

类别	属
兼性厌氧的革兰氏阴性杆菌	埃希菌属
	志贺菌属
	沙门菌属
	克雷伯菌属
	变形杆菌属
	普罗威登斯菌属
	耶尔森菌属
	弧菌属
	巴氏杆菌属
	嗜血杆菌属
厌氧的革兰氏阴性直、弯或螺旋形杆菌	类杆菌属
	梭杆菌属
	普雷沃菌属
厌氧的革兰氏阴性球菌	韦荣球菌属
立克次体与衣原体	立克次体属
	考克斯体属
	衣原体属
非光合滑行菌	二氧化碳嗜纤维菌属
Ⅱ 革兰氏阳性有细胞壁的细菌	
革兰氏阳性球菌	肠球菌数
	葡萄球菌属
	链球菌属
	消化链球菌属
可形成芽胞的革兰氏阳性杆菌与球菌	芽胞杆菌属
	梭菌属
形态规则的无芽胞革兰氏阳性杆菌	李斯特菌属
	丹毒丝菌属
形态不规则的无芽胞革兰氏阳性杆菌	棒状杆菌属
	放线菌属
	动弯杆菌属
分枝杆菌	分枝杆菌属
放线菌	奴卡菌属
	链霉菌属
	红球菌属
Ⅲ 无细胞壁真细菌	支原体属
	脲原体属
Ⅳ 古细菌	未发现病原菌，故略

细菌的分类层次与其他生物相同，在细菌学分类中更常用属和种。广义的细菌包括各类原核细胞型微生物，如细菌、放线菌、衣原体、支原体、立克次体和螺旋体；狭义的细菌专指其中的细菌，它的种类最多、数量最大、最具代表性。

种（species）是细菌分类的基本单位。一般是生物学性状基本相同的细菌群体构成一个菌种，彼此间 DNA 的同源性达到 70% 以上；性状相近、关系密切的若干菌种组成一个属（genus）。同一菌种的各个细菌，虽性状基本相同，但在某些方面仍有一定差异，差异较明显的称亚种（subspecies，subsp.）或变种（variety，var.），差异小的则为型（type）。经典种下分型的方法有生物分型（biotyping）、血清学分型（serotyping）、抗微生物药物敏感性试验分型（antimicrobial susceptibility test）、噬菌体分型（bacteriophage typing）和细菌素分型（bacteriocin typing）。近些年来发展起来的分型方法还有：①用单克隆抗体建立的高度标准化血清学分型系统（highly standardized serology-based subtyping system）；②基于大分子靶位（LPS、蛋白质）的分型方法，如 LPS 电泳带谱分析、全细胞或外膜蛋白谱分析、多点酶电泳分析（multilocus enzyme electrophoresis，MLEE）；③基于核酸的分型方法，如质粒谱分析、核型分析、脉冲场凝胶电泳分析、PCR 扩增、随机引物 PCR、PCR 限制性片段长度多态性分析、核酸序列分析等。

对天然来源的每一个原始培养物称为分离物（isolate）。对不同来源的同一菌种的细菌称为菌株（strain）。在流行病学上，具有共同祖先的引起感染暴发流行的菌株统称为克隆（clone），从遗传学角度意味着它们完全相同。此外，在细菌学分类中将具有某种细菌典型特征的菌株称为该菌种的标准菌株（standard strain 或 reference strain）或模式菌株（type strain）。

二、细菌的命名法

细菌的命名采用生物普遍适用的拉丁双名法（binomial nomenclature），每个菌名由两个拉丁字组成，用斜体字表示。前一字为属名，用名词，第一个字母大写；后一字为种名，用形容词，小写。一般属名表示细菌的形态或发现有贡献者，种名表明细菌的性状特征、寄居部位或所致疾病等。中文的命名次序与拉丁文相反，是种名在前，属名在后。例如 *Staphylococcus aureus*（金黄色葡萄球菌）、*Escherichia coli*（大肠埃希菌）、*Neisseria meningitidis*（脑膜炎奈瑟菌）等。属名也可不将全文写出，只用第一个字母代表，如 *E. coli*、*M. tuberculosis*、*S. typhi* 等。有些常见菌有其习惯通用的俗名，如 tubercle bacillus（结核分枝杆菌）、typhoid bacillus（伤寒杆菌）、meningococcus（脑膜炎球菌）等。有时泛指某一属细菌，不特指其中某个菌种，则可在属名后加 *sp.*（单数）或 *spp.*（复数），如 *Salmonella sp.* 表示为沙门菌属中的细菌。

小 结

细菌的生理活动包括摄取和合成营养物质，进行新陈代谢及生长繁殖。细菌和其他生物细胞相似，含有多种化学成分，主要包括水、无机盐、蛋白质、糖类、脂质以及核酸等。细菌体内含有高浓度的营养物质和无机盐，菌体内的渗透压较大。细菌所处的一般环境相对低渗，但有坚韧细胞壁的保护不至于崩裂。

根据细菌所利用的能源和碳源不同，将细菌分为自养菌和异养菌两大营养类型；以简单的无机物为原料的自养菌；以多种有机物为原料的异养菌。细菌的葡萄糖能量代谢过程：糖酵解、磷酸戊糖途径、需氧呼吸、厌氧呼吸。

根据各种细菌所具有的酶不完全相同，对营养物质的分解能力亦不一致，因而其代谢产物不同，利用生物化学方法来鉴别不同细菌。细菌利用分解代谢中的产物和能量不断合成菌体自身成分，同时还合成一些在医学上具有重要意义的代谢产物，如热原质、毒素与侵袭性酶、色素、抗生素、维生素等。

细菌合成的代谢产物包括蛋白质、毒素等，经由多个结构与功能不完全相同的分泌系统释放至菌体外。细菌也有抵抗外源侵入物质的免疫系统，从而保护自身的遗传和代谢稳定。CRISPR-Cas 系统已被用于真核生物的基因编辑改造。

细菌个体以简单的二分裂方式进行无性繁殖。细菌群体于适宜的液体培养基中，其典型的生长曲线可分为四期：迟缓期、对数期、稳定期、衰亡期。

将标本或细菌划线接种在固体培养基的表面，使许多原本混杂的细菌在固体培养基表面上散开，称为分离培养。单个细菌分裂繁殖成一堆肉眼可见的细菌集团，称为菌落。培养基是指由人工方法配制而成的，专供微生物生长繁殖使用的混合营养物制品。

细菌的分类原则上分为传统分类和种系分类两种。传统分类以细菌的生物学性状为依据；种系分类以细菌的发育进化关系为基础，诸如依据组成细菌的大分子（核酸、蛋白质等）同源程度进行分类的各种方法。具体到细菌鉴定和分类的方法，包括表型分类、分析分类和基因型分类。

（汤　华）

第3章 细菌遗传与变异

细菌为原核细胞型微生物，没有核膜、核仁结构，但具有核质，有遗传和变异特征。细菌在生长过程中，通过 DNA 复制，将亲代生物学性状稳定地传与子代，维持种属性状称为遗传（heredity）；而变异（variation）是指细菌繁殖时，出现子代和亲代生物学性状的差异，变异可能使细菌产生变种或新种，促进了细菌的进化。细菌的变异有基因型变异（genotype variation）和表型变异（phenotype variation）。基因型变异是细菌遗传物质结构发生改变，可遗传给子代；表型变异是由外界环境的变化引起的变异，其遗传物质的结构尚未改变，故当外环境恢复到细菌原来的生长条件时，细菌将仍表现原来的性状，这种变异是可逆的，不能遗传。通过对细菌遗传变异的认识，将推动细菌致病机制、耐药方式、细菌感染的诊断及其防治的研究进展。

第一节 细菌遗传相关物质

细菌的基因组（genome）是指细菌染色体和染色体外遗传物质所携带基因的总称。细菌的遗传物质包括细菌染色体、质粒、噬菌体及转座子。

一、细菌染色体

细菌染色体（chromosome）是一条环状双螺旋 DNA 长链，按一定构型反复回旋而成的松散网状结构，附着在横隔中介体或细胞膜上。绝大部分遗传信息由细菌染色体携带，决定细菌的基因型。大肠埃希菌染色体 DNA 的复制是双向复制，从复制起点开始按顺时针和逆时针两个方向进行，全过程约需 20 分钟。

细菌染色体与真核细胞染色体不同，除了 rRNA 基因是多拷贝外，绝大多数基因保持单拷贝形式，很少有重复序列。细菌只有连续的基因结构，一般无内含子，转录后形成的 RNA 分子不必加工剪切。

自 1995 年完成流感嗜血杆菌全基因组测序以来，目前已完成 4 789 株细菌的全基因组测序，其中 60% 为致病菌或条件致病菌。全基因组序列分析表明细菌间存在着广泛的遗传交换，如耐药性基因和致病岛的获得。

细菌致病岛（pathogenicity island，PAI）是在基因组的特定区域集中了某些毒力的相关基因，具有编码多个毒力因子的功能，如黏附素、侵袭素、离子摄取系统、毒素以及Ⅲ型和Ⅳ型蛋白分泌系统，都是由 PAI 编码。致病岛的 G+C 百分比和密码使用频率与细菌染色体有明显差异，显示致病岛是重组至染色体的外源 DNA 片段。PAI 通常较大（20～100 kb），其两端常有重复序列或插入序列，便于发生转移和重组。质粒也可有 PAI。

二、质粒

质粒（plasmid）是细菌染色体外的遗传物质，存在于细胞质中，具有自主复制的能力，是闭合的环状双链 DNA 分子。质粒不是细菌生长繁殖所必需的物质，可丢失或经人工处理而消除。质粒携带的遗传信息能赋予宿主菌某些生物学性状，有利于细菌在特定的环境下生存。根据质粒的接合性、相容性以及编码特性，可对质粒进行分类。

根据质粒能否通过性菌毛以接合（conjugation）方式传递，可分为接合质粒（conjugative plasmid）和非接合质粒（nonconjugative plasmid）。接合质粒带有与接合传递有关的基因（例如 *tra* 基因），一般较大（40～100 kb），如 F 质粒、R 质粒。非接合质粒较小，一般小于 15 kb，但也有例外（例如志贺菌毒力质粒为 220 kb）。

同种的或亲缘关系相近的两种质粒不能同时稳定共存于同一细菌内的现象，称为质粒的不相容性（incompatibility）。质粒可以根据不相容性进行分类，常用于流行病学调查。例如肠杆菌科细菌的质粒可分为 30 余个不相容组。

质粒还可以根据其编码的生物学性状分类，例如编码性菌毛的 F 质粒（fertility plasmid）、携带耐药基因使细菌产生耐药性的 R 质粒（resistance plasmid）、编码大肠埃希菌细菌素的 Col 质粒（colicinogenic plasmid）以及与细菌毒力有关的 Vi 质粒（virulence plasmid）等。

三、噬菌体

噬菌体（bacteriophage 或 phage）是能够感染细菌、真菌、放线菌或螺旋体等微生物的病毒。噬菌体体积微小，可通过细菌滤器，需用电子显微镜观察。噬菌体主要由核酸和蛋白质外壳组成，没有独立的代谢酶，只能在活的宿主菌内寄生和复制，有严格的宿主特异性。

噬菌体形态有蝌蚪状、微球状和细杆状。大多数噬菌体呈蝌蚪状，有头部和尾部之分。头部是由蛋白质外壳包绕核酸组成，呈二十面体立体对称结构。尾部由蛋白质组成，有尾领、尾鞘和尾髓之分，尾部末端有尾板、尾刺和尾丝，与吸附宿主有关（图 3-1）。感染细菌后可导致噬菌体增殖、宿主菌裂解或建立溶原状态，此过程中细菌基因可以被转移，并赋予宿主菌相应的生物学性状。

噬菌体感染细菌后有两种结果：①噬菌体增殖，宿主菌被裂解，进入溶菌周期，这类噬菌体称为毒性噬菌体（virulent phage）；②噬菌体核酸与细菌染色体整合，细菌变成溶原性细菌（lysogenic bacterium），进入溶原周期，这类噬菌体称为温和噬菌体（temperate phage）。

1. 溶菌周期（lytic cycle） 毒性噬菌体的感染过程包括吸附、穿入、生物合成、成熟、释放等阶段。噬菌体感染细菌时首先尾丝识别和吸附细菌表面的特殊受体，然后用酶类溶解细

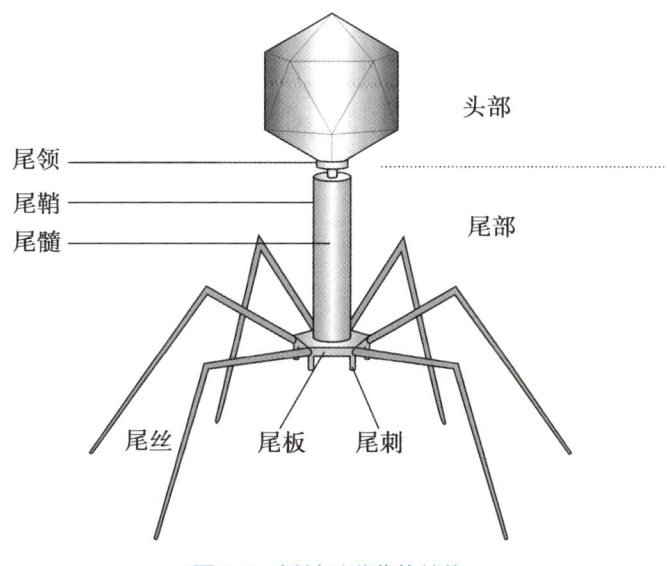

图 3-1 蝌蚪形噬菌体结构

菌细胞壁，导致细胞壁出现小孔，尾髓再收缩，将头部的核酸注入细菌内，蛋白质外壳留在菌体外。进入细菌内的噬菌体核酸首先经早期转录和翻译产生早期蛋白，一般是噬菌体核酸复制所需的酶类，用于复制子代核酸，之后进行晚期转录和翻译，产生噬菌体的结构蛋白（如衣壳和尾部蛋白），最后子代蛋白与核酸装配为完整的子代噬菌体，细菌裂解后被释放出去，继续感染细菌。

2. 溶原周期（lysogenic cycle） 温和噬菌体感染细菌后，其基因组核酸整合至细菌染色体。整合细菌染色体的噬菌体基因组 DNA 称为前噬菌体（prophage）。带有前噬菌体的细菌称为溶原性细菌，前噬菌体随细菌染色体的复制而复制，并随细菌分裂而至子代细菌。温和噬菌体又称为溶原性噬菌体（lysogenic phage），在某些理化或生物因素的诱导下，前噬菌体可脱离宿主菌染色体，进入溶菌周期导致细菌裂解，并产生新的成熟噬菌体。自发地进入溶菌周期导致细菌裂解机会仅偶尔发生。因此温和噬菌体可有溶原周期和溶菌周期，而毒性噬菌体仅有溶菌周期（图 3-2）。

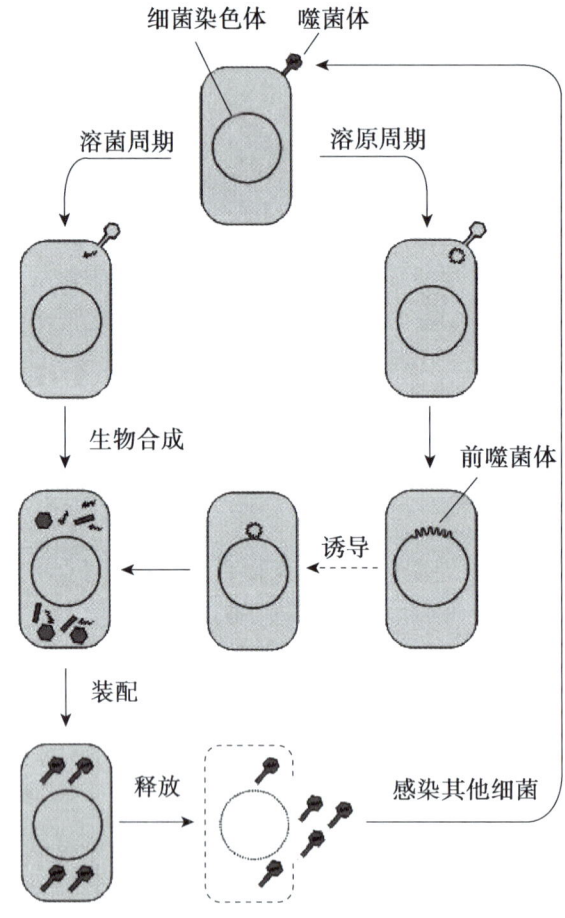

图 3-2 噬菌体的溶原性周期和溶菌性周期

前噬菌体携带着遗传性状，可使溶原性细菌的性状发生改变，称为溶原性转换（lysogenic conversion）。如 β 棒状杆菌噬菌体感染不产毒素的白喉棒状杆菌后，发生溶原性转换，变成产生外毒素的白喉棒状杆菌。溶血性链球菌产生红疹毒素、肉毒梭菌产生肉毒毒素以及沙门菌的特异性 O 抗原都是通过溶原性转换获得的。

四、转座元件

转座元件（transposable element，TE）是一段可以在基因组内移动的 DNA 序列，原核和真核生物都具有转座子。转座子自身可以携带基因，其表达产物可以赋予宿主菌一定遗传表型。转座子还可能因为转位而干扰插入点附近基因的表达。

细菌的转座子能在细菌染色体、质粒或噬菌体之间自行移动，包括插入序列、转座子和转座噬菌体三类。

1. 插入序列（insertion sequence，IS） 是最小的转位因子，长度不超过 2 kb，仅仅携带编码自身转座所需酶的基因，不携带任何已知与插入功能无关的基因序列。IS 在插入后因为破坏基因的开放读码框而导致基因沉默。

2. 转座子（transposon，Tn） 长度一般大于 2 kb，除携带与转位有关的基因外，还携带耐药性基因、抗金属基因、毒素基因等。其两端为插入序列（图3-3）。当 Tn 插入时，细菌可能因为插入部位导致基因失活而失去某种表型，但也可因 Tn 携带的基因而获得某种新表型（如耐药性）。转座子携带耐药基因在染色体与质粒、质粒与质粒之间转移，导致耐药基因的播散，是自然界中细菌获得耐药性的重要原因。常见的携带耐药基因转座子见表3-1。

表3-1 常见的耐药性转座子

转座子	携带抗性基因
Tn1　Tn2　Tn3	Ap（氨苄西林）
Tn4	Ap、SM（链霉素）、Su（磺胺）、Hg^{2+}
Tn5　Tn6　Tn903	Km（卡那霉素）
Tn7	TMP（甲氧苄啶）、SM（链霉素）
Tn9	Cm（氯霉素）
Tn10	Tc（四环素）
Tn551　Tn971	Em（红霉素）

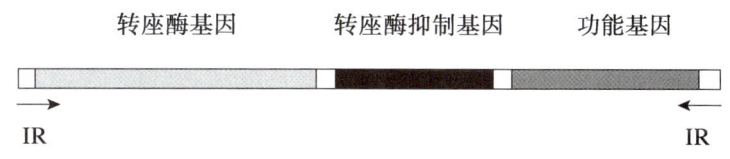

图 3-3 转座子模式图（IR：反向重复序列，inverted repeat）

3. 噬菌体相关转座子（phage-associated transposon） Mu 噬菌体（mutator phage，诱变噬菌体）是具有转座功能的大肠埃希菌温和噬菌体，含有转座基因和反向重复序列。Mu 噬菌体能够随机插入宿主染色体中，引起染色体的重新排列，插入基因后具有导致突变的能力。

第二节　细菌的变异现象

细菌始终处于变异之中，多数变异发生致死性后果，能够观察到的变异都是非致死性变异。变异可能导致细菌的致病性变化，也可能造成诊断的困难。

1. 形态结构变异 细菌的形态、大小及结构受环境因素影响可发生变异。细菌在抗生素和溶菌酶的作用下，细胞壁缺乏而成为 L 型细菌。有些细菌变异后可失去特殊结构，如有鞭毛的伤寒沙门菌变异后可失去鞭毛，称为 H-O 变异。鞭毛可使细菌在固体培养基上呈弥散生长，菌落似薄膜，称 H 菌落（德语 hauch，意为薄膜）。失去鞭毛的细菌呈单个菌落生长，称为

O 菌落（德语 ohne hauch，意为无薄膜）。变异的肺炎链球菌失去荚膜，同时毒力也降低。

2．抗原变异 肠道杆菌的鞭毛抗原、菌毛抗原常发生变异。沙门菌属的 H 抗原可发生相变异（Ⅰ相和Ⅱ相变化）。

3．菌落变异 肠道杆菌的菌落变异较为常见。由光滑型（smooth，S）变为粗糙型（rough，R）称为 S-R 变异。这种变异是由失去 LPS 的特异性寡糖重复单位引起的，往往伴有毒力、抗原性和生化反应等其他性状的改变。

4．毒力变异 细菌的毒力变异包括毒力增强和减弱。白喉棒状杆菌感染 β- 棒状杆菌噬菌体后变成溶原性细菌，获得产生白喉毒素的能力，由无毒株变成产毒株。卡 - 介二氏（Calmette-Güerin）将有毒力的牛型结核分枝杆菌在含胆汁、甘油和马铃薯的培养基上经 13 年传代 230 次，获得毒力减弱而保留免疫原性的变异株，即卡介苗（Bacillus of Calmette-Güerin，BCG），用于结核病的预防。

5．耐药性变异 细菌对某种抗菌药物由敏感变成耐药，进而成为耐药菌株。有的细菌表现为同时对多种抗菌药物耐药，称为多重耐药（multi-drug resistance，MDR）菌株。少数细菌变异后产生对药物的依赖性，如痢疾志贺菌链霉素依赖减毒株（SmD 株），可用于痢疾的预防。

第三节　细菌变异的机制

细菌表现出的性状称为表型，由基因组和环境决定。表型变异是环境因素影响基因表达的结果，例如大肠埃希菌乳糖操纵子的表达。基因型变异是细菌基因结构发生的变化，包括基因突变及基因转移和重组。

一、突变

细菌以二分裂方式进行繁殖时，理论上 DNA 复制过程十分精确，子代与亲代的基因组应是完全相同的，但实际子代细菌经常会出现基因组 DNA 的改变。

基因组 DNA 序列单个或多个碱基的改变称为突变（mutation），因为发生于很小的局部，通常也称为点突变（point mutation）。常见的突变方式有碱基置换、碱基插入和碱基缺失（图 3-4）。碱基的突变可能不改变三联密码的编码，不影响细菌的表型，但突变经常造成基因的开放读码框改变，如移码、起始密码或终止密码变化，导致基因不表达和表型变异。

突变是基因序列中稳定的可遗传变异，可以是自发产生的，也可通过化学诱变剂或辐射诱导产生。在未加任何影响因素下自然发生的突变称为自发突变，利用物理或化学诱变剂诱发的突变称为诱发突变。自发突变率约为 $10^{-10} \sim 10^{-6}$。没有发生突变的细菌称为野生株（wild

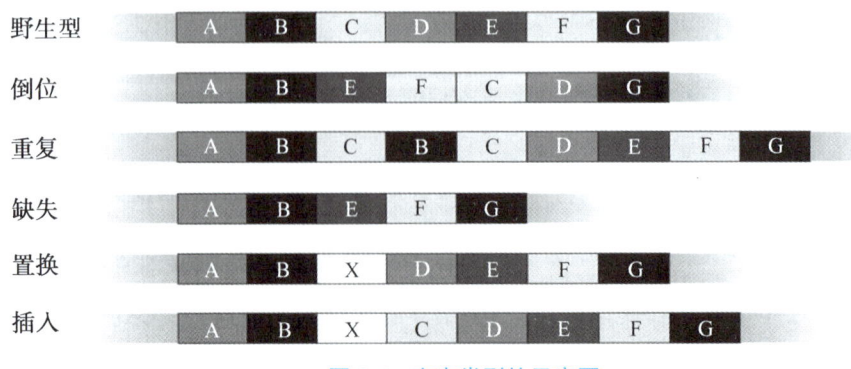

图 3-4　突变类型的示意图
A ~ G、X 代表不同的 DNA 片段

strain），其表型称为野生型（wild type）。携带突变基因的细菌称为突变株（mutant）。

细菌群体中能够存活下来的一些突变株，可以被特定的环境条件所选择。进入患者体内的少量细菌经过生长繁殖也会自发地产生各种突变菌株，这些突变可以赋予细菌耐药性、细菌毒力增强或抗原性的改变，从而提高了细菌在患者体内的生存能力，致使突变菌株迅速过度生长而被选择出来成为优势型。

细菌由野生型变为突变型是正向突变。突变株经过第二次突变可以恢复野生型的性状，称为回复突变（reverse mutation）。大多数第二次点突变是在另一位点的突变，这种第二位点的突变并没有改变正向突变的 DNA 序列，只是第一次突变后所出现的表型改变被第二次突变抵消或校正，故这样的回复突变又称为抑制突变（suppressor mutation）。抑制突变的位点可能发生在正向突变的基因组内，也可能发生在正向突变的基因组外侧，回复突变发生的频率一般是正向突变的 1/10，可以用诱变剂处理增加其频率。

二、基因转移与重组

细菌的进化过程中需要基因型变异进而发生表型变异，以适应环境的变化。但对单个细菌而言突变发生的频率很低，细菌之间可以通过 DNA 转移（transfer）与重组（recombination），在短期内产生不同基因型的个体，以适应环境变化。不同基因型的细菌经自然界选择存活下来，形成了细菌遗传多样性。供体菌（donor）DNA 转移给受体菌（recipient）的过程称为基因转移或基因交换。遗传重组（genetic recombination）是指进入受体菌 DNA 重组至受体菌，导致受体菌基因型改变，成为重组菌（recombinant bacteria）。细菌基因转移和重组的方式有转化、接合、转导、溶原性转换和原生质体融合。

（一）转化

受体菌直接摄取供体菌游离 DNA，从而获得新的遗传性状的过程称为转化（transformation）。

1928 年 Griffith 在研究肺炎链球菌时，首先发现细菌转化的现象。将有荚膜、毒力强、菌落呈光滑型（S）的Ⅲ型肺炎链球菌注射至小鼠体内，小鼠死亡，从死鼠血中分离出Ⅲ型光滑型肺炎链球菌。将无荚膜、毒力减弱、菌落呈粗糙型（R）的Ⅱ型肺炎链球菌或经加热杀死的Ⅲ型光滑型肺炎链球菌分别注射小鼠，小鼠不死亡。但若将加热杀死的Ⅲ型光滑型有荚膜的肺炎链球菌和活的Ⅱ型粗糙型无荚膜的肺炎链球菌混合注射至小鼠体内，则小鼠死亡，并从死鼠中可分离到Ⅲ型光滑型肺炎链球菌。1944 年 Avery 等用Ⅲ型光滑型肺炎链球菌的 DNA 代替加热杀死的Ⅲ型光滑型肺炎链球菌重复上述试验，得到相同的结果，证实引起Ⅱ型粗糙型肺炎链球菌转化的物质是Ⅲ型光滑型肺炎链球菌的 DNA（图 3-5）。

在这种天然转化体系中，细菌进入感受态（competence）的特殊生理状态时才能捕获外源 DNA。感受态状态可以经人工处理形成，例如将对数生长期的大肠埃希菌在 0℃下加入到低渗的氯化钙溶液中，菌细胞会膨胀形成原生质球，加入的外源 DNA 黏着在菌细胞表面，在转移到 42℃下做短暂的热刺激期间，DNA 便会被细菌所吸收。在富集培养基中生长一段时间使转化基因实现表达之后，再涂布于选择培养基中分离转化子。对于一般转化方法不能成功的细菌，用电穿孔技术（electroporation）可使转化频率提高 10~100 倍。

近年发现的细菌 CRISPR-Cas 系统可将入侵的噬菌体或质粒的 DNA 片段摘取并存于自身染色体。以后再遇到该噬菌体或质粒，CRISPR-Cas 系统可转录相关特征序列的 RNA，指导 Cas 的核酸内切酶活性，破坏噬菌体或质粒。

（二）接合

细菌通过性菌毛相互连接沟通，将质粒或染色体的 DNA 从供体菌转移给受体菌的过程称为接合（conjugation）。

在已发现的许多质粒接合传递系统中，F 质粒研究得最为详细。在大肠埃希菌内，F 质粒

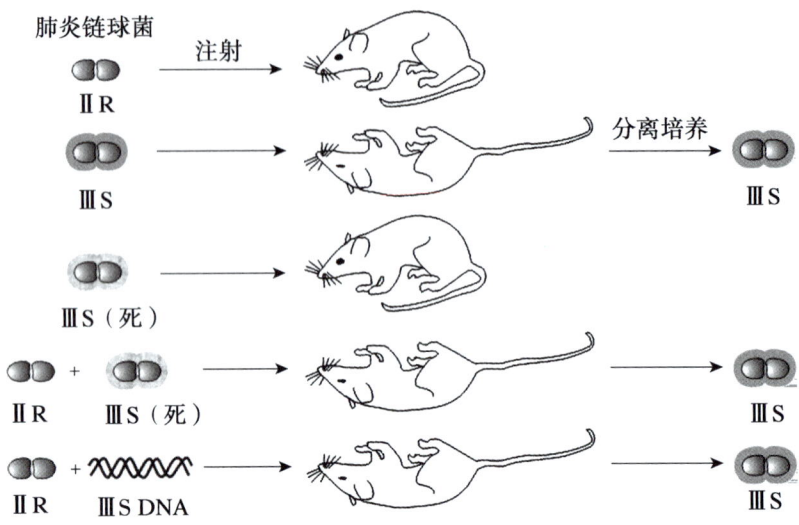

图 3-5 肺炎链球菌的转化试验

有三种不同的存在方式。F 质粒以染色体外 DNA 形式存在，这种细菌叫做雄性菌（F^+），其表面有 F 质粒编码的性菌毛，接合时做供体菌。无 F 质粒的为雌性菌（F^-），接合时做受体菌。在合适的条件下，将 F^+ 与 F^- 细菌混合培养，由于性菌毛的作用，就会形成 F^+-F^- 配对。F 质粒 DNA 的传递是从转移起点 oriT 开始的，首先在 oriT 位点做单链切割，随后缺口链在其游离的 5′ 端的引导下转移到受体菌，并作为模板合成互补链，形成新的质粒分子。在供体菌内，也会发生质粒 DNA 按滚环复制模式合成互补链以取代已转移走的缺口单链。接合过程结束，两个菌细胞内各形成一个双链 F 质粒，F^- 变成 F^+，也长出性菌毛（图 3-6）。

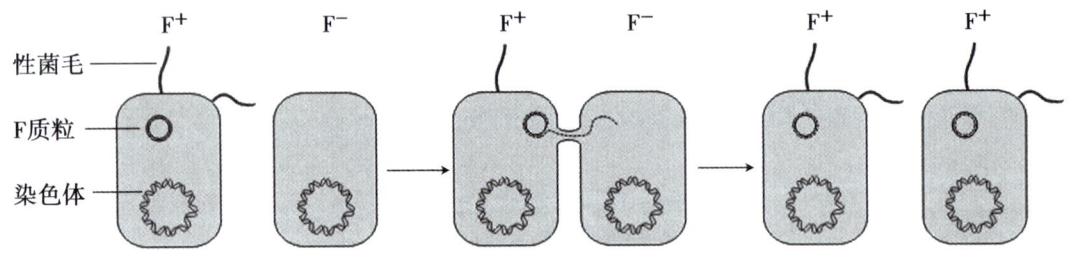

图 3-6　F 质粒接合转移模式图

F 质粒可以整合到细菌的染色体。整合有 F 质粒序列的菌株可以频繁引发其染色体 DNA 片段的转移，称为高频重组菌株（high frequency recombinant，Hfr）。F 质粒在 Hfr 菌中的整合作用是一种可逆过程，有时也会脱离下来，从染色体上脱离下来的 F 质粒还会携带相邻的染色体基因或 DNA 片段，称为 F′ 质粒。Hfr 与 F^- 接合时，F 质粒的起始转移位点的一股 DNA 链断开，引导染色体 DNA 通过性菌毛接合桥进入 F^- 菌细胞，F 质粒的其他部分最后进入受体菌，整个过程约需 100 分钟。由于细菌间的接合并不稳定，接合作用可随时自发解离或受外界因素影响而中断，故在 Hfr 菌接合转移中，可以有不同长度的供体染色体片段进入受体菌进行重组。但受体菌获得完整 F 质粒 DNA 的机会很小，因其大部分是最后进入受体菌，故受体菌往往仍然是 F^-。应用间断配接试验（interrupted mating），根据各基因进入受体菌的时间，可绘制大肠埃希菌染色体的基因排序图。

1959 年日本学者将具有多重耐药性的大肠埃希菌与敏感的志贺菌混合培养，发现多重耐药性可由大肠埃希菌传递给志贺菌,证明 R 质粒可接合传递。耐药性质粒的结构以 R100 研究得较为详细。R100 质粒由两部分组成,一是耐药性传递因子(resistance transfer factor,RTF),能编码性菌毛,使其以接合方式传递;另一个是耐药决定子(resistance determinant),赋予宿主菌耐药性,一个耐药决定子可携带多个耐药基因(图 3-7)。因此,携带耐药性质粒的细菌可同时对多种抗菌药物耐药,即多重耐药性(MDR)。接合性耐药性质粒通过接合方式可以在同一种属细菌间或不同菌属间进行传递,在革兰氏阴性菌中更为突出,使细菌耐药性迅速播散,耐药菌株不断增加。

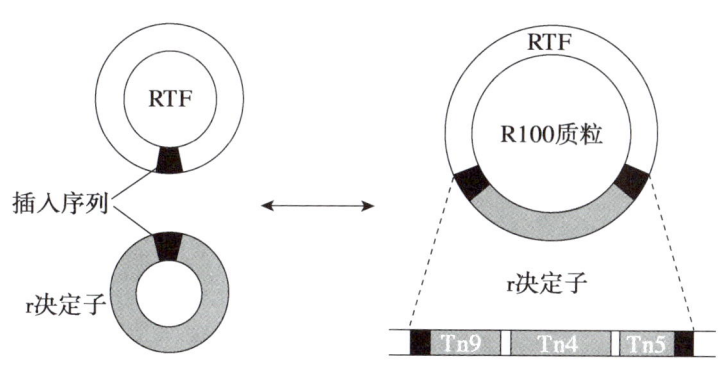

图 3-7　R100 质粒结构

(三) 转导

转导(transduction)是以噬菌体为媒介,将供体菌 DNA 片段转移到受体菌内,使受体菌获得新的遗传性状。根据转导 DNA 片段的范围,可分为普遍性转导和局限性转导。

1. 普遍性转导(generalized transduction)　噬菌体进行增殖,导致宿主菌 DNA 被裂解成大小不同的片段,如果子代噬菌体装配发生错误,将供体菌 DNA 片段误装入噬菌体头部,当它再次感染其他受体菌时,则将供体菌 DNA 带入受体菌内。因供体菌染色体或质粒的任何 DNA 片段都有可能被转导,故称为普遍性转导。

转导过程包含基因转移和重组。若供体菌的 DNA 片段在受体菌内重组,与其一起复制成为稳定的转导子,称为完全转导。如果供体菌 DNA 片段未能与受体菌 DNA 重组,其本身不具有独立复制功能,称为流产转导(图 3-8)。

2. 局限性转导(restricted transduction)　是前噬菌体从宿主菌染色体切离时发生偏差,将前噬菌体两侧的基因转移到受体菌,使后者的遗传性状发生改变的过程。例如,温和噬菌体 λ 感染大肠埃希菌,整合于染色体上半乳糖操纵子(gal)和生物素操纵子(bio)之间。但切离时可能发生偏差,其概率为 10^{-6},与细菌染色体进行部分交换,形成带有 gal 或 bio 的缺陷噬菌体。这种缺陷噬菌体感染受体菌时可将供体菌染色体 DNA 带入受体菌(图 3-9)。

转导在革兰氏阳性菌和革兰氏阴性菌中均可发生,由于噬菌体有宿主特异性,转导现象仅发生在同种细菌内。普遍性转导是金黄色葡萄球菌中耐药性传递的主要方式。

(四) 溶原性转换

溶原性细菌因染色体上整合有前噬菌体而获得新的遗传性状称为溶原性转换(lysogenic conversion)。溶原性转换可使某些细菌发生毒力变异或抗原性变异。例如,不产生毒素的白喉棒状杆菌被 β- 棒状杆菌噬菌体感染成为溶原性细菌时,由于该噬菌体携带编码白喉毒素的结构基因 *tox*,宿主菌便可产生白喉毒素。此外,A 群链球菌的红疹毒素、金黄色葡萄球菌的 α 溶血素和肠毒素 A、肉毒梭菌的 C 型和 D 型毒素等都是溶原性转换的结果。溶原性转换可导致沙门菌属和志贺菌属中表面抗原结构有较多的改变。

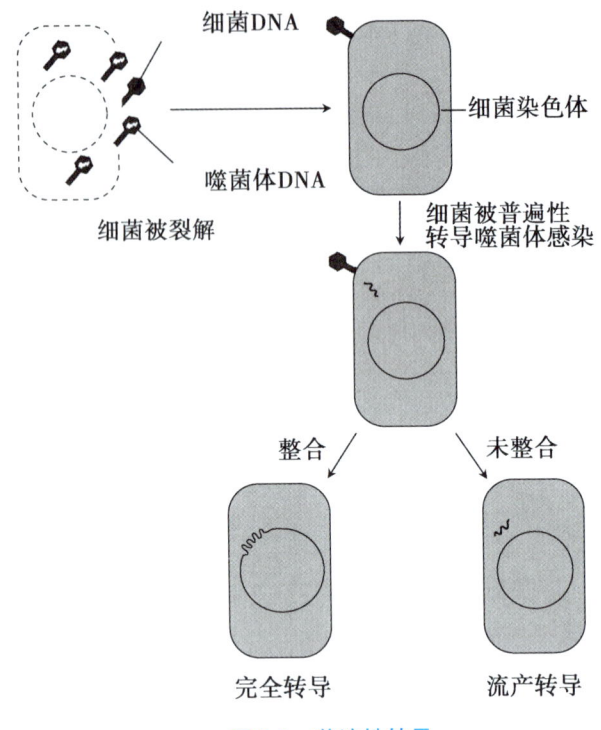

图 3-8　普遍性转导

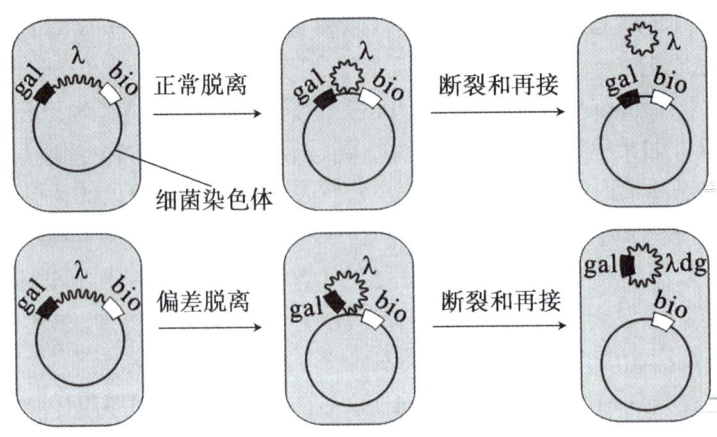

图 3-9　局限性转导

（五）原生质体融合

原生质体融合是分别将两种细菌经处理失去细胞壁悬于高渗培养基中保持原生质体状态，然后将两种细菌的原生质体混合，滴加聚乙二醇促使原生质体融合（protoplast fusion）。融合后的双倍体细胞可以短期生存，在此期间染色体之间可以发生基因的交换和重组，获得多种不同表型的重组融合体。融合体经培养重新形成细胞壁，再按其遗传标志选择重组菌。

原生质体融合技术可以使一些原来不具备基因转移条件的细菌实现基因的转移和重组，可用于同种或异种细菌之间的基因转移与重组。

第四节　细菌遗传学在医学上的应用

（一）在细菌感染的诊断与防治中的应用

细菌的遗传物质是快速检测、鉴别、诊断细菌的重要基础。聚合酶链反应（polymerase chain reaction，PCR）方法对特定 DNA 序列进行选择性体外扩增，是特异、敏感和快速的检测方法，广泛应用于细菌的分类鉴定和临床诊断。PCR 是不易培养或生长缓慢细菌（如结核分枝杆菌、嗜肺军团菌等）鉴定和诊断的有力工具。

细菌的耐药性变异是临床细菌性感染面临的重要问题之一，对临床分离菌株进行耐药性监测，注意耐药谱的变化和耐药机制的研究，将有利于指导正确选择抗菌药物和防止耐药菌株的扩散。

细菌遗传变异的研究对传染病的预防也具有重要的意义。以毒力减弱而保留免疫原性的菌株制成减毒活疫苗，已成功地用于某些传染病的预防。早在人们对细菌的遗传和变异的理论尚未了解的年代，巴斯德就已将 42℃ 高温下培养，毒力减弱的炭疽芽胞杆菌制成活疫苗用于炭疽病的预防。卡介苗（BCG）用于结核病的预防已经延续了半个多世纪。

对于某些局部感染，可用噬菌体作为一种辅助治疗，如铜绿假单胞菌噬菌体在烧伤创口感染的应用。但由于噬菌体的宿主菌特异性过于专一，其应用受到很大限制。

（二）在检测致癌物质方面的应用

细菌的基因突变可由诱变剂引起。凡能诱导细菌突变的物质也可能诱发人体细胞的突变，这些物质有可能是致癌物质。Ames 试验就是根据细菌的致突变试验检测致癌物质的原理设计的。采用鼠伤寒沙门菌组氨酸营养缺陷型（his$^-$），在组氨酸缺乏的培养基上不能生长，但如发生回复突变成为 his$^+$，则能够生长。计数培养基上的菌落数，比较有诱导物的试验平板与无诱导物的对照平板，凡能提高突变率，诱导菌落生长较多者，即有致癌的可能性。

（三）在流行病学方面的应用

将分子生物学的分析方法应用于流行病学调查，追踪基因水平的转移与播散，有其独特的优点。例如指纹图谱法（finger printing），将不同来源细菌所携带的质粒 DNA、毒力基因或耐药性基因等，经同一种限制性内切酶切割后进行琼脂糖凝胶电泳，比较所产生片段的数目和大小是否相同或相近，确定某一感染暴发流行菌株或相关基因的来源，或调查医院内耐药性质粒在不同细菌中的播散情况。

在细菌感染的流行病学调查中，也可利用噬菌体分型的方法追踪其来源。

（四）在分子生物学方面的应用

分子生物学是从研究细菌开始的，由此发展了理论和技术，成为独立的新兴学科。分子生物学研究中使用的各种工具酶（限制性内切酶、连接酶、核酸酶、Taq 酶等）、载体、转座子、DNA 重组的方法（转化、接合、转导）及基因功能定位的方法等都是细菌遗传和变异研究重大发现的延伸。近年发现的细菌 CRISPR-Cas 系统已经广泛应用于真核生物的基因组编辑。

（五）在基因工程方面的应用

基因工程是在分子遗传学基础上发展的生物技术，核心是 DNA 重组技术，涉及以下主要过程：①分离目的基因；②体外重组：将基因连接到能够自我复制的质粒、噬菌体等载体分子上；③将重组 DNA 分子转移到受体菌（或其他宿主细胞）；④扩增并筛选重组体克隆，然后表达或制备特定的功能蛋白质。此技术解决了一些天然合成或分离纯化困难的生物制品的来源，例如重组胰岛素、干扰素、生长激素等药物的生产，基因工程也用于疫苗的生产，如乙型肝炎病毒表面抗原疫苗。

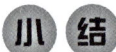 **小 结**

细菌遗传物质包括染色体和染色体外的质粒、噬菌体及转位因子。

细菌的变异包括表型变异和基因型变异,表型变异是因外环境变化引起,不能遗传。基因型变异涉及遗传物质结构改变,可以遗传给子代。

细菌基因转移和重组的方式有转化、转导、接合、溶原性转换和原生质体融合。

细菌遗传与变异可应用于细菌感染的诊断和防治、细菌耐药性监测、流行病学调查和基因工程技术。

(肖纯凌)

第4章 病毒的基本性状

病毒（virus）是一类非细胞型微生物。其主要特征是：①体积非常微小，能通过细菌滤器，一般需用电子显微镜放大数万倍以上方能观察到；②结构简单，无完整的细胞结构，只含有一种核酸（DNA或RNA）；③具有严格的细胞内寄生性，只能在一定种类的活细胞中增殖，增殖方式是复制；④对常用抗生素不敏感，对干扰素敏感。病毒与其他微生物相比，具有不同的特征（表4-1）。

表4-1 病毒与其他微生物的特征比较

特性	病毒	细菌	支原体	立克次体	衣原体	真菌
通过细菌滤器（0.45μm）	+	-	+	-	+	-
结构	非细胞	原核细胞	原核细胞	原核细胞	原核细胞	真核细胞
有无细胞壁	-	+	-	+	+	+
核酸类型	DNA或RNA	DNA + RNA	DNA + RNA	DNA + RNA	DNA + RNA	DNA + RNA
人工培养基生长	-	+	+	-	-	+
增殖方式	复制	二分裂	二分裂	二分裂	二分裂	有性或无性
抗生素敏感性	-	+	+	+	+	+
干扰素敏感性	+	-	-	-	-	-

病毒种类繁多，包括动物病毒、植物病毒和细菌病毒（噬菌体）。动物病毒是引起人类疾病的重要病原。人类的传染病约75%是由病毒引起的。病毒所致的传染病不仅数量多，而且传染性强，部分病毒性疾病病情严重、病死率高或病后留有后遗症。如流感、病毒性肝炎、艾滋病等可造成世界性大流行，狂犬病、病毒性脑炎和出血热等疾病则死亡率很高。近年来，新现或再现病毒性疾病对人类的危害以及生物安全的潜在危险受到人们高度关注；特别是病毒与肿瘤、自身免疫病等疾病的内在联系及其在医学、生命科学中的广泛应用，表明病毒感染与多学科之间的关系愈发紧密。掌握和运用病毒学知识、理论及其相关技术，对防控病毒性疾病，保证生物安全以及探索医学和生命科学的规律等尤为重要。医学病毒学（medical virology）是研究病毒与人类疾病关系的一门科学，主要内容包括病毒的生物学性状、致病性及机体的免疫应答、微生物学检查法和特异性防治原则。学习和掌握医学病毒学可以更有效地预防、控制和消灭病毒性疾病，保障人类健康。

第一节 病毒的形态、结构与化学组成

病毒虽然体积微小，但有其典型的形态和结构。具有一定形态结构和感染性的完整病毒颗粒（viral particle），被称为病毒体（virion）。病毒体的大小、形态和结构可以通过电镜技术、分级超过滤技术、超速离心沉降法及 X 线晶体衍射技术等进行观察研究。

一、病毒的大小和形态

1．病毒的大小　病毒的大小指病毒体的大小。测量单位是纳米（nanometer，nm），即毫微米（1/1000 μm）。各种病毒的大小相差很大，一般病毒大小 20～250 nm，其中绝大多数病毒都在 100 nm 左右；最大的病毒如痘病毒（poxvirus）为 300 nm，在普通光学显微镜下可以勉强看到；最小的病毒如小 RNA 病毒和微小 DNA 病毒的大小约为 20～30 nm。

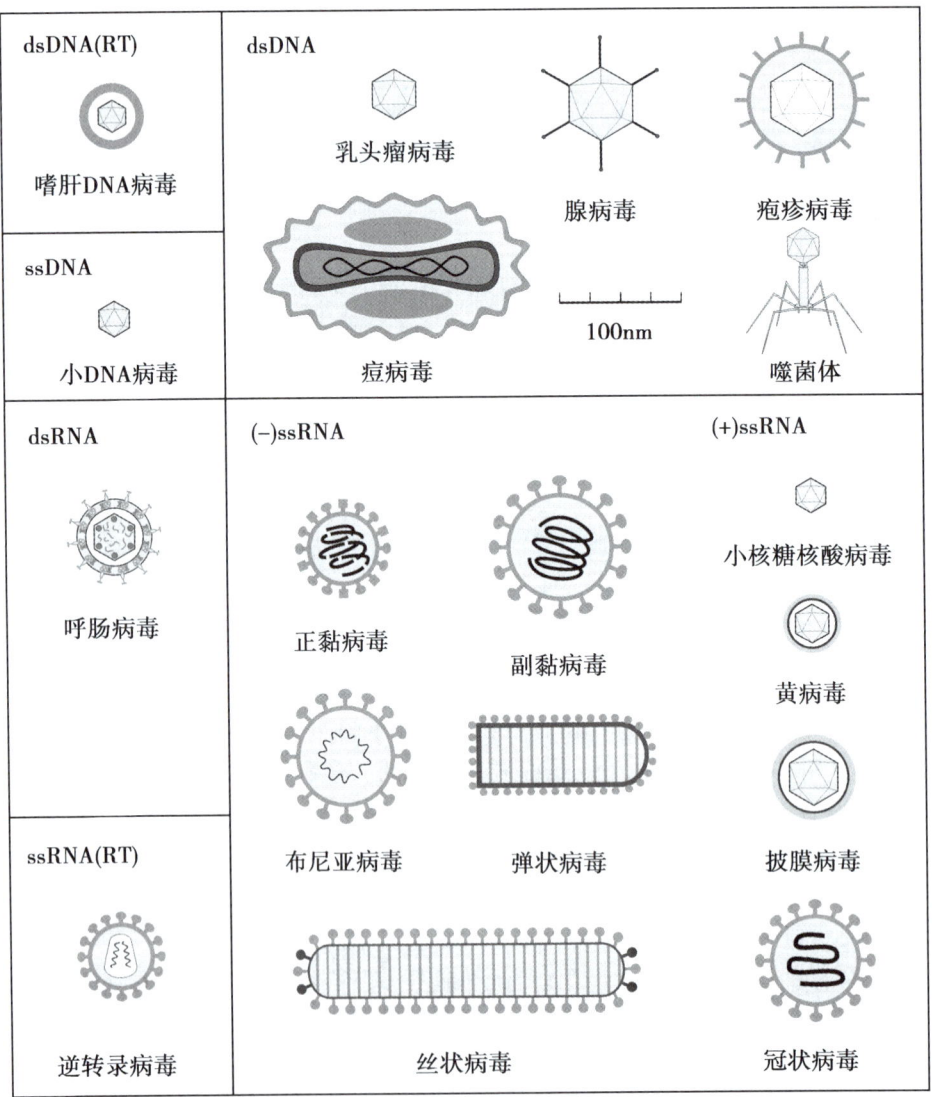

图 4-1　病毒的形态与结构

2．病毒的形态　病毒的形态多种多样（图 4-1）。绝大多数动物病毒呈球形或近似球形，某些动物病毒呈砖形（痘病毒）、子弹形（狂犬病病毒）或丝状（埃博拉病毒）；植物病毒多呈杆状或丝状；细菌病毒，即噬菌体多呈蝌蚪形。大部分病毒的形态比较固定，如小 RNA 病毒

呈球形；但某些病毒的形态呈多形性，如正黏病毒（Orthomyxoviridae）可以呈球形、丝状和杆状等。

二、病毒的结构及化学组成

病毒的形态和大小虽有明显差异，但其结构却有共同之处。总体上，病毒的结构可分为基本结构和辅助结构。

（一）病毒的基本结构

病毒基本结构包括：病毒的核心（viral core）和衣壳（capsid），二者构成核衣壳（nucleocapsid）。无包膜病毒的核衣壳就是病毒体。

1. 病毒核心 是病毒体的中心结构成分，要由一种类型核酸，即 DNA 或 RNA 组成。此外，还包含有少量的病毒基因编码的非结构蛋白，也是病毒增殖所需要的功能蛋白，如核酸多聚酶、转录酶或逆转录酶等。

病毒核酸具有多种多样的存在形式，如线型、环型结构；核酸构成可以呈单链或双链、分节段或非分节段。在 DNA 病毒中，除微小 DNA 病毒外，主要是双链 DNA 结构；单链 DNA 或为正链（+ssDNA）或为负链（-ssDNA）。双链 DNA 均有正链和负链。在 RNA 病毒中，除呼肠病毒外，主要是单链 RNA 结构。其中，根据病毒单链 RNA 是否具有 mRNA 的作用，单链 RNA 又分正链（+ssRNA）与负链（-ssRNA）。+ssRNA 可直接作为 mRNA，指导蛋白质的合成，如小 RNA 病毒；而 -ssRNA 则需先合成具有 mRNA 功能的互补链，才能指导蛋白质的合成，如流感病毒。病毒核酸的分子量大小不一，约为（$16 \times 10^3 \sim 160 \times 10^3$）kD。核酸大小从 3~400 kb 不等。如果平均 1 kb 为一个基因，小病毒可能仅含 3~4 个基因，大病毒则可含几百个基因。病毒基因的转录与翻译均在细胞内进行，因此其基因组成与真核细胞基因组相似，如基因组中有内含子，转录后需加工和剪接，而与细菌基因组不同。

病毒核酸携带有病毒的全部遗传信息，决定了病毒的感染、增殖、遗传、变异等生物学性状，其主要功能有：

（1）指导病毒复制：病毒进入活细胞内，首先释放出核酸，自行复制，复制出更多同样的子代核酸；同时，由病毒核酸转录生成病毒 mRNA（或直接作为 mRNA），再以 mRNA 为模板翻译出病毒所需的蛋白质，包括病毒的非结构蛋白（如功能性的酶类等）和病毒的结构蛋白。最后再由病毒核酸与蛋白质装配成具有感染性的完整病毒颗粒。

（2）决定病毒的特性：病毒核酸的核苷酸链上的基因密码储存着病毒全部遗传信息。复制产生的子代病毒体均保留着亲代病毒的特性，如形态结构、致病性、抗原性等。若病毒核酸的核苷酸链中发生碱基置换或移码突变等变异，则病毒的性状也可能发生变异。

（3）具有感染性：实验证实，一部分病毒经化学方法除去衣壳蛋白后所获得的病毒核酸，仍具有侵染、进入宿主细胞后而引起感染的能力，称为感染性核酸（infectious nucleic acid）。由于病毒感染性核酸不易与细胞吸附，且易被体液中及细胞膜上的核酸酶降解，所以其感染性低于完整病毒体的感染性。但感染性核酸不受相应受体限制，导致其感染宿主范围比完整病毒广。如脊髓灰质炎病毒不能感染鸡胚与小鼠细胞，但其感染性核酸却有感染能力。

2. 病毒衣壳（viral capsid） 是包围在病毒核心外面的结构蛋白，其成分是蛋白质。衣壳由一定数量壳粒（capsomere）组成。壳粒是衣壳的形态学亚单位，在电镜下可见到壳粒的形态。壳粒是由一些多肽分子组成，因此多肽分子是衣壳的化学亚单位。

不同病毒核酸结构不同，壳粒数目和排列方式也不相同。根据壳粒的排列方式，病毒结构有以下几种对称形式：

（1）螺旋对称型（helical symmetry）：病毒核酸呈螺旋状排列，壳粒沿着螺旋形核酸链对称排列（图 4-2），如正黏病毒、副黏病毒及弹状病毒等。

（2）20面体立体对称型（icosahedral symmetry）：病毒核酸聚集成团，其衣壳的壳粒呈立体对称排列，构成有20个等边三角形的平面、12个顶角、30个棱边的立体结构，称其为20面体立体对称型（图4-2）。在其棱边、三角形面及顶角上皆有对称排列的壳粒。大多数病毒顶角的壳粒由5个同样的壳粒包围称为五邻体（penton）；而在三角形平面上的壳粒，周围都有6个相同的壳粒，称为六邻体（hexon）。不同病毒其壳粒数目也不相同，例如腺病毒有252个壳粒，而小RNA病毒仅有32个壳粒。可作为病毒鉴别及分类的依据之一。

（3）复合对称型（complex symmetry）：病毒体结构复杂，包括有立体对称、螺旋对称等多种形式，如痘病毒和噬菌体。

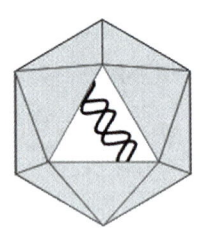 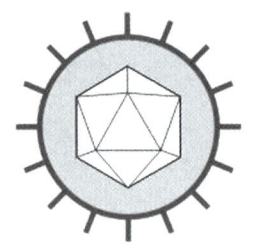 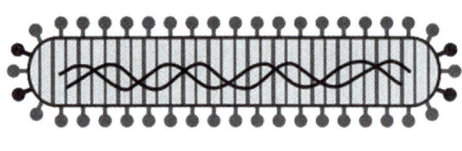

无包膜二十面体对称型病毒　　有包膜二十面体对称型病毒　　　　有包膜螺旋对称型病毒

图4-2　病毒二十面体立体对称型和螺旋对称型

衣壳的主要功能有：①保护病毒核酸　蛋白质组成的衣壳包绕着核酸，可使核酸免遭环境中核酸酶和其他理化因素（如紫外线、射线等）的破坏；②参与病毒的感染过程　病毒引起感染首先需要病毒特异地吸附于细胞表面。无包膜病毒依靠衣壳吸附于细胞表面，构成感染的第一步；③具有抗原性　衣壳蛋白具有良好抗原性，当病毒进入机体后，能引起机体特异性体液免疫和细胞免疫，不仅有免疫防御作用，有时也可引起免疫病理损伤。

（二）病毒的辅助结构

病毒的辅助结构主要指的是包膜。

1．病毒包膜（viral envelope）　是包绕在病毒核衣壳外面的双层膜。病毒体外带有包膜的病毒称为有包膜病毒。包膜主要成分是蛋白质、多糖及脂类，常以糖蛋白或脂蛋白形式存在。其中，蛋白质是由病毒基因编码合成，而多糖、脂类来自宿主细胞膜、核膜或空泡膜。当有包膜病毒成熟并以"出芽"（budding）方式释放时，穿过并获得细胞膜此部位的脂类、多糖成分和少许蛋白质而形成病毒包膜。有些病毒其包膜表面有突起，称为包膜子粒（peplomere）或刺突（spike）（图4-2），赋予病毒一些特殊功能。如流感病毒包膜上有血凝素（hemagglutinin，HA）和神经氨酸酶（neurominidase，NA）两种刺突。HA对呼吸道上皮细胞和红细胞有特殊的亲和力；NA能破坏易感细胞表面受体，便于病毒从细胞内释放。有包膜病毒对脂溶剂（如乙醚、氯仿和胆汁）敏感，乙醚因其能破坏包膜而灭活病毒，常被用于鉴定病毒有无包膜。有包膜病毒（如呼吸道病毒）因可被胆汁灭活，故一般不能经消化道感染。

包膜的主要功能是：①维护病毒体结构的完整性。其脂类成分可以加固病毒体的结构；②具有与宿主细胞膜融合的性能，因此包膜与病毒入侵细胞及感染性有关；③具有病毒抗原的特异性。病毒包膜中含有的糖蛋白或脂蛋白均具有抗原性，如根据甲型流感病毒的HA的抗原性不同可划分亚型。

2．其他辅助结构　如腺病毒在20面体结构的各个顶角壳粒上有触须样纤维（antennal fiber），亦称纤维刺突或纤突，能凝集某些动物红细胞并毒害宿主细胞。

第二节 病毒的增殖

病毒不具有能独立进行生物合成与新陈代谢的酶系统，所以必须进入活的易感宿主细胞内，由宿主细胞提供合成病毒核酸与蛋白质的原料，如低分子量前体成分、能量、必要的酶等，病毒才能增殖。病毒增殖的方式不是二分裂，而是自我复制（self replication）。复制是以病毒核酸为模板，在 DNA 多聚酶或 RNA 多聚酶及其他必要因素作用下，合成子代病毒的核酸和蛋白质，装配成完整病毒颗粒并释放至细胞外。病毒复制（replication）一般可分为吸附、穿入、脱壳、生物合成及装配与释放 5 个阶段，称为复制周期（replication cycle）。病毒经过复制产生大量的子代病毒，与此同时，宿主细胞的生物合成则受到不同程度的抑制和破坏。

一、病毒复制周期

1. 吸附（adsorption/attachment） 吸附于宿主细胞表面是病毒感染的第一步。吸附主要是通过病毒体表面的吸附蛋白（viral attachment protein，VAP）与易感细胞表面特异性病毒受体相结合。不同细胞表面有不同的病毒受体，它决定了病毒的不同嗜组织性（亲和性）和感染宿主的范围，如无包膜脊髓灰质炎病毒衣壳蛋白能与人及灵长类动物细胞表面脂蛋白受体结合，而腺病毒与细胞结合是依靠衣壳表面触须样纤维。有包膜病毒多通过表面糖蛋白结构与细胞受体结合，如流感病毒 HA 糖蛋白与细胞表面唾液酸结合发生吸附；人类免疫缺陷病病毒（HIV）包膜糖蛋白 gp120 的受体是人 T 辅助淋巴细胞表面的 CD4 分子；EB 病毒则能与 B 细胞表面的 CD21 分子结合。常见病毒的宿主细胞受体如表 4-2。无病毒受体的细胞不能吸附病毒，也不能发生病毒感染。细胞包含受体的数量不尽相同，最敏感细胞可含 10 万个受体。吸附过程可在几分钟到几十分钟内完成。

表4-2 常见病毒的吸附蛋白和宿主细胞受体

病毒	病毒吸附蛋白	细胞表面受体
脊髓灰质炎病毒	VP1	特异膜受体（免疫球蛋白超家族成员）
鼻病毒	VP1	黏附因子 I（ICAM-1）
埃可病毒		连接素成员
柯萨奇 A 病毒		连接素成员
甲型流感病毒	HA	唾液酸
单纯疱疹病毒	gB、gC、gD	硫酸乙酰肝素聚糖及 FGF 受体
EB 病毒	gp350	CD21
人巨细胞病毒	CD13 样分子	MHC I 类抗原的 $\beta_2 m$
人类疱疹病毒 6		CD46
人类免疫缺陷病毒	gp120	CD4、CCR5、CXCR4
狂犬病病毒	糖蛋白 G	乙酰胆碱受体
呼肠病毒	δ_1 蛋白	β - 肾上腺素受体
乙型肝炎病毒	preS1 蛋白	NTCP（钠离子 - 牛磺胆酸共转运蛋白）

2. 穿入（penetration） 病毒与细胞表面结合后穿过细胞膜进入细胞的过程称为穿入。病毒体可通过胞饮、融合、直接穿入 3 种方式进入细胞。胞饮类似吞噬泡，细胞膜内陷将病毒包裹进入细胞质内形成吞饮泡，无包膜病毒多以胞饮形式进入易感染动物细胞内；融合是多数有

包膜病毒穿入细胞的方式，病毒包膜与细胞膜融合，之后再将病毒的核衣壳释放至细胞质内；直接穿入是少数无包膜病毒在吸附细胞时，病毒蛋白衣壳的某些多肽成分和结构发生改变，从而可直接穿过细胞膜，进入细胞。

3. **脱壳**（uncoating） 病毒脱去蛋白衣壳后，核酸才能发挥作用。多数病毒穿入细胞后，在细胞溶酶体酶的作用下，脱去衣壳蛋白释放病毒核酸。少数病毒的脱壳过程复杂，如痘病毒的脱壳过程分为两步，先由溶酶体酶作用脱去外壳，再经病毒编码产生的脱壳酶脱去内壳，方能使病毒核酸完全释放出来。

4. **生物合成**（biosynthesis） 病毒脱壳后，核酸释放进入细胞内，则开始病毒的生物合成阶段。病毒生物合成包括病毒核酸复制和基因表达过程，即病毒利用宿主细胞提供的环境和物质合成大量病毒核酸和功能蛋白、结构蛋白。病毒核酸在细胞内复制的部位因核酸类型不同而异。除痘病毒外，DNA病毒都在细胞核内复制；除正黏病毒和逆转录病毒等病毒外，RNA病毒均在细胞质内复制。病毒基因通过转录mRNA指导翻译合成病毒的蛋白质。

生物合成一般分早期和晚期两个阶段。早期阶段合成早期蛋白质，即病毒基因组在细胞内进行转录、翻译而产生病毒生物合成中所需要的功能蛋白质，如酶类以及某些抑制或阻断细胞核酸和蛋白质合成的非结构蛋白，以保证病毒进一步复制和阻断宿主细胞的正常代谢。晚期阶段根据病毒基因组指令，开始病毒核酸的复制，并经过病毒晚期基因的转录、翻译而产生病毒的结构蛋白。由于在细胞内病毒进行生物合成阶段中，用电镜方法不能查到细胞内的完整病毒，用免疫学方法也测不到病毒抗原，故此阶段被称为隐蔽期。各种病毒的隐蔽期长短不一，如脊髓灰质炎病毒为3～4小时，而腺病毒为16～18小时。

根据病毒核酸类型的不同，病毒分为7个类型，分别是双链DNA病毒、单链DNA病毒、单正链RNA病毒、单负链RNA病毒、双链RNA病毒、逆转录病毒以及嗜肝DNA病毒。不同类型病毒的复制方式和生物合成过程不同。

双链DNA病毒 dsDNA病毒复制过程在细胞核内进行，可分为早期和晚期两个阶段（图4-3）。早期阶段是病毒利用宿主细胞核内的依赖DNA的RNA多聚酶，转录病毒早期mRNA，再于胞质内的核糖体上翻译出病毒早期蛋白。病毒早期蛋白主要是非结构蛋白，包括DNA多聚酶、脱氧胸腺嘧啶激酶及调控基因和抑制细胞代谢的多种酶类，用于子代DNA的复制。晚期阶段包括子代DNA复制和病毒晚期蛋白的合成。病毒DNA复制为半保留复制形式，即在解链酶作用下，亲代DNA的双链解开为正、负两条单链；再分别以两条单链为模板，利用早期合成的DNA多聚酶，复制出子代DNA。然后以子代DNA分子为模板，转录晚期mRNA，继而在胞质核糖体内翻译出病毒结构蛋白，主要为衣壳蛋白。

单链DNA病毒 ssDNA病毒种类很少，微小DNA病毒属此类。该类病毒基因组可为正链，也可为负链。在生物合成时，首先以亲代DNA作模板，合成其互补链，并与亲代DNA链形成dsDNA，作为复制中间体（replicative intermediate，RI）。然后进行解链，再以新合成的互补链为模板复制出子代DNA，同时转录mRNA并翻译合成病毒蛋白质。

单正链RNA病毒 +ssRNA病毒包括小RNA病毒、黄病毒等。+ssRNA本身具有mRNA功能，可直接于宿主细胞的核糖体上翻译合成早期蛋白质，首先翻译合成出大分子多聚蛋白前体，然后在细胞或病毒编码的蛋白酶作用下，把大分子多聚蛋白前体切割成为相应的功能蛋白（如RNA聚合酶）及结构蛋白。同时，+ssRNA在RNA聚合酶作用下，转录出与亲代互补的负链RNA，形成双股RNA（±RNA），即复制中间体（RI），并以负链RNA为模板复制子代病毒RNA，进而再装配与释放（图4-4）。

单负链RNA病毒 多数有包膜病毒属于-ssRNA病毒，如流感病毒、狂犬病病毒等。虽然，-ssRNA不具有mRNA的功能，但病毒体中含有的依赖RNA的RNA多聚酶，能够以病毒RNA为模板进行自我复制。在生物合成过程中，-ssRNA首先转录出互补的正链RNA，两

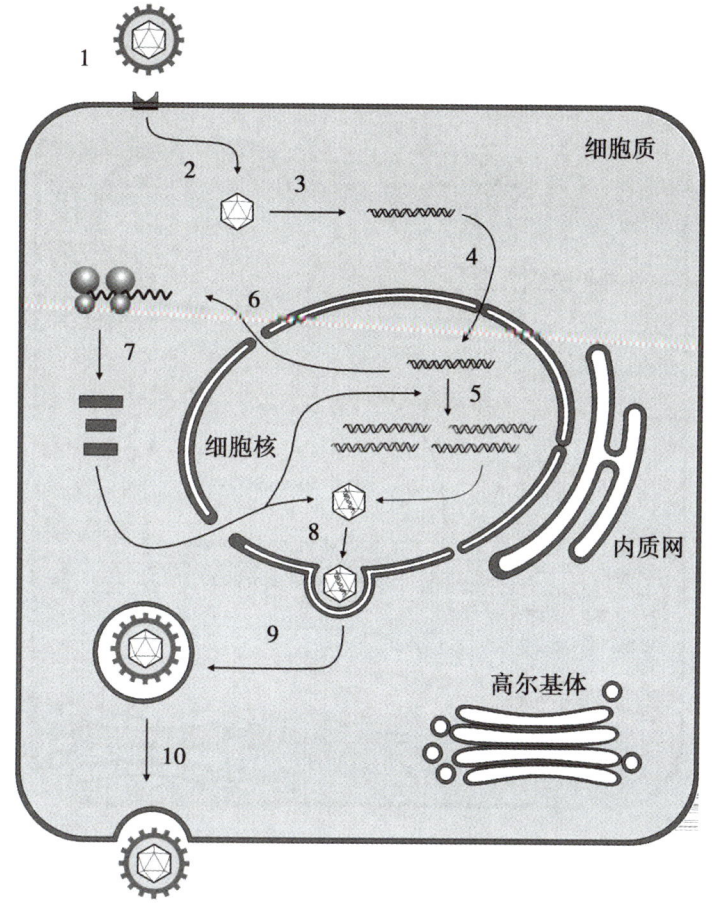

图 4-3 dsDNA 病毒复制示意图

以单纯疱疹病毒为例。(1) 吸附；(2) 病毒穿入，去包膜；(3) 脱壳；(4) 病毒 DNA 进入细胞核；(5) 病毒基因组复制，合成子代核酸及病毒 mRNA；(6) 病毒基因转录的 mRNA 进入细胞质；(7) 病毒 mRNA 翻译病毒蛋白，包括早期蛋白和晚期蛋白；(8) 装配子代病毒；(9) 出核，获得包膜；(10) 释放

者形成复制中间体（±RNA），随后以正链 RNA 为模板复制子代病毒的 -ss RNA，同时通过另一部分正链 RNA 直接发挥 mRNA 作用，指导翻译出病毒的结构蛋白和非结构蛋白。

双链 RNA 病毒 人类呼肠病毒科属于 dsRNA 病毒。在生物合成时，病毒的负链 RNA 在病毒自身 RNA 多聚酶作用下，首先转录出病毒 mRNA，然后再翻译出病毒早期蛋白或晚期蛋白。在核酸复制时，必须先以病毒原有的负链 RNA 为模板复制出新的正链 RNA，再由新的正链 RNA 复制出新的负链 RNA，共同组成子代病毒 RNA。

逆转录病毒 人类免疫缺陷病毒（HIV）和人类 T 淋巴细胞白血病病毒（HTLV）属于逆转录病毒（retrovirus）。此类病毒自身携带有逆转录酶，并具有由两条相同的正链 RNA 构成的基因组，称为单正链双体 RNA，但均不具有 mRNA 功能。逆转录病毒的生物合成过程与其他单正链 RNA 不同，首先以病毒 RNA 为模板，在逆转录酶的作用下合成 cDNA，而构成 RNA：DNA 中间体。进而，中间体中的 RNA 链被 RNA 酶 H 水解，在 DNA 多聚酶作用下复制成 dsDNA 进入细胞核。dsDNA 则整合至宿主细胞的染色体 DNA 上，成为前病毒（provirus），并可随宿主细胞的分裂存在于子代细胞内。在特定条件下，前病毒可以在细胞核内转录出子代病毒 RNA 和 mRNA，mRNA 在胞质核糖体上翻译出子代病毒的结构蛋白和非结构蛋白（图 4-5），共同组成完整的逆转录病毒颗粒。

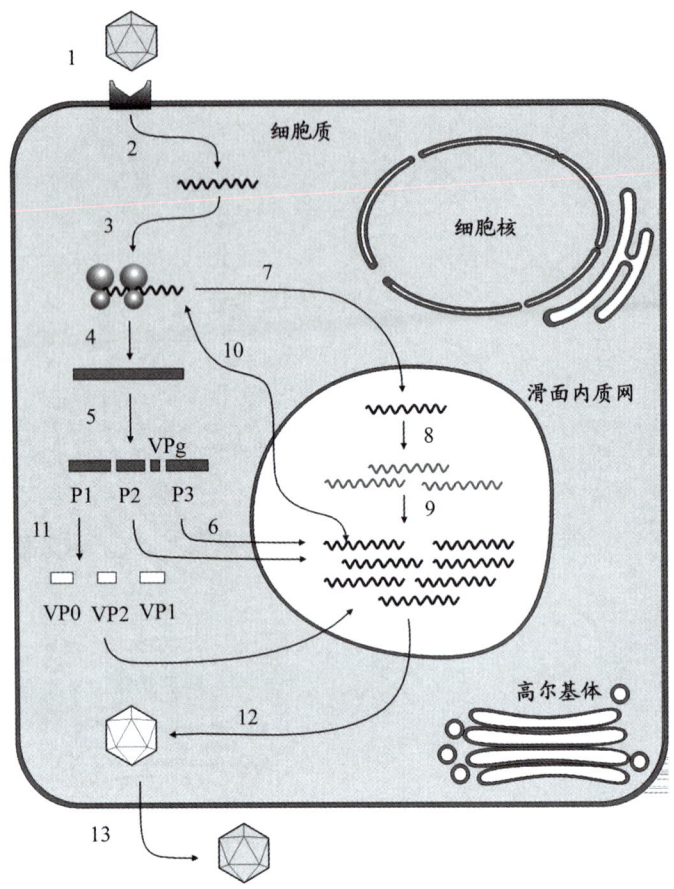

图 4-4 +ssRNA 病毒复制示意图

以脊髓灰质炎为例。(1) 吸附；(2) 穿入、脱壳；(3) RNA 附着于核糖体；(4) 合成多聚蛋白前体；(5) 多聚蛋白裂解成 P1（结构蛋白）、P2 和 P3（蛋白酶、RNA 聚合酶）；(6) P2、P3 进入滑面内质网；(7) 正链 RNA 转运至滑面内质网；(8) 合成负链 RNA；(9) 以负链 RNA 为模板合成子代正链 RNA；(10) 病毒正链 RNA 进入翻译系统；(11) P1 前体裂解成结构蛋白；(12) 子代病毒体形成；(13) 细胞溶解释放子代病毒

嗜肝 DNA 病毒 乙型肝炎病毒（HBV）属于该类型病毒。HBV 基因组属于不完全闭合双链 DNA，其复制有逆转录过程，其逆转录过程发生在病毒转录后，在装配好的病毒衣壳中，以前病毒 DNA 转录的 RNA 为模板进行逆转录，同时形成 RNA∶DNA 中间体，然后再形成子代双链环状 DNA。

5. 装配与释放（assembly and release） 病毒装配是指病毒核酸与蛋白质合成之后，在细胞质内或细胞核内组装为成熟病毒颗粒的过程。不同种类的病毒在细胞内装配的部位也不同。除痘病毒外，DNA 病毒均在细胞核内装配；除正粘病毒、逆转录病毒外，RNA 病毒主要在细胞质内装配。病毒的结构蛋白质先组装形成空心衣壳后，病毒核酸从衣壳裂隙间进入壳内形成核衣壳，可以直接装配为无包膜病毒的成熟病毒体，但有包膜病毒需要在核衣壳外再加一层包膜，才能成为完整的病毒体。病毒包膜形成是在细胞膜系统（质膜或核膜）特定部位，当病毒编码的特异糖蛋白插入细胞膜时，装配形成的核衣壳与此处细胞膜结合，则形成包膜。包膜的脂类来源于细胞，而包膜的蛋白质（包括糖蛋白）是由病毒基因组编码，故具有病毒的特异性和抗原性。

病毒发育成熟是指成为具有感染性的病毒体。成熟的病毒体以不同方式释放于细胞外。无包膜病毒，如脊髓灰质炎病毒等均以破胞方式释放，即病毒装配完成后，导致宿主细胞破裂而把病毒全部释放到周围组织中。有包膜的病毒，如疱疹病毒等，在装配完成后，以出芽

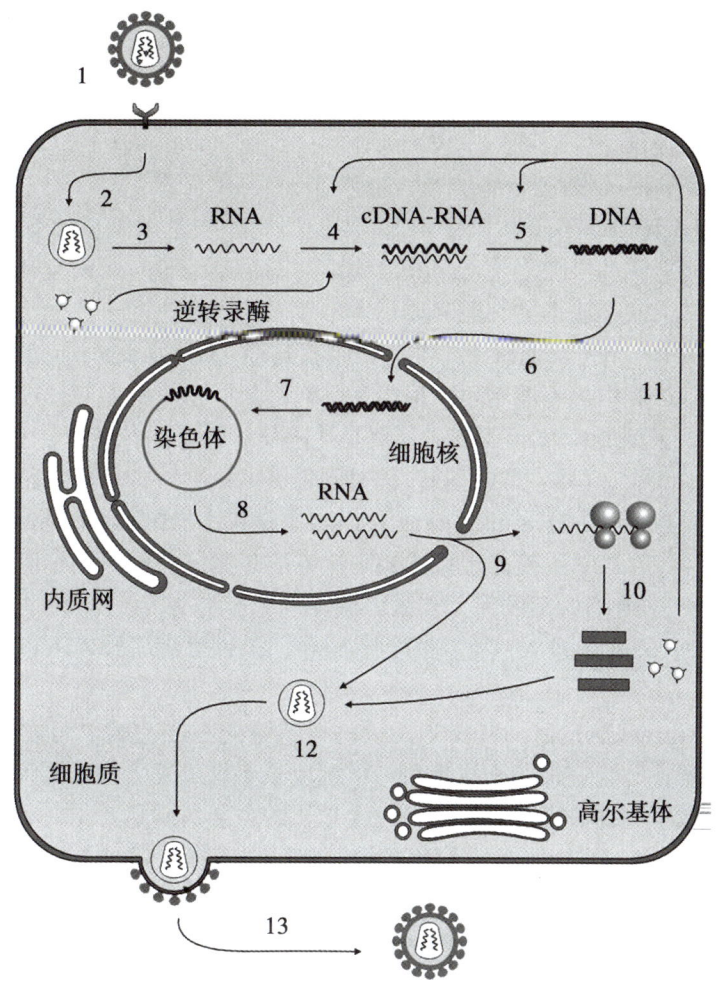

图 4-5 逆转录病毒复制示意图

以人类免疫缺陷病毒（HIV）为例。（1）病毒体与细胞受体（CD4 分子）结合；（2）病毒进入细胞，去包膜；（3）脱衣壳；（4）以病毒 RNA 为模板，逆转录合成 cDNA，形成中间体；（5）以 cDNA 为模板合成 dsDNA；（6）dsDNA 进入细胞核；（7）整合到细胞染色体上形成前病毒；（8）前病毒被激活，转录出子代 RNA；（9）一部分子代 RNA 与核糖体结合，翻译子代蛋白；另一部分为子代病毒 RNA；（10）翻译子代结构蛋白和酶蛋白；（11）合成的酶蛋白参与逆转录；（12）子代病毒体形成；（13）子代病毒获包膜并释放

（budding）方式释放到细胞外，此时细胞通常不死亡，细胞膜在出芽后可以修复，细胞仍能继续分裂增殖。此外，病毒还有其他释放方式，如某些肿瘤病毒，其基因组以整合方式随细胞的分裂而出现在子代细胞中。

病毒复制周期的时间长短与病毒种类有关，如小 RNA 病毒为 6～8 小时，而流感病毒为 15～30 小时。每个细胞产生子代病毒的数量也因病毒和宿主细胞不同而异。

二、与病毒增殖有关的异常现象

病毒在宿主细胞内增殖是病毒与细胞相互作用的过程与结果。病毒在细胞内大量复制的同时，也影响细胞正常代谢，导致细胞损伤或死亡。但当细胞不提供病毒增殖所需要的条件和物质，或者病毒基因组发生突变和缺陷时，病毒也不能完成复制过程，这种情况属于病毒的异常增殖。病毒的异常增殖主要包括顿挫感染和缺陷病毒。此外，如果两种病毒同时感染同一细胞，会发生病毒间的影响而出现病毒干扰现象。

1. **顿挫感染**（abortive infection） 病毒进入宿主细胞后，如果细胞不能为病毒增殖提供所需要的酶、能量及必要的成分，则病毒在其中不能合成本身的成分；或者虽能合成部分或全部病毒成分，但不能装配和释放，而不能复制出完整成熟的病毒体，此感染过程被称为顿挫感染。不能为病毒增殖提供条件的细胞，被称为非容许细胞（non-permissive cells）。能为病毒提供条件，可产生完整病毒的细胞被称为容许细胞（permissive cells）。

2. **缺陷病毒**（defective virus） 因病毒基因组不完整或基因发生改变而不能进行正常增殖的病毒称为缺陷病毒。如果缺陷病毒与其他病毒共同感染细胞时，而且其他病毒能为缺陷病毒提供所需要的条件，缺陷病毒则又能完成正常增殖而产生完整的子代病毒，将这种有辅助作用的病毒称为辅助病毒（helper virus）。腺病毒伴随病毒（adeno-associated virus）就是一种缺陷病毒，在任何细胞培养中都不能增殖，但当和腺病毒共同感染细胞时却能产生成熟病毒。腺病毒就是辅助病毒。丁型肝炎病毒（HDV）也是缺陷病毒，必须依赖于乙型肝炎病毒（HBV）的存在才能复制。缺陷病毒虽然不能复制，但对同种类的成熟病毒体感染细胞有干扰作用，故又称其为缺陷干扰颗粒（defective interfering particle，DIP）。DIP具有正常病毒的衣壳和包膜，只是内含缺损的基因组。DIP不仅能干扰非缺陷病毒的复制，还能影响细胞的生物合成。伪病毒体（pseudovirion）是缺陷病毒的另一形式，它不含有病毒基因组，只是在病毒复制时将宿主细胞DNA的某一片段包装进入其他病毒的衣壳中，该种类病毒颗粒可以用电镜观察到，但不能复制。

3. **干扰现象**（interference） 是指当两种病毒感染同一细胞时，可发生一种病毒抑制另一种病毒增殖的现象，称为病毒的干扰现象。干扰现象不仅可发生在不同种类的病毒之间，也可在同种类不同型或不同株病毒之间发生。发生干扰的主要机制是：①一种病毒诱导细胞产生的干扰素（interferon，IFN）抑制另一种病毒的增殖；②病毒吸附时与宿主细胞表面受体结合而改变了宿主细胞代谢途径，阻止了另一种病毒的吸附和穿入等复制过程；③DIP所引起的干扰，互相竞争复制必需物质，如聚合酶、翻译起始因子等。病毒之间干扰现象能使宿主感染中止或不发病。在使用病毒疫苗时，应注意合理使用不同病毒株之间的配伍组成，避免由于干扰现象而影响病毒疫苗的免疫效果。

第三节 病毒的遗传与变异

病毒和其他微生物一样，具有遗传性和变异性。病毒的毒力和抗原性等均可发生变异。利用病毒毒力可发生变异的特点，人们制备出最早的病毒疫苗。例如，1798年琴纳（Edward Jenner）就根据经验观察创立了牛痘疫苗，为控制天花打下基础；1884年巴斯德（Louis Pasteur）研制了狂犬病疫苗，为预防医学开辟了广阔前途。此外，由于病毒仅含有一种核酸，基因组也较简单，所以病毒成为了最早研究遗传学的工具。在病毒遗传学研究中，通过对病毒生物学性状的变异现象及变异株的产生进行研究，建立了病毒株、病毒准种、病毒突变株及病毒型别等概念。病毒株（strain）是同一种病毒的不同分离株；病毒准种（quasispecies）是同一宿主体内同一种、同一株病毒群中基因发生某些变异的个体病毒株；病毒突变株是与原来野毒株相比，其表型已发生改变；病毒型别（type）是根据中和抗体进行免疫反应确定的同一种病毒的不同血清型。随着病毒分子遗传学研究进展，人们对病毒基因组结构和功能、病毒遗传变异的机制有了深入的认识，特别是病毒的变异性研究将在病毒感染的诊断和防治，特别是在制备病毒的基因工程疫苗中发挥更大的作用。

一、病毒变异的类型

根据遗传物质有无改变，病毒的变异可分为遗传和非遗传物质变异两种类型。

(一)遗传物质变异

遗传物质变异主要包括基因突变、基因重组与重配。

1. 基因突变 是病毒基因组中的碱基序列由于置换、缺失或插入而发生改变。主要来源于病毒基因复制时发生的自发突变，其自发突变率为 $10^{-8}\sim10^{-6}$，以及用物理因素（如紫外线或X线）或化学因素（如亚硝基胍、5-氟尿嘧啶或5-溴脱氧尿苷）处理病毒颗粒或其核酸时诱发的突变，人工诱变可以提高突变率。由于基因突变产生的表型性状发生改变的病毒株称为突变株（mutant）。突变株包括多种表型，如病毒空斑的大小、病毒颗粒形态、抗原性、宿主范围、营养要求、细胞病变以及致病性等。常见的有意义突变株包括条件致死性突变株、宿主范围突变株和耐药突变株，其中条件致死性突变株最为常见。

（1）条件致死性突变株（conditional-lethal mutant）：是指在某种条件下能够增殖，而在其他条件下不能增殖的病毒株。温度敏感性突变株（temperature-sensitive mutant，ts 突变株）就是典型的条件致死性突变株。ts 突变株在 28～35℃（容许性温度）条件下可增殖，而在 37～40℃（非容许性温度）条件下不能增殖。主要是因为 ts 突变株的基因所编码的蛋白质或酶在较高温度下失去功能，导致病毒株不能增殖。ts 突变株可来源于基因任何部位的改变，所以一种病毒能产生多种 ts 突变株。ts 突变株多为减毒株，是生产疫苗的理想毒株。但 ts 突变株容易发生回复突变（回复率为 10^{-4}），因此在制备疫苗时必须经多次诱变处理，才能获得稳定的突变株，亦称变异株（variant）。脊髓灰质炎病毒活疫苗就是 ts 突变株。

（2）宿主范围突变株（host-range mutant，hr）：由于病毒基因组的改变影响了病毒对宿主细胞的感染范围，导致野生型病毒株可以感染原来不能感染的细胞种类，病毒感染范围扩大。狂犬病疫苗就是通过该方式获得的减毒的突变病毒株。

（3）耐药突变株（drug-resistant mutant）：常因编码病毒酶类基因的突变，而引起药物作用的靶酶特性发生改变，从而降低了病毒对药物的亲和力，从而导致相应的病毒对药物不敏感或耐药而继续增殖。

2. 基因重组与重配 两个或多个病毒颗粒感染同一细胞时，病毒的基因组之间可发生多种形式的互相作用，但通常发生于有近缘关系的病毒之间。例如，两种病毒的基因组或基因片段可以发生互换，从而产生具有两个亲代病毒特性的子代病毒，并能继续增殖，该过程称为基因重组（gene recombination），所获得的子代病毒被称为重组体（recombinant）。重组不仅可发生于两种活病毒之间，也可发生于活病毒与灭活病毒之间，甚至还可发生于两种灭活病毒之间。

两个非分节段基因组病毒间的重组，是在核酸内切酶和连接酶的作用下，造成两种病毒核酸分子发生断裂和交叉连接，从而形成核酸分子内部序列重新排列所致。

分节段 RNA 病毒基因组的重组，是指两株病毒之间通过基因片段的交换使子代基因组发生改变的过程，又称重配（reassortment）。如流感病毒、轮状病毒等可发生重配（图 4-6）。

3. 病毒基因组与宿主细胞基因组的整合 在病毒感染细胞的过程中，有时会发生病毒基因组或某一片段插入到宿主染色体 DNA 中并进行重组的过程，这种病毒基因组与细胞基因组的重组过程称为整合（integration）。多种肿瘤病毒（如人乳头瘤病毒）、逆转录病毒等均有整合特性。整合主要引起宿主细胞基因组的改变而导致细胞发生恶性转化，而且还可引起病毒基因组的变异。

(二)非遗传物质变异

非遗传物质变异即病毒基因产物的相互作用。当两种病毒感染同一细胞时，除可发生基因重组外，也可发生病毒基因产物的相互作用，包括互补、表型混合与核壳转移等，导致子代病毒发生表型性状的改变。

1. 基因产物的互补作用（complementation） 是指两株病毒同时感染同一细胞时，通过基因产物之间的相互作用，能产生一种或两种有感染性的子代病毒。互补作用可发生在两种缺

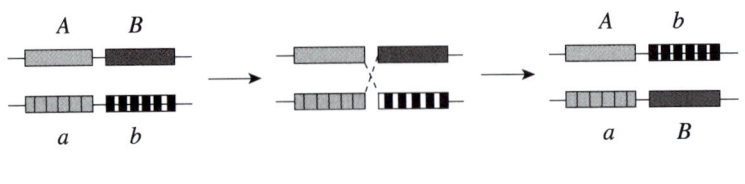

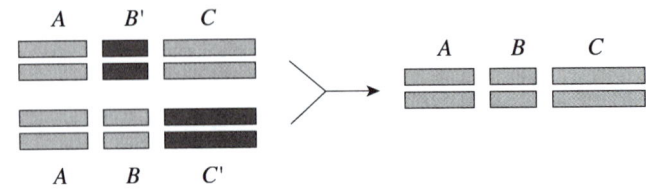

图 4-6 病毒的基因重组

上图：两株非分节段病毒基因组分别为 AB 和 ab，基因重组后形成新子代病毒分别为 Ab 和 aB。下图：两株分节段病毒基因组，每个由 3 个片段的双链核酸组成；一个 B 段发生突变成 B'，另一个 C 段发生突变成 C'，当二者进入同一细胞时，发生 C 段重配，则产生出未突变的基因组。

陷病毒间，也可发生于感染性病毒与缺陷病毒或灭活病毒之间。主要是因为一种病毒能提供另一缺陷病毒所需要的基因产物，如病毒的衣壳、包膜或酶类等，从而辅助缺陷病毒复制产生子代病毒。

2. 病毒的表型交换和表型混合（phenotypic mixing） 当两株具有某些共同特征的病毒感染同一细胞时，可出现一种病毒所产生的衣壳或包膜包裹在另一病毒基因组外面，称为表型交换。有时可产生来自两亲代病毒的相嵌衣壳或包膜称为表型混合（图 4-7）。因为不是遗传物质的变异，所以表型交换和表型混合并不稳定，病毒经细胞培养传代后，又可恢复亲代病毒的表型。

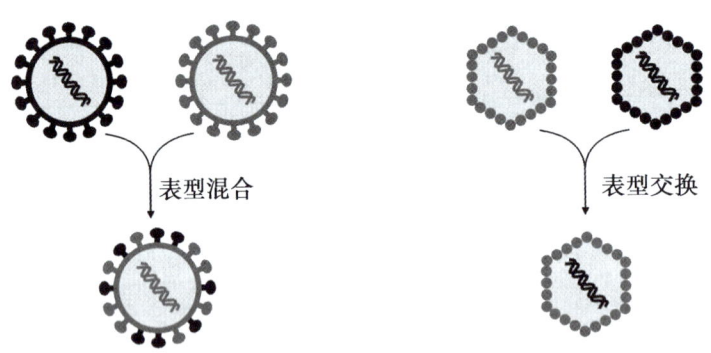

图 4-7 表型交换和表型混合

二、病毒遗传变异的生物学意义

病毒的分子遗传学研究开始于 1970 年代，主要采用基因克隆及测序技术，通过研究多种病毒的结构、组成，以及基因组复制、转录和翻译的调控，及其产物的结构和功能，特别是解析病毒致病转化机制及耐药性等，从分子水平上阐明了病毒的生物学性状、遗传变异特征、致病机制和宿主防御以及有效的防治等，促进了病毒学研究的飞跃发展。

研究病毒遗传学规律，探索病毒遗传变异的特性，对加深理解医学和生物学理论和开展包括病毒性疾病的诊断、治疗和预防等实际应用具有重要意义。核酸杂交、PCR 等方法提高了病毒核酸的检测敏感性，促进了病毒病诊断的效果；基因治疗、RNA 干扰等方法也开辟了病毒病治疗的新途径；特别是利用病毒的变异株（减毒株）、基因重组株制备减毒活疫苗、基因工程疫苗、核酸疫苗、多肽疫苗等特异性疫苗已经成为预防病毒病最有效的措施。在近百年的预防医学史上，用牛痘接种法预防天花获得了巨大成就，根除天花就是最好的见证。

第四节　理化因素对病毒的影响

在体外受到物理、化学因素作用下，导致病毒感染性丧失的过程，称为灭活（inactivation）。灭活的病毒仍能保留如抗原性、红细胞吸附、血凝及细胞融合等其他特性。理化因素灭活病毒的机制主要包括：①破坏病毒的包膜（如脂溶剂或冻融）；②使病毒蛋白质变性（如酸、碱、甲醛、温热等）；③损伤病毒的核酸（变性剂、射线）等途径。病毒对理化因素的敏感性的强弱因病毒种类不同而异。了解理化因素对病毒的影响，在预防病毒感染、进行病毒分离和疫苗制备等方面均有意义。

一、物理因素的影响

1. 温度　大多数病毒耐冷不耐热。在干冰温度（-70℃）或液氮温度（-196℃）条件下，病毒感染性可保持数月至数年。保存病毒标本需低温冷冻，但反复冻融也可使病毒失活。对温度的敏感性因病毒而异，多数病毒加热 60℃ 30 分钟或 100℃ 数秒钟可被灭活，但乙型肝炎病毒需 100℃ 10 分钟才能灭活；有包膜的病毒比无包膜病毒更不耐热。

2. 酸碱度　多数病毒在 pH5～pH9 稳定，但也因病毒种类而异。肠道病毒在 pH3～pH5 时稳定，而鼻病毒在 pH3～pH5 时则迅速被灭活。因此，可通过检测病毒对 pH 的稳定性来鉴别病毒。

3. 射线　X 线、γ 射线或紫外线均能以不同机制使病毒灭活。射线可使病毒核苷酸链发生致死性断裂；紫外线能使病毒基因核苷酸结构发生改变，形成胸腺核苷与尿核苷双聚体，从而影响病毒 DNA 或 RNA 的复制。但某些病毒，如脊髓灰质炎病毒经紫外线灭活后，再用可见光照射，可因除去双聚体而复活，称为光复活（photoreactivation），故不宜使用紫外线来制备灭活疫苗。

二、化学因素的影响

1. 脂溶剂　乙醚、氯仿、去氧胆酸盐、阴离子去污剂等脂溶剂均能使有包膜病毒（如流感病毒、流行性乙型脑炎病毒等）的包膜脂质溶解，失去对细胞的吸附能力而被灭活，但对无包膜病毒（如肠道病毒等）几乎无作用。因此，可用耐乙醚试验鉴别病毒有无包膜。

2. 消毒剂　除强酸、强碱外，次亚氯酸盐、过氧乙酸、戊二醛、甲醛、氧化剂、卤素及其化合物等化学消毒剂，均有灭活病毒的作用。病毒对消毒剂的抵抗力比细菌强，特别是无包膜的微小病毒。病毒对消毒剂的敏感性也因病毒种类而异。由于醛类消毒剂能使病毒灭活但仍保持抗原性，故常用甲醛作灭活剂来制备灭活疫苗。

3. 其他　现有的抗生素对病毒无抑制作用。中草药如板蓝根、大青叶、大黄、贯仲和七叶一枝花等对某些病毒有一定的抑制作用，其机制尚须深入研究。

$MgCl_2$、$MgSO_4$、Na_2SO_4 等盐类对小 RNA 病毒科、疱疹病毒科和正黏病毒科等病毒有稳定作用，能提高病毒对热的抵抗力，如用 1mol/L $MgSO_4$ 保存上述病毒可耐受 50℃ 1 小时。为此在保存这些病毒时需要经常加入镁盐，以延长病毒保存期。

第五节 病毒的分类和命名法

一、病毒的分类

根据病毒寄生宿主的不同，自然界存在的病毒可分为动物病毒、植物病毒、细菌病毒（噬菌体）和昆虫病毒。动物病毒包括感染人和脊椎动物的病毒。国际病毒分类委员会（International Committee on Taxonomy of Viruses，ICTV）定期对病毒分类进行修改，并提出了动物病毒分类原则。主要根据病毒生物学性状和理化特性进行分类：

1. 病毒基因组特性 包括核酸类型（DNA或RNA）、单链还是双链、线状还是环状、是否分节段、基因组大小（kb）、核酸占病毒体总量的百分比及G+C含量、核苷酸序列及特异结构（重复序列、异构、5' 端帽结构、5' 端共价环状蛋白及3' 端poly（A））等。

2. 病毒体形态大小 包括形态大小和结构、衣壳的对称型、衣壳壳粒数目及核衣壳直径和刺突等。

3. 病毒体的生理学特性 包括分子大小、浮密度、pH稳定性、末端稳定性，对乙醚、消毒剂等理化因素的敏感性等。

4. 病毒蛋白特性 包括蛋白质含量、结构蛋白、非结构蛋白特异活性（转录酶、逆转录酶、神经氨酸酶等），以及氨基酸序列、变性（糖基化、磷酸化、烷化）特征等。

5. 抗原性 指病毒抗原诱导机体产生特异性抗体或致敏淋巴细胞，并与其特异性结合的能力。抗原性的强弱与病毒抗原分子的大小、化学成分、抗原决定簇的结构及其与被免疫动物亲缘关系的远近等有密切关系。病毒抗原性的不同可以决定病毒的种类、分型和亚型等。

6. 组织培养生长特性 包括对细胞种类的敏感性、复制方式、复制过程（生物合成、装配及释放方式），以及包涵体形成等。

7. 生物学特性 包括自然宿主范围、传播方式及传播媒介、流行病学特征、致病性和病理学特点、组织亲嗜性等。

目前，ICTV根据复制过程又把病毒分为DNA病毒、RNA病毒、DNA和RNA逆转录病毒三个大组。

根据分类原则，病毒可以按科（family）（包括亚科subfamily）、属（genus）、种（species）进行分类。病毒科名用-viridae后缀表示，如痘病毒科、疱疹病毒科、小RNA病毒科及副黏病毒科等。病毒属是指在同一病毒科内，结构、生物学性状相似，亲缘关系相近的病毒。根据血清学和生理学的不同，病毒属内又分为若干病毒种。属名和种的后缀均用-virus表示。

2012年，ICTV将其承认的2284种病毒和类病毒分为6个目、87个科、19个亚科、349个属，并公布了卫星病毒和朊粒的种类。感染人和动物的重要病毒科列于表4-3。

二、病毒的命名法

根据ICTV的病毒命名规定，病毒不再采用拉丁双名法命名，而是依据分类原则，将病毒分为目、科、亚科、属和种。病毒目（order）、病毒科（family）、亚科（subfamily）和属（genus）名的英文书写时均为斜体，第一个字母大写。种（species）名不斜体，第一个字母也不大写，除非该字来源于人名、地名或科、属名。在正式书写时，病毒分类名称前应冠以分类名称，如副黏病毒科（the family *Paramyxoviridae*）。以疱疹病毒为例，分别命名如下：疱疹病毒目（order *Herpesvirales*）疱疹病毒科（family *Herpesviridae*）甲疱疹病毒亚科（subfamily *Alphaherpesvirinae*）单纯病毒属（genus *Simplexvirus*）单纯疱疹病毒2型（herpes simplex virus 2）。

表4-3　感染人和动物的病毒分类

核酸	病毒科	衣壳对称型	包膜	病毒大小（nm）	核酸大小（kb）	核酸物理学类型	主要病毒
DNA	小DNA病毒（Parvoviridae）	20面体	无	18～26	5.6	+SS	细小病毒B19
	乳头瘤病毒（Papillomavividae）	20面体	无	45～55	5.8	dS环状	人类乳头瘤病毒
	腺病毒（Adenoviridae）	20面体	无	80～110	36～38	dS	腺病毒
	疱疹病毒（Herpesviridae）	20面体	有	150～200	124～235	dS	单纯疱疹病毒、水痘-带状疱疹病毒、巨细胞病毒、EB病毒
	痘病毒（Poxviridae）	复杂	复杂外壳	230～300	130～375	dS	天花病毒、痘苗病毒、传染性软疣病毒
	嗜肝病毒（Hepadnaviridae）	20面体	有	42	3.2	dS※	乙型肝炎病毒
RNA	小RNA病毒（Picornaviridae）	20面体	无	20～30	7.2～8.4	+SS	肠道病毒、鼻病毒
	星状病毒（Astroviridae）	20面体	无	28～30	7.2～7.9	+SS	
	杯状病毒（Caliciviridae）	20面体	无	27～38	7.4～7.7	+SS	戊型肝炎病毒
	呼肠病毒（Reoviridae）	20面体	无	60～80	16～27	dS分节段	呼肠病毒、轮状病毒
	披膜病毒（Togaviridae）	20面体	有	50～70	7.9～11.8	+SS	风疹病毒
	黄病毒（Flaviviridae）	20面体	有	45～60	9.5～12.5	+SS	流乙脑炎病毒、森林脑炎病毒、登革热病毒
	砂粒病毒（Arenaviridae）	U or C	有	50～300	10～14	-SS分节段	拉沙病毒
	冠状病毒（Coronaviridae）	螺旋	有	80～220	20～30	+SS	冠状病毒
	布尼雅病毒（Bunyaviridae）	螺旋	有	80～120	11～21	SS分节段	汉坦病毒、新疆出血热病毒
	正黏病毒（Orthomyxoviridae）	螺旋	有	80～120	10～13.6	-SS分节段	流感病毒
	副黏病毒（Paramyxoviridae）	螺旋	有	150～300	16～20	-SS分节段	麻疹病毒、呼吸道合胞病毒、腮腺炎病毒、副流感病毒
	弹状病毒（Rhabdoviridae）	螺旋	有	75～180	13～16	-SS	狂犬病病毒
	丝状病毒（Filoviridae）	螺旋	有	80～1000	19.1	-SS	马堡病毒、埃博拉病毒

续表

核酸	病毒科	衣壳对称型	包膜	病毒大小（nm）	核酸大小（kb）	核酸物理学类型	主要病毒
RNA	博尔纳病毒（*Bornaviridae*）	螺旋	有	80～125	8.5～10.5	SS	博尔纳病毒
	逆转录病毒（*Retroviridae*）	20面体	有	80～100	7～11	+SS 双体	人类免疫缺陷病毒、人类嗜T细胞病毒

ss：单链。ds※：双链有单链区。U or C：未知或复杂。

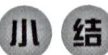

小 结

病毒是一类非细胞型微生物。其主要特点是体积微小、结构简单，无完整的细胞结构，严格的细胞内寄生。病毒的基本结构包括核心和衣壳，二者构成核衣壳。一些病毒还有包膜和刺突等辅助结构。

病毒复制一般可分为吸附、穿入、脱壳、生物合成及装配与释放5个阶段，称为病毒复制周期。病毒的异常增殖主要包括顿挫感染和缺陷病毒。当细胞不提供病毒增殖所需要的条件和物质时，病毒不能完成复制过程，称为顿挫感染。当两种病毒感染同一细胞时会发生病毒间的干扰现象。

病毒的基因突变是指基因组中的碱基序列由于置换、缺失或插入而发生的基因改变。常见的基因突变株包括条件致死性突变株（例如温度敏感性突变株，ts）、宿主范围突变株（hr）、耐药突变株。

两种或更多的病毒颗粒感染同一细胞时，可发生多种形式的互相作用，包括基因重组与重配、互补作用、表型混合和基因整合等。

病毒在体外受到物理、化学因素作用后而失去感染性的过程称为灭活。病毒对理化因素的敏感性的强弱因病毒种类而异。

（张凤民）

第5章 细菌与病毒的致病机制

微生物感染是指在一定条件下，微生物侵入宿主体内并与机体相互作用，引起的一系列病理变化的过程。能感染宿主并导致疾病产生的微生物称为病原微生物（pathogenic microorganism）或病原体（pathogen），不造成宿主感染的为非病原微生物（nonpathogenic microorganism）。病原微生物（包括致病的细菌、真菌及病毒等）在宿主体内与宿主防御机制相互作用并引起一定的病理过程称为感染（infection）。引起感染的微生物可来自宿主体外，也可来自宿主体内。前者称外源性感染（exogenous infection），后者称内源性感染（endogenous infection）。病原体从一个宿主到另一个宿主体内并引起感染的过程称为传染。病原微生物能通过一定的方式、不同途径传染，引起宿主不同程度的病理过程。不同的病原微生物感染的宿主种类不同。

感染是病原微生物同宿主相互作用的一种生命现象，是其同宿主免疫防御机制相互斗争的生命过程。感染和抗感染免疫是同时发生的，感染的发生、发展与结局可以有多种表现，这主要取决于宿主的免疫防御能力和病原微生物的致病性，同时与环境等因素也有关系。对病原微生物感染与致病机制的认识和研究，有助于有效地控制其感染和防治人类感染性疾病。

第一节 细菌的感染与致病机制

细菌在自然界分布十分广泛，在人类的体表及与外界相通的腔道表面存在着大量细菌及其他微生物，这些微生物在长期进化过程中与机体形成共生关系。在一定条件下细菌侵入机体生长繁殖并与机体相互作用，引起一系列病理变化的过程称为细菌感染。能感染宿主并引起疾病的细菌称为致病菌（pathogenic bacterium）或病原菌（pathogen）；不能感染宿主也不引起疾病的细菌称为非致病菌（nonpathogenic bacterium）或非病原菌（non-pathogen）。致病菌的致病性与其毒力、侵入机体的途径及入侵病原菌数量等因素有密切关系。不同病原菌可通过各种途径感染机体，并与机体的抗感染免疫相互作用、相互斗争而导致不同类型感染的发生、发展与结局。

一、正常菌群与机会致病菌

（一）正常菌群

胎儿是无菌的，出生1~2小时后因与环境接触，微生物快速移居于体内。绝大多数定植于人体的微生物属正常微生物群（normal microbiota），其中以细菌数量最多。这些细菌有的在体内短暂停留，有的则终生存在。在长期进化过程中，一些细菌与人形成共生关系。在人体免疫功能正常时，这些细菌对人不仅无害，而且有益。通常把这些在人体各部位正常寄居而对人无害或有利的细菌称为正常菌群（normal flora）。人体正常菌群主要分布于体表和与外界相通的腔道中，人体各部位常见的正常菌群（表5-1），偶有少量侵入血液、组织和器官，机体的天然防御作用能迅速消灭这些细菌，故机体多数组织器官在正常情况下是无菌的。人体各部分存在的正常菌群各有特点,以肠道内生长最多,统称为肠道菌群(intestinal flora),其中细菌种类多达千种,厌氧菌为主要优势菌,生物量高达 10^{14} 个,是人体总细胞数的 10 倍以上,基因数量约 300 万个,是人类自身基因的 100 多倍。近年来肠道菌群与人类健康的关系备受关注。

表5-1 人体各部位常见的正常菌群

部位	主要细菌种类
皮肤	葡萄球菌、链球菌、类白喉棒状杆菌、大肠埃希菌、铜绿假单胞菌、丙酸杆菌、非致病性分枝杆菌等
口腔	链球菌、非致病性奈瑟菌、放线菌、葡萄球菌、乳杆菌、梭菌、肺炎链球菌等
鼻咽腔	葡萄球菌、甲型链球菌、肺炎链球菌、奈瑟菌、拟杆菌等
外耳道	葡萄球菌、类白喉棒状杆菌、铜绿假单胞菌、非致病性分枝杆菌等
眼结膜	葡萄球菌、结膜干燥杆菌等
肠道	大肠埃希菌、产气肠杆菌、变形杆菌、铜绿假单胞菌、肠球菌、双歧杆菌、乳杆菌、类杆菌、破伤风梭菌、产气荚膜梭菌等
尿道	葡萄球菌、类白喉棒状杆菌、非致病性分枝杆菌等
阴道	乳杆菌、大肠埃希菌、类白喉棒状杆菌、白假丝酵母菌等

正常菌群与宿主间存在着相互依存的关系。目前已知正常菌群对宿主有以下生理作用:

1. 生物拮抗作用 正常菌群与黏膜上皮细胞紧密结合,在定植处形成一层膜菌群(membrane flora),对机体起占位性生物屏障作用。其机制是寄居的正常菌群通过占位空间竞争、环境中营养物质竞争及产生有害代谢产物抵制病原菌定植或将其杀死。抗生素使用不当将会破坏这一保护作用,引起病原菌的侵入。实验发现,口服链霉素破坏小鼠肠道正常菌群后,以鼠伤寒沙门菌感染小鼠,10 个细菌就可引起小鼠死亡,而对于正常小鼠需 10^5 个细菌才可致小鼠死亡。

2. 营养作用 正常菌群在宿主体内,能影响和参与宿主营养代谢、物质转化与合成,生成一些有利于宿主吸收、利用的物质,甚至合成一些宿主自身不能合成的物质供宿主使用。如肠道正常菌群能促进营养物质吸收,能合成 B 族维生素和维生素 K 被宿主吸收。所以长期使用抗生素可抑制某些肠道菌生长,导致维生素缺乏,应予补充。此外,正常菌群还参与人体的胆汁代谢、胆固醇代谢及激素转化等过程。

3. 免疫作用 正常菌群的免疫作用表现在两个方面:①作为与宿主终生相伴的抗原库,刺激宿主产生免疫应答,产生的免疫物质对具有交叉抗原组分的致病菌有一定程度的抑制和杀灭作用。②促进宿主免疫器官发育,刺激免疫系统成熟。研究发现无菌动物免疫器官发育不良,使之建立正常菌群 2 周后,免疫系统发育与普通动物一样。机体抗感染免疫力与其受内环境定居细菌抗原的刺激有密切关系,特别是肠道中乳杆菌和双歧杆菌能诱导分泌型 IgA(sIgA)的产生,sIgA 能与具有相应抗原的致病菌发生免疫反应,激活免疫细胞产生细胞因子,在胃肠道抗感染免疫中发挥重要作用。

4. 抑癌作用 动物实验发现,在致癌剂作用下,无菌大鼠的癌症诱发率比正常大鼠高 2 倍。正常菌群的抑癌作用,一方面可能是其能将致癌物质转化为非致癌物质,另一方面与其激活巨噬细胞活性及提高免疫功能有关。

5. 抗衰老作用 研究表明,在人一生的不同阶段,肠道正常菌群的构成与数量是不同的,它们与人体的发育、成熟和衰老有着一定关联。例如,肠道双歧杆菌有抗衰老作用,健康乳儿肠道中的细菌约 80% 是双歧杆菌,成年后这类细菌逐渐减少,老年后产生有害物质的芽胞杆菌类增多。机体吸收有害物质后，加速机体衰老。另外，正常菌群可产生超氧化物歧化酶（superoxide dismutase，SOD），SOD 能保护细胞免受活性氧的损伤，有抗衰老作用。

医学微生态学（medical microecology）是研究微生物与微生物、微生物与人体以及微生物和人体与外界环境相互依存和相互制约关系的学科。正常菌群寄居在人体体表和与外界相通的腔道黏膜表面，这些细菌之间、细菌与人体间及与环境之间形成了一种生态关系，这种微生态环境处于一个平衡状态，即微生态平衡（microeubiosis）。当宿主（免疫、营养及代谢等）、正常微生物群（种类、数量、位置等）或外界环境（理化和生物）等因素变化打破了微生态平衡，就会导致微生态失调（microdysbiosis），最常见的是菌群失调（dysbacteriosis）。例如，肠道菌群种类、数量的改变，以及肠道菌群移位，均可导致肠道菌群失调。大量研究表明，肠道菌群失调很可能是导致肥胖、高血压、糖尿病等代谢性疾病以及抑郁、焦虑、认知功能下降等精神心理疾病的重要原因。在临床治疗工作中，诱发微生态失调的因素多见于不规范使用抗生素、应用免疫抑制剂、肿瘤化疗药物以及部分外科手术和插管等侵入性诊疗操作。

（二）机会致病菌

当正常菌群与宿主间的生态平衡失调时，原来不致病的正常菌群中的细菌可成为致病菌，称这类细菌为机会性致病菌（opportunistic bacterium），也称条件致病菌（conditional bacterium）。由机会性致病菌引起的感染称为机会性感染（opportunistic infection），机会性致病菌产生的主要条件有：

1. 定居部位改变 某些细菌离开正常寄居部位，进入其他部位，脱离原来的制约因素而生长繁殖，进而感染致病。如大肠埃希菌从寄居的肠道进入泌尿道引起尿道炎、膀胱炎，或通过手术进入腹腔引起腹膜炎等。

2. 机体免疫功能低下 临床应用大剂量皮质激素和抗肿瘤药物、实行放射治疗或发生某些感染等，可导致机体免疫功能低下，使正常菌群在寄居部位引起感染灶，进而穿透黏膜屏障进入组织或血液扩散。

3. 菌群失调 机体某部位正常菌群中，种群发生改变或各种群间的比例发生较大幅度变化超出正常范围，由此产生的病症，称为菌群失调症或菌群交替症（microbial selection and substitution）。菌群失调时，多引起二重感染或重叠感染（superinfection），即在原发感染的治疗中，又发生了另一种或多种新致病菌的感染。菌群失调多见于不规范使用抗生素和慢性消耗性疾病等。长期大量应用广谱抗生素后，大多数敏感菌和正常菌群被抑制或杀灭，耐药菌却获得生存优势而大量繁殖致病，如耐药金黄色葡萄球菌引起腹泻、败血症，对抗生素不敏感的白假丝酵母菌引起鹅口疮、阴道炎、肠道和肛门感染。某些革兰氏阴性杆菌引起肺炎、泌尿系统感染和败血症。

二、细菌的致病机制

致病性（pathogenicity）指病原菌能感染或引起宿主疾病的能力。病原菌的致病性是相对宿主而言，不同病原菌对不同宿主的致病能力有差异，不同病原菌对同一宿主可引起不同的感染类型和不同的病理过程，且同种不同型或不同株病原菌的致病性也有差异。毒力（virulence）指病原菌致病性的强弱程度，是致病性量的概念。病原菌的致病性与其毒力强弱，侵入机体细菌数量的多少，入侵部位是否合适，以及机体的免疫力有着密切关系。细菌的毒力指标常用半数致死量或半数感染量表示。半数致死量（median lethal dose，LD_{50}）的含义是在单位时间内，通过一定途径，使一定体重的某种实验动物 50% 死亡所需最少量的细菌数或细菌毒素量。半数感染量（median infective dose，ID_{50}）指单位时间内，通过一定途径，使一定体重的某种实验动物 50% 感染所需最少量的细菌数或细菌毒素量。微生物毒力越强，LD_{50} 或 ID_{50} 数值越小。此外，环境等因素也对病原菌的致病机制有一定影响。

（一）细菌的毒力物质

细菌的毒力建立在一定的物质基础上，主要包括侵袭力、细菌毒素、超抗原、体内诱生抗原和基因组水平上与毒力相关的簇集 DNA 序列（毒力岛）等。一般细菌的毒力主要体现在两方面：一是病原菌有突破宿主皮肤、黏膜等生理屏障，进入机体定植和繁殖扩散的能力，称为侵袭力（invasiveness）；二是毒素，即病原菌含有损害宿主组织、器官并引起生理功能紊乱的大分子成分。病原菌毒力的物质基础是侵袭力和毒素，统称为毒力因子（toxic factor）。

1. 侵袭力 侵袭力的物质基础是与致病菌黏附、定植、扩散和产生侵袭作用有关的一些物质，主要涉及菌体的表面结构和释放的胞外蛋白和酶类，包括荚膜、黏附素、侵袭素、侵袭性酶类和细菌生物被膜等物质。

（1）黏附素（adhesin）：细菌必须黏附于宿主的皮肤和腔道等处的上皮细胞后，在局部定居繁殖、聚集毒力因子才能形成感染。细菌的黏附作用是引起感染的首要条件，是其感染细胞的第一步，与致病性密切相关。细菌表面存在的一些特殊结构和蛋白质，具有使细菌黏附到宿主靶细胞的作用，称为黏附素。黏附素有两类：菌毛黏附素和非菌毛黏附素（afimbrial adhesin）。①菌毛黏附素：主要存在于革兰氏阴性菌的菌毛上，细菌菌毛通过与宿主表面相应受体相互作用使细菌吸附于细胞表面而定植，又称定植因子（colonization factor）。菌毛黏附素的作用具有选择性，这与宿主细胞表面的黏附素受体有关。②非菌毛黏附素：指存在于菌毛之外且与黏附有关的分子，如某些革兰氏阴性菌的外膜蛋白和革兰氏阳性菌表面的某些分子。鼠疫耶尔森菌的外膜蛋白、A 群链球菌的 M 蛋白上面覆盖着膜磷壁酸及其 F 蛋白、肺炎支原体的 P1 蛋白等均为非菌毛黏附素。

病原菌通过黏附素与宿主细胞表面黏附素受体特异性结合，介导其进入宿主组织细胞生长繁殖，形成细菌群体，称为定植（colonization）。黏附作用具有抵抗黏液冲刷、细胞纤毛运动和肠蠕动等清除作用，有利于病原菌定植。抗特异性菌毛抗体对病原菌感染有预防作用，如肠产毒型大肠埃希菌的菌毛疫苗已用于预防动物腹泻。黏附素的致病机制有：①激活被黏附细胞的信号传导系统，使其不同程度释放不同种类的细胞因子，导致炎性反应性损伤。②某些黏附因子与受体作用，激活细胞凋亡控制系统，引起细胞凋亡（apoptosis）。炎症损伤和细胞凋亡有利于细菌生长、繁殖和扩散。

（2）荚膜和微荚膜：荚膜具有抗吞噬和阻挠杀菌物质的作用，使病原菌得以在宿主体内存在、繁殖和扩散。例如有荚膜的肺炎链球菌、炭疽杆菌不易被吞噬细胞吞噬杀灭。有些细菌表面有类似荚膜的物质，如 A 群链球菌的 M 蛋白、伤寒杆菌的 Vi 抗原及大肠埃希菌的 K 抗原等，这些物质位于细胞壁外层，称为微荚膜。微荚膜除具有抗吞噬作用外，还有抵抗抗菌抗体和补体的作用。这类细菌表面结构的主要功能是抵抗和突破宿主防御功能，使细菌迅速繁殖。

（3）侵袭性酶类：有些病原菌能释放侵袭性胞外酶类，这些酶一般不具有毒性，但可协助病原菌抗吞噬和向周围组织进而向全身扩散。如致病性葡萄球菌产生的血浆凝固酶的抗吞噬作用，A 群链球菌的透明质酸酶、链激酶利于细菌在组织中扩散。有些细菌被吞噬细胞摄入后，还能产生一些酶类物质抵抗杀灭作用，如葡萄球菌产生的过氧化氢酶能抵抗中性粒细胞的杀菌作用，利于细菌扩散。

（4）侵袭素（invasin）：某些细菌的侵袭基因（invasive gene）能编码一些具有侵袭功能的蛋白多肽，促使细菌向邻近组织扩散甚至介导细菌进入邻近黏膜上皮细胞内。常见具有侵袭能力的病原菌有肠侵袭型大肠埃希菌、福氏志贺菌、鼠伤寒沙门菌、空肠弯曲菌、淋病奈瑟菌和假结核耶尔森菌等。肠侵袭型大肠埃希菌通过质粒侵袭基因编码的侵袭素，入侵肠黏膜上皮细胞。福氏志贺菌通过一些侵袭基因编码不同的侵袭蛋白，向邻近组织细胞扩散。

（5）细菌生物被膜（bacterial biofilm）：当细菌菌群附着在黏膜上皮细胞或无生命材料表面并与之紧密结合，在定植处形成一层膜状结构。把这种由细菌及其分泌的菌体外多聚物（extracellular polymeric substance，EPS）组成的细菌膜状群体结构称为细菌生物被膜或膜菌群（membrane flora）。其形成过程是细菌首先在体内表面定植、繁殖并形成微菌落（microcolony），再以一种或多种细菌的微菌落为基础，通过菌体外多聚物使微菌落和生物被膜彼此黏附，细菌的其他黏附素也参与作用（图5-1）。

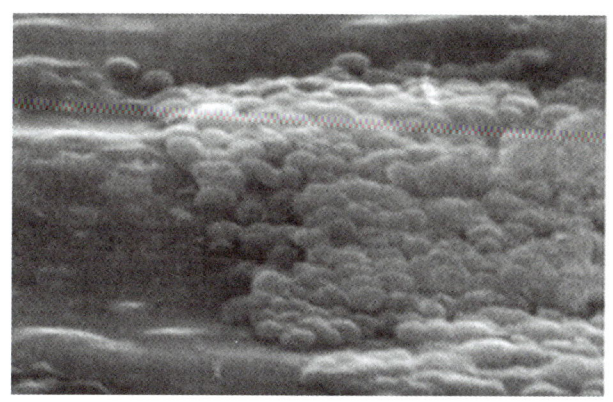

图5-1 生物被膜（定植于静脉导管表面的表皮葡萄球菌）扫描电镜照片（×6 000）
（From Lansing M．Prescott et al．Microbiology．5th edition，McGraw-Hill companies；2002：p920）

生物被膜是细菌在生长过程中为了适应生存环境而形成的一种群体黏附定植方式，是一种与游离、悬浮细菌相对应的存在方式。细菌生物被膜的作用：①有利于细菌的黏附和附着；②阻挡抗生素等杀菌药物和免疫物质的作用；③利于细菌之间的信息传递和致病基因的转移；④与细菌耐药性的产生有关；⑤与医院感染有关。以上细菌生物被膜的作用与细菌的致病性密切相关。

2．细菌毒素（bacteria toxin） 毒素是细菌在黏附、定居及生长繁殖过程中合成并释放的多种对宿主细胞结构和功能有损害作用的毒性物质。依据毒素产生的来源、性质和作用的不同，可分为外毒素（exotoxin）和内毒素（endotoxin）两类。

（1）外毒素：主要由革兰氏阳性菌和部分革兰氏阴性菌产生并释放到菌体外的毒性蛋白质。革兰氏阳性菌中的破伤风梭菌、肉毒梭菌、白喉棒状杆菌，产气荚膜梭菌、金黄色葡萄球菌等，以及革兰氏阴性菌中的痢疾志贺菌、耶尔森菌、霍乱弧菌、肠产毒型大肠埃希菌、铜绿假单胞菌等均能产生外毒素。外毒素也可存在菌体内，待菌溶解后释放出来，如痢疾志贺菌和肠产毒型大肠埃希菌。

外毒素共同特性：①化学本质是蛋白质：其分子结构多由A和B两个亚单位组成，A亚单位是外毒素活性部分，决定其毒性效应。B亚单位是结合亚单位，无毒性但免疫原性强，与宿主靶细胞表面特殊受体结合，介导A亚单位进入细胞（图5-2）。外毒素的致病作用依赖于毒素分子结构的完整，各亚单位单独对宿主无致病作用。提纯的结合亚单位可作为疫苗，预防外毒素所致疾病。②毒性作用强：1mg肉毒毒素纯品能杀死2亿只小鼠，毒性比氰化钾强1万倍。③高度选择性：外毒素因对靶细胞特定受体有亲和作用，因此仅对特定组织、器官造成损害，引起特殊病症。如肉毒毒素可阻断胆碱能神经末梢释放乙酰胆碱，使眼和咽肌麻痹，引起眼睑下垂、复视、吞咽困难等。④理化稳定性差：多不耐热，60～80℃，30分钟可被破坏，对化学因素不稳定。但葡萄球菌肠毒素是例外，能耐受100℃ 30分钟。⑤抗原性强：外毒素在0.3%～0.4%甲醛作用下，经一定时间改变A亚单位活性后使之脱去毒性，但保留了具有保护性抗原的B亚单位，制成无毒的外毒素生物制品，用于人工主动免疫预防相关疾病。这种用人工方法脱去外毒素毒性而保留其免疫原性的生物制品称类毒素（toxoid）。类毒素注入机体可刺激其产生具有中和外毒素作用的抗外毒素抗体（简称抗毒素）。类毒素主要用于人工主动免疫，抗毒素用于治疗和紧急预防，两者均可用于防治一些传染病。⑥外毒素种类多，按外毒素对宿主细胞的亲和性及作用方式可分成三大类（表5-2）：神经毒素（neurotoxin），主要作用于神经组织引起神经传导功能紊乱，如破伤风痉挛毒素和肉毒毒素。细胞毒素（cytotoxin），直接抑制细胞蛋白质的合成（如白喉毒素）及破坏宿主细胞膜。破坏宿主细胞膜毒素较多，如一些细菌的溶血素破坏红细胞和产气荚膜梭菌的α毒素溶解组织细胞。细胞毒素可通过成孔毒素样作用或类磷脂酶作用破坏细胞膜。肠毒素（enterotoxin），能作用于肠上皮细胞引起肠功能紊乱，如产毒型大肠埃希菌肠毒素、艰难梭菌毒素及霍乱肠毒素等。

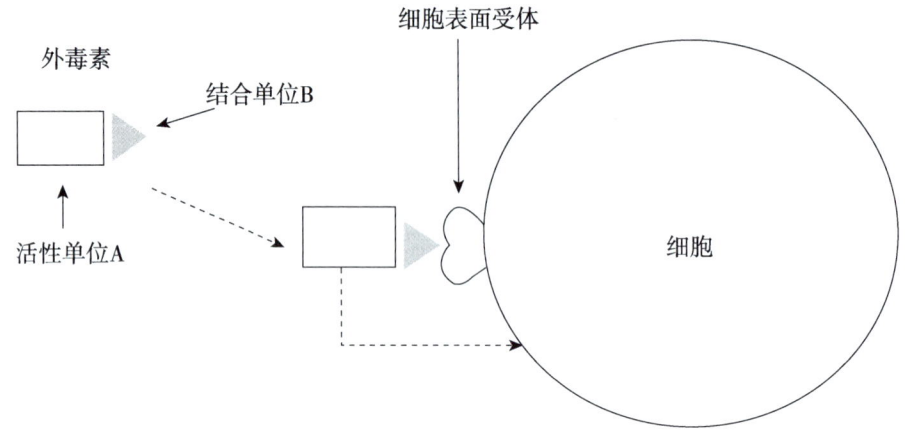

图 5-2　细菌外毒素的组成与作用

表5-2　外毒素的种类、作用机制和所致疾病

类型	产生细菌	外毒素	作用机制	所致疾病	症状与体征
神经毒素	破伤风梭菌	痉挛毒素	阻断正常抑制性神经冲动传递	破伤风	骨骼肌强直性痉挛
	肉毒梭菌	肉毒毒素	抑制胆碱能神经释放乙酰胆碱	肉毒中毒	肌肉松弛性麻痹
细胞毒素	白喉棒状杆菌	白喉毒素	抑制细胞蛋白质合成	白喉	肾上腺出血、心肌损伤、外周神经麻痹
	金黄色葡萄球菌	毒性休克综合征毒素1	增强对内毒素作用的敏感性	毒性休克综合征	发热、皮疹、休克
		表皮剥脱毒素	表皮与真皮脱离	烫伤样皮肤综合征	表皮剥脱性病变
	A 群链球菌	致热外毒素	破坏毛细血管内皮细胞	猩红热	猩红热皮疹
肠毒素	霍乱弧菌	肠毒素	激活肠黏膜腺苷环化酶，增高细胞内 cAMP 水平	霍乱	小肠上皮细胞内水分和钠离子大量丢失、腹泻、呕吐
	产毒型大肠埃希菌	肠毒素	不耐热肠毒素作用同霍乱肠毒素；耐热肠毒素使细胞内 cGMP 增高	腹泻	呕吐、腹泻
	产气荚膜梭菌	肠毒素	同霍乱肠毒素	食物中毒	呕吐为主、腹泻
	金黄色葡萄球菌	肠毒素	作用于呕吐中枢	食物中毒	呕吐、腹泻

外毒素的致病机制及方式有两类，一类是外毒素与特异性受体结合后的作用机制与方式：①通过信号传导系统，改变细胞内离子平衡，如耶尔森菌外毒素可使细胞内钠离子和水分大量丢失。②进入细胞质，抑制宿主细胞蛋白质合成导致细胞死亡，如白喉毒素、炭疽毒素等。③直接改变细胞膜结构，形成通道，导致细胞裂解，如金黄色葡萄球菌 α 溶血素。④直接由细菌的毒素破坏细胞，如链球菌溶血素、蜡样芽胞杆菌溶细胞素等。另一类是外毒素本身的固有性质的作用：①外毒素具有酶活性，如葡萄球菌 β 溶血素为磷脂酶 C，可分解胞膜上磷脂使细胞膜结构损害。②超抗原作用，一些外毒素分子属超抗原，金黄色葡萄球菌和链球菌的超抗原毒素就与一些原发性皮肤病和自身免疫性疾病密切相关（详见本节细菌超抗原内容），如葡萄球菌毒性休克综合征、链球菌所致风湿热、风湿性和类风湿性关节炎、肾小球肾炎、多发性硬化症及牛皮癣等。

（2）内毒素：内毒素是革兰氏阴性细菌细胞壁中的脂多糖（lipopolysaccharide，LPS）组分，只有当菌体裂解（细菌死亡或人工破坏）后才释放出来。螺旋体、衣原体、支原体、立克次体亦有类似的 LPS，具有内毒素活性。内毒素是革兰氏阴性病原菌的主要毒力物质，其分子量大于 10 万，分子结构由 O 特异性多糖、非特异核心多糖和脂质 A 三部分组成（图 5-3），脂质 A 是内毒素的主要毒性成分。不同革兰氏阴性菌脂质 A 结构虽有差异，但基本相似，所以引起的毒性作用大致相同。

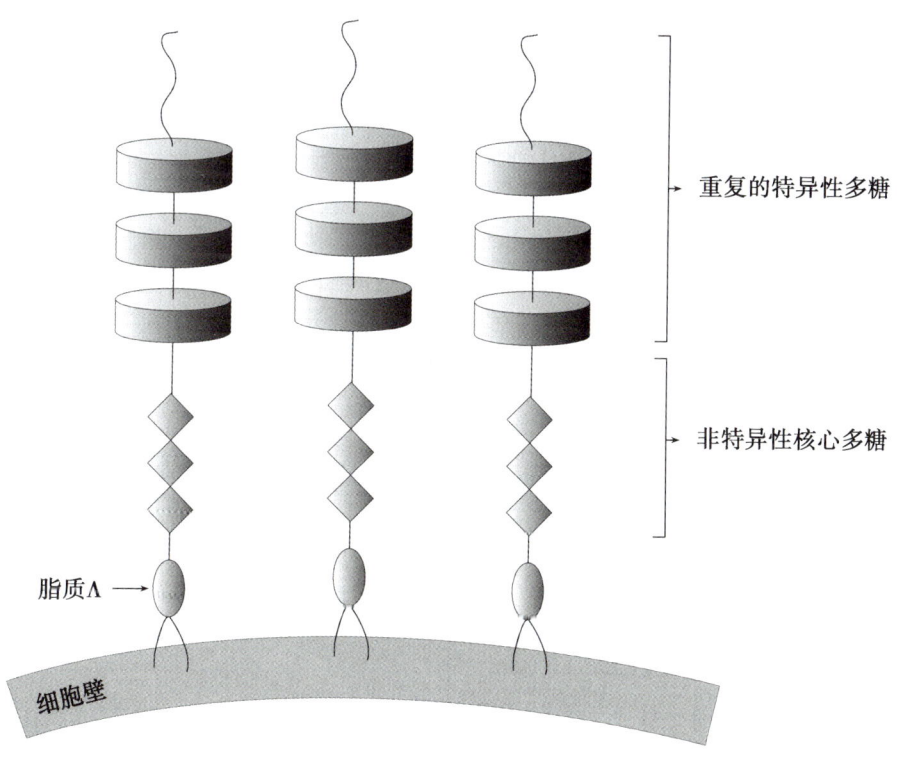

图 5-3　革兰氏阴性菌细胞壁内毒素结构

内毒素的特点：①革兰氏阴性细菌产生；②化学本质是 LPS；③对理化因素稳定，160℃ 2～4 小时才被破坏，或用强酸、强碱、强氧化剂处理 30 分钟才能灭活；④不能用甲醛液脱毒成为类毒素；⑤免疫原性较弱，注射机体可产生相应抗体，但中和作用较差；⑥毒性作用相对较弱且对组织无选择性。

内毒素的生物学作用：①发热反应：微量（1～5 ng/kg）内毒素就能引起健康人体温上升。其致热反应（pyrogenicity）机制是 LPS 激活巨噬细胞、血管内皮细胞等，使之产生 IL-1、

TNF-α 及 IL-6 等细胞因子。这些细胞因子是内源性致热原（endogenous pyrogen），它们能作用于宿主下丘脑体温调节中枢，促使体温升高。②白细胞数量变化：当 LPS 进入血液循环后，血液白细胞数骤减。1~2 小时后，LPS 诱生的中性粒细胞释放因子刺激骨髓释放中性粒细胞进入血液，使其数量显著增加，并有核左移现象。只有伤寒沙门菌内毒素例外，血液中白细胞总数始终减少，机制不明。③内毒素血症与内毒素性休克：在病灶内或血液中病原菌释放大量内毒素入血，或者输入大量内毒素污染液体时，机体出现内毒素血症，严重时可引起内毒素休克。主要是 LPS 诱生大量 TNF-α、IL-1 和组胺、前列腺素及激肽等血管活性介质，使全身小血管舒缩功能紊乱，出现血液循环障碍，表现为血压降低，有效循环量减少，组织器官毛细血管灌注不足，缺氧、酸中毒等，严重者可出现以微循环衰竭和低血压为特征的内毒素休克。④ Shwartzman 现象与弥散性血管内凝血（disseminated intravascular coagulation，DIC）：Shwartzman 现象是观察内毒素致病作用时动物出现的反应。在家兔皮内注射革兰氏阴性菌培养滤液（含 LPS），8~24 小时后静脉再注同一种或另一种革兰氏阴性菌的培养滤液，10 小时后发现在第一次注射的局部皮肤呈现出血和坏死的局部反应，是局部 Shwartzman 现象。若两次均静脉注射休克剂量滤液，则动物两侧肾上腺皮质坏死，全身广泛出血，最终死亡，此为全身性 Shwartzman 现象。小量 LPS 可对宿主产生有益的炎性反应，但大量释放的内毒素刺激免疫细胞产生过量细胞因子，能活化凝血系统，诱发 DIC，导致内毒素休克甚至死亡。在人类严重革兰氏阴性菌感染中常出现 DIC，其病理变化与动物全身性 Shwartzman 现象相同。

内毒素的致病机制复杂，主要与细胞因子及补体的协同作用密切相关。LPS 并不直接损伤组织细胞，而是通过激活体内免疫细胞、内皮细胞和黏膜细胞的某些特定功能，诱导产生细胞因子、炎性因子和生物活性因子，引起局部及全身性病理生理反应。LPS 可与机体内的靶细胞结合，结合方式有两种：①与脂质 A 受体特异性结合，LPS 有多种膜受体，如 CD14 分子，LPS 与其结合进而激活免疫细胞、上皮及内皮细胞膜上的 Toll 样受体（toll-like receptor，TLR），开启跨膜信号传导，激活核转录因子 NF-κB，启动下游免疫、炎症、凋亡等相关的基因转录，表达 IL-1、IL-6、TNF-α 及趋化因子等，产生一系列生物学效应。②非特异性结合细胞膜磷脂，脂质 A 通过亲脂性疏水作用与之结合，通过改变细胞膜的完整性、流动性、通透性、传导性及膜电位等，使细胞膜形态、结构及功能发生改变，进而产生病理性变化（图 5-4）。

细菌毒素对机体并非只有致病作用，在一定条件下也有积极作用。业已证实，应用低剂量 LPS 可提高机体非特异性抵抗力，有增强抗感染免疫、抗肿瘤免疫、网状内皮系统功能和增加佐剂活性的作用，其作用机制可能与激活一系列免疫细胞及体液免疫系统有关。细菌外毒素在

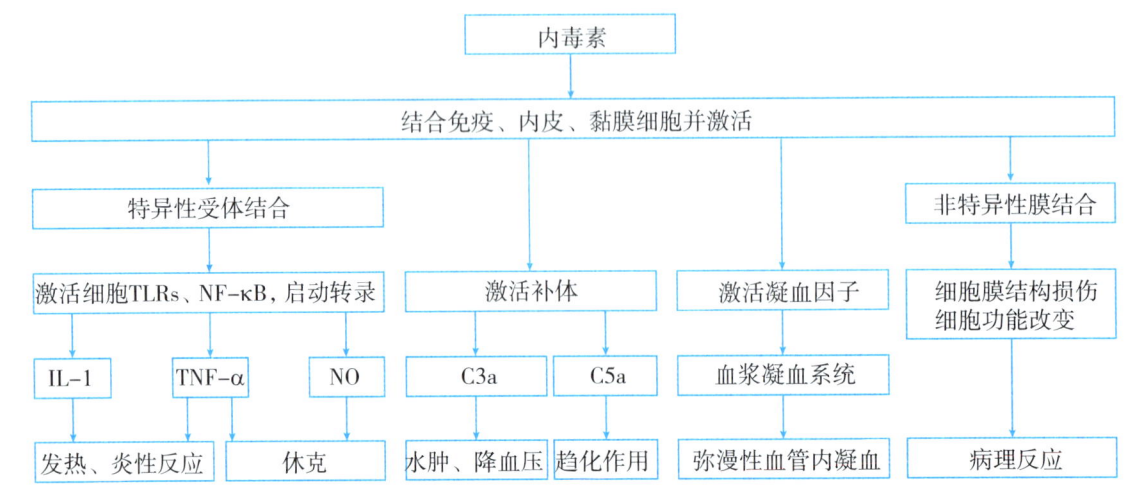

图 5-4　细菌内毒素的生物学作用

医药上的应用更受重视：①把外毒素与单克隆抗体连接，制备免疫毒素和重组毒素作为导向药物治疗肿瘤。②外毒素是强力丝裂原，有刺激多种细胞因子产生的作用。利用外毒素这一特性，可作为免疫调节剂用于增强宿主抵抗力。③有些外毒素如肉毒毒素可作为药物应用，肉毒毒素可直接治疗功能性失明的眼肌痉挛及内斜视，临床治疗效果较为理想。

细菌外毒素与内毒素的主要区别见表 5-3。

表5-3　外毒素与内毒素的主要区别

区别要点	外毒素	内毒素
来源	革兰氏阳性菌与部分革兰氏阴性菌	革兰氏阴性菌
存在部位	由活菌分泌到菌体外，少数是细菌崩解后释出	细胞壁组分，细菌裂解后释出
化学成分	蛋白质	脂多糖
编码基因	染色体基因、质粒或前噬菌体基因	染色体基因
稳定性	60～80℃，30 分钟被破坏	160℃，2～4 小时才被破坏
作用方式	与细胞的特异受体结合	刺激宿主细胞分泌细胞因子、血管活性物质
毒性作用	强，对组织器官有选择性毒害效应，引起特殊临床表现	较弱，各菌的毒性效应大致相同，引起发热、白细胞增多、微循环障碍、休克、DIC 等
抗原性	强，刺激机体产生抗毒素；甲醛液处理脱毒形成类毒素	弱，刺激机体产生的中和抗体作用弱；甲醛液处理不形成类毒素

（二）细菌侵入的数量

病原菌除了必须有一定毒力物质外，还需有足够数量，才能导致感染的发生。侵入宿主菌量的多少，取决于致病菌毒力强弱和宿主免疫力的高低。细菌毒力越强，引起感染所需菌量越小；反之则需菌量越大。例如毒力强的鼠疫耶尔森菌，在无特异性免疫力的机体中，有数个细菌侵入即可发生感染；而毒力弱的某些沙门菌，多需摄入数亿个细菌才能引起急性胃肠炎。

（三）细菌侵入的部位

具有一定毒力物质和足够数量的致病菌，必须侵入易感机体的适宜部位才能引起感染。如破伤风梭菌的芽胞进入深部创伤，在厌氧环境下才能出芽；脑膜炎奈瑟菌经呼吸道吸入；伤寒沙门菌必须经口进入等。也有一些致病菌的适宜入侵部位不止一种，例如结核分枝杆菌对呼吸道、消化道、皮肤创伤等部位均可造成感染。不同致病菌的特定侵入部位不同，这与其所需的特定生长繁殖微环境有关。

（四）其他影响因素

病原菌致病机制除与毒力强弱、侵入机体细菌量和入侵部位是否合适三大因素有关外，细菌毒力的基因调控、免疫病理作用、环境因素、细菌超抗原和体内诱生抗原等因素也能影响其感染致病。

1. 毒力的基因调控　所有细菌的毒力因子（包括侵袭性毒力物质和毒素）均受遗传控制。病原菌的毒力基因可存在于染色体、质粒、转座子或前噬菌体中，亦可在不同株、不同菌种间自行发生转移。病原菌的毒力基因具有特定结构，除结构基因外，还有邻近的调控基因序列，在调控基因及结构基因两端还有重复序列。重复序列不编码蛋白质但具有插入活性。这种决定细菌毒力、可移动的特定 DNA 序列称为致病岛（pathogenicity island），也称毒力岛。致病岛多见于决定侵袭力和外毒素的基因，其能通过某种方式完整地转移到无毒的菌株，使其成为毒力菌株。病原菌也可通过基因突变及基因重排等机制改变毒力物质的组成和抗原性，逃避宿主免疫，增强自身毒力。

2. 细菌的免疫病理作用　细菌产生的没有直接毒性的抗原物质,可通过诱导机体的免疫应答,发生超敏反应引起组织细胞的免疫病理损伤,最终导致疾病。如 A 群乙型溶血性链球菌在感染的同时或感染康复后诱发Ⅲ型超敏反应,免疫复合物沉积在血管基底膜,损伤宿主正常组织器官的结构和生理功能,可引起急性风湿热、急性肾小球肾炎和风湿性心脏病。结核分枝杆菌引起的结核病理改变,也与Ⅳ型超敏反应密切相关。细菌的免疫病理作用的产生与宿主和病原菌的相互作用有关,宿主的遗传因素和免疫状态起着重要作用。

3. 环境因素　病原菌的感染和致病机制除涉及宿主和病原菌两个方面外,环境因素也对感染有一定影响作用。自然因素包括气候、季节、温度和地理条件等可影响感染的发生和发展。如自然疫源性传染病和人兽共患传染病的发生和流行,就充分说明环境因素的重要性。环境因素还包括社会因素,如战争、灾荒、生活水平和生活条件等,在感染和疾病的流行中也起着很大作用。

4. 细菌超抗原(superantigen)　超抗原是某些细菌产生的一类高活性蛋白质分子,与普通抗原不同,具有超强能力刺激淋巴细胞增殖和刺激产生过量 T 细胞及细胞因子,其特点为:①抗原在体内可不经抗原递呈细胞处理,便能以高亲和力与 MHC Ⅱ类分子结合;②不受 MHC 限制;③一个超抗原分子能以不同部位同时与多个 T 细胞的 TCR 和 APC 的 MHC Ⅱ类分子结合,只需极低浓度超抗原就能够活化大量 T 细胞,释放大量的 IFN-γ、IL-2 等细胞因子,激起机体免疫应答。超抗原能引起一些急性和慢性疾病,有的引起自身免疫性疾病(如类风湿关节炎,多发性硬化症)。金黄色葡萄球菌毒性休克综合征毒素 1、链球菌的 M 蛋白都是超抗原毒素,它们与一些原发性皮肤病和自身免疫性疾病密切相关。

5. 细菌的体内诱生抗原(in vivo induced antigen)　一些细菌基因组中存在体外培养不表达,只在感染宿主后受到诱导才表达的基因,称为体内诱导基因(in vivo induced gene,IVIG),其表达的抗原称为体内诱生抗原。研究发现,一些体内诱生抗原与细菌的致病性相关。

三、细菌的感染源与传播途径

(一) 感染源

引起机体感染的致病菌来源有两大类:外源性感染(exogenous infection)和内源性感染(endogenous infection)。

1. 外源性感染　病原菌来自宿主机体以外的环境,传染源主要是:①患者:患者感染后从潜伏期一直到病后恢复期这段时间内,均有可能将致病菌排出污染外环境或通过接触传播给周围正常人。②带菌者(carrier):携带有病原菌但由于机体免疫力与病原菌致病性处于平衡状态,而不表现临床症状的人,在一定时间内可持续排菌。带菌者不易被发觉,其危害性高于患者,是重要的传染源。③患病及带菌动物:某些细菌可引起人兽共患病,病畜或野外带菌动物的病原菌可传染给人,例如炭疽杆菌、布鲁菌和鼠疫耶尔森菌等。对患者,带菌者和患病动物应早期诊断,尽早采取治疗、隔离和预防等措施,这在控制外源性感染,消灭传染病的流行方面有重要意义。

2. 内源性感染　主要指来自患者自身体内或体表的细菌引起的感染,又称为自身感染。这类感染的病原菌大多为正常菌群内的细菌,当某些条件改变时,一些条件致病菌引起感染并致病。内源性感染也包括原发感染后少数病原菌潜伏下来而后又重新感染的现象,如结核分枝杆菌。内源性感染具有条件依赖性,是医院感染的一种常见现象,已成为临床细菌感染中的常见病、多发病。

3. 医院感染　患者或医务人员在医院环境内发生的感染通称为医院感染(nosocomial infection)。其感染来源有:①交叉感染,由医院内患者或医务人员直接或间接传播引起的感染。②自身感染,由患者体内细菌引起,属内源性感染。③环境感染,在医院环境内,因吸入污染的空气、接触到受污染的医院内设施而获得的感染。医院内各种患者聚集，感染机会大，患者抵抗力降低增加了易感性。致病菌可以是通常致病菌，也可是条件致病菌，大多具有耐药性，它们造成的感染流行和二重感染已成为医院感染的重要问题。

(二) 感染途径

病原微生物固有的生物学特性决定了其感染途径和入侵宿主的部位。不同病原菌的生物学特性不同，它们通过不同途径入侵机体，在相对适应的系统和器官寄居、生长、繁殖并引起疾病。一种病原菌可能通过多种途径感染机体，多种病原菌亦可经同一途径侵入机体，但通常每种病原菌都有相对固定的主要感染途径，这与病原菌生物学特性和侵入部位的微环境有关。了解病原菌感染途径，在病原菌鉴别诊断，指导临床用药和进行预防方面有重要意义。

1. 病原菌传播方式 主要包括：①直接方式，如吸入、食入病原菌。②间接方式，通过接触环境污染物或器具。③媒介方式，动物或昆虫叮咬，如鼠疫、斑疹伤寒的病原体。

2. 感染途径 病原菌经不同途径（表5-4）感染机体后出现两种情况：有的一般只在皮肤、黏膜表面引起感染，不进入组织内部；另有一些则先在局部引起轻微感染，再侵入皮肤、黏膜以及其他组织引起感染。任何皮肤、黏膜的创伤和破损，均可使病原菌通过人体皮肤、黏膜这一天然屏障，侵入机体在局部生长繁殖并致病，也可经体液扩散到机体其他部位引起感染。

表5-4 病原菌感染途径

途径	方式	疾病举例
呼吸道感染	气溶胶、飞沫方式吸入	肺结核、白喉、百日咳等
消化道感染	粪-口方式，食入、喝入	伤寒、痢疾、食物中毒等
泌尿生殖道感染	性接触，血液或黏膜损伤	淋病、梅毒等
创伤性感染	皮肤、黏膜创伤、破损	皮肤化脓感染、破伤风等
经血感染	输血、注射、针刺	细菌败血症
媒介昆虫感染	密切接触、叮咬	鼠疫，沙门菌病
多途径感染	消化道、呼吸道、创伤等	结核及炭疽芽胞杆菌感染疾病

四、感染类型

感染的发生、发展与结局，是病原菌与宿主在一定条件下相互作用的复杂过程。依据病原菌和宿主力量的对比和临床表现，可把感染分为不同类型：不感染、隐性感染 (inapparent infection)、潜伏感染 (latent infection)、显性感染 (apparent infection) 和带菌状态 (carrie state) 五种类型（表5-5）。

(一) 不感染

当侵入的病原菌数量不足，毒力很弱，入侵部位不适当或宿主具有高度免疫力时，病原菌迅速被机体免疫系统消灭，不发生感染。

(二) 隐性感染

当侵入的病原菌数量不多，毒力较弱，宿主抗感染免疫力较强时，虽发生感染但对机体损害较轻，不出现或出现不明显的临床症状，称为隐性感染或亚临床感染 (subclinical infection)。隐性感染后，机体可获得足够特异免疫力，能抵御同种致病菌的再次感染。一般在一次传染病流行中，90% 以上感染人群为隐性感染。结核、白喉、伤寒等常有隐性感染。

(三) 潜伏感染

致病菌与机体相互作用过程中暂时处于平衡状态时，病原菌长期潜伏在病灶内或某些特殊组织中，一般不出现在血液、分泌物或排泄物中。一旦机体免疫力下降，潜伏的病原菌就大量繁殖而引起疾病，如结核分枝杆菌的潜伏感染。

表5-5 病原菌的感染类型

感染类型	病原菌毒力	宿主抗感染免疫	临床症状
带菌状态	显性感染后病原菌没被全消灭与免疫力短暂平衡		症状轻或不明显
不感染	菌数少，毒力很弱，部位不合适	高强度	无症状
隐性感染	菌数少，毒力弱	强	不出现或很弱
潜伏感染	致病性与抗感染免疫力平衡		长期潜伏症灶，症轻
显性感染	数量多，毒力强	弱	有症状，结构功能损害
急性感染			发病急，病程短，数日-数月
慢性感染			发病慢，病程长，数年
局部感染	局限在一定部位		疖、痈
全身感染	扩散全身		多种多样，各种毒菌血症

（四）显性感染

当入侵病原菌数量大、毒力强，而宿主抗感染免疫力较弱时，机体组织细胞受到不同程度损害，生理功能紊乱，出现一系列临床症状和体征，称为显性感染。具有传染性的病原菌引起的显性感染称为传染病（infectious disease）。由于致病菌的毒力、宿主免疫力的差异以及两者相互作用的复杂关系，显性感染按临床病情和感染部位可分为不同模式。

按病情缓急分为：

1. 急性感染（acute infection） 发病急，病程短，只有数日至数周。病愈后病原菌多从宿主体内消失，如霍乱弧菌、脑膜炎奈瑟菌感染等。

2. 慢性感染（chronic infection） 发病慢，病程长，常持续数月至数年。少数胞内寄生菌如结核分枝杆菌、麻风分枝杆菌及布鲁菌等，通常引起慢性感染。

临床上按感染发生部位与性质不同又分为：

1. 局部感染（local infection） 入侵的病原菌只局限在宿主一定部位生长繁殖，引起局部病变的感染类型，如化脓性球菌所致的疖、痈等。

2. 全身感染（generalized infection，systemic infection） 感染发生后，病原菌或其毒性代谢产物向全身扩散，引起全身性症状。全身感染在临床上常见下列几种情况：

（1）毒血症（toxemia）：病原菌侵入宿主体内后只在机体局部生长繁殖，细菌不进入血流，但其产生的外毒素进入血循环，达到易感靶器官，引起组织损害，产生特殊的毒性症状。例如白喉、破伤风等。

（2）菌血症（bacteremia）：病原菌由局部侵入血流，但未在其中生长繁殖，只是短暂的一过性，经血液循环到达体内适宜部位再繁殖致病。如伤寒早期的菌血症，临床症状轻微。

（3）败血症（septicemia）：病原菌侵入血流后，在其中大量繁殖并产生毒性产物，引起严重全身中毒症状，例如高热、皮肤和黏膜瘀斑、肝大、脾大等。革兰氏阳性菌和革兰氏阴性菌均可引起败血症，如鼠疫耶氏菌、炭疽芽胞杆菌等。

（4）脓毒血症（pyemia）：化脓性细菌侵入血流后，在其中大量繁殖，通过血流扩散到机体其他组织或器官，产生新的化脓性病灶。如金黄色葡萄球菌的脓毒血症，常导致多发性肝脓肿、皮下脓肿、肺脓肿和肾脓肿。

(5) 内毒素血症（endotoxemia）：革兰氏阴性菌侵入血流，并在其中大量繁殖、死亡崩解后释放出大量内毒素，或由病灶内大量革兰氏阴性细菌死亡，释放内毒素入血所致。症状因血中内毒素量的不同而异，轻则只有发热，重则可有DIC、休克甚至死亡。例如小儿急性中毒性细菌性痢疾。

上述全身性感染，除菌血症外临床表现都很严重，危害性极大。

（五）带菌状态

机体在显性感染或隐性感染后，由于病原菌未被消灭而在体内继续存在一定时间，与机体免疫力处于相对平衡状态，称为带菌状态，处于带菌状态的宿主称为带菌者。例如伤寒、白喉等病后常出现带菌状态。带菌者没有临床症状，但常间歇排出病原菌，是感染性疾病中重要的传染源。

（王国庆）

第二节　病毒的感染与致病机制

病毒通过不同传播途径侵入人体，并在人体细胞中增殖的过程称为病毒感染（viral infection）。病毒感染的实质是病毒与宿主细胞之间、病毒与机体之间相互作用的过程，病毒感染常因病毒种类、机体状态不同而产生轻重不一的损伤，病毒感染引起的临床症状即为病毒性疾病（viral disease）。病毒性疾病与病毒感染是两个相关但又不同的概念。病毒性疾病是病毒感染的结果。

病毒感染的结果取决于病毒、机体及其他影响两者相互作用的因素。病毒因素包括病毒的种类与毒力、数量、感染途径等。机体则与遗传背景、个体健康状况、年龄、免疫状态及生长发育情况等因素相关。因此，不同个体感染同种病毒，其结果各异，甚至同一个个体在不同时间感染同种病毒，也会出现不同的结局。病毒引起人机体感染和疾病的能力称为病毒的致病作用，病毒的致病作用则表现为细胞和宿主两个水平。

一、病毒的传播途径

1. 侵入方式　病毒侵入机体的方式和途径决定感染的发生和发展，机体与外界相通的皮肤、口腔、鼻腔及泌尿生殖道等都是病毒入侵机体的门户。一般情况下，病毒主要通过破损的皮肤和黏膜（眼、呼吸道、消化道或泌尿生殖道）传播。在特定条件下，病毒可直接进入血循环感染机体，如输血、注射、器官移植、昆虫叮咬、动物咬伤等。人类病毒的感染途径及方式见表5-6。

表5-6　人类病毒的感染途径

感染途径	传播方式与媒介	病毒种类
呼吸道	空气、飞沫、痰、唾液	流感病毒、副黏病毒、鼻病毒、腺病毒、水痘-带状疱疹病毒等
消化道	污染的水或食物	脊髓灰质炎病毒和柯萨奇病毒等肠道病毒；轮状病毒、甲型肝炎病毒、戊型肝炎病毒等
眼及泌尿生殖道	直接或间接接触、游泳池、性交、毛巾等	人类免疫缺陷病毒、单纯疱疹病毒、乳头瘤病毒、巨细胞病毒、腺病毒8型等

续表

感染途径	传播方式与媒介	病毒种类
破损皮肤	吸血昆虫叮咬、狂犬、鼠类	乙型脑炎病毒、出血热病毒、狂犬病病毒
血液	输血、注射、外伤、器官移植	人类免疫缺陷病毒、乙型肝炎病毒、丙型肝炎病毒、巨细胞病毒等
胎盘、产道	宫内、分娩产道、哺乳	风疹病毒、人类免疫缺陷病毒、乙型肝炎病毒、丙型肝炎病毒、巨细胞病毒等

2. 传播途径 流行病学上将病毒在人群中的传播方式分为水平传播和垂直传播两类。水平传播（horizontal transmission）指病毒在人群中不同个体之间的传播（也包括由媒介、动物参与的传播），即人-人之间的传播和动物-人之间的传播，大多数病毒都是这种传播方式。主要通过呼吸道、消化道、皮肤黏膜或血液等途径进入人体，产生水平感染（horizontal infection）。水平传播的病毒感染率高，可迅速繁殖和在体内播散。垂直传播（vertical transmission）指存在母体的病毒经胎盘或产道由亲代传播给子代的方式，主要是孕妇发生病毒血症，或病毒与血细胞紧密结合造成子代的感染。此外，垂直传播也包括通过母亲哺乳或通过整合病毒基因的生殖细胞等传播方式。垂直传播是病毒感染的特点之一，主要发生在胎儿期、分娩过程和出生后的哺乳期。存在于母体的病毒可以经过胎盘-胎儿、产道-新生儿和母-婴哺乳途径，由亲代传播给子代。病毒经垂直传播方式引起胎儿或新生儿的感染，称垂直感染（vertical infection），也称先天性感染（congenital infection）。垂直感染是病毒常见的感染方式，但在其他种类微生物少见。已知有十余种病毒可引起垂直感染，其中以乙型肝炎病毒（hepatitis B virus，HBV）、丙型肝炎病毒（hepatitis C virus，HCV）、巨细胞病毒、人类免疫缺陷病毒（human immunodeficiency virus，HIV）和风疹病毒为多见。垂直感染可致死胎、流产、早产或先天畸形，子代也可没有任何症状或成为病毒携带者（图5-5）。垂直传播较难控制，应注意孕期和围生期保健，尤其是在妊娠3个月内。

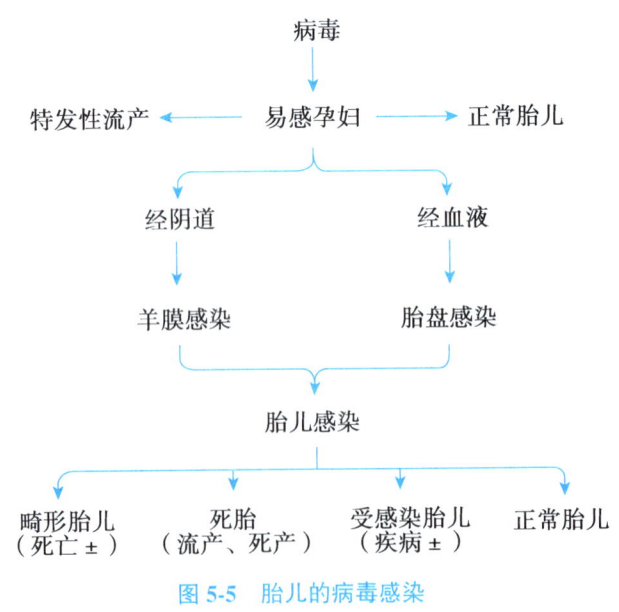

图 5-5 胎儿的病毒感染

3. 病毒的体内播散（viral spread or dissemination） 病毒侵入机体后，在宿主体内有不同方式和不同程度的传播，有些病毒仅在局部（如入侵部位）感染细胞、增殖并产生病变，其感染局限于同一个组织和器官，造成局部感染（local infection）或表面感染（superficial infection）。如鼻病毒仅在上呼吸道黏膜细胞内增殖，引起普通感冒；轮状病毒在肠黏膜细胞内增殖，导致腹泻。

当机体防御能力降低或病毒的毒力过强时，病毒由入侵部位经血流或神经系统向全身或到达远离入侵部位播散，造成全身感染（systemic infection）。病毒由局部向全身播散方式主要有：①血液播散：病毒局部增殖后侵入血液，经血流播散到其他部位，如麻疹病毒、脊髓灰质炎病毒等。病毒进入机体血液系统称病毒血症（viremia）。病毒先在入侵机体的局部及其所属淋巴结增殖，而后进入静脉引起第一次病毒血症。有的病毒引起第一次病毒血症后，如果病毒未受到中和抗体等的作用，则在肝、脾细胞内进一步增殖，再进入动脉引起第二次病毒血症，病毒播散全身到达靶器官并引起感染，各种病毒因其最终到达靶器官不同而表现出不同的临床症状。病毒也可通过接种、输血、注射、动物叮咬和外伤直接进入血液向全身播散。②经神经系统播散，嗜神经的病毒可通过感染部位的神经末梢侵入神经细胞并向远离入侵部位的中枢神经系统或全身播散，其所致疾病体现出沿神经移行的特点，如疱疹病毒、狂犬病病毒等。水痘-带状疱疹病毒在其原发感染水痘发生以后，即潜伏在脊髓后根神经节或脑神经的感觉神经节，再发时病毒沿感觉神经分布产生带状疱疹。各种病毒因其最终的靶器官不同而表现出不同的临床症状。

二、病毒感染类型

机体感染病毒后，机体和病毒的相互作用最终可表现出不同的临床类型。根据有无症状，可分为隐性感染（inapparent infection）和显性感染（apparent infection）。病毒感染一般呈"冰山现象"，即隐性感染者占绝大多数。

（一）隐性感染

病毒进入机体后，在宿主细胞内增殖但不引起临床症状的感染称为隐性感染，又称为亚临床感染（subclinical infection）。这可能与病毒的种类不同、毒力较弱、侵入数量少或机体免疫力较强有关，结果病毒在体内不能大量增殖，未造成组织细胞的损伤或对细胞和组织造成损伤不明显。有时病毒虽进入人体，但不能到达靶细胞，也不表现出明显临床症状。病毒隐性感染非常普遍，脊髓灰质炎病毒和流行性乙型脑炎病毒的大多数感染者为隐性感染，发病率只占感染者的0.1%。因其不出现临床症状，容易造成漏诊和误诊。

隐性感染患者可激活机体免疫系统产生抗病毒免疫，导致感染终止，但也有少数患者可一直携带病毒，机体免疫力无法将其清除，病毒仍可在体内增殖并向外界播散，成为重要的传染源。这种隐性感染者也叫病毒携带者（viral carrier），所以隐性感染在疾病流行控制上具有重要意义。

（二）显性感染

病毒显性感染指病毒进入机体，到达靶细胞后大量增殖，使细胞组织损伤，致使机体出现临床症状的感染类型，也称临床感染（clinical infection）。显性感染可表现在局部（如腮腺炎、单纯疱疹等），也可以是全身性的（如天花病毒、麻疹病毒等）。病毒显性感染按病毒在机体内感染过程、滞留的时间及临床症状出现早晚和持续时间长短，又分急性感染（acute infection）和持续感染（persistent infection）。

1. 急性感染 在急性感染中，机体感染病毒后，潜伏期短、发病急，病程数日或数周，对于大多数感染，宿主能在出现症状后的一段时间内将病毒彻底清除而进入恢复期，最后完全康复，恢复后机体内获得特异性免疫，不再存在病毒，因此急性感染又称病原消灭型感染，机体内特异性抗体可作为感染证据，例如流行性感冒、甲型肝炎等。但也有少数病毒的致病作用大大超过机体的免疫作用，加之病毒损害的器官又是生命的重要脏器，则机体常以死亡告终，如重症肝炎等。

2. 持续感染　某些病毒在机体内可持续存在数月、数年甚至数十年。可出现临床症状也可不出现临床症状，但体内病毒存在时间长，成为长期带毒者，不但是重要传染源，也可引起慢性进行性疾病。病毒持续感染是病毒感染的重要类型，其形成原因有病毒和机体两方面因素，是二者相互作用的结果：①机体免疫力低下，无力清除病毒；②病毒抗原性弱，机体难以产生免疫应答予以清除；③病毒存在于受保护部位或病毒发生突变，逃避宿主免疫作用；④病毒基因组整合于宿主基因组中，与细胞长期共存；⑤某些病毒在感染过程中产生缺陷干扰颗粒，干扰病毒增殖，影响病毒的感染过程，也形成持续性感染。

病毒持续感染随病毒不同其致病机制也有差异，临床表现多种多样，依据感染过程和临床表现，分为慢性感染、潜伏感染、慢发病毒感染三种类型。

（1）慢性感染（chronic infection）：经显性或隐性感染后，病毒未被完全清除，持续存在于机体血液或组织中，病毒不断排出体外，可被检测或分离培养。慢性病毒感染病程长达数月或数十年，患者临床症状轻微或为无症状病毒携带者，但会反复发作，迁延不愈，如乙型肝炎病毒等常形成慢性感染。

（2）潜伏感染（latent infection）：经急性或隐性感染后，病毒与机体处于平衡状态，病毒基因组潜伏在特定组织或细胞内，但不能产生有感染性的病毒体，也不出现临床症状，此时用常规方法不能分离出病毒，在机体免疫力下降的某些条件下（如劳累、辐射、内分泌功能失调和基础疾病等），若平衡被破坏，则病毒可被激活，增殖而出现临床症状，并可检测出病毒的存在。潜伏感染的特点是反复发作，病毒长期潜伏在体内，例如单纯疱疹病毒感染后，在三叉神经节中潜伏，此时机体无症状也无病毒排出，以后由于机体免疫功能下降或使用皮质激素时，潜伏的病毒被激活后，沿感觉神经到达皮肤，发生唇部单纯疱疹。

（3）慢发病毒感染（slow virus infection）：经显性或隐性感染后，病毒有很长潜伏期，此时机体无症状，一旦出现临床症状后，病程多呈慢性、进行性加重、常导致死亡。人类免疫缺陷病毒引起的获得性免疫缺陷综合征（acquired immunodeficiency syndrome，AIDS），从感染到出现严重临床症状要经过数年时间，是典型的慢发病毒感染过程。极少数得过麻疹的儿童在青春期出现亚急性硬化性全脑炎（subacute sclerosing panencephalitis，SSPE）的并发症，可能是由于麻疹病毒感染过程中形成了缺陷病毒颗粒所致，也被认为是慢发病毒感染。近来研究显示一些病因未知疾病如多发性硬化症、动脉硬化症和糖尿病等可能也与慢发病毒感染有关。

病毒感染的不同类型是病毒感染在机体整体水平上的表现，其感染的过程和结局取决于病毒和机体间的相互作用，病毒毒力、嗜细胞组织特性、机体遗传特性及天然和获得性免疫应答均可影响感染的类型、进程和结局。

三、病毒的致病机制

病毒侵入机体后，首先进入易感细胞并在细胞中增殖，进而对宿主产生致病作用。病毒能否感染机体以及能否引起疾病，取决于病毒致病性和宿主免疫力两方面因素。病毒致病性（pathogenecity）是指病毒感染特定宿主并引起疾病的能力，是定性的概念。致病性用毒力（virulence）量化，毒力反映病原体引起宿主产生症状和病理变化的强弱。例如，流感病毒可感染人群并引起症状，具有致病性，但同是流感病毒，其不同毒株的毒力强弱不同，造成的流行规模也不同。病毒的致病作用是从入侵细胞开始，并扩延到多数细胞，最终导致组织器官的损伤、功能障碍。显然，病毒致病作用表现在细胞和机体两个水平上，包括（图5-6）病毒对宿主细胞的直接致病作用，以及病毒感染诱发机体的免疫应答而导致的免疫病理损伤。

（一）病毒感染对宿主细胞的作用

病毒具有严格的细胞内寄生特性，其致病的基础是病毒在细胞中增殖而导致宿主细胞结构

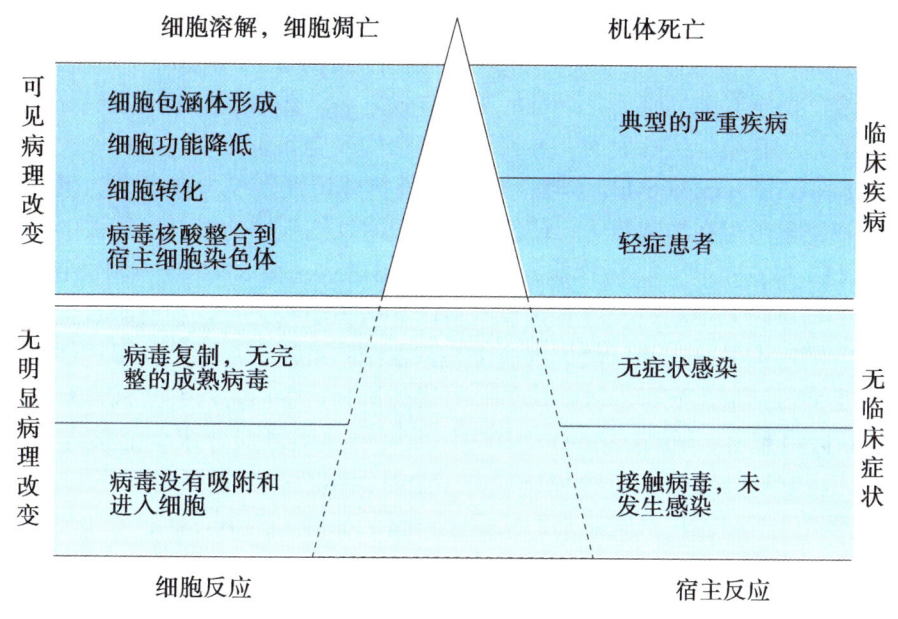

图 5-6 急性病毒感染时细胞和宿主的反应

受损和功能障碍。病毒对细胞的致病作用又包含来自病毒的直接损伤和机体免疫病理反应两个方面的因素。对细胞水平病毒感染的分析,主要通过病毒接种培养细胞后,观察细胞形态学、新陈代谢功能和抗原性变化,也可对机体病理组织进行超微结构检查。采用分子生物学技术,对病毒基因组的改变和在宿主细胞中存在状态进行研究,为从分子水平上阐明病毒与细胞相互作用及病毒致病机制提供了可能。细胞被病毒感染后,由于病毒和宿主细胞相互作用的结果不同,表现形式多样。除进入非容许细胞后产生顿挫感染而终止感染过程外,在容许细胞中可表现为溶细胞感染、稳定状态感染、细胞凋亡、细胞增殖和转化、病毒基因组整合、包涵体形成等。

1. 溶细胞型感染(cytolytic infection) 病毒在宿主细胞内增殖成熟后短时间大量释放子代病毒,造成细胞破坏而死亡,也称为病毒的杀细胞效应(cytocidal effect)。主要见于无包膜、杀伤性强的病毒,多数引起急性感染,如脊髓灰质炎病毒、腺病毒等。溶细胞型感染的主要机制:①阻断细胞大分子合成:病毒编码早期蛋白(酶类等)通过各种途径抑制、阻断(或降解)细胞核酸的复制、转录和蛋白质合成,使细胞新陈代谢功能紊乱,造成细胞病变与死亡;②细胞溶酶体结构和通透性的改变:病毒感染导致溶酶体膜通透性增加或破坏,溶酶体中的酶类释放致细胞自溶;③细胞表面抗原改变:病毒抗原成分也可插入细胞膜表面,引起细胞膜抗原改变,造成细胞融合,或引起免疫性细胞损伤;④病毒产生的毒性蛋白对细胞的毒性作用:某些病毒的毒性蛋白具有直接杀伤宿主细胞的作用,如腺病毒表面的蛋白纤维突起,即有毒性作用;⑤细胞病变效应(cytopathic effect,CPE):病毒感染、复制过程中可导致细胞器的损伤,包括核、内质网、线粒体等,常使细胞出现浑浊、肿胀、团缩等改变。体外组织培养时,具有杀细胞效应的病毒感染的细胞可见到细胞变圆、聚集、融合、裂解或脱落等现象,称为病毒的致细胞病变效应。一般病毒在体外引起的 CPE 与其在体内感染产生细胞损伤作用一致。溶细胞型感染是较为严重的类型,当靶器官的细胞破坏到一定程度时,机体就出现典型的症状。如果发生在重要器官,如中枢神经系统,可导致严重后果,甚至造成严重后遗症或死亡。

2. 稳定状态感染(steady state infection) 某些病毒(多为有包膜病毒)在宿主细胞内增殖过程中,对细胞代谢、溶酶体膜影响不大,以出芽方式释放病毒,其过程缓慢、病变较轻、短时间也不会引起细胞溶解和死亡,称为病毒的稳定状态感染,如流感病毒、疱疹病毒等。病毒的稳定状态感染最终也会导致细胞破坏和死亡,原因是:①细胞融合:病毒产生的蛋白酶以及细胞溶酶体受损释放的水解酶能损伤、改变感染细胞膜成分，导致感染细胞与邻近细胞融合，形成多核巨细胞或合胞体，如麻疹病毒在体内可形成华新（Warthin）多核巨细胞。病毒可借助细胞融合扩散至其他细胞，是病毒的扩散方式之一。②细胞膜上抗原成分改变：病毒基因编码的蛋白表达于感染细胞的表面，导致细胞膜结构改变和表面表达新抗原，被机体细胞毒性 T 细胞（cytotoxic T lymphocyte，CTL）或特异性抗体识别，成为被攻击的靶细胞。例如流感病毒表达的血凝素出现在细胞膜上，使细胞具有吸附红细胞的功能，也能被中和抗体作用。

3．细胞凋亡（apoptosis） 疱疹病毒科、正黏病毒科、小 RNA 病毒科、逆转录病毒科、细小病毒科等的病毒感染细胞后，可直接或间接诱导宿主细胞凋亡。细胞凋亡可造成宿主病理损伤，但也可限制病毒的复制和扩散，因而也是宿主细胞抵抗病毒感染的保护性反应。某些病毒（如丙型肝炎病毒、疱疹病毒、腺病毒等）可表达抗凋亡蛋白，有利于病毒自身的复制。

4．病毒基因组整合（integration） 有些病毒可将基因组部分或全部整合到宿主细胞染色体 DNA 中。病毒基因组整合有两种方式：①全基因组整合：逆转录病毒如 HIV 在复制过程中，先将基因组 RNA 逆转录成互补 DNA（complementary DNA，cDNA），再合成 DNA 双链，然后整合至细胞染色体中，成为前病毒（provirus）。②失常式整合（aberration）：病毒的部分基因组 DNA 随机整合至细胞染色体中，整合的病毒 DNA 可随细胞分裂而带入子代细胞中，但不出现病毒颗粒，多见于 DNA 病毒，如人乳头瘤病毒（human papillomavirus，HPV）。病毒 DNA 的整合可能造成宿主细胞基因组损伤，例如整合处基因的失活、附近基因的激活等。有些整合的病毒基因仍有编码功能，可表达出对细胞有特殊作用的蛋白质，如猴病毒 40 型（SV40）整合片段编码 T 抗原，可导致细胞发生转化和恶性增殖，诱发肿瘤形成。

5．细胞的增殖与转化 有少数病毒感染后可促进宿主细胞的增殖，并使细胞形态发生变化，失去细胞间接触性抑制而成堆生长，这些细胞生物学行为的改变被称为细胞转化（cell transformation）。单纯疱疹病毒、巨细胞病毒、EB 病毒（Epstein-Barr virus）、人乳头瘤病毒、腺病毒的某些型别均能转化体外培养细胞，这些病毒都有致瘤潜能。被病毒转化的细胞多具有旺盛的生长力，易于连续传代，细胞表面可出现新抗原，而且多数细胞染色体中整合有病毒 DNA，部分被转化的细胞移植到动物可形成肿瘤。

6．包涵体的形成 细胞被病毒感染后，在细胞质或细胞核内出现光镜下可见嗜酸性或嗜碱性、圆形或椭圆形、大小和数量不一的斑块状结构，称为包涵体（inclusion body）。病毒包涵体由病毒颗粒或未装配的病毒成分组成，也可以是病毒增殖留下的细胞反应痕迹。包涵体可破坏细胞的正常结构和功能，有时引起细胞死亡。不同病毒包涵体在细胞内位置、形状以及着色具有不同的特征，具有病原学诊断价值，因此，临床上可通过检查包涵体作为某些病毒感染的辅助诊断。如狂犬病毒感染的大脑海马回锥体细胞质内出现嗜酸性包涵体，称内基小体（Negri body）。

（二）病毒感染对机体的致病作用

病毒感染造成的宿主细胞结构与功能的改变会随着病毒增殖扩散到其他细胞，可导致组织器官以及机体的损伤。病毒在感染的过程中，病毒通过与机体的免疫系统相互作用，诱发机体的免疫病理损伤也是重要的病毒致病机制之一，尤其是持续性病毒感染及病毒感染诱导的自身免疫性疾病。有些病毒还可直接破坏机体免疫功能。

1．病毒对组织器官的亲嗜性与组织器官的损伤 病毒感染侵犯的靶器官不同，会导致不同的临床症状。病毒侵入机体感染细胞具有一定的选择性，即病毒对机体某些种类的细胞易感，并在一定种类细胞内寄生，称为病毒对组织的亲嗜性。病毒亲嗜性的基础主要是该组织器官的细胞有病毒受体，并具有病毒增殖的条件。例如，流感病毒和鼻病毒对呼吸道黏膜有亲嗜性，脑炎病毒和脊髓灰质炎病毒对神经组织有亲嗜性，肝炎病毒对肝组织有亲嗜性。病毒的组织器官亲嗜性造成了对特定组织器官的损伤，也是形成临床上不同系统疾病的原因。

病毒感染细胞造成细胞结构和功能损伤，进而扩展到一定组织和器官损伤和功能障碍。病毒感染的过程，即病毒增殖及释放出病毒编码的毒性蛋白均可造成组织器官炎性反应。与细菌性感染不同，病毒感染的炎性细胞主要是单核细胞。

2. 免疫病理损伤 病毒具有很强的抗原性，通过与机体的相互作用，诱发机体的免疫应答，产生免疫病理损伤导致疾病，在病毒感染的致病机制中占有重要地位，特别是病毒持续感染如病毒性肝炎。病毒感染细胞后还会出现自身抗原，机体免疫应答所产生的超敏反应和炎症反应是主要的病理反应。

（1）体液免疫病理作用：主要是抗体介导的Ⅱ型、Ⅲ型超敏反应。病毒的组成性抗原多具良好的抗原性，能够引起机体的免疫应答。许多病毒（特别是有包膜病毒）能诱发细胞表面出现新抗原，当特异抗体与这些抗原结合后，激活补体并引起感染细胞的破坏（Ⅱ型超敏反应），例如登革热病毒在体内与相应抗体在红细胞和血小板表面结合，激活补体，导致血细胞和血小板破坏，出现出血和休克综合征。抗原抗体结合的复合物也可引起Ⅲ型超敏反应。有些病毒抗原与相应抗体结合形成免疫复合物，可长期存在于血液中，当这种免疫复合物沉积在某些器官组织的膜表面时，激活补体并引起Ⅲ型变态反应，造成局部损伤和炎症。例如，免疫复合物沉积在肾小球毛细血管的基底膜上，造成肾损伤（蛋白尿、血尿），如乙型肝炎病毒可引起相关肾炎，有症状者常表现为血尿、蛋白尿等。免疫复合物沉积在关节滑膜上导致关节炎，如慢性病毒性肝炎患者常出现关节症状等。免疫复合物沉积于肺部，则引起细支气管炎和肺炎，如婴儿呼吸道合胞病毒感染。免疫复合物沉积于血管壁，则可因激活补体导致血管通透性增高，而引起出血和休克，如登革病毒感染。

（2）细胞免疫病理作用：细胞免疫在其发挥抗病毒感染的同时，特异性 CTL 也会对病毒感染细胞（出现了新抗原）造成损伤。病毒蛋白因与宿主细胞蛋白之间存在共同抗原性而导致自身免疫应答。对 700 种病毒的病毒蛋白进行序列分析和单克隆抗体分析表明，约 4% 与宿主蛋白有共同抗原决定簇。麻疹病毒引起的脑炎及乙肝病毒引起的慢性肝炎就有自身免疫性疾病的病理损伤因素。

在病毒感染早期，病毒所致细胞损伤，活性及毒性物质的释放等能引起机体的炎症反应，使机体产生全身症状。感染后期由免疫复合物、补体活化、$CD4^+$ T 细胞介导的复杂反应和感染细胞溶解等又引起机体局部组织器官严重损伤和炎症，属于Ⅳ型超敏反应。由于某些病毒可引起免疫病理损伤，因此临床治疗应慎用免疫功能增强剂。

（3）炎性细胞因子导致的病理损伤：病毒感染可引起免疫细胞释放大量的炎性细胞因子，如 INF-γ、TNF-α、IL-1 等，导致代谢紊乱、使血管活性因子活化，引起休克甚至死亡。

3. 病毒对免疫系统的致病作用 病毒可抑制、破坏和干扰机体的免疫系统。

（1）病毒感染引起免疫抑制：许多病毒感染可引起机体免疫应答降低或暂时性免疫抑制，例如，麻疹病毒感染的患儿对结核菌素皮肤试验应答低下。病毒所致的免疫抑制使感染加重和持续，并可能使疾病进程复杂化。免疫抑制还可加重体内原有疾病，或激活体内潜伏的病毒，或促进某些肿瘤的生长。

免疫应答低下可能与病毒直接侵犯免疫细胞有关，如麻疹病毒、EB 病毒、风疹病毒等。病毒入侵免疫细胞后，不仅影响机体免疫功能，而且病毒可以在免疫细胞中受到保护，逃避抗体、补体的作用，使得病毒难以清除，并随免疫细胞播散至全身。

（2）病毒杀伤免疫细胞：人类免疫缺陷病毒对 $CD4^+$ T 辅助细胞（Th）具有强的亲和性和杀伤性，使其数量持续减少，最终导致细胞免疫功能低下和 AIDS。

（3）病毒感染引起自身免疫病：病毒感染免疫系统后可致免疫应答功能紊乱，主要表现为失去对自身与非自身抗原的识别功能。病毒感染细胞后，除了前述病毒新抗原与细胞抗原结合，改变细胞膜表面结构成为"非己物质"外，也有可能使正常情况下隐蔽的抗原暴露或释放出来，导致机体对这些细胞产生免疫应答，引起自身免疫病（autoimmune disease）。

(三) 病毒的逃逸免疫应答作用

病毒具有通过逃避免疫监视、防止激活免疫细胞或者阻止免疫应答发生诸多方式实现病毒的逃逸免疫应答作用。病毒可以通过多种方式逃脱免疫系统的打击作用（表5-7）。病毒的免疫逃逸作用是病毒毒力的一个重要能力和指标，这也是病毒致病作用的一个重要因素。

表5-7 病毒的免疫逃逸作用

免疫逃逸机制	举例
细胞内寄生	所有病毒具有的方式，可逃避抗体、补体等免疫物质作用，也可逃避抗病毒药物作用
抑制机体抗病毒物质	乙型肝炎病毒可抑制干扰素和抗病毒蛋白的表达
损伤免疫细胞	人类免疫缺陷病毒、EB 病毒、人类嗜 T 细胞病毒（HTLV）和麻疹病毒可在 T 细胞或 B 细胞中寄生，并导致细胞死亡。麻疹病毒可损伤 DC 细胞功能
病毒基因组易变异	人类免疫缺陷病毒、流感病毒等 RNA 病毒基因组的高频突变导致抗原变异引起免疫应答滞后
病毒抗原多态性	病毒的型别和准株众多，使得免疫应答和疫苗的效果不佳
降低抗原的表达	腺病毒、巨细胞病毒可抑制 MHC-I 类抗原的表达，影响免疫应答

（朱　帆）

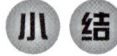

小　结

正常菌群存在于人体体表及与外界相通的腔道表面，与机体共生共存，正常情况下不致病，且有生理作用。

当机体免疫功能低下，或发生寄生部位改变、菌群失调等情况，正常菌群中的一些细菌以及外源性的非致病菌可对人体致病，从而成为机会致病菌。

细菌可利用菌毛或非菌毛黏附素等黏附、定植于人体皮肤黏膜表面，进而生长繁殖而发生感染；其中的致病菌和机会致病菌可进一步利用其各种侵袭机制侵袭、扩散至特定感染部位生长繁殖，甚至产生外毒素或内毒素，并突破机体免疫防御机制，从而造成致病。

除毒力强弱、侵入机体细菌量和入侵部位是否合适三大因素外，细菌毒力的基因调控、免疫病理作用、环境因素、细菌超抗原和体内诱生抗原等因素也能影响病原菌感染致病。

病原菌通过内源性或外源性途径引起感染后，一些不表现临床症状而导致隐性感染；一些导致显性感染，表现为局部感染或全身感染（如毒血症、内毒素血症、菌血症、败血症、脓毒血症等）；隐性感染和显性感染后一些细菌还可导致机体的带菌状态。

患者、带菌者和医院工作人员之间交叉接触，通过污染的医院环境及诊疗器械、有关诊疗操作等可造成外源性或内源性的医院感染。

病毒在人群中的传播方式分为人群中不同个体间的水平传播和母体病毒经胎盘或产道由亲代传播给子代的垂直传播。

人类病毒的感染途径多，主要通过皮肤和黏膜，也可直接进入血液循环感染机体。

病毒感染的类型多，按有无症状分为隐性感染和显性感染。显性感染又分为急性感染和持续感染。持续感染依据疾病过程分为慢性感染、潜伏感染、慢发感染。

病毒的致病取决于病毒致病性和宿主免疫力两方面因素。病毒的致病作用从少数细胞开始，扩延到多数细胞。病毒和宿主细胞相互作用产生细胞病理改变，其机制表现为溶细胞感染、稳定状态感染、细胞凋亡、细胞增殖和转化、病毒基因组的整合及包涵体的形成。

病毒感染最终可导致组织器官的损坏、功能障碍。病毒感染对机体的致病作用表现在：①病毒对组织器官的亲嗜性与组织器官的损伤；②免疫病理损伤（体液免疫、细胞免疫、炎症因子的病理作用）；③病毒对免疫系统的致病作用。

病毒可通过多种途径逃逸机体的免疫清除作用。

第6章 抗感染免疫

宿主抵御和清除入侵病原微生物的免疫防御功能即为抗感染免疫（anti-infection immunity）。抗感染免疫包括固有免疫（innate immunity）和适应性免疫（adaptive immunity）（表6-1）。

固有免疫又称为天然免疫，是在种系发育和进化过程中建立的防御病原微生物的功能，由屏障结构、固有免疫细胞和固有免疫分子组成，其特点是与生俱来，作用广泛，初次接触病原微生物即可迅速发挥效应。

适应性免疫又称为获得性免疫，是个体出生后在与病原微生物等抗原物质接触过程中产生的免疫防御功能。其特点是后天获得，具有针对抗原的专一性，再次接触相同抗原时能迅速发生强烈的免疫应答。适应性免疫分为体液免疫和细胞免疫两种类型。体液免疫由B淋巴细胞介导，B淋巴细胞识别抗原后，分化、增殖、形成浆细胞分泌抗体。体液免疫在抗细胞外病原微生物感染及中和其细菌毒素方面发挥重要作用。细胞免疫由T淋巴细胞介导，产生以细胞浸润为主的炎症反应或T细胞直接杀伤靶细胞的细胞毒作用。细胞免疫在抗胞内菌、病毒以及真菌感染中起重要作用。

表6-1 抗感染免疫的主要作用机制

免疫类型	免疫因素	主要免疫机制
固有免疫	物理、化学和微生物屏障	机械阻挡、分泌杀菌物质以及正常微生物群拮抗作用
	固有免疫分子	溶菌酶、防御素、急性期蛋白、干扰素等固有免疫因子介导的抗感染效应
	固有免疫细胞	中性粒细胞、单核巨噬细胞、树突状细胞、NK细胞、NKT细胞和γδT细胞等免疫细胞介导的抗感染效应
适应性免疫	体液免疫	包括抗胞外菌体液免疫和抗病毒体液免疫，有中和作用、激活补体、调理作用、ADCC等免疫效应
	细胞免疫	包括抗胞内菌细胞免疫和抗病毒的细胞免疫，有CTL介导的细胞毒作用；Th1、Th17介导的免疫应答等免疫效应

在抗感染免疫过程中，固有免疫与适应性免疫相互依赖与协作，共同发挥消除病原微生物感染的作用。固有免疫是宿主抵御病原微生物入侵的第一道防线，在适应性免疫产生之前，可限制病原微生物在体内迅速扩散，并能启动适应性免疫应答。适应性免疫能特异、有效地清除病原微生物，其作用的发挥也有赖于固有免疫因素的参与，如细胞因子可以通过活化巨噬细胞和补体等，发挥抗感染效应。抗感染免疫在某些情况下也可引起机体发生免疫病理损伤。

第一节 固有免疫

固有免疫包括生理屏障、固有免疫分子和固有免疫细胞等因素，是机体抵御病原微生物入侵机体的第一道防线。

一、生理屏障结构

1. 物理屏障 包括皮肤和黏膜屏障、血脑屏障和胎盘屏障。

（1）皮肤和黏膜屏障：人体的皮肤及与外界相通腔道的黏膜层可通过多种方式发挥抗感染作用。皮肤由多层扁平细胞组成，完整的皮肤能阻挡病原微生物的侵入。黏膜由单层柱状上皮细胞构成，屏障作用较弱，但其表面的附属结构和分泌液具有防御病原微生物感染的作用，如呼吸道黏膜上皮细胞的纤毛运动可将附着于细胞表面的微生物排出等。

（2）血脑屏障：由软脑膜、脉络丛的脑毛细血管壁及包裹在管壁外的星状胶质细胞形成的胶质膜组成。其结构致密，能阻挡病原微生物及其毒性产物进入脑组织或脑脊液，从而保护中枢神经系统。由于婴幼儿的血脑屏障尚未发育完善，而易于发生中枢神经系统感染。

（3）胎盘屏障：由母体子宫内膜的基蜕膜和胎儿的绒毛膜滋养层细胞组成。可防止感染于母体的病原微生物进入胎儿体内。胎盘屏障在妊娠3个月内尚未发育完善，若母体中感染的病原微生物经胎盘进入胎儿体内，则可致胎儿畸形、流产或死胎。

2. 化学屏障 主要由皮肤和黏膜分泌的多种具有抗病原微生物作用的化学物质组成，包括皮肤汗腺分泌的乳酸、皮脂腺分泌的脂肪酸，以及特定部位的黏膜分泌的溶菌酶、胃酸和蛋白酶等。

3. 微生物屏障 是指由正常微生物群构成的菌膜屏障，是宿主抵御病原菌入侵的重要防御机制之一。正常微生物群与机体之间保持动态性平衡，对病原微生物有抑制作用。如大肠埃希菌产生的大肠菌素能抑制志贺菌、金黄色葡萄球菌等；口腔中的唾液链球菌可产生 H_2O_2 等可以杀死脑膜炎奈瑟菌、白喉棒状杆菌等。

二、固有免疫分子

固有免疫分子是指在正常体液和组织中存在的多种具有杀伤或抑制病原微生物作用的可溶性分子。主要包括补体、溶菌酶、防御素、急性期蛋白和干扰素。

1. 补体（complement） 是重要的固有免疫分子之一，激活后可以发挥多方面的生物学效应。当病原微生物侵入机体后，可以通过甘露糖结合凝集素（mannan-binding lectin，MBL）途径（MBL pathway）或旁路激活途径（alternative pathway）迅速激活补体系统，还可以在适应性免疫阶段与相应抗体结合后激活经典途径（classical pathway）激活补体系统。上述三条补体激活途径均可激活补体并形成膜攻击复合物（membrane attack complex，MAC），发挥溶解病原微生物的作用。其中，MBL途径和旁路途径在适应性抗体产生之前即可发挥杀灭病原微生物作用，因此在感染早期发挥重要的固有免疫作用。

2. 溶菌酶（lysozyme） 是一种不耐热的碱性蛋白，主要来源于吞噬细胞，广泛存在于血清、唾液、泪液、尿液、乳汁和肠液等体液中。通过作用于革兰氏阳性细菌细胞壁肽聚糖而使细菌溶解。由于革兰氏阴性细菌的肽聚糖外有脂蛋白等包绕，故对溶菌酶不敏感。

3. 防御素（defensin） 是一种大多由29~42个氨基酸残基组成，内含3对分子内二硫键的小分子多肽，根据其二硫键位置的不同可分为α-防御素、β-防御素、θ-防御素3类。防御素对细菌、真菌和某些有包膜病毒具有直接杀灭作用。人体内存在的α-防御素为阳离子多肽，主要由小肠的潘氏细胞（Paneth cell）和中性粒细胞产生，可通过以下机制杀伤某些细菌和包膜病毒：①通过静电作用结合病原体的脂多糖、磷壁酸和病毒包膜脂质，以破坏膜屏障和增加细胞膜通透性，使细菌裂解死亡；②诱导病原体产生自溶酶；③增强吞噬细胞对病原体的吞噬、杀伤和清除作用。

4. 急性期蛋白（acute phase protein，APP）是一组血清蛋白，是在病原微生物感染后导致机体产生的一系列早期、高度复杂反应的产物。绝大多数 APP 由肝细胞合成。APP 有很多种，其中典型的有脂多糖结合蛋白、甘露糖结合凝集素（MBL）、C-反应蛋白（C-reactive protein，CRP）等。在炎症刺激后，大多数 APP 可以迅速地呈十倍或百倍以上的升高，在感染或炎症的恢复中起重要作用。

5. 干扰素（interferon，IFN）是病毒感染早期最重要的抗病毒细胞因子。1957 年由病毒学家 Alick Isaacs 和 Jean Lindenmann 研究发现，是用灭活流感病毒作用细胞后，细胞产生一种具有干扰活病毒增殖的可溶性物质，故称为干扰素。干扰素是由病毒或其他干扰素诱生剂诱导人或动物细胞产生的一类糖蛋白，可被蛋白酶破坏，4℃可保存较长时间，-20℃可长期保持其活性。干扰素具有抗病毒、抑制肿瘤及免疫调节等多种生物活性。干扰素的诱生及其作用的发挥均受细胞基因组的调控。

（1）IFN 分类：根据 IFN 的分泌细胞来源、抗原性以及 IFN 受体的不同，目前已确定由人类细胞诱生的干扰素有Ⅰ型、Ⅱ型和Ⅲ型 IFN 三个家族。pDC 是Ⅰ型和Ⅲ型 IFN 主要分泌细胞，而 NK 细胞和 Th1 细胞是Ⅱ型 IFN 的主要来源。IFN 结合其受体后，主要通过 JAK/STAT 信号通路调控靶细胞基因表达（图 6-1）。

Ⅰ型 IFN 包括 IFNα 的 13 种亚型和 IFNβ、IFNκ、IFNε、IFNσ 和 IFNδ 等，是发挥抗病毒作用的主要类型 IFN。Ⅰ型 IFN 受体复合物由 IFNαR1 和 IFNαR2 两条链组成，在大多数类型细胞中均表达。Ⅰ型 IFN 通过诱导干扰素刺激因子 15（interferon-stimulated gene 15，ISG15）、寡聚腺苷合成酶（oligoadenylate synthetase，OAS）和蛋白激酶 B（PKB）途径发挥抗病毒效应。

Ⅱ型 IFN 只有一个成员 IFNγ，其免疫调节和抑制肿瘤作用强于抗病毒作用，又称为免疫干扰素。IFNγ 受体复合体为四聚体，由两个 IFNγR1 和两个 IFNγR2 组成，主要在抗原呈递细

彩图：IFN 家族以及 IFN 受体信号传导通路

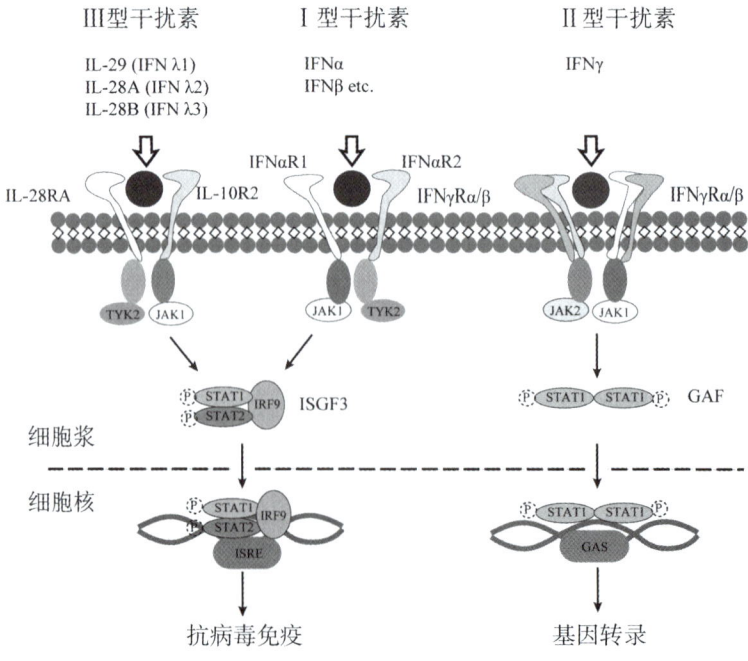

图 6-1　IFN 家族以及 IFN 受体信号传导通路

胞（antigen-presenting cell，APC）上表达。

Ⅲ型 IFN 也称为 IFNλ，有 IL-28A、IL-28B 和 IL-29 三个成员。Ⅲ型 IFN 受体相对有限，由 IL-28Rα 和 IL-10R2 组成，主要表达在浆细胞样树突状细胞（plasmacytoid dendritic cell，pDC）、巨噬细胞、B 细胞和肝细胞表面。Ⅲ型 IFN 可通过Ⅰ型 IFN 类似的机制发挥强大的抗病毒效应。

（2）IFN 的诱生：干扰素的诱生是宿主细胞在病毒或干扰素诱生剂刺激下，编码 IFN 基因被激活而表达产生的糖蛋白（图 6-2）。巨噬细胞、淋巴细胞及体细胞在干扰素诱生剂作用下均可产生干扰素。病毒及其他细胞内繁殖的微生物、细菌内毒素、原虫及人工合成的双链 RNA（dsRNA）等均可诱导细胞产生干扰素，其中以病毒和人工合成的 dsRNA，如 poly（I·C）的 IFN 诱生能力最强。

（3）IFN 的抗病毒作用：干扰素并不能直接杀灭病毒，而是通过与邻近细胞表面的干扰素受体结合，经受体介导的信号转导，引发一系列生化反应，使细胞合成多种抗病毒蛋白（antiviral proteins，AVP），由抗病毒蛋白阻止病毒的合成而发挥抗病毒作用（图 6-2）。

抗病毒蛋白主要包括 2'-5' 腺嘌呤核苷合成酶（2'-5' A 合成酶）和蛋白激酶 R（PKR）以及 ISG15 等，可以通过降解病毒的 mRNA、抑制多肽链的延伸等阻断病毒蛋白的合成（图 6-3）。主要作用途径如下：① 2'-5' A 合成酶途径：2'-5' A 合成酶是一种依赖 dsRNA 的酶，被激活后使 ATP 多聚化，形成 2'-5' A，2'-5' A 再激活 RNA 酶 L 或 F，活化的 RNA 酶则可切断病毒 mRNA；② PKR 途径：PKR 也是依赖 dsRNA 的酶，它可磷酸化蛋白合成起始因子的 α 亚基（eIF-2a），从而抑制病毒蛋白质的合成；③ ISG15 途径：ISG15 是 15 kD 的干扰素刺激蛋白，在干扰素信号调节中有重要作用，具有广泛的抗病毒活性。此外，干扰素还有其他抗病毒机制，如增加主要组织相容性抗原-Ⅰ类分子（HLA-Ⅰ）的表达，有助于 CTL 识别靶抗原等方式，阻断病毒的复制。

IFN 抗病毒作用的特点是有种属特异性，无病毒特异性。种属特异性是指 IFN 抗病毒作用除了依赖靶细胞表面的 IFN 受体外，还受细胞种属的 MHC 限制，即由人类细胞产生的 IFN 只能作用于人类细胞，而不是动物细胞，才能发挥强大的抗病毒作用。无病毒特异性是指 IFN 具有广泛的抗病毒活性，对 RNA 和 DNA 病毒均有抗病毒活性，但不同病毒对干扰素的敏感性有差别，如 RNA 病毒中的披膜病毒、DNA 病毒中的痘病毒很敏感，而 DNA 病毒的单纯疱疹病毒则不甚敏感。另外，某些病毒及其相关蛋白，如 HBV 多聚酶蛋白、SARS 冠状病毒 N 蛋白等，可以在特定条件下抑制 IFN 的诱生或者阻断 IFN 的抗病毒作用。

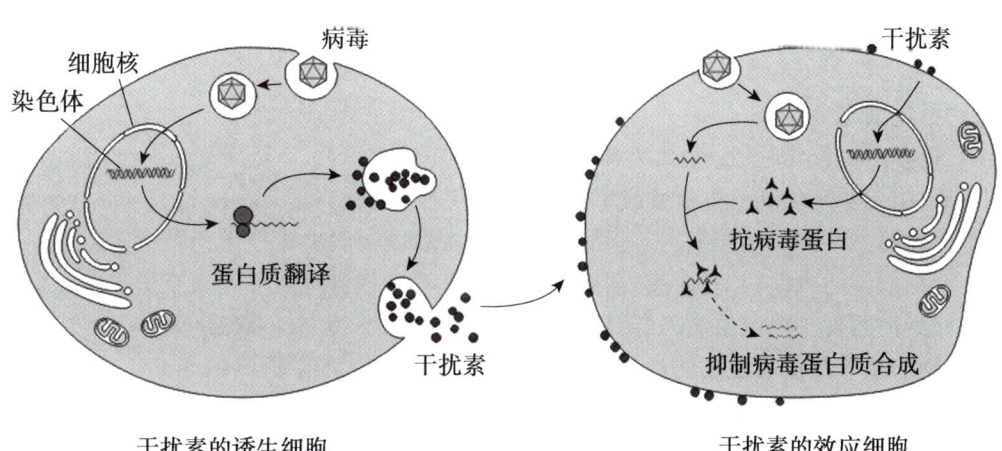

图 6-2　IFN 的诱生及其抗病毒作用机制

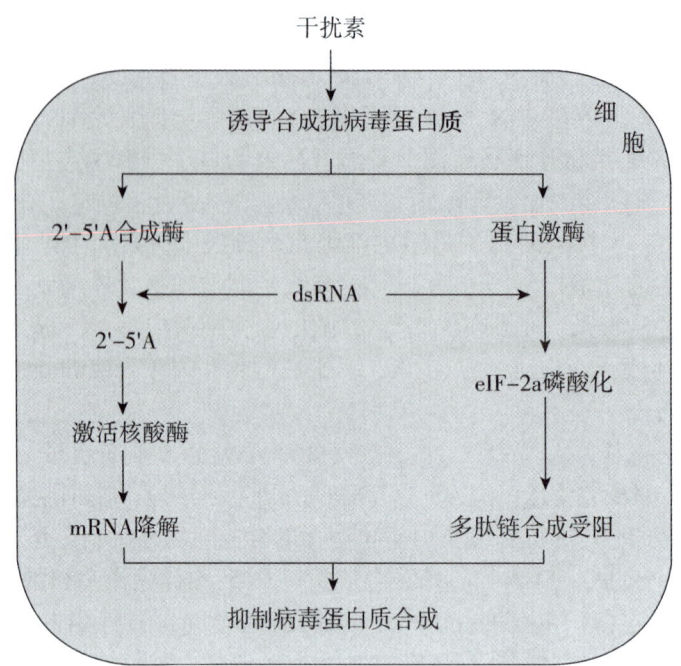

图 6-3　抗病毒蛋白质的抗病毒作用机制

6．其他细胞因子　是指由病原体感染机体后刺激机体免疫细胞和感染的组织细胞所产生、除干扰素之外的具有抗感染和免疫调节作用的多种细胞因子。如白介素 -8（interleukin-8，IL-8）、单核细胞趋化蛋白 -1（monocyte chemotactic protein 1，MCP-1）、巨噬细胞炎性蛋白 -1（macrophage inflammatory protein 1，MIP-1）等可通过趋化作用，募集、活化吞噬细胞，增强机体抗感染免疫应答能力；IL-1、IL-6、肿瘤坏死因子 α（tumor necrosis factor alpha，TNF-α）可促进抗感染的炎症反应；IL-1、IL-12、粒细胞 - 巨噬细胞集落刺激因子（granulocyte-macrophage colony stimulating factor，GM-CSF）可激活巨噬细胞和自然杀伤细胞（natural killer，NK），有效杀伤病原体感染的靶细胞；TNF-α 可增强抗原呈递作用，提高抗感染适应性细胞免疫应答能力；IL-4、IL-5、IL-6 可促进 B 细胞增殖分化，增强体液免疫应答；IL-2、IL-12 等可促进 Th1 细胞免疫应答等，来发挥抗病毒作用。

三、固有免疫细胞

固有免疫细胞包括吞噬细胞（单核细胞、巨噬细胞）、NK 细胞、树突状细胞、γδT 细胞、NKT 细胞等，其他能发挥固有免疫的细胞类型还包括 B-1 细胞、肥大细胞、嗜碱性细胞和嗜酸性细胞等。

（一）吞噬细胞

吞噬细胞（phagocyte）分为大吞噬细胞和小吞噬细胞两种。大吞噬细胞包括血中的单核细胞和组织中的巨噬细胞，两者组成单核吞噬细胞系统（mononuclear phagocyte system）。小吞噬细胞为外周血中的中性粒细胞。当病原体突破皮肤或黏膜屏障侵入组织中后，首先被聚集到病原体所在部位的中性粒细胞吞噬消灭。一般只有数量多、毒力强的病原体才有可能进一步侵入血流或其他器官，再由血液、肝、脾等处的吞噬细胞继续进行吞噬杀灭。

1．吞噬和杀灭病原微生物的过程　一般可分为三个连续的阶段（图 6-4）。

（1）游走、识别与结合：细菌、病毒或病原体产物（如内毒素）刺激宿主细胞（吞噬细胞、内皮细胞、成纤维细胞等）产生的趋化因子（chemokine）、IL-8、中性粒细胞激活蛋白 -2（neutrophil activating protein-2，NAP-2）及巨噬细胞炎性蛋白（macrophage inflammatory

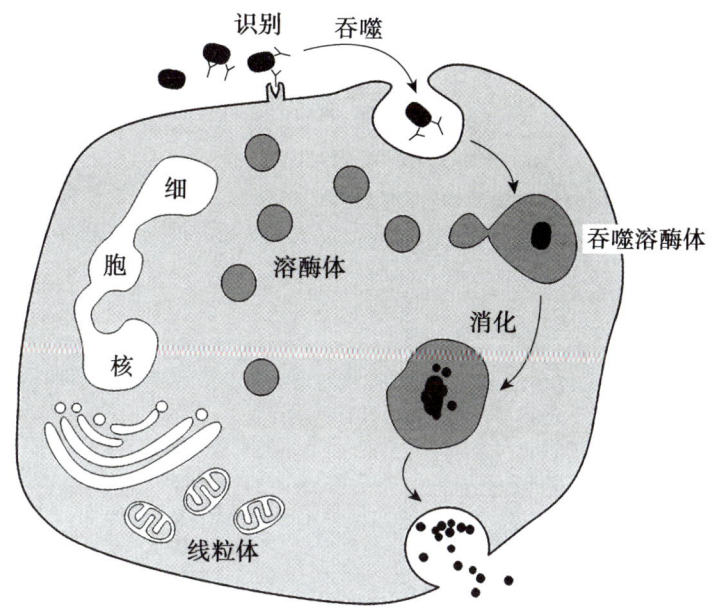

图 6-4　吞噬细胞吞噬和杀灭病原微生物过程

protein，MIP）等，能够趋化大量的中性粒细胞和单核吞噬细胞沿血管边缘移动，并穿越血管内皮细胞层，最终至感染部位。感染组织的裂解产物和一些补体成分也具有趋化作用。吞噬细胞主要通过相应的模式识别受体（pattern recognition receptor，PRR）识别细菌、病毒及真菌等病原体。

另外，吞噬细胞上还有一些受体可间接识别和结合病原微生物及其成分，如吞噬细胞表面表达的 CD14 分子，可与结合脂多糖（LPS）的血清中脂多糖结合蛋白（lipopolysaccharide binding protein，LBP）结合，以及吞噬细胞表面的 C3b、iC3b 和 IgG Fc 受体，可与结合病原微生物的 C3b、iC3b 和 IgG 分子结合，此种方式更有利于吞噬细胞捕获病原微生物。

（2）吞噬：吞噬细胞识别病原菌后，即启动吞噬过程。吞噬细胞接触病原体部位的细胞膜内陷，伸出伪足将病原体包裹并摄入细胞质内，形成吞噬体（phagosome）。

（3）消化：吞噬细胞内的溶酶体与吞噬体融合，形成吞噬溶酶体（phagolysosome）。在吞噬溶酶体中，溶酶体内的溶菌酶、髓过氧化物酶（myeloperoxidase，MPO）、防御素、活性氧中介物和活性氮中介物等发挥杀灭病原体作用；蛋白酶、多糖酶、核酸酶和脂酶等起降解作用；不能降解的残渣则被排出吞噬细胞外。

2. 吞噬细胞杀灭病原微生物的机制　分为氧依赖性杀菌途径和氧非依赖性型杀菌途径（图 6-5）。

（1）氧依赖性杀菌途径：杀灭病原微生物过程需要分子氧参加，可通过三种方式发挥杀灭病原微生物的作用：①呼吸暴发（respiratory burst）：吞噬细胞在吞噬病原体后，出现有氧代谢活跃、氧耗急剧增加，通过氧的部分还原作用产生一组高反应性的杀灭病原体物质的过程，称为呼吸暴发。在呼吸暴发过程中激活细胞膜上的还原型辅酶Ⅱ（NADPH 氧化酶），使分子氧活化，生成活性氧中间物（reactive oxygen intermediate，ROI），ROI 包括超氧阴离子（O_2^-）、单态氧（$^1O_2$）、游离羟基（OH-）、H_2O_2、次氯酸（HOCl）和氯胺（NH_2Cl）等。这些物质具有强氧化作用或细胞毒作用，可有效地杀伤病原微生物；②过氧化氢 - 髓过氧化物酶 - 卤化物杀菌系统：中性粒细胞和单核细胞含有髓过氧化物酶（MPO），作用于 H_2O_2 和氯化物，使病原微生物蛋白卤素化而死亡。但需要指出的是组织中的巨噬细胞无 MPO，不能通过此机制发挥作用；③一氧化氮（nitric oxide，NO）系统：吞噬细胞活化后可产生诱导型一氧化氮合酶（inducible NO synthase，iNOS）。iNOS 可催化 L- 精氨酸与氧分子反应，生成瓜氨酸和 NO。

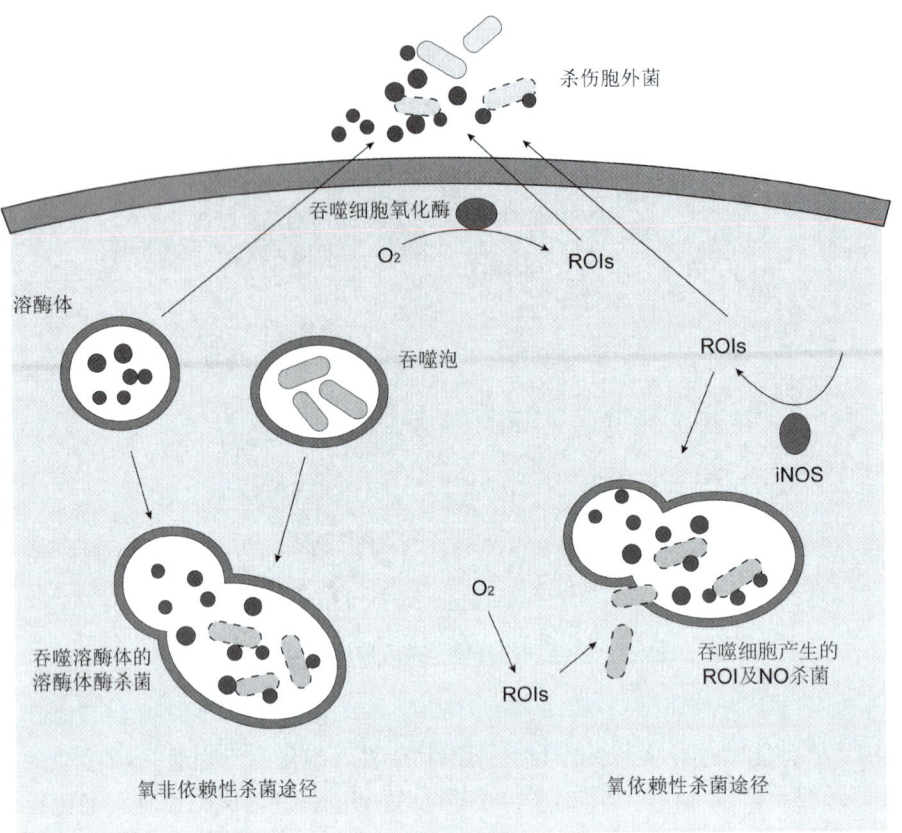

图 6-5 吞噬细胞杀灭病原微生物的机制

NO 与 O_2^- 结合后再进一步氧化成 NO_2^- 和 NO_3^-。NO、NO_2^- 和 NO_3^- 等，共同构成具有杀灭病原微生物活性的活性氮中介物（reactive nitrogen intermediate，RNI），在厌氧条件下发挥更强大的抗感染效应。

(2) 氧非依赖性杀菌途径：即杀灭过程中不需要分子氧的参加，是在无氧条件下，通过吞噬溶酶体内的酸性产物和吞噬细胞颗粒释出的某些效应物质，发挥杀灭病原微生物作用。吞噬溶酶体形成后，细胞糖酵解作用增强，当乳酸累积使 pH 降至 4.0 以下时，细胞内的病原体难以存活。从颗粒中释放出的杀灭物质主要有溶菌酶、防御素、乳铁蛋白和弹性蛋白酶等。

3. 病原菌被吞噬细胞吞噬后的结果 因病原体种类、毒力和机体免疫力不同，有完全吞噬和不完全吞噬两种。

(1) 完全吞噬：大多数情况下，被吞噬的病原体能够被完全杀死、破坏，称为完全吞噬。如通常化脓性球菌被吞噬后，一般于 5～10 分钟死亡，30～60 分钟被破坏。

(2) 不完全吞噬：病原微生物被吞噬后，但不能被杀死的过程，称为不完全吞噬。如结核分枝杆菌、布鲁菌、伤寒沙门菌等胞内寄生菌，在免疫力低下的机体中易出现不完全吞噬。不完全吞噬可使病原体在吞噬细胞中受到保护，免受体液中的效应分子、抗体及药物的作用。有的甚至能在吞噬细胞内生长繁殖，导致吞噬细胞死亡，或可通过游走的吞噬细胞经淋巴液或血液扩散到机体其他部位，引起病变。

（二）NK 细胞

NK 细胞由造血干细胞发育分化而来，是淋巴细胞的一个亚群，占外周淋巴细胞的 10%～15%。其胞质内含有嗜天青颗粒，故又名大颗粒淋巴细胞。NK 细胞具有非特异性杀伤病毒感染的靶细胞的作用。病毒感染细胞后，细胞膜上出现可被 NK 细胞识别的糖类配体，如流行性感冒病毒血凝素。NK 细胞与靶细胞直接作用后，一般在体内 4 小时即可出现杀伤效应。

NK 细胞对靶细胞的杀伤主要与其释放的细胞毒性物质及细胞因子有关，主要包括：①穿孔素：可溶解病毒感染细胞；②丝氨酸酯酶：从穿孔素在靶细胞上形成的孔洞进入细胞，通过激活核酸内切酶，使细胞 DNA 断裂，引起细胞凋亡；③细胞因子：TNF 可改变靶细胞溶酶体的稳定性，使多种水解酶外漏，导致细胞死亡；IFN-γ 可抑制细胞内病毒的增殖。

与 T 细胞和 B 细胞相比，NK 细胞识别病毒感染细胞不需要抗原提呈细胞的介导，而在细胞因子刺激后能够被迅速地激活。进而通过多种途径活化或抑制信号的细胞表面受体，识别潜在的靶细胞。当活化性受体传递的信号超过抑制性受体传递的信号时，NK 细胞的自然细胞毒效应即可启动。NK 细胞上的活化性受体包括 C 型凝集素样受体 NKG2D 和 CD94:NKG2C/E，自然细胞毒性受体 NPp44、NKp30、NKp46 和 CD16（FC-γ-R Ⅲ）。NK 细胞上重要的抑制性受体有杀伤细胞免疫球蛋白样受体（KIR）和 CD94:NKG2A 异源二聚体（表 6-2）。

表6-2　NK细胞的主要受体以及相应配体

功能	家族	受体	配体
活化性	C 型凝集素受体	NKG2D	MIC-A/B，ULBPs
		CD94:NKG2C	HLA-E
		CD94:NKG2E	
	天然细胞毒性受体	NKp30	BAT-3，B7-H6，CMV pp65
		NKp44	病毒血凝素
		NKp46	病毒血凝素
	杀伤细胞免疫球蛋白样受体	3DS1	HLA-Bw4
	Ig Fc 低亲和力受体	CD16	IgG
	Toll 样受体		病原体相关分子模式（PAMPs）
抑制性	杀伤细胞免疫球蛋白样受体	2DL1	HLA-C2
		2DL2/3	HLA-C1
	C 型凝集素受体	CD94：NKG2A	HLA-E

MHC Ⅰ类分子的表达可抑制 NK 细胞的杀伤作用，从而避免 NK 细胞对"自我"的攻击。病毒感染早期产生的干扰素可以活化 NK 细胞，提高 NK 细胞的杀伤作用，以后由于干扰素使靶细胞表面的 MHC Ⅰ类分子表达，从而使靶细胞对 NK 细胞的杀伤敏感性降低。但是，靶细胞上 MHC Ⅰ类分子的表达则有利于 CTL 杀伤作用的发挥。因此，在病毒感染的早期以 NK 细胞的杀伤作用为主，感染后 3 天时达高峰，当 NK 细胞的作用逐渐降低时，CTL 开始发挥作用。NK 细胞和干扰素构成了感染早期天然抗病毒作用的重要免疫因素。

另外，NK 细胞还可通过其表面受体与靶细胞、病毒感染细胞结合，或释放相应的免疫因子，发挥 NK 细胞介导的自然细胞毒效应。NK 细胞膜上有高表达的抗体 IgG Fc 低亲和力受体，即 CD16 分子。当 IgG 抗体通过其 Fab 段与病毒感染细胞上抗原特异性结合后，裸露的 IgG Fc 段便与 NK 细胞上的 CD16 分子相结合，抗体在靶细胞与 NK 细胞之间形成桥梁，NK 细胞释放细胞毒性介质（穿孔素、颗粒酶和细胞因子），最终导致靶细胞溶解破坏，即 NK 细胞的抗体依赖性细胞介导的细胞毒效应（antibody dependent cell-mediated cytotoxicity，ADCC）（图 6-6）。除 NK 细胞是 ADCC 效应的主要免疫细胞外，单核巨噬细胞、中性粒细胞都可以通过 ADCC 的方式清除被感染的靶细胞。

（三）树突状细胞

树突状细胞（dentritic cell，DC）在全身多处脏器和组织广泛分布。DC 根据其分布和分化程度不同，有不同命名，如朗格汉斯细胞（langerhans cell，LC）分布在表皮和胃肠上皮组

彩图：NK 细胞介导的自然细胞毒效应和 ADCC 效应机制

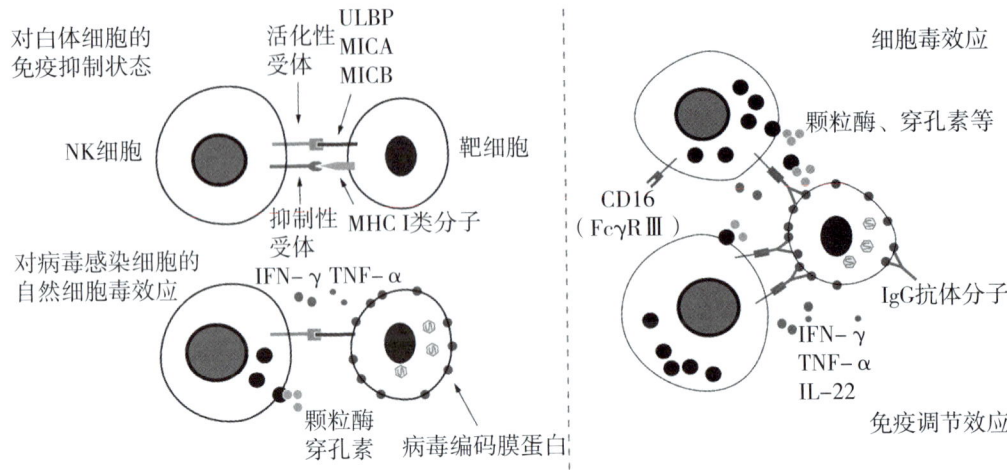

图 6-6　NK 细胞介导的自然细胞毒效应和 ADCC 效应机制

织；间质性树突状细胞（interstitial DC）分布在器官结缔组织；并指树突状细胞（interdigitating dentritic cell，IDC）分布胸腺；滤泡样树突状细胞（follicular dentritic cell，FDC）主要分布在外周免疫器官。DC 是机体功能最强的专职抗原递呈细胞（APC），它能高效地摄取、加工处理和递呈抗原，未成熟 DC 具有较强的迁移能力，成熟 DC 能有效激活初始型 T 细胞，处于启动、调控、并维持免疫应答的中心环节。成熟的 DC 可分为两个亚群：髓样 DC（myeloid DC，mDC）和浆细胞样 DC（plasmacytoid DC，pDC）。mDC 可表达 TLR2/4/5，在病原体等异种抗原刺激下，能分泌以 IL-12 和 IL-2 为主的细胞因子，诱导或促进 Th0 细胞分化为 Th1 细胞，引发和增强细胞免疫应答；pDC 可表达 TLR7/8/9，在病毒感染刺激下，主要产生以 IFN-α 为主的细胞因子，发挥抗病毒作用。

（四）γδT 细胞

γδT 细胞是一个独特的免疫细胞群体，主要存在于皮肤、小肠、肺和生殖器官等黏膜及皮下组织，是构成皮肤的表皮内淋巴细胞和黏膜组织的上皮内淋巴细胞的主要成分之一，另有少部分 γδT 细胞存在于外周血中。尽管 γδT 细胞表面有 αβT 细胞膜类似的 T 细胞受体（T cell receptor）表达，但其多样性十分有限，抗原识别谱较窄，只能识别多种病原微生物表达的共同抗原成分，如分枝杆菌的小磷酸化非肽分子、感染细胞表达的热休克蛋白和脂类抗原-CD1 分子复合物，以及某些病毒蛋白等。γδT 细胞表面受体的抗原识别过程一般不需要 MHC 分子的辅佐。γδT 细胞在功能上具有 T 辅助细胞（Th）和细胞毒 T 细胞（CTL）的双重细胞效应，其杀伤作用机制与 $CD8^+ αβT$ 细胞相似，可在不同性质抗原的刺激下分泌多种细胞因子如 IL-2、IFN-γ 和 TNF-α 等，促进免疫应答和炎症反应，也可直接识别靶细胞表面的抗原发挥即时杀伤效应。因此，γδT 细胞在皮肤黏膜表面的固有免疫防御中，特别是抵抗胞内菌和病毒感染中发挥第一道防线作用。

（五）NKT 细胞

自然杀伤 T 细胞（natural killer T cell，NKT）是一类天然存在的介导固有免疫和适应性免疫的免疫细胞群。其主要特征包括 TCR Vα 链高度保守，能特异性识别抗原递呈细胞表面 MHC Ⅰ 样分子 CD1d 递呈的糖脂类抗原，活化后的 NKT 细胞可以分泌多种细胞因子，直接或间接参与机体的免疫应答。Ⅰ 型 NKT 细胞（iNKT）是研究得最多和最深入的细胞类型，人类 iNKT 细胞表达恒定的 TCRVα24、Vβ11 和 Jα18。NKT 细胞通过其分泌表达的 IFN-γ 及其下游的效应细胞和分子,在清除病原微生物过程中发挥重要的作用。

四、病原体相关模式分子与模式识别受体

抗病原微生物的固有免疫应答中,吞噬细胞、树突状细胞以及病毒感染的宿主细胞主要通过模式识别(pattern recognition)来实现对病原微生物的识别。病原体内存在一些进化上非常保守的与致病性相关的组分,称为病原体相关模式分子(pathogen-associated molecular patterns, PAMP)(表6-3)。PAMP是病原微生物的分子标志,为共有的高度保守的组分,为微生物生存和致病性所必需,但不存在于高等哺乳动物中,免疫系统可借此区分"自己"(self)与"非己"(non-self)。即PAMP可被宿主免疫系统识别为入侵"危险信号"以诱发免疫应答。

在宿主细胞上存在一类可识别PAMP并介导固有免疫的受体,称为模式识别受体(pattern recognition receptors, PRR)。根据细胞定位和相关功能,PRR主要可分为4个种类:位于血清中的分泌型PRR、膜结合的内吞型PRR、膜结合的信号转导型PRR和胞质的信号转导型PRR。

表6-3 宿主模式识别受体及其识别的病原相关模式分子

模式识别受体(PRRs)	分类	病原体相关模式分子(PAMPs)	配体来源
血清中的分泌型PRR			
MBL(甘露聚糖结合凝集素)	C型凝集素超家族	甘露糖或岩藻糖样结构	细菌
C反应蛋白	急性时相蛋白	细胞膜磷脂酰胆碱	细菌
膜结合的内吞型PRR			
清道夫受体	清道夫受体家族	LPS,磷壁酸	细菌
甘露糖受体	C型凝集素超家族	甘露糖或岩藻糖样结构	细菌
膜结合的信号转导型PRR			
TLR1	TLR家族	脂蛋白	分枝杆菌
TLR2	TLR家族	肽聚糖、磷壁酸、脂阿拉伯甘露聚糖、	革兰氏阳性菌、分枝杆菌
TLR4	TLR家族	LPS(脂多糖)	革兰氏阴性菌
TLR5	TLR家族	鞭毛蛋白	细菌
TLR3	TLR家族	dsRNA	脑心肌炎病毒、西尼罗病毒、呼吸道合胞病毒
TLR7/8	TLR家族	ssRNA	人类免疫缺陷病毒、水痘-带状疱疹病毒、甲型流感病毒、仙台病毒、登革病毒
TLR9	TLR家族	CpG DNA	细菌、单纯疱疹病毒、乙型肝炎病毒
胞质的信号转导型PRR			
RIG-1	RLRs	5' ppp-dsRNA短柄	甲型流感病毒、水痘-带状疱疹病毒、仙台病毒、乙型脑炎病毒、丙型肝炎病毒、西尼罗病毒、登革病毒、呼吸道合胞病毒

续表

模式识别受体（PRRs）	分类	病原体相关模式分子（PAMPs）	配体来源
MDA5	RLRs	长 dsRNA	脑心肌炎病毒、登革病毒、西尼罗病毒
NLR1（核苷酸结合寡聚化结构域样受体 1）	NLR 家族	肽聚糖降解产物二氨基庚二酸	革兰氏阴性菌
NLR2（核苷酸结合寡聚化结构域样受体 2）	NLR 家族	肽聚糖降解产物胞壁酰二肽	细菌
NOD2	NLR 家族	5' ppp-dsRNA	呼吸道合胞病毒
NALP3	NLR 家族	dsRNA、dsDNA、ssRNA	甲型流感病毒、腺病毒、仙台病毒
LGP2	RLRs	dsRNA	脑心肌炎病毒（动物）
cGAS	DNA 模式识别受体	DNA	各类 DNA 病毒
DAI	DNA 模式识别受体	富含 AT 的 dsDNA	单纯疱疹病毒
AIM2	DNA 模式识别受体	dsDNA	痘病毒

1. 分泌型 PRR 主要包括甘露聚糖结合凝集素和 C- 反应蛋白。

（1）甘露聚糖结合凝集素（mannose-binding lectin，MBL）：又称甘露聚糖结合蛋白（mannan/mannose-binding protein，MBP），其在肝中合成，作为急性相应答反应成分释放入血清，可识别并结合某些致病性细菌、病毒、酵母表面的甘露糖组分，激活补体或发挥调理作用。

（2）C- 反应蛋白（CRP）：是急性期蛋白，可通过结合细菌细胞壁磷脂酰胆碱来发挥效应。

2. 内吞型 PRR 是巨噬细胞表面表达的多种跨膜受体，可识别并结合相应 PAMP，介导吞噬细胞对病原体的摄取和运输，参与病原体的降解及病原体蛋白加工和处理。

（1）清道夫受体（scavenger receptor，SR）：可识别多种阴离子聚合物及乙酰化的低密度脂蛋白。清道夫受体包括至少 6 种不同的分子家族。A 型清道夫受体可结合多种细菌胞壁组分，帮助巨噬细胞内化细菌。B 型清道夫受体则结合高密度脂蛋白，并内化脂质。

（2）甘露糖受体（mannose receptor，MR）：可识别并结合多种病原微生物（包括真菌、细菌和病毒）的甘露糖残基。甘露糖受体可能主要作为宿主糖蛋白（如 β- 葡萄糖醛酸酶和溶酶体水解酶）的清除受体来发挥作用。β- 葡萄糖醛酸酶和溶酶体水解酶具有甘露糖残基侧链，并在炎症应答中升高。

3. 膜结合的信号转导型 PRR 主要有 Toll 样受体（Toll-like receptor，TLR）。TLR 识别 PMAP 后，可传递固有免疫细胞活化或功能相关的信号，从而促进固有免疫细胞发挥功能。TLR 在脊椎动物和非脊椎动物抵御感染的过程中均起到重要作用。

（1）分类与结构：目前已发现十多种哺乳动物的 TLR 分子，TLR1～TLR9 较为保守，在人体和小鼠内均表达，TLR10 只存在人体，TLR11～TLR13 则只存在于小鼠。TLR 是 I 型跨膜蛋白，由胞外区、跨膜区和胞内区组成。其中，胞外区构成配体结合区，能够识别各种病原体的相关成分；跨膜区是富含半胱氨酸的结构域；胞内区含有与高度保守的蛋白质相互作用区，可以启动信号传递。TLRs 根据其亚细胞定位不同，可分为细胞表面的 TLR（1、2、4、5、6）和细胞内溶酶体、内体及内质网 TLR（3、7、8、9）两大类。

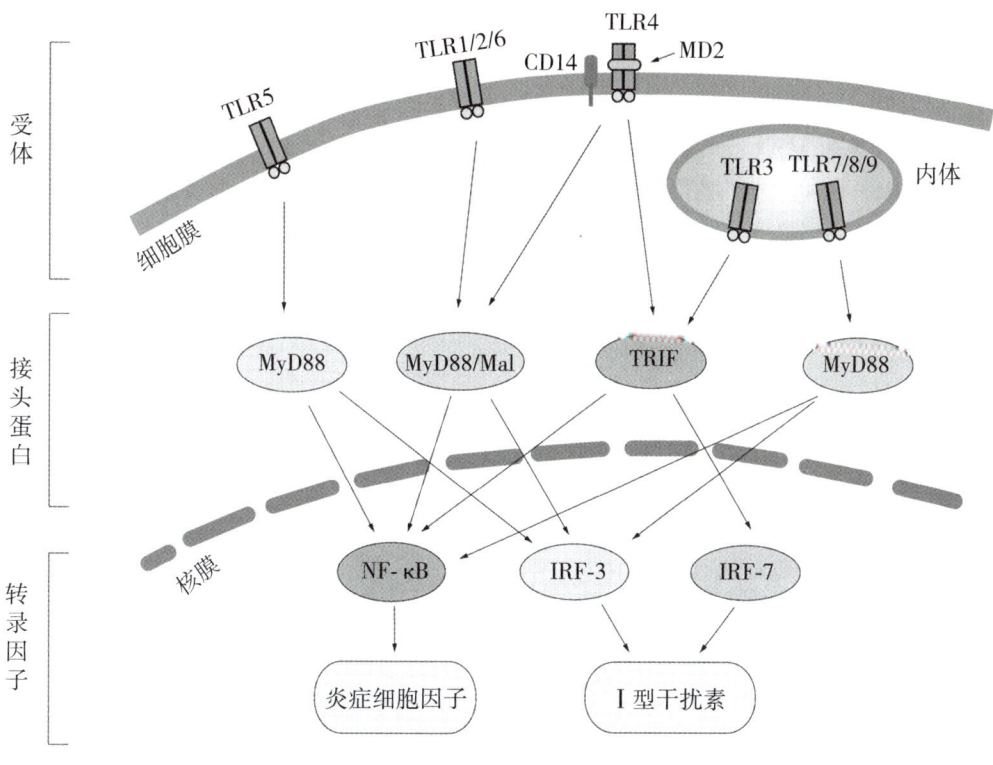

图 6-7 TLR 的活化与效应机制

（2）活化与效应机制：表达于细胞表面的 TLR 能够选择性识别和结合相应的 PAMP，进而启动激活细胞信号传导途径。TLR 介导的信号传导主要分为 MyD88（myeloid differentiation factor 88）依赖途径和 TRIF（TIR-domain-containing adaptor-inducing interferon-β）依赖途径。TLR 在有效识别"非己"成分被活化后，通过直接增强天然免疫细胞的吞噬和杀伤能力、促进细胞因子和趋化因子以及抗微生物肽的分泌参与固有免疫（图 6-7）。

（3）功能：TLR 信号在固有免疫中发挥重要作用，能够启动和控制炎症反应的性质、强度和持续时间，同时能够调节抗原提呈细胞的成熟和 T 淋巴细胞向 Th1 或 Th2 分化，以及调节性 T 细胞（Treg）的活化，进而从多个途径影响适应性免疫应答，是连接固有免疫和适应性免疫的桥梁。如果 TLR 信号过度活化会导致免疫病理损害，所以机体的 TLR 信号被正、负调控分子精细地调控，从而保持机体免疫状态的平衡。

4. 胞质的信号转导型 PRR 是新近发现的在固有免疫应答中起重要作用的 PRR，主要包括 RIG 样受体和 MDA-5 受体等。其中，有些胞质的信号转导型 PRR 的功能类似于 TLR，在抗病毒感染中发挥作用（图 6-8）。

（1）视黄酸诱导基因（retinoicaid-inducible geneI，RIG-I）：RIG-I 广泛表达在各种组织和细胞类型中，可被 IFN、TNF-α 和 LPS 等诱导表达上调。RIG-I 主要识别特异的 ssRNA 病毒。与真核生物 RNA 在核内转录时核酸起始端包含 5'-三磷酸基团的形式不同，大多数 RNA 病毒不在核内复制，转录过程也不发生加帽修饰。RIG-I 主要识别 ssRNA 病毒的未经修饰的 5'-三磷酸末端而发挥作用，当 ssRNA 病毒的 RNA 5' 端与病毒蛋白共价结合时而不能被 RIG-I 所识别。RIG-I 在 dsRNA 诱发的免疫应答中亦可能起到重要作用，当 dsRNA 被 RNA 多聚酶Ⅲ识别并转录成 5' 端带三磷酸基团的 RNA（5'-PPP-RNA）后，可被 RIG-I 识别。

（2）黑色素瘤分化基因 5（melanoma differentiation-associated gene 5，MDA-5）：MDA-5 与 RIG-I 结构类似，但只识别 dsRNA。RIG-I、MDA5 的分子结构包括：① N-端两个半胱氨酸蛋

白水解酶招募结构域（caspase recruitment domain，CARD），CARD 与偶联在线粒体外膜上的线粒体抗病毒信号蛋白（mitochondrial antiviral signaling protein，MAVS）相互作用，负责传递信号；②内含一个解旋酶，可识别 dsRNA 及合成 dsRNA（如 poly I:C）。RIG-I 和 MDA-5 与配体结合后，可活化 MAVS，进而募集 IKK，激活 NF-κB 和 IRF3/7，NF-κB 的活化促进炎症细胞因子的产生，IRF3/7 协同有效诱导 I 型 IFN 表达，从而参与抗病毒效应。

彩图：RLR 的活化与效应机制

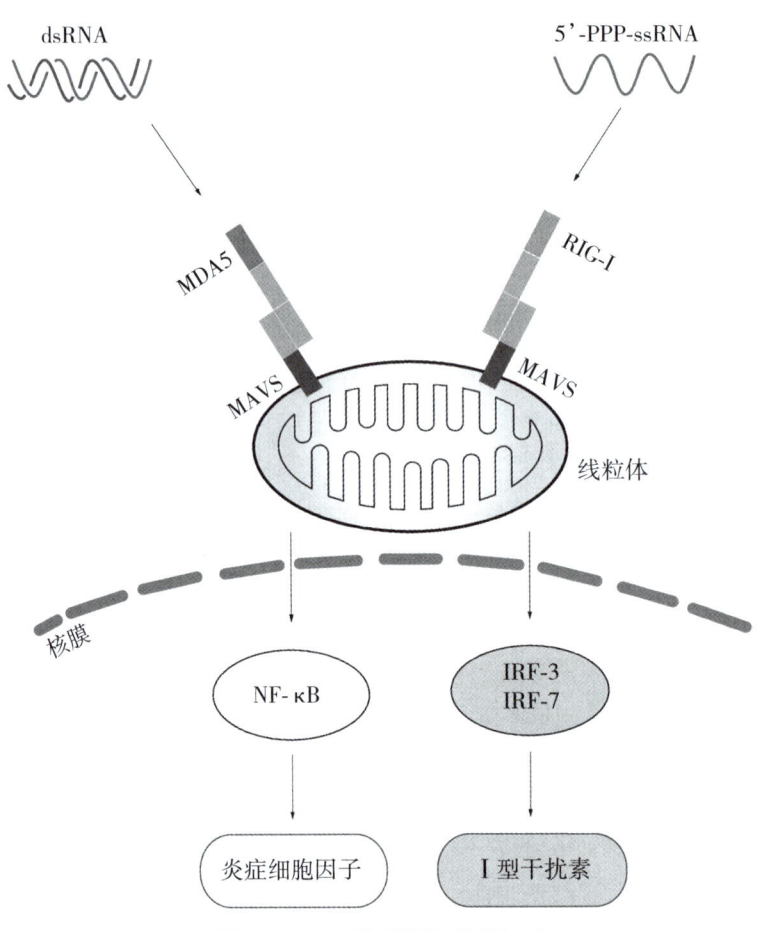

图 6-8　RLR 的活化与效应机制

此外，NOD 样受体（NOD-like receptor，NLR）以及最近发现的识别 DNA 的模式识别受体环状 GMP-AMP 合酶（cyclic GMP-AMP synthase，cGAS）、干扰素调控 DNA 依赖性激活因子（DNA-dependent activator of interferon-regulator factors，DAI）和黑色素瘤缺乏因子（absent in melanoma 2，AIM2）均在机体抗病毒固有免疫应答中发挥着重要的作用。

第二节　适应性免疫

适应性免疫（adaptive immunity）不同于固有免疫，是在宿主与病原体及其代谢产物相互作用的过程中逐步形成的免疫应答，具有特异性和记忆性等特点，是宿主防御感染的第二道防线。抗胞外菌和胞内菌的适应性免疫的作用方式有所不同，对胞外菌感染多以体液免疫为主，对胞内菌感染主要由细胞免疫发挥作用。在抗病毒感染过程中，适应性免疫发挥更重要的作用，是最终清除病毒的主要因素。病毒抗原一般具有较强的免疫原性，可诱导机体产生有效的体液免疫和细胞免疫应答。细胞外的病毒经吞噬细胞吞噬处理后，通过 MHC II 类途径提呈病毒抗原，被 CD4⁺T 细胞识别，启动 Th 细胞应答，产生 IFN-γ、TNF-α 和 IL-2 等细胞因子，并辅助 B 细胞产生抗体。病毒在感染细胞内合成的病毒蛋白通过 MHC Ⅰ类途径提呈病毒抗原，被 CD8⁺ T 细胞识别，启动 CTL 应答。

一、体液免疫

(一)抗胞外菌体液免疫

胞外菌感染机体后，主要寄居于宿主细胞外的血液、淋巴液和组织液中的病原菌，称为胞外菌。其致病机制主要是产生内、外毒素等毒性物质和引起炎症反应。感染人类的大多数病原菌为胞外菌，如各种化脓性球菌、白喉棒状杆菌、破伤风梭菌、百日咳杆菌、致病性大肠埃希菌和霍乱弧菌等。抗胞外菌感染以体液免疫为主。

1．黏膜免疫系统（mucosal immune system，MIS） 即黏膜相关淋巴组织（mucosa-associated lymphoid tissue，MALT），由呼吸道、消化道、泌尿生殖道黏膜上皮的淋巴细胞、黏膜固有层中非被膜化弥散的淋巴组织以及扁桃体、肠道的派氏集合淋巴结和阑尾等被膜化的淋巴组织所组成。MIS 是产生分泌型 IgA（sIgA）的主要淋巴组织，对黏膜感染的防御具有十分重要的作用。在 MIS 中的肠淋巴滤泡上覆盖着特化的滤泡相关上皮（follicle-associated epithelium，FAE），FAE 中有一种特化的抗原转运细胞，称为 M 细胞（membranous cell，microfold cell），在运输病原菌、启动免疫应答中发挥作用。M 细胞表面有少量的毛刷状的微绒毛，胞质内溶酶体很少，其基底面内陷形成胞内中央袋，内有巨噬细胞和淋巴细胞游走进出。在 M 细胞表面具有特殊的糖结合物，有利于与各种病原菌相互作用。一些共生微生物只黏附于肠道吸收细胞，而许多病原菌可黏附 M 细胞，可能与病原菌含有特殊的结构成分有关。黏附于 M 细胞的病原菌可被 M 细胞内吞，由于胞内溶酶体少，病原菌可完整地穿越 M 细胞到达黏膜固有层（图 6-9）。因此 M 细胞可将病原菌递呈给中央袋内的抗原递呈细胞，再由抗原递呈细胞活化淋巴细胞，由此启动免疫应答，引起以产生 sIgA 为主的适应性体液免疫应答。

2．抗体的作用 抗体抗胞外菌感染的主要保护性免疫机制是以特异性抗体的作用为中心的防御过程，是 B 细胞介导的免疫应答反应。胞外菌的胞壁和荚膜等成分中的多糖抗原属于胸腺非依赖性抗原（thymus independent antigen，TI-Ag），能直接激发 B 细胞产生 IgM 抗体。

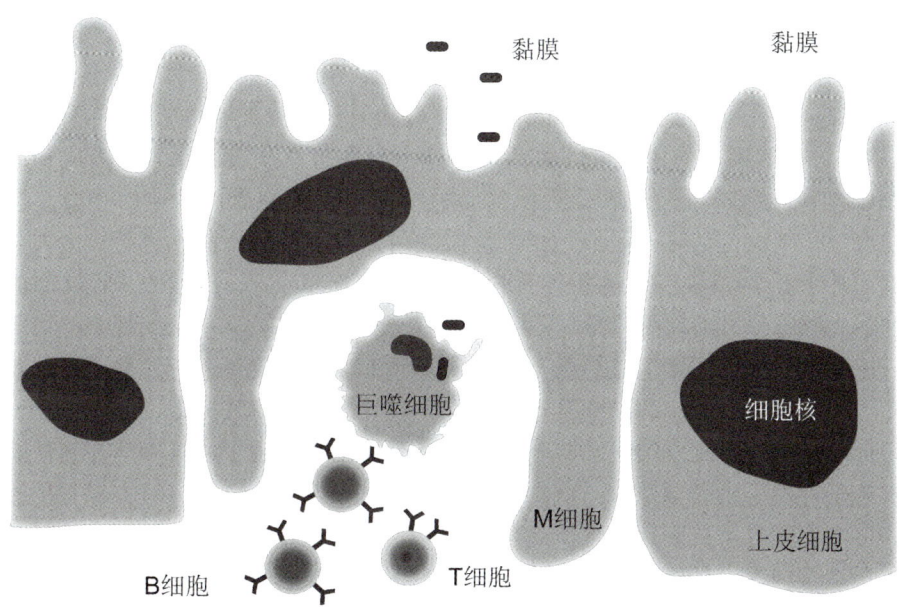

图 6-9 位于黏膜上皮细胞之间的 M 细胞

胞外菌的大多数蛋白抗原属于胸腺依赖性抗原（thymus dependent antigen，TD-Ag），需抗原递呈细胞和Th2细胞的辅助诱发抗体产生，早期产生IgM，随后转变以产生IgG为主，并产生IgA或IgE。黏膜免疫系统产生的抗体主要是sIgA。抗体通过抵抗细菌侵入、激活补体溶解细菌、通过免疫调理增强吞噬细胞吞噬细菌及中和细菌毒素的作用，最终清除病原菌及其毒素。抗体的抗胞外菌免疫主要体现以下方面：

（1）阻止细菌黏附：病原菌要侵入机体首先要黏附于宿主细胞表面。这种黏附是细菌表面黏附素与宿主细胞膜上受体的特异性结合。黏膜免疫系统分泌的sIgA对阻止病原菌的黏附起着尤为重要的作用。sIgA可与细菌菌毛等黏附素结合，从而封闭黏附素与上皮细胞上相应受体的相互作用。如唾液sIgA能阻止链球菌黏附口颊黏膜、肠道sIgA可阻止肠道病原菌如霍乱弧菌等的黏附。

（2）调理吞噬作用：抗体单独存在条件下或与补体联合均可发挥调理作用，促进吞噬细胞对某些病原体的吞噬。①通过IgG Fc段结合吞噬细胞：IgG的Fab段与细菌表面抗原结合，其Fc段与吞噬细胞结合。②通过激活补体产生C3b结合吞噬细胞：IgG、IgM与细菌抗原结合形成免疫复合物可激活补体，复合物上形成的C3b可与吞噬细胞上的C3b受体结合。

（3）中和细菌外毒素：抗体与细菌外毒素结合，可使外毒素失去毒性作用。细菌外毒素大都由A和B两种亚单位构成，A亚单位具有生物学活性的部分，B亚单位则具有与靶细胞相应受体结合的位点，特异性抗体即抗毒素与外毒素B亚单位结合后改变了毒素分子的构型，使毒性部位的A亚单位不能发挥作用。抗毒素与外毒素形成的复合物，易被吞噬细胞吞噬清除。对以外毒素为主要致病因素的病原菌如白喉棒状杆菌等的感染，机体产生的抗毒素是主要的免疫保护机制。

（4）抑制细菌对营养素的同化作用：当细菌抗原或蛋白参与营养素的摄取或运输的情况下，其特异性抗体能够抑制细菌对营养素的同化作用。例如，某些铁离子螯合物具有抗原性，其抗体能够防止铁离子的同化作用，进而抑制细菌的生长，因为铁离子是某些细菌生长所必需的。

（二）抗病毒体液免疫

病毒有严格的细胞内寄生性，依赖宿主细胞提供的酶类和能量代谢物质才能够完成其复制周期，病毒的这一特点决定了体液免疫在抗病毒感染中作用的局限性，即体液免疫主要作用于细胞外游离的病毒。机体在病毒感染后，能产生针对病毒多种抗原成分的特异性抗体，主要是IgM、IgG和sIgA。IgM抗体在病毒感染后的2～3天即可出现，持续时间较短，约1周后IgG抗体的滴度则明显高于IgM，且可持续几个月甚至几年之久，IgG是唯一能够通过胎盘的抗体，在新生儿抗感染中有重要作用。一般经黏膜感染并在黏膜上皮细胞中复制的病毒，在黏膜局部可诱生sIgA抗体。抗体对细胞外游离的病毒和病毒感染细胞可通过不同方式发挥作用。

1. 抗体对游离病毒的作用 可以阻断包膜病毒和无包膜病毒的感染。由于包膜病毒可通过包膜蛋白、无包膜病毒可通过衣壳蛋白与易感细胞上相应的受体结合而吸附、进而侵入细胞，机体内有些特异性抗体则可以通过结合病毒吸附蛋白，从而阻断病毒感染的发生。这种能与病毒结合、中和病毒感染能力的抗体称为中和抗体（neutralizing antibody），如流行性感冒病毒、乙型脑炎病毒等的血凝抑制抗体。中和抗体的作用机制包括：①改变病毒表面构型，或与吸附于易感细胞受体的病毒表位结合，从而阻止病毒吸附和侵入易感细胞；②与病毒形成免疫复合物易于被巨噬细胞吞噬和清除；③与无胞膜病毒结合并将其覆盖，可阻断病毒在进入细胞时脱壳，抑制病毒的复制环节；④与胞膜病毒表面抗原结合后，通过激活补体使病毒裂解。

中和抗体是针对病毒表面的、与病毒入侵有关的抗原产生的抗体，具有保护作用，是机体灭活游离病毒的主要抗体。而有些抗体是针对病毒内部抗原如核蛋白、复制酶等的抗体，或针对与病毒入侵易感细胞无关的表面抗原，如具有细胞融合功能的酶的抗体，这些抗体称为非中和抗体，没有保护作用，但有些具有诊断价值，如补体结合抗体。

2. 抗体对病毒感染细胞的作用 主要包括①包膜病毒感染细胞后，细胞膜上可出现病毒编码的蛋白，抗体与其结合后，在补体的参与下，可使细胞裂解或起调理作用，促进巨噬细胞吞噬病毒感染细胞；②抗体与病毒感染细胞结合，通过 NK 细胞、巨噬细胞及中性粒细胞的 ADCC 作用杀伤感染细胞。病毒一旦进入宿主细胞后，抗体则不能直接发挥抗病毒作用。对细胞内病毒的清除，主要依赖于 CTL 和 Th1 细胞释放的细胞因子。它们主要在病毒感染的局部发挥作用。

二、细胞免疫

（一）抗胞内菌细胞免疫

感染机体后，主要寄居于细胞内的细菌称为胞内菌（intracellular bacteria）。根据胞内菌的寄居特征，又可分为兼性胞内菌（facultative intracellular bacteria）和专性胞内菌（obligate intracellular bacteria）。兼性胞内菌不仅可以在细胞内生存，也可在体外无活细胞的适宜条件下生长、繁殖。对人致病的胞内菌主要有结核分枝杆菌、麻风分枝杆菌、伤寒沙门菌、布鲁菌、嗜肺军团菌和单核细胞增生李斯特菌等。专性胞内菌只能在细胞内生存和繁殖，包括立克次体、衣原体等。胞内菌感染的特征包括细胞内寄生，低毒性，呈慢性感染过程，往往有肉芽肿形成，并多伴有迟发型超敏反应等。由于抗体不能进入细胞内发挥作用，以及胞内菌能抵抗吞噬细胞的胞内杀菌作用等原因，抗胞内菌感染的获得性免疫主要依赖于细胞免疫，即主要通过 Th1 细胞和 CTL 细胞完成。

胞内菌主要寄生在单核吞噬细胞中，并通过细胞表面 MHC Ⅱ 类分子的抗原递呈途径发生免疫应答，因此 $CD4^+$ T 细胞在抗胞内菌感染中起主要作用。按分泌的细胞因子不同，$CD4^+$ T 细胞分为具有不同功能的 Th1 和 Th2 细胞。Th1 细胞主要分泌 IL-2 和 IFN 等，促进细胞免疫应答；Th2 细胞主要分泌 IL-4、IL-5、IL-6、IL-10 和 IL-13，增强体液免疫应答。Th1 细胞通过分泌 IFN-γ 等细胞因子活化巨噬细胞和 CTL，有助于杀伤胞内菌。IFN-γ 是巨噬细胞最强的激活剂，可使巨噬细胞的吞噬和杀伤活性明显增强。Th1 细胞分泌的细胞因子亦可引起迟发型超敏反应，有利于对胞内菌的清除。另外，胞内菌进入宿主吞噬细胞后，可以自吞噬体进入细胞质，其肽段被 MHC Ⅰ 类分子提呈到细胞表面，可诱导 $CD8^+$ T 细胞活化，启动 CTL 应答。CTL 可释放穿孔素（perforin）、颗粒酶（granzyme）等特异性成分，作用胞内菌感染细胞，使细菌散出，并在抗体或补体的调理作用下被吞噬细胞杀灭。

（二）抗病毒细胞免疫

与抗胞内菌的细胞免疫的机制相似，抗病毒细胞免疫主要由 Th1 细胞和 CTL 细胞所介导。活化的 Th1 细胞可分泌 IL-2、IFN-γ、TNF-α 等多种细胞因子，在抗病毒感染中发挥主要作用，主要作用有：①促进 CTL、NK 细胞及巨噬细胞活化和增殖，介导细胞毒效应；②与其受体的相互作用可明显改变靶细胞的基因表达，阻止病毒感染的进程；如 IFN-γ 可增强靶细胞 MHC 分子和蛋白激酶 R（protein kinase R，PKR）、2'-5'-A 合成酶等抗病毒蛋白的表达。CTL 细胞活化后，可释放穿孔素和颗粒酶，通过细胞裂解和细胞凋亡两种机制，直接杀伤病毒感染的靶细胞。当病毒仅在靶细胞中复制，尚未装配成完整病毒体之前，CTL 已可识别并杀伤在细胞表面有病毒抗原表达的靶细胞，而发挥阻断病毒复制的作用。然后，在抗体配合下，由吞噬细胞清除靶细胞被破坏后释放出的病毒。CTL 的作用是使病毒感染恢复的主要机制。

三、免疫病理损伤

在机体清除入侵病原微生物的过程中，由病原微生物感染诱生的免疫应答也可能对机体造成免疫病理性损伤。

（一）抗胞外菌的免疫病理损伤

宿主抗胞外菌的免疫应答可诱导吞噬细胞和 T 细胞等免疫细胞产生大量的炎性介质和生物活性物质，在清除病原微生物的同时，也可造成免疫损伤，导致炎症和败血症休克等疾病。中性粒细胞和巨噬细胞活化后，可以产生活性氧中间物、活性氮中间物和溶酶体酶等效应产物，在清除胞外菌感染的同时也可引起组织损伤，更严重的是细菌产物刺激免疫细胞产生的细胞因子可诱导机体产生大量的急性期蛋白，引发全身炎症综合征。败血症休克是由某些革兰氏阴性菌和革兰氏阳性菌感染扩散造成的严重病理损伤。当机体免疫力低下时，侵入机体或体内正常寄居的病原体大量繁殖，释放其毒性产物，并激活体液和细胞免疫应答，产生各种炎性介质和生物活性物质，引起机体一系列病理生理变化，导致循环衰竭和广泛的血管内凝血。细菌组分包括 LPS 和肽聚糖激活巨噬细胞产生大量的细胞因子，引起细胞因子风暴（cytokine storm），介导败血症休克的早期反应。另外，有些细菌毒素如葡萄球菌的肠毒素、链球菌的致热外毒素等可以作为超抗原，非特异地激活具有相同 Vβ TCR 的 $CD4^+$ T 细胞活化，产生大量的细胞因子，介导败血症休克或全身炎症综合征。某些情况下，有些胞外菌与人体组织存在交叉抗原，诱导的抗胞外菌抗体可能因交叉反应而致病。如咽部或皮肤感染溶血性链球菌数周后，可出现风湿热和肾小球肾炎；咽部或皮肤感染某些血清型的 β- 溶血性链球菌后，机体产生的抗细菌胞壁 M 蛋白的抗体可通过交叉反应与心肌蛋白结合，并沉积在心脏引发 Ⅱ 型超敏反应而导致心肌炎；β- 溶血性链球菌抗原与其抗体结合形成的免疫复合物，沉积在肾小球基底膜则引发 Ⅲ 型超敏反应而导致肾小球肾炎。

（二）抗胞内菌的免疫病理损伤

在抗胞内菌的免疫应答中，针对胞内菌蛋白质抗原的迟发型超敏反应可能是引起组织损伤的主要原因。胞内菌被吞噬细胞吞入后，可以抵抗吞噬细胞的杀伤而长期在细胞内生存，引起慢性抗原刺激以及 T 细胞和巨噬细胞活化，围绕胞内菌形成肉芽肿。这种类型的炎症反应可以局限和防止胞内菌感染扩散，但是由于肉芽肿炎症造成的组织坏死和纤维化形成，导致严重的功能障碍。如在典型的胞内菌之一结核分枝杆菌感染中，宿主体内抗结核分枝杆菌的保护性免疫反应和病理性迟发型超敏反应共同存在，迟发型超敏反应可导致严重的组织损伤。结核分枝杆菌可以通过多种机制，包括抑制吞噬溶酶体融合、抑制巨噬细胞凋亡、破坏活性氧中间物等，逃避巨噬细胞的杀菌作用并干扰抗原释放，从而长期寄生于巨噬细胞中，导致潜伏感染或者持续性感染。在潜伏感染情况下，结核分枝杆菌可以在机体内长期生存，而不会引起病理损伤和临床症状；当机体免疫力低下时，细菌会被再次激活，导致感染性疾病的发生。在结核分枝杆菌慢性感染中，Th1 激活并迁移至肺部结核分枝杆菌感染的巨噬细胞周围，介导迟发型超敏反应，控制病菌扩散并使炎症反应局限化。如果 Th1 免疫应答不足或炎症过度出现，就会导致形成中心是感染结核分枝杆菌的巨噬细胞，外围是 $CD4^+$ T 细胞、$CD8^+$ T 细胞、γδT 细胞和中性粒细胞，最外围是成纤维细胞的慢性肉芽肿，造成组织坏死和纤维化，引起功能障碍和临床疾病。

（三）抗病毒的免疫病理损伤

CTL 在杀伤病毒感染的靶细胞同时也造成细胞损伤，并在感染局部引起炎症反应。例如，HBV 感染时 CTL 介导的免疫应答是彻底清除 HBV 并导致肝炎损伤的主要原因。在急性自限性乙型肝炎患者肝活检标本中，存在大量活化的肝炎病毒特异性、MHC Ⅰ 类分子限制性的 $CD8^+$ CTL；在慢性乙型肝炎患者免疫清除阶段，CTL 应答无法清除肝中 HBV 感染，反而导致肝炎及损伤；但是在 HBV 感染的免疫缺陷患者或婴幼期免疫耐受阶段，一般不会出现肝炎等疾病症状，而是作为病毒携带者传染其他健康人群；提示 CTL 可能介导了 HBV 感染造成的肝组织损伤。此外，在 HBV 感染的患者体内还发现病毒抗原和特异性抗体形成的免疫复合物，可沉积在血管中导致全身性血管炎。另外，某些病毒感染时，病毒抗原可以通过分子模拟

(molecular mimicry）等作用，导致抗病毒的免疫应答对宿主自身抗原产生免疫反应，从而造成宿主组织损伤。

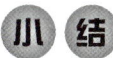

宿主抵御和清除入侵病原微生物的免疫防御功能即为抗感染免疫，包括固有免疫和适应性免疫。固有免疫是在种系发育和进化过程中建立起的防御病原微生物的免疫体系，由屏障结构、非特异性免疫细胞和非特异性免疫分子组成。适应性免疫是个体出生后在生活过程中与病原微生物等抗原物质接触后产生的免疫防御功能，分为体液免疫和细胞免疫两种类型；其共同特点是后天获得，具有针对抗原的专一性，再次接触相同抗原时能迅速发生强烈的免疫应答。

固有免疫生理屏障结构包括物理、化学和微生物屏障。参与固有免疫的可溶性小分子有补体、溶菌酶、防御素、急性期蛋白、细胞因子等。干扰素作为最重要的抗病毒细胞因子，包括Ⅰ型、Ⅱ型以及Ⅲ型干扰素；Ⅰ型和Ⅲ型干扰素可发挥强大的抗病毒效应，Ⅱ型干扰素主要发挥免疫调节和抗肿瘤作用。参与固有免疫的细胞包括吞噬细胞、NK细胞、DC细胞、γδT细胞和NKT细胞等。吞噬细胞、树突状细胞以及病毒感染的宿主细胞主要通过自身存在的模式识别受体（PRR）识别病原微生物保守的病原体相关模式分子（PAMP）以启动固有免疫。PRR主要可分为4个种类，包括位于血清中的分泌型PRR、膜结合的内吞型PRR、膜结合的信号转导型PRR和胞质的信号转导型PRR。

抗感染适应性免疫是宿主在与病原体及其代谢产物相互作用的过程中逐步形成的，具有特异性和记忆性等特点，是宿主防御感染的第二道防线。抗胞外菌和胞内菌的适应性免疫的作用方式有所不同，对胞外菌感染多以体液免疫为主，对胞内菌感染则主要由细胞免疫发挥作用。在抗病毒感染过程中，适应性免疫发挥更重要的作用，是最终清除病毒的主要因素。

适应性免疫在清除病原微生物感染的过程中可能造成宿主组织细胞损害，即为免疫病理损伤。

（沈 弢 张 毓）

第 7 章 消毒、灭菌与生物安全

微生物的生命活动与环境有着密切的关系。适宜的环境促进微生物生长繁殖，不适宜的环境抑制微生物生长、甚至杀灭微生物。在医学、生物科学、工农业生产实践和日常生活中，常采用多种物理或化学方法来抑制或杀灭外界环境及体表的微生物，以防止微生物污染或病原微生物传播。如英国外科医生李斯特（Joseph Lister）采用苯酚消毒空气、手术器械、洗手等措施，显著降低了医院的交叉感染和死亡率，创建了对医院环境的消毒灭菌法和手术的无菌操作法。常用以下术语来表示物理或化学方法对微生物的灭菌程度。

1. 灭菌（sterilization） 杀灭物体上所有微生物的方法，包括杀灭病原微生物、非病原微生物以及细菌芽胞。凡需要进入机体内部的器具都要求无菌，如手术器械、注射用具、引流导管等。

2. 消毒（disinfection） 杀灭物体上病原微生物的方法，但不一定能杀死芽胞和非病原微生物。用以消毒的化学药品称为消毒剂，一般消毒剂在常用浓度下，只对细菌的繁殖体有效，对细菌的芽胞无效。

3. 防腐（antisepsis） 防止或抑制微生物生长繁殖的方法。用于防腐的化学药品称为防腐剂。许多化学药品在高浓度时为消毒剂，低浓度时为防腐剂。

4. 抑菌（bacteriostasis） 抑制细菌或真菌生长繁殖的方法。常用的抑菌剂（如各种抗生素）能可逆性抑制细菌的繁殖，但不直接杀死细菌。

5. 无菌（asepsis） 不含活菌的意思，是灭菌的结果。防止微生物进入机体或物体的操作方法，称为无菌操作。进行外科手术、医疗基本操作及微生物学实验等过程中，均需进行严格的无菌操作。

第一节 物理消毒灭菌法

物理消毒灭菌采用的方法主要包括热力、辐射、过滤、干燥低温、超声波等。

一、热力灭菌法

利用高温来杀灭微生物的方法，是最常用的消毒灭菌法。多数无芽胞细菌经过55～60℃作用30～60分钟后死亡。而细菌芽胞对高温有很强的抵抗力，如肉毒梭菌芽胞需煮沸3～5小时才死亡。热力灭菌法可分为干热灭菌法和湿热灭菌法两类，在同一温度下后者的效力比前者大。

1. 干热灭菌法 一般细菌的繁殖体在干燥状态下，80～100℃ 1小时可被杀死，芽胞需要加热至160～170℃ 2小时才能被杀灭。干热灭菌的方法有：

（1）焚烧：用火焚烧是一种彻底的灭菌方法，破坏性大，仅适用于废弃物品或动物尸体等。

（2）烧灼：直接用火焰灭菌，适用于实验室的金属器械（镊、剪、接种环等）、玻璃试管口和瓶口等。

(3) 干烤：在干烤箱内进行，加热至 160～170℃维持 2 小时，可杀灭包括芽胞在内的所有微生物，适用于耐高温的玻璃器皿、瓷器、玻璃注射器等。

(4) 红外线（infrared）：是波长为 0.77～1000 μm 的电磁波，以 1～10 μm 波长的热效应最强。红外线的热效应只能在照射到的表面产生，不能使物体均匀加热，常用于医疗器械和碗、筷等餐具的灭菌。

2. 湿热灭菌法 湿热法可在较低的温度下达到与干热法相同的灭菌效果，因为：①湿热中蛋白质吸收水分，更易凝固变性；②水分子的穿透力比空气大，更易均匀传递热能；③蒸汽有潜热存在，水由气态变成液态释放出大量热能，可迅速提高物体的温度。常用的湿热灭菌法有：

(1) 巴氏消毒法（pasteurization）：由法国微生物学家巴斯德（Louis Pasteur）创建，方法是加热 61.1～62.8℃ 30 分钟，或者 71.7℃经 15～30 秒，可杀死乳制品中的链球菌、沙门菌、布鲁菌、结核分枝杆菌等病原菌，但仍保持其中不耐热成分不被破坏，用于乳制品和酒类消毒。

(2) 煮沸法：在 1 个标准大气压下水的沸点为 100℃，细菌繁殖体 5 分钟能被杀死，芽胞需 1～2 小时才能被杀灭。如果水中加入 2% 碳酸氢钠，沸点提高到 105℃，可促进芽胞被杀灭，也防止金属器皿生锈，适合高原地区。常用于餐具、刀剪、注射器的消毒。

(3) 流通蒸汽法：在 1 个标准大气压下利用 100℃的水蒸气进行消毒。常用器械是 Arnold 消毒器或普通蒸笼，消毒 15～30 分钟，但不能杀灭全部细菌芽胞。

(4) 间歇蒸汽灭菌法（fractional sterilization）：利用反复多次的流通蒸汽加热，杀灭所有微生物，包括芽胞。方法同流通蒸汽灭菌法，但要重复 3 次以上，每次间歇是将要灭菌的物体放到 37℃温箱过夜，目的是使芽胞发育成繁殖体。若被灭菌物不耐 100℃高温，可将温度降至 75～80℃，加热延长为 30～60 分钟，并增加重复次数。适用于不耐高热的含糖或牛奶的培养基。

(5) 高压蒸汽灭菌法（autoclaving）：可杀灭包括芽胞在内的所有微生物，是灭菌效果最好、应用最广的灭菌方法。方法是将需灭菌的物品放在高压锅内，加热时蒸汽不外逸，高压锅内温度随着蒸汽压的增加而升高。在 103.4kPa（1.05 kg/cm^2）蒸汽压下，温度达到 121.3℃，维持 15～20 分钟。适用于普通培养基、生理盐水、手术器械、玻璃容器及注射器、敷料等物品的灭菌。由于高压蒸汽灭菌所需时间较长，近年来，在此基础上又研发了一种新型的预真空压力蒸汽灭菌器，即先将灭菌器内的空气抽出 98%，再送入蒸汽，灭菌时间只需 3～4 分钟，特别适合周转快的物品。

二、辐射杀菌法

1. 紫外线 紫外线的杀菌波长范围为 240～300 nm，其中 250～270 nm 波长的紫外线杀菌力最强，原因是由于在此波长范围内的紫外线易被细菌 DNA 吸收。紫外线杀菌机制是破坏细菌 DNA 的构型，使同一条 DNA 链上相邻的嘧啶通过共价健结合成二聚体，从而干扰 DNA 的正常碱基配对，导致细菌死亡或变异。但紫外线穿透力较弱，玻璃、纸张、尘埃、水蒸汽等均能阻挡紫外线穿过，故紫外线只适用于空气和物体表面的消毒。另外，杀菌波长的紫外线对人体皮肤、眼睛均有损伤作用，使用时要注意防护，更不要直接在紫外线灯照射下进行工作。

2. 电离辐射 具有较高的能量与穿透力，因而对细菌产生极强的致死效应，其杀菌机制是干扰 DNA 的合成、破坏细胞膜、引起酶系统的紊乱等。常用的射线包括 β 射线、γ 射线等。β 射线可由电子加速器产生，其穿透性差，但作用时间短、安全性好；γ 射线多用 ^{60}Co 为放射源，其穿透力强，但作用时间慢，安全措施要求高。电离辐射常用于大量的一次性医用塑料注射器、吸管、导管等的灭菌；也可用于药品和生物制品的消毒灭菌。

3. 微波 波长为 1～1000 mm 的电磁波统称为微波，可穿透玻璃、塑料薄膜与陶瓷等物质，但不能穿透金属表面，用于非金属器械及餐具消毒。微波主要靠热效应发挥作用，但微波的热效应必须在有一定含水量的条件下才能显示出来，在干燥条件下，即使再延长消毒时间也不能达到有效的消毒效果。

三、滤过除菌法

滤过除菌法（filtration）是用机械阻留方法除去液体或空气中的细菌、真菌，但不能除去病毒和支原体。常利用具有微细小孔的滤菌器的筛滤和吸附作用，使带菌液体或空气通过滤菌器后成为无菌液体或空气。该法常用于不耐热的血清、抗毒素、抗生素及药液等的除菌。常用的器具是含有微小孔径的滤菌器如薄膜滤菌器、陶瓷滤菌器、石棉滤菌器和玻璃滤菌器等。

近年来，医院手术室、烧伤病房以及无菌制剂室已逐步采用生物洁净技术，通过初、中、高三级高效滤菌器以除去空气中直径 0.5～5 μm 的尘埃微粒，从而保持室内的无菌环境。初级过滤采用塑料泡沫海绵，过滤率在 50% 以下；中效过滤采用无纺布，过滤率在 50%～90%；高效过滤用超细玻璃纸，过滤率为 99.99%。这种经过高度净化的空气形成一种细薄的气流，以均匀的速度向同一方向输送，均匀分布于室内，不产生蜗旋，聚集的尘埃通过回风口把它带出房间。凡在送风系统上装有高效过滤系统的房间，一般称为生物洁净室（biological clean room）。

第二节　化学消毒灭菌法

许多化学药物能影响细菌的化学组成、物理结构和生理活动，将这些化学药物称为化学消毒剂。化学消毒剂主要通过以下机制杀灭细菌：①使菌体蛋白质变性或凝固，如重金属盐类、氧化剂、酸、碱、醇类、酚类等；②干扰细菌的酶系统和代谢，导致细菌生长代谢障碍而死亡，如氧化剂、重金属盐类等；③损伤细菌细胞壁或改变细胞膜的通透性，使细菌破裂、溶解，如表面活性剂、酚类等。化学消毒剂一般对人体组织细胞有害，所以只能外用而不能内服，主要用于体表、器械及周围环境的消毒。化学消毒剂的应用要适度、适量，消毒时间不能过长。要注意消毒剂对人的毒副作用、对环境的污染和对物体的腐蚀作用。

化学消毒剂种类繁多，不同的消毒剂其杀灭微生物的能力和用途也不同，在临床上，应根据目的选择不同的消毒剂。常用消毒剂的种类、浓度和用途见表 7-1。

表7-1　常用消毒剂的种类、作用机制及用途

类别	作用机制	常用消毒剂	用途
酚类	蛋白质变性，损伤细胞膜，灭活酶类	3%～5% 苯酚、2% 来苏、0.01%～0.05% 氯己定	地面、器具表面消毒；皮肤消毒，术前洗手，阴道冲洗等
醇类	蛋白质变性与凝固，干扰代谢	70%～75% 乙醇	皮肤、体温计消毒（不用于伤口和黏膜）
重金属盐类	氧化作用，蛋白质变性与沉淀，灭活酶类	0.05%～0.01% 升汞	非金属器皿的消毒；皮肤、黏膜消毒
		2% 红汞水溶液、0.1% 硫柳汞	皮肤消毒；手术部位消毒
		1% 硝酸银	新生儿滴眼，预防淋球菌感染
氧化剂	氧化作用，蛋白质沉淀	0.1% 高锰酸钾	皮肤、尿道、蔬菜和水果消毒
		3% 过氧化氢	创口、皮肤黏膜消毒
		0.2%～0.3% 过氧乙酸	塑料玻璃器材消毒
		2%～2.5% 碘酊	皮肤消毒
		10%～20% 漂白粉	地面、厕所与排泄物消毒
		0.2%～0.5% 氯胺	室内空气及表面消毒，浸泡衣服

续表

类别	作用机制	常用消毒剂	用途
表面活性剂	损伤细胞膜，灭活氧化酶等酶活性，蛋白质沉淀	0.05%～0.1%苯扎溴铵	外科手术洗手，皮肤黏膜消毒，浸泡手术器械
		0.05%～0.1%杜米芬	皮肤创伤冲洗，金属器械塑料橡皮类消毒
烷化剂	菌体蛋白质及核酸烷基化	10%甲醛	物品表面消毒，空气消毒，手术器械、敷料等消毒
		2%戊二醛	精密仪器、内镜消毒
染料	抑制细菌繁殖，干扰代谢	2%～4%甲紫	浅表创伤消毒
酸碱类	破坏细胞膜和细胞壁，蛋白质凝固	5～10 ml/m³ 醋酸加等量水蒸发	空气消毒
		生石灰（按1:4～1:8比例加水配成糊状）	地面、排泄物消毒

消毒剂种类和性质、环境条件、微生物种类和数量等因素对消毒剂的灭菌效果有显著影响。

1．消毒剂的性质、浓度与作用时间　消毒剂的杀菌力与其化学性质相关。例如，戊二醛对细菌繁殖体、真菌和病毒都有强消毒作用，也可杀死细菌芽胞，是广谱的消毒剂。表面活性剂只对细菌繁殖体和某些病毒有作用，不能杀死真菌和细菌芽胞，而且对革兰氏阳性菌的杀菌效果比对革兰氏阴性菌强。一般规律是消毒剂浓度越高，作用时间越长，杀菌效果越好。许多消毒剂在高浓度时有杀菌作用，低浓度时只有抑菌作用。但醇类例外，70%～75%乙醇（酒精）的消毒效果比100%更好，可能与高浓度乙醇迅速凝固蛋白质，无法渗入微生物内部有关。

2．温度与酸碱度　通常消毒剂的杀菌作用随温度升高而增强。例如，2%戊二醛杀灭 10^4/ml 炭疽芽胞杆菌芽胞，20℃时需15分钟，40℃为2分钟，56℃仅1分钟即可。酸碱度也影响消毒剂的杀菌作用，例如相同浓度的苯扎溴铵，杀菌作用随pH降低而减弱，含氯消毒剂在酸性条件下杀菌效率最高。

3．微生物的种类、数量　不同微生物对消毒剂的敏感性不同。革兰氏阳性菌通常比革兰氏阴性菌对消毒剂更敏感。结核分枝杆菌、细菌芽胞和真菌孢子对消毒剂有较强的抵抗力。有包膜病毒比无包膜病毒更敏感，脂溶性消毒剂对亲水性病毒如脊髓灰质炎病毒和其他肠道病毒几乎无作用。因此，必须根据消毒对象选择合适的消毒剂。此外，微生物的数量越大，所需消毒的时间就越长。

4．有机物　细菌常与血液、尿液、痰或脓汁混合，这些液体中的有机物与消毒剂作用，可以稀释或中和消毒剂，影响消毒剂的效果。受有机物影响较大的消毒剂是表面活性剂、乙醇、次氯酸盐、升汞等，酚类消毒剂受有机物影响相对小。对于痰、呕吐物、粪便的消毒，宜选择受有机物影响较小的含氯石灰、生石灰及酚类化合物为宜。

第三节　生物安全

从事微生物相关的工作均有被感染和传播微生物的风险，20世纪80年代发达国家开始对病原生物进行分级分类管理，规范生物安全，建立了生物安全实验室分级制度。我国从2004年开始对生物实验室进行生物安全分级，以避免生物危险因素发生实验室感染及向实验室外扩散，目前基本建立了严格的生物安全法规和认证监测体系。

病原微生物危害程度分类确定的主要因素是病原微生物的致病性、传播方式和宿主范围，同时还要考虑当地人群免疫水平、易感群体密度和流动性、传播媒介以及当地卫生水平（如药物与疫苗）等因素。我国根据病原微生物的传染性、感染后对个体或者群体的危害程度，将病原微生物分为四类（表7-2），其中第一、二类为高致病性病原微生物，其标本的取样、送检、保存和销毁均有生物安全的严格限制。

表7-2 病原微生物的分类*

分类	致病性与危害	种类
第一类	能引起极其严重疾病的病原微生物，或者我国尚未发现及已经宣布消灭的病原微生物，尚无有效预防和治疗措施	共29种，均为病毒，包括天花病毒、新疆出血热病毒、埃博拉病毒、黄热病毒、脾传脑炎病毒（森林脑炎病毒）等
第二类	能引起严重疾病，易发生人与人、人与动物以及动物与动物间传播的病原微生物，有预防和治疗措施	共70种，包括霍乱弧菌、鼠疫耶尔森菌、炭疽芽胞杆菌、布鲁菌、结核分枝杆菌、HIV、狂犬病病毒（街毒株）、汉坦病毒、乙型脑炎病毒、SARS冠状病毒、高致病性禽流感病毒、西尼罗病毒、脊髓灰质炎病毒、朊粒等
第三类	能引起人类或动物疾病，但传播风险有限，对人、动物和环境没有严重危害，有预防和治疗措施的微生物	共275种，包括破伤风梭菌、脑膜炎奈瑟菌、肝炎病毒、肠道病毒属、腺病毒、腺病毒相关病毒、杯状病毒、星状病毒、布尼亚病毒、冠状病毒、疱疹病毒科等
第四类	各种弱毒病原微生物以及不属于第一、二、三类的各种低毒力的病原微生物	目录共列出6种，均为实验动物的疱疹病毒科和逆转录病毒科成员，例如豚鼠疱疹病毒、小鼠白血病病毒等

* 根据原卫生部2006年发布的《人间传染的病原微生物名录》

生物安全（biosafety）是指研究评价生物危害因素对人体健康的危害以及对风险相应控制的理论与技术。实验室的生物危害因素包括：①病原微生物（病毒、细菌、真菌、寄生虫）及相关毒素；②人或动物的血液、体液和组织等；③培养细胞、病原生物的核酸及重组DNA等。生物安全实验室（biosafety laboratory）是指具备防护屏障和严格管理措施，符合生物安全要求的实验室。生物安全实验室需政府主管部门审批，实验室需在显著位置张贴生物危险警告标志。生物安全实验室的物理防护包括两部分：①个人防护：主要是生物安全柜（biosafety cabinet，BSC），安全柜内有空气回收和过滤装置，以免气溶胶传播至操作人员；②环境防护：由实验室建筑的密封、过滤排放以及消毒操作等构成，防止危险生物因素泄漏至环境。

根据实验室的工作性质和研究对象不同，生物安全实验室的建设和操作要求也不同，目前将生物安全实验室的防护水平（biosafety level，BSL）分为四级（表7-3），以BSL-1～BSL-4表示，Ⅰ级防护水平最低，Ⅳ级防护水平最高。从事动物活体操作的实验室也需要相应的四级生物安全防护（animal biosafety level，ABSL）。

表7-3 实验室的生物安全分级

级别	缩写	适用情况	主要安全设施
一级	BSL-1	适用于通常情况下不引起人或者动物疾病的微生物	开放实验室
二级	BSL-2	适用于能引起人或者动物疾病，但一般情况下不构成严重危害，传播风险低，且能有效治疗和预防的微生物	需要用生物安全柜防护操作中可能生成的气溶胶
三级	BSL-3	适用于能引起人或动物严重疾病，易直接或间接在人与人、动物与人、动物与动物间传播的微生物	负压、空气通过高效过滤器排出、生物安全柜、或其他所有生物安全实验室工作所需要的基本设备
四级	BSL-4	适用于能引起人或动物极严重疾病的微生物，以及我国尚未发现或已宣布消灭以及没有预防治疗措施的微生物	Ⅲ级或Ⅱ级生物安全柜并穿着正压服、空气通过高效过滤器排出

小 结

消毒、灭菌、无菌、抑菌和防腐的概念；热力灭菌法的种类及其应用；射线灭菌法的原理和应用；常用化学消毒剂的种类、浓度和应用。

根据病原微生物的传染性、感染后对个体或者群体的危害程度，将病原微生物分为四类，其中第一、二类为高致病性病原微生物。

生物安全是指研究评价生物危害因素对人体健康的危害以及对风险相应控制的理论与技术。生物安全实验室是指具备防护屏障和严格管理措施，符合生物安全要求的实验室，生物安全实验室的防护水平分为四级。

(王明永　杨　帆)

第8章 细菌和病毒的耐药性

感染性疾病的控制包括治疗和预防两方面，抗微生物药物（antimicrobial agent）是治疗的物质基础。抗微生物药物通过选择毒性（selective toxicity）发挥作用，选择毒性是指药物只对微生物有毒性，而对人体无毒。选择毒性不是绝对的概念，是指相对于人体能耐受的浓度下可以杀死或抑制微生物。选择毒性是建立在微生物和人类的细胞差异基础上，针对微生物结构和生物合成过程中独特环节起作用。理想的抗微生物药物应具有良好的选择毒性。

耐药（drug resistance）是药物治疗失败的主要原因之一。微生物可通过多种机制获得耐药性，耐药性是当前医学面临的重大挑战之一。

第一节 抗菌药物与耐药性

抗微生物药物治疗（antimicrobial chemotherapy）一般认为起步于20世纪初Paul Ehrlich将砷凡纳明（arsphenamine）用于梅毒治疗。Ehrlich提出了药物的选择毒性、耐药性、联合用药等概念。1929年英国Alexander Fleming发现青霉素，开启了抗生素时代。

一、抗菌药物的种类与作用机制

抗菌药物（antibacterial agent）是指具有杀菌或抑菌活性、能全身应用的抗生素或化学合成药物。其中，抗生素（antibiotics）专指对微生物来源的抗菌药物，但现在将人工化学修饰或半合成的衍生物也统称为抗生素。

1. 抗菌药物的种类 抗菌药物包括杀菌药、抑菌药。杀菌药（bactericidal drug）是指能杀死细菌细胞的药物，如青霉素类、氨基苷类药物。抑菌药（bacteriostatic drug）是指仅有抑制细菌生长繁殖而无杀灭作用的药物，停药后细菌可继续生长，如四环素、磺胺等。抑菌药的抗菌效应有赖于机体吞噬细胞（如巨噬细胞和NK细胞）的参与。

抗菌药物有广谱（broad spectrum）和窄谱（narrow spectrum）之分，如四环素可以作用于多种微生物，是广谱抗生素，而窄谱抗生素仅针对少数种类的细菌。习惯将抗菌药物按化学结构和性质分类（表8-1）。

表8-1 抗菌药物的种类

分类	代表药物
β-内酰胺类	青霉素类、头孢霉素类、头霉素、单环β-内酰胺类、碳青霉素烯类、β-内酰胺酶抑制剂（如棒酸）等
大环内酯类	红霉素、螺旋霉素、交沙霉素、罗红霉素、阿奇霉素等
氨基苷类	链霉素、庆大霉素、卡那霉素、妥布霉素、阿米卡星等
四环素类	四环素、多西环素（也称强力霉素）、米诺环素等

续表

分类	代表药物
氯霉素类	氯霉素、甲砜霉素等
化学合成药物	喹诺酮类（诺氟沙星、环丙沙星、氧氟沙星、依诺沙星、培氟沙星、洛美沙星）、磺胺、甲氧苄啶
抗结核药物	利福平、异烟肼、乙胺丁醇、吡嗪酰胺等
多肽类抗生素	多黏菌素类、万古霉素、杆菌肽、林可霉素、克林霉素

2. 抗菌药物的作用机制 细菌细胞与人类细胞在结构和生物合成等许多方面存在差异，抗菌药物针对这些差异破坏细菌结构，或者抑制细菌细胞代谢，从而达到抗菌的目的。抗菌药物的作用机制有：①抑制细菌细胞壁合成；②抑制细菌细胞膜功能；③抑制细菌蛋白质合成；④抑制细菌核酸合成（图 8-1、表 8-2）。

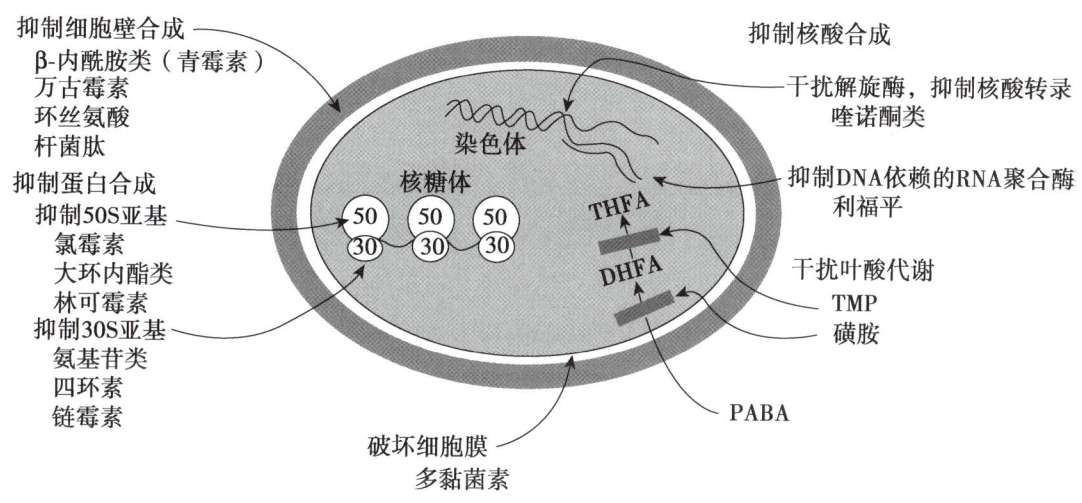

图 8-1 抗菌药物的作用机制

PABA：对氨基苯甲酸（para-aminobenzoic acid）；DHFA：二氢叶酸（dihydrofolic acid）；THFA：四氢叶酸（tetrahydrofolic acid）；TMP：三甲氧苄氨嘧啶（甲氧苄啶）

表8-2 主要抗菌药物的作用机制

抗菌机制	作用靶点	代表药物
抑制细胞壁合成	抑制转肽酶活性，阻断肽聚糖交联	青霉素类、头孢霉素类、万古霉素
	抑制肽聚糖合成的其他环节	环丝氨酸、杆菌肽
抑制蛋白质合成	作用于核糖体 50S 亚基	氯霉素、红霉素、多西环素等
	作用于核糖体 30S 亚基	四环素类、氨基苷类、克林霉素等
抑制核酸合成	抑制核苷合成	磺胺类
	抑制 DNA 合成	喹诺酮类
	抑制 mRNA 合成	利福平
改变细胞功能		多黏菌素
其他机制		异烟肼、甲硝唑、乙胺丁醇、吡嗪酰胺

（1）抑制细胞壁合成：细胞壁是维持细菌形态，保持内部渗透压和物质交换的结构。细

胞壁缺陷的细菌在低渗环境中因大量吸收水分而肿胀破裂。青霉素（penicillin）、头孢霉素（cephalosporin）等β-内酰胺药物（β-lactam）的杀菌机制主要是抑制细菌细胞壁合成。哺乳动物细胞没有细胞壁，因此β-内酰胺药物对人没有毒性。

β-内酰胺药物结构含β-内酰胺环，耐药细菌染色体或质粒编码β-内酰胺酶（β-lactamase），可水解β-内酰胺环，导致β-内酰胺类药物分解而耐药，常见于葡萄球菌和链球菌。

（2）抑制细菌细胞膜功能：多黏菌素（polymyxin）分子有两极性，亲水端与细菌细胞膜的蛋白质结合，亲脂端与细胞膜内双层磷脂结合，使细胞膜裂开，对革兰氏阴性菌有杀菌作用。

（3）抑制细菌蛋白质合成：细菌核糖体由50S和30S亚基构成，氨基苷类（aminoglycoside）、四环素（tetracycline）、氯霉素（chloramphenicol）、大环内酯类（macrolide）、林可霉素（lincomycin）等药物的作用靶点就是细菌的核糖体亚基。其中氨基苷类抗生素（如链霉素、卡那霉素、庆大霉素）、四环素等抑制30S亚基，氯霉素、大环内酯类（如红霉素、阿奇霉素）等作用于50S亚基。哺乳动物核糖体由60S和40S亚基构成，不受这些药物的作用。

（4）抑制细菌核酸合成：磺胺（sulfonamide）、甲氧苄啶（trimethoprim，TMP）通过干扰细菌叶酸代谢，抑制细胞核酸代谢。喹诺酮类（quinolone）、利福平（rifampin）等也是通过抑制细菌核酸合成而发挥抗菌作用。

二、细菌的耐药性

从遗传学的角度，细菌的耐药性有些是由细菌遗传物质编码，属遗传性耐药性，有些耐药现象仅仅是与细菌暂时的生理状态和环境有关，为非遗传性耐药。

1. 非遗传性耐药　静止状态的细菌对药物通常不敏感，如结核分枝杆菌在结核病灶中可以存活数年但不繁殖，此时抗结核治疗效果不好，所以抗结核治疗需要长时间用药。伤寒沙门菌、嗜肺军团菌等胞内寄生菌可寄生于巨噬细胞内，氨基苷类药物不能进入巨噬细胞，故对此类细菌无效。

2. 遗传性耐药　大多数耐药是细菌遗传物质改变和药物连续筛选的结果。

细菌通过多种机制实现耐药（表8-3）。一些药物的化学结构、结合位点和作用方式高度相似，当细菌对其中一种产生耐药性，对其他同类药物也都耐药，称为交叉耐药（cross resistance）。

（1）产生钝化酶，灭活药物：β-内酰胺酶可水解β-内酰胺环，使青霉素、头孢霉素等β-内酰胺类药物失效，常见于葡萄球菌、革兰氏阴性杆菌。棒酸（clavulanic acid）虽然不水解β-内酰胺酶，但能与β-内酰胺酶不可逆性结合，抑制β-内酰胺酶活性，从而保护β-内酰胺药物。

通过化学修饰β-内酰胺环，可避免其被β-内酰胺酶水解，例如头孢噻肟霉素（cefotaxime）。但近来在肺炎克雷伯菌、大肠埃希菌等革兰氏阴性菌中，发现有破坏这些化学修饰的β-内酰胺环的水解酶，称为超广谱β-内酰胺酶（extended-spectrum β-lactamase，ESBL）。

革兰氏阴性菌通过腺苷化酶、磷酸化酶或乙酰化酶，修饰氨基苷类药物。革兰氏阴性菌还编码氯霉素乙酰转移酶，破坏氯霉素。

（2）细胞通透性的改变：四环素必须富集到细胞内发挥作用。耐四环素菌株不主动摄取四环素，或者通过耐药泵增强外排作用造成细胞内四环素浓度过低，从而耐药。链球菌细胞壁对氨基苷类药物（如链霉素）是天然屏障，如果联合使用破坏细胞壁的药物（如青霉素），氨基苷类药物也可抑制链球菌。

（3）靶位结构的改变：染色体突变可致核糖体30S亚基蛋白的变化，造成氨基苷类药物无法与30S亚基结合。23S rRNA的甲基化可阻碍红霉素与50S亚基结合，导致红霉素耐药。

(4) 建立代谢旁路：某些细菌能像哺乳动物细胞一样，直接利用环境提供的叶酸，从而对磺胺和 TMP 耐药。

(5) 同工酶的替代作用：通过编码同工酶，细菌可避开药物的抑制作用，如 TMP 耐药菌株有二氢叶酸还原酶的同工酶，不被 TMP 抑制。

表8-3 细菌耐药机制

耐药机制	典型举例	受影响的药物
灭活药物	β-内酰胺酶破坏 β-内酰胺环	β-内酰胺类抗生素（青霉素、头孢霉素等）
修饰细菌的药物靶点	青霉素结合蛋白基因突变	青霉素
	核糖体 30S 亚基突变	氨基苷类（链霉素）
	肽聚糖的乳酸被丙氨酸取代	万古霉素
	DNA 解旋酶（gyrase）突变	喹诺酮类
	RNA 聚合酶突变	利福平
	过氧化物酶突变	异烟肼
降低药物的通透性	孔蛋白（porin）突变	青霉素、氨基苷类等
增强药物外排	多药耐药泵（MDR pump）	四环素、磺胺类

3. 细菌耐药的遗传物质 染色体、质粒和转座子均可携带耐药基因（表 8-4）。

(1) 染色体：染色体突变的频率很低（$10^{-12} \sim 10^{-7}$），因此临床上因染色体突变而产生的耐药发生概率低。但染色体编码的利福平耐药频率非常高（$10^{-7} \sim 10^{-5}$），临床单用利福平往往会因耐药而治疗失败。

(2) 质粒：携带耐药基因的质粒称为耐药质粒（resistance plasmid，R 质粒）。通常是编码水解或修饰药物分子的酶，包括 β-内酰胺酶、氯霉素乙酰转移酶、乙酰化酶、腺苷化酶、磷酸化酶等。一些细菌的染色体也能编码这些酶。

表8-4 染色体、质粒编码耐药的机制

药物	主要耐药机制	编码基因位置
β-内酰胺类	β-内酰胺酶裂解 β-内酰胺环	质粒、染色体
氨基苷类	对药物分子进行乙酰化、腺苷化、磷酸化修饰	质粒、染色体
氯霉素	对药物分子进行乙酰化修饰	质粒
大环内酯类	将药物的受体 rRNA 甲基化处理	质粒、染色体
四环素	降低细胞对药物的摄取量，或增加药物从细胞排出量	质粒
磺胺	促进细胞排出药物，并降低酶分子对药物的亲和力	质粒

质粒编码的耐药性对临床药物治疗尤其重要，因为：①耐药质粒普遍存在于各种细菌，尤其是革兰氏阴性杆菌；②质粒编码的耐药性通常是多重耐药（multiple drug resistance，MDR）；③质粒可通过接合在菌株间高频传递。

(3) 转座子（transposon，Tn）：Tn 是可在染色体内、质粒内或者染色体与质粒间转移的小 DNA 片段。Tn 结构简单，两端是反向重复序列（inverted repeat，IR），使得转座子可以在染色体或质粒 DNA 分子里转移。典型的耐药转座子含 3 个基因：①转座酶（transposase）基因：编码的转座酶负责转座子 DNA 与染色体或质粒 DNA 分子的切割和连接；②转座酶抑制基因：编码产物抑制转座酶基因的表达，保证转座子位置的相对稳定；③耐药基因：编码破坏药物分子的酶类。

4. 细菌耐药的控制 控制耐药是临床抗菌药物治疗的关键问题。通过以下途径可最大限度防止耐药发生：①维持高水平药物浓度，在最短时间内清除原始感染细菌；②联合使用两种没有交叉耐药的药物，避免耐药株被筛选出来；③避免滥用药物，防止细菌过多接触该药。

第二节 抗病毒药物与耐药性

抗病毒药物（antiviral drug）包括化学药物、天然药物（黄芪、板蓝根、大青叶、姜黄素等）和基因制剂。其中，抗病毒化学药物的研发和临床应用近年有较大进展，人类免疫缺陷病毒（human immunodeficiency virus，HIV）感染可在药物治疗下得到良好控制，丙型肝炎病毒（hepatitis C virus，HCV）感染可用药物治愈并实现病毒清除。

一、抗病毒化学药物

病毒复制的各个环节都可能是药物的作用靶点，目前主要的抗病毒化学药物的作用靶点见表8-5。

1. 抑制病毒脱壳 金刚烷胺（amantadine）的作用是阻止甲型流感病毒的脱壳。对乙型和丙型流感病毒无效。

2. 阻断病毒核酸合成 这些药物按化学结构可分为3类：核苷类似物（nucleoside analogue）、核苷酸类似物（nucleotide analogue）和非核苷类似物。

大部分抗病毒药物都是核苷类似物。核苷或核苷酸类似物通过以下机制抗病毒：①核苷类似物被细胞编码的磷酸激酶作用后，掺入子代病毒DNA，使病毒无法基因转录，如碘苷；②核苷类似物进入细胞后，竞争抑制病毒DNA聚合酶，干扰病毒核酸转录，如无环鸟苷（acyclovir，阿昔洛韦）；③抑制病毒逆转录酶：核苷类似物磷酸化后，结构类似核苷酸，可作为底物竞争抑制病毒逆转录酶（reverse transcriptase），并掺入新合成的DNA链，造成DNA链延伸终止，如齐多夫定（azidothymidine，AZT）、拉米夫定（lamivudine）、阿巴卡韦（abacavir）、去羟肌苷（didanosine）、司坦夫定（Stavudine）等。

非核苷类似物如奈韦拉平（nevirapine）、地拉夫定（delavirdine）等可结合至逆转录酶的活性部位，干扰逆转录酶活性。

干扰病毒核酸合成的策略在单纯疱疹病毒感染和HIV感染的临床治疗取得了较好效果，近年来应用此策略又在HCV治疗取得突破。HCV基因组是一条正链RNA，其复制依赖病毒的RNA聚合酶NS5B，而NS5B需要另一个非结构蛋白NS5A的支持才能发挥RNA聚合酶活性。核苷酸类似物索非布韦（sofosbuvir）可干扰NS5B的聚合酶功能，雷迪帕韦（ledipavir）是NS5A的小分子抑制剂，联合使用索非布韦和雷迪帕韦可以有效清除HCV。该药于2014年获批进入临床，使得丙型肝炎成为临床可治愈疾病。

3. 抑制病毒蛋白酶 许多病毒均编码蛋白酶，用于反式切割病毒编码的大前体蛋白，形成成熟的子代病毒蛋白。HIV的 *gag*、*pol* 基因编码的前体蛋白需经酶切后才具有功能，但HIV的蛋白酶可被沙奎那韦（Saquinavir）、茚地那韦（Indinavir）等药物结合，抑制蛋白酶活性，从而阻断HIV复制。

小RNA病毒科成员（如脊髓灰质炎病毒、柯萨奇病毒、肠道病毒71型等）的基因组只有一个开放读码框，编码生成一个大的前体蛋白（polyprotein），这个蛋白内含两个蛋白酶片段（2A^{pro}和3C^{pro}），两个蛋白酶对前体蛋白进行反式切割，逐渐形成病毒的结构蛋白和功能蛋白。抑制 2A^{pro} 和 3C^{pro} 的化合物可以有效抑制小 RNA 病毒的复制，因此是研发抗小 RNA 病毒的重要靶点之一。

4. 阻断病毒蛋白合成　α- 干扰素、β- 干扰素刺激细胞产生 2,5- 寡核苷酸合成酶（2,5-oligonucleotide synthetase）、RNA 酶和蛋白激酶，这些酶通过降解病毒 mRNA 阻断病毒蛋白合成。

5. 阻断病毒释放　流感病毒在成熟释放时，要靠病毒的神经氨酸酶水解 N- 乙酰神经氨酸才能脱离宿主细胞，扎那米韦（zanamivir）、奥司他韦（oseltamivir）可以抑制神经氨酸酶，阻止流感病毒释放（表 8-5）。

表8-5　抗病毒化学药物作用的靶位点

作用靶点	药物
抑制病毒穿入与脱壳	金刚烷胺、甲基金刚烷胺
干扰病毒 DNA 或 RNA 聚合酶介导的核酸合成	阿昔洛韦、丙氧鸟苷、脱氧鸟苷、阿糖腺苷、碘苷、3 氟胸腺嘧啶、甲酸膦霉素、齐多夫定、拉米夫定、双脱氧肌苷、双脱氧胞苷、利巴韦林等
抑制病毒蛋白酶，阻止病毒蛋白成熟	沙奎那韦、茚地那韦、利托那韦、奈非那韦
干扰病毒 mRNA 翻译蛋白质	干扰素
抑制病毒释放	扎那米韦、奥司他韦

二、病毒的耐药性

抗病毒药物的研发和应用还存在很大局限性。病毒是严格的细胞内寄生微生物，病毒复制与宿主细胞的生物合成过程非常相似，抑制病毒复制也可能影响细胞的生理和功能，因此寻找抗病毒药物所需的选择毒性相对困难。

抗病毒药物对潜伏病毒无效。药物总是针对病毒复制过程的某个环节发挥作用，而潜伏病毒不复制，药物因此无法发挥作用。

病毒对抗病毒药物也可产生耐药。无环鸟苷进入细胞后需要疱疹病毒的胸苷激酶（thymidine kinase，TK）将其转化为一磷酸无环鸟苷，进而在细胞的激酶作用下转变成为三磷酸无环鸟苷，然后干扰病毒 DNA 合成。临床上 90% 耐无环鸟苷的疱疹病毒都存在 TK 的变异，包括基因缺失和功能缺陷。

逆转录病毒如 HIV 极易产生耐药性。逆转录酶保真性差，转录过程中极易产生突变，导致病毒复制突变频率非常高，故需要逆转录酶的病毒都易发生耐药性。临床上逆转录酶抑制剂、蛋白酶抑制剂均不能在抗 HIV 治疗中单独使用，否则很快即出现耐药。通常将蛋白酶抑制剂、逆转录酶抑制剂联合使用，组成高效抗逆转录病毒治疗（high active antiretroviral therapy，HAART），即所谓"鸡尾酒疗法"。

乙型肝炎病毒（hepatitis B virus，HBV）的聚合酶是核苷和核苷酸类似物的靶点。临床发现对药物反应差的 HBV 聚合酶基因存在一些特征性的突变，导致药物靶点的改变。此外，HBV 复制过程中会形成一个共价闭环 DNA 中间体（covalently closed circular DNA，cccDNA），现有药物对 cccDNA 几乎没有作用，是 HBV 逃逸药物作用的重要机制之一。

小 结

抗菌药物通过以下机制发挥抑制或杀菌作用：①抑制细菌细胞壁合成；②抑制细菌细胞膜功能；③抑制细菌蛋白质合成；④抑制细菌核酸合成。

细菌通过以下分子机制产生耐药性：①产生钝化酶；②细胞通透性的改变；③靶位结构的改变；④建立代谢旁路；⑤同工酶的替代作用。防止细菌耐药发生的措施包括：①维持高水平药物浓度；②联合用药；③避免滥用药物。

抗病毒药物的作用机制：①抑制病毒脱壳；②阻断病毒核酸合成；③抑制病毒蛋白酶，阻止病毒蛋白成熟；④阻断病毒蛋白质合成；⑤阻断病毒释放。病毒可通过多种机制耐药。

（钟照华　王光西）

第9章 细菌与病毒感染的病原学检查法

微生物感染的病原学检查可查明标本中的病原微生物种类、鉴定其种属和型别，必要时测定其毒力和筛选敏感药物，从而对感染性疾病进行病因学诊断、临床治疗指导、病原体特性研究以及流行病学分析。

标本的采集与送检是微生物学检查的第一步，方法正确与否直接影响病原体的检出率，因此应遵循以下原则：

（1）采集标本时应无菌操作，尽量避免污染。盛放标本的容器和培养基应预先进行无菌处理并贴好标签。

（2）应在感染部位或病变明显的部位采集标本，避免周围器官、组织或分泌物中的杂菌污染。例如应从感染性伤口的深部而不是表面采集标本。若采集龈沟液检查口腔厌氧菌，应将无菌滤纸条置入龈沟中，停留数秒后取出。怀疑细菌性痢疾时，应采集有黏液或脓血的粪便。

（3）根据病原体在感染性疾病不同时期的体内分布和排出部位选择性采集适宜标本。例如，若对可疑肠热症患者进行实验室检查，应在病程的第 1～2 周内取血液，2～3 周时则取粪便或尿液送检。怀疑流行性脑脊髓膜炎的患者，应选取脑脊液、血液或皮肤上的出血瘀斑进行检测。如果进行病毒培养或抗原检测，一般应取急性期标本，标本采集越早，病毒检出率越高。

（4）可疑细菌感染时，应尽量在抗生素使用前采集患者标本，特别是怀疑感染了对抗生素敏感的病原体，如乙型溶血性链球菌、脑膜炎奈瑟菌。病毒对抗生素不敏感，为避免在病毒培养过程中的细菌污染，可在用于病毒分离培养的标本中加入抗生素。

（5）标本采集后应及时送检。大多数细菌标本应冷藏送检，但是某些细菌（如脑膜炎奈瑟菌）对低温和干燥极敏感，应注意保温，尽量床旁接种，并预温培养基。病毒在室温中易于灭活，应尽快接种，运送时以 4℃ 条件为宜。若需较长时间保存，可加入保护剂（如甘油或二甲基亚砜）后，放入 –70℃ 冰箱保存。取外周血检测特异性抗体，必须在冷冻前分离血清，血清标本应保存在 –20℃ 冰箱。

第一节 病原学检查相关技术

微生物感染的病原学实验室诊断方法大致包括：①借助显微镜对标本或组织中的病原体进行形态学检查；②病原体的分离培养与鉴定；③用免疫学方法检测病原体的抗原或感染者血清中的特异性抗体；④用分子诊断技术检测病原体的核酸、蛋白质等生物标志物。

一、形态学检查

1. 显微镜　微生物的临床标本或悬浮液可置于玻片上，放在显微镜下进行检查。常用于微生物形态结构检查的显微镜如下：

（1）普通光学显微镜（optical microscope）：以可见光（日光或灯光）为光源，波长 0.4～

0.7 μm，平均约 0.5 μm。使用油浸物镜时，用可见光照明的显微镜分辨率的极限是 0.2 μm。低倍镜用于大致浏览标本片，搜寻目的区域。高倍镜用于寻找丝状真菌和寄生虫等大的病原体。油镜用于观察细菌、单细胞真菌和较大微生物及细胞的形态细节。

(2) 暗视野显微镜（dark field microscope）：在普通光镜上配置了特制的暗视野聚光器，其反光镜反射的光线不能进入物镜，使背景视野变暗。而光线只能从暗视野聚光器周围边缘斜射到菌体上，由于散射作用而使菌体发光，反射到物镜映入眼中，因此在暗视野中可见照亮的细菌，用于观察在明视野显微镜中不易看清的未染色活菌，常用于检查活菌、螺旋体及其活动。

(3) 相差显微镜（phase contrast microscope）：在普通光学显微镜上进行特殊设计，于光源与聚光器之间增加了环形光阑，在物镜中增加了涂有氟化镁的相位板，把通过物体不同部分的光程差转变为振幅（光强度）的差别，用于观察活菌和未染色标本。

(4) 荧光显微镜（fluorescent microscope）：采用高强度的汞灯做激发光源，发射很强的紫外光和蓝紫光，从而激发各类荧光物质，根据荧光素的不同选择光源波长。将荧光素标记的特异性抗体作用于相应病原体后，在荧光显微镜下被有效激发出来荧光，在暗背景可见发荧光的病原体。近年来荧光显微镜广泛应用于细菌、病毒的快速检查，例如，用荧光标记抗体快速诊断嗜肺军团菌感染。

(5) 电子显微镜（electron microscope，EM）：是根据电子光学原理，用电子束和电子透镜代替光束和光学透镜。目前使用的电子显微镜主要有两类：透射电子显微镜（transmission electron microscope，TEM）和扫描电子显微镜（scanning electron microscope，SEM）。TEM 是电子束穿透标本，看到标本内部的超微结构，分辨率可达 0.1 ~ 0.2 nm，常用于观察亚细胞结构和病毒形态。SEM 用电子束扫描物体表面，分辨率为 1 nm，常用于观察物体（细胞、组织）的表面立体构象。

2. 染色方法 无论是光学显微镜还是电子显微镜，都需要先对标本染色才能观察，前者用染料，后者用高电子密度材料。

细菌形体微小、半透明，必须染色才能在显微镜下看到细菌的形态、大小和排列方式，还可根据染色反应将细菌进行分类。最常用的染色剂是盐类，碱性染色剂（basic stain）由有色的阳离子和无色的阴离子组成，酸性染色剂（acid stain）则相反。细菌富含核酸，可以与带正电荷的碱性染色剂结合。酸性染色剂不能使细菌着色，但能使背景着色形成反差。多种鉴别染色法用于细菌染色。荧光染色法方法简便、敏感性强、容易观察结果，在临床细菌鉴定中有很大的实用价值。吉姆萨染色法（Giemsa staining）等染色方法常用于多种病毒包涵体的检查。

二、病原体的分离培养与鉴定

选择人工配制的培养基（medium）对细菌进行分离（isolation）和培养，是对病原菌分离鉴定的经典手段，也是大多数细菌或真菌感染标本的常规检测方法。培养得到的细菌通过形态染色、生化反应、免疫学方法或分子生物学方法等进行鉴定和分型。

与细菌的体外培养不同，病毒必须在敏感的活细胞内增殖，所以应选用易感的活细胞对病毒进行分离培养和鉴定。动物接种是最原始的分离病毒的方法，现已逐渐被细胞培养所代替。鸡胚培养（chick embryo culture）是根据培养的病毒种类，选择适宜的接种途径感染 9 ~ 14 日龄的鸡胚。细胞培养（cell culture）又称单层细胞培养（monolayer culture），是病毒分离、鉴定以及疫苗制备的主要技术，也是医学和生物学研究的主要手段。通过培养分离得到的病毒可用于进一步的鉴定，如血清学鉴定、基因分型等。

三、免疫学技术

免疫学技术是检查病原微生物的常用技术。可直接采用临床标本或在病原微生物分离培养后进行抗原的检测，其原理是用已知的特异性抗体检测未知病原体的抗原成分。常用的方法有：①凝集试验，包括玻片凝集试验、协同凝集试验、间接血凝试验、乳胶凝集试验等；②沉淀试验，如对流免疫试验；③免疫标记技术，如酶联免疫吸附试验（enzyme linked immunosorbent assay，ELISA）和免疫荧光试验等。

病原微生物侵入机体后，其抗原常诱导机体产生特异性抗体。血液或其他体液中的特异性抗体常随病程进展而变化，用已知病原微生物或其抗原检测患者体内是否有相应抗体及其效价的动态变化，可作为某些病原体感染的辅助诊断指标。IgM 抗体出现早，消失也早，高滴度 IgM 抗体是早期感染的表现。IgG 抗体出现较晚，但持续时间长，因此常用于血清流行病学调查。常用的血清学试验包括凝集试验、沉淀试验、补体结合试验、中和试验、间接免疫荧光试验和 ELISA 等。因需采集患者的外周血分离血清进行此类试验，故称为血清学诊断（serological diagnosis）。

四、分子诊断技术

传统的微生物学鉴定技术主要根据微生物形态学和生化反应等表型特征来进行，对病原体的表型特点和数量要求较高，限制了其敏感性和特异性。随着分子生物学技术的兴起，分子诊断（molecular diagnosis）技术逐渐成为微生物病原学诊断的主要手段。最初的分子诊断局限于测定病原体基因片段序列达到鉴定的目的，近年来，随着基因组学、蛋白组学和代谢组学等新兴技术的发展，分子诊断技术已经涵盖基因组（核酸）、结构成分（蛋白质、多糖、脂质）及其代谢产物等生物大分子的检测。最常用的还是检测核酸，方法有核酸杂交、核酸扩增、基因序列分析和生物芯片技术等。

1. 核酸杂交（nucleotide hybridization） 包括 Southern 印迹杂交（Southern blot，检测 DNA）、Northern 印迹杂交（Northern blot，检测 RNA）。可提取病原体核酸，点到膜上进行斑点杂交（dot blot），也可以在组织切片上直接进行原位杂交（in situ hybridization）。核酸杂交技术结合了碱基互补的高度特异性和标记技术的敏感性，具有高度敏感和特异的优点，其敏感性达到 0.05 pg/μl 水平。

2. 核酸扩增 聚合酶链反应（polymerase chain reaction，PCR）是一种选择性 DNA 或 RNA 体外合成放大技术。选择待检病原体的特异、保守基因片段作为靶基因，利用序列特异的引物，在含耐热 DNA 聚合酶、dNTP 等材料的扩增反应系统中，完成特定基因的体外扩增，将微量的病原体核酸放大到能够检测的水平，从而对感染性疾病进行诊断。具有快速、敏感、特异和简便的优点。实时定量 PCR 技术（real-time quantitative PCR）可对病原体的核酸进行快速定量检测，常用于监测药物治疗效果。

知识拓展：基因测序技术的发展助力临床微生物学的诊断

3. 基因序列分析 基因序列分析最初只是微生物学的一种研究工具，逐步发展成为颇有前景的感染性疾病的诊断方法之一。通过基因测序可以鉴定出病原体的基因型、基因变异和进化过程。可基于细菌的 16S rRNA 基因的序列分析对病原菌进行鉴定。

4. 生物芯片（biochip） 将核酸、蛋白质、抗原、抗体等生物样品有序地固定于硅片、尼龙膜等固相支持物上，在一定条件下进行核酸杂交、生化反应、抗原抗体反应等，用荧光标记或酶标记等方法显示反应结果，通过共聚焦扫描仪或电荷偶联照像机（CCD）等仪器读取和收集数据，经数据分析判断标本中靶分子的种类和数量。生物芯片在医学微生物学领域的应用包括：①对细菌、真菌和病毒等病原体感染进行多重快速检测与鉴别；②微生物耐药性的检测和变异机制的研究；③微生物基因分型及分子流行病学的调查；④微生物基因组及后基因组的研究；⑤抗微生物药物的研发等。与传统的检测方法相比，生物芯片具有高通量、微型化、自动化等特点，在感染性疾病的临床诊断上具有明显的优势和应用前景。目前已有多种生物芯片产品获得批准并应用于临床诊断。

第二节 细菌感染的微生物学检查法

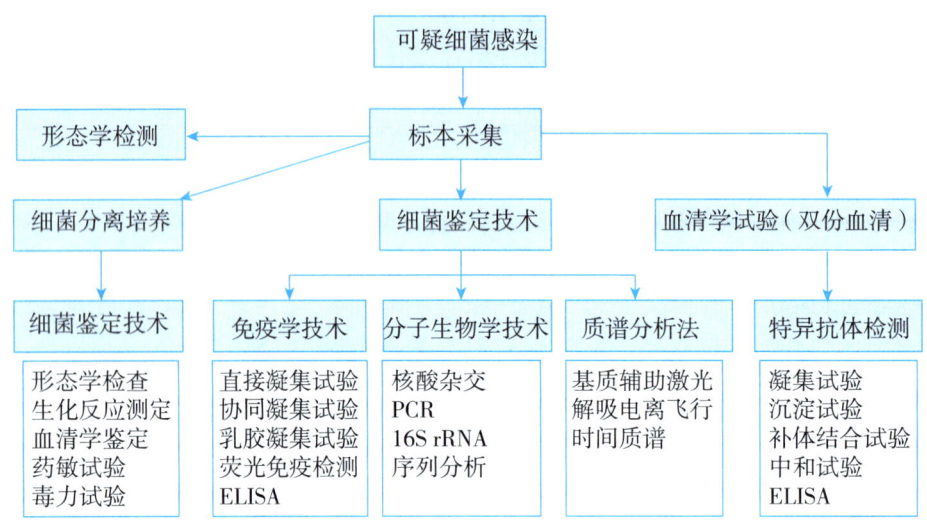

图 9-1　细菌感染的实验室检测项目与方法

一、细菌学诊断

细菌学诊断可以依据细菌的形态学检查、菌落特征、生化反应和血清学鉴定试验等（图 9-1）。

1. 形态学检查　细菌个体微小，借助显微镜对标本中细菌的形态结构、排列、染色及运动进行观察，初步判断病原菌的种类，为进一步鉴定提供参考。

用光学显微镜可观察直接涂片或分离培养的细菌标本（包括染色标本和不染色标本）。具有特征性形态和染色特点的致病菌通过直接涂片染色就可能初步诊断，例如采集患者脓性脑脊液或皮下瘀点的渗出物，在其中的白细胞内若检出革兰氏阴性双球菌即可初步诊断为脑膜炎奈瑟菌感染。在生殖器官病变部位的标本中若发现革兰氏阴性双球菌，结合临床症状即可初步诊断为淋病奈瑟菌感染。但很多细菌的形态和染色缺乏明显特征，仅凭形态学不能做确切的诊断，需经分离和培养后进行生化反应和血清学鉴定。

常用的细菌染色方法包括革兰氏染色、抗酸染色和荧光染色等。革兰氏染色法（Gram staining）是由丹麦细菌学家革兰（Hans Christian Gram）在 1884 年建立的经典染色方法，至今仍广泛应用，是最常用和最重要的分类鉴别染色法。在细菌标本固定后，先用碱性染料结晶紫初染，再加碘液媒染，使之生成结晶紫 - 碘复合物，此时细菌均染成深紫色。然后用 95% 乙醇脱色，有些细菌被脱色，有些不能。最后用稀释复红或沙黄复染。此法可将细菌分为两大类：不被乙醇脱色仍保留紫色者为革兰氏阳性菌；被乙醇脱色后复染成红色者为革兰氏阴性菌。革兰氏染色法在鉴别细菌、选择抗菌药物、研究细菌致病性等方面具有重要意义。

抗酸染色法（acid-fast staining）是鉴别结核和麻风等分枝杆菌属细菌的重要方法。细菌经涂片、干燥和固定后，先用 5% 苯酚复红初染，细菌被染成红色，然后用 3% 盐酸酒精脱色。由于分枝杆菌细胞壁富含脂类物质，一旦着色，盐酸酒精难以将其脱色，故为抗酸染色阳性（红色）；而一般的细菌容易脱色，再经碱性亚甲蓝溶液复染呈现蓝色。若在有肺结核症状患者的痰液中检出抗酸染色阳性的杆状细菌，则可初步诊断患者感染了结核分枝杆菌。

此外还有一些特殊染色方法用于染色鞭毛、荚膜、芽胞和异染颗粒等。

不染色标本主要用于检查活菌的动力和运动状况，常采用压滴法和悬滴法，可用暗视野显微镜或相差显微镜观察，例如在镜下观察到标本中有"鱼群"样排列、运动活泼的细菌，可初步确定霍乱弧菌。

2．分离培养　标本通常混杂不同种类细菌，从中找出致病菌通常需要进行分离培养，分离培养的目的是获得单个菌落（colony）。根据菌落的形态、颜色、表面性状、边缘、透明度和溶血性等可对细菌做出初步识别。取分离出来的单个菌落进行增殖培养即为纯培养，纯培养是进一步进行形态学、生物化学、免疫学、致病性或药物敏感性等检查的基础。

细菌培养时应选择适宜的培养基，提供特定细菌生长所需的必要条件（温度、气体、pH等）。在液体培养基中细菌的沉淀、浑浊或表面生长状态，在半固体培养基上细菌的运动，均为细菌的鉴定提供有价值的信息。

3．生化试验　在得到细菌纯培养物后，生化试验是鉴别细菌的重要方法之一。如用糖发酵试验、吲哚试验、硝酸盐还原试验等对细菌的酶系统及其代谢产物的检查。肠道杆菌科细菌的染色、形态和菌落特征基本相同，必须经分离培养后用生化反应试验来鉴别。幽门螺杆菌含丰富的脲酶，将胃镜活检组织放入尿素培养基，该菌产生的高活性脲酶可将尿素分解，使培养基颜色由黄变红。

4．动物实验　一般不作为临床标本的细菌学常规检查技术。动物实验主要用于：①未知病原感染或疑难感染病例，常要用动物实验进行病原体分离或病原生物学研究；②测定细菌的毒力或致病性；③建立动物感染模型；④制备免疫血清。根据实验目的和要求选择适宜的实验动物和接种途径，常用的动物有小鼠、豚鼠和家兔等，常用的接种途径有皮内、皮下、腹腔、静脉、脑内注射及鼻腔滴入、灌胃等。

5．细菌毒素　细菌毒素分为外毒素（exotoxin）和内毒素（endotoxin）。外毒素常用实验动物测定，也可用免疫学方法检测，例如，用 Elek 平板方法测定白喉棒状杆菌是否产生毒素。内毒素通常用鲎试验检测。鲎是一种海洋节肢动物，在其血液和淋巴液中的变形细胞的胞质内有大量的致密颗粒，内含凝固酶及凝固蛋白原，其细胞溶解物在极微量内毒素（0.0005 μg/ml）存在时可形成凝胶。鲎试验具有简便、特异、快速和灵敏度高的优点。

6．药物敏感试验（antimicrobial susceptibility test）　是测定抗生素或其他抗微生物制剂在体外对病原菌有无抑制或杀灭作用的方法。不同病原菌对抗生素的敏感性不同，即使同一种细菌的不同菌株对抗生素的敏感性也存在差别。能够抑制培养基内细菌生长的最低药物浓度为最低抑菌浓度（minimum inhibitory concentration，MIC）；能够杀死培养基内细菌的最低药物浓度为最低杀菌浓度（minimum bactericidal concentration，MBC）。MIC 和 MBC 的值越低，表示细菌对该药越敏感。药敏试验的方法包括纸片扩散法、稀释法、E-test 法（epsilometer test）和仪器自动化检测。

纸片扩散法又称 Kirby-Bauer 法（K-B 法），是将含有定量抗生素的纸片贴在已接种待检病原菌的琼脂平板上，纸片上的抗生素向周围琼脂中扩散，形成了逐渐减小的药物浓度梯度。由于病原菌对各种抗生素的敏感程度不同，在不同药物纸片周围便出现因抑制病原菌生长而形成的大小不同的抑菌环。抑菌环大小与病原菌对各种抗生素的敏感程度成正比关系，根据抑菌环的大小可定性检测待检病原菌对特定抗菌药物的敏感程度。

稀释法是将抗生素在液体培养基或琼脂培养基中倍比稀释，接种细菌进行培养，从而定量测定抗生素抑制待检病原菌生长活性的药敏试验。近几年采用的 E-test 法是将稀释法和扩散法的原理相结合，使用预先设定的稳定且连续的抗菌药物浓度梯度，采用琼脂培养基培养，定量检测不同抗菌药物的 MIC，结果更加精确，重复性更好。

药敏试验主要用于如下几个方面：①临床分离菌株应常规做药敏试验。临床疗效差而考虑更换抗菌药物时，对拟选择药物应做药敏试验，以指导临床选择适宜抗菌药。②对医院或地区进行耐药菌监测，了解所在医院或地区常见病原菌耐药性的变迁情况，积累耐药菌的流行病学资料。③对新型抗菌药物进行药敏试验，评估其抗菌谱和抗菌活性。

7. 微生物自动鉴定和药敏分析系统 细菌检测技术正在向快速化、微量化、自动化和标准化发展。目前自动化微生物鉴定和药敏分析系统已在临床实验室广泛应用。微生物自动鉴定系统以微生物编码鉴定技术为基础，该技术集数学、电子、信息及自动分析技术于一体，将细菌的生化反应模式信息转换为数学模式信息，用一组数码代表每种细菌的反应模式，构建数据库。系统包括菌液接种器、测试卡、培养和监测系统以及数据管理系统。

取分离培养的可疑致病菌配制成纯菌液，放入自动微生物鉴定及药敏分析系统中。待检细菌的生化反应完成后，计算机将其结果转换成数字，与数据库中的细菌条目比对，通过分析与计算鉴定出细菌的属、种、亚种、群或生物型。自动化抗生素敏感性分析采用的是微型化的肉汤稀释试验，根据细菌在不同抗菌药物中的生长情况，分析得出最低抑菌浓度，并按照判断标准判断细菌对药物的敏感程度。

从微量细菌培养、自动监测、记录到打印出细菌鉴定和药敏结果的全过程一般在 24 小时内即可完成，不但能准确检测一般医院常见的致病菌，而且适用于难以培养的细菌的鉴定以及药物敏感性分析。

二、病原菌成分的检测

1. 抗原检测 采用免疫学方法，用已知的特异性抗体检测抗原，具有很好的特异性和抗原检测敏感性。即便患者在采集样本前使用了抗生素或细菌难以分离培养，也可能检测到细菌抗原。抗原检测是细菌感染性疾病实验室诊断的重要手段。如志贺菌属、沙门菌属的单价和多价诊断血清，不仅能鉴定细菌的种属，还可鉴别细菌的群和型。常用方法是玻片凝集试验。

2. 核酸检测 目前最敏感和特异的方法。应用于几乎所有细菌的检测，尤其是体外不能培养或培养耗时长的病原体。常用的方法有 PCR、核酸杂交、16S rRNA 基因序列分析和基因芯片等。

（1）PCR 技术：经常在下列情况用于病原体的检查：①形态和生化反应不典型的病原微生物的鉴定；②当病原菌与大量正常菌群成员混合在一起时，分离鉴定耗时费力，用 PCR 可从混合标本中直接检测目的菌；③生长缓慢或难于培养的病原菌鉴定：如分枝杆菌、奈瑟菌等。

（2）核酸杂交技术：从临床标本中提取 DNA 或 RNA，然后用标记的核酸探针进行杂交，如果二者有互补序列，则被探针检出。核酸杂交对尚不能或难分离培养的病原菌尤为适用，但操作较复杂，故少用。

（3）16S rRNA 基因序列分析（16S rRNA gene sequence analysis）：所有原核细胞生物（细菌、衣原体、立克次体、支原体、螺旋体、放线菌）染色体 DNA 上都有编码核糖体 RNA（rRNA）的基因。原核生物有 5S、16S 和 23S 三种 rRNA，其中 16S rRNA 基因具有多拷贝、多信息、长度适中的特点。16S rRNA 基因由可变区和保守区组成，保守区为所有细菌所共有，细菌之间无差别，可据此设计通用引物（universal primer，up）。可变区具有属或种的特异性，可据此设计引物、探针，对细菌进行系统分类和检测。检测技术包括核酸杂交、基因芯片技术、单链构象多态性分析（single strand conformation polymorphism，SSCP）、实时荧光定量 PCR 技术、限制性片段长度多态分析（restriction fragment length polymorphism，RFLP）和 16S rRNA 直接测序法等。将检测获得的 16S rRNA 序列信息与数据库中的序列进行比对，确定其在进化树中的位置，从而鉴定样本中病原体的种类。

16S rRNA 基因序列分析可以实现对原核生物进行简便、快速、微量和准确的检测、分类与鉴定，可用于检测难以培养（如结核分枝杆菌）或用常规试验方法难以区别表型的致病菌。

但 16S rRNA 的进化速度缓慢，基因序列相对保守，在对相近种或同一种内的不同菌株则很难区分，需要进一步的生物生化试验或其他方法作为补充。

3. 质谱分析法（mass spectrometry） 是将有机化合物的分子电离、碎裂，然后按照离子的质荷比（m/z）大小把生成的各种离子分离，检测其强度并排列成谱，这种研究物质的方法称作质谱法。

近年来发展起来的基质辅助激光解吸电离飞行时间质谱（matrix assisted laser desorption ionization time-of-flight mass spectrometry，MALDI-TOF MS）主要由三部分组成：基质辅助解吸电离离子源（MADLI）、飞行时间质量分析器（TOF）和检测器。用基质覆盖直接涂在样品靶盘上的细菌单菌落而形成共结晶薄膜，或将细菌重悬液与基质溶液充分混合后点样。脉冲激光照射结晶后，电离的生物分子在电场下加速飞过飞行管道，通过检测离子到达检测器的飞行时间确定离子的质荷比，从而对样品进行分析。每种细菌都有自身独特的蛋白质组成，所以各菌种的蛋白质质谱图不同。将得到的谱图与数据库中的微生物参考谱图比对，实现对细菌的属、种，甚至不同亚种进行鉴定与分类。与常规方法相比，MADLI-TOF MS 具有简便快速、灵敏度高、准确度好、低成本、自动化和高通量等特点。目前操作简易的商品化质谱仪已经进入临床微生物实验室，用于鉴定临床培养物中的细菌和真菌，并可对药物敏感性及耐药机制进行分析。将 PCR 技术与质谱分析方法相结合，可直接对临床标本中微生物核酸进行检测，而不必进行微生物培养。

利用放射性核素技术、气相色谱技术和电阻抗技术等新技术已应用于细菌的检测和研究。气相色谱法可鉴别厌氧菌，^{13}C 或 ^{14}C 呼吸试验常用于检查幽门螺杆菌的尿素酶，噬菌体裂解试验可用于细菌感染的流行病学调查、追踪传染源和某些耐药菌株的筛选。

三、病原菌相关抗体的检测

一般适用于病程较长和抗原性较强的病原菌引起的感染。若以血清学试验结果作为感染性疾病的诊断依据，应在病程的急性期和恢复期各取一份血清进行检测。恢复期病原体的特异性 IgG 抗体效价明显升高 4 倍或以上时，方有诊断价值。IgM 抗体出现较早，消失也早，因此高效价 IgM 一般是近期感染所致，常用于快速诊断。

第三节 病毒感染的微生物学检查法

病毒的分离与鉴定是经典的病毒学检查方法，但是实验过程耗时费力，而且至今仍有些病毒的培养尚未成功。随着分子病毒学和现代实验技术的发展，已经建立了无需病毒培养的检测手段，包括电镜直接观察病毒形态、检查病毒的抗原、核酸或特异性抗体等，使得病毒感染的快速诊断成为可能（图 9-2）。

一、形态学检查

电子显微镜能观察病毒颗粒的大小和形态特征。对含有高浓度病毒颗粒（$\geq 10^7$/ml）的样品，可直接在电镜下观察。对病毒含量少的样品可用免疫电镜法检查，即先将待检标本与特异性抗体混合，使病毒颗粒凝聚，再进行电镜观察，比直接电镜观察更加敏感和特异，可提高病毒检出率。例如甲型肝炎病毒或轮状病毒感染者的粪便标本、人类免疫缺陷病毒和乙型肝炎病毒感染者的血清标本等均可采用此法检出具有典型形态的病毒颗粒。

光学显微镜仅能用来观察病毒感染细胞内的病理变化，如包涵体或多核巨细胞等。包涵体的位置（胞质内或核内）和经 Giemsa 染色表现的嗜酸性或嗜碱性的不同对某些病毒性疾病的

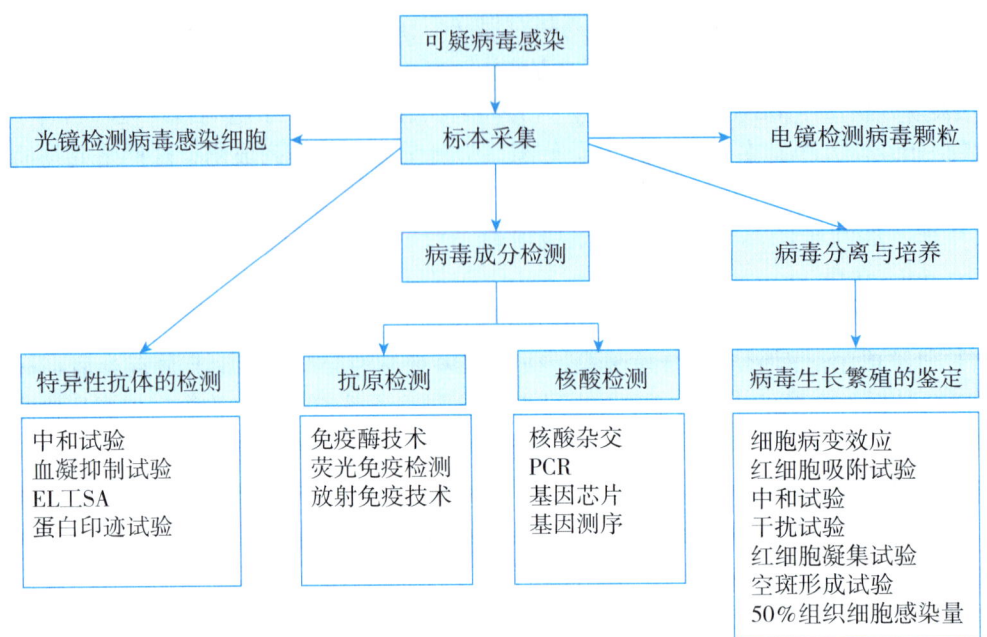

图 9-2 病毒感染的实验室检测项目与方法

诊断有重要意义，如狂犬病病毒感染后可在脑神经细胞质中检出嗜酸性包涵体，称为内基小体（Negri body），可辅助诊断狂犬病。

二、分离培养与鉴定

病毒的分离与鉴定用于下列情况：①对新发或再现的病毒性疾病的病原学检测与研究。②疑似病毒感染者，其他的病毒检测结果均阴性，需要获得病因学诊断。③不同病毒感染可引起相同临床症状的疾病，需要明确为何种病毒感染所致。例如，无菌性脑膜炎可被多种病毒引起；呼吸系统感染可被多种病毒、支原体或其他病原体引起。④监测减毒活疫苗是否出现毒力回复突变株。⑤进行病毒生物学性状研究和流行病学调查。

病毒分离培养常用的方法包括动物接种、鸡胚培养和组织细胞培养。动物接种目前很少用于临床诊断，但用于病毒学研究。在进行高致病性病毒的动物实验时需要相应的动物生物安全实验室。

鸡胚培养是培养流感病毒的敏感方法。羊膜腔接种用于流感病毒初次分离培养；尿囊腔接种常用于流感病毒和腮腺炎病毒等的培养。收获尿囊液或羊水等做血凝试验可作为具有血凝素的病毒生长繁殖的指标。

细胞培养（cell culture）有三个细胞类型：①原代细胞（primary cell）：直接从组织制备的细胞，通常不能传代或仅能传代数次，多用于研究，极少用于临床诊断。病毒通常对原代细胞敏感。②二倍体细胞（diploid cell）：基本保持正常细胞的核型和表型，可传 10～50 代，常用于病毒疫苗的制备。人胚肺成纤维细胞可用于巨细胞病毒、单纯疱疹病毒、水痘-带状疱疹病毒和肠道病毒等的分离培养。③传代细胞系（cell line）：具有永生化的特性，可以持续分裂和传代，一般是肿瘤源性细胞，核型和表型都与正常细胞有较大不同。传代细胞的优点是使用和保存方便，是分离和培养病毒最常用的细胞类型，但不能用于疫苗生产。常用于分离病毒的传代细胞有 HeLa 细胞（子宫颈癌）、Hep-2 细胞（人喉上皮癌）、KB 细胞（鼻咽上皮癌）和 Vero 细胞（非洲绿猴肾）等。

将含有病毒的标本接种在敏感的单层细胞，经过培养后，根据不同病毒的特性选择不同的鉴定方法。

1. 细胞病变　大多数病毒在敏感细胞内增殖后，会引起细胞颗粒增多、圆缩、聚集或融合、形成包涵体，之后细胞会脱落、溶解乃至死亡，称为细胞病变效应（cytopathic effect，CPE）。不同病毒引起的 CPE 表现不同，例如副黏病毒、疱疹病毒和合胞病毒等引起细胞融合，腺病毒引起 Hep-2 细胞圆缩，呼吸道合胞病毒引起 Hep-2 细胞融合，形成多核巨细胞（图 9-3）。因此观察细胞病变是初步判断病毒感染的常用方法，但是应注意有些病毒虽可在细胞中增殖，却不引起明显的细胞病变。

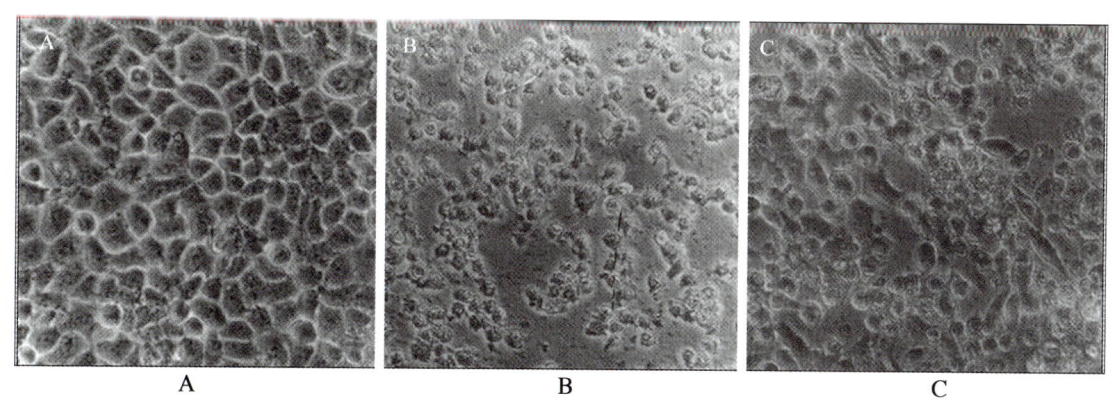

图 9-3　细胞病变效应（×200）

A：未感染病毒的 HeLa 细胞；B：被柯萨奇病毒 B3 感染后，细胞变圆、皱缩，细胞折光性减弱；C：被腺病毒感染后，细胞肿胀、折光性增强，呈葡萄状排列（李呼伦提供）

2. 红细胞吸附（hemadsorption）　有些包膜病毒有血凝素（hemagglutinin，HA）蛋白，在感染的细胞膜上也能表达 HA，使感染细胞能与红细胞结合，称之为红细胞吸附现象。这是检测正黏病毒（流感病毒）和副黏病毒的间接指标，例如，流感病毒在感染细胞后不出现明显的细胞病变，但加入红细胞后可见红细胞吸附到感染细胞上。

3. 病毒干扰作用（viral interference）　有些病毒感染细胞后，不产生明显的细胞病变，但可干扰感染同一细胞的另一种病毒的正常增殖，称为干扰作用。例如，风疹病毒在感染猴肾细胞后不引起细胞病变，但可抑制随后接种的埃可病毒 11 型在细胞中的正常增殖。埃可病毒单独感染猴肾细胞则可出现明显的细胞病变。

4. 中和试验（neutralization test，NT）　将已知的抗病毒血清预先与病毒悬液混合，在适宜条件下作用一定时间后，接种于敏感细胞进行培养，观察病毒致细胞病变作用或红细胞吸附现象是否消失。这是比较可靠的病毒检测方法。

为适应病毒感染的快速诊断，细胞培养技术也进行了改良。病毒小瓶快速培养（shell vial culture，SVC）是在培养小瓶中已放置盖玻片，其上有单层细胞生长。将可疑含病毒的标本接种于培养瓶中，室温下低速离心从而促进病毒对单层细胞的感染。培养 18～24 小时后，取出盖玻片，用荧光标记的特异性抗体检测病毒早期蛋白，通过免疫荧光染色技术使病毒感染细胞直接显影。这种方法具有速度快、敏感性好的优点，用于病毒的快速诊断。最先用于巨细胞病毒的检测，目前已经有商品化培养小瓶供实验室选择使用。

三、病毒数量及感染性的检测

采用空斑形成试验和 50% 组织细胞感染量等方法可以检测活病毒的数量或感染能力。

1. 空斑形成试验（plaque formation assay）　是测定病毒数量的一种方法。将适宜浓度的病毒接种于敏感的单层细胞中。经一定时间后，在其上方覆盖一层琼脂糖或甲基纤维素。继续培养后，单个病毒的增殖使局部感染的单层细胞脱落，形成肉眼可见的空斑（plaque），经染色后更加明显。一个空斑是由一个病毒大量增殖所致。因此，可通过空斑数计算出该样品中病毒的含量。通常以每毫升病毒悬液的空斑形成单位表示（pfu/ml）。该技术是最常用的活病毒的定量方法，也常用于抗病毒药物的药效评价。

2．50% 组织细胞感染量（50% tissue culture infectious dose，$TCID_{50}$） 是根据有无细胞病变来判断病毒感染性和毒力的指标。该方法是将待测病毒液进行 10 倍系列稀释，分别接种于易感的单层细胞，培养一定时间后，观察细胞 CPE 等病毒增殖指标，以能感染 50% 细胞的最高病毒稀释度作为判定终点，用统计学方法计算出 $TCID_{50}$。也可以用动物替代细胞，计算导致 50% 动物死亡的病毒量，称为半数致死量（50% lethal dose，LD_{50}）。

有血凝素的病毒（如流感病毒）感染细胞后释放至培养上清液，与脊椎动物（鸡、豚鼠、人等）的红细胞作用可出现红细胞凝集现象（hemagglutination），也可用于病毒定量，以出现血凝现象的培养上清液最高稀释度作为血凝效价，间接表示病毒含量。

四、病毒成分的检测

1．抗原检测 用已知抗体检测可疑标本中是否含有相应的病毒抗原。此技术的待检样品中不必有完整病毒颗粒，可以节省分离病毒的时间，特别是对于难以用常规方法分离培养的病毒。只要具有较高质量的特异性抗体，标本中存在一定量的病毒抗原，可在数小时至 1 天内完成检测。常用的抗体一般是单克隆抗体，用荧光标记技术和酶标记技术对抗体预先标记。ELISA 操作简便、敏感性高，是最广泛应用的实验方法。

2．核酸检测 所有重要致病病毒都已有全基因组或部分基因的测序数据，检测核酸是病毒感染性疾病的最常用临床诊断方法。PCR 正逐渐替代传统的病毒培养和抗原检测，成为病毒感染诊断的标准方法。核酸杂交因操作复杂而少用，但在某些情况还有其价值，例如原位杂交主要用于细胞内病毒的检测和定位，可用于宫颈癌组织中人乳头瘤病毒的检测与分型。

临床检测要求高通量和自动化，基因芯片可实现自动化、微量化和高通量，临床应用越来越广泛。例如，肝炎病毒检测芯片已经面市，可对所有肝炎病毒的分型、变异、耐药和病毒核酸含量进行高通量、平行检测。

五、病毒抗体的检测

病毒感染的血清学诊断在临床具有不可或缺的重要性：①用于长潜伏期的病毒感染的诊断。潜伏期没有明显症状，抗体检测和定量可以快捷获知病毒的感染情况。例如人类免疫缺陷病毒感染的最初阶段仅为血清中病毒抗体阳性。之后通过核酸扩增技术监测体内病毒载量（viral load），指导抗病毒治疗。②病毒感染的早期诊断：特异 IgM 的出现和升高通常表示早期病毒感染，例如，出现 IgM 类乙型肝炎病毒核心抗体提示被检查者处于病毒感染早期。

单份血清 IgG 抗体效价不能区分既往感染或正在感染，通常不用于辅助诊断，但人类免疫缺陷病毒只要检测到 IgG 抗体即表明已经感染，常用于临床诊断。

多种免疫学实验方法可用于病毒抗体的检测，包括中和试验、血凝抑制试验、补体结合试验、ELISA 和蛋白印迹等技术。

1．中和试验 病毒在体内或细胞培养中可被特异性抗体中和而失去感染性，根据特异性抗血清能保护细胞（或鸡胚、动物）不出现病变的稀释倍数判定抗体效价。常用于人群免疫状况调查，临床诊断较少使用。

2．血凝抑制试验 当表面具有 HA 的病毒与 HA 抗体作用后，可以阻止 HA 与红细胞的结合，称为血凝抑制试验（hemagglutination inhibition test，HI）。本法可用于正黏病毒、副黏病毒及黄病毒等含 HA 病毒的血清学诊断和流行病学调查，也可用于鉴定病毒的型或亚型。

3. 蛋白印迹技术（western blot） 是将 SDS-聚丙烯酰胺凝胶电泳（SDS polyacrylamide gel electrophoresis，SDS-PAGE）与酶免疫技术相结合的方法。由于病毒蛋白的分子量和所带电荷不同，通过 SDS-PAGE 分离出不同的蛋白条带。将蛋白条带转移至硝酸纤维素膜上，加入病毒抗体（一抗）与样品中的蛋白作用，冲洗之后再加酶标记的抗 IgG 抗体（二抗），最后用显色剂或化学发光物质显示与相应抗原结合的特异性抗体。本试验是用已知病毒蛋白检测未知病毒特异性抗体的方法。目前 WHO 规定该试验作为 HIV 感染的确认试验，被广泛应用。

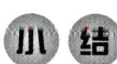

对病原微生物进行分离和鉴定，必要时进行药物敏感试验和毒力检查等，有助于对感染性疾病进行病因学诊断、指导合理用药及观察治疗效果，也可为传染病的流行病学调查提供可靠的依据。

1. 标本的质量直接影响病原体的实验室诊断结果的可靠性，因此需要在感染性疾病进程中合适的时间、感染部位，以正确的方法采集、运送并保存标本。

2. 病原体的形态学检查：采用光学显微镜观察细菌的形态与染色性，观察病毒感染细胞的细胞病变效应。采用电子显微镜检查病毒颗粒。

3. 细菌的分离培养与鉴定：从可疑感染标本中分离出细菌的单个菌落后，进行形态学检查、生化反应、血清学鉴定及药物敏感试验等。

4. 病毒分离培养与鉴定：选择敏感细胞分离病毒，观察病毒感染细胞的特殊病理变化、红细胞吸附现象、中和作用及病毒干扰作用等。用空斑形成试验、50% 组织细胞感染量对病毒定量。

5. 病原体的成分检测：用已知特异性抗体检测细菌和病毒的抗原（凝集试验、对流免疫试验、酶免疫技术、免疫荧光技术和发光免疫技术等）；用分子生物学技术（PCR、核酸杂交、基因芯片和基因测序等）检测细菌或病毒的核酸。

6. 病原体感染的血清学诊断：用已知病原体的抗原检测患者血清中的特异性抗体（凝集试验、中和试验、补体结合实验、血凝抑制试验、ELISA 或免疫印迹试验等）。特异性抗体 IgM 的出现或升高提示病原体的早期感染。必要时需要双份血清辅助诊断感染性疾病。

（张力平）

第10章 细菌与病毒感染的预防原则

对细菌和病毒感染的预防原则主要是管理传染源、切断传播途径和提高人群免疫力，其中提高人群免疫力主要是使机体获得特异性免疫力。特异性免疫力的产生是预防、控制感染性疾病或传染病最重要的方法，而特异性免疫既可以通过主动免疫（active immunization）获得，也可以通过被动免疫（passive immunization）获得，而且均可分为自然方式和人工方式（图10-1）。

主动免疫 ｛ 自然主动免疫：显性感染、隐性感染等
　　　　　　人工主动免疫：接种疫苗、类毒素等

被动免疫 ｛ 自然被动免疫：通过胎盘、初乳等
　　　　　　人工被动免疫：注射抗毒素、免疫球蛋白、细胞免疫制剂等

图 10-1　特异性免疫的产生方式

人工主动免疫（artificial active immunization）是采用人工的方法，将疫苗、类毒素等抗原物质接种于人体，使之产生特异性免疫力，从而预防感染性疾病的措施。人工主动免疫的特点是免疫力出现缓慢，但维持时间较长。因此，人工主动免疫主要用于传染病的特异性预防。

人工被动免疫（artificial passive immunization）是给人体注射含特异性抗体的免疫血清或细胞因子的制剂，以紧急预防或治疗感染性疾病的措施。这种免疫力不是由受者自身免疫系统产生，而是通过被动输入方式获得的，所以被动免疫后，免疫效应分子可立即发挥免疫效应，但作用维持时间较短。因此，人工被动免疫多用于传染病的紧急预防或治疗。人工主动免疫与人工被动免疫的区别见表10-1。

表10-1　人工主动免疫与人工被动免疫的区别

区别要点	人工主动免疫	人工被动免疫
接种/输入的物质	抗原（疫苗、类毒素）	抗体、活化的淋巴细胞、细胞因子
免疫产生的时间	慢，约1~4周	快，立即
免疫维持的时间	较长，半年至数年	较短，2~3周
主要用途	疾病预防	疾病紧急预防或治疗

生物制品（biological product）是以人、动物和微生物的组织、细胞或体液等为原料，通过生物技术制成的、用于人类疾病的预防、诊断和治疗的制剂。生物制品包括人工制备的主动免疫制剂（如疫苗、类毒素）和被动免疫制剂（如抗毒素、丙种球蛋白）以及诊断血清、细胞因子等。

第一节 细菌与病毒感染的特异性预防

疫苗（vaccine）是指接种机体后，能使机体对特定疾病产生免疫力的生物制品的统称。疫苗接种是预防传染病的最重要、最有效的手段，现在已有 20 余种疫苗用于人类疾病预防，其中半数以上是病毒疫苗。由于疫苗的广泛使用，使曾经严重危害人类生命与健康的急性传染病如天花、脊髓灰质炎、麻疹、白喉等疾病的流行得到了有效控制，其中天花已经被消灭，世界卫生组织（WHO）于 1980 年 5 月正式宣布全球天花业已绝迹，所以疫苗接种是消灭或控制感染性疾病的重要措施。

一、细菌感染的特异性预防

虽然现在已经有了多种抗菌药物可有效治疗细菌感染性疾病，但"预防为主、防重于治"一直是控制感染性疾病的最好策略，特别是近年"超级细菌"的出现，更需要重视对细菌感染的特异性预防。

（一）人工主动免疫常用的生物制品

疫苗是用各种微生物制备的、用于预防相应传染病的生物制品。疫苗接种（vaccination）是将疫苗制剂接种到人体，使机体产生针对该病原体的特异性抗体和/或细胞免疫应答，并使机体获得特异性免疫记忆能力的方法。当机体感染相应病原体时，产生的免疫应答相当于再次感染引起的免疫效应，可以有效地抵抗病原微生物的侵袭。

用于人工主动免疫的疫苗，可分成传统疫苗和新型疫苗两大类。传统疫苗包括减毒活疫苗、灭活疫苗和用天然微生物的某些成分制成的亚单位疫苗。新型疫苗主要是指利用基因工程技术生产的疫苗，包括基因工程亚单位疫苗、基因工程载体活疫苗、核酸疫苗等。预防细菌感染常用的主要有减毒活疫苗、灭活疫苗和亚单位疫苗。

1. 减毒活疫苗（attenuated live vaccine） 亦称活疫苗，是通过人工培养使病原菌毒力下降或由自然界直接筛选出弱毒或无毒但仍保留抗原性且遗传性稳定的活菌制成。如预防结核病用的卡介苗（BCG）就是用牛型结核分枝杆菌在人工培养基上培养 13 年传代 230 次制备而成的减毒活疫苗，而预防鼠疫用的鼠疫耶尔森菌低毒株则是通过自然筛选获得的。

活疫苗接种机体后，在体内有一定的增殖能力，但因为是减毒或无毒的微生物，所以机体只发生类似隐性感染或轻症感染的过程，却可以使机体获得更好的特异性免疫效果。活疫苗的优点是用量小，副作用轻微，一般只需接种一次，免疫效果好，免疫力持久。主要缺点是需冷藏保存，且保存期短。此外，减毒活疫苗有潜在的危险性，即有可能回复为有毒力的病原体。虽然这种现象极少发生，但如果给免疫缺陷的机体接种活疫苗，则可能引起感染或激活体内其他潜伏的病原体而引起显性感染。医务工作者必须充分了解减毒活疫苗的优缺点，以便恰当地选择疫苗类型和接种对象。

2. 灭活疫苗（inactivated vaccine） 亦称死疫苗，是将病原菌经人工大量培养后，用物理或化学方法将其杀死而制成。常用的有伤寒、百日咳、霍乱和流脑等灭活疫苗。灭活疫苗的优点是易于保存，一般 4℃可保存 1 年。其不足之处是需要培养大量病原菌，成本较高；不能诱发细胞毒性 T 细胞（CTL）反应，但却可激活胸腺依赖性 T 细胞而引起迟发型超敏反应；免疫效果较差，维持时间短；需多次接种，用量较大，注射局部和全身可出现一定反应。为减少接种次数、提高接种效率和降低成本，可将不同种类的死疫苗适当混合制成联合疫苗使用，一次接种即可预防多种传染病。目前应用的联合疫苗有鼠疫、霍乱、伤寒和甲、乙型副伤寒、多价钩端螺旋体疫苗、白百破三联疫苗（DPT）以及近年研制的白-百-破-脊髓灰质炎、白-百-破-流感嗜血杆菌及甲肝-乙肝-白喉-破伤风-流感联合疫苗。减毒活疫苗和灭活疫苗的区别要点见表 10-2。

表10-2 减毒活疫苗和灭活疫苗的区别

区别要点	减毒活疫苗	灭活疫苗
制剂特点	活病原微生物的无毒或减毒株	灭活的病原微生物
接种途径	天然感染途径	局部注射
接种量及次数	量较小、1次	量较大、多次
免疫维持时间	3～5年甚至更长	0.5～1年
抗体应答	IgG、IgA	IgG
细胞免疫	良好	差
毒力恢复	可能（但少见）	无
保存	4℃条件下数周后失去活性，冷冻干燥可保存较长时间	易保存，4℃条件下有效期一年

3. 亚单位疫苗（subunit vaccine） 是分离提取病原体中具有诱导免疫保护作用的菌体成分制成的疫苗。这些疫苗不是完整的病原体，只是病原体的一部分，故称为亚单位疫苗。细菌外毒素的亚单位疫苗是由外毒素的B亚单位制成的，而有些细菌的亚单位疫苗是由菌体表面的特异性多糖提纯后加吸附剂制成，如脑膜炎奈瑟菌、流感嗜血杆菌和肺炎链球菌等的多糖亚单位疫苗。

亚单位疫苗的优点与灭活疫苗相似，但这些亚单位分子的免疫原性较差，需要与蛋白质载体耦联后使用。荚膜多糖亚单位疫苗的免疫原性较弱，可与破伤风类毒素、白喉类毒素等结合成耦联疫苗，既可以增强多糖的免疫原性，同时也可预防两种以上相应细菌的感染。

4. 基因工程疫苗（gene engineered vaccine） 是指利用DNA重组技术，把病原体编码保护性抗原决定簇的目的基因插入载体DNA分子中，然后将重组体导入原核或真核表达系统，再纯化表达的保护性抗原而制成的疫苗。基因工程疫苗的优点是安全、经济、可批量生产，但技术要求高，对表达的保护性抗原蛋白质的回收和纯化比较复杂。

5. 重组载体疫苗（recombined vector vaccine） 是将病原体编码诱发保护性免疫应答的蛋白抗原的基因转入减毒的病毒或细菌载体而制成的疫苗。转入的目的基因可整合到病毒或细菌的基因组上，也可以质粒的形式存在。重组载体疫苗接种人体后，可以在体内增殖并将编码蛋白抗原的基因表达成相应的蛋白质，从而刺激人体产生免疫应答，所以重组载体疫苗实际也是活疫苗的一种特殊形式。在重组载体疫苗构建过程中，可将一种病原体的两个或多个蛋白质抗原的编码基因或多个病原体的蛋白抗原编码基因，导入到同一种载体宿主内以制成"多价"的重组载体疫苗，一次接种即可预防多种传染病。如带有可表达痢疾杆菌表面抗原质粒的伤寒杆菌Ty21a菌株就是一种重组载体疫苗，接种后既可预防痢疾杆菌感染，又可预防伤寒沙门菌感染。

6. 核酸疫苗（nucleic acid vaccine） 也称DNA疫苗，是由编码病原体某种蛋白抗原的基因和表达载体的DNA重组而成，然后将重组的DNA直接注射到机体内，使外源基因在活体内表达出蛋白抗原，激发机体产生保护性免疫应答。核酸疫苗是疫苗发展的方向之一，其主要优点是：①核酸疫苗表达的抗原免疫原性强，对不同亚型的病原体有交叉保护作用，免疫效果好；②可同时诱导特异性体液免疫和细胞免疫应答，能有效预防病毒、细胞内寄生菌等引起的传染病；③由于外源基因可以在体内存在较长时间，并不断表达抗原，故免疫应答持久；④不需要提取和纯化蛋白质抗原等复杂过程，制备简便，成本低廉；⑤可将编码不同抗原的基因构建在同一个表达载体上，进行联合免疫。核酸疫苗目前的主要缺点是：①外源性DNA若整合到宿主染色体中，可能会激活癌基因或者影响抑癌基因的表达，导致细胞的恶性转化；②外

知识拓展：核酸疫苗

源性 DNA 可能会诱发机体产生抗核抗体，从而引发自身免疫性疾病等；③持续表达的外源性抗原，可能会导致机体对该抗原的免疫耐受，导致免疫预防作用的降低。目前，美国 FDA 已批准结核、流感、乙型肝炎等数种疾病的核酸疫苗进入临床实验，也有动物用的核酸疫苗获准生产。我国的核酸疫苗研究与国际同步，也有 10 余种核酸疫苗进入了临床前研究。

7．类毒素（toxoid） 是细菌外毒素经 0.4% 甲醛溶液处理后，其毒性消失而仍保留免疫原性的生物制品。在类毒素中加入适量的磷酸铝或氢氧化铝等吸附型佐剂，可使类毒素在体内缓慢吸收，能较长时间地刺激机体产生特异的抗毒素，以增强免疫预防效果。常用的类毒素有白喉类毒素、破伤风类毒素等。类毒素也可与死疫苗混合后制成联合疫苗，如由百日咳死菌苗、白喉类毒素和破伤风类毒素混合制备的白-百-破三联疫苗（DPT）。应用这种混合疫苗不仅可同时预防三种疾病，而且百日咳鲍特菌还具有佐剂作用，故能增强类毒素的免疫效果。

预防细菌感染的人工主动免疫的生物制品见表 10-3。

表10-3　常用的预防细菌感染性疾病的疫苗

疫苗所预防的疾病或病原菌	疫苗类型
结核	减毒活疫苗（卡介苗）
鼠疫	减毒活疫苗（EV 株）
布鲁菌病	减毒活疫苗、灭活疫苗、基因工程疫苗
炭疽	减毒活疫苗（A16R 株）
伤寒	灭活疫苗、减毒活疫苗（Ty21a）
霍乱	灭活疫苗
脑膜炎奈瑟菌	亚单位疫苗（多糖）
肺炎链球菌	亚单位疫苗（多糖）
流感嗜血杆菌	亚单位疫苗（多糖）
白喉 - 百日咳 - 破伤风	白喉类毒素 - 百日咳灭活菌苗 - 破伤风类毒素

（二）人工被动免疫常用的生物制品

人工被动免疫是注射含有特异性抗体的免疫血清、纯化的免疫球蛋白或细胞因子等细胞免疫制剂，使机体即刻获得免疫力的方法。因被动免疫作用发生快，常用于某些感染性疾病的紧急预防或治疗。但由于输入的制剂不是机体自身产生的，故维持时间短。常用的被动免疫制剂主要有抗毒素、抗菌血清、丙种球蛋白、胎盘球蛋白和细胞因子等。

1．抗毒素（antitoxin） 是将细菌类毒素接种马进行免疫后，取其免疫血清纯化免疫球蛋白而成。抗毒素注入机体后可立即与外毒素结合，中和其毒性作用，阻止其扩散及与靶细胞的结合，临床上常用于细菌外毒素所致疾病的紧急预防和治疗。常用的抗毒素有破伤风抗毒素、白喉抗毒素等。由于目前使用的破伤风抗毒素和白喉抗毒素多数来自马血清，对人是异种蛋白，有时可引起Ⅰ型超敏反应，所以注射前必须先做敏感试验。

2．抗菌血清（antibacterial serum） 是用病原菌免疫动物制成的含有抗该病原菌抗体的血清，过去曾用于治疗肺炎链球菌、鼠疫耶尔森菌、炭疽芽胞杆菌、百日咳鲍特菌等引起的感染。自抗生素等抗菌药物问世后，加之细菌的型别比较多，抗菌血清的制备又较复杂，使用异种血清还可能引起超敏反应等，因此抗菌血清目前已经很少使用，只是对某些已产生多重耐药的菌株如铜绿假单胞菌的感染，或病原菌不明的新发感染，仍可考虑用抗菌血清进行治疗。

3．免疫球蛋白（immunoglobulin） 主要有胎盘丙种球蛋白和人血清丙种球蛋白两种制剂，前者是从健康产妇胎盘和脐带血中提取、纯化制成，后者是从健康人血清中提取制备的。

正常人一般都经历过多种病原微生物的隐性或显性感染，故血清中含有针对多种病原微生物的抗体，所以免疫球蛋白制剂对多种病原微生物的感染均有一定的预防作用。临床上可将免疫球蛋白用于烧伤或长期化疗的患者，以防治各种常见细菌的感染；也可用于某些病毒性疾病（如麻疹、甲型肝炎、脊髓灰质炎等）的紧急预防，以及丙种球蛋白缺乏症的治疗。

细胞免疫制剂在细菌感染的特异性预防中应用不多，因为参与细胞免疫的有关细胞和细胞因子较多，相互间的调控关系复杂。因此，细胞免疫制剂主要应用于病毒性疾病的防治和肿瘤的治疗，包括干扰素、IL-2、NK 细胞等。

二、病毒感染的特异性预防

病毒感染性疾病在临床感染性疾病中占据重要的地位，在微生物引起的感染性疾病中，由病毒引起的约占 75%。但是，目前抗病毒药物种类有限，主要是针对少数几种病毒的药物，所以对病毒感染的特异性预防就显得更为重要。某些病毒性疾病（如麻疹、腮腺炎等）的多数患者病后可获得持久的免疫力，因此，针对病毒感染既可用病毒疫苗进行人工主动免疫，也可用人体免疫球蛋白等进行人工被动免疫。

（一）人工主动免疫常用的生物制品

病毒疫苗与细菌疫苗一样，可以通过刺激机体免疫系统产生特异性免疫应答，当机体再次暴露于该病毒时，其发病率和病死率都得以降低。病毒疫苗已经成为预防病毒性疾病最重要、最有效的手段。随着现代医学和分子生物学技术的发展，病毒疫苗的研究和应用也得到了快速发展，特别是近 30 年来，基因工程技术的迅猛发展，极大地促进了病毒疫苗的研究和开发。病毒疫苗的分类与细菌疫苗的分类相同，但由于病毒基因组较小，更利于进行新型疫苗研究，所以病毒的新型疫苗相对较多，包括了基因工程亚单位疫苗、基因工程载体疫苗、核酸疫苗、遗传重组疫苗等。

1. 减毒活疫苗 是自然筛选的或人工突变培育出的致病性减弱或消失的病毒突变株，包括宿主范围突变株、温度敏感突变株等，如我国研制的脊髓灰质炎活疫苗就是采用低温传代减毒后制成的温度敏感突变株。常用减毒活疫苗进行预防的疾病有脊髓灰质炎、流感、麻疹、腮腺炎、风疹、乙型脑炎、甲型肝炎等。接种活疫苗相当于一次隐性感染过程，但若遇到免疫功能低下或特殊体质的人接种时，可能会出现类似感染症状或超敏反应等不良现象，而且孕妇一般不宜接种活疫苗。减毒活疫苗还存在着毒力回复的可能性，对免疫缺陷的个体接种活疫苗可引起感染或并发症，如口服脊髓灰质炎活疫苗引起的"脊灰疫苗相关性麻痹"，其临床表现与脊髓灰质炎极为相似，但发生率极低。

2. 灭活疫苗 是利用某些理化因素处理灭活病毒，使其失去感染性而保留抗原成分制备而成的疫苗。灭活疫苗突出的优点是安全性好和易于保存，但由于灭活病毒不能在体内增殖，所以其诱生的免疫效果不如减毒活疫苗。灭活疫苗常用于预防毒力不能减弱或可能致癌的病毒性感染，如乙型脑炎死疫苗就是用地鼠肾单层细胞培养出乙型脑炎病毒，然后用甲醛处理灭活制成。常用的灭活疫苗还有狂犬病疫苗、流感疫苗等。

3. 亚单位疫苗 是用化学分解或蛋白质水解的方法，将病毒中有效的抗原成分提取制备而成，故亦称组分疫苗。亚单位疫苗的特点与灭活疫苗相似，主要优点是安全性好，接种疫苗后的不良反应轻；缺点是免疫原性弱、预防接种效果稍差。流感病毒诱导中和抗体的血凝素（HA）和神经氨酸酶（NA）频繁变异，目前没有减毒疫苗株，预防主要靠从当年流行株制备 HA 和 NA 的亚单位疫苗，故需要每年接种。

4. 基因工程疫苗 是利用基因工程技术制备的病毒疫苗，包括了以下 5 类。

（1）基因工程亚单位疫苗（gene engineered subunit vaccine）：是利用基因工程技术表达病毒蛋白质抗原成分而制成的疫苗。通过把病毒某种具有诱生保护性免疫应答的蛋白抗原的编码基因插入到表达载体中，使其在原核或真核细胞中表达，再经纯化精制而成。目前常用于表达外源基因的细胞主要有细菌、酵母、哺乳动物细胞、昆虫细胞等系统。用基因工程技术生产的亚单位疫苗，可以用来替代传统方法生产的亚单位疫苗，特别是可用于制备那些不易培养病毒的疫苗，但其缺点是免疫性较差。目前已经成功应用于人群预防接种的只有乙型肝炎基因工程亚单位疫苗，正在研究的基因工程亚单位疫苗的病毒主要有甲型肝炎病毒、丙型肝炎病毒、戊型肝炎病毒、EB病毒、流行性出血热病毒等。另外，也可利用基因工程技术表达出病毒结构蛋白并组装成病毒样颗粒（virus-like particle，VLP）作为疫苗，如我国现在批准上市的HPV疫苗就是用HPV 16型和18型的L1蛋白组装成的病毒样颗粒。

（2）基因工程载体疫苗（gene engineered vector vaccine）：是利用某些无致病性的或经去除毒力基因后的微生物作为载体，将病毒的保护性抗原的基因片段插入到载体微生物基因组中，再将能表达保护性抗原的微生物制备成疫苗。常用的微生物载体有痘苗病毒、腺病毒、伤寒沙门菌Ty21a、卡介苗等。若载体本身基因组较大（如痘苗病毒等），可以容纳较多的外源基因插入，这样的载体更有利于研制多价疫苗。载体疫苗为活疫苗，具有与减毒活疫苗相似的特点。但疫苗所针对的病毒与所用的载体可能存在不同感染途径，如麻疹病毒的自然感染途径为呼吸道，而使用重组痘病毒制备的载体疫苗必须采用划痕接种，因此可能不利于诱发呼吸道黏膜免疫，从而影响疫苗的保护效果。针对甲型肝炎病毒、乙型肝炎病毒、麻疹病毒、单纯疱疹病毒等的基因工程载体疫苗目前正处于研制阶段。

（3）基因缺失活疫苗（gene deleted live vaccine）：是利用基因工程技术去除与病毒毒力或病毒复制有关的基因，如疱疹病毒的胸腺嘧啶核苷激酶基因（tk）和包膜糖蛋白gG基因，由此缺失突变株制成的疫苗称为基因缺失活疫苗。与从自然界或人工突变培育筛选出的活疫苗（多数为点突变毒株）相比，基因缺失突变株具有突变性状明确、稳定、不易发生毒力回复的优点，如兽用伪狂犬病疫苗就是采用tk基因缺失株、糖蛋白3区缺失株制备的，用于猪伪狂犬病的防治，收到了良好效果。另外，将腺病毒的毒力基因去除，该缺陷病毒既可用作基因缺失活疫苗，也可以用作载体疫苗的病毒载体。

（4）核酸疫苗：是将病毒基因组中编码能诱生保护性免疫应答的蛋白抗原基因片段与表达载体进行重组，将重组体注射入宿主体内，通过宿主细胞的转录翻译系统合成病毒抗原，在体内持续表达，进而诱导体液免疫和细胞免疫应答，以达到预防和治疗疾病的目的。针对病毒的核酸疫苗的突出优点是可诱发明显的细胞免疫，增强免疫保护作用；通过对目的基因选择，可诱生针对不同病毒亚型间的交叉保护作用。1993年首次报道了流感病毒核酸疫苗的交叉保护作用；目前正在进行核酸疫苗研究的病毒有人类免疫缺陷病毒、乙型肝炎病毒、丙型肝炎病毒、戊型肝炎病毒、单纯疱疹病毒、EB病毒、巨细胞病毒、乳头瘤病毒等。

核酸疫苗克服了基因工程疫苗的后处理问题，抗原的表达和后加工由宿主细胞完成并保持抗原的天然结构和免疫原性，因而能较好地诱导产生获得性免疫，包括体液免疫和细胞免疫。同时还具有可大量制备、成本低等优点。

（5）遗传重组疫苗（genetic recombinant vaccine）：是指病毒通过共同感染细胞后，强、弱病毒株之间进行基因片段交换而获得的减毒活疫苗。遗传重组疫苗是一种既无致病性，又含有野毒株保护性抗原基因片段的基因重组病毒疫苗。基因组分节段的RNA病毒，如甲型流感病毒、汉坦病毒和轮状病毒等，都可以利用基因重配方法来制备遗传重组减毒活疫苗，而且五价的人-牛重组轮状病毒疫苗（RV5）已经批准上市。

5．合成肽疫苗（synthetic peptide vaccine） 是根据病毒的保护性抗原的氨基酸序列设计、用化学方法合成的多肽所制备的疫苗，常常由多个B细胞抗原表位和T细胞抗原表位共同组成。合成肽疫苗的优点是安全性好、保存方便、不存在病原微生物的污染和质量容易控制。缺点是免疫原性弱、免疫效果不佳，特别是对于容易变异的RNA病毒，其诱生的免疫保护作用是有限的。

表 10-4 概括了已经批准上市和研制阶段的常用病毒性疫苗。

表10-4 常用的病毒性疫苗

疾病或病毒	疫苗类型
脊髓灰质炎	减毒活疫苗、灭活疫苗
麻疹	减毒活疫苗
风疹	减毒活疫苗
流行性腮腺炎	减毒活疫苗
流感	灭活疫苗、减毒活疫苗
甲肝	减毒活疫苗、灭活疫苗
乙肝	亚单位疫苗（基因工程）
乙型脑炎	减毒活疫苗、灭活疫苗
森林脑炎	灭活疫苗
狂犬病	灭活疫苗
流行性出血热	灭活疫苗
水痘	减毒活疫苗
黄热病	减毒活疫苗
腺病毒	减毒活疫苗
轮状病毒	重组疫苗
人乳头瘤病毒	病毒样颗粒疫苗

（二）人工被动免疫常用的生物制品

丙种球蛋白（gamma globulin）包括胎盘丙种球蛋白和人血清丙种球蛋白，都可以用来预防一些病毒性疾病，因为正常成人一般都经历过多种病毒的隐性或显性感染，血清中含有针对多种病毒的抗体。人群中常见的病毒感染有麻疹病毒、甲型肝炎病毒、脊髓灰质炎病毒等，所以丙种球蛋白对这些病毒的感染均有紧急预防的作用，如 80%～95% 的甲型肝炎接触者应用免疫球蛋白后，可获得有效的保护作用。

特异性免疫球蛋白（specific immunoglobulin）是从某种病毒感染者的血清中提取、纯化后制备的免疫球蛋白，可紧急预防相应的病毒感染。如含高效价抗 HBs 的人免疫球蛋白（HBIG），能有效防止接触者感染乙型肝炎病毒，以及阻断 HBsAg 阳性母亲将病毒传播给新生儿。

第二节 计划免疫

计划免疫（planned immunization）是指有计划地进行预防接种。计划免疫的措施是根据人群的免疫状况和传染病的流行情况，以及各种生物制品的性能和免疫保护时间，科学地安排接种对象和时间，达到控制和消灭传染病的目的。我国规定的计划免疫包括两种程序，即基础免疫和加强免疫，前者是指在一周岁内必须完成的初次接种，后者是指根据疫苗的免疫持久性和人群的免疫水平以及疾病流行情况适时地进行疫苗重复接种。

一、感染性疾病流行的概述

感染性疾病的发生与流行是微生物、宿主、环境三者相互作用的动态过程。关于疾病流行强度常用的术语有：①散发（sporadic）：零星病例，病例间没有明显关联，如破伤风梭菌的感染；②暴发（outbreak）：指一个单位或局部地区，短时间突然出现许多相同的病例；③流行（epidemic）：突然大量病例出现某地区，感染人数明显超出预期值，如1987年12月—1988年2月上海甲型肝炎流行，30万市民受到感染；④大流行（pandemic）：如果病情迅速蔓延超过一定历史条件下的流行水平，且波及他国甚至全球，则称为大流行。大流行常发生于战争年代，且造成严重危害，如有记载的第一次世界性流感大流行，发生在1918—1919年，造成约7亿人感染，2 000万～4 000万人死亡。

由于经济增长和人口流动增加，我国感染性疾病的流行趋势也有所变化。目前我国感染性疾病流行的现状和趋势是：曾经造成严重危害的白喉、百日咳、破伤风和麻疹等疾病得到有效控制，脊髓灰质炎已被消灭，但结核病的疫情仍然严重。发病率最高的是呼吸道和肠道感染性疾病，与生活环境、饮食及个人卫生有关。此外，新中国成立后已经消灭的性传播疾病卷土重来，一些新的感染性疾病，如艾滋病（AIDS）、肠出血型大肠埃希菌感染O157:H7、严重急性呼吸综合征（severe acute respiratory syndrome，SARS）、手足口病（hand-foot-mouth disease，HFMD）、人感染高致病性禽流感（avian influenza）、甲型H1N1流感等相继出现，甚至造成严重后果。加之病原微生物耐药状况日益严重，给感染性疾病的防治带来了严峻挑战。

二、感染性疾病的防控原则

感染性疾病的防控不是一个单纯的医学问题，需要借助政府的决策支持，所以各国都设立疾病控制和预防的专门机构，例如我国的国家疾病预防控制中心以及各省市的下属机构，而协调全球疾病控制的机构是世界卫生组织（WHO）。

一旦发生感染性疾病的流行，应当立即进行调查，以便尽快进行控制和预防。感染性疾病的控制和预防需从三方面着手，即管理传染源、切断传播途径和保护易感染人群。

1．管理传染源 感染性疾病的传染源可能是疾病患者或病原携带者，也可能是一些带有病原体的动物。如果传染源是疾病患者，对其发现和控制相对容易；但如果传染源是健康携带者，通常很难发现，所以早期发现传染源对管理传染源非常重要。

隔离（isolation）是最有效的管理传染源的措施。所谓隔离就是将患者或病原携带者安排在指定的地点，暂时与人群隔离，对其有传染性的分泌物和排泄物进行消毒处理，防止病原体向外扩散的措施。对动物传染源，处死被感染的动物并严格处理动物尸体是主要方法。

检疫（quarantine）是管理传染源的另一个有效措施。检疫是为了预防传染病的输入、传出和传播所采取的综合措施，包括医学检查、卫生检查和必要的卫生处理，并分为对动物和植物的国境卫生检疫和疫区检疫，目的是防止危险性传染病的传播，以及外来有害物种的侵入。我国的国境卫生检疫法规定检疫的传染病有鼠疫、霍乱、黄热病以及国务院公布的其他传染病。

疫情报告制度也是预防和控制感染性疾病流行的重要措施。2004年修订的《中华人民共和国传染病防治法》规定，将39种急性和慢性传染病分为甲、乙、丙三类，被列为法定管理的传染病，如发现规定的传染病疫情或者发现其他传染病暴发、流行以及突发原因不明的传染病时，应及时上报。

2．切断传播途径 对各种传染病，特别是消化道传染病、虫媒传播的传染病，切断传播途径是起主导作用的预防措施。注意个人卫生，如洗手、消毒等是防止接触传播的主要措施。在发生空气传播的感染性疾病期间，应当避免人群聚集，可减少病原体传播的机会。保护水

案例1：违规疫苗事件

案例1解析

源，加强饮食业管理，可以防止经水源或食物传播的传染病。此外，还需根据传播途径的改变而调整措施，如HIV在我国的主要传播途径已经由吸毒途径转变为性传播途径，所以对普通人群普及预防知识是控制艾滋病疫情的关键措施，而且加强健康教育已在很多国家取得了良好成效。垂直传播应在产前和分娩时注意防护，并加强产后的监测和指导。此外，搞好环境卫生也是切断传播途径的重要环节。

3. 保护易感人群 保护易感人群是控制感染性疾病流行的最主要环节，可通过计划免疫来实现。计划免疫的具体措施是进行群体免疫（herd immunity），它是根据疫情监测和人群免疫状况调查，按照规定的免疫程序，有计划地预防接种，以获得对某些感染性疾病的特异性免疫力。预防接种（prophylactic immunization）是指将人工制备的疫苗通过适宜的途径接种人体，使机体获得对某种感染性疾病的特异性免疫力。计划免疫和预防接种是两个不同的概念。计划免疫有固定的免疫程序，接种对象是15岁以下儿童和少年；而预防接种不含强制色彩，针对任何年龄的个人和群体。

三、计划免疫

全球通过计划免疫已极大地减少了感染性疾病的发病率和死亡率。1974年，WHO发起扩大免疫计划（expanded program on immunization，EPI），建议各国将天花、脊髓灰质炎、麻疹、百日咳、白喉、破伤风和结核等列入计划免疫，使得全球从只有5%儿童接受预防接种提高到1990年的80%，并且消灭了天花。WHO据此又提出在近年内，全球要消灭的感染性疾病是脊髓灰质炎和麻疹。

各国计划免疫会根据本国经济状况和本地区疫情有所调整，发达国家的计划免疫一般包括乙型肝炎、白喉、破伤风、百日咳、乙型流感嗜血杆菌感染、脊髓灰质炎、肺炎球菌感染、麻疹、腮腺炎、风疹、水痘、甲型肝炎和流感等项目。我国2016年版国家免疫规划将乙型肝炎疫苗、卡介苗、脊髓灰质炎疫苗、白百破疫苗、麻疹腮腺炎风疹疫苗（麻腮风疫苗）、麻疹风疹疫苗、A群流脑疫苗、乙脑疫苗和甲型肝炎疫苗列为我国的计划免疫项目，对适龄儿童进行常规接种（表10-5）。重点地区对重点人群进行出血热疫苗接种，对炭疽病疫苗、钩端螺旋体疫苗等可进行应急接种。通过疫苗接种可预防的感染性疾病已经达到16种。

预防接种有时可能会发生一些不良反应，大多数反应是轻微的，如局部红肿、疼痛等；少数人也可能出现严重反应，如过敏性皮疹、过敏性紫癜、过敏性休克等，应及时去医院诊治，以免造成严重后果。

表10-5 中国国家免疫规划疫苗儿童免疫程序*

疫苗	接种次数	接种月龄或年龄	接种途径	备注
乙肝疫苗	3	0、1、6月龄	肌内注射	出生后24小时内接种第1剂次，第1、2剂次间隔≥28天
卡介苗	1	出生时	皮内注射	
脊灰灭活疫苗	1	2月龄	皮内注射	
脊灰减毒活疫苗	3	3、4月龄，4周岁	口服	第1、2剂次，第2、3剂次间隔均≥28天
白百破疫苗	4	3、4、5月龄，18~24月龄	肌内注射	第1、2剂次，第2、3剂次间隔均≥28天
白破疫苗	1	6周岁	肌内注射	
麻疹风疹疫苗	1	8月龄	皮下注射	

续表

疫苗	接种次数	接种月龄或年龄	接种途径	备注
麻腮风疫苗	1	18～24月龄	皮下注射	预防麻疹、风疹和流行性腮腺炎的三联疫苗
乙脑减毒活疫苗	2	8月龄，2周岁	皮下注射	也可接种乙脑灭活疫苗
A群流脑疫苗	2	6～18月龄	皮下注射	第1、2剂次间隔3个月
A+C群流脑疫苗	2	3周岁，6周岁	皮下注射	2剂次间隔≥3年；第1剂次与A群流脑疫苗第2剂次间隔≥12个月
甲肝减毒活疫苗	1	18月龄	皮下注射	也可接种甲肝灭活疫苗
出血热疫苗（双价）	3	重点地区重点人群，16～60周岁	肌内注射	接种第1剂次后14天接种第2剂次，第3剂次在第1剂次接种后6个月接种
炭疽疫苗	1	炭疽疫情发生时，病例或病畜间接接触者及疫点周围高危人群	皮上划痕	病例或病畜的直接接触者不能接种

* 摘自《国家免疫规划疫苗儿童免疫程序及说明（2016年版）》（国卫办疾控发〔2016〕52号）

第三节 医院感染的控制

医院感染（hospital infection）曾被称为院内感染（nosocomial infection），或医院获得性感染（hospital-acquired infection），我国原卫生部在2001年统一定义为医院感染。医院感染是指患者在医院内获得的感染，包括在住院期间发生的感染和在医院内获得但出院后发生的感染。但医院感染不包括患者入院后延伸的原发感染，入院前已感染但处于潜伏期的感染也不属于医院感染。对于细菌性感染而言，一般入院后48小时或更晚发生的感染可认为是医院感染，但不同病原微生物由于其感染的潜伏期不同，所以不能一概而论。医院感染的对象是一切在医院活动的人群，包括患者、患者陪护人员、医院职工等。

近30年来，由于抗生素、介入技术（导管、插管、内镜等）、免疫抑制剂和化疗药物等的大量使用，医院感染病例呈上升趋势，平均5%～10%的住院患者发生医院感染。在医院感染的部位方面，呼吸道、尿路和创口感染是最常见的医院感染。

医院感染是感染性疾病控制的新难题，因此许多国家都设有专门监测网络，如美国疾病控制与预防中心（Center of Disease Control and Prevention，CDC）有国家医院感染监测数据库，该数据显示美国的医院感染发生率约为5%。我国有卫生健康委员会和全国医院感染监控网，该监控网资料显示我国医院感染率约为8.4%（1989）和4.6%（1998）。我国已将医院感染控制列为综合医院分级管理标准的重要考核指标。

一、医院感染的特点

医院感染明显不同于传染性疾病（表10-6），其主要特点是：

1. 感染类型 医院感染可分为外源性感染和内源性感染，但以内源性感染为主。导致医院感染的大多数微生物在人群中普遍存在，以寄生在人体皮肤和与外界相通腔道等处的微生物群引起的机会感染居多。

表10-6　医院感染与传染性疾病的区别

病情特点	传染性疾病	医院感染
病原体	典型致病性微生物	多为条件致病微生物
流行病学		
传染源	多为外源性	多为内源性，少数为外源性
传播途径	经空气、水源、食物、接触等方式	接触传播为主（如介入治疗）
感染对象	无特异免疫力的易感染人群	患者，尤其伴有免疫低下者
传染性	强	弱
预防	免疫接种	控制危险因素
诊断	根据临床和流行病学调查，病原体易确定	需微生物学实验室辅助诊断，病原体难确定
治疗	多数有针对性治疗方案，易控制	较难，病原体常具有耐药性

2. 医院感染微生物　医院感染常见的微生物种类见表10-7，包括：①条件致病微生物：如铜绿假单胞菌、肺炎克雷伯菌、表皮葡萄球菌及大肠埃希菌等。由于介入技术、广谱抗生素和免疫抑制剂大量应用，革兰氏阴性菌在医院感染中越来越常见；②常具有耐药性甚至多重耐药：耐药质粒通过转化、接合等方式传递，医院感染的细菌普遍存在多重耐药性，如耐甲氧西林金黄色葡萄球菌（methicillin-resistant *Staphylococcus aureus*，MRSA）对多种广谱抗生素都不敏感，是典型的医院感染多重耐药菌株。病毒感染方面常见的有疱疹病毒、合胞病毒、肠道病毒和肝炎病毒。真菌感染方面最常见的是念珠菌属，但也包括曲霉、毛霉菌和新生隐球菌。

　　一些过去不常引起感染的微生物近年来也频繁出现在医院感染中，常引起严重的医院感染。如空调的普及导致嗜肺军团菌在医院中引起散发或暴发性感染，还有不动杆菌属、产碱杆菌和黄杆菌属等细菌的感染也呈上升趋势。

表10-7　常见的医院感染微生物

感染部位	微生物
呼吸道感染	流感嗜血杆菌，肺炎链球菌，金黄色葡萄球菌，肠杆菌科，呼吸道病毒
尿道感染	大肠埃希菌，克雷伯菌，变形杆菌属，沙雷菌属，铜绿假单胞菌，肠球菌属，白色念珠菌
伤口和皮肤溃疡	金黄色葡萄球菌，大肠埃希菌，变形杆菌属，厌氧性细菌，肠球菌属，凝固酶阴性葡萄球菌
胃肠道感染	沙门菌属，宋内志贺菌，肠道病毒，诺如病毒

3. 感染对象　婴幼儿和老年人是医院感染的主要对象，但患有某些基础疾病或肺、心、肝、肾、脑等重要器官功能不全者，也容易发生医院感染。糖尿病患者、免疫抑制剂使用者、接受放射治疗和脾切除手术的患者等，因机体抵抗力低下，也是医院感染的常见对象。

4. 传播途径　医院感染的微生物有多种传播途径（表10-8），但接触传播是最主要的途径。医院感染的传播途径包括：①接触传播：病原微生物从患者或带菌者直接传给接触者，污染的手是接触传播的主要媒介；其次是医院的器械、设备和物品被污染，外科手术、置留导尿管、气管切开术为正常菌群进入非定居部位提供了条件，也容易导致医院感染。②空气传播：通过喷嚏、扬尘等形成的气溶胶微粒和尘埃为媒介进行传播。革兰氏阴性杆菌通常不能长时间存活于空气，但可借助高湿度的换气设备，如空调、呼吸机和雾化吸入装置等传播。③偶尔针刺、锐器伤等意外事故的发生，是肝炎病毒、HIV等血液传播病原体的医院感染方式，也是近年来比较受重视的一种医院感染传播途径。

表10-8　医院感染的主要传播途径和所致疾病

传播途径	传染源	所致疾病
接触		
直接接触	呼吸道分泌物	葡萄球菌和链球菌感染
间接接触	粪、尿、伤口渗出物	细菌性腹泻、铜绿假单胞菌感染
与医疗环境接触	设备、食物、药剂、液体	肠道杆菌感染（克雷伯菌、沙雷菌、肠杆菌属）、铜绿假单胞菌或其他假单胞菌
空气		
飞沫	口腔	麻疹、结核、肺炎
	鼻腔	葡萄球菌感染
皮肤	皮肤伤口	葡萄球菌和链球菌感染
气雾	呼吸机	革兰氏阴性菌呼吸道感染
	空调机	嗜肺军团菌、真菌感染
经皮肤	锐器伤、血液制品	血液传播肝炎、HIV感染

二、医院感染的控制

预防和控制医院感染涉及医院设施、医疗技术、医院管理等多个环节的多个方面，主要措施包括以下几方面：

1. 严格消毒灭菌和无菌操作　医疗器械、工作衣物、各种制剂和液体的消毒灭菌是降低医院感染发生的重要环节，医疗器械和医用物品必须经高压蒸汽灭菌或干烤灭菌，并进行严格的质量控制；注射器和各种导管的一次性使用，也是有效降低医院感染的措施之一。另外，医务人员在进行各种操作时应严格无菌操作，也是降低医院感染的重要因素。

案例2：医院感染事件

2. 采取隔离措施　隔离包括传染源隔离（infectious source isolation）和对易感者的保护性隔离（protective isolation），前者包括对传染病患者的隔离、对医院感染者排泄物的消毒处理等，后者是防止易感者被感染。骨髓移植、血液病患者经常发生严重的侵袭性真菌感染，对其所住病房空气的过滤要求更严格，需要建立层流病房（laminar airflow ward），以降低医院感染的发生。

案例2解析

3. 建立监测制度　定期对住院患者进行随机检测有利于记录医院感染疫情，如发现医院感染流行应迅速监控。药物敏感试验有助于指导使用抗菌药物和控制医院感染，还应对长期在病房工作的职工定期进行鼻部及手部的细菌培养，持续携带金黄色葡萄球菌者应停止在病房工作。

4. 合理使用抗菌药物　滥用抗菌药物会加剧病原生物的耐药，如2012年报道的"超级细菌"，在世界上很多个国家（包括中国）都有过数量不等的确认病例。使用抗菌药物的原则是应根据药物敏感试验结果选用最敏感的抗菌药物；尽量避免使用广谱抗菌药物和减少联合用药，以减少细菌不必要的耐药性，也能有效预防医院感染的发生。

5. 建立和健全医院感染控制机构和规章　在医院成立医院感染管理委员会或医院感染管理科，其主要的职责包括：①监测和控制医院感染的发生；②监测医院卫生状况和流行菌株；③提供疫情报告和防控建议；④提供医院感染控制的教育和培训。

小结

对病原微生物所致的传染病的预防原则，主要是管理传染源、切断传播途径及提高人群免疫力，其中提高人群免疫力主要是使机体获得特异性免疫力。特异性免疫可以通过主动免疫和被动免疫的方式获得，二者均可分为自然方式和人工方式。

计划免疫是指有计划地进行预防接种。计划免疫的措施是根据人群的免疫状况和传染病的流行情况，以及各种生物制品的性能和免疫期限，科学地安排接种对象和时间，达到控制和消灭传染病的目的。计划免疫分为在一周岁内必须完成初次接种的基础免疫，以及根据疫苗的免疫持久性、人群的免疫水平、疾病流行情况适时地进行疫苗接种的加强免疫。

医院感染是指患者在医院内获得的感染，包括住院期间发生的感染和在医院内获得但在出院后发生的感染。感染对象是一切在医院活动的人群，包括患者、患者陪护人员、医院职工等。医院感染的控制涉及医院设施、医疗技术、医院管理等各个方面，须采取综合措施才能得以实现。

(李明远)

第二篇

致病性细菌

第11章 球菌

球菌（coccus）是细菌中的一大类，种类繁多，大多为非致病性球菌，少数对人有致病作用，称为病原性球菌。因它们都能引起化脓性炎症，故又称为化脓性球菌（pyogenic coccus）。根据革兰氏染色不同分为两类，革兰氏阳性球菌有葡萄球菌、链球菌、肺炎链球菌；革兰氏阴性球菌有脑膜炎奈瑟菌和淋病奈瑟菌等。

第一节 葡萄球菌属

葡萄球菌属（*Staphylococcus*）是一群葡萄串状排列的革兰氏阳性球菌，广泛分布于空气、水、土壤、人和动物的体表以及与外界相通的腔道，大部分是正常菌群或不致病的腐生菌，仅少数对人致病。

依据传统分类，目前葡萄球菌属细菌有32种，在人体寄生的有16种。常见的有金黄色葡萄球菌（*S. aureus*）、表皮葡萄球菌（*S. epidermidis*）和腐生葡萄球菌（*S. sarophyticus*）（表11-1）。根据是否产生凝固酶，可将葡萄球菌分为凝固酶阳性葡萄球菌和凝固酶阴性葡萄球菌两大类。凝固酶阳性葡萄球菌还可用噬菌体进一步分型，目前可分为5个噬菌体群和26个噬菌体型。噬菌体分型在流行病学调查时，对追踪传染源及研究菌型与疾病种类间的关系有重要意义。

表11-1 三种葡萄球菌的主要性状

性状	金黄色葡萄球菌	表皮葡萄球菌	腐生葡萄球菌
菌落色素	金黄色	白色	白色或柠檬色
凝固酶	+	−	−
分解葡萄糖	+	+	−
分解甘露醇	+	−	−
溶血素	+	−	−
耐热核酸酶	+	−	−
A蛋白	+	−	−
致病性	强	弱	无

一、金黄色葡萄球菌

金黄色葡萄球菌在鼻咽部带菌率为20%～50%，医务人员的带菌率可高达70%以上，是医院内交叉感染的重要传染源。

（一）生物学性状

1. 形态与染色　革兰氏染色阳性，衰老、死亡、被中性粒细胞吞噬或受青霉素等药物影响后，可染成革兰氏阴性。球形或略呈椭圆形，直径 0.5～1.5 μm（图 11-1）。在固体培养基上生长的细菌常呈典型葡萄串状排列，在脓汁或液体培养基中生长者，常为双球或短链状。葡萄球菌无鞭毛，无芽胞，体外培养时一般不形成荚膜。在作用于细胞壁的抗生素（如青霉素等）的干扰下，可形成 L 型，菌体膨胀导致形态改变，或裂解死亡。

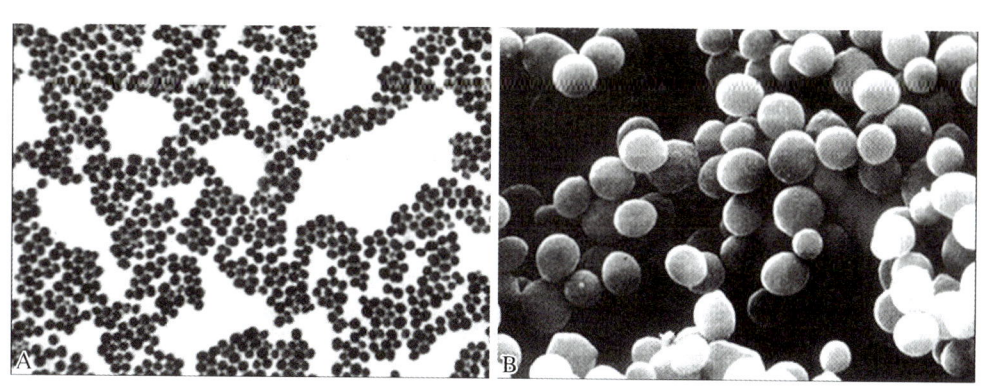

彩图：葡萄球菌#（革兰氏染色，×1000）

图 11-1　金黄色葡萄球菌形态
A. 为光镜下形态，革兰氏染色 ×1 000；B. 为扫描电镜下形态 ×13 500

2. 培养特性　营养要求不高，兼性厌氧或需氧，最适生长温度为 37℃，最适 pH 为 7.4。在基础培养基上生长良好，在肉汤培养基中呈均匀浑浊生长，管底稍有沉淀。在普通琼脂平板上孵育 24～48 小时后，形成直径 2 mm 的圆形、隆起、表面光滑、湿润、边缘整齐、不透明的金黄色菌落（表皮葡萄球菌和腐生葡萄球菌可出现白色、柠檬色等色素）。在血琼脂平板上，可形成透明的溶血环（β-溶血），溶血菌株大多有致病性。

3. 生化反应　触酶阳性。多数菌株能分解葡萄糖、麦芽糖和蔗糖，产酸不产气。致病菌株能分解甘露醇。

4. 抗原构造　金黄色葡萄球菌抗原结构复杂多样，重要的有以下几种。

（1）葡萄球菌 A 蛋白（staphylococcal protein A，SPA）　是存在于细胞壁的一种表面蛋白，具有属特异性，90% 以上的金黄色葡萄球菌有此抗原。SPA 是一种单链多肽，与胞壁肽聚糖呈共价结合。该蛋白可与人类 IgG1、IgG2 和 IgG4 的 Fc 段非特异性结合，与吞噬细胞争夺 Fc 段，有效地降低抗体介导的调理作用。SPA 与 IgG 结合后的复合物还具有促细胞分裂、引起超敏反应、损伤血小板等多种生物学活性。与 SPA 结合的 IgG 分子 Fab 段仍能同相应抗原特异性结合。协同凝集试验（coagglutination test）即采用含 SPA 的葡萄球菌作为载体，结合特异性抗体，可简易、快速检测多种微生物抗原。

（2）荚膜多糖　宿主体内的大多数金黄色葡萄球菌表面存在着荚膜多糖，有利于细菌抗吞噬，促进细菌对细胞或生物合成材料表面（如生物性瓣膜、导管、人工关节等）的黏附。

（3）磷壁酸　具有群特异性，金黄色葡萄球菌的磷壁酸是 A 多糖（N-乙酰葡糖胺核糖醇型磷壁酸）；表皮葡萄球菌的磷壁酸是 B 多糖（N-乙酰葡糖胺甘油型磷壁酸）。磷壁酸能与细胞表面的纤连蛋白结合，介导葡萄球菌对黏膜表面的黏附。

5. 抵抗力　金黄色葡萄球菌对外界因素的抵抗力强于其他无芽胞菌。在干燥脓汁、痰液中存活 2～3 个月，加热 60℃ 1 小时或 80℃ 30 分钟才被杀死，2% 苯酚中 15 分钟或 1% 升汞水中 10 分钟死亡，耐盐性强，在含 10%～15% NaCl 的培养基中仍能生长。对碱性染料敏感。金黄色葡萄球菌对多种抗生素易产生耐药性：①青霉素（penicillin）类抗生素，金黄色葡

萄球菌可携带编码 β-内酰胺酶的质粒，对多种青霉素类抗生素（青霉素 G、氨苄西林等）产生耐药性。目前金黄色葡萄球菌对青霉素 G 的耐药率已高达 90% 以上。②耐甲氧西林金黄色葡萄球菌（methicillin-resistant Staphylococcus aureus，MRSA）20 世纪 70 年代开始在世界范围内引起严重的医院内感染。MRSA 携带抗甲氧西林基因 mecA，其编码的青霉素结合蛋白 -2'（penicillin binding protein-2'，PBP2'），对青霉素类抗生素结合力下降，而产生耐药性。③耐万古霉素金黄色葡萄球菌（vancomycin resistant Staphylococcus aureus，VRSA），其耐药性的机制是，细菌细胞壁增厚使万古霉素与细胞壁肽聚糖的亲和力降低，阻碍万古霉素不能与活性靶位接触，导致耐药性形成。此外，金黄色葡萄球菌还可携带抗红霉素、四环素及其他抗药基因的质粒。

（二）致病性与免疫性

致病物质 在葡萄球菌中金黄色葡萄球菌毒力最强。毒力因子包括菌体表面结构、多种酶类及毒素等。

1．凝固酶（coagulase） 金黄色葡萄球菌可产生两种凝固酶：①游离凝固酶（free coagulase）：作用类似凝血酶原物质，被人或家兔血浆中协同因子活化为凝血酶样物质后，使液态的纤维蛋白原变成固态的纤维蛋白，使血浆凝固，可用试管法检测；②结合凝固酶（bound coagulase）：是该菌表面的纤维蛋白原受体，能与纤维蛋白原结合，引起细菌凝聚呈颗粒状，可用玻片法检测。血浆凝固酶使纤维蛋白凝聚于菌体表面，能阻止体内吞噬细胞的吞噬或胞内消化作用，也能保护细菌不受血清中杀菌物质的破坏，与其致病性关系密切。病灶周围因有纤维蛋白的凝固和沉积，使细菌不易向外扩散，故葡萄球菌感染易局限化和形成血栓。大多致病性葡萄球菌能产生凝固酶，故凝固酶试验是鉴别葡萄球菌有无致病性的重要指标。

2．葡萄球菌溶素（staphylolysin） 为膜损伤毒素，按免疫原性不同，可分为 α、β、γ、δ 四种，对人类有致病作用的主要是 α 溶素，除对多种哺乳动物红细胞有溶血作用外，还对白细胞、血小板、肝细胞、成纤维细胞、血管平滑肌细胞等有损伤作用。α 溶素是一种外毒素，免疫原性强，经甲醛处理可制成类毒素，可作为防止金黄色葡萄球菌感染的人工主动免疫制剂。

3．杀白细胞素（leukocidin） 又称为 Panton-Valentine（PV）杀白细胞素，只攻击中性粒细胞和巨噬细胞，有 F（电泳移动快成分）和 S（电泳移动慢成分）两个组分，两者必须协同才有作用。能使细胞膜中三磷酸肌醇发生构型变化，胞膜通透性增高，胞内颗粒排出，细胞死亡。死亡的细胞可形成脓栓。杀白细胞素在抵抗宿主吞噬细胞、增强病菌侵袭力方面有意义。

4．肠毒素（enterotoxin） 约 30%～50% 临床分离株可产生肠毒素。分 A、B、C_1、C_2、C_3、D、E、G 和 H 9 个血清型，以 A、D 型为常见。葡萄球菌肠毒素是热稳定的蛋白质，100℃ 30 分钟仍保存部分活性，能抵抗胃肠液中蛋白酶的水解作用。葡萄球菌肠毒素是超抗原，能非特异性激活 T 细胞，释放过量的细胞因子如 TNF、IL-1 和 IFN-γ 等。食物如果被产毒株污染，在 20～22℃经 8～10 小时，可产生大量的肠毒素。食用被肠毒素污染的食品后，毒素与肠道神经细胞受体结合，刺激呕吐中枢，引起以呕吐为主要症状的急性胃肠炎，以 A 型最多见。

5．表皮剥脱毒素（exfoliative toxin，exfoliatin） 也称表皮溶解毒素（epidermolytic toxin），有两个血清型，A 型耐热，由前噬菌体编码，B 型不耐热，由 RW002 质粒编码。表皮剥脱毒素能与皮肤存在的 GM4 样糖脂结合，发挥丝氨酸蛋白酶功能，裂解细胞间桥小体，使表皮和真皮脱离，引起葡萄球菌烫伤样皮肤综合征（staphylococcal scalded skin symdrome，SSSS），又称剥脱性皮炎。多见于新生儿、幼儿和免疫功能低下的成人。

6．毒性休克综合征毒素 -1（toxic shock syndrome toxin 1，TSST-1） 为外毒素，曾称肠毒素 F 和致热性外毒素 C，由细菌染色体编码。它也是一种超抗原，可激活大量的 T 细胞，诱导单核细胞产生 IL-1、TNF 等引起机体发热，使毛细血管通透性增加，组织损伤，引起器官功能紊乱或毒性休克综合征（TSS）。

7．其他

（1）纤维蛋白溶酶（fibrinolysin）：亦称葡激酶（staphylokinase）。可激活血浆中的纤维蛋白酶原，使之成为纤维蛋白酶，导致血浆纤维蛋白的溶解，利于病菌的扩散。

（2）耐热核酸酶（heat-stable nuclease）：致病性葡萄球菌能产生该酶。耐热，经100℃ 15分钟或60℃ 2小时不被破坏，能降解DNA和RNA。目前临床上已将耐热核酸酶作为测定葡萄球菌有无致病性的重要指标之一。

（3）透明质酸酶（hyaluronidase）：也称为扩散因子（spreading factor），能溶解细胞间质中的透明质酸，利于细菌的扩散。90%以上的金黄色葡萄球菌能产生该酶。

（4）脂酶（lipase） 绝大多数凝固酶阳性葡萄球菌和约30%凝固酶阴性株能产生多种脂酶，它们分解血浆和机体各部位表面的脂肪和油脂，细菌藉以获得必需营养从而可定植于分泌脂质的部位，故脂酶有利于细菌入侵皮肤和皮下组织。

所致疾病

有侵袭性疾病和毒素性疾病两种类型。

1．侵袭性疾病 主要引起化脓性炎症。葡萄球菌可通过多种途径侵入机体，导致皮肤或器官的感染，甚至败血症。

（1）皮肤及软组织感染 如毛囊炎、疖、痈、蜂窝组织炎、伤口化脓等，其脓汁黄而黏稠，化脓灶多局限，与周围组织界限明显。

（2）内脏器官感染 如肺炎、胸膜炎、中耳炎、脑膜炎、心包炎、心内膜炎等。

（3）全身性感染 如败血症、脓毒血症等。

2．毒素性疾病 由葡萄球菌产生的相关外毒素引起。

（1）食物中毒 进食含葡萄球菌肠毒素食物后1～6小时出现症状，先有恶心、呕吐、上腹痛，继以腹泻。呕吐最为突出。大多数患者于1～2天内恢复。

（2）烫伤样皮肤综合征 由表皮剥脱毒素引起。多见于幼儿及免疫功能低下的成人。发病初期患者皮肤出现弥漫性红斑（可累及全身皮肤的20%～100%），48小时内表皮起皱，继而形成清亮的水疱。皮肤有触痛，形似砂纸状。最后表皮上层脱落。

（3）毒性休克综合征 主要由TSST-1引起，常发生在使用月经塞的女性月经期，表现为突发的高热、呕吐、腹泻、猩红热样皮疹伴脱屑。严重者可出现低血压及心肾衰竭，导致休克。也可发生在儿童及术后伤口被葡萄球菌感染的患者。

此外，肠道内菌群失调时，优势菌如脆弱类杆菌、大肠埃希菌等受抗菌药物作用而被抑制或杀灭，耐药的艰难梭菌、金黄色葡萄球菌等乘机繁殖并产生肠毒素，引起以腹泻为主要症状的假膜性肠炎，病理特点是肠黏膜覆盖一层由炎性渗出物、肠黏膜坏死组织和细菌组成的假膜。现认为假膜性肠炎主要由艰难梭菌引起，葡萄球菌仅为伴随细菌。

免疫性 人类对葡萄球菌有一定的天然免疫力。只有当皮肤黏膜受损后，或患有慢性消耗性疾病如结核、糖尿病、肿瘤等以及其他病原感染导致宿主免疫力降低时，才易引起葡萄球菌感染。患病恢复后获得的免疫力不强，难以防止再次感染。

（三）微生物学检查法

1．标本 化脓性病灶采取脓汁、渗出液，疑为败血症采取血液，脑膜炎采取脑脊液，食物中毒则分别采集剩余食物、患者呕吐物和粪便等。

2．直接涂片镜检 取标本涂片，革兰氏染色后镜检。一般根据细菌形态、排列和染色性可作出初步诊断。

3．分离培养和鉴定 将标本接种至血琼脂平板，37℃孵育18～24小时后挑选可疑菌落涂片染色镜检。血液标本需先经肉汤培养基增菌后再接种血琼脂平板。

致病性葡萄球菌的鉴定主要根据溶血性、金黄色色素以及是否产生凝固酶和耐热核酸酶，发酵甘露醇可为参考指标。凝固酶阴性株虽亦能致病，但凝固酶仍是判断致病性菌株的重要指标。

4. 葡萄球菌肠毒素检查 传统方法为取患者呕吐物或剩余食物作为标本，接种于肉汤培养基，培养后取滤液注射于6～8周龄的幼猫腹腔，如4小时内幼猫出现呕吐、腹泻、体温升高或死亡等现象，提示有肠毒素存在的可能，此方法灵敏但实用性差，目前已有ELISA、PCR等方法快速检测葡萄球菌肠毒素。也可用特异的DNA基因探针杂交技术检测葡萄球菌是否为产肠毒素的菌株。

（四）防治原则

注意个人卫生，加强对食品或饮食服务业的卫生监督管理，作好消毒隔离，尤其是手部的消毒处理，防止医源性感染。目前耐药菌株日益增多，要根据药物敏感性试验结果，选用最佳抗菌药物。慢性反复发作疖病的患者，可采用自身菌苗疗法。自身疫苗系从患者自体分出的葡萄球菌，培养于琼脂斜面上，用无菌生理盐水洗下，置60℃水浴中加热1小时杀死细菌。然后将菌液稀释至5亿～10亿/ml，加防腐剂即成。治疗时，第一次皮下注射0.1 ml，每隔5～7天注射1次，剂量递增，直至1 ml。

二、凝固酶阴性葡萄球菌

凝固酶阴性葡萄球菌（coagulase negative staphylococcus，CNS）常为寄生在人和动物体表及与外界相通的腔道中的正常菌群。包括表皮葡萄球菌、腐生葡萄球菌、人葡萄球菌、溶血葡萄球菌、头葡萄球菌、木糖葡萄球菌、猿类葡萄球菌等30余种。过去认为凝固酶阴性葡萄球菌不致病，近年来临床和实验室检测结果表明，CNS已成为医院感染的常见病原，感染标本中分离最多的是表皮葡萄球菌、腐生葡萄球菌。随着抗生素大量使用，耐药菌株日益增多，耐甲氧西林凝固酶阴性葡萄球菌（methicillin-resistant CNS，MRCNS），发病率逐年上升，已成为医院感染的主要病原菌之一。

（一）生物学性状

CNS营养需求同金黄色葡萄球菌。表皮葡萄球菌产生白色色素，腐生葡萄球菌产生柠檬色色素。在血液琼脂平板上一般不形成溶血环。不能分解甘露醇，此点可与金黄色葡萄球菌相鉴别。

（二）致病性

1. 致病物质 与金黄色葡萄球菌相比，凝固酶阴性葡萄球菌不产生凝固酶和α溶血素，其致病物质主要为细菌胞壁外的黏液物质（extracellular slime substance，ESS）、β溶血素和δ溶血素，它们在细菌黏附、抗吞噬和抵抗宿主的免疫防御机制中起重要的作用。

2. 所致疾病 凝固酶阴性葡萄球菌已成为临床上常见的条件致病菌，在医源性感染中最为常见。MRCNS虽为低毒力条件致病菌，感染后症状不明显，但多重耐药，给临床诊断和治疗带来一定困难。CNS主要引起以下几种感染：

（1）泌尿系统感染　为年轻妇女急性膀胱炎的主要致病菌，尿道感染仅次于大肠埃希菌。以表皮葡萄球菌、人葡萄球菌和溶血葡萄球菌多见。腐生葡萄球菌是青年人原发性泌尿道感染的常见病原。

（2）心内膜炎　常因心瓣膜修复术而发生感染，主要为表皮葡萄球菌。

（3）败血症　特别是新生儿败血症，凝固酶阴性葡萄球菌引起的败血症仅次于大肠埃希菌和金黄色葡萄球菌，居第三位，常见的是溶血葡萄球菌、人葡萄球菌及表皮葡萄球菌。

（4）侵入性诊疗手段引起的感染　导管、动脉插管、心脏起搏器、人工关节等植入性医疗器械特别适合CNS的黏附和生长，常导致各种术后感染。目前耐甲氧西林的表皮葡萄球菌感染已成为外科手术后的严重问题。此外，器官移植、长期腹膜透析等也可造成凝固酶阴性葡萄球菌的感染。

（三）微生物学检查法

1. 细胞外黏质（ESS）的检测 通过黏附试验检测。

（1）定性试验（试管法）：将待检菌接种于 5 ml TSB 中，35℃静止培养 24～48 小时，吸出菌液，沿管壁加入 3% 阿辛蓝（alcian blue），如管壁出现明显的蓝色薄膜为阳性。

（2）定量试验：利用分光光度计测定。按上法培养，吸出菌液以 PBS 洗 3 次，再经 Beunin 固定，用结晶紫染色后，在 570 nm 波长下比色，记录光密度值（optical density，OD）。如 OD 值 ≤ 0.12 为阴性，0.12 ＜ OD ≤ 0.24 为阳性（+），OD 值 ≥ 0.24 为强阳性（++）。

2. 菌血症（败血症）的诊断 如何确定凝固酶阴性葡萄球菌引起的菌血症（败血症）是一个重要问题。当怀疑患者患凝固酶阴性葡萄球菌的菌血症（败血症）时，应连续两次血培养阳性，并结合临床分析，可认为是凝固酶阴性葡萄球菌的感染。

（四）防治原则

凝固酶阴性葡萄球菌，尤其是表皮葡萄球菌对多种抗生素易产生耐药性。治疗时应根据药敏试验选择敏感药物。

知识拓展：血浆凝固酶的种类及检测方法图解

第二节 链球菌属

链球菌属（*Streptococcus*）是化脓性球菌的另一类常见细菌，革兰氏染色阳性，成对或成链状排列，广泛存在于自然界、人及动物粪便和健康人的鼻咽部，大多为正常菌群。病原性链球菌可引起人类各种化脓性炎症、猩红热、产褥热、肺炎、新生儿败血症、细菌性心内膜炎以及风湿热、肾小球肾炎等超敏反应性疾病。链球菌属中对人类致病的主要是 A 群链球菌和肺炎链球菌。

链球菌常用的分类方法有三种：

1. 根据溶血现象分类

（1）甲型溶血性链球菌（α-hemolytic streptococcus）：红细胞不完全溶解，菌落周围有 1～2 mm 宽的半透明、草绿色溶血环，称甲型溶血或 α 溶血，绿色物质可能是细菌产生的过氧化氢使血红蛋白氧化成高铁血红蛋白所致。甲型溶血性链球菌亦称为草绿色溶血性链球菌（*Streptococcus viridans*），多为条件致病菌，可致亚急性细菌性心内膜炎。

（2）乙型溶血性链球菌（β-hemolytic streptococcus）：红细胞完全溶解，菌落周围形成 2～4 mm 宽、界限分明、完全透明的溶血环，称乙型或 β 溶血。乙型溶血性链球菌致病力强，常引起人和动物多种疾病。

（3）丙型链球菌（γ-streptococcus） 不产生溶血素，菌落周围无溶血环，故亦称为非溶血性链球菌（Streptococcus non-hemolyticus），一般情况下不致病。

2. 根据抗原结构分类 根据细胞壁中 C 多糖抗原性不同，可分成 A～H、K～V 等 20 个群。对人致病的链球菌 90% 左右属 A 群。A 群链球菌（group A streptococcus）常引起化脓性感染，又称为化脓性链球菌（*Streptococcus pyogenes*）。同群链球菌间，因表面蛋白质抗原不同又分成若干型，如 A 群链球菌根据 M 抗原不同可分成约 150 个型；B 群分 4 个型；C 群分 13 个型。

链球菌群别与溶血性之间并无平行关系，但 A 群链球菌大多表现为 β 溶血。

3. 根据生化反应等分类 一些链球菌可根据生化反应、致病性、药物敏感性、对氧需求等特性进行分类。如根据对氧的需要分为需氧性、兼性厌氧性和厌氧性链球菌三类。对人类致病的主要为前两类，厌氧性链球菌是口腔、消化道、泌尿生殖道的正常菌群，在特定条件下可致病。

一、A群链球菌

A群链球菌又称为化脓性链球菌，是链球菌中致病力最强的细菌，90%链球菌感染为A群链球菌引起。

（一）生物学性状

1. 形态与染色 球形或椭圆形，直径0.6～1 μm（图11-2）。链状排列，在液体培养基形成的链较固体培养基的长，临床标本可见成对和短链排列，易与葡萄球菌混淆。无芽胞、无鞭毛。幼龄菌（2～3小时培养物）可形成透明质酸荚膜，随培养时间延长，细菌产生的透明质酸酶使荚膜消失。细胞壁外有菌毛样结构，含有型特异性M蛋白。革兰氏染色阳性，在陈旧培养基或脓液标本被吞噬细胞吞噬后常呈革兰氏阴性。

彩图：链球菌#（革兰氏染色，×1000）

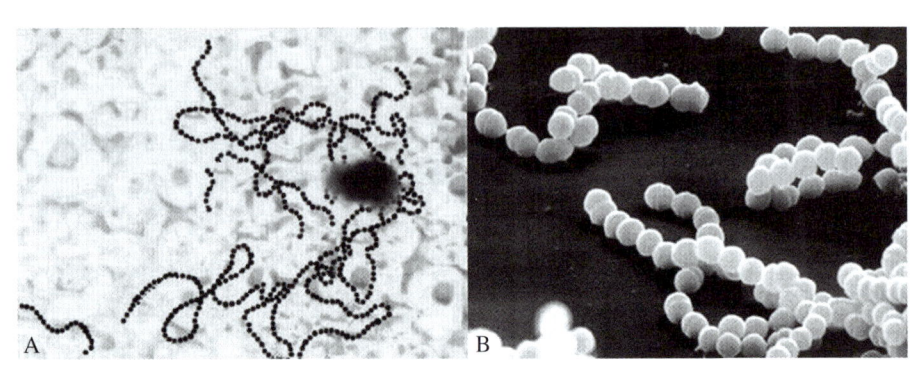

图11-2 链球菌的形态
A. 为革兰氏染色 ×1 000；B. 为扫描电镜 ×13 000

2. 培养特性 需氧或兼性厌氧。营养要求较高，普通培养基中需加血液、血清、葡萄糖或腹水等营养物质才能生长。在血清肉汤培养基中生长时易形成长链状，管底呈絮状沉淀。在血琼脂平板上形成圆形隆起、表面光滑、灰白色、半透明或不透明的细小菌落，多数菌株菌落周围有β溶血现象。

3. 生化反应 能发酵简单的糖类，产酸不产气。一般不分解菊糖，不被胆汁溶解，此两特性可与肺炎链球菌鉴别。链球菌与葡萄球菌不同，不产生触酶。

4. 抗原构造 链球菌抗原构造较复杂。主要有以下三种。

（1）多糖抗原：也称C抗原，存在于多数链球菌的细胞壁中，是链球菌分群的依据。对人致病的链球菌90%属于A群，其次为B群，其他群少见。

（2）蛋白质抗原：也称表面抗原，是链球菌细胞壁的蛋白质，位于C抗原外层，A群链球菌有M、T、R和S四种抗原组分，与致病性有关的是M抗原。表面抗原具有型特异性，如A群链球菌可根据M抗原不同分成约150个型。

（3）核蛋白抗原：也称P抗原，无特异性，各种链球菌均相同，且与葡萄球菌有交叉。

5. 抵抗力 多数链球菌60℃ 30分钟可被杀死，对一般消毒剂敏感。在干燥的尘埃中可生存数月。A群链球菌对青霉素、红霉素、杆菌肽、四环素和磺胺药都很敏感。

（二）致病性与免疫性

1. 致病物质 A群链球菌有较强的侵袭力，并产生多种侵袭性酶和外毒素。

(1) 菌体细胞壁成分

1) 脂磷壁酸（lipoteichoic acid，LTA）：人类多种细胞膜上均有 LTA 结合位点，A 群链球菌通过 LTA 与宿主细胞黏附。LTA 与 M 蛋白共同构成 A 群链球菌的菌毛结构。

2) F 蛋白：位于链球菌细胞壁内，其结合区暴露于菌体表面，能与上皮细胞表面的纤维粘连蛋白结合，有利于细菌在宿主体内定植和繁殖，也能与纤维蛋白原结合，增加链球菌抗吞噬的能力。

3) M 蛋白：具有抵抗吞噬作用。M 蛋白与心肌、肾小球基底膜成分有共同抗原，与风湿热、肾小球肾炎等超敏反应性疾病有关。

(2) 致热外毒素（streptococcal pyrogenic exotoxin，SPE） 亦称为红疹毒素（erythrogenic toxin）或猩红热毒素（scarlet fever toxin），是人类猩红热的主要致病物质，由携带溶原性噬菌体的菌株产生，能损害细胞或组织，使患者产生红疹，也具内毒素样致热作用。化学组成为蛋白质，有 A、B、C、F 共 4 个血清型。SPE 具有超抗原作用，可导致毒性休克综合征。

(3) 溶血素（hemolysins） A 群链球菌可产生两种溶血素。

1) 链球菌溶血素 O（streptolysin O，SLO）：为含 -SH 基的蛋白质，对氧敏感，遇氧时 -SH 基即被氧化为 -S-S- 基，失去溶血能力。加入亚硫酸钠和半胱氨酸等还原剂，溶血作用可以逆转。SLO 对中性粒细胞、血小板及心肌组织有毒性作用。85% 以上患者感染后 2～3 周产生抗溶血素 O 抗体（antistreptolysin O，ASO），病愈后可持续数月甚至数年。风湿热患者血清中 ASO 效价明显升高，活动性风湿热患者 ASO 水平更高，效价一般超过 1：400。因此，测定 ASO 效价可作为新近链球菌感染，或风湿热及其活动性的辅助诊断。

2) 链球菌溶血素 S（streptolysin S，SLS）：A 群链球菌在血琼脂平板上的溶血环由 SLS 所致。SLS 对氧稳定，无抗原性，对白细胞和组织细胞等具有破坏作用。

(4) 侵袭性酶

1) 透明质酸酶（hyaluronidase）：能分解细胞间质的透明质酸，有利于细菌在组织中的扩散，又称为扩散因子（spreading factor）。

2) 链激酶（streptokinase，SK）：亦称为链球菌纤维蛋白溶酶（fibrinolysin）。可使血浆中的纤维蛋白酶原转化为纤维蛋白酶，溶解血凝块或阻止血浆凝固，有利于细菌在组织中扩散。临床已将链激酶用于治疗早期肺栓塞、冠状动脉及静脉的血栓形成。

3) 链道酶（streptodornase，SD）：亦称链球菌 DNA 酶（streptococcal deoxyribonuclease）。主要由 A、C、G 群链球菌产生，可降解黏稠的 DNA，使脓液稀薄，有利于细菌的扩散。链激酶与链道酶可联合用于化脓性伤口的清创，通过液化脓性分泌物，有利于脓液及坏死物的清除以及抗菌药物进入感染组织。

由于 SD 和 SK 能致敏 T 细胞，故常用来进行皮肤试验，通过迟发型超敏反应原理测定受试者的细胞免疫功能，这项试验称为 SK-SD 皮试。

2．所致疾病 常见的传播途径有呼吸道及皮肤伤口感染传播，所致疾病大致分为三种类型：

(1) 化脓性感染

1) 局部皮肤及皮下组织感染：丹毒、淋巴管炎、蜂窝组织炎、痈、脓疱疮等。其病灶特点为界限不明显，脓性分泌物稀薄，细菌易于扩散。

2) 其他系统感染：化脓性扁桃体炎、咽炎、鼻窦炎、中耳炎及产褥热等。

(2) 毒素性疾病

1) 猩红热：多发于 10 岁以下儿童，潜伏期为 2～3 天，临床特征为发热、全身弥漫性鲜红色皮疹、皮疹退后明显脱屑。此病常继发于严重的咽炎或皮肤软组织感染，致热外毒素是致病物质。

2）链球菌毒性休克综合征：产生致热外毒素的 A 群链球菌引起的以休克为主要症状的感染。可继发于皮肤伤口的感染，常伴有呼吸系统及其他多个脏器功能的衰竭。

(3) 超敏反应性疾病

1）风湿热：由 A 群链球菌的多种型别引起，常继发于 A 群链球菌感染的咽炎。临床表现以关节炎、心肌炎为主。其发病机制是链球菌细胞壁中的多糖抗原、M 抗原与心瓣膜、心肌组织及关节组织存在共同抗原，或免疫复合物沉积于心瓣膜和关节滑膜等，导致机体的免疫病理损伤。

2）急性肾小球肾炎：A 群链球菌引起的上呼吸道及皮肤感染均可继发急性肾小球肾炎。多见于儿童和少年。临床表现为蛋白尿、水肿和高血压。大部分人可康复，少数病例可转变为慢性肾小球肾炎、肾衰竭。其致病机制有：链球菌某些成分与肾小球基底膜有共同抗原以及免疫复合物沉积于肾小球基底膜，导致肾小球基底膜发生 Ⅱ 型及 Ⅲ 型免疫病理损伤。

3. 免疫性 感染 A 群链球菌后，机体可获得对同型链球菌的免疫力。由于链球菌型别多，各型间无交叉免疫力，故可反复感染。猩红热患者可产生抗同型致热外毒素的抗体，对同型细菌有较牢固的免疫力。

(三) 微生物学检查法

1. 标本 根据不同疾病采取不同的标本。如伤口的脓液，咽喉、鼻腔等病灶的棉拭，败血症时取血液，检测抗体时取血清。

2. 直接涂片镜检 脓液标本可直接涂片，革兰氏染色后镜检，发现有典型的链状排列球菌时，可作出初步诊断。

3. 分离培养与鉴定 脓液或棉拭子直接接种血琼脂平板，血液标本应增菌后再划种。37℃ 孵育 24 小时后，如有 β 溶血菌落，应与葡萄球菌鉴别；如有 α 溶血菌落，要和肺炎链球菌鉴别。因甲型溶血性链球菌生长缓慢，怀疑草绿色链球菌所致的细菌性心内膜炎，孵育时间应延长至 3 周。

4. PYR 试验 用于特异性检测 A 群链球菌氨基肽酶，PYR（L- 吡咯酮 β 萘酰胺）被分解后释放萘胺，加入 N-N- 二甲基内桂醇试剂，1 分钟内产生桃红色。A 群链球菌为阳性，其他溶血性链球菌为阴性。

5. 血清学试验

（1）抗链球菌溶血素 O 试验（antistreptolysin O test，ASO test）：简称抗 O 试验，常用于风湿热的辅助诊断。风湿热患者血清中抗 O 抗体比正常人显著增高，大多在 250 单位左右；活动性风湿热患者一般超过 400 单位。

（2）Dick 试验（Dick test）：是一种皮内试验。注射 0.1 ml 含有 1 个皮肤试验量的链球菌红疹毒素于受试者一侧前臂皮内，6～24 小时出现直径大于 1 cm 红斑者为阳性反应，表明机体对猩红热无免疫力。注射局部无反应或红斑小于 1 cm 者为阴性反应，说明机体对猩红热有免疫力。若早期 Dick 试验结果阳性，恢复后转为阴性，可作为猩红热的诊断依据。

(四) 防治原则

患者、隐性感染者、恢复期带菌者是 A 群链球菌感染的传染源。对患者和带菌者应及时治疗，以减少传播机会。对于急性咽喉炎和扁桃体炎患者，特别是儿童，治疗一定要及时彻底，以防止并发急性肾小球肾炎和风湿热等变态反应性疾病。治疗 A 群链球菌感染时，青霉素 G 为首选药物。

二、肺炎链球菌

肺炎链球菌（S. pneumoniae）俗称肺炎球菌（pneumococcus），广泛存在于自然界，常寄居在正常人鼻咽腔，仅少数有致病力，可引起大叶性肺炎、脑膜炎、支气管炎等疾病。

（一）生物学性状

1. 形态与染色 革兰氏染色阳性球菌，直径约 1 μm，常成双排列，菌体成矛头状，宽端相对，尖端向外。在痰、脓液标本中可呈单个或短链状。有毒株在机体内或含血清的培养基中能形成荚膜，荚膜需特殊染色才可见。普通染色时荚膜不着色，表现为菌体周围透明环（图 11-3）。无鞭毛，不形成芽胞。菌体衰老时或由于产生自溶酶（autolysin），革兰氏染色可为阴性。

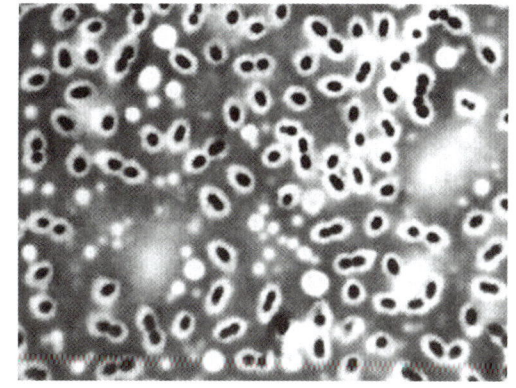

图 11-3 肺炎链球菌
荚膜染色 ×1 600

2. 培养特性 需氧或兼性厌氧。在血琼脂平板上形成圆形、隆起、表面光滑、湿润的菌落，菌落周围形成与甲型溶血性链球菌相似的草绿色溶血环。随着培养时间延长，细菌产生的自溶酶裂解细菌，使菌落中央凹陷成"脐窝状"。在血清肉汤中，初期呈浑浊生长，随后细菌的自溶酶使细菌自溶，培养液渐变澄清。自溶酶可被胆汁或胆盐等物质激活，从而促进培养物中的菌体溶解。

3. 生化反应 可分解葡萄糖、麦芽糖、乳糖、蔗糖等，产酸不产气。对菊糖发酵反应不一，新分离菌株多能分解菊糖。可用胆汁溶菌试验和菊糖发酵试验与甲型溶血性链球菌相鉴别。

4. 抗原结构与分型

（1）荚膜多糖抗原：存在于肺炎链球菌荚膜中。根据荚膜多糖抗原性的不同将肺炎链球菌分为 90 多个血清型。

（2）菌体抗原：① C 多糖：存在于肺炎链球菌细胞壁中，具有种特异性，为各型菌株所共有。C 多糖可被血清中 C- 反应蛋白（C reactive protein；CRP）沉淀。正常人血清中 CRP 含量极微。当急性炎症时含量剧增，故可用 C 多糖来检测 CRP，对活动性风湿病及急性炎症性疾病的诊断有一定意义。② M 蛋白：具有型特异性，与毒力无关。M 蛋白刺激机体产生的相应抗体无保护作用。

5. 抵抗力 较弱，56℃ 15～30 分钟即被杀死。对一般消毒剂敏感。有荚膜株抗干燥力较强。对青霉素、红霉素、林可霉素等敏感。

（二）致病性与免疫性

1. 致病物质

（1）荚膜（capsule）：是肺炎链球菌的主要致病因素。有荚膜的肺炎球菌可抵抗吞噬，有利于在宿主体内定居并繁殖。

（2）肺炎链球菌溶血素 O（pneumolysin O）：可与细胞膜上胆固醇结合，导致红细胞裂解。还能活化补体经典途径，引起发热、炎症及组织损伤。

（3）其他：脂磷壁酸有利于细菌黏附到肺泡上皮细胞或血管内皮细胞表面。肺炎链球菌产生的神经氨酸酶、IgA 蛋白酶均有利于本菌在鼻咽部和支气管黏膜上定居、繁殖和扩散。

2. 所致疾病 该菌常寄居在正常人口腔及鼻咽部，一般不致病，只形成带菌状态，当机体免疫力下降时可致病。病毒感染、心力衰竭、营养不良等都可以是诱因，主要引起人类大叶性肺炎，其次为支气管炎。肺炎后可继发胸膜炎和脓胸，也可侵入机体其他部位，引起中耳炎、乳突炎、心内膜炎及化脓性脑膜炎等，尤其是呼吸道病毒感染者或婴幼儿、老年体弱者。成人肺炎以 1、2、3 型最多见，其中 3 型肺炎链球菌因产生大量荚膜，毒力强，病死率高。儿童大叶性肺炎以 14 型最常见。

3. 免疫性 肺炎链球菌感染后，机体可建立较牢固的型特异性免疫，患者发病后 5～6 天，体内可形成荚膜多糖型特异性抗体，有利于机体吞噬细胞杀灭肺炎链球菌。同型病菌再次感染少见。

(三) 微生物学检查法

1. 标本 根据感染部位，采取痰液、脓液、血液、脑脊液等不同标本。

2. 直接涂片镜检 痰、脓液及脑脊液沉淀物可做成标本涂片，革兰氏染色镜检，发现典型的成双排列、有荚膜的革兰氏阳性球菌，可结合临床症状作出初步诊断。

3. 分离培养 痰或脓液直接接种于血琼脂平板上，37℃孵育24小时后，挑选α溶血的可疑菌落作进一步鉴定。血液及脑脊液先在血清肉汤培养基中增菌后，接种到血琼脂平板上培养并鉴定。

4. 鉴别试验 肺炎链球菌与甲型溶血性链球菌菌落相似，应加以鉴别。常用的试验有：

（1）菊糖发酵试验：肺炎球菌对菊糖发酵反应不一，但大多数新分离出的肺炎链球菌可发酵菊糖，而甲型溶血性链球菌不分解菊糖，可用于二者的鉴别诊断，但胆汁溶菌试验更为可靠。

（2）胆汁溶菌试验：肺炎链球菌可产生自溶酶。胆汁或脱氧胆酸盐可激活自溶酶，加速菌体自溶。甲型溶血性链球菌不产生自溶酶，故加入胆汁胆盐等表面活性剂后菌体不发生溶解。可鉴别甲型溶血性链球菌与肺炎链球菌。

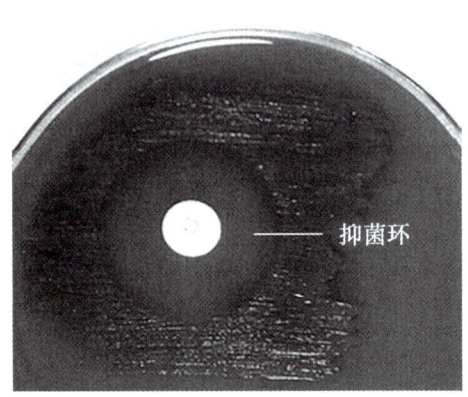

图11-4 奥普托欣试验

（3）奥普托欣试验（optochin test）：奥普托欣对肺炎链球菌的生长有抑制作用。试验时，将可疑的细菌涂布于血液琼脂平板上，取直径6 mm的无菌滤纸片在1：2000 optochin溶液中浸湿后，置于涂布好菌的平板上。37℃孵育48小时后观察抑菌圈大小。肺炎链球菌的抑菌圈直径在20 mm以上，甲型溶血性链球菌（98%）小于12 mm（图11-4）。

（4）动物毒力试验：小鼠对肺炎链球菌高度敏感。将少量有毒力肺炎球菌注射小鼠腹腔，若24小时内小鼠死亡，解剖小鼠，取心脏血或腹腔液分离培养，常可获得肺炎链球菌的纯培养物，而甲型溶血性链球菌感染小鼠一般不死亡。

（5）荚膜肿胀试验（capsule swelling test）：亦称为Quellung试验。肺炎链球菌若与同型免疫血清相遇，显微镜下可见荚膜明显肿胀增大，可用于快速诊断。

(四) 防治原则

目前采用的23个型别的多价肺炎链球菌荚膜多糖疫苗对预防肺炎链球菌感染有较好效果。治疗可根据药敏试验，选用敏感的抗生素。青霉素G为首选治疗药物，耐药菌株可选用万古霉素。

三、其他医学相关链球菌

(一) 甲型溶血性链球菌

甲型溶血性链球菌亦称草绿色溶血性链球菌（*Streptococcus viridans*），为人口腔及上呼吸道的正常菌群，对人致病较常见的菌种有变异链球菌（*S. mutans*）、唾液链球菌（*S. salivarius*）、米勒链球菌（*S. milleri*）、缓症链球菌（*S. mitis*）和血链球菌（*S. sanguis*）五个型。镜下常呈短链状或成双排列，血琼脂平板上形成α溶血环，引起的感染主要有龋齿和心内膜炎。

1. 龋齿 与变异链球菌关系密切。变异链球菌可分解蔗糖产生黏性很大的葡聚糖或果聚糖，菌群黏附于牙齿表面形成菌斑。其中乳杆菌进一步发酵多种糖类产生大量酸，导致牙釉质及牙质脱钙，形成龋齿。

2. 亚急性细菌性心内膜炎 甲型溶血性链球菌常为上呼吸道寄生的正常菌群。在拔牙或扁桃体摘除等手术过程中可经伤口侵入血流引起菌血症，若遇到受损的心瓣膜或心内膜，细菌可滞留并繁殖，引起亚急性细菌性心内膜炎。

（二）无乳链球菌

无乳链球菌（S. agalactiae）又称 B 群链球菌，最初因引起牛乳房炎，而受畜医界关注。20 世纪 70 年代后发现该菌也能感染人类，尤其是新生儿。该菌在机体免疫功能低下时，可引起产后感染、心内膜炎、肺炎、脑膜炎、败血症等。B 群链球菌寄居于直肠与阴道，带菌率约为 30%，也可寄居在健康人鼻咽部。新生儿感染多由分娩时胎儿经过带菌产道受染，或因医护人员带菌传播引起。常见的新生儿 B 群链球菌感染有两种：

1. 暴发性败血症 早期发病，感染源主要为生殖道内携带 B 群链球菌的产妇。易感条件为早期羊膜破水、产程延长、新生儿体重过轻。婴儿出生后数小时或 1~2 天发病，表现为昏睡、皮肤发绀，甚至休克，死亡率可达 50%~70%。

2. 化脓性脑膜炎 晚期发病，相当一部分医务工作者为 B 群链球菌携带者。新生儿可通过医护人员在护理过程中感染，也可通过新生儿之间传播。常于出生后数天到数周发病，临床表现为化脓性脑膜炎，多为医院内感染。

（三）猪链球菌

猪链球菌（S. suis）属于人兽共患病原体，除了引起猪脑膜炎、败血症、肺炎和突然死亡外，主要通过消化道、呼吸道、皮肤黏膜创伤感染人，引起脑膜炎、心内膜炎、败血症以及中毒性休克等。猪链球菌已发现 35 个血清型，最常见的对人和动物致病的为 Ⅱ 型。

（四）C 群链球菌

C 群链球菌（group C streptococcus）主要引起动物疾病。有些 C 群链球菌可感染人类，通过食用消毒不彻底的牛奶等引起流行性咽痛。感染通常发生在幼儿园、学校等人群密集的场所。C 群链球菌也可引起人类急性肾小球肾炎、脑膜炎、肺炎及伤口感染等。

（五）D 群链球菌

D 群链球菌（group D streptococcus）主要有牛链球菌（S. bovis）和马链球菌（S. equinus）。D 群链球菌在遗传性上与其他链球菌相关性低。D 群链球菌在生化反应、血清学及致病性等方面与 A、C 及 G 群链球菌不同，D 群链球菌寄居在人类皮肤、上呼吸道、消化道和泌尿生殖道，感染者多为老年人、中青年女性、身体衰弱及肿瘤等免疫低下人群，可引起皮肤、肠道、胆道感染，败血症常继发于泌尿生殖道感染。

第三节 肠球菌属

依据 Lancefield 血清分型系统，肠球菌曾归属于链球菌属的 D 群链球菌，1984 年依据 16s rRNA 和 DNA 杂交证据，将其从链球菌属中分离出来，另分为肠球菌属。肠球菌属（Enterococcus）属链球菌科，广泛分布于自然界，是人和动物肠道的正常菌群。对人致病的主要是粪肠球菌（E. faecalis）和屎肠球菌（E. faecium）。在革兰氏阳性球菌中，肠球菌是仅次于葡萄球菌的重要医院感染病原菌。肠球菌属耐药性强，大多数肠球菌对青霉素和氨基糖苷类抗生素呈不同程度的耐药，并出现耐万古霉素的菌株，使肠球菌所致的重症感染的治疗更加棘手。

一、生物学性状

菌体呈球形或卵圆形，革兰氏染色阳性，成双或呈链状排列，无芽胞和鞭毛。需氧或兼性厌氧菌，营养要求较高。在血平板上经 37℃ 培养 24 小时后，形成灰白色、不透明、圆形、直径 0.5～1.0 mm 的光滑型菌落，不同的菌株表现为不同的溶血现象。触酶试验阴性。与 D 群链球菌之间具有共同抗原，与同科链球菌的显著区别在于肠球菌能在高盐（6.5% NaCl）、高碱（pH9.6）、40% 胆汁培养基上和 10～45℃环境下生长。

肠球菌细胞壁较厚，能耐受 60℃ 30 分钟，对许多抗菌药物表现为固有耐药或获得性耐药。肠球菌的耐药性在 20 世纪 70 年代表现为对氨基糖苷类耐药，如庆大霉素和链霉素，80 年代表现为耐 β-内酰胺类及糖肽类，1986 年首次发现耐万古霉素肠球菌（VRE）。90 年代以后，由于侵入性治疗以及过度使用氟喹诺酮类和口服头孢菌素类药物等因素，肠球菌耐药菌所致感染不断增加，已成为院内感染的主要病因。

二、致病性与免疫性

（一）致病物质

1．黏附素 如胶原蛋白黏附素、聚集物质和信息素等，它们均在介导菌体和宿主细胞（肠道、泌尿道上皮细胞及心内膜等）黏附、加强接合作用、促进致病质粒转移和感染方面发挥重要作用。

2．细胞溶素 大约 60% 粪肠球菌可分泌细胞溶素，对真核细胞和原核细胞均有溶解作用，使得细菌和细胞溶解，可加重感染。

3．明胶酶 通过降解宿主细胞的胶原蛋白或组织蛋白，破坏宿主细胞完整性，激活其自溶素，缩短肠球菌链的长度，利于菌体和致病物质向周围组织扩散。

4．致炎因子 肠球菌的脂磷壁酸、信息素等可激活补体系统、诱导白细胞释放 TNF 和 IFN 等细胞因子。粪肠球菌产生的多形核白细胞趋化因子可介导炎症反应。

（二）所致疾病

肠球菌是医院感染的重要病原体，易引起老年人、免疫功能低下或菌群失调患者的感染。可引起尿路感染、心内膜炎、创伤和外科术后感染、老年患者败血症等，以泌尿系感染最为多见。

1．泌尿系统感染 为粪肠球菌所致感染中最常见的，绝大部分为医院感染。其发生多与留置导尿管、器械操作和尿路结构异常有关。大多表现为膀胱炎、肾盂肾炎，少数表现为肾周围脓肿等。

2．心内膜炎 肠球菌是引起感染性心内膜炎的第 3 位病原菌。约 5%～20% 的心内膜炎由肠球菌感染引起。

3．败血症 多发生于有严重基础疾病、长期住院接受抗菌药物治疗、免疫功能低下的患者。可经中心静脉导管、腹腔和盆腔化脓性感染、泌尿生殖道感染、烧伤创面感染等多种途径引发。

此外，肠球菌还可引起牙髓炎及腹腔、盆腔、伤口、皮肤、骨关节等感染，但很少引起蜂窝织炎和呼吸道感染。

三、微生物学检查法

合理采取相应标本，如尿液、脓汁、胆汁、分泌物或血液等。标本接种于血琼脂平板或选择培养基叠氮胆汁七叶苷琼脂，分离培养后，挑取可疑菌落，进行涂片、染色、镜检、触酶试验、胆汁七叶苷试验、6.5% NaCl 耐受试验等生化反应，可鉴定到属。肠球菌可以在胆汁七叶苷和含 6.5% NaCl 培养基中生长，此点可与链球菌鉴别。

对具有临床意义的肠球菌应进行体外药敏试验，一般要测试对 β-内酰胺类尤其是青霉素类（如青霉素、氨苄西林）、万古霉素和氨基糖苷类（如庆大霉素）的敏感性，耐万古霉素肠球菌国外检出率较国内高。

四、防治原则

加强医院感染控制,严格消毒隔离和无菌操作,合理使用抗生素。泌尿系统感染病原菌为非产酶菌,可选用氨苄青霉素、呋喃妥因或万古霉素治疗。肠球菌引起的心内膜感染,常用青霉素与氨基糖苷类药物联合进行治疗。对于耐万古霉素的肠球菌感染,需要依据药敏试验和临床效果调整用药,且需要对肠球菌感染的散布进行严格隔离。

第四节 奈瑟菌属

奈瑟菌属(*Neisseria*)是一群革兰氏阴性双球菌,无鞭毛,无芽胞,有菌毛,需氧,具有氧化酶和触酶。

奈瑟菌属有脑膜炎奈瑟菌(*N. meningitidis*)、淋病奈瑟菌(*N. gonorrhoeae*)、干燥奈瑟菌(*N. sicca*)、浅黄奈瑟菌(*N. subflava*)、金黄奈瑟菌(*N. flavescens*)、黏膜奈瑟菌(*N. mucosa*)等23个种和亚种。人类是奈瑟菌属细菌的自然宿主,对人致病的只有脑膜炎奈瑟菌和淋病奈瑟菌,其他奈瑟菌均存在于鼻咽腔和黏膜,为正常菌群。

一、脑膜炎奈瑟菌

脑膜炎奈瑟菌俗称脑膜炎球菌(meningococcus),是流行性脑脊髓膜炎(流脑)的病原菌。

(一)生物学性状

1. 形态与染色 革兰氏染色阴性球菌,菌体常呈肾形或豆形,直径约为 0.6~0.8 μm,成双排列,两菌接触面平坦或略向内陷。在患者脑脊液中,多位于中性粒细胞内,形态典型。新分离的菌株大多有荚膜和菌毛。

2. 培养特性 营养要求较高,需在含有血清、血液等培养基中生长,常用的是经80℃以上加温的血琼脂平板,由于血液经热变色似巧克力,故名巧克力(色)培养基。专性需氧,5% CO_2 条件下生长更佳。最适生长温度为37℃,低于30℃不生长。最适pH为7.4~7.6。一般培养48小时后,形成直径1.0~1.5 mm,无色、圆形、光滑、透明的露滴状菌落。在血琼脂平板上不溶血,在血清肉汤中呈浑浊生长,有少量黏稠沉淀。能产生自溶酶,培养48小时,菌体开始发生自溶,因此,培养物如不及时转种常死亡。

3. 生化反应 大多数脑膜炎奈瑟菌分解葡萄糖和麦芽糖,产酸不产气。氧化酶试验和过氧化氢酶试验阳性。

4. 抗原结构与分类

(1)荚膜多糖抗原(capsular polysaccharides antigen):具有群特异性。根据此抗原不同,可将脑膜炎奈瑟菌分为A、B、C、D、X、Y、Z、29E、W135、H、I、K和L 13个血清群。引起流行性脑脊髓膜炎的主要是A、B、C三个血清群。我国一直以A群流行为主。

(2)外膜蛋白抗原(outer membrane protein antigen):具有型特异性。根据外膜蛋白的不同,各血清群又可分为若干血清型。但A群所有菌株的外膜蛋白相同。部分外膜蛋白可刺激机体产生抗体,对机体有保护作用。

(3)脂寡糖抗原(lipooligosaccharide antigen):是外膜的糖脂组分,是型特异性抗原,可据LOS进行免疫学分型。脂寡糖是脑膜炎奈瑟菌的主要致病物质。

5. 抵抗力 对理化因素抵抗力弱。对寒冷、热力、干燥、紫外线都很敏感,室温中3小时即死亡,55℃ 5分钟即被破坏。对苯酚、75%乙醇、苯扎溴铵(新洁尔灭)等常用消毒剂也很敏感。

(二) 致病性与免疫性

1. 致病物质

（1）荚膜　新分离的脑膜炎奈瑟菌具有荚膜，可抵抗吞噬细胞的吞噬作用。

（2）菌毛　细菌借助菌毛黏附于鼻咽部黏膜上皮细胞表面，有利于细菌侵入机体。

（3）IgA1 蛋白酶　可破坏 sIgA1，帮助细菌黏附于细胞黏膜表面。

（4）内毒素　即脂寡糖 LOS，是脑膜炎奈瑟菌的主要致病物质，可引起发热及小血管和毛细血管内皮细胞损伤、引起血栓、出血及坏死，表现为出血性皮疹或淤斑。严重败血症时，因大量内毒素释放，可导致中毒性休克及 DIC。

2. 所致疾病　脑膜炎奈瑟菌主要引起流行性脑脊髓膜炎。人类是其唯一易感宿主。传染源是患者和带菌者。约有 5%～10% 正常人鼻咽部带有本菌，流行期可高达 70% 以上，是重要的传染源。发病年龄多在 6 个月～5 岁，其中以 6 个月～2 岁发病率最高。

病菌经飞沫传染，也可通过接触患者呼吸道分泌物污染的物品而感染，潜伏期 2～3 天，长者可达 10 天。多数人感染后仅停留在上呼吸道感染阶段，表现为带菌状态或隐性感染。约 2%～3% 的感染者可进入血流，引起菌血症或败血症，出现发热、恶心和出血性皮疹等。极少数可到达脑脊髓膜，引起化脓性脑脊髓膜炎，出现剧烈头痛、喷射状呕吐和颈项强直等。其中少数患者因细菌在血中大量繁殖，并释放大量内毒素，引起内毒素休克及 DIC，表现为暴发型，病情凶险。

3. 免疫性　主要以体液免疫为主。特异性抗荚膜多糖抗体及抗外膜蛋白抗体是主要的保护性抗体，sIgA 抗体在呼吸道黏膜起局部抗感染作用。出生 6 个月～2 岁的婴幼儿，由于来自母体的抗体水平逐渐下降，自体合成的免疫球蛋白不足，抵抗力低，是流行性脑脊髓膜炎的易感人群。

(三) 微生物学检查法

1. 标本　采集患者的脑脊液、血液或皮肤淤斑组织液标本，带菌者检查可取鼻咽拭子。由于脑膜炎奈瑟菌可产生自溶酶、对低温和干燥极敏感，标本采集和送检过程中要注意保温和防干燥，并及时送检，最好做床边接种。

2. 直接涂片镜检　脑脊液离心沉淀后，取沉淀物涂片或无菌针头刺破淤斑，取血液渗出物制成涂片，革兰氏染色镜检，发现革兰氏染色阴性双球菌，可做初步诊断。

3. 分离培养与鉴定　血液或脑脊液先经血清肉汤培养基增菌后，在巧克力（色）平板上划线分离培养，挑取可疑菌落做生化反应和玻片凝集试验鉴定。

4. 快速诊断法　在疾病的早期或使用抗生素后，机体内菌含量不多，分离培养阳性率不高，脑膜炎奈瑟菌易自溶，患者脑脊液和血清中存在可溶性抗原，可用对流免疫电泳、SPA 协同凝集试验、ELISA 等免疫学方法进行快速诊断。也可用 PCR 检测患者血中或脑脊液中存在的脑膜炎奈瑟菌 DNA。

(四) 防治原则

注意隔离治疗流脑患者，控制传染源。治疗首选青霉素、磺胺药等能通过血脑屏障的抗生素。我国对流脑的预防已纳入计划免疫，虽然我国流行的脑膜炎奈瑟菌是以 A 群为主，但近年也有 C 群流行，故我国目前接种的菌苗是 A、C 双价菌苗，或 A、C、Y 和 W135 四价混合多糖疫苗，保护率可达 90%。

二、淋病奈瑟菌

淋病奈瑟菌（*N. gonorrhoeae*）又称淋球菌（gonococcus），是人类淋病的病原菌，主要引起泌尿生殖道黏膜的急性和慢性化脓性炎症。淋病是我国目前发病率最高的性传播疾病。

（一）生物学性状

1. 形态与染色 革兰氏染色阴性，成双排列，两菌接触面平坦，似一对咖啡豆，直径约为 0.6～0.8 μm，有荚膜和菌毛，无鞭毛，无芽胞。多数淋病奈瑟菌位于中性粒细胞内，但慢性淋病患者的淋病奈瑟菌多分布于中性粒细胞外。

2. 培养特性 专性需氧，初次分离培养须补充 5%～10% CO_2。营养要求高，常用巧克力（色）培养基。适宜温度为 35～36℃，低于 30℃ 或高于 38.5℃ 停止生长。培养 48 小时后，形成圆形、凸起、表面有光泽、灰白色、直径约 0.5～1.0 mm 的光滑型菌落。根据菌落大小、色泽等分为 T1～T5 五种类型，新分离的菌株属 T1、T2 型，菌落小，有菌毛。人工培养基转种后可转为 T3、T4 和 T5 型，失去菌毛，无致病性。

彩图：淋病奈瑟菌（革兰氏染色，×1000）

3. 生化反应 不活泼，只分解葡萄糖，产酸不产气；不分解其他糖类；氧化酶试验和过氧化氢酶试验阳性。

4. 抗原结构 淋病奈瑟菌菌体表面抗原可分为三类。

（1）菌毛蛋白抗原（pili protein antigen）：由多肽组成，与淋病奈瑟菌的黏附性有关，不同菌株提取的菌毛，其抗原性不同。

（2）脂寡糖抗原（lipooligosaccharide antigen，LOS）：与其他革兰氏阴性菌相比，淋病奈瑟菌脂寡糖抗原易发生变异，因此抗脂寡糖抗体对淋病奈瑟菌再感染无保护作用。

（3）外膜蛋白抗原（outer membrane protein antigen）：有 Por 蛋白（porin protein，PI）、Opa 蛋白（opacity protein，PII）和 Rmp（reduction-modifiable protein，PIII）三种。PI 为主要外膜蛋白，是淋病奈瑟菌分型的主要基础。PII 为次要蛋白，可使细菌彼此黏附或吸附在易感细胞上。PI 与 PIII 相连，可在外膜上形成微孔。

5. 抵抗力 淋病奈瑟菌对外界抵抗力弱，对热、冷、干燥以及苯酚、硝酸银等消毒剂极其敏感。

（二）致病性与免疫性

1. 致病物质

（1）菌毛蛋白 有菌毛的 T1、T2 型菌株可黏附至泌尿生殖道黏膜，不易被尿液冲去，抗吞噬作用明显，即使被吞噬，仍能寄生在吞噬细胞内。

（2）脂寡糖抗原 为淋病奈瑟菌重要的表面结构之一，脂寡糖与 IgM、补体协同作用，引起局部炎症反应。LOS 还具有内毒素活性。

（3）IgA1 蛋白酶 能破坏黏膜表面特异性 sIgA 抗体，有利于细菌黏附于黏膜上皮细胞。

（4）外膜蛋白 PI 可直接插入中性粒细胞膜上，或与 PIII 相连形成微孔导致中性粒细胞损伤，也介导细菌与靶细胞的黏附，有利于细菌定植，还可阻止吞噬溶酶体形成，即使被吞噬，仍能寄生在吞噬细胞。PII 可促进黏附，包括细菌之间以及细菌与宿主细胞间的黏附；PIII 可阻抑杀菌抗体的活性。

2. 所致疾病 人类是淋病奈瑟菌的唯一宿主，无症状携带者是主要储存宿主，感染后引起淋病。淋病主要通过性接触传播，也可通过污染的毛巾、衣裤、浴池等间接传播，但机会较少。潜伏期平均 3～5 天，患者出现尿频、尿痛、尿道或宫颈流脓等尿道炎、子宫颈炎症状，可进一步扩散到生殖系统，引起男性前列腺炎、精囊精索炎和附睾炎，女性前庭大腺炎和盆腔炎等，是导致不育的原因之一。感染淋病奈瑟菌的孕妇分娩时，胎儿通过产道感染，引起新生儿淋菌性结膜炎，患儿眼部有大量脓性分泌物排出，俗称"脓漏眼"。

3. 免疫性 人类对淋病奈瑟菌无天然抵抗力。感染后多数患者可以自愈，并出现特异性 IgM、IgG 和 sIgA 抗体，但免疫不持久，再感染和慢性感染普遍存在。

（三）微生物学检查法

1. 标本 用无菌棉拭子蘸取泌尿生殖道和宫颈口分泌物。

2. 直接涂片镜检 标本涂片后，革兰氏染色镜检。如观察到中性粒细胞内成双排列的革兰氏阴性球菌时，具有诊断价值。

3. 分离培养与鉴定 淋病奈瑟菌抵抗力弱，为提高检出率，标本采集后应注意保湿保温，尽快送检。为抑制杂菌生长，可在培养基中加入多黏菌素、万古霉素等抗生素。将标本接种于巧克力（色）培养基或Thayer-Martin（T-M）培养基上，在35～36℃，5%～10% CO_2 环境中培养24～48小时，挑选可疑菌落涂片染色镜检，同时做生化反应鉴定。革兰氏染色阴性双球菌伴氧化酶阳性菌落可诊断。

此外，亦可采用免疫酶试验、直接免疫荧光法、核酸杂交技术或核酸扩增技术等快速诊断法直接检测标本中的淋病奈瑟菌抗原或核酸。

（四）防治原则

淋病是一种性传播疾病，是一个社会问题。无症状携带者或有症状却被忽视或未去求医是淋病传播的重要因素，开展防治性病的知识教育以及防止性接触传播是控制淋病非常重要的环节。对患者要早发现、早用药，除了及时彻底治疗淋病患者外，还应治疗其性伙伴。近年来，淋病奈瑟菌耐药菌株不断增加，故应做药物敏感试验以指导合理用药。女性感染淋病奈瑟菌后，有60%无症状，故不论母亲有无淋病，都可使用1%硝酸银等眼药水预防新生儿淋菌性结膜炎。目前尚无有效的特异性预防疫苗。

小 结

常见的化脓性球菌包括革兰氏阳性的葡萄球菌属、链球菌属、肠球菌属和革兰氏阴性的奈瑟菌属。

葡萄球菌属主要致病种为金黄色葡萄球菌。葡萄球菌A蛋白可用于协同凝集试验。凝固酶是致病性葡萄球菌的重要指标。致病物质有毒素及各种酶类。金黄色葡萄球菌是医院内交叉感染的重要来源，可引起化脓性感染（感染易局限化）和多种毒素性疾病（食物中毒、烫伤样皮肤综合征、毒性休克综合征等）。凝固酶阴性葡萄球菌也是医源性感染的常见病原。

链球菌属主要致病种有A群链球菌和肺炎链球菌。A群链球菌的主要致病物质为侵袭性酶类和外毒素，引起化脓性感染（病灶界限不明显）、毒素性疾病和超敏反应性疾病。肺炎链球菌致病物质为荚膜，引起大叶性肺炎。

肺炎链球菌、甲型溶血性链球菌均为不完全溶血，但肺炎链球菌能产生自溶酶，菌落可呈"脐窝状"。肺炎链球菌、甲型溶血性链球菌的鉴别常用胆汁溶菌试验、菊糖发酵和奥普托辛（Optochin）试验等。抗O试验常用于风湿热的辅助诊断。

甲型溶血性链球菌引起的感染主要有龋齿和感染性心内膜炎。B群链球菌是引起新生儿败血症的主要病因。D群链球菌感染者多为老年人、中青年女性、身体衰弱及肿瘤等免疫低下人群，可引起皮肤、肠道、胆道感染，败血症多继发于泌尿生殖道感染。

肠球菌属是人和动物肠道的正常菌群，是医院内感染的常见病原，对人致病的主要是粪肠球菌和屎肠球菌。可引起尿路感染、心内膜炎、创伤和外科术后感染、老年患者败血症等，以泌尿系感染最为多见。肠球菌可以在胆汁七叶苷和含6.5% NaCl培养基中生长，此点可与链球菌鉴别。肠球菌耐药性严重，大多数肠球菌对青霉素和氨基糖苷类抗生素呈不同程度的耐药，并出现耐万古霉素的菌株。

奈瑟菌属革兰氏染色阴性、呈肾形或豆形，成双排列，营养要求较高，常用巧克力培养基，专性需氧。脑膜炎奈瑟菌由呼吸道传播，引起流行性脑脊髓膜炎。淋病奈瑟菌通过性接触传播，导致淋病。奈瑟菌属不耐干燥和寒冷，标本采集后应注意保湿保温。

淋病奈瑟菌可用无菌棉拭子蘸取泌尿生殖道和宫颈口分泌物。标本涂片镜检发现革兰氏染色阴性双球菌具有诊断意义

(强　华)

第12章 肠道杆菌

肠杆菌科（Enterobacteriaceae）是一大群生物学性状相似的革兰氏阴性杆菌，经常寄居于人和动物的肠道中，随粪便排出，广泛分布于水、土壤或腐物中。肠杆菌科细菌种类繁多，根据生化反应、抗原结构、DNA同源性等进行分类。现已发现的肠杆菌科细菌包括44个菌属170多个菌种。

肠杆菌科细菌多数是肠道中的正常菌群，当宿主免疫力下降、细菌移居至肠道以外部位或菌群失调时，可成为条件致病菌，引起机会性感染，如大肠埃希菌、肺炎克雷伯菌等；少数为致病菌，易于引起人类疾病，如伤寒沙门菌、痢疾志贺菌、致病性大肠埃希菌、鼠疫耶尔森菌等。肠杆菌科细菌感染可累及机体的任何部位，引起伤口化脓性感染、泌尿生殖道感染、呼吸道感染、肠道感染及神经系统感染等。

肠杆菌科细菌具有下列共同生物学性状：

1. 形态结构 肠杆菌科细菌形态结构相似，为中等大小（长 1～3 μm，宽 0.3～1 μm）、两端钝圆的革兰氏阴性杆菌，多数有周鞭毛，少数有荚膜或包膜，致病菌多有菌毛，均无芽胞。

2. 培养特性 需氧或兼性厌氧。营养要求不高，在普通琼脂平板培养基上生长繁殖后，形成直径 2～3 mm、扁平、湿润的灰白色S型菌落。在血琼脂平板培养基上，有些菌株可形成溶血环。在液体培养基中，呈均匀浑浊生长。

3. 生化反应 生化反应活泼，能分解多种糖类和蛋白质，生成不同的代谢产物，有助于鉴别不同的肠杆菌科细菌。乳糖发酵试验常用于初步鉴别肠道致病菌和非致病菌，肠道致病菌多数不发酵乳糖，非致病菌一般能发酵乳糖。肠杆菌科细菌可还原硝酸盐为亚硝酸盐，大多触酶阳性，氧化酶阴性（邻单胞菌属除外），后者在鉴别肠杆菌科细菌与其他发酵和不发酵的革兰氏阴性杆菌上有重要价值。

4. 抗原结构 复杂，主要有菌体（O）抗原、鞭毛（H）抗原、荚膜或包膜抗原、菌毛抗原等。

（1）O抗原：存在于细胞壁脂多糖（LPS）的最外层，其特异性取决于LPS分子末端寡聚糖重复结构的糖残基种类、数量、排列顺序和空间构型。O抗原耐热，100℃不被破坏。检测O抗原时，凝集试验必须采用加热煮沸过的菌体，以避免因荚膜或包膜抗原和H抗原的存在而造成的不凝集现象。O抗原凝集相对较慢，呈颗粒状。新从患者标本中分离出的肠杆菌科细菌富含O特异多糖，菌落呈光滑（S）型，致病性强；细菌若失去O特异多糖，菌落由光滑型变为粗糙（R）型，称为S-R变异，R型菌株毒力通常显著低于S型菌株。O抗原主要刺激机体产生IgM型抗体。

（2）H抗原：存在于鞭毛蛋白中，其特异性取决于多肽链上氨基酸的序列和空间构型，多数肠杆菌科细菌H抗原特异性强。H抗原不耐热，60℃ 30分钟或用乙醇处理可被破坏。检测H抗原的凝集试验需采用半固体培养基连续传代，用甲醛溶液固定过的鞭毛丰富的菌株作抗原。H抗原的凝集出现较快，呈絮状。细菌失去鞭毛后，H抗原消失的同时O抗原外露，称为H-O变异。H抗原主要刺激机体产生IgG型抗体。

(3) 荚膜或包膜抗原：为包绕在O抗原外围的不耐热多糖抗原，其特异性取决于多糖的分子组成和构型，具有型特异性。能阻断O抗原与相应抗体的结合，但加热60℃30分钟可去除该阻抑作用。不同菌属有不同名称，重要的有大肠埃希菌K抗原、伤寒沙门菌Vi抗原等。

5．抵抗力 肠杆菌科细菌对理化因素抵抗力不强。60℃30分钟即被杀死。易被一般化学消毒剂杀灭。胆盐、煌绿等染料对大肠埃希菌等非致病性肠杆菌科细菌有抑制作用，但对致病性肠杆菌科细菌无抑制作用，可借以制备选择培养基来分离肠道致病菌。肠杆菌科细菌在自然界中的生存能力强，在水、粪便中可存活较长时间。

6．变异 肠杆菌科细菌易出现变异菌株。除自发突变外，更因寄居于同一密切接触的肠道微环境，易经质粒、转座子、毒力岛、噬菌体等介导，在肠杆菌科细菌，甚至非肠杆菌科细菌之间传递遗传物质，使受体菌获得新的性状而导致变异。最常见的是耐药性变异，此外尚有毒素产生、培养特性、生化反应、抗原性等特性的改变。

第一节　埃希菌属

埃希菌属（*Escherichia*）现有6个种。大肠埃希菌（*E. coli*）俗称大肠杆菌，是临床最常见、最重要的菌种。

（1）大肠埃希菌是肠道中重要的正常菌群：婴儿出生后数小时即随哺乳进入肠道寄居并伴随终生，为宿主提供一些具有营养作用的合成代谢产物，并可抑制志贺等致病菌的生长。

（2）大肠埃希菌是条件致病菌：当机体免疫力下降或细菌寄生于肠道外组织或器官时，大肠埃希菌可成为机会致病菌，引起肠道外感染，临床上以化脓性感染和泌尿道感染最为常见。

（3）大肠埃希菌的某些血清型具有致病性：某些特殊血清型的大肠埃希菌致病性较强，可引起胃肠炎，称为致病性大肠埃希菌。

（4）大肠埃希菌是食品、饮用水污染的卫生检测指标：大肠埃希菌在人和动物肠道内大量繁殖，并经粪便不断散播于周围环境。在环境卫生和食品卫生学上，大肠埃希菌常被作为粪便直接或间接污染食品、饮用水的卫生学检测指标。

（5）大肠埃希菌是重要的实验材料：在分子生物学和基因工程研究中，大肠埃希菌作为外源基因表达工程菌，遗传背景清楚，培养条件简单，可大规模发酵，是应用最广泛、最成功的原核表达体系。

一、生物学性状

1．形态结构 大小 $0.4 \sim 0.7\ \mu m \times 1 \sim 3\ \mu m$，革兰氏阴性杆菌。多数菌株有周身鞭毛，能运动。有普通菌毛和性菌毛，普通菌毛与致病性有关。无芽胞。引起肠道外感染的菌株常有多糖包膜（微荚膜）。

2．基因组特征 大肠埃希菌染色体是一个双链环状DNA分子，基因组平均大小为5.1 Mb，包含约5 000个基因，质粒数量1～9个不等。非致病的大肠埃希菌K12株基因组长约4.6 Mb，含有4 290个ORF。大肠埃希菌O157∶H7（Sakai株）染色体DNA大小5.59 Mb，菌体中还有质粒pO157（大小92.7 kb）和质粒pOASK1（大小3.3 kb），共有5 447个ORF。致病性大肠埃希菌基因组中有35～200 kb的致病基因聚集区域，称为致病岛（pathogenesis island，PAI），包括PAI Ⅰ致病岛、PAI Ⅱ致病岛及LEE（locus of enterocyte effacement）致病岛，编码α溶血素、志贺毒素、P菌毛、分泌蛋白等致病相关蛋白。

3．培养特性 兼性厌氧，营养要求不高，其生长温度范围广（15～45℃）。在普通琼脂平板上37℃培养24小时后，形成直径2～3 mm、圆形、凸起、湿润、灰白色的S型菌落；

彩图：大肠埃希菌#（革兰氏染色，×1000）

在血琼脂平板上，有些菌株呈β溶血；在液体培养基中，呈均匀浑浊生长；在肠道选择鉴别培养基上，因可发酵乳糖产酸而使菌落呈现颜色，易与沙门菌、志贺菌等肠道致病菌区别；在人和动物肠道中，繁殖速度要慢得多，细菌数量成倍增长的时间为一天。

4. 生化反应 能发酵葡萄糖等多种糖类，产酸并产气。绝大多数菌株发酵乳糖。在双糖管中产酸产气，硫化氢阴性。吲哚、甲基红、VP、枸橼酸盐利用试验（IMViC）结果为"++--"。凡IMViC试验显示此结果的，判为典型的大肠埃希菌。

5. 抗原结构 大肠埃希菌抗原主要有O、H和K三种，是血清学分型的基础。目前已知O抗原有170多种，大肠埃希菌之间、大肠埃希菌与枸橼酸杆菌属、沙门菌属、志贺菌属和耶尔森菌属在O抗原上存在很多交叉。H抗原有60余种，与其他肠道菌基本无交叉反应。K抗原有100余种，从患者新分离的大肠埃希菌多有K抗原，与细菌的侵袭力有关。大肠埃希菌血清型的表示方式按O∶K∶H排列，例如O111∶K58（B4）∶H2。大肠埃希菌还有菌毛抗原，与致病有关。

6. 抵抗力 某些埃希菌菌株对热的抗性较强，经60℃ 15分钟或55℃ 60分钟仍可存活。易产生对抗菌药物的耐药性。胆盐、煌绿对大肠埃希菌具有抑制作用。在自然界生存能力较强，在肥沃的土壤表层可存活数月。

大肠埃希菌可产生大肠菌素（colicin），大肠菌素产生菌株对自身产生的细菌素有抗性，可用于大肠埃希菌的分型。

二、致病性

（一）致病物质

大肠埃希菌的致病物质主要包括黏附素（adhesin）、Ⅲ型分泌系统（type Ⅲ secretion system，T3SS）和外毒素等。

1. 黏附素 大肠埃希菌的黏附素又称定植因子（colonization factor，CF），能使细菌紧密黏附在肠道和泌尿道上皮细胞的刷状缘上，避免因肠道的蠕动和排尿时尿液的冲刷而被排出。大肠埃希菌黏附素种类众多，主要有：①定植因子抗原（colonization factor antigen，CFA）Ⅰ、Ⅱ、Ⅲ；②集聚黏附菌毛（aggregative adherence fimbriae，AAF）Ⅰ和Ⅲ；③束形成菌毛（bundle forming pilus，Bfp）；④紧密黏附素（intimin）：与分泌到宿主细胞表面的紧密黏附素转位受体（translocation intimin receptor，Tir）特异结合，介导细菌与细胞的紧密结合；⑤P菌毛：因能与P血型抗原结合而命名；⑥Dr菌毛：能与Dr血型抗原结合；⑦Ⅰ型菌毛：其受体含有D-甘露糖；⑧侵袭质粒抗原（invasion plasmid antigen，Ipa）蛋白等。

2. Ⅲ型分泌系统 是细菌黏附宿主细胞后，能把毒力蛋白直接注入宿主细胞内的一个细菌效应系统。一般由20多种蛋白质组成，包括转位蛋白（如EspA、EspB和EspD）、效应蛋白（如Tir、Map、cif、EspG、EspF和EspH）和一些分子伴侣。当效应蛋白注入宿主肠上皮细胞内后，导致细菌和细胞紧密黏附、细胞骨架重排（cytoskeleton reorganization）、离子转移、屏障作用破坏、细胞凋亡等一系列的效应，引起肠黏膜上皮细胞特异性A/E损伤。

3. 外毒素 大肠埃希菌能产生多种类型外毒素，包括志贺毒素Ⅰ和Ⅱ、耐热肠毒素a和b、不耐热肠毒素Ⅰ和Ⅱ、溶血素A（hemolysin A，HlyA）等。

此外，大肠埃希菌的致病物质还有荚膜、载铁蛋白、内毒素等。

（二）所致疾病

包括肠道外感染（大多为内源性感染）和肠道内感染（大多为外源性感染）。

1. 肠道外感染 多数大肠埃希菌在肠道内不致病，但如移位至肠道外的组织或器官，如尿道、胆道和腹腔等部位，则可引起肠道外感染。肠道外感染多为机会性感染，以化脓性感染和泌尿系统感染最为常见。

(1) 化脓性感染：大肠埃希菌可引起机体多种组织器官的化脓性感染，常见的有腹膜炎、胆囊炎、阑尾炎、手术创口感染等。在婴儿、老人、慢性消耗性疾病、消化道穿孔、大面积烧伤等患者或免疫力低下者，大肠埃希菌可侵入血流，引起败血症。早产儿，尤其是出生后 30 天内的新生儿，易患新生儿大肠埃希菌性脑膜炎。

(2) 泌尿系统感染：大肠埃希菌是泌尿系统感染最常见的细菌。引起泌尿系统感染的大肠埃希菌大多数来源于结肠，污染尿道，逆向上行至膀胱，甚至肾和前列腺，可表现为尿道炎、膀胱炎、肾盂肾炎等。女性尿道较短、较宽，不能完全有效防止细菌上行，故女性泌尿系统感染比男性高，性交、怀孕也为危险因素。在男性，前列腺肥大也是最常见的诱因。泌尿系统感染的临床症状主要有尿频、尿急、排尿困难、血尿和脓尿等。大多数大肠埃希菌可引起泌尿系统感染，但某些特殊血清型引起的感染更为常见。这些易引起泌尿系统感染的特殊血清型统称为尿路致病性大肠埃希菌（uropathogenic E. coli，UPEC），常见的血清型有 O1、O2、O4、O6、O7、O16、O18、O75 等。黏附素（如 P 菌毛、AAF/Ⅰ、AAF/Ⅱ、Dr 菌毛等）是 UPEC 最重要的毒力因子，有助于细菌的黏附、定植和引起局部炎症反应；溶血素 A 能溶解红细胞和一些其他类型的细胞，导致细胞因子的释放和炎症反应，在 UPEC 致病中起重要作用；其毒力因子还有 LPS、荚膜等。

2. 肠道感染 大肠埃希菌某些血清型通过污染的食品和饮水，经粪-口途径进入机体，可引起胃肠炎。引起肠道感染的大肠埃希菌主要有 5 种类型，不同类型细菌的侵袭部位、致病机制等不尽相同（表 12-1）。

表12-1 引起肠道感染的大肠埃希菌

菌株	侵袭部位	疾病与症状	致病机制	常见O血清型
ETEC	小肠	旅行者腹泻；婴幼儿腹泻，水样便，恶心，呕吐，腹痛，低热	质粒介导 LT 和（或）ST 肠毒素，大量分泌液体和电解质	6、8、15、25、27、78、148、159
EPEC	小肠	婴儿腹泻；水样便、恶心、呕吐、发热	质粒介导 A/E 组织病理损伤，伴上皮细胞绒毛结构破坏，导致吸收受损和腹泻	2、55、86、111、114、119、125、126、127、128、142、158
EHEC	大肠	水样便，继以大量出血，剧烈腹痛，低热或无，可并发 HUS、血小板减少性紫癜	溶原性噬菌体编码 StxⅠ和 StxⅡ，中断蛋白质合成；A/E 损伤，伴肠绒毛结构破坏，导致吸收受损	157、26、28ac、103、111、121
EIEC	大肠	水样便，继以少量血便，腹痛，发热	质粒介导侵袭和破坏结肠黏膜上皮细胞	28ac、29、112ac、124、136、143、144、152、164、167
EAEC	小肠	婴儿腹泻；持续性水样便，呕吐，脱水，低热	质粒介导聚集性黏附上皮细胞，阻止液体吸收	42、44、3、86

(1) 肠产毒型大肠埃希菌（enterotoxigenic E. coli，ETEC）：常引起 5 岁以下婴幼儿和旅游者腹泻。主要通过污染的水源和食物传播，人-人间不直接传播。临床上常表现轻度腹泻，也可呈严重的霍乱样症状。腹泻常为自限性，一般 2～3 天即愈，营养不良者可达数周，也可反复发作。常见血清型为 O6:K15:H16 和 O25:K7:H42。

致病物质主要是肠毒素和定植因子。ETEC 的肠毒素有不耐热和耐热两种，其编码基因存在于同一个转移性质粒上，该质粒也同时携带编码定植因子的基因。

不耐热肠毒素（heat labile enterotoxin，LT）为蛋白质，对热不稳定，65℃ 30 分钟可被破坏。LT 分为 LT-Ⅰ 和 LT-Ⅱ 两型，LT-Ⅰ 是引起人类胃肠炎的致病物质，LT-Ⅱ 与人类疾病无关。LT-Ⅰ 分子由 1 个 A 亚单位和 5 个 B 亚单位组成。A 亚单位是毒素的活性部位。B 亚单位无毒性，有免疫原性，与肠上皮细胞表面的 GM1 神经节苷脂（ganglioside）受体结合后，介导 A 亚单位穿越细胞膜进入肠上皮细胞内，并持续激活 NAD 依赖的腺苷环化酶（adenyl cyclase），使胞内 ATP 转化为 cAMP。胞质内 cAMP 水平增高后，导致小肠黏膜细胞内水、Na^+、Cl^- 和 K^+ 等过度分泌至肠腔，超过肠道的吸收能力，最终引起水样腹泻。毒素还可刺激前列腺素的释放和炎症因子的产生，进一步导致水分的丧失。LT 在结构和功能上与霍乱肠毒素密切相关，两者的氨基酸同源性达 75% 左右；B 亚单位的肠黏膜结合受体都是同一个 GM1 神经节苷脂；都能刺激机体产生中和抗体，两者抗血清有交叉中和作用。

耐热肠毒素（heat stable enterotoxin，ST）分为 STa 和 STb 两型，其中 STa 的毒性强，STb 与人类疾病无关。STa 是低分子量多肽，对热稳定，加热 100℃ 20 分钟仍不失活性。免疫原性弱，与霍乱肠毒素无共同抗原。ST 的作用机制与 LT 不同，STa 可激活小肠上皮细胞的鸟苷酸环化酶（guanyl cyclase），使细胞内 cGMP 增加，导致小肠黏膜细胞过度分泌，引起腹泻。很多 ETEC 菌株产生 STa 的同时产生 LT，具有更强的致病性。

ETEC 的定植因子主要有 CFA/Ⅰ、CFA/Ⅱ、CFA/Ⅲ，具有很强的免疫原性，能刺激机体产生特异性抗体。定植因子虽然不是 ETEC 导致宿主腹泻的直接致病因子，但细菌必须借助定植因子黏附于宿主的小肠上皮细胞，才能在肠内定居和繁殖，进而产生致病作用。

（2）肠致病型大肠埃希菌（enteropathogenic E. coli，EPEC）：是最早发现的引起腹泻的大肠埃希菌。是婴幼儿腹泻的主要病原菌，严重者可致死；较大儿童和成人感染少见，可能与机体产生的保护性免疫有关。EPEC 有高度传染性，全球流行，发展中国家尤甚，在医院中常引起暴发流行。EPEC 不产生肠毒素及其他外毒素，其侵入肠道后，先黏附于小肠上皮细胞，进而破坏刷状缘，导致微绒毛萎缩、变平，产生 A/E 组织病理损伤，造成严重水样腹泻。

EPEC 导致宿主产生 A/E 损伤的过程主要分四个阶段：① Bfp 首先介导细菌与细胞的疏松黏附；②细菌的 Ⅲ 型分泌系统主动分泌 EspA、EspB 和 EspD 蛋白形成"分子注射器"（molecular syringe）样结构，众多效应分子（如 Tir、Map、cif、EspG、EspF 和 EspH）通过 Ⅲ 型分泌系统"注射"到宿主细胞内，细胞骨架改变，肌动蛋白异常聚集，微绒毛受损；③ Tir 插入到肠上皮细胞膜中，作为细菌紧密黏附素的受体，介导细菌和细胞紧密黏附，肌动蛋白进而异常聚集和重构（rearrangement）；④形成特征性的垫状结构（pedestal formation），紧密连接完整性破坏，线粒体功能丧失，电解质丢失，导致细胞最终脱落死亡。

A/E 损伤是 EPEC 致病的主要原因，决定 A/E 损伤的毒力基因集中于染色体 LEE 致病岛内，由 41 个基因组成。目前，EPEC 已成为研究 A/E 损伤致病机制的模式生物。

（3）肠出血型大肠埃希菌（enterohemorrhagic E. coli，EHEC）：1982 年发现于美国，现已分离到 50 多个血清型，引起人类疾病的主要是 O157：H7 血清型，但不同国家的流行株有差异。EHEC 可引起严重腹泻、出血性结肠炎（haemorrhagic colitis，HC）、溶血性尿毒综合征（haemolytic uraemic syndrome，HUS），在世界各地有散发或地方性小流行。1993 年美国发生 O157：H7 暴发流行，700 多名儿童患病，其中 51 例为溶血性尿毒综合征，4 例死亡。1996 年日本发生 O157：H7 暴发流行，9 000 余名儿童受到感染，持续 2 个月，患者逾万，死亡 11 人。2000 年我国苏皖等地发生 O157：H7 大规模暴发流行，患者约 2 万人，急性肾衰竭患者 195 人，死亡 177 人。被污染的牛奶、肉类、蔬菜、水果等食品是 EHEC 感染的重要传染源，牛可能是 O157：H7 的主要储存宿主。5 岁以下儿童易感，引起感染的菌量可低于 100 个，症状轻重不一，可从轻度水泻至伴剧烈腹痛的血便。约 10% 小于 10 岁的患儿可并发有急性肾衰竭、血小板减少、溶血性贫血的 HUS，病死率达 3%~5%。

EHEC 主要通过产生志贺毒素（shiga toxin，Stx）和引起肠黏膜上皮细胞 A/E 损伤来致病。

Stx 分 Stx Ⅰ 与 Stx Ⅱ 两型。Stx Ⅰ 与痢疾志贺菌产生的志贺毒素具有 99% 的同源性，Stx Ⅱ 和 Stx Ⅰ 有 60% 同源性，两型毒素均由溶原性噬菌体介导。Stx 是典型的 A-B 模式蛋白毒素，由 1 个 A 亚单位和 5 个 B 亚单位组成。B 亚单位与宿主细胞上特异性糖脂受体（Gb3）结合后，介导 A 亚单位进入细胞内。A 亚单位进入细胞内后裂解成 28 kD 的 A1 和 4 kD 的 A2 片段，A1 可裂解 28S rRNA，从而导致蛋白质合成受阻和细胞死亡，肠绒毛结构的破坏导致吸收减少和液体分泌相对增加，肠黏膜和血管内皮细胞破坏，引起血液释放到肠腔。Stx 对肾小球内皮细胞的损伤，可引起肾小球滤过减少和急性肾衰竭。另外，内毒素和溶血素在 EHEC 的致病过程中亦有作用。

（4）肠侵袭型大肠埃希菌（enteroinvasive E. coli，EIEC）：EIEC 感染较少见，主要侵犯较大儿童和成人。EIEC 无动力，生化反应和抗原结构近似志贺菌，容易误诊为志贺菌。EIEC 不产生肠毒素，致病物质主要是侵袭力，其侵袭结肠黏膜上皮细胞的能力与质粒携带的一系列侵袭性基因（pInv gene）有关。细菌到达大肠后，穿过黏液层，黏附于肠黏膜上皮细胞，进而侵入肠黏膜上皮细胞并在其中生长增殖，最后杀死感染细胞，再扩散到邻近细胞，导致组织破坏和炎症发生。本菌所致疾病很像细菌性痢疾，有发热、腹痛、腹泻、脓血便及里急后重等症状。

（5）肠集聚型大肠埃希菌（enteroaggregative E. coli，EAEC）：引起婴儿和旅行者持续性腹泻，脱水，偶有血便。EAEC 不侵袭细胞，60 MD 质粒编码的 Bfp、AAF/Ⅰ和 AAF/Ⅱ介导 EAEC 在细胞表面自动聚集，形成砖状排列。感染导致微绒毛变短、单核细胞浸润和出血。EAEC 还能刺激黏液的分泌，促使细菌形成生物被膜覆盖在小肠的上皮上。EAEC 可产生肠聚集耐热肠毒素（enteroaggregative heat-stable toxin，EAST）和质粒编码毒素（plasmid encoded toxin，PET），EAST 可导致大量液体分泌，PET 可刺激肠道分泌增加。

最近出现了一些新型大肠埃希菌。2011 年德国暴发了新型大肠埃希菌感染和溶血性尿毒综合征疫情，后来蔓延到法国、美国、加拿大等 16 个国家，4137 人患病，50 例死亡。基因组分析发现，该菌株通过基因水平转移方式获得了 EHEC 的毒力基因，如志贺毒素 2 基因（stx2）、噬菌体介导的 stx 基因，并携带 EAEC 的某些致病基因。该菌株聚合了肠聚集型、肠出血型和肠致病型大肠埃希菌的基因特征和致病特性，携带多种耐药基因，是一种罕见的混合致病型大肠埃希菌，命名为肠聚集出血型大肠埃希菌（entero-aggregative-haemorrhagic E. coli，EAHEC）。

三、微生物学检查法

（一）临床标本的检查

1. 标本采集　肠道外感染者取中段尿、血液、脓液、脑脊液等，肠道感染者取粪便。

2. 涂片染色检查　肠外感染者标本除血液外均需做涂片染色检查。脓、痰、分泌物可直接涂片，革兰氏染色后镜检。尿液和其他液体标本先低速离心，再取沉淀物做涂片染色检查。

3. 分离培养与鉴定

（1）肠道外感染：血液标本接种肉汤培养基增菌，待生长后再移种血琼脂平板。体液标本的离心沉淀物和其他标本直接划线接种于血琼脂平板。35～37℃孵育 18～24 小时后，观察菌落形态，挑取可疑菌落，进行鉴定。初步鉴定根据 IMViC（＋＋－－）试验，最后鉴定根据系列生化反应。尿路感染尚需记数菌落量，每毫升≥10 万才有诊断价值。

（2）肠道内感染：将粪便标本接种于鉴别培养基，挑选可疑菌落并鉴定为大肠埃希菌后，再分别检测不同类型致腹泻大肠埃希菌的毒力因子和血清型等特征进行分型鉴定。① ETEC：过去用动物或细胞培养测定 LT 或 ST，现常用 ELISA、核酸杂交或 PCR 法检测这些肠毒素或相关基因；② EPEC：用特异性多价和单价 O、H 抗血清与分离菌作凝集试验，测定特异血清型，亦可以用 ELISA、细胞培养法和核酸杂交等方法检测黏附素；③ EHEC：O157：H7 血清型多数对山梨醇不发酵或缓慢发酵。可用 ELISA 法测定 Stx 毒素，也可用 PCR 法结合基因探针检测 stx 基因；④ EIEC：与志贺菌相似，多数 EIEC 无动力，乳糖不发酵或迟缓发酵。测定侵袭力可用 Senery 试验，系将被检菌液接种于豚鼠眼结膜囊内，若产生典型的角膜结膜炎症状，并在角膜上皮细胞内有大量细菌，判断为 Senery 试验阳性；⑤ EAEC：用液体培养-集聚试验（liquid-culture clump aggregation）检测受检菌的黏附性或用 PCR、核酸杂交技术检测肠集聚耐热毒素 EAST 基因。

（二）卫生细菌学检查

寄居于肠道中的大肠埃希菌随粪便排出后，可污染周围环境、水源及食品。对环境卫生、水源、食品、药品等进行细菌学检验时，样品中检出此菌，提示已被粪便污染，样品中检出大肠埃希菌越多，表示被粪便污染越严重，也表明样品中存在有肠道致病菌的可能性越大。因此，卫生细菌学以"大肠菌群数"作为判断饮水、食品等被粪便污染的指标之一。

大肠菌群指在 37℃ 24 小时内发酵乳糖产酸产气的肠道杆菌，包括埃希菌属、肠杆菌属、枸橼酸杆菌属及克雷伯菌属等。我国《生活饮用水卫生标准》（GB5749-2006）规定每 100 ml 生活饮用水中，菌落总数限值 100，不得检出总大肠菌群、耐热大肠菌群和大肠埃希菌。

四、防治原则

加强垃圾、污水及粪便管理，注意个人卫生，避免食用污染的水和食品。

污染的水和食品是 ETEC 最重要的传染媒介，EHEC 则常由污染的肉类和未消毒的牛奶引起，如美国多次 EHEC 流行，传染源多是汉堡包中污染 EHEC 的牛肉馅，正确烹饪可减少 ETEC 和 EHEC 感染的危险。

对腹泻患者应进行隔离治疗，及时纠正水和电解质平衡。尿道插管和膀胱镜检查应严格无菌操作。采取各种适宜措施减少医院内感染的发生。

大肠埃希菌菌毛抗原在自然感染和人工自动免疫中是关键性抗原之一。在家畜中，用菌毛疫苗防治新生畜崽腹泻已获得成功，例如在孕牛产前 6 个月接种大肠埃希菌 K99 株的菌毛抗原，则新生牛犊吮乳后可被动获得特异菌毛抗体，对同型菌毛型大肠埃希菌感染有免疫保护。人工合成的 ST 产物与 LT B 亚单位交联的疫苗可预防人类 ETEC 感染，预防 EPEC 及 EHEC 感染的疫苗也在研究中。

很多大肠埃希菌菌株已获得对一种或多种抗菌药物的耐药性，因此，需要依据药敏试验结果选择敏感抗生素治疗。

第二节　志贺菌属

志贺菌属（*Shigella*）俗称痢疾杆菌（dysentery bacterium），是一类具有高度传染性和危害严重的革兰氏阴性肠道致病菌，为人类细菌性痢疾（简称菌痢）的病原菌，灵长类动物也是其天然宿主，1898 年 Shiga 首先分离到该菌，故名。细菌性痢疾是一种常见病，主要流行于发展中国家，全世界每年菌痢患者超过 2 亿例，其中 500 万例需住院治疗，每年死于菌痢的人数达 65 万，其中绝大多数为 5 岁以下的儿童，是造成婴幼儿死亡的主要原因。细菌性痢疾是我国分布最广、发病率最高的肠道传染病，自 2003 年以来，细菌性痢疾报告病例数一直高居我国法定传染病的前五位，死亡数在前十位。

彩图：志贺菌#（革兰氏染色，×1000）

一、生物学性状

1. 形态结构 大小为 0.5～0.7 μm×2～3 μm，革兰氏阴性短小杆菌。无芽胞，无鞭毛，无荚膜，有菌毛。

2. 基因组特征 我国志贺菌优势流行株是福氏志贺菌 2a 型。福氏志贺菌 2a 型 301 株全基因组序列测定显示，其染色体大小为 4.6 Mb，菌体内还有一个 221 kb 的毒力大质粒 DCP301 和两个小质粒。在染色体上有 3 个致病岛（she 毒力岛、SHI-2 毒力岛和 Sis"痢疾岛"）。毒力大质粒中有一个约 31 kb 的片段（*Ipa/mxi-spa* 基因簇），编码Ⅲ型分泌系统、侵袭质粒抗原和转录激活因子。

3. 培养特征 兼性厌氧，营养要求不高，在普通琼脂平板上培养 24 小时，可形成直径约 2 mm、半透明的光滑型菌落，宋内志贺菌常出现扁平的粗糙型菌落。

4. 生化反应 分解葡萄糖，产酸不产气。除宋内志贺菌个别菌株迟缓发酵乳糖（一般需 37℃ 3～4 天）外，均不分解乳糖，故在 SS 选择鉴别培养基上，呈无色半透明菌落；在克氏双糖管中，斜面不发酵，底层产酸不产气，硫化氢阴性，动力阴性，可与沙门菌、大肠埃希菌等区别。

5. 抗原构造及分类 志贺菌属细菌的主要表面抗原为 O 抗原，部分菌株有 K 抗原。O 抗原分群特异抗原和型特异抗原 2 种，是分类的依据，藉此将志贺菌属分为 4 群（种）50 个血清型（包括亚型）。K 抗原在分类上无意义，但可阻止 O 抗原与 O 抗体的结合。志贺菌因无鞭毛，故无 H 抗原。

从生化特性看，B、C、D 群能发酵甘露醇，而 A 群不发酵甘露醇；A、B、C 群无鸟氨酸脱羧酶，而 D 群有此酶（表 12-2）。

表12-2 志贺菌属的抗原分类和生化特征

菌种	群	型	亚型	乳糖	甘露醇	鸟氨酸脱羧酶
痢疾志贺菌	A	1～15		-	-	-
福氏志贺菌	B	1～6, x、y 变型	1a, 1b, 1c, 2a, 2b, 3a, 3b, 3c, 4a, 4b, 4c, 5a, 5b	-	+	-
鲍氏志贺菌	C	1～18		-	+	-
宋内志贺菌	D	1		-/L	+	+

注：+ 产酸或阳性；- 不产酸或阴性；L 迟缓发酵

A 群：即痢疾志贺菌（*S. dysenteriae*）。有 15 个血清型，不能发酵甘露醇，不产生鸟氨酸脱羧酶。

B 群：即福氏志贺菌（*S. flexneri*）。有 16 个血清型（包括变型和亚型），各型间有交叉反应。

C 群：即鲍氏志贺菌（*S. boydii*）。有 18 个血清型，各型间无交叉反应。

D 群：即宋内志贺菌（*S. sonnei*）。抗原单一，只有一个血清型，可迟缓发酵乳糖，并可发酵甘露醇，是唯一具有鸟氨酸脱羧酶的志贺菌。宋内志贺菌有Ⅰ相和Ⅱ相两个交叉变异相。Ⅰ相呈 S 型菌落，对小鼠有致病力，多自急性期感染患者标本中分离到。Ⅱ相为 R 型菌落，对小鼠不致病，常从慢性患者或带菌者检出。Ⅰ相抗原受控于一个 140 MDa 的大质粒，若质粒丢失，Ⅰ相抗原不能合成，细菌则从有毒力的Ⅰ相转变为无毒力的Ⅱ相。

根据志贺菌的菌型分布调查，我国以福氏志贺菌为主，其中又以 2a 亚型、3 型多见；其次为宋内志贺菌；痢疾志贺菌与鲍氏志贺菌则较少见。

6. 抵抗力 志贺菌的抵抗力比其他肠道杆菌弱，加热60℃ 10分钟即被杀死。对酸和一般消毒剂敏感，在1%苯酚中15～30分钟死亡。在粪便中，由于其他肠道菌产酸或噬菌体的作用，常使本菌在数小时内死亡，故用于志贺菌分离培养的粪便标本应迅速送检。在37℃水中可存活10～20天，蝇肠内可存活9～10天，在污染物品及瓜果、蔬菜上可存活10～20天。在适宜的温度下，志贺菌可在水及食品中繁殖，引起水源或食物型的暴发流行。由于抗菌药物的广泛应用，志贺菌的多重耐药性问题日趋严重，即使在边远地区分离的志贺菌也常见4～8种耐药谱，给临床治疗带来一定困难。

二、致病性与免疫性

1. 致病物质 主要是侵袭力和内毒素，有的菌株尚能产生外毒素。

（1）侵袭力 志贺菌侵袭的靶细胞是回肠末端和结肠的黏膜上皮细胞。志贺菌首先黏附并侵入位于派氏淋巴结（Peyer's patche）的M细胞，通过M细胞跨过上皮屏障进入肠黏膜，转位于上皮下的巨噬细胞或邻近的上皮细胞，然后通过Ⅲ型分泌系统向黏膜上皮细胞和巨噬细胞分泌4种蛋白（IpaA、IpaB、IpaC、IpaD），这些蛋白诱导细胞膜凹陷，导致细菌内吞。志贺菌能溶解吞噬小泡，进入细胞质内生长繁殖。通过宿主细胞肌动纤维的重排，推动细菌进入毗邻细胞，开始细胞到细胞的传播。在这过程中，引起IL-1β释放，吸引多形核白细胞到达感染组织，使肠壁的完整性遭到破坏，细菌得以到达较深层的上皮细胞，加速了细菌的扩散。坏死的黏膜、死亡的白细胞、细胞碎片、渗出的纤维蛋白、血液和细菌混在一起，形成脓血黏液便。

志贺菌的侵袭毒力主要与侵袭质粒有关，无此质粒的志贺菌株则失去侵袭能力。主要的侵袭性基因位于侵袭性质粒上一个大小为31 kb的区域，由5个部分组成：①编码Ⅲ型分泌系统的 *mix-spa* 基因；②编码侵袭性蛋白的 *Ipa*（*ABCD*）基因和 *IpgD* 基因；③细胞质间的分子伴侣基因 *ipgC* 和 *ipgE*；④编码调控 *mix*、*spa* 和 *ipa* 基因转录的 *virB* 基因，MixG蛋白与细菌在细胞间的扩散有关；⑤一些功能不明的基因。

（2）内毒素 所有志贺菌菌株都产生强烈的内毒素。内毒素致病作用有3个方面：①作用于肠黏膜，使其通透性增高，促进内毒素的吸收，引起发热、神志障碍、中毒性休克等一系列症状；②破坏肠黏膜，引起炎症、溃疡，呈现典型的脓血黏液便；③作用于肠壁自主神经系统，使肠功能发生紊乱，肠蠕动失调和痉挛，尤其以直肠括约肌痉挛最明显，使患者出现腹痛、里急后重等症状。

（3）外毒素 A群志贺菌Ⅰ型和Ⅱ型可产生外毒素，称为志贺毒素（Shiga toxin，Stx）。Stx由1个A亚单位和5个B亚单位组成。B亚单位与宿主细胞膜受体Gb3结合并促使A亚单位进入细胞内，导入细胞内的A亚单位可裂解60S核糖体亚单位中的28S rRNA，阻止其与氨酰tRNA的结合，使蛋白质合成中断。毒素效应主要表现为上皮细胞的损伤，但在小部分患者志贺毒素可介导肾小球内皮细胞的损伤，导致溶血性尿毒综合征。志贺毒素还具有神经毒素和肠毒素作用，其作用于中枢神经系统，可引起致死性感染（假性脑膜炎昏迷）；其肠毒素效应类似霍乱肠毒素的作用，可引起水样腹泻。

2. 所致疾病 志贺菌可引起细菌性痢疾。细菌性痢疾是最常见的肠道传染病，一年四季均可发生，夏秋季多发，多见于小儿。各型志贺菌都有可能引起菌痢，痢疾志贺菌感染病情较重，但大多预后良好；福氏志贺菌感染易转为慢性，排菌时间长；宋内志贺菌感染病情较轻，非典型病例较多。我国常见的流行型别主要为福氏志贺菌和宋内志贺菌。

传染源是患者和带菌者，无动物宿主。急性期患者排菌量大，每克粪便可有10^5～10^8个细菌，传染性强；慢性病例可长期储存病原体，排菌时间长；恢复期患者带菌可达2～3周，有的可达数月。主要通过细菌污染的食物、饮水等经粪-口途径传播。志愿者研究表明，人类对志贺菌易感，10～150个志贺菌即可引起细菌性痢疾。常见的感染剂量为10^3个细菌，比沙门菌和霍乱弧菌的感染剂量低 2～5 个数量级。

志贺菌感染通常只局限于肠道，一般不侵入血流，细菌性痢疾有急性和慢性两种类型。

（1）急性细菌性痢疾　分为典型菌痢、非典型菌痢和中毒性菌痢三型。

典型急性菌痢经 1～3 天的潜伏期后，突然发病，常有发热、畏寒、乏力、食欲减退、腹痛和腹泻。大多先为稀水样便，1～2 天后由水样便转为脓血黏液便，腹泻次数增多（每日 10 多次至数十次），并伴有里急后重等症状。若及时治疗，预后良好。但在体弱的老人和儿童，因水分和电解质的丧失，可导致失水、酸中毒，在有些患者还可引起溶血性尿毒综合征，甚至死亡。

中毒性菌痢多见于小儿，各型志贺菌都可引起，发病急，常无明显的消化道症状，而全身中毒症状严重，临床主要表现为高热（≥40℃）、休克、中毒性脑病，可迅速发生呼吸和循环衰竭，若抢救不及时，往往造成患者死亡。

（2）慢性细菌性痢疾　急性菌痢治疗不彻底、机体抵抗力低、营养不良、胃酸过低或伴有其他慢性病时，易转为慢性。病程多在 2 个月以上，迁延不愈或时愈时发。有 10%～20% 的急性患者可转为慢性。其症状不典型者，易被误诊，而影响治疗。

部分感染者可成为带菌者，是菌痢的重要传染源。

3．免疫性　感染后可获得型特异性免疫，但志贺菌菌型多，各型间无交叉免疫，且感染局限于肠黏膜层，细菌一般不侵入血液，因此病后免疫期短，免疫力不牢固，不能防止再感染。机体抗志贺菌感染的免疫主要依赖肠道的局部免疫，即肠道黏膜细胞吞噬能力的增强和 sIgA 的作用。sIgA 可阻止志贺菌黏附到肠黏膜上皮细胞表面，病后 3 天左右即出现，但维持时间短。大多数患者病后可产生循环抗体，但此种抗体无保护作用。

三、微生物学检查法

1．标本　在使用抗生素之前挑取新鲜粪便的脓血或黏液部分，避免与尿混合；怀疑中毒性菌痢者可取肛门拭子。送检应及时，不能及时送检的标本应保存于 30% 甘油缓冲盐水或专门运送培养基中。

2．培养与鉴定　标本接种于肠道鉴别或选择培养基上，37℃孵育 18～24 小时，挑取无色半透明的可疑菌落，做生化反应和玻片凝集试验，确定其菌群（种）和菌型。如遇非典型菌株，需做系统生化反应，以确定菌属。

3．毒力试验　可测定志贺菌的侵袭力和毒素。

（1）志贺菌侵袭力的测定：可用 Sereny 试验。将受试菌培养 18～24 小时，以生理盐水制成 $9×10^8$/ml 菌悬液，接种于豚鼠眼结膜囊内。若发生角膜结膜炎，则 Senery 试验阳性，表明受试菌有侵袭力。

（2）志贺毒素的测定：可用 HeLa 细胞或 Vero 细胞检测志贺菌 Stx 毒素；也可用 PCR、探针杂交技术直接检测其毒素基因 *stxA*、*stxB*。

4．快速诊断法

（1）免疫凝集法：将粪便标本与志贺菌抗血清在玻片上混匀，于光镜下观察有无凝集现象。

（2）免疫荧光菌球法：将标本接种于含有荧光素标记的志贺菌抗血清的液体培养基中，37℃孵育 4～8 小时。若标本中有相应型别的志贺菌存在，则生长繁殖后与荧光素标记的抗体凝集成小菌球，在荧光显微镜下易被检出。

（3）协同凝集试验：以志贺菌 IgG 抗体与富含 SPA 的 Cowan Ⅰ葡萄球菌结合，用来检测患者粪便中有无志贺菌的可溶性抗原。

（4）乳胶凝集试验：将志贺菌抗血清与乳胶结合成致敏乳胶，通过凝集反应检测粪便中的志贺菌抗原；也可用志贺菌抗原致敏胶乳，检测粪便中有无志贺菌抗体。

（5）分子生物学方法：应用 PCR、基因探针等技术检测与志贺菌致病性密切相关的 she 毒力岛基因、侵袭性基因和 140 MDa 的毒力大质粒等。

四、防治原则

非特异性预防措施主要包括：①及时发现亚临床病例和带菌者；②隔离患者；③加强水、食物和牛奶的卫生学监测与管理；④对患者排泄物和生活垃圾及时消毒处理；⑤带菌者不能从事饮食业、炊事及保育工作。

特异性预防主要是口服减毒活疫苗。目前致力于研究的减毒活疫苗主要包括减毒突变株、用不同载体构建的杂交株和营养缺陷减毒株。链霉素依赖株（streptomycin dependent strain，Sd）是一种减毒突变株，只有在环境中存在链霉素时才能生长（正常人体内不存在链霉素），将其制成活疫苗给志愿者口服后，该 Sd 株不能生长繁殖，但也不立即死亡，可一定程度侵袭志愿者肠黏膜，激发局部免疫应答，产生 sIgA，同时，血清中特异抗体也增多。Sd 活疫苗的免疫保护具有型特异性，目前已能生产多价志贺菌 Sd 活疫苗。有多种杂交株活疫苗也在研究之中，如将志贺菌的大质粒导入另一弱毒或无毒菌中，形成二价减毒活疫苗。

治疗志贺菌感染的药物很多，可用磺胺类药、氨苄西林、环丙沙星、氯霉素、小檗碱等。中药黄连、黄柏、白头翁、马齿苋等也有疗效。但此菌很易出现多重耐药菌株，故用药前应做药物敏感试验，以减少盲目用药、提高疗效。

（张雄鹰）

第三节 沙门菌属

沙门菌属（*Salmonella*）是一大群寄生在人和动物肠道中的、生化反应和抗原结构相似的革兰氏阴性杆菌。目前，沙门菌属被分为两个种，即肠道沙门菌（*S. enterica*）和邦戈沙门菌（*S. bongory*）。每个种又被分为多个亚种（subspecies）和血清型。其中肠道沙门菌被分为 6 个亚种，引起人类疾病的沙门菌大多属于肠道沙门菌第一亚种，即肠道沙门菌肠道亚种（*S. enterica* subspecies *enterica*）。

沙门菌属有 2500 多个血清型，其中伤寒沙门菌、甲型副伤寒沙门菌、肖氏沙门菌（原称乙型副伤寒沙门菌）和希氏沙门菌（原称丙型副伤寒沙门菌）是人的病原菌，引起肠热症，对非人类宿主不致病。绝大多数血清型宿主范围广泛，家禽、家畜、啮齿类动物、宠物（如龟、鹦鹉）、节肢动物等均可带菌，其中部分血清型为人兽共患病的病原菌，引起人类食物中毒或败血症。感染的动物大多无症状或为自限性胃肠炎。

沙门菌血清型的完整命名包括属、种和血清型，以伤寒沙门菌为例，肠道沙门菌肠道亚种伤寒血清型（*S. enterica* subspecies *enterica* serotype Typhi），缩写为伤寒沙门菌（*S.* Typhi，属名用斜体字，血清型用罗马字体）。

一、生物学性状

1. 形态结构 革兰氏阴性杆菌，大小为 0.6~1.0 μm×2~4 μm。有菌毛。绝大多数分离株有周身鞭毛。一般无荚膜。均无芽胞。

2. 培养特性 兼性厌氧，营养要求不高，在普通琼脂平板上可生长，最适生长温度为 35~37℃，最适生长 pH 为 6.8~7.8。在 SS 选择和鉴别培养基上，由于不发酵乳糖，形成较小、无色半透明的 S 型菌落；有些菌株可分解含硫氨基酸产生硫化氢，而形成中心黑色的菌落。

3. 生化反应 不发酵乳糖或蔗糖。发酵葡萄糖、麦芽糖和甘露糖产酸产气,但伤寒沙门菌例外,只产酸不产气。吲哚试验和尿素酶试验阴性。沙门菌在克氏双糖管中表现为:斜面层不分解乳糖,下层分解葡萄糖产酸产气(但伤寒沙门菌只产酸不产气),硫化氢阳性或阴性,动力阳性。常见沙门菌主要的生化反应见表12-3。

表12-3 常见沙门菌主要的生化反应

菌名	乳糖	葡萄糖	甘露糖	H_2S	动力
甲型副伤寒沙门菌	−	⊕	⊕	−/+	+
肖氏沙门菌	−	⊕	⊕	+++	+
鼠伤寒沙门菌	−	⊕	⊕	+++	+
猪霍乱沙门菌	−	⊕	⊕	+/−	+
希氏沙门菌	−	⊕	⊕	+	+
伤寒沙门菌	−	+	+	−/+	+
肠炎沙门菌	−	⊕	⊕	+++	+

注:+:阳性或产酸;⊕:产酸产气;−:阴性

4. 抗原构造 沙门菌属细菌主要有 O 和 H 两种抗原。少数血清型还有一种表面抗原,功能类似于大肠杆菌的 K 抗原,因其与毒力(virulence)有关而被称为 Vi 抗原(表12-4)。

(1) O 抗原 为沙门菌细胞壁 LPS 最外层的特异多糖。每个血清型的沙门菌含有一种或多种 O 抗原。凡含有共同 O 抗原的沙门菌归为一个群(或组),引起人类疾病的沙门菌大多数在 A~E 群。O 抗原为胸腺非依赖性抗原(TI-Ag),刺激机体主要产生 IgM 类抗体,不形成免疫记忆。

(2) H 抗原 存在于沙门菌的鞭毛蛋白中。H 抗原分为第Ⅰ相和第Ⅱ相两种,第Ⅰ相特异性高,又称为特异相,以小写英文字母 a、b、c……表示;第Ⅱ相特异性低,可为多种血清型的沙门菌共有,称为非特异相,以 1、2、3……表示。同时有第Ⅰ相和第Ⅱ相 H 抗原的菌株称双相菌。每一群沙门菌根据 H 抗原不同,可被进一步分成不同血清型。H 抗原为胸腺依赖性抗原(TD-Ag),刺激机体主要产生 IgG 类抗体,能形成免疫记忆。

(3) Vi 抗原 位于菌体最表层。新分离的伤寒沙门菌和希氏沙门菌均有 Vi 抗原,由聚 -N- 乙酸 -D- 半乳糖胺糖醛酸组成。Vi 抗原不稳定,经 60℃加热、苯酚处理或传代培养后易消失。Vi 抗原存在于菌体表面,可阻止 O 抗原与其相应抗体的凝集反应。Vi 抗原的免疫原性弱,只有当机体内有 Vi 抗原存在时才可检出相应抗体。因此,检测 Vi 抗体可用于带菌者的检出。

表12-4 常见的人类致病性沙门菌和抗原组成

群别	菌名	O抗原	H抗原 第Ⅰ相	H抗原 第Ⅱ相
A	甲型副伤寒沙门菌(*S. Paratyphi A*)	O1、O2、O12	a	−
B	肖氏沙门菌(*S. Schottmuelleri*)	O1、O4、O5、O12	b	1、2
	鼠伤寒沙门菌(*S. Typhimurium*)	O1、O4、O5、O12	i	1、2
C1	猪霍乱沙门菌(*S. Choleraesuis*)	O6、O7	c	1、5
	希氏沙门菌(*S. Hirschfeldii*)	O6、O7、Vi	c	1、5
D	伤寒沙门菌(*S. Typhi*)	O9、O12、Vi	d	−
	肠炎沙门菌(*S. Enteritidis*)	O1、O9、O12	g、m	−

5．抵抗力　沙门菌属细菌对理化因素抵抗力较差。湿热65℃ 15～30分钟即被杀死，但在常温水中能存活2～3周，粪便中可存活1～2个月。对一般消毒剂敏感，但对某些化学物质如胆盐、煌绿等的耐受性较其他肠道细菌强，故这些化学物质被用于SS琼脂平板等沙门菌选择和鉴别培养基。

二、致病性与免疫性

1．致病物质　主要包括侵袭力和内毒素，个别菌株能产生肠毒素。

（1）侵袭力　沙门菌有毒株通过特异性的菌毛黏附于小肠黏膜上皮细胞，接着通过沙门菌致病岛Ⅰ（Salmonella pathogenicity island I，SPI-I）编码的Ⅲ型分泌系统（type III secretion system，T3SS）分泌的多种毒力因子，引发上皮细胞内肌动蛋白重排、细胞膜凹陷而将细菌内吞。SPI-II编码的T3SS也分泌多种毒力因子，在其作用下，沙门菌可在小肠黏膜上皮细胞内的吞噬体中繁殖，并进一步穿过黏膜细胞。沙门菌被吞噬细胞吞噬后，这些毒力因子可使沙门菌在吞噬溶酶体中繁殖，并促进携带有沙门菌的吞噬细胞播散。

伤寒沙门菌和希氏沙门菌在宿主体内可形成Vi抗原，该抗原具有微荚膜功能，能抵抗吞噬细胞的吞噬和杀伤，并阻挡抗体和补体等对菌体的破坏作用。

（2）内毒素　沙门菌死亡裂解后释放的内毒素，可引起宿主体温升高，白细胞数改变（肠热症时白细胞数往往降低），甚至导致内毒素血症和休克。

（3）肠毒素　个别沙门菌如鼠伤寒沙门菌可产生肠毒素，其性质类似于ETEC产生的肠毒素。

2．所致疾病　沙门菌病在世界范围内流行，主要见于夏秋等温暖季节。沙门菌寄生于人或动物的肠道中，可随粪便污染水或食物，经口进入人体后定位于小肠而引起感染。胃酸、肠道正常菌群和肠道局部免疫等宿主因素有助于抵抗沙门菌感染。

常见的人类沙门菌病包括急性胃肠炎（食物中毒）、肠热症（enteric fever）和败血症。少数感染者可形成带菌者。

（1）胃肠炎（食物中毒）　是最常见的沙门菌感染。以鼠伤寒沙门菌和肠炎沙门菌最为多见。常见的食物包括未经充分加热的畜肉、禽肉制品，这些肉制品可能来自感染动物，或在屠宰和加工过程中被污染；来自污染水体的未经充分加热的水产品；被污染的、直接食用的生鸡蛋；被污染的、消毒不当的奶或奶制品等。

食入沙门菌后8～48小时出现恶心、呕吐和水样泻。低热和腹痛也很常见。如无并发症，多为自限性，2～3天后痊愈，但粪检沙门菌阳性可持续几周。

（2）肠热症　包括伤寒沙门菌引起的伤寒（typhoid fever），以及甲型副伤寒沙门菌、肖氏沙门菌和希氏沙门菌引起的副伤寒（paratyphoid fever）。

被摄入的沙门菌突破胃酸屏障到达回肠下段，侵入并穿过黏膜上皮细胞，被回肠集合淋巴结（Peyer's patch）中的单核吞噬细胞吞噬但不能被杀死。细菌在吞噬细胞中繁殖，并随之扩散至肠系膜淋巴结大量繁殖后，经胸导管进入血液循环，形成第一次菌血症。此时，临床上处于潜伏期，持续时间长短不一，通常7～14天。

细菌随血流进入肝、胆囊、脾、肾、骨髓等器官组织，在这些器官组织的单核吞噬细胞中繁殖，并再次入血造成第二次菌血症，此时相当于病程的第1～3周。在未经治疗的病例，该时段症状明显。最早出现的症状是发热，在最初几天到1周内，热度呈阶梯型上升达到39～40℃或更高，若未经有效抗菌治疗，高热可持续至病程第3周末。同时，可出现相对缓脉、表情淡漠甚至谵妄、肝大脾大、外周血白细胞数下降和消化系统症状如腹胀、腹痛和便秘等。大约30%的肠热症患者在病程第1周末或第2周期间腹部和（或）胸部可出现玫瑰疹。

菌血症、内毒素、单核吞噬细胞释放的细胞因子等与发热、神经系统中毒症状、相对缓脉、白细胞数减少等有关。

肾中的细菌可随尿排出。胆囊中的细菌随胆汁进入肠道，一部分随粪便排出体外，另一部分再次侵入肠壁淋巴组织，使已致敏的组织发生超敏反应，导致局部坏死和溃疡，若病变累及血管可发生肠出血，若溃疡侵犯肌层和浆膜层，可引起肠穿孔。这种严重的并发症发生于病程的第3周，见于5%的肠热症患者。肠穿孔是造成肠热症患者死亡的主要原因。

未经治疗的病例，若无严重并发症，病程第4周进入缓解期，第5周进入恢复期，体温正常，神经和消化系统症状消失，肝、脾恢复正常。部分患者可出现复发，病情多较初始疾病轻。未经治疗的典型肠热症患者死亡率约为20%。

约有1%~5%的肠热症患者，在症状消失后1年仍可在其粪便中检出相应沙门菌，被称为无症状带菌者。隐性感染者也可能成为无症状带菌者。这种带菌状态有可能持续终生。这些细菌留在胆道系统中，有时也可在尿道中，成为肠热症病原菌的储存场所和重要传染源。女性和老人更易成为带菌者。胆道疾病尤其是结石有助于形成带菌状态。

（3）败血症 病菌以猪霍乱沙门菌、希氏沙门菌、鼠伤寒沙门菌、肠炎沙门菌等常见。多见于儿童和免疫力低下的成人。经口感染后，细菌早期侵入血液循环导致败血症，出现高热、寒战、厌食和贫血等症状，并可随血流播散至骨、关节、脑膜（主要是婴儿）、心包、胸膜、肺、心脏瓣膜等部位引起感染。肠道症状常常缺少。

3．免疫性 沙门菌为兼性胞内寄生菌，因此特异性细胞免疫是主要防御机制。沙门菌也有存在于血流和细胞外的阶段，故特异性体液抗体也有辅助杀菌作用。胃肠炎的恢复与沙门菌刺激肠黏膜局部产生sIgA有关。可出现再次感染，但常较第一次感染轻微。

三、微生物学检查法

1．标本 胃肠炎患者取粪便、呕吐物和可疑食物。败血症患者取血液。肠热症患者因病程不同采集不同标本：第1周采集外周血，第2周起采集粪便，第3周起可采集尿液，全病程可采集骨髓液。胆道带菌者可取十二指肠引流液。

2．快速诊断 有学者采用胶乳凝集试验、SPA协同凝集试验、对流免疫电泳、ELISA等免疫诊断技术检测粪便、血清或尿液中的沙门菌可溶性抗原。也可通过PCR等分子生物学技术检测沙门菌核酸。

3．分离培养与鉴定 将标本划线接种于肠道选择鉴别培养基，如SS培养基（Salmonella-Shigella medium）、麦康凯培养基（MacConkey medium）等。粪便可直接接种，血液和骨髓液先增菌再接种，尿液经离心取沉淀物接种。37℃培养24小时后，挑取无色半透明或中央为黑色的菌落接种至双糖或三糖铁培养基。培养后观察结果，若疑为沙门菌，再继续做系列生化反应，根据反应结果选择沙门菌多价抗血清做玻片凝集试验予以确定。

在流行病学调查和传染源追踪中，Vi噬菌体分型也是一种常用方法。标准Vi噬菌体有33个型，其特异性比血清学分型更为专一。

4．血清学诊断 因很多感染者在发病早期就使用抗生素，导致肠热症的症状不典型，临床标本分离阳性率低，加之肠热症病程较长，故血清学试验仍有辅助诊断意义。目前临床仍然普遍使用的肠热症血清学诊断方法为肥达试验（Widal test）。

肥达试验是用已知伤寒沙门菌O抗原和H抗原的诊断菌液，以及甲型副伤寒沙门菌、肖氏沙门菌和希氏沙门菌H抗原的诊断菌液与倍比稀释的受检血清做半定量试管或微孔板凝集试验，根据受检血清中有无相应抗体及其效价辅助诊断肠热症。肥达试验结果的解释必须结合临床表现、病程、病史，以及地区流行病学情况。

（1）结果判断：正常人群因隐性感染或预防接种，血清中可含有一定量的有关抗体，且其效价随地区而有差异。一般具有诊断价值的结果判断标准为：伤寒沙门菌O凝集效价≥

1∶80，H 凝集效价≥ 1∶160，引起副伤寒的沙门菌 H 凝集效价≥ 1∶80。

IgM 类抗 O 抗体出现较早，持续约半年，消退后不易受非特异性抗原刺激而重新出现。但是，不同血清型的沙门菌具有共同的 O 抗原成分，能刺激机体产生相同的 O 抗体，所以伤寒沙门菌 O 凝集效价高，只能作为沙门菌现症感染的指标，不能区分引起肠热症的沙门菌和其他沙门菌，也不能区分伤寒和副伤寒。

抗 H 抗体特异性强，但抗体类型为 IgG，出现较晚，持续时间长达数年，消失后易受非特异性抗原刺激而短暂升高。因此，单独 H 凝集效价升高，对肠热症诊断意义不大。

所以，O、H 凝集效价均超过正常值，肠热症的可能性大；两者均低，患病可能性小；若 O 高 H 不高，可能是感染早期，或感染了有 O 交叉抗原的其他沙门菌；若 O 不高 H 高，可能是预防接种或非特异性回忆反应。

（2）动态观察：一般 5 ~ 7 天复查 1 次，若效价逐次递增或恢复期效价比初次效价≥ 4 倍，更具有诊断意义。

（3）其他：有少数病例，在整个病程中，肥达试验始终在正常范围内。原因可能是早期使用抗生素治疗，或患者免疫功能低下等。

伤寒带菌者的检出　尽管从可疑带菌者的粪便、肛拭、胆汁或尿液中分离出病原菌是最可靠的诊断方法，但检出率不高。一般先用血清学方法检测可疑者 Vi 抗体效价，若效价≥ 1∶10 时，再反复取粪便等标本进行分离培养确定。

四、防治原则

做好水源和食品的卫生管理，防止被沙门菌感染的人和动物的粪便污染。禁售病畜肉类，完善肉类加工、运输及卫生、烹饪等的管理措施。及时检出和治疗带菌者。带菌者不能从事食品行业的工作。

目前国际上使用的针对伤寒沙门菌的疫苗主要有适用于 5 岁及以上人群的胶囊型口服 Ty21a 减毒活疫苗和适用于 2 岁及以上人群的注射型 Vi 多糖疫苗。我国主要使用后者，该疫苗安全，较少不良反应，注射一针即可具有一定的保护力，免疫持久，有效期至少 3 年。

沙门菌引起的急性胃肠炎病程较短，以对症治疗为主，一般可不用抗菌药物。临床分离的伤寒沙门菌耐药现象普遍，甚至出现多重耐药，所以，在没有药敏试验结果之前，肠热症首选药物推荐使用第三代喹诺酮类药物，如左氧氟沙星、氧氟沙星、环丙沙星等，儿童和孕妇患者宜首选第三代头孢菌素，如头孢噻肟、头孢哌酮、头孢他啶、头孢曲松等。治疗中应密切观察疗效，并根据药敏试验结果随时调整治疗方案。

第四节　其他菌属

一、克雷伯菌属

克雷伯菌属（*Klebsiella*）共有 7 个种，与人类疾病有关的主要有肺炎克雷伯菌（*K. pneumoniae*）、产酸（催娩）克雷伯菌（*K. oxytoca*）和肉芽肿克雷伯菌（*K. granulomatis*）。肺炎克雷伯菌又分为 3 个亚种，分别为肺炎克雷伯菌肺炎亚种（*K. pneumoniae subsp. pneumoniae*）（俗称肺炎杆菌）、肺炎克雷伯菌鼻炎亚种（*K. pneumoniae subsp. ozaenae*）和肺炎克雷伯菌鼻硬结亚种（*K. pneumoniae subsp. rhinoscleromatis*）。

1. 生物学性状　为革兰氏阴性杆菌，大小 0.5 ~ 0.8 μm × 1 ~ 2 μm，无鞭毛，不形成芽胞，多数菌株有菌毛。营养要求不高，在普通培养基上生长良好。与其他肠杆菌科细菌相比，最显著特点是有较厚的多糖荚膜，能形成较大的黏液型菌落，延长培养时间后易相互融合，以接种环挑起时有明显拉丝现象。不产生硫化氢，肺炎克雷伯菌可发酵乳糖。

2．致病性 克雷伯菌主要寄生于人的皮肤、咽部和胃肠道，也可存在于尿道、胆道和伤口中，是最常引起医院感染的细菌之一。菌体周围的厚荚膜（K抗原）与其致病性有关。

肺炎克雷伯菌肺炎亚种为本属细菌中最常见的条件致病菌，当机体免疫力降低、使用免疫抑制剂或长期大量使用抗生素导致菌群失调时，可引起多种感染，主要包括泌尿道感染、肺炎、败血症和创伤感染。其引起的肺炎病情严重，肺部出现广泛的出血性和坏死性肺实变，痰液特点为黏稠血痰，呈砖红色，有时描述为果酱样痰（currant jelly sputum）。该菌引起的败血症后果较严重，死亡率较高。

肺炎克雷伯菌鼻炎亚种可从萎缩性鼻炎的感染标本中分离到。肺炎克雷伯菌鼻硬结亚种可导致罕见的鼻硬结病，表现为鼻部和咽部形成破坏性的肉芽肿性病变。肉芽肿克雷伯菌可引起生殖器和腹股沟部位的肉芽肿疾病。

二、变形杆菌属

变形杆菌属（Proteus）为肠道正常菌群，但也存在于自然环境中，包括长期照护机构和医院。变形杆菌现有8个菌种，其中奇异变形杆菌（P. mirabilis）和普通变形杆菌（P. vulgaris）与临床关系最为密切。

1．生物学性状 为革兰氏阴性菌，大小0.4～0.6 μm×1～3 μm，形态呈明显的多形性，有菌毛，有周身鞭毛，运动活泼，无荚膜，不形成芽胞。营养要求不高，在湿润的琼脂平板培养基表面呈扩散生长，形成以接种部位为中心的厚薄交替的波纹状菌苔，称为迁徙生长现象（swarming growth phenomenon）。若在培养基中加入0.1%的苯酚以抑制鞭毛生长，或提高琼脂浓度至5%～6%，这种扩散生长现象则被抑制，形成单个菌落。具有尿素酶，能迅速分解尿素产氨，是变形杆菌的一个重要特征。不发酵乳糖，能产生硫化氢，因此在SS平板上的菌落特点和在克氏双糖管中的生长现象与某些沙门菌属细菌类似，可用尿素酶试验进行区别。

普通变形杆菌OX19、OX2和OXk三个菌株的O抗原与斑疹伤寒立克次体和恙虫病东方体有共同抗原，故可分别用这三个菌株代替立克次体作为抗原，与待检者血清进行凝集反应，以辅助诊断相应立克次体病，此即外-斐试验（Weil-Felix test）。

2．致病性 变形杆菌所致感染中，90%由奇异变形杆菌引起。普通变形杆菌是医院感染的重要病原菌。变形杆菌只有离开肠道后才能引起感染，主要引起泌尿道感染，是仅次于大肠埃希菌的引起泌尿道感染的病原菌。其尿素酶可分解尿素产氨，使尿液pH增高，有利于变形杆菌的生长。高碱性尿液对尿道上皮的毒性作用，以及菌毛的黏附和鞭毛的活泼运动，均有利于变形杆菌引起肾盂肾炎等上泌尿道感染。碱性尿液环境导致有机和无机复合物的析出和沉积，从而促进泌尿系统形成结石。在免疫力低下的人群，有的变形杆菌菌株还可引起肺炎、脑膜炎、腹膜炎、败血症和食物中毒等疾病。

三、肠杆菌属

肠杆菌属（Enterobacter）是肠杆菌科最常见的环境菌群，常见于土壤和水中，不是肠道的常居菌群，偶尔可从粪便和呼吸道中分离到。其中最常引起人类感染的主要有3个种，分别为阴沟肠杆菌（E. cloacae）、产气肠杆菌（E. aerogenes）和阪崎肠杆菌（E. sakazakii）。阪崎肠杆菌能产生特有的黄色色素，现归为克罗诺杆菌属（Cronobacter）。其他菌种较少在临床分离出，如阿氏肠杆菌（E. asburiae）、杰高维肠杆菌（E. gergoviae）、河生肠杆菌（E. amnigenus）、中间肠杆菌（E. intermedius）、溶解肠杆菌（E. dissolvens）、泰洛肠杆菌（E. taylorae）、霍氏肠杆菌（*E. hormaechei*）、致癌肠杆菌（*E. cancerogenus*）、超压肠杆菌（*E. nimipressuralis*）等。

1. 生物学性状 革兰氏阴性粗短杆菌，周身鞭毛，不形成芽胞，有荚膜，在普通琼脂平板上形成灰白色的黏液型大菌落。发酵乳糖，不产生硫化氢。

2. 致病性 肠杆菌属细菌，尤其是阴沟肠杆菌和产气肠杆菌，能引起多种医院感染。易感因素包括长时间住在重症加强护理病房（intensive care unit，ICU）、长期使用抗生素、进行侵入性诊疗如气管插管、使用支气管镜、放置导尿管等。所引起的感染包括败血症、肺炎、皮肤和软组织感染、泌尿系统感染、心内膜炎、腹腔内感染、化脓性关节炎、骨髓炎、脑膜炎等，在临床表现上与其他细菌引起的感染无法区分。

多数菌株染色体上携带 β- 内酰胺酶编码基因（*ampC*），因而对氨苄西林和第一代、第二代头孢菌素固有耐药。变异株因过量合成 β- 内酰胺酶而对第三代头孢菌素耐药。

四、沙雷菌属

沙雷菌属（*Serratia*）广泛分布于环境中，如水和土壤，以及多种动物的消化道中，但不是人类粪便中的常见菌。在住院的成人患者中，沙雷菌主要定居于呼吸道和泌尿道，而不是胃肠道。

黏质沙雷菌（*S. marcescens*）是住院患者常见的机会致病菌，其他沙雷菌，如普城沙雷菌（*S. plymuthica*）、液化沙雷菌（*S. liquefaciens*）、深红沙雷菌（*S. rubidaea*）、臭味沙雷菌（*S. odorifera*）等，引起的感染不多见。

1. 生物学性状 革兰氏阴性小杆菌，周身鞭毛，不形成芽胞，一般不形成荚膜，但在通气好、低氮和磷的培养基上可形成荚膜。黏质沙雷菌能产生一种色素，被称为灵菌红素（prodigiosin），使菌落呈现血红色，随培养时间延长，可逐渐褪色至浅粉色。灵菌红素的衍生物具有免疫抑制和抗肿瘤等活性。黏质沙雷菌是细菌中最小的，可用于检查除菌滤器的除菌效果。

2. 致病性 沙雷菌感染主要见于全身或局部免疫力低下、手术或创伤、使用侵入性诊疗器械的住院患者，引起败血症、肺炎、泌尿道感染、伤口感染、皮肤和软组织感染、脑膜炎、心内膜炎、骨髓炎、化脓性关节炎等多种感染。

沙雷菌属中多重耐药菌株常见。

五、枸橼酸杆菌属

枸橼酸杆菌属（*Citrobacter*）广泛存在于水、土壤和食物中，也是人和动物肠道中的正常菌群。该属目前有 12 个种，包括弗劳地枸橼酸杆菌（*C. freundii*）、异型枸橼酸杆菌（*C. diversus*）、柯赛枸橼酸杆菌（*C. koseri*）、布拉克枸橼酸杆菌（*C. braakii*）、杨格枸橼酸杆菌（*C. youngae*）、沃克曼枸橼酸杆菌（*C. werkmanii*）、无丙二酸盐枸橼酸杆菌（*C. amalonaticus*）和塞氏枸橼酸杆菌（*C. sedlakii*）等。

1. 生物学性状 革兰氏阴性杆菌，有周身鞭毛，能形成荚膜。营养要求不高，菌落灰白色、湿润、隆起、边缘整齐。个别菌株发酵乳糖，但极为缓慢。产生硫化氢。

2. 致病性 枸橼酸杆菌主要引起医院感染，易感人群包括新生儿、65 岁以上的老年人、身体虚弱者或免疫力受损者。在新生儿可导致严重脑膜炎、坏死性脑炎和脑脓肿。在其他人群可引起多种感染，以泌尿道感染最多见，其次为腹部感染、皮肤和软组织感染、手术部位感染和肺炎，也可引起败血症及骨组织和心内膜等部位的感染。

六、摩根菌属

摩根菌属（*Morganella*）广泛分布于自然界，也是人和动物肠道中的正常菌群。只有一个种,即摩根摩根菌(*M. morganii*),进一步分为2个亚种,即摩根摩根菌摩根亚种(*M. morganii subsp. morganii*)和摩根摩根菌西伯尼亚种(*M. morganii subsp. sibonii*)。

1. 生物学性状 形态、染色和培养与变形杆菌类似,但无迁徙生长现象。能分解尿素产氨,不发酵乳糖,这两个生化反应特点与变形杆菌类似,但不能产生硫化氢。

2. 致病性 为机会致病菌,主要引起院内感染,尤其是使用抗生素的患者,主要包括泌尿道感染、伤口感染、败血症、肺炎等。

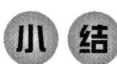

小　结

大肠埃希菌是一类中等大小的革兰氏阴性杆菌,多数菌株有周身鞭毛,能运动。不同种类的普通菌毛与致病性有关。大肠埃希菌抗原主要有O、H和K三种,是血清学分型的基础。

大肠埃希菌是肠道正常菌群,但部分大肠埃希菌具有致病性,主要有五种类型:肠产毒型大肠埃希菌(ETEC)、肠致病型大肠埃希菌(EPEC)、肠出血型大肠埃希菌(EHEC)、肠侵袭型大肠埃希菌(EIEC)和肠聚集型大肠埃希菌(EAEC)。致病机制是大肠埃希菌黏附素与肠上皮细胞特异受体结合后,依靠Ⅲ型分泌系统把毒力蛋白直接注入到宿主细胞内,导致细胞损伤;各类肠毒素造成严重水样腹泻。所致疾病包括化脓性感染、泌尿系感染、胃肠炎和食物中毒。

志贺菌是无鞭毛、无荚膜、有菌毛的革兰氏阴性杆菌,不分解乳糖。志贺菌有O抗原和K抗原,O抗原是分群的依据。致病物质为内、外毒素和侵袭力,所致疾病是细菌性痢疾,经粪-口途径传播。

沙门菌有菌毛和周身鞭毛,无荚膜和芽胞。不发酵乳糖。沙门菌有O抗原和H抗原。沙门菌属根据O抗原分群,根据H抗原在群下分为不同血清型。

沙门菌致病物质包括侵袭力和内毒素,个别菌株能产生肠毒素。所致疾病包括胃肠炎(食物中毒)、肠热症和败血症。

肠热症患者因病程不同采集不同标本。除分离培养与鉴定外,临床普遍使用肥达试验辅助诊断肠热症。肥达试验结果判断和解释必须结合临床表现、病程、病史,以及地区流行病学情况。

克雷伯菌属和肠杆菌属有明显荚膜。克雷伯菌属无鞭毛。变形杆菌有迁徙生长现象。肺炎克雷伯菌肺炎亚种引起的肺炎病情严重,痰液特点为黏稠血痰。肠杆菌属主要引起医院感染,多为机会致病性感染。变形杆菌主要引起泌尿道感染。

(方艳辉)

第13章 弧菌属

弧菌属（Vibrio）细菌是一大群菌体短小，弯曲成弧形、运动活泼的革兰氏阴性菌。弧菌属广泛分布于自然界，以水中最多，其中部分菌种可引起人类与动物疾病。弧菌属目前有36个种，其中至少有12种与人类感染有关，尤以霍乱弧菌、副溶血性弧菌和创伤弧菌最为重要。有重要医学意义的弧菌见表13-1。

表13-1　人类感染有关的主要弧菌

弧菌	人类疾病
霍乱弧菌O1和O139血清群	霍乱，可造成大流行其至世界性大流行
非O1和非O139霍乱弧菌血清群	霍乱样腹泻，一般腹泻，偶见肠道外感染
副溶血性弧菌	胃肠炎，肠道外感染
其他：拟态弧菌、创伤弧菌、霍利斯弧菌、河弧菌、少女弧菌、溶藻弧菌、麦契尼可夫弧菌	耳、伤口、软组织和其他肠道外感染，但都不常见

第一节　霍乱弧菌

霍乱弧菌（V. cholerae）是引起烈性传染病霍乱的病原体，两千多年前已有记载。自1817年以来，已发生过7次世界性霍乱大流行。前6次由霍乱弧菌古典生物型引起，均起源于孟加拉盆地。1961年开始的第7次大流行由霍乱弧菌El Tor生物型引起。首先由印度尼西亚传向远东，再回扫南亚。20世纪70年代初侵袭非洲，1991年达南美。1993年在南美秘鲁发生第一次流行，有82万病例，死亡7000余人；2012年海地霍乱暴发流行，52万人感染，死亡6000余人。1992年一个新的流行株O139（Bengal）在沿孟加拉湾的印度和孟加拉一些城市出现，并很快传遍亚洲，于1993年5月首次传入我国。

彩图：霍乱弧菌#（革兰氏染色，×1000）

一、生物学性状

1．形态与染色　霍乱弧菌菌体大小为0.5～0.8 μm×1.5～3 μm。从患者新分离出的细菌形态典型，呈弧形或逗点状。但经人工培养后，细菌常呈杆状而不易与肠道杆菌区别。革兰氏染色阴性。特殊结构有菌毛，无芽胞，有些菌株（包括O139）有荚膜，在菌体一端有一根单鞭毛。若取患者米泔水样粪便或培养物作悬滴观察，细菌运动非常活泼，呈穿梭样或流星状。

2．培养特性与生化反应　兼性厌氧。但在氧气充分的条件下生长更好。营养要求不高，可在普通培养基上生长，形成凸起、光滑、圆形的菌落。生长繁殖的温度范围广（18～37℃），故可在自然环境中生存。耐碱不耐酸，在pH7.4～9.6的范围内，能迅速生长，特别在pH8.5～9.5的碱性蛋白胨水或碱性琼脂平板上生长良好，因其他细菌在此pH中不易生长，故初次分离霍乱弧菌常用碱性蛋白胨水增菌。酸能迅速杀死细菌，因此，培养基中不能含有其能发酵的糖类。霍乱弧菌可在无盐环境中生长，而其他致病性弧菌则不能。霍乱弧菌为过氧化氢酶阳性，氧化酶阳性，能发酵很多常见的单糖、双糖和醇糖，如葡萄糖、蔗糖和甘露醇，产酸不产气；不分解阿拉伯胶糖；能还原硝酸盐，吲哚反应阳性。

弧菌属与肠杆菌科细菌的主要不同点是氧化酶试验阳性（麦契尼可夫弧菌除外）和位于菌体一端的单鞭毛。

3．抗原构造与分型 霍乱弧菌有耐热的O抗原和不耐热的H抗原。根据O抗原不同，现已有155个血清群，其中O1群、O139群引起霍乱，其余的血清群分布于地面水中，可引起人类胃肠炎等疾病，但从未引起霍乱的流行。H抗原无特异性，免疫扩散试验表明所有霍乱弧菌拥有共同的H抗原。

O1群霍乱弧菌菌体抗原由A、B、C 3种抗原成分，据此又可分为3个血清型：小川型（Ogawa）、稻叶型（Inaba）和彦岛型（Hikojima）（表13-2）。

表13-2　霍乱弧菌O1群血清型

血清型（抗原组分）	O1多克隆抗体	O1单克隆抗体			出现频率	造成流行
		A	B	C		
小川型 Ogawa（AB）	+	+	+	−	常见	是
稻叶型 Inaba（AC）	+	+	−	+	常见	是
彦岛型 Hikojima（ABC）	+	+	+	+	极少见	未知

+：凝集；−：不凝集

根据表型差异，O1群霍乱弧菌的每一个血清型还可分为2个生物型，即古典生物型（classical biotype）和El Tor生物型（El Tor biotype），后者因在埃及西奈半岛El Tor检疫站被分离而得名。古典生物型不溶解羊红细胞，不凝集鸡红细胞，对多粘菌素敏感，可被第Ⅳ群噬菌体裂解，而El Tor弧菌则完全相反。

O139群在抗原性方面与O1群之间无交叉，序列分析发现O139群失去了O1群的O抗原基因，出现了一个约36 kb的新基因，编码与O1群不同的脂多糖抗原和荚膜多糖抗原，但与O22和O155等群可产生抗原性交叉。在遗传性方面，如核糖型，限制性酶切电泳图谱，外膜蛋白，毒性基因等，O139群则与O1群的古典型和El Tor生物型的流行株相似。

4．抵抗力 El Tor生物型和其他非O1群霍乱弧菌在外环境中的生存力较古典型为强，在河水、井水及海水中可存活1～3周，有时还可越冬。本菌不耐酸，在正常胃酸中仅能存活4分钟。55℃湿热15分钟，100℃煮沸1～2分钟，0.5 ppm氯15分钟能杀死霍乱弧菌。以1:4比例加漂白粉处理患者排泄物或呕吐物，经1小时可达到消毒目的。O1群El Tor型菌株耐药尚不严重，O139群菌株耐药严重，超过半数的菌株对氯霉素、卡那霉素、萘啶酸、四环素、氨苄西林和复方磺胺甲噁唑（SMZ-TMP）耐药，但这些菌株对环丙沙星仍较为敏感。来自环境水体的非产毒O1群菌株具有多耐药特征，其潜在的威胁是这些菌株可能通过基因水平转移的方式将耐药性传递给环境中的产毒株。

二、致病性与免疫性

1．致病物质 霍乱弧菌的致病物质涉及染色体上多个基因，它们主要包括由ToxR蛋白调控的 *ctxA*、*ctxB*、*tcp*、*zot*、*ace* 等基因，另外还有两个不受ToxR蛋白调控的毒力因子基因 *hlyA* 和 *hap*。

（1）霍乱肠毒素（cholera toxin） 是目前已知的致泻毒素中最为强烈的毒素，是肠毒素的典型代表。编码霍乱肠毒素的基因由噬菌体携带，噬菌体以定植于肠黏膜的霍乱弧菌的菌毛为受体，进入细菌后，将产毒素基因整合在细菌染色质上，霍乱肠毒素由一个 A 亚单位和 5 个相同的 B 亚单位构成一个热不稳定性多聚体蛋白，分别由霍乱毒素 A 基因（cholera toxin A，*ctxA*）和 B 基因（*ctxB*）编码。B 亚单位可与小肠黏膜上皮细胞 GM1 神经节苷脂受体结合，然后插入宿主细胞膜，形成亲水性穿膜孔道。使 A 亚单位通过孔道进入细胞质，A 亚单位在发挥毒性作用前需经蛋白酶作用裂解为 A1 和 A2 两条多肽。A1 作为腺苷二磷酸核糖基转移酶可使 NAD（辅酶Ⅰ）上的腺苷二磷酸核糖（ADP-ribose，ADP-R）转移到 G 蛋白上，此为腺苷酸环化酶的一部分，其活化可使细胞内 ATP 转变为 cAMP，使 cAMP 水平升高，结果肠黏膜细胞过量分泌 Cl^- 和水，抑制了 Na^+ 的吸收，肠液大量分泌，患者因此出现腹泻与呕吐，严重的水和电解质丧失（图 13-1）。

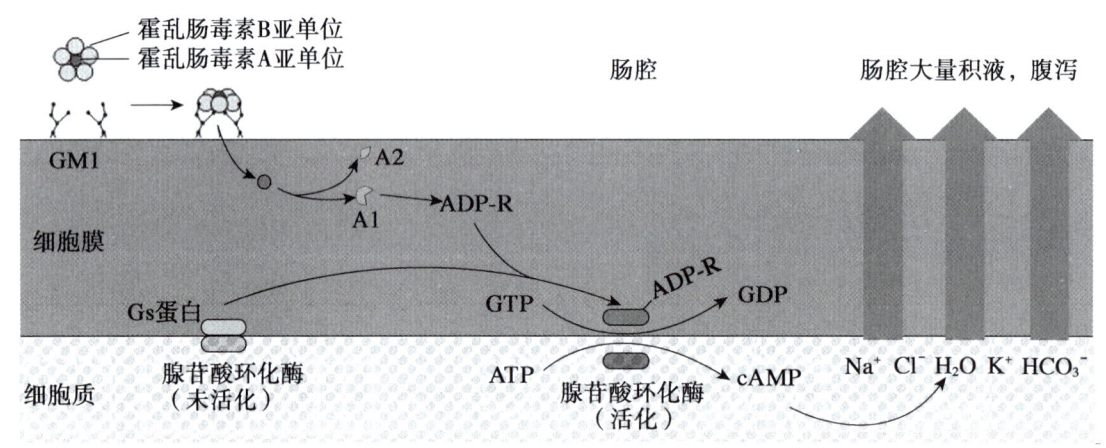

图 13-1 霍乱肠毒素的作用机制

（2）鞭毛、菌毛及其他毒力因子 霍乱弧菌活泼的鞭毛运动有助于细菌穿过肠黏膜表面黏液层而接近肠壁上皮细胞。细菌的普通菌毛是细菌定居于小肠所必需的因子。只有黏附定居后方可致病。与此相关基因有 *acf* 和 *tcpA*。*acf* 编码辅助定居因子（accessory colonization factor）；*tcpA* 编码毒素协调菌毛蛋白（toxin coregulated pilus A）的一个亚单位。实验发现使 *tcpA* 失活后，变异株即失去定居功能和致泻特性。其他毒力因子还有溶血-溶细胞素 A（hemolytic-cytolytic A）基因 *hlyA* 编码的具有溶血-细胞毒毒性的蛋白；血凝素/蛋白酶（hemagglutinin/protease）基因 *hap* 编码的血凝素/蛋白酶有助于细菌从死亡细胞上解离。

O139 群除具有上述 O1 群的致病物质和相关基因外，还存在多糖荚膜和特殊 LPS 毒性决定簇，其功能是抵抗血清中杀菌物质和能黏附到小肠黏膜上，不表达 LPS 决定簇和荚膜的 TnphoA 突变株则对血清中的杀菌物质易感。

2. 所致疾病 引起烈性肠道传染病霍乱，我国定为甲类传染病。

在自然情况下，人类是霍乱弧菌的唯一易感者。在地方性流行区，除患者外，无症状感染者也是重要传染源。高比例的无症状携带者有利于疾病的扩散，根据卫生状况，无症状携带者和患者的比率为 10∶1～100∶1。

传播途径主要是通过污染的水源或未煮熟的食物如海产品、蔬菜经口摄入。居住拥挤，卫生状况差，特别是公用水源是造成暴发流行的重要因素。人与人之间的直接传播不常见。在正常胃酸条件下，如以水为载体，需饮入大于 10^{10} 个细菌方能引起感染；如以食物作为载体，由于食物高强度的缓冲能力，感染剂量可减少到 $10^2 \sim 10^4$ 个细菌。任何能降低胃中酸度的药物或其他原因，都可使人对霍乱弧菌感染的敏感性增加。

病菌到达小肠后，黏附于肠黏膜表面并迅速繁殖，不侵入肠上皮细胞和肠腺，细菌在繁殖过程中产生肠毒素而致病。O1群霍乱弧菌感染可从无症状或轻型腹泻到严重的致死性腹泻。在古典生物型霍乱弧菌感染中，无症状者可达60%；在El Tor生物型感染中，无症状者可达75%。霍乱弧菌古典生物型所致疾病较El Tor生物型严重。典型病例一般在吞食细菌后2~3天突然出现剧烈腹泻和呕吐，多无腹痛，每天大便数次或数十次。在疾病最严重时，每小时失水量可高达1升，排出由黏膜、上皮细胞和大量弧菌构成的如米泔水样的吐泻物。由于大量水分和电解质丧失而导致失水，代谢性酸中毒，低碱血症和低容量性休克及心力不齐和肾衰竭，如未经治疗处理，患者可在12~24小时内死亡，死亡率达25%~60%，但若及时给患者补充液体及电解质，死亡率可小于1%。O139群霍乱弧菌感染比O1群严重，表现为严重脱水和高死亡率，且成人病例所占比例较高，大于70%，而O1群霍乱弧菌流行高峰期，儿童病例约占60%。

康复者维持带菌状态，成为主要的传染源。病菌主要存在于胆囊中。

3．免疫性 对O1群霍乱弧菌感染的研究和历次霍乱流行的观察，表明感染霍乱弧菌后，机体可获得免疫力，再感染少见。患者发病数月后，血液中和肠腔中可出现保护性的抗肠毒素抗体及抗菌抗体，抗肠毒素抗体主要针对霍乱毒素B亚单位，抗菌抗体主要针对O抗原，抗H抗体无保护作用。肠腔中的sIgA可凝集黏膜表面的病菌，使其失去动力；可与菌毛等黏附因子结合，阻止霍乱弧菌黏附至肠黏膜上皮细胞；可与霍乱肠毒素B亚单位结合，阻断肠毒素与小肠上皮细胞受体作用。霍乱弧菌引起的肠道局部黏膜免疫是霍乱保护性免疫的基础。

感染O139群的患者大多为成年人，表明以前感染O1群获得的免疫对O139群感染无交叉保护作用。O139群感染后的免疫应答与O1群基本一致。家兔肠道结扎实验和小鼠攻击实验证明，O139群的保护性免疫以针对脂多糖和荚膜多糖的抗菌免疫为主，抗毒素免疫为辅。O1群的脂多糖O抗原与O139群存在显著差异，且还缺少荚膜多糖表面抗原，故其引起的免疫不能交叉保护O139群的感染。

三、微生物学检查法

霍乱是烈性传染病，对首例患者的病原学诊断应快速、准确，并及时做出疫情报告。在流行期间，典型患者的诊断并不困难；但散在的、轻型病例应与其他原因的腹泻相区别。

标本包括患者的"米泔水"样吐泻物、肛拭，流行病学调查还包括水样。霍乱弧菌不耐酸和干燥。为避免因粪便发酵产酸而使病菌灭活，标本应及时培养或放入碱性保存液中运输；肠道病原菌常用的甘油盐水缓冲保存液不适于该菌的保存。

直接镜检革兰氏染色阴性弧菌，悬滴法观察细菌呈穿梭样运动有助于诊断。

分离培养常将标本首先接种至碱性蛋白胨水增菌，37℃孵育6~8小时后直接镜检并做分离培养。在碱性琼脂平板上培养24小时后，形成圆形、透明或半透明S型、无色扁平菌落。常用TCBS选择培养基（thiosulfate citrate bile sucrose medium）分离细菌，该培养基含有硫代硫酸盐（thiosulfate）、枸橼酸盐（citrate）、胆盐（bile salts）及蔗糖（sucrose），培养基呈暗绿色，霍乱弧菌因分解蔗糖呈黄色菌落。挑选可疑菌落进行生化反应及与O1群多价和单价血清做玻片凝集反应，还需与O139群抗血清做凝集反应。

四、防治原则

改善社区环境，加强水源和粪便管理，培养良好个人卫生习惯，不生食贝壳类海产品等是预防霍乱弧菌感染和流行的重要措施。

长期以来使用 O1 群霍乱弧菌死菌苗肌内注射，虽可增强人群的特异性免疫力，但保护力仅为 50% 左右，且血清抗体持续时间较短，仅为 3～6 个月。在认识到肠道局部免疫对霍乱预防起主要作用后，目前霍乱疫苗预防的重点已转至研制口服菌苗的方向上，包括 B 亚单位-全菌灭活口服疫苗、基因工程减毒活菌苗（用基因工程技术去除 O1 群霍乱弧菌野生株 DNA 中大部分毒力基因的活疫苗）、带有霍乱弧菌几个主要保护性抗原的基因工程疫苗等。其中前两种疫苗已进行过大规模人群试验，对其有效保护率和保护时间正在进行评估，且在某些国家已获准使用。O139 群霍乱弧菌尚无预防性疫苗，候选菌苗正在研制中，思路是制成包括预防 O1 群和 O139 群霍乱弧菌感染的二价菌苗。

及时补充液体和电解质，预防大量失水导致的低血容量性休克和酸中毒是治疗霍乱的关键；用于霍乱的抗菌药物有四环素、多西环素和复方磺胺甲恶唑（SMZ-TMP）等。但带有多重耐药质粒的菌株在增加；且 O139 群的耐药性强于 O1 群，给治疗带来一定困难。

第二节　副溶血弧菌

副溶血性弧菌（V. parahaemolyticus）于 1950 年从日本一次暴发性食物中毒中分离发现。该菌存在于近海的海水、海底沉积物和鱼类、贝壳等海产品中。根据菌体 O 抗原不同，现已有 13 个血清群。主要引起食物中毒，尤以日本、东南亚、美国及我国台北地区多见，也是我国大陆沿海地区食物中毒中最常见的一种病原菌。

一、生物学性状

同其他引起人类感染的弧菌种类一样，该菌与霍乱弧菌的一个显著差别是嗜盐性（halophilic），在培养基中以含 3.5% NaCl 最为适宜，无盐则不能生长，但当 NaCl 浓度高于 8% 时也不能生长。在盐浓度不适宜的培养基中，细菌呈长杆状或球杆状等多种形态。在 TCBS 培养基上，副溶血弧菌形成绿色、不发酵蔗糖的菌落。该菌不耐热，90℃ 1 分钟即被杀死；不耐酸，在 1% 醋酸或 50% 食醋中 1 分钟死亡。

副溶血性弧菌在普通血平板（含羊、兔或马等血液）上不溶血或只产生 α 溶血。但在特定条件下，某些菌株在含高盐（7% NaCl）、人 O 型血或兔血及以 D-甘露醇作为碳源的我妻琼脂（Wagatsuma agar）平板上可产生 β 溶血，称为神奈川现象（Kanagawa phenomenon，KP）。

二、致病性

引起食物中毒的确切致病机制尚待阐明。KP+ 菌株基本肯定为致病性菌株，可黏附在肠黏膜上。现已从 KP+ 菌株分离出 2 种致病因子，其一为耐热直接溶血素（thermostable direct hemolysin，TDH），动物实验表明具有细胞毒性和心脏毒性两种作用。其基因为双拷贝（tdh1 和 tdh2），KP 实验中的溶血现象即由 tdh2 位点决定。tdh 基因家族也广泛存在于人类致病性弧菌中，如大多数霍利斯弧菌菌株（V. hollisae），某些拟态弧菌菌株（V. mimicus）中，非 O1 群霍乱弧菌中也存在同源性约为 93%～96% 的 tdh 相关基因，提示该基因与致病关系密切。另一个致病因子为耐热相关溶血素（thermostable related hemolysin，TRH）生物学功能与 TDH 相似，其基因与 tdh 同源性为 68%。

其他致病物质可能还包括黏附素和黏液素酶。

该菌引起的食物中毒经烹饪不当的海产品或盐腌制品传播，常见的为海蜇、海鱼、海虾及各种贝类，因食物容器或砧板生熟不分污染本菌后，也可发生食物中毒。该病常年均可发生，潜伏期 5～72 小时，平均 24 小时，可从自限性腹泻至中度霍乱样病症，有腹痛、腹泻、呕吐和低热,粪便多为水样,少数为血水样,恢复较快,病后免疫力不强,可重复感染。

该菌还可引起浅表创伤感染、败血症等。

三、诊断与防治

标本采取患者粪便、肛拭或剩余食物,直接分离培养于 SS 琼脂平板或嗜盐菌选择平板。如出现可疑菌落,进一步做嗜盐性试验与生化反应,最后用诊断血清进行鉴定。可选择使用基因探针杂交及 PCR 快速诊断法,可直接从原始食物标本或腹泻标本中检测耐热毒素基因。

治疗可用抗菌药物,如庆大霉素或复方磺胺甲噁唑(SMZ-TMP),严重病例需输液和补充电解质。

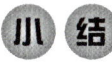

弧菌属广泛分布,以水中最多,霍乱弧菌、副溶血性弧菌引起人类的感染最为重要。霍乱弧菌是引起烈性传染病霍乱的病原体。人类是霍乱弧菌的唯一易感者。霍乱肠毒素是最为强烈的致泻毒素,编码霍乱肠毒素的基因由噬菌体携带,霍乱肠毒素使肠黏膜细胞过量分泌肠液,导致患者出现腹泻、呕吐、严重的水、电解质的丧失。

副溶血性弧菌存在于近海的海水、海底沉积物和鱼类、贝壳中。主要引起沿海地区食物中毒。副溶血性弧菌的突出特征是嗜盐性,无盐则不能生长。

(刘 新)

第14章 螺杆菌属和弯曲菌属

临床上有重要意义的螺旋状革兰氏阴性菌主要包括螺杆菌属和弯曲菌属的细菌。

第一节 螺杆菌属

螺杆菌属（Helicobacter）的细菌形态呈弯曲、细长状，革兰氏染色阴性。目前，该属细菌共发现35个种，有3种可引起人类疾病，其中幽门螺杆菌（H. pylori）与人类疾病关系最为密切（表14-1）。

表14-1 引起人类疾病的螺杆菌

菌种	主要储存宿主	所致疾病
幽门螺杆菌（H. pylori）	人、灵长类动物、猪	胃炎、消化性溃疡、胃腺癌、MALT 淋巴瘤
同性恋螺杆菌（H. cinaedi）	人、仓鼠	胃肠炎、败血症、直肠结肠炎
芬纳尔螺杆菌（H. fennelliae）	人	胃肠炎、败血症、直肠结肠炎

澳大利亚学者 Marshall 和 Warren 于 1982 年从慢性胃炎患者的胃黏膜活检组织中分离出幽门螺杆菌，研究证实该菌是引发慢性胃炎、消化性溃疡的主要致病因子，与胃癌和胃黏膜相关淋巴组织（mucosa-associated lymphoid tissue，MALT）淋巴瘤的发生关系密切。Marshall 和 Warren 因此获得 2005 年诺贝尔生理学或医学奖。

一、生物学性状

1. 形态与染色 呈螺旋状、S 形或海鸥展翅状，散在排列，革兰氏染色阴性。大小为 0.5～1.0 μm×2.5～4.0 μm。电镜下可看到弯曲的菌体一端或两端有数根带鞘的鞭毛（图14-1）。不利环境中可形成球状菌。无芽胞和荚膜。

2. 培养特性 微需氧，培养时需要在 5% O_2、10% CO_2 和 85% N_2 且相对湿度 98% 的环境中生长。最适生长温度 35～37℃。对营养要求高，需要富含营养的哥伦比亚、脑心浸液、布氏琼脂且加入血液或血清的培养基上生长，培养 3～5 天可形成针尖大小的半透明菌落。

3. 生化反应 可产生大量高活性的尿素酶，尿素酶试验阳性；氧化酶试验和触酶试验阳性；不分解糖类。

4. 基因组特征 目前已有 89 株幽门螺杆菌有全基因测序数据。以菌株 26 695 为例，其基因组大小约 $1.67×10^6$ bp，有 1 555 个基因和 65 个假基因，编码 1 445 种蛋白质。有 36 种 tRNA 和 7 种 rRNA。在幽门螺杆菌的染色体 DNA 上可携带与毒力相关的 cog 致病岛（cag pathogenicity island，cagPAI）。幽门螺杆菌菌株随人群、地域表现出基因多态性。Ⅰ型菌株携带细胞毒素相关基因 A（cytotoxin associated gene A，cagA）和空泡毒素 A（vacuolating

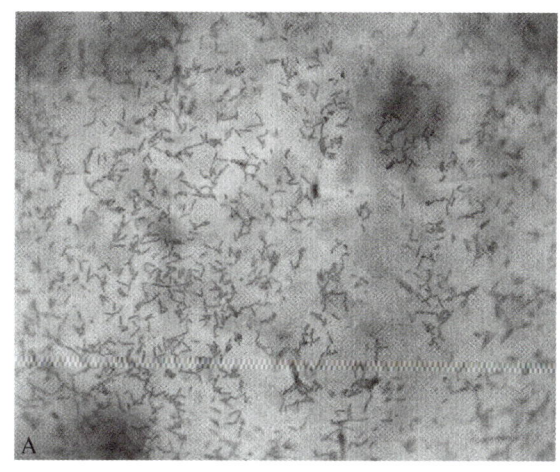 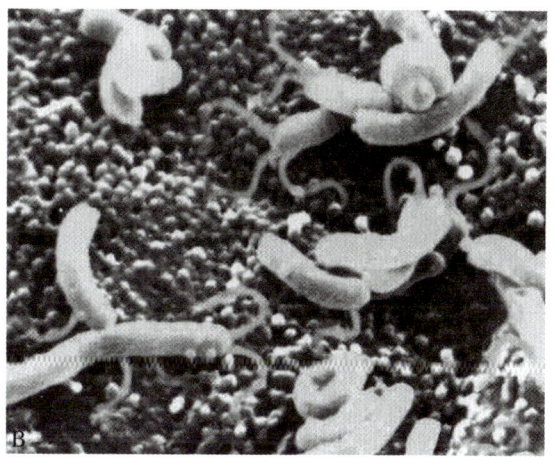

图 14-1　幽门螺杆菌形态

左为革兰氏染色，×1000；右为扫描电镜

cytotoxin A，vacA）基因，表达 CagA 和 VacA 蛋白，致病性强。Ⅱ型菌株为 *cagA* 阴性，致病性弱。东亚地区人群流行菌株主要为Ⅰ型菌株，西方流行菌株只有部分Ⅰ型菌株。

二、致病性与免疫性

1. 致病物质　包括抵抗胃酸和定植的因素、破坏胃黏膜细胞的因素。

（1）与抵抗胃酸和定植有关的因素包括尿素酶、鞭毛和黏附素等。

1）尿素酶：幽门螺杆菌可产生大量的高活性尿素酶，分解尿素产 CO_2 和 NH_3。NH_3 可中和胃酸，且可以降低黏液中黏蛋白的含量，既有利于该菌抵抗胃酸，同时破坏黏液的离子完整性，削弱屏障功能。尿素酶还可引起上皮细胞的变性和损伤。

2）与细菌运动有关因素：幽门螺杆菌拥有鞭毛及螺旋状结构，运动活泼，可迅速穿越黏稠的黏液层，逃避胃酸的杀菌作用，扩散至黏膜面。

3）黏附因素：幽门螺杆菌的 *babA*、*sabA*、*hpaA*、*hopZ*、*napA* 等多种基因编码产物参与与上皮细胞的黏附，有助于细菌定植。如血型抗原结合黏附素（blood group antigen bingding adhesion，BabA）可与宿主细胞表面的 Lewis^b 血型抗原黏附。唾液酸黏附素（sialic acid-binding adhesin，SabA）可与人胃黏膜上皮产生的 sialy-lewis X 结合，介导黏附。

（2）能够破坏胃黏膜上皮细胞的因素包括毒素、酶和脂多糖。

1）CagA 和 VacA 蛋白：两种外毒素蛋白是主要毒力因子。CagA 分子量为 128 kD，能破坏上皮细胞，诱导上皮细胞产生 IL-1β、IL-6、TNF-α 及 IL 8 等炎症介质，吸引炎症细胞，释放胞内多种酶类，导致胃组织损伤，并可诱导胃上皮细胞凋亡。VacA 的分子量为 87 kD，它在体外能诱导多种哺乳动物细胞质发生空泡样变性，还可引起细胞凋亡、骨架重排。现已证实，CagA 和 VacA 还与消化性溃疡、胃腺癌等的发生关系密切。

2）蛋白酶、脂酶和磷脂酶 A：可降解黏液层，破坏上皮细胞膜等。

3）脂多糖：可模拟 Lewis 抗原，具有黏附功能；可结合细胞表面的 Toll 样受体，刺激细胞释放 IL-8 及 TNF-α 等，引起免疫反应。

2. 所致疾病　人是幽门螺杆菌感染的主要传染源，自然人群总感染率约为 50%，有些地区高达 90%。人群经济状况、教育程度、生活习惯等影响感染率，有家庭聚集性。传播途径可能是粪-口、口-口、医源性传播等。幽门螺杆菌可定居在胃窦和胃体，以胃窦部为最佳部位，甚至在口腔可查到该细菌。幽门螺杆菌的致病机制尚未完全阐明，细菌产生的毒性物质、宿主的遗传易感性和免疫状态、细菌感染后引发的免疫炎症反应等均发挥重要作用。

感染者大多不出现症状，少数感染者出现以下疾病。

（1）胃炎：幽门螺杆菌感染可引起浅表性胃炎、弥漫性胃窦胃炎，数年后可进展为多灶性、萎缩性胃炎。功能性消化不良可能也与其感染有关。

（2）消化性溃疡：几乎所有消化性溃疡患者均有幽门螺杆菌感染性胃炎，根除幽门螺杆菌后，溃疡治愈，复发率也明显降低。

（3）胃癌与胃 MALT 淋巴瘤：幽门螺杆菌感染使胃中内源性突变原如亚硝胺、亚硝基化合物增多，以及 NO 的合成导致 DNA 亚硝基化脱氨作用，可能使细胞突变，诱导胃癌发生。极少数患者病变涉及胃壁淋巴组织，有导致 MALT 淋巴瘤的危险。

3. 免疫性 感染幽门螺杆菌后，在患者胃液中能检出特异性 sIgA 和 IgG。在血中可持续出现特异性的 IgG 和 IgA，且可持续半年至一年以上。但这些抗体不能清除已感染的幽门螺杆菌。此外，还可产生多种细胞因子，但作用各不相同，有些可能对抗感染有利，而另外一些则可能与致病有关。

三、微生物学检查法

临床检测幽门螺杆菌感染的方法可归为三类。

1. 取材胃黏膜组织进行形态学观察、细菌分离与鉴定、核酸检测。

（1）形态学观察：胃黏膜的活检组织或固定的标本组织切片，用 Warthin-Starry 银染色、HE 染色、Giemsa 染色或革兰氏染色等，显微镜下可在黏液层下、胃黏膜表面、胃小凹和腺体腔中看到呈弯曲状，分散或聚集的细菌。

（2）分离培养和鉴定：胃黏膜活检组织接种于幽门螺杆菌选择培养基（含有三甲氧苄胺嘧啶、万古霉素、多黏菌素、两性霉素），在微需氧、高湿度环境中培养 3～5 天，观察菌落形态。挑取可疑菌落，通过形态观察和生化反应（尿素酶、氧化酶和触酶试验）进行鉴定。

（3）核酸检查：用 PCR 检测幽门螺杆菌核酸，可快速诊断。

2. 检测尿素酶 常用的方法是：①快速尿素酶试验：将活检胃黏膜组织放入含有尿素和酸碱指示剂的试剂中，幽门螺杆菌的尿素酶分解尿素产生氨，使 pH 升高，指示剂变色，数分钟内可观察到颜色改变。可用于胃镜检查时幽门螺杆菌感染的快速诊断。② CO_2 呼气试验：让受检者服用 ^{13}C 或 ^{14}C 标记的尿素，胃黏膜表面的幽门螺杆菌产生的高活性尿素酶可分解尿素产生 NH_3 和 HCO_3^-，HCO_3^- 吸收后在肺部可转换成 CO_2 呼出，用液体闪烁计数器或气体核素质谱仪检测 ^{13}C 或 ^{14}C 标记的 CO_2，即可用于幽门螺杆菌感染的诊断。该法快速简便和灵敏，广泛应用于临床诊断和流行病学调查。

3. 免疫学方法检测抗原和抗体 方法有：①粪便抗原检查：采用单克隆或多克隆抗体检测粪便中的幽门螺杆菌抗原。标本易收集，阳性标本可反映活动性感染。②血清抗体检测：采集血清标本检测血清中幽门螺杆菌的 IgG，结合胃黏膜标本的形态学观察或快速尿素酶试验等，协助诊断感染。单独检测抗体仅用于幽门螺杆菌感染的流行病学调查，不能够用于现症感染诊断。

四、防治原则

幽门螺杆菌的疫苗正在研制中，由我国学者研制的口服重组幽门螺杆菌疫苗已经获得一类新药证书。临床感染有症状者需要进行根除治疗，常用三联或四联疗法，包括质子泵抑制剂和（或）胶态铋剂和 2 种抗菌药物（阿莫西林、克拉霉素、甲硝唑/替硝唑）。目前对甲硝唑和克拉霉素的耐药呈上升趋势。

第二节 弯曲菌属

弯曲菌属（Campylobacter）是一类革兰氏染色阴性，菌体弯曲呈 S 形或逗点状的细菌。广泛分布于动物界，常定居于家禽和野鸟的肠道内。目前已经发现了 33 个种和 14 个亚种。引起人类疾病比较重要的包括空肠弯曲菌（C. jejuni）、结肠弯曲菌（C. coli）、胎儿弯曲菌（C. fetus）和乌普萨拉弯曲菌（C. upsaliensis），以空肠弯曲菌的感染最为多见。

弯曲菌属的细菌是引起人类腹泻的常见菌株，免疫力低下人群可引发全身感染。可诱发格林-巴利综合征（Guillain-Barre Syndrome，GBS）和反应性关节炎等自身免疫性疾病。

一、生物学性状

1. 形态与染色 菌体细长弯曲，呈 S 形、逗点状、海鸥状或螺旋形，大小为 0.2～0.5 μm ×0.5～5.0 μm，可通过 0.45 μm 的滤器；一端或两端有无鞘的单鞭毛（图 14-2），运动活泼。有荚膜，不形成芽胞。

2. 培养特性 微需氧，气体环境要求 5% O_2、10% CO_2 和 85% N_2。最适温度 42℃，37℃ 也可生长，25℃ 则不能生长。营养要求高，需要用含血液或血清的营养培养基培养。初次分离见两种菌落，一种细小凸起 S 形；另一种扁平、无色透明、呈毛玻璃状，边缘不整齐。在半固体培养基上接种孵育后，呈迁徙生长现象。

3. 生化反应 不能利用糖类，氧化酶、触酶、马尿酸盐水解试验阳性，可还原硝酸盐，可产生 H_2S，尿素分解阴性。

4. 抗原构造 主要抗原有对热稳定的菌体抗原（O）和对热不稳定的表面（K）及鞭毛（H）抗原。根据 O 抗原不同，将空肠弯曲菌分为 45 个以上血清型。第 11、12、18 血清型最为常见。

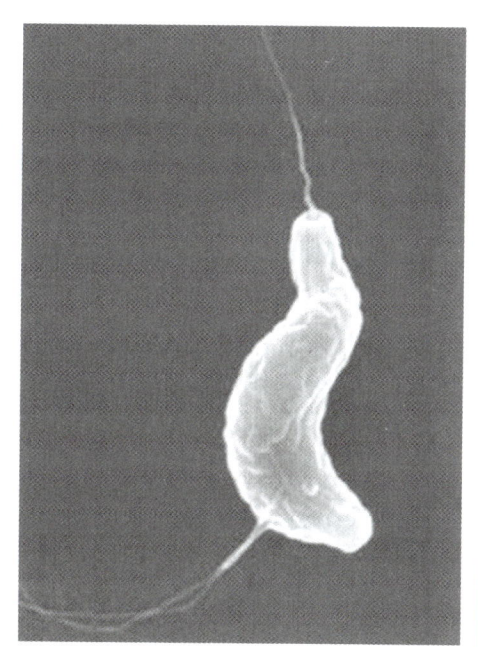

图 14-2 空肠弯曲菌形态（扫描电镜图）

5. 抵抗力 对外界因素抵抗力较弱，易被干燥、直射阳光及化学消毒剂所杀灭；在干燥环境中 3 小时内死亡；加热 56℃ 5 分钟即可杀死。

二、致病性与免疫性

动物是主要传染源，感染动物的粪便污染水源、食品，感染的奶牛可从乳汁排菌。人类感染途径以消化道为主，与感染动物直接接触也可受染。

该菌可产生黏附素、内毒素、细胞毒素和肠毒素，但毒素在人类感染中的作用不清楚。该菌对胃酸敏感，经口摄入至少 10^4 个细菌才有可能致病。空肠弯曲菌可迅速地旋转运动穿越肠壁黏液层，通过菌毛黏附上皮细胞，大量繁殖，产生不耐热肠毒素，引起以腹泻为主的临床症状。胎儿弯曲菌胎儿亚种是机会致病菌。机体虚弱或免疫抑制的人可引起脑膜炎甚至全身感染，如败血症；偶尔引起腹泻。

空肠弯曲菌和乌普萨拉弯曲菌感染与 GBS 发病有关，发生率约为 1/1 000，最常见的为空肠弯曲菌 O19 血清型。也可引起反应性关节炎。上述疾病均为自身免疫性疾病，可能与弯曲菌属细菌感染后引发的交叉免疫反应有关。

机体感染该菌后，产生特异性抗体，血清抗体类型有 IgM 和 IgG，能调理吞噬细胞吞噬并激活补体，发挥杀菌作用。肠道局部的 sIgA 有一定的抗感染能力。

三、微生物学检查法

将新鲜粪便标本直接涂片后，进行革兰氏染色，镜下查找革兰氏阴性的弯曲菌，或用暗视野显微镜观察悬滴标本中螺旋式运动细菌，初步做出诊断。可将粪便标本直接接种于选择培养基进行分离培养，置 42℃微需氧环境中培养 48～72 小时，观察菌落特征，根据典型形态结合生化反应和血清学方法做出判定。也可检测粪便中的抗原；用 PCR 检测空肠弯曲菌的核酸进行诊断。

四、防治原则

重点应加强水源、饮食卫生管理，切断传播途径。目前尚无特异性疫苗。及时诊断和治疗患者。本菌对多种抗菌药物敏感，常选用红霉素、阿奇霉素、四环素、喹诺酮类抗菌药物进行治疗。

小 结

幽门螺杆菌为螺旋状革兰氏阴性菌，有端鞭毛。微需氧菌，对营养要求高。尿素酶试验阳性。表达 CagA 和 VacA 的 I 型菌株致病性强。幽门螺杆菌可产生尿素酶、鞭毛以及黏附因子突破宿主胃黏膜防御体系。CagA 和 VacA 是主要毒力因子。主要传播途径是粪-口、口-口、医源性传播。幽门螺杆菌是胃炎、消化性溃疡的主要病原菌，与胃腺癌、胃 MALT 淋巴瘤发生关系密切。检查方法包括依赖胃黏膜组织的形态学观察、分离培养和鉴定、核酸检查；依赖尿素酶的快速尿素酶、CO_2 呼气试验；免疫学方法（粪便抗原、血清抗体检测）。临床根除治疗常用三联或四联疗法。

空肠弯曲菌呈细长弯曲革兰氏阴性菌，有端鞭毛，微需氧，最适生长温度 42℃。动物是主要传染源，人类感染经消化道途径和直接接触，可引起腹泻。胎儿弯曲菌可引起免疫抑制人群败血症。空肠弯曲菌和乌普萨拉弯曲菌感染与 GBS 和反应性关节炎有关。

（韩 俭）

分枝杆菌属

第15章

分枝杆菌属（mycobacterium）细菌是一类细长略带弯曲的杆菌，有分枝生长的趋势。大多数具有抗酸性，一般染色方法不易着色，需经加温或延长时间才能着色，一旦着色后能抵抗盐酸乙醇的脱色作用，故又称抗酸杆菌（acid-fast bacillus）。抗酸性与细菌细胞壁所含的大量脂质有关。

分枝杆菌属内结核分枝杆菌（*M. tuberculosis*）、牛分枝杆菌（*M. bovis*）、非洲分枝杆菌（*M. africanum*）、田鼠分枝杆菌（*M. microti*）和卡氏分枝杆菌（*M. canettii*）均可引起典型的结核病，它们与卡介苗、*M. pinnipedii*（分离于海豹）等归属于结核分枝杆菌复合群（*M. tuberculosis* complex，MTC）。其中前两者可使人和动物致病，人感染以结核分枝杆菌最为常见；牛分枝杆菌主要侵害牛，其次是人、其他家畜（猪、马、绵羊、山羊等）和野生动物；这些病原体可通过交叉感染方式（如人饮用牛奶或动物接触结核病患者等）在人和动物间相互传播，因此是人兽共患病原体；田鼠分枝杆菌可使田鼠发生全身性结核，在豚鼠、家兔和牛仅引起局限性病变，对人类基本无致病性。

麻风分枝杆菌引起人类的麻风病。除MTC和麻风分枝杆菌之外的分枝杆菌统称为非结核分枝杆菌，偶尔可机会致病。

第一节 结核分枝杆菌

结核分枝杆菌（*M. tuberculosis*）是结核病最重要的病原菌，俗称结核杆菌。1882年3月24日郭霍（Koch）发现并证实是结核病的病原菌，因此获得1905年诺贝尔生理学或医学奖。

结核病是一种古老的疾病，随着卡介苗、链霉素及其他抗结核药物相继应用，结核病曾在1950年以后得到有效控制。但由于卡介苗效果的局限性、耐药结核菌株的不断出现、艾滋病合并结核病感染、人口流动等原因，结核病又死灰复燃。因此，1982年在纪念结核分枝杆菌发现100周年时，WHO倡议将3月24日作为"世界防治结核病日"。据估计全球1/3人口感染了结核分枝杆菌，其中5%～10%可成为结核病患者。据WHO数据，2017年结核病仍是全球十大死因之一，新发结核病人数1040万，其中30个结核病高负担国家占87.2%，160万由于结核病而死亡；我国在占新发病例50%的4个国家里排位第二（8.9%），也是全球30个耐多药结核病流行严重的国家之一。据2010年全国第五次结核病流行病学抽样调查结果显示，我国结核病年发病人数约为130万，占全球发病的14.3%，其中每年新发耐多种抗结核药物患者数约为12万。结核病是严重的全球性公共卫生问题之一。

一、生物学性状

1. 形态与染色 典型形态为细长略带弯曲的杆菌，1～4μm×0.3～0.6μm，呈单个或分枝状散在分布，有时呈V、Y、人字或条索状、短链状排列。菌体两端钝圆，无芽胞、无鞭毛，有荚膜。在陈旧病灶和培养物中以及抗结核药物作用下，形态常不典型，如颗粒状、串球

彩图：结核分枝杆菌#（抗酸染色，×1000）

状、短棒状和长丝形等。革兰氏染色阳性但不易着色，常用齐 - 尼（Ziehl-Neelsen）抗酸染色法（acid-fast stain）染色，结核分枝杆菌呈红色，而标本中其他细菌、细胞、杂质等均呈蓝色。结核分枝杆菌的抗酸性与其细胞壁内所含分枝菌酸残基和胞壁固有层的完整性有关。用荧光染料金胺 O 染色，在荧光显微镜下菌体呈橘黄色。在体内可形成 L 型，与细菌的耐药性或疾病复发有关。

2. 培养特性 专性需氧，5%～10% CO_2 能促进生长。营养要求较高，在含鸡蛋、甘油、马铃薯、孔雀绿和天门冬素等的培养基中生长良好，常用的培养基为罗氏（Lowenstein-Jensen）培养基，还有米氏（Middlebrook）等商品化培养基。最适生长温度为 35～37℃，pH 6.5～6.8，生长缓慢，18 小时分裂 1 次，在固体培养基上 2～5 周才出现肉眼可见的菌落。典型菌落为粗糙型，表面干燥呈颗粒状，不透明，初为乳白色，以后略现黄色或乳酪色，培养较久菌落互相融合似菜花状。在液体培养中生成菌膜，若培养液中加入吐温 -80 或震荡培养可使细菌分散呈均匀生长。有毒株在液体培养基中呈索状生长。

3. 抵抗力 因细胞壁含有大量脂类，故对外界环境与理化因素的抵抗力比一般细菌繁殖体强。在阴暗干燥的痰中可存活 6～8 个月；3℃环境可存活 1 年；耐受青霉素、酸、碱及碱性染料等。干热 160～180℃ 1～2 小时、湿热 60℃ 30 分钟、煮沸可杀死细菌。日光照射 2 小时、紫外线照射 20 分钟可杀灭物体表面和空气中的细菌。70%～75% 乙醇 5 分钟可将其杀灭。对脂溶剂敏感，过氧乙酸、二氧化氯、苯酚、次氯酸钠、甲醛等消毒剂能有效杀菌。

4. 变异性 结核分枝杆菌易发生菌落、毒力的变异。卡介苗（*M. bovis* Bacille Calmette-Guérin，BCG）是由 Calmette 和 Guérin 医生于 1908 年将有毒的牛分枝杆菌培养于含甘油、胆汁、马铃薯的培养基中，经 13 年 230 次传代而获得的毒力变异株，作为减毒活菌株用于结核病的预防。结核分枝杆菌也易发生耐药性变异。

二、致病性与免疫性

1. 致病物质 结核分枝杆菌不产生内、外毒素以及侵袭性酶类。其致病作用主要与菌体成分，特别是胞壁中所含的大量脂质、蛋白质和多糖等有关。

分枝杆菌细胞壁主要包括有共价连接的分枝菌酸（mycolic acids）、阿拉伯半乳聚糖（arabinogalactan）和肽聚糖复合物结构，构成细胞壁的中心层。其外层包含许多非共价结合的游离脂质，如结核菌醇双分枝醋酸酯（phthiocerol dimycocerosates，PDIM）、酚糖酯（phenolicglycolipids，PGL）、索状因子（cord factor）和硫酯等。再往外是葡聚糖、脂阿拉伯甘露聚糖（lipoarabinomannan，LAM）等，最外层是荚膜。细菌细胞壁和细胞膜中镶嵌有多种蛋白质，一些是结核菌素的重要组分，另一些构成细菌各种分泌系统，包括Ⅶ型分泌系统、通用型分泌系统（SecA1）、替代型分泌系统（SecA2）和双精氨酸分泌系统（Tat）等。其中Ⅶ型分泌系统中的 ESX-1 分泌系统能够分泌早期分泌抗原靶位 6（early secretory antigen target 6，ESAT-6）和培养滤过蛋白 10（culture filtrate protein 10，CFP-10）等重要的细菌免疫性蛋白质，在细菌的生长代谢、致病性（包括毒力）和免疫性方面发挥作用。

（1）脂质：占菌体干重的 20%～40%，细胞壁干重的 60%，其含量与细菌毒力呈正相关。脂质主要有磷脂、脂肪酸、硫酸脑苷脂和蜡质等，大多与蛋白质或多糖结合以复合物形式存在于细胞壁中。主要包括：①磷脂：能刺激单核细胞增生，抑制蛋白酶分解作用，使病灶组织溶解不完全，形成结核结节和干酪样坏死。②脂肪酸：包括分枝菌酸和索状因子等。分枝菌酸可与阿拉伯半乳聚糖及肽聚糖一起形成疏水的细胞壁屏障，使细菌对某些药物产生抵抗力，并与分枝杆菌的抗酸性有关；索状因子成分为 6,6- 双分枝菌酸海藻糖（trehalose-6,6-dimycolate），为分枝菌酸和海藻糖结合的糖脂，因与有毒结核分枝杆菌在液体培养基中索状蜿蜒生长有关而得名。索状因子与结核分枝杆菌毒力密切相关。具有高毒力及强佐剂作用，损伤细胞线粒体和抑制氧化磷酸化，抑制白细胞的游走和引起慢性肉芽肿是其主要毒性。③硫酸脑苷酯（sulfolipids）：是有毒菌株细胞壁上的一种成分，能抑制溶酶体与自噬体的结合，减缓溶酶体酶对结核分枝杆菌的分解、杀伤作用，使细菌能在吞噬细胞内长期存活。④蜡质 D（wax D）：是分枝菌酸与肽糖脂形成的复合物，能引起迟发型超敏反应，并具有佐剂作用。⑤脂阿拉伯甘露聚糖：是构成胞壁的重要成分，并非单纯存在于细胞的表面，而是被分枝菌酸包绕，可抑制巨噬细胞的吞噬作用及 T 细胞的增殖活化。⑥结核菌醇双分枝蜡酸酯：主要遮蔽被巨噬细胞识别出病原体相关的分子模式（pathogen-associated molecular pattern，PAMP），参与抵抗巨噬细胞对细菌的早期吞噬作用等有关。⑦酚糖脂：可通过宿主的"趋化因子受体 -2"介导的通路促进巨噬细胞的招募而允许细菌在其内长期生存。⑧分枝杆菌生长素（mycobactin）：是一种脂溶性的铁螯合物，可将宿主细胞中的铁转运到细菌体内，有利于结核分枝杆菌的生长。

（2）蛋白质：结核分枝杆菌菌体结构中含有多种蛋白质，同时细菌也能产生多种分泌性蛋白质如 Ag85、ESAT-6、CFP-10、MPT64 蛋白、38 kD 蛋白、热休克蛋白家族等。这些蛋白质可诱导机体产生细胞免疫反应和迟发型超敏反应，在结核分枝杆菌的致病与免疫过程中发挥重要作用。由多种蛋白质组成的结核菌素，其中的一些蛋白质能与脂质（如蜡质 D）结合而使机体产生迟发型超敏反应。

（3）多糖：菌体所含多糖常与脂质结合存在于胞壁中。其中阿拉伯半乳聚糖（多糖抗原Ⅱ），是结核分枝杆菌发生凝聚反应的特异性表面抗原。

（4）荚膜：主要成分为多糖，部分脂质和蛋白质。荚膜对细菌有一定的保护作用并发挥致病作用，主要包括：①荚膜能与吞噬细胞表面的补体受体 3（CR3）结合，有助于细菌在宿主细胞上的黏附与入侵；②荚膜中有多种酶可降解宿主组织中的大分子物质，供入侵的结核分枝杆菌繁殖所需的营养；③荚膜能防止宿主有害的物质进入细菌。

2．所致疾病 人类疾病主要由结核分枝杆菌感染引起。细菌可经呼吸道、消化道、破损的皮肤黏膜等多种途径进入机体，侵犯多种组织器官，引起相应器官的结核病，以肺结核（pulmonary tuberculosis）最为常见。

（1）肺部感染：通过吸入含菌的飞沫微粒或尘埃，结核分枝杆菌极易进入肺泡，故结核病以肺部感染最多见。根据感染与发病时间等的不同，肺结核可分为原发感染和继发感染两大类。

1）原发感染：原发感染是首次感染结核分枝杆菌，常见于儿童。结核分枝杆菌侵入肺泡后可被巨噬细胞吞噬，由于细菌的细胞壁成分 LAM 及细菌分泌的酸性磷酸酶等，能抑制自噬体和溶酶体的结合，使其不能发挥杀菌和溶菌作用，导致细菌在巨噬细胞内大量生长繁殖，最终引起细胞裂解死亡。释出的细菌再被吞噬细胞吞噬而重复上述过程，引起肺泡渗出性炎性反应，称为原发灶。原发灶好发于胸膜下通气较好的部位，一般多见于肺上叶下部和下叶上部。此时，人体缺乏对细菌的特异性免疫力，故病灶局部反应轻微。原发灶内的细菌常沿淋巴管扩散到肺门淋巴结，引起肺门淋巴结肿大和淋巴管炎，三种病灶常使 X 线胸片显示为哑铃状阴影，称为原发复合征。随着特异性免疫的建立，原发感染大多可经纤维化和钙化而自愈。但原发灶内可长期潜伏一定量的结核分枝杆菌，机体处于带菌状态，称为潜伏结核感染（latent tuberculosis infection，LTBI）者。当机体免疫力下降时，潜伏的细菌可大量繁殖，结核复发，成为日后内源性感染的来源。

2）继发感染：即原发后感染，多发生于成年人。感染多由原发或继发病灶中潜伏的结核分枝杆菌引起。在人体抵抗力下降时，残存的结核分枝杆菌再度大量繁殖而发病；也可由外界的结核分枝杆菌再次侵入而发病；或者由体内其他部位的细菌播散而来。继发感染时机体已建立了对细菌的特异性免疫应答能力，因此病灶多局限，一般不累及邻近淋巴结，主要表现为慢性肉芽肿性炎症，形成结核结节，并易发生干酪样坏死和形成空洞，多见于肺尖部。此时痰中可带大量的结核分枝杆菌。

当人吸入结核分枝杆菌后，约30%个体会被感染。感染个体中90%处于潜伏期，不到10%发展为活动性结核。导致变化的危险因素包括宿主的易感性、艾滋病患者或HIV携带者、糖尿病患者、长期应用类固醇激素或免疫抑制剂、年老及其他原因导致的免疫力低下等。

（2）肺外感染：无论是原发还是继发感染灶，当机体免疫力低下时，除可引起感染灶本身恶化外，结核分枝杆菌还可经血液、淋巴液扩散侵入肺外组织器官，引起相应的脏器感染，常见于淋巴结、脑、肾、骨、关节、胸膜、生殖系统等肺外结核（extrapulmonary tuberculosis）。在少数抵抗力极弱的个体（如原发感染患儿）及免疫功能严重受损者（如艾滋病患者）中，可出现广泛的病变、空洞和播散，甚至导致全身播散性结核如全身粟粒性结核、结核性脑膜炎等。另外，可因肺结核患者痰菌被咽入或正常人饮用带菌奶品而引起肠结核、腹膜结核等。此外，结核分枝杆菌也可通过破损的皮肤伤口感染导致皮肤结核。

3. 免疫性与超敏反应 人体对结核分枝杆菌的感染率较高，但发病率低，表明人体对结核分枝杆菌有较强的抵抗力。机体对结核分枝杆菌可产生抗体，如结核患者血清中抗结核分枝杆菌蛋白的特异性IgG水平明显升高，但其对机体的免疫保护作用尚不明确。机体的抗结核免疫主要是细胞免疫，包括致敏的T淋巴细胞和被激活的巨噬细胞。结核分枝杆菌的免疫性与致病性均与感染后诱发机体产生的细胞免疫应答和迟发型超敏反应有关。

（1）免疫性：感染结核分枝杆菌或接种卡介苗后，机体可产生对该菌的特异性免疫力，此种免疫力的维持依赖于结核分枝杆菌在体内的存在，称感染免疫（infection immunity），或称有菌免疫。机体的抗结核免疫主要以细胞免疫为主，一旦体内结核分枝杆菌或其组分全部消失，免疫力也随之消失。人体感染结核分枝杆菌后，靶细胞主要为单核-巨噬细胞，细菌可在细胞内长期生存，在参与炎症反应过程中，巨噬细胞逐步分化为结核结节（慢性肉芽肿）病灶中主要的细胞成分（上皮样细胞和朗格汉斯细胞）；同时巨噬细胞又可通过加工处理和提呈MHC-结核抗原肽，并主要被$CD4^+$ T细胞所识别；特别应指出的是，当单核-巨噬细胞对细菌发挥吞噬、凋亡作用或诱导适当炎症反应时，细菌可被清除；而出现坏死、过度炎症（免疫病理）时，则细菌在细胞内长期生存或向周围扩散。

$CD4^+$ T细胞在抗菌细胞免疫中起重要作用。其可分泌多种细胞因子，激活巨噬细胞，通过活性氮、活性氧介导，杀死胞内的结核分枝杆菌。$CD4^+$ T细胞被激活后，由Th0细胞在相应细胞因子作用下，分化为Th1、Th2、Th17、Th22和适应性调节T细胞（Tr1、Th3）等细胞亚群，分别以各自的角色参与结核的免疫反应和致病过程。其中，Th1细胞分泌IFN-γ、IL-2、TNF-α等，作用于巨噬细胞，使其吞噬能力增强，活化的巨噬细胞能消化并杀死被吞入的结核分枝杆菌，同时后者也能释放IFN-γ等细胞因子，因此Th1在宿主抗结核菌免疫中发挥着主要作用。Th2细胞分泌IL-4、IL-5、IL-10和TGF-β，抑制Th1介导的保护性免疫应答。Th1/Th2应答失衡是结核病发生、发展的重要机制。此外，细胞毒性$CD8^+$ T细胞通过分泌颗粒溶素、穿孔素，在清除靶细胞和杀灭吞噬细胞内外的结核分枝杆菌方面发挥关键作用；还有γδ T细胞、NK细胞等也发挥一定的抗结核免疫作用。

（2）免疫与超敏反应：机体获得对结核分枝杆菌免疫力的同时，菌体的一些成分也会共同刺激T淋巴细胞，形成致敏状态。当再次感染结核分枝杆菌时，体内致敏的T淋巴细胞即会释放出细胞因子，引起强烈的迟发型超敏反应，形成以单核-巨噬细胞浸润为主的炎症反应，并容易发生干酪样坏死和液化形成空洞。因此，在结核分枝杆菌再感染时，细胞免疫与迟发型超敏反应同时存在。此情况可用郭霍现象（Koch's phenomenon）说明，将一定量的结核分枝杆菌初次注入健康易感豚鼠皮下，10～14天后局部发生坏死溃疡，深而不易愈合，附近淋巴结肿大，结核分枝杆菌扩散至全身，表现为特异性细胞免疫尚未建立的感染特点。若以同种等量的结核分枝杆菌再次对已感染过的豚鼠进行皮下注射，则在1～2天内局部迅速发生坏死溃疡，但此溃疡较浅且易愈合，附近淋巴结不肿大，结核分枝杆菌亦很少扩散，表现为原发后感染的特点。郭霍现象表明，再感染时病灶局限，溃疡浅而易愈合，表明机体对结核分枝杆菌已有一定免疫力；而炎症反应发生迅速，溃疡很快形成，则说明机体在产生抗感染免疫的同时有超敏反应发生。

儿童结核病大多为初次感染，机体尚未建立免疫和超敏反应，可发生急性全身粟粒性结核和结核性脑膜炎。成年人结核大多为复发或再次感染，此时机体已建立了抗结核分枝杆菌的免疫和超敏反应，故病灶常为慢性局限性但局部病症较重，形成结核结节，发生纤维化或干酪样坏死。

因此，结核分枝杆菌的致病性可能与其在宿主体内顽强增殖、菌体成分的毒力作用和机体免疫病理反应之间的综合作用有关。

（3）结核菌素皮肤试验（tuberculin skin test，TST）：在结核分枝杆菌自然感染过程中，由于细胞免疫与迟发型超敏反应同时存在，通过测定机体对结核分枝杆菌有无超敏反应即可判断对结核分枝杆菌有无免疫力。结核菌素皮肤试验即是用结核菌素来测定机体对结核分枝杆菌能否引起皮肤迟发型超敏反应的一种试验，可作为临床诊断结核病的参考指征。

结核菌素试剂有两种，一种为旧结核菌素（old tuberculin，OT），为含有结核分枝杆菌蛋白的肉汤培养物加热过滤液，主要成分是结核蛋白，也含有培养基成分及细菌代谢物。另一种为纯蛋白衍生物（purified protein derivative，PPD），是 OT 经三氯醋酸沉淀后的纯化物。PPD 有两种，即 PPD-C 和 BCG-PPD，前者由人结核分枝杆菌提取，后者由卡介苗制成。目前多采用 PPD-C 法。试验方法是将 5 单位 PPD 注入前臂皮内，48～72 小时后观察结果。如果注射部位无红斑硬结或硬结直径 < 5 mm 者判为阴性，硬结直径 ≥ 5 mm 者为阳性，≥ 15 mm 为强阳性。

结核菌素阳性反应，表明机体已感染过结核分枝杆菌或卡介苗接种成功，对结核分枝杆菌有迟发型超敏反应及一定的特异性免疫力。强阳性反应则表明可能有活动性结核病，主要用于儿童，成人应结合其他检查。阴性反应表明受试者可能未感染结核分枝杆菌或未接种过卡介苗。此外还应考虑下述几种情况：①受试者处于原发感染的早期，T 淋巴细胞尚未被致敏；②老年体弱者；③患严重结核病或其他传染病（如麻疹、疱疹等）的患者；④获得性免疫功能低下，如艾滋病患者或使用免疫抑制剂治疗者，均可出现阴性反应。

结核菌素试验可作以下应用：①结核菌素试验阴性者的婴幼儿应接种或补种卡介苗，接种后若结核菌素试验转阳，表明已产生免疫力；②对尚未接种卡介苗的婴幼儿，可做结核病诊断的参考；③可在未接种卡介苗的人群中做结核分枝杆菌感染的流行病学调查，了解人群自然感染率；④可用其测定肿瘤患者的细胞免疫功能。

（4）γ-干扰素释放试验（interferon-gamma release assay，IGRA）：当分离的淋巴细胞或全血与结核分枝杆菌特异性抗原共同孵育后，致敏的淋巴细胞可分泌 IFN-γ，通过检测外周血标本内结核抗原刺激后所出现的 IFN-γ 或分泌 IFN-γ 的抗原特异性淋巴细胞数目来鉴定是否感染。常用后者即酶联免疫斑点测定（enzyme-linked immunospot assay，ELISPOT）检测淋巴细胞数目，该方法是一种基于抗原特异性细胞免疫反应的检测技术，已证明在结核潜伏感染诊断、结核病（特别是肺外结核）辅助检测、治疗效果监测和流行病学调查等方面有价值。由于使用的刺激抗原为结核分枝杆菌特异性抗原肽或蛋白质，特异性明显高于结核菌素试验，可区分结核分枝杆菌自然感染与卡介苗接种及非结核分枝杆菌感染，同时可提高艾滋病合并结核等细胞免疫功能低下患者的阳性检测率。目前，在欧美国家有逐渐替代结核菌素试验的趋势，但由于花费较大，我国仅在大、中型专科和综合性医院，以及结核病防控机构逐步推广。

三、微生物学检查法

1. 标本采集 不同的感染部位应采集不同的标本。肺结核采集痰液（最好取晨痰），当患者痰少时，可采用高渗盐水超声雾化导痰。肾或膀胱结核采集无菌导尿或中段尿液，肠结核采集粪便，结核性脑膜炎进行腰椎穿刺采集脑脊液，脓胸、肋膜炎、腹膜炎或脊髓结核等穿刺取渗出液或脓液。如果标本含结核分枝杆菌量较少，可先集菌以提高检测的阳性率。无其他杂菌污染的脑脊液、胸腔积液、腹水等标本，可直接离心沉淀集菌。有杂菌的标本如痰、尿、粪等标本，需先经 N-乙酰-L-半胱胺酸液化，再用 4% NaOH、3% HCl 或 6% H_2SO_4 处理 15 分钟，以杀死杂菌并使黏稠性有机物溶解，再离心沉淀集菌。沉淀物可直接涂片镜检。若需进一步培养或动物接种，应先中和酸或碱后再离心沉淀。

2. 涂片镜检法 标本直接涂片或集菌后涂片，用抗酸染色，镜检如发现抗酸阳性细菌，结合临床症状可做出初步诊断。抗酸染色一般用 Ziehl-Neelsen 法。为提高镜检阳性率，可重复 3 次痰涂片检查，也可经金胺染色。染色后用荧光显微镜观察，镜下结核分枝杆菌呈金黄色荧光。涂片染色阳性只能说明抗酸杆菌阳性，不能区分是结核分枝杆菌还是非结核分枝杆菌，也不能区分活菌和死菌。由于我国非结核分枝杆菌感染较少，故检出抗酸杆菌对诊断结核病有极其重要的意义。直接涂片方法简单、快速，但敏感性不高，应作为常规检查方法。

3. 分离培养法 将集菌后的标本接种于改良罗氏培养基或 Bactec 培养基中，37℃培养，每周观察一次。3～4 周后观察菌落特征，并根据染色结果进行鉴定。Bactec 法较常规改良罗氏培养基法具有明显的优越性。能将初代分离率提高 10% 左右，可鉴别非结核分枝杆菌，检测时间也明显缩短。分离培养法灵敏度高于涂片镜检法，可直接获得菌落，便于与非结核分枝杆菌鉴别。

由于药物的治疗，从临床各类型肺结核患者或空洞患者痰中分离出的结核分枝杆菌有一定比例为 L 型。目前，WHO 推荐使用等温恒温扩增（LAMP）技术、交叉引物等温扩增技术（CPA）、Gene-Xpert MTB/RIF 技术和线性探针技术等新型病原学（核酸）检测技术。

4. 细菌学基因诊断 PCR 和核酸探针已应用于结核分枝杆菌的基因诊断。PCR 技术具有高度的敏感性和特异性，无需培养，可用于结核病的早期和快速诊断。

5. 病理学检测 活检或手术标本可用组织切片做 Ziehl-Neelsen 抗酸染色或免疫组织化学染色，分别检测抗酸杆菌或其特异性抗原，有助于辅助诊断。

6. 动物实验 将集菌后的材料注入易感动物豚鼠腹股沟皮下，3～4 周后若局部淋巴结肿大，结核菌素试验阳转，即可进行解剖检查，观察淋巴结、肝、脾、肺等有无结核病变，并可涂片镜检或分离培养进行鉴定。若 6～8 周不见发病，也应进行解剖检查，以排除结核病变。

四、防治原则

1. 预防接种 卡介苗（BCG）是目前唯一可预防结核的疫苗，是我国计划免疫项目之一。接种对象主要是新生儿和结核菌素试验阴性的儿童。接种后 2 个月再做结核菌素试验，若为阴性需再次接种。接种后获得的免疫力可维持 3～5 年。

自从 1921 年卡介苗应用以来，全球接种卡介苗的人数已超 30 亿，但免疫保护效果并不理想。一般认为卡介苗可预防和减轻儿童严重的结核病，但对成人似很少或没有保护作用。某些免疫功能低下的个体（如艾滋病）接种后有可能引起严重的播散性结核病，自 2007 年起WHO 规定，HIV 阳性婴儿禁止接种卡介苗。目前正在研制的结核病新型候选疫苗有重组疫苗、蛋白质亚单位疫苗、DNA 疫苗和新型减毒活疫苗等。

2. 治疗原则 结核病是一种慢性病，确诊后应合理营养、注意休息，并选用敏感抗结核药物进行治疗。目前治疗结核病的一线用药有异烟肼、利福平、吡嗪酰胺、乙胺丁醇、链霉素、氨硫脲；二线药物包括对氨基水杨酸、丙硫异烟胺、卡那霉素、阿米卡星、卷曲霉素、环丝氨酸、利福喷汀、利福布汀、氟喹诺酮类等。首先采用一线药物联合治疗，出现耐药则加入或改用二线药物。抗结核治疗应坚持早期、规律、全程、适量、联合和使用敏感药物的原则。

治疗过程中应对患者体内分离的结核分枝杆菌作药物敏感试验，以监测耐药性的产生并指导用药。WHO 推荐使用全程督导短程化疗（directly observed treatment of short course，DOTS）策略进行结核病的防控。通过合理加大联合用药剂量，将肺结核病的疗程从过去的 1 年或以上缩短至 6 个月。特别说明的是，WHO 提出了 2016—2035 年全球结核病新战略。即从 2016 年始，将全球结核病防治目标和战略从遏制结核病转向终止结核病（end tuberculosis）全球流行转变，倡导通过全球各国多部门应对，阶段目标式、可持续发展目标式终止结核病。

第二节　牛分枝杆菌

牛分枝杆菌（*M. bovis*）的天然宿主主要为牛和其他动物，人也可被自然感染而致病。牛分枝杆菌在生物学特性等方面与结核分枝杆菌相似。两种细菌在形态上很难区别，但牛分枝杆菌略短而粗。两种细菌均不发酵糖类，能产生过氧化氢酶。牛分枝杆菌与结核分枝杆菌的区别在于前者不能合成烟酸，不能还原硝酸盐，不耐受噻吩 -2- 羧酸酰肼。两种细菌的有毒株中性红试验均阳性，无毒株则均阴性且失去索状生长现象。

牛分枝杆菌主要引起牛结核。在牛群中主要通过被污染的空气，经呼吸道感染，或通过被污染的饲料、饮水和乳汁，经消化道感染，交配感染亦可能。

牛分枝杆菌也可在人群中传播。在人类，主要由于食入已污染该菌且未经消毒的乳制品及肉类而感染，偶尔也可通过破损的皮肤黏膜（接触病畜）引起感染，相关工种的从业人员是高危人群。我国人类结核病的病原菌中牛分枝杆菌占 3.8%（结核分枝杆菌占 96.2%）。

牛分枝杆菌可引起人的消化系统、泌尿生殖系统、肺部及腹腔感染。各种感染在临床症状上与结核分枝杆菌引起的感染难以区别，鉴别主要依靠病原菌的分离鉴定。对动物及易感人群可用其减毒株卡介苗进行预防接种。对牛奶等奶制品应严格实施巴氏消毒。治疗应根据细菌药敏结果采用敏感药物进行联合治疗。

第三节　麻风分枝杆菌

麻风分枝杆菌（*M. leprae*）简称麻风杆菌，是麻风病（leprosy）的致病菌，1873 年由挪威学者 Armauer Hansen 从患者皮肤结节中发现。麻风病是一种慢性传染病，常累及皮肤、黏膜和周围神经组织，晚期可侵犯深部组织器官，部分患者伴有严重的畸形和残疾。

麻风病是世界最古老的传染病之一，至今已有 3 000 多年的历史。近年来由于化疗药物的发展和卫生条件的改善，全球的麻风病发病率明显降低。但麻风病在一些国家和地区流行，主要是东南亚、非洲、中东国家、中南美洲等地区。根据 WHO 来自 138 个国家和地区的统计数据，2015 年底新发病例数量为 211 973 例（每万人 0.21 例新发病例）。我国 2015 年麻风新病例 678 例，有现症病例 3 230 例，发病率 0.049/10 万，总体处于低流行水平。

彩图：麻风分枝杆菌#（抗酸染色，×1000）

一、生物学性状

1. 形态与染色　麻风分枝杆菌的形态、染色与结核分枝杆菌相似。大小约 2～7 μm×0.3～0.4 μm，细长略弯曲，常呈束状排列或呈多形态，无芽胞，无荚膜，无鞭毛，抗酸染色阳性。其中着色均匀者称为充实型菌（solid form），呈现颗粒或断裂状等不均匀着色菌称为非充实型菌（non-solid form），前者多为活菌状态。麻风分枝杆菌是典型的胞内寄生菌。某些型别患者的渗出物标本中可见感染细胞（巨噬细胞等）内有大量的麻风分枝杆菌，这种细胞的胞质呈泡沫状，称为泡沫细胞（foam cell）或麻风细胞，这是有别于结核分枝杆菌感染的重要特点。

2. 培养特性 麻风分枝杆菌目前尚不能在人工培养基中生长，在组织培养中仅能生存几代。将麻风分枝杆菌感染小鼠足垫或注入犰狳（armadillo）的皮内或静脉，可引起动物的进行性麻风感染，是目前研究麻风病的主要动物模型。动物模型主要用于麻风分枝杆菌的药物筛选和免疫防治研究。

3. 抵抗力 麻风分枝杆菌在干燥环境中 7 天以内仍有繁殖能力。低温环境中存活时间较长，-13℃ ~ -60℃可存活数月，0℃可存活 3 周。在阳光下照射 3 小时或 60℃加热 1 小时细菌活性消失。

二、致病性与免疫性

麻风分枝杆菌的传染源主要为麻风患者和带菌者。瘤型麻风患者的鼻黏膜分泌液、皮疹渗出液、痰、汗、泪、乳汁、精液与阴道分泌液都可排出麻风分枝杆菌，故可通过呼吸道、破损的皮肤黏膜密切接触等方式传播，以家庭内传播多见。

人对麻风分枝杆菌有较强的抵抗力，因其是胞内寄生菌，故以细胞免疫为主。流行地区的人群多为隐性感染，仅部分人发病。本病潜伏期长，平均 2 ~ 5 年，甚至可达数十年，以年幼期最为敏感。麻风分枝杆菌沿末梢神经、淋巴、血行扩散至全身，特别是皮肤和眼。根据疾病临床表现、细菌学检查、病理变化、机体的免疫状态等可将患者分四种：瘤型麻风（lepromatous leprosy）、结核样型麻风（tuberculoid leprosy）、界限类麻风（intermediate leprosy）、未定类麻风（intermediate leprosy）。主要为瘤型麻风及界限类麻风。瘤型麻风为开放性麻风，病情严重且传染性强，早期皮疹主要为红色或黄红色斑疹，局部触觉、痛觉、温度觉减退或消失，鼻黏膜肿胀、充血。泡沫细胞携带大量未被杀死的细菌播散到全身，引起肝、脾等内脏损害。因外周神经的损伤，该神经支配部位有感觉或运动障碍。患者的细胞免疫缺陷而体液免疫正常，血清内有大量自身抗体，与自身暴露组织抗原形成免疫复合物沉淀在皮肤或黏膜下，形成麻风结节，面部的结节可融合呈"狮面状"，是重症瘤型麻风的特征性表现。结核样型麻风为良性麻风，细菌检查常为阴性，传染性低，细胞免疫正常，很少侵犯内脏。界限类麻风兼有瘤型和结核样型特点，病变部位可见含菌的麻风细胞，有传染性，病情加重则向瘤型麻风发展，变轻则转变为结核样型麻风。未定类麻风为麻风病的早期病变，病灶中很少找到致病菌，大多数病例转化为结核样型麻风。

三、微生物学检查法

微生物学诊断主要采用涂片镜检法。将患者鼻黏膜及皮肤损伤处刮取物涂片，进行抗酸染色后镜检。一般瘤型麻风患者标本细胞内找到抗酸染色阳性杆菌有诊断意义，而结核样型患者标本中则很难找到细菌。由于麻风分枝杆菌抗酸性较结核分枝杆菌弱，故脱色时间宜短。

用 PCR 检测麻风分枝杆菌特异性基因，特异性较好，比传统方法更敏感。

四、防治原则

目前尚无有效的麻风病疫苗。早期发现患者、早期隔离和及时予以治疗是麻风病防治的关键。因麻风分枝杆菌与结核分枝杆菌有共同抗原，某些麻风病高发国家和地区采用卡介苗来预防麻风病，可取得一定效果。

治疗麻风病的药物主要有氨苯砜、利福平和氯苯吩嗪（氯法齐明）。单一用药易形成耐药菌株，因此 WHO 建议麻风病的治疗宜采用多种药物联合治疗。

第四节　非结核分枝杆菌

非结核分枝杆菌（nontuberculosis mycobacteria，NTM）又称非典型分枝杆菌（atypical mycobacteria），它不是分类学上的名称，是指结核分枝杆菌复合群和麻风分枝杆菌以外的分枝杆菌。因其在染色反应上具有抗酸性，故又称非典型抗酸菌。热触酶试验对区别结核分枝杆菌与非结核分枝杆菌有重要意义。结核分枝杆菌大多数触酶试验阳性，而热触酶试验阴性，非结核分枝杆菌则大多数两种试验均阳性，且毒力较弱、生化反应各异，可进行鉴别。此类细菌正常情况下广泛分布于自然界、水及土壤等外界环境、人及动物机体中，因此又称环境分枝杆菌（environmental mycobacteria）。一些菌种可机会引起人类结核样病变、皮肤病等，多以散发形式出现。我国从结核病患者中分离出非结核分枝杆菌阳性率为 5% 左右，随着对其认识增加及检测手段的增强，阳性率有增高的趋势。虽然为机会致病菌，但对一些抗结核药物天然耐药或极易产生耐药性，因此应引起重视。

根据菌落色素、生长速度和生化反应的特点，将非结核分枝杆菌分为 4 组。第 Ⅰ～Ⅲ 组长出菌落时间需 2～3 周，为生长迟缓菌；第 Ⅳ 组在 1 周内长出，称迅速生长组。①第 Ⅰ 组光产色菌（photochromogen）：特点是在暗处培养时菌落颜色不明显，在增殖期接触光线 1 小时后菌落呈柠檬黄色。其中堪萨斯分枝杆菌（*M. kansasii*）主要分布于北美，可引起人类肺结核样病变。海分枝杆菌（*M. marinum*）是存在水中的腐生菌，可在 31℃ 生长，可使擦伤的鼻黏膜及手指、脚趾等皮肤感染，引起皮下脓肿和游泳池肉芽肿，数周至一年后可以自愈；②第 Ⅱ 组暗产色菌（scotochromogen）：暗处培养时菌落呈橘黄色，S 型。长期曝光培养则呈赤橙色或诸色。对人类致病菌有瘰疬分枝杆菌（*M. scrofulaceum*），常引起儿童的颈部淋巴结炎，症状类似结核分枝杆菌感染。戈登分枝杆菌（*M. gordonae*）一般不引起人类疾病，与瘰疬分枝杆菌在生物学特性上很相似，可因实验室污染等而分离，应注意与后者鉴别；③第 Ⅲ 组不产色菌（non-chromogen）：一般无色素产生，鸟分枝杆菌（*M. avium*）、胞内分枝杆菌（*M. intracellulare*）和蟾蜍分枝杆菌（*M. xenopi*），可引起人类结核样病变。溃疡分枝杆菌（*M. ulcerans*）可产生毒素，引起皮肤无痛性溃疡。鸟分枝杆菌、胞内分枝杆菌以及其他几种分枝杆菌有许多相似之处，故将它们归属为鸟-胞内分枝杆菌复合群（*M. avium-intracellulare* complex，MAIC）或鸟分枝杆菌复合群（*M. avium* complex，MAC），而且前两种菌常合称为鸟-胞内分枝杆菌（*M. avium-intracellulare*，MAI）。MAI 广泛分布于自然环境中，水、土壤、食物、动物（包括鸟）都可分离出此类细菌。在正常人群中很少引起疾病。然而，在许多地区它是导致艾滋病患者机会感染最常见的机会致病菌。尤其是发展到艾滋病晚期 CD4$^+$ T 细胞减少到小于 100 个 /μL 时，极易发生 MAI 感染。HIV 感染者的性别、种族等对 MAI 的感染、传播影响不大，但如患者有耶氏肺孢子菌（*Pneumocystis jirovecii*）感染、严重贫血、治疗过程的中断等都可增加 MAI 感染的危险性。MAI 感染机体后定植于呼吸道或胃肠道，侵入组织后引发菌血症。MAI 在组织中大量繁殖，引起各种组织发生病变，在肺部主要引起结节、弥散性浸润、空洞、支气管损伤。此外，MAI 感染还可引起心包炎、软组织脓肿、皮肤感染、淋巴结炎以及中枢神经损伤。患者常表现为无特殊症状的发热、盗汗、腹痛、腹泻及体重减轻。诊断主要是通过从血中或组织中分离出 MAI。MAI 对抗结核一线类药物大多耐药。首选治疗为克拉霉素或阿奇霉素联合乙胺丁醇，其他药物可用氯苯吩嗪和阿米卡星。应终身服药，治疗可使血中 MAI 的数量减少，临床症状得以改善；④第 Ⅳ 组快速生长菌（rapid growers）：生长迅速，分离培养 5～7 天、传代培养 3 天可长出菌落。本组细菌多为杂菌，对人致病的有偶发分枝杆菌（*M. fortuitum*）、龟分枝杆菌

（*M. chelonei*）和脓肿分枝杆菌（*M. abcessus*），常存在于水和土壤中，可引起皮肤创伤后脓肿，偶引起淋巴结炎和肺结核样感染。耻垢分枝杆菌（*M. smegmatis*）常存在于阴部，不致病，查粪、尿时应与结核分枝杆菌加以区别。

非结核分枝杆菌的致病性可用抗煮沸实验加以鉴别。非致病株煮沸1分钟即失去抗酸性，而致病菌可耐10分钟，甚至高压灭菌亦不失去抗酸性。除热触酶试验外，烟酸试验、硝酸盐还原试验均可用于结核分枝杆菌和非结核分枝杆菌的鉴别。实验动物中，豚鼠、家兔对非结核分枝杆菌不敏感，而对结核分枝杆菌比较敏感。

非结核分枝杆菌多数呈现耐药性，有的经多年治疗不愈。用利福平、异烟肼、乙胺丁醇联合用药长期治疗有一定效果。目前尚无疫苗预防非结核分枝杆菌感染。

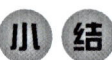

小 结

分枝杆菌属是一类细长微弯的杆菌，分枝生长趋势。细胞壁有大量脂质，其中的分枝菌酸与抗酸染色阳性特点有密切关系。营养要求高，需氧，多数生长缓慢。可分为结核分枝杆菌复合群、麻风分枝杆菌以及非结核分枝杆菌。

结核分枝杆菌易发生菌落、毒力和耐药性变异。对外界环境与理化因素抵抗力强。结核分枝杆菌是人类结核病的主要病原菌。致病性与胞壁脂质等成分有关。主要经呼吸道感染，其次为消化道和皮肤感染。侵犯多种组织器官，胞内寄生，引起慢性肉芽肿为主的病变，导致相应器官结核病，以肺结核最常见，分为原发感染和继发感染，其他器官的结核病统称为肺外结核。以细胞免疫为主，和迟发型超敏反应并存。结核的实验室诊断方法有涂片检查、分离培养和核酸检测等。结核菌素试验和γ-干扰素释放试验可作为潜伏感染辅助检测手段，但γ-干扰素释放试验的特异性和敏感性更高。卡介苗接种对婴幼儿可有3~5年的免疫保护力。抗结核治疗应坚持早期、规律、全程、适量、联合和使用敏感药物的原则。

牛分枝杆菌的生物学性状与结核分枝杆菌相似，区别在于牛分枝杆菌不能合成烟酸，不能还原硝酸盐，不耐受噻吩-2-羧酸酰肼。牛分枝杆菌主要引起牛结核，也可引起其他兽类和人类结核病，与结核分枝杆菌引起的感染难以区别。其治疗也与结核分枝杆菌相似。

麻风分枝杆菌引起人类的麻风病。感染组织中麻风细胞对区分麻风分枝杆菌与结核分枝杆菌具有重要意义。

非结核分枝杆菌正常存在于外界环境中。一些可机会引起人类结核样病变、皮肤病等。可将其分为Ⅰ~Ⅳ组。其中鸟-胞内分枝杆菌是导致艾滋病患者机会感染最常见的机会致病菌之一，出现类似结核病变。

（赖小敏）

第16章 棒状杆菌属

棒状杆菌属（Corynebacterium）归属放线菌科，是一群革兰氏染色阳性、菌体一端或两端膨大呈棒状、菌体染色不均匀、出现异染颗粒的杆菌。该菌属种类繁多，其中致病性最强的是白喉棒状杆菌（C. diphtheriae），是人类白喉（diphtheria）的病原菌。此外，还有假白喉棒状杆菌（C. pseudodiphtheriticum）、干燥棒状杆菌（C. xerosis）、微小棒状杆菌（C. minutissmum）等，大多数为条件致病菌，一般无致病性。本章只介绍白喉棒状杆菌。

彩图：白喉棒状杆菌#（奈瑟染色，×1000）

一、生物学性状

1. 形态与染色 菌体细长弯曲，粗细不一，一般为 0.3～0.8 μm×1～5 μm，菌体一端或两端膨大呈棒状，故名。细菌排列不规则，常呈 V 字形、L 字形或栅栏状排列。该菌无荚膜、无鞭毛、无芽胞。革兰氏染色阳性，亚甲蓝短时间染色菌体着色不均匀，出现深染的颗粒，奈瑟（Neisser）染色或阿尔伯特（Albert）染色，菌体一端或两端出现与菌体着色不同的颗粒，称为异染颗粒（metachromatic granule）。颗粒的主要成分为核糖核酸和多偏磷酸盐，细菌衰老时异染颗粒可消失。异染颗粒具有鉴别细菌的意义。

2. 培养特性与生化反应 需氧或兼性厌氧。最适生长温度为 34～37℃，最适 pH 为 7.0～7.6。在含有凝固血清的吕氏培养基（Loeffer medium）上生长迅速，经 12～18 小时即形成灰白色、光滑湿润、1～2 mm 细小圆形突起的菌落。涂片染色观察，菌体形态典型，异染颗粒明显。在含有 0.03%～0.04% 亚碲酸钾血琼脂鉴别培养基上生长时，能吸收亚碲酸盐，使其还原为元素碲，菌落呈黑色。能分解葡萄糖和麦芽糖，有的菌株能分解淀粉。根据菌落形态、生化反应、对亚碲酸钾的还原能力，将白喉棒状杆菌分为 3 种类型：重型、轻型、中间型。每一型的产毒株均能致病，但疾病的轻重程度与型别没有明显关系。

3. 变异性 形态、菌落和毒力均可发生变异。菌落由 S 型变为 R 型。无毒株白喉棒状杆菌若感染 β-棒状杆菌噬菌体后成为溶原性细菌时，即可产生白喉毒素而成为有毒株，并可遗传至子代细菌。

4. 抵抗力 对湿热敏感，100℃ 1 分钟或 58℃ 10 分钟即可将其杀死。对干燥、寒冷和日光的抵抗力较其他无芽胞细菌强。对一般消毒剂敏感，1% 苯酚、2% 甲酚皂溶液 10 分钟均可杀死细菌。在儿童玩具、衣物等物品中可存活数日至数周。对青霉素及红霉素敏感。

二、致病性与免疫性

1. 致病物质 包括以下 3 种致病物质：

（1）白喉毒素（diphtherotoxin）是白喉棒状杆菌的主要致病物质，当 β-棒状杆菌噬菌体侵袭无毒的白喉棒状杆菌后，其编码外毒素的 tox 基因与宿主菌染色体整合，发生溶原性转换，使白喉棒状杆菌产生白喉毒素。环境因素也影响白喉毒素的表达，如低离子环境可诱导表达，反之高离子环境可抑制表达。白喉毒素由 A 和 B 两个肽链组成，A 肽链是毒素的毒性功能区，B 肽链无毒性，但有 1 个受体结合区和 1 个转位区，受体结合区能与心肌细胞、神经细胞等受体结合，转位区能帮助 A 肽链进入易感细胞。A 肽链能促使辅酶Ⅰ（NAD）与延伸因子 2（EF-2）结合而使其失活，而 EF-2 可使肽基 tRNA 在核糖体上由受位转移到供位。白喉毒素因此抑制氨基酸转移至肽链，阻断了宿主细胞蛋白质合成，并引起组织坏死和病变。

(2) 索状因子（cord factor） 是细胞表面的一种糖脂，即海藻糖 -6-6′ 双分枝菌酸，能破坏哺乳动物细胞的线粒体，从而影响细胞呼吸与磷酸化。

(3) K 抗原 是细胞壁外面的一种不耐热糖蛋白，具有抗吞噬作用。K 抗原有利于细菌在黏膜表面的定植。

2. 所致疾病 白喉棒状杆菌是白喉的病原体。由于在儿童早期有效的预防接种，白喉在发达国家几乎见不到，但是在没有进行预防接种的国家仍然是严重的疾病。白喉棒状杆菌主要经呼吸道传播。人类对白喉棒状杆菌普遍易感，尤其是儿童最易感。细菌常存在于患者和带菌者鼻咽腔中，随飞沫和污染物品传播。细菌在鼻咽部黏膜表面繁殖并产生外毒素，可使局部黏膜上皮细胞炎性坏死，血管渗出液中的纤维蛋白将黏膜坏死细胞、炎症细胞和细菌凝聚在一起，形成灰白色膜状物，称为假膜（pseudomembrane），此假膜与组织紧密粘连不易拭去，若假膜扩展到气管或支气管黏膜，由于此处黏膜上具有纤毛，假膜易脱落而引起呼吸道阻塞，导致呼吸困难和窒息。白喉棒状杆菌本身不进入血流，但其产生的外毒素被吸收入血（毒血症）后与心肌细胞、外周神经、肾上腺组织细胞等易感细胞结合，可引起心肌炎、软腭麻痹、声嘶和肾上腺功能障碍。

3. 免疫性 白喉免疫主要依赖抗毒素对白喉毒素的中和作用，隐性感染、显性感染和预防接种均能使机体获得免疫力。由于对婴幼儿及学龄前儿童普遍进行预防接种，儿童与少年发病率显著降低。

三、微生物学检查法

1. 标本采集 用鼻咽拭子在患者病变部位假膜边缘处取分泌物。

2. 涂片镜检 将棉拭子标本直接涂片，亚甲蓝或奈瑟染色后镜检。镜下若观察到典型形态的白喉棒状杆菌及其异染颗粒，结合临床表现即可做出初步诊断。

3. 分离培养与鉴定 将标本接种于吕氏血清斜面上，37℃培养至 18 小时可见 1 mm 大小、湿润、灰白色的菌落；在亚碲酸钾培养基上培养 48 小时，可见 1～3 mm 大小的黑色菌落。再涂片染色镜检。必要时可做生化反应和毒力试验进一步鉴定。

4. 毒力试验 是鉴别产毒白喉棒状杆菌与其他棒状杆菌的重要试验。

(1) 琼脂平板毒力试验 是体外白喉毒素与抗毒素的沉淀反应试验，又称为 Elek 平板毒力试验。在血清肉汤琼脂培养基上，将浸有白喉抗毒素血清稀释液（100 U/ml）的滤纸条置于琼脂内制成平板（Elek 平板），在与滤纸条相垂直的方向划直线接种待检菌，同时，与之相距 10 mm 处平行画线接种标准产毒菌株作为阳性对照。37℃孵育 24～48 小时，若在纸条与菌苔交界处出现乳白色沉淀线，则表示待检菌产生白喉外毒素。

现在多采用 WHO 推荐的改良 Elek 平板毒力试验：在血清琼脂培养基上，先放置一浸有 10 单位白喉抗毒素的纸片，在与之相距 7～9 mm 处点种待检菌，37℃孵育 48 小时，若在纸片与菌苔交界处出现乳白色沉淀线，则表示待检菌产生白喉外毒素。

(2) 动物试验 是豚鼠体内白喉毒素与抗毒素的中和试验。给豚鼠皮下注射经 48 小时培养的待检菌液体 2 ml，其中对照组豚鼠于试验前 12 小时先行腹腔注射白喉抗毒素 250～500 单位。若在 2～4 天内实验动物死亡而对照动物存活，则表明待检菌能产生白喉毒素。

(3) 协同凝集试验 先将白喉抗毒素（IgG）吸附在 SPA 上，再加入待检菌液。若待检菌液中含有白喉毒素，则可出现凝集反应。此法简单快速。此外，也可用 ELISA 检查标本中的白喉毒素、PCR 检查标本中的白喉毒素的 *tox* 基因。

四、防治原则

1. 人工自动免疫 接种白喉类毒素是预防白喉最主要的措施,能显著地降低白喉的发病率和死亡率。我国目前应用白喉类毒素、百日咳菌苗、破伤风类毒素的混合制剂(DPT 混合疫苗,即白百破疫苗)进行人工主动免疫,效果良好。婴儿满月即可接种该白百破疫苗。

2. 人工被动免疫 对与白喉患者密切接触过的易感儿童,应肌内注射 1000～2000 单位白喉抗毒素进行紧急预防,同时应注射白喉类毒素以延长免疫力。对白喉患者要早期、足量注射白喉抗毒素进行特异性治疗。白喉抗毒素注射前应做皮肤试验,阳性者应采取脱敏注射。

在应用大量抗毒素治疗白喉的同时,还要应用抗生素,如青霉素、红霉素等进行抗菌治疗,这不仅能抑制白喉棒状杆菌生长,还能防止细菌混合感染。

小结

棒状杆菌属是一群革兰氏染色阳性、菌体一端或两端膨大呈棒状、出现异染颗粒的杆菌,致病性最强的是白喉棒状杆菌。

白喉棒状杆菌形态与染色主要的特征是菌体一端或两端出现与菌体着色不同的颗粒,即异染颗粒,具有鉴别细菌的意义。

白喉棒状杆菌是白喉的病原菌,主要致病物质是白喉毒素,其产生是由于β-棒状杆菌噬菌体侵袭无毒的白喉棒状杆菌后,发生溶源性转换而致。Elek 平板毒力试验是鉴别产毒白喉棒状杆菌与其他棒状杆菌的重要试验。

接种白喉类毒素(白百破疫苗)是预防白喉最主要的措施,注射白喉抗毒素可以进行白喉的紧急预防和特异性治疗。

(孟繁平)

第17章 厌氧性细菌

厌氧性细菌（anaerobic bacteria），简称厌氧菌，是一群必须在厌氧环境中才能生长繁殖的细菌，广泛分布于自然界及人和动物的肠道中。根据能否形成芽胞，可将厌氧性细菌分为厌氧芽胞梭菌属和无芽胞厌氧菌两大类。厌氧芽胞梭菌属主要引起外源性感染。无芽胞厌氧菌主要引起内源性感染。

第一节 厌氧芽胞梭菌属

厌氧芽胞梭菌属（Clostridium）的细菌是一群专性厌氧、能形成芽胞、革兰氏阳性的粗大杆菌。细菌形成的芽胞一般都大于菌体的宽度，使细菌呈梭形，故名。梭菌主要分布于土壤、人和动物肠道等。在适宜条件下，芽胞发芽形成繁殖体，产生强烈的外毒素和酶，引起人类和动物疾病。多数为腐生菌，少数为致病菌，主要病原菌包括破伤风梭菌、产气荚膜梭菌、肉毒梭菌及艰难梭菌，分别引起破伤风、气性坏疽、肉毒中毒和假膜性结肠炎等疾病。

一、破伤风梭菌

破伤风梭菌（Clostridium tetani）是破伤风的病原菌，广泛存在于自然界的土壤及动物的粪便中。当创口被污染，或接生时使用不洁器械剪脐带，破伤风梭菌及其芽胞可侵入伤口并生长繁殖，释放外毒素，引起破伤风（tetanus）。由于推行新法接生和免疫接种，破伤风发病率已明显下降，但每年仍有18/10万人群患病，其中以发展中国家多见，病死率约20%，新生儿病死率高达90%。

（一）生物学性状

1. 形态与染色 革兰氏染色阳性，菌体细长，1 μm×5 μm，周身鞭毛。芽胞正圆形，位于菌体一端，宽于菌体的直径，使细菌呈鼓槌状，为本菌典型特征（图17-1）。

2. 培养特性与生化反应 严格厌氧，营养要求不高。常用庖肉培养基培养，导致肉汤浑浊，肉渣部分被消化，微发黑，产生气体。在固体培养基上37℃培养48小时以后形成不规则菌落，菌落周边疏松似羽毛，边缘不整齐，易在培养基表面呈迁徙生长；血平板上形成β溶血。生化反应不活跃，一般不发酵糖类，也不分解蛋白质。

彩图：破伤风杆菌# （芽胞染色，×1000）

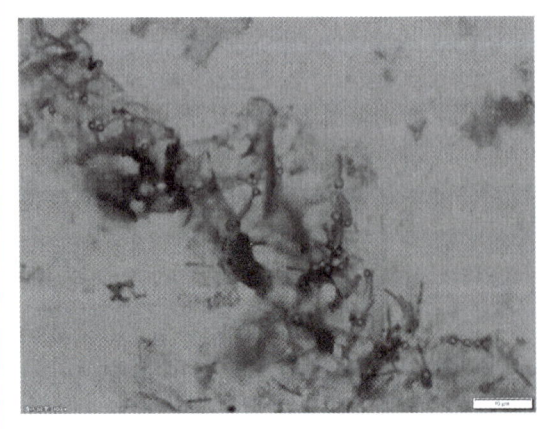
图17-1 破伤风梭菌（芽胞染色，×1 000）

3. 抵抗力 繁殖体的抵抗力与一般细菌相似，但芽胞抵抗力很强，能耐煮沸15~90分钟，5%苯酚经15小时才能杀灭，芽胞在干燥的土壤和尘埃中可存活数十年。

(二) 致病性与免疫性

1. 感染条件 破伤风梭菌及其芽胞经创伤感染侵入机体，只在创伤局部繁殖，不扩散到血液。伤口的厌氧微环境是细菌生长繁殖的重要条件。伤口深而窄，混有泥土、异物，坏死组织较多、局部组织缺血或同时伴有需氧菌混合感染，都可造成厌氧环境，使局部氧化还原电势下降，有利于芽胞发芽或细菌的生长繁殖。破伤风梭菌本身的侵袭力不强，仅在伤口部位繁殖，但一旦形成感染，产生毒性极强的嗜神经性外毒素，则引起严重的疾病。

2. 致病物质 破伤风梭菌能产生两种外毒素，一种是对氧敏感的破伤风溶血毒素（tetanolysin），其功能和抗原性与链球菌溶血素O相似，但致病作用尚不清楚。另一种为质粒编码的破伤风痉挛毒素（tetanospasmin），是引起破伤风的主要致病物质。破伤风痉挛毒素属于神经毒素，对人的致死量小于1.0 μg，对小鼠的半数致死量（LD_{50}）2.5～3.0 ng/kg（体重），是毒性最强的毒素之一，仅次于肉毒毒素（对小鼠的LD_{50}为2.0 ng/kg）。

破伤风痉挛毒素分子量为150 kD，不耐热，65℃ 30分钟即被破坏，若经口摄入，毒素可被肠道蛋白酶破坏而失活。破伤风痉挛毒素具有免疫原性，经0.3%甲醛作用4周后，成为类毒素，可用于预防接种。

3. 致病机制 破伤风痉挛毒素对中枢神经系统，尤其是脑干神经和脊髓前角细胞具有高度亲和力。毒素可由末梢神经沿轴索，从神经纤维的间隙逆行向上，到达脊髓前角，并可上行到达脑干。除神经途径外，毒素也可通过淋巴液和血液到达中枢神经系统。

破伤风痉挛毒素由两条肽链借二硫键联结而成。从菌体内释出后，即被细菌蛋白酶作用而切割成α轻链（50 kD）和β重链（100 kD）。β重链能与神经细胞表面受体神经节苷脂（ganglioside）结合，使α轻链进入细胞，α轻链能封闭抑制性突触的神经递质甘氨酸、γ-氨基丁酸的释放。在正常情况下，当一侧肢体屈肌的神经元被刺激而兴奋时，同时有冲动传给抑制性中间神经元，使其释放抑制性递质，以抑制同侧伸肌的运动神经元，故屈肌收缩时伸肌松弛而配合协调，同时屈肌运动神经元也受到抑制性神经元的反馈调节，使屈肌运动神经元不致过度兴奋。破伤风痉挛毒素能选择性地阻断抑制性神经递质的释放，导致伸肌、屈肌同时强烈收缩，而呈强直痉挛（图17-2）。

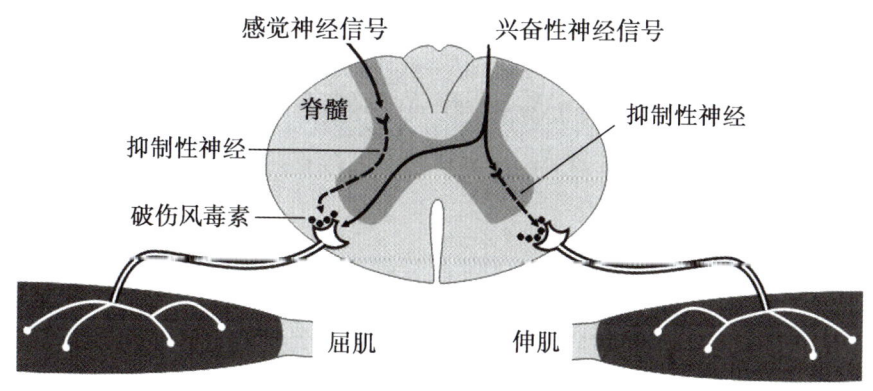

图17-2 破伤风痉挛毒素作用

4. 所致疾病 破伤风多见于战伤，除创伤感染外，分娩时断脐不洁、手术器械灭菌不严均可导致发病。新生儿破伤风尤为常见，民间称为"七日风"、"脐带风"。伤口附近肌肉痉挛，嚼肌痉挛，引起苦笑面容、牙关紧闭和吞咽困难。随后躯干及四肢肌肉强直，呈特有的角弓反张体征，甚至膈肌痉挛、呼吸困难窒息而死。

5. 免疫性 破伤风免疫是典型的抗毒素免疫。每毫升血清中抗毒素含量达0.01～0.1单位时即有保护作用。但由于破伤风毒素毒性极强，微量毒素即可致病，而此量却不足以引起免疫，而且毒素迅速与神经组织牢固结合，不能有效地刺激免疫系统引起免疫应答。有效地获得抗毒素的途径是：①主动免疫，注射类毒素；②被动免疫，通过注入大剂量抗毒素。抗毒素能结合游离毒素而阻断毒素入侵易感细胞，但对已与受体结合的毒素则无中和作用。

（三）微生物学检查法

破伤风的临床诊断主要依靠创伤史和观察特有的症状，一般不做微生物学检查。必要时可取伤口渗出物或坏死组织涂片染色镜检及厌氧菌培养，并以培养物滤液做动物试验，以确定有无毒素产生。

（四）防治原则

受外伤后应及时对伤口做清创处理，避免形成局部厌氧的微环境，是预防破伤风的重要措施。特异性人工免疫可以有效预防破伤风的发生。

1. 一般预防 对伤口清创扩创，用3%过氧化氢溶液或1∶4000高锰酸钾溶液冲洗伤口，以防形成厌氧环境。

2. 人工主动免疫 注射精制破伤风类毒素，刺激机体产生相应抗毒素。对部队战士、建筑工人及其他易受外伤的人群，一般第一年内注射2次作基础免疫，1年后加强免疫1次，以后每隔5~10年加强免疫1次。如发生外伤并污染严重时应再注射类毒素，几天内便可迅速产生抗毒素。对3~6个月儿童应接种白-百-破三联疫苗（diphtheria, pertussis and tetanus vaccine, DPT），由白喉类毒素、百日咳菌苗、破伤风类毒素组成，初次免疫共接种3次，每次间隔4~6周，以后于2岁、7岁时各加强一次，以建立基本基础免疫，可同时获得白喉、百日咳、破伤风3种常见病的免疫力。孕妇接种破伤风类毒素可有效预防新生儿破伤风。

3. 人工被动免疫 注射精制破伤风抗毒素（tetanus antitoxin, TAT），可获得被动免疫。其用途有两方面：①紧急预防：当伤口较深可能混有泥土杂物时，应做紧急预防。肌内注射1 500~3 000单位精制破伤风抗毒素。TAT是通过免疫动物获得，注射前应做皮肤过敏试验，防止发生血清过敏反应。必要时采取脱敏疗法。②特异治疗：对破伤风患者应早期足量用TAT治疗。因毒素一旦与神经组织结合，抗毒素即不能奏效。一般须用10万~20万单位。有些国家应用人源破伤风免疫球蛋白（human tetanus immunoglobulin, HTIG）代替TAT用于治疗，可缩短病程、缓解病情和减少超敏反应的发生。除抗毒素治疗，还应对症治疗，包括肌肉松弛剂、辅助呼吸与镇静剂。

4. 抗生素的使用 大剂量青霉素或甲硝唑能有效地抑制破伤风梭菌在局部病灶繁殖，并对混合感染的细菌也有作用。

二、产气荚膜梭菌

产气荚膜梭菌（*Clostridium perfringens*）为人畜肠道正常菌群，在自然界分布广泛，既能产生强烈的外毒素，又具有多种侵袭性酶，侵袭性较强，是气性坏疽的主要病原菌，还能引起食物中毒和坏死性肠炎。

（一）生物学性状

1. 形态与染色 为两端平切的革兰氏阳性大杆菌，散在排列。大小为0.6~2.4 μm×3.0~19.0 μm。卵圆形芽胞位于菌体中央或次极端。在机体组织内可形成荚膜，无鞭毛（图17-3）。

2. 培养特性 厌氧培养时生长繁殖极快，适宜条件下8分钟可分裂1代。血琼脂平板培养3~4小时即见生长，24小时形成圆形、扁平、半透明、边缘整齐的菌落。多数菌株在血平板上有双层溶血环，内环为θ毒素引起的完全溶血环，外环为α毒素引起的不完全溶血环。生化反应十分活跃，可分解多种糖类，产酸产气。能液化明胶，产生硫化氢。在牛乳培养基中生长，分解乳糖产酸，可凝固酪蛋白，发酵糖类产生酸和大量气体，将凝固的酪蛋白冲成蜂

第17章 厌氧性细菌

彩图：产气荚膜杆菌

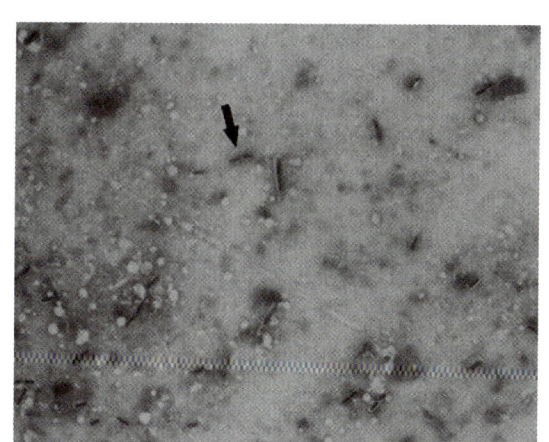

图 17-3　产气荚膜梭菌（革兰氏染色，×1 000）

窝状，把培养基表层的凡士林向上推开，称为"汹涌发酵"试验（stormy fermentation）。在蛋黄琼脂平板上，菌落周围出现乳白色浑浊圈，是由于 α 毒素分解卵磷脂所致，称 Nagler 反应。"汹涌发酵"现象和 Nagler 反应是本菌的特点。

3．分型　根据产气荚膜梭菌的 4 种主要毒素（α、β、ε、ι）的抗原性不同分型，可将产气荚膜梭菌分为 A～E 共 5 型。对人致病的主要为 A 和 C 型。A 型引起气性坏疽、食物中毒，C 型引起坏死性肠炎。

（二）致病性

产气荚膜梭菌的致病物质有荚膜、外毒素和侵袭性酶。产气荚膜梭菌产生 12 种外毒素（表 17-1），有些外毒素即为胞外酶。

表17-1　产气荚膜梭菌产生的毒素和酶类

毒素或酶类	生物学活性
α 毒素	增加血管通透性，溶解红细胞、血小板
β 毒素	组织坏死作用
ε 毒素	增强胃肠壁通透性
ι 毒素	组织坏死作用、ADP 的核糖基化作用
δ 毒素	溶解红细胞
θ 毒素	溶血毒性和细胞毒活性
κ 毒素	胶原酶和明胶酶活性
λ 毒素	蛋白酶活性
μ 毒素	透明质酸酶活性
ν 毒素	脱氧核糖核酸酶活性、溶血毒性
肠毒素	增加肠黏膜细胞通透性
神经氨酸酶	改变神经细胞表面的神经节苷脂受体、促进毛细血管血栓形成

主要毒素中最重要的是 α 毒素。α 毒素为卵磷脂酶（lecithinase），各型产气荚膜梭菌均产生，其中以 A 型产量最多。此毒素能分解人和动物细胞膜上的磷脂，使多种细胞的胞膜受损，引起溶血、组织坏死；血管内皮损伤，血管通透性增加而致水肿、出血、局部坏死等病变。β、ε、ι 三种主要毒素仅由部分型别产生，可引起组织坏死及血管通透性增加。

许多 A 型和少数 B、C 型产气荚膜梭菌能产生肠毒素，可引起食物中毒。该毒素的产生是由该菌的繁殖体在形成芽胞的过程中产生的，并且当菌细胞破裂时释放出来。而小肠中碱性环境则可促进芽胞形成。毒素激活肠腺苷环化酶，使细胞 cAMP 浓度升高，肠黏膜分泌亢进，肠腔积液，导致腹泻和腹痛，约 1～2 天自愈。

产气荚膜梭菌所致疾病包括：

1. 气性坏疽（gas gangrene） 致病条件与破伤风梭菌相似。气性坏疽是严重的创伤感染性疾病，该病多见于战伤，也见于平时大面积的塌方或地震、车祸等。60%～80% 由 A 型引起，以局部组织坏死、气肿、水肿、恶臭及全身中毒为特征。这些症状均与本菌具有荚膜及产生多种毒素和酶有密切关系。本菌感染伤口后 8～48 小时内迅速繁殖。由于卵磷脂酶及透明质酸酶作用，使细菌侵入到周围正常组织，分解肌肉和组织中的糖类，产生大量气体，造成气肿，影响血液供应，同时毒素还可以引起血管壁通透性增高，浆液渗出，形成扩散性水肿。受多种毒素和酶的作用造成组织坏死，特别是肌肉丰满部位，如大腿和臀部。患者表现为局部组织肿胀剧痛，触摸有捻发感，并产生特殊的臭味。毒素和组织坏死的毒性产物被吸收入血，引起毒血症、休克，死亡率高。

2. 食物中毒 由 A 型产气荚膜梭菌污染食物引起。在欧洲以肉类食品污染所致较为多见，发病率仅次于沙门菌食物中毒，但我国报道较少。食入大量细菌（$10^8 \sim 10^{10}$）后，潜伏期约 10 小时，临床表现为腹痛、腹胀、水样腹泻，无热、无恶心呕吐，1～2 天后自愈。

3. 坏死性肠炎 由 C 型产气荚膜梭菌引起，致病物质是 β 毒素。β 毒素能引起肠道运动神经麻痹和坏死。一般潜伏期约 24 小时，起病急，剧烈腹痛、腹泻、肠黏膜出血性坏死伴有血便。可并发肠梗阻和肠穿孔，病死率高达 40%。以儿童多见，常见于因食入大量被该菌污染而烹调不当的猪肉所引起。

（三）微生物学检查法

气性坏疽发病急剧，后果严重，需要尽早准确地做出微生物学诊断，争取早期治疗。

1. 直接涂片镜检 从伤口深部取材镜检，革兰氏染色，如发现有荚膜的革兰氏阳性大杆菌，并伴有其他杂菌和少量形态不规则的白细胞（因毒素作用，白细胞无趋化反应），可初步诊断。

2. 分离培养与动物实验 将标本接种于血平板、疱肉培养基或牛乳培养基，厌氧培养，由于该菌生长迅速易于分离，然后涂片镜检并做生化鉴定。取细菌培养液给小鼠或家兔静脉注射，5～10 分钟后杀死动物，置 37℃ 温育 6～8 小时，则动物尸体膨胀并有恶臭，解剖可见脏器内有大量气泡，尤以肝最明显，称"泡沫肝"。取内脏或血涂片及分离培养均可发现产气荚膜梭菌的存在。

3. 食物中毒诊断 疑为产气荚膜梭菌食物中毒，应取剩余食物或粪便做细菌学检查，测定菌落形成单位（colony-forming units，cfu），诊断标准为 10^5 cfu/g 粪便，或 10^6 cfu/g 食物。也可用 ELISA 等方法直接检出肠毒素。近年应用质粒或 DNA 探针同时检查食物和标本分离株，以确定病原菌或用作流行病学调查。

（四）防治原则

预防措施主要是及时处理伤口，扩创、局部用 H_2O_2 反复冲洗，切除感染及坏死组织，必要时截肢以防止病变扩散。早期可用多价抗毒素血清。同时使用青霉素等抗生素抑制细菌繁殖。由于该菌在环境中很快形成芽胞，故必须严格隔离患者，并对所用器械及敷料彻底灭菌，避免在医院内传播。对气性坏疽外科手术前，使用高压氧舱治疗较为有利：①更能分清受累组织，以利于手术切除；②能终止毒素产生，控制病情发展。

三、肉毒梭菌

肉毒梭菌（*Clostridium botulinum*）主要存在于土壤中，在厌氧环境中能产生强烈的肉毒毒素（botulin）而致病。最常见的为肉毒中毒和婴儿肉毒病。

（一）生物学性状

1. 形态与染色 革兰氏阳性粗大杆菌，1.0 μm×5.0 μm，专性厌氧，有周鞭毛，无荚膜，芽胞呈椭圆形，位于近极端，使细菌呈网球拍状（图 17-4）。

2. 培养特性 营养要求不高，经厌氧培养在琼脂平板上形成不规则菌落；在血平板上有 β

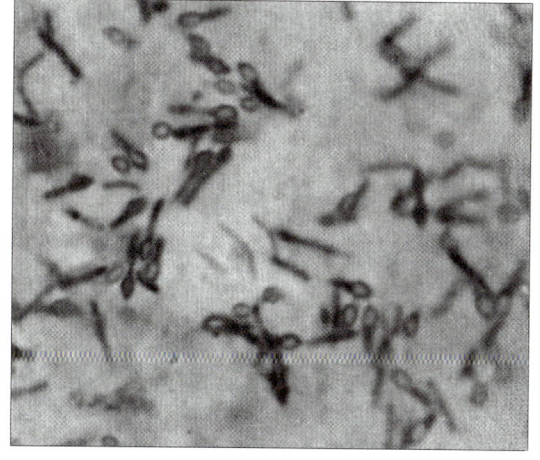

图 17-4　肉毒梭菌的形态（革兰氏染色，×1 000）

型溶血；在庖肉培养基中消化肉渣而变黑并有恶臭。不分解蛋白质，不形成吲哚，但分解糖的能力强。

3. 分型 根据神经毒素的抗原性不同，可将肉毒梭菌分为 A、B、C1、C2、D、E、F 和 G 等 8 个型。对人致病的主要是 A、B、E 三个型，我国 A 型最常见。

4. 抵抗力 芽胞抗热性强，煮沸数小时而不被杀死。高压蒸汽灭菌（120℃ 30 分钟）才能杀灭。肉毒毒素煮沸 1 分钟或加热 75～85℃，5～10 分钟即可失去毒性。该毒素在酸性条件下较稳定，胃液中 24 小时内不被破坏，故可被胃肠道吸收而致病。

（二）致病性

肉毒梭菌产生的肉毒毒素是其主要致病物质。肉毒毒素是已知生物毒物中毒性最剧烈的毒素，小鼠经腹腔注射 LD_{50} 为 2.0 ng/kg（体重），对人致死量为 0.1 μg。肉毒毒素具有嗜神经性，进入机体后作用于脑及周围神经末梢的神经肌肉接头处，阻止兴奋性神经递质乙酰胆碱的释放，抑制神经冲动的传递，导致肌肉麻痹和神经功能不全。

肉毒梭菌以其毒素致病，即肉毒中毒（botulism）。肉毒中毒有 3 种形式：食物肉毒中毒、婴儿肉毒中毒和创伤肉毒中毒。以食物肉毒中毒多见。

1. 食物肉毒中毒 主要是食品制作加工过程中，被该菌芽胞污染，又未彻底灭菌，在厌氧条件下芽胞发芽形成繁殖体，再经繁殖产生毒素所致。食入肉毒毒素后，经数小时至 3 天左右潜伏期，患者开始出现恶心、呕吐、头晕、头痛、乏力。继而出现特有的神经麻痹症状和体征。首先是眼部肌肉麻痹，出现复视、斜视、眼睑下垂、瞳孔散大。进而咽部肌肉麻痹，出现吞咽困难、言语不清和呼吸困难。若继续发展终因呼吸肌、心肌麻痹而死亡。引起肉毒中毒的食品在我国多为冷藏的牛羊肉、豆制品如豆瓣酱、豆豉及臭豆腐，以新疆、青海、西藏、宁夏等地为多发地区，国外以肉罐头、火腿、腊肠等肉制品为主。

2. 婴儿肉毒中毒 主要为 6 个月以内的婴儿，因喂食含有该菌芽胞污染的蜂蜜或其他食物而感染致病。临床主要表现为便秘、吸吮啼哭无力、吞咽困难、眼睑下垂、全身肌张力减退。严重者因呼吸肌麻痹造成婴儿猝死。

3. 创伤肉毒中毒 肉毒梭菌的芽胞污染了创口后，如果局部具备厌氧条件，芽胞发芽形成繁殖体而产生毒素，毒素被吸收后致病。

（三）微生物学检查法

主要是检出毒素。在做细菌分离培养的同时，将可疑食物或呕吐物制成悬液，离心沉淀后取上清液做动物试验。共分 3 组：第 1 组小鼠腹腔注入上清液各 0.5 ml。如有毒素存在，一般于 1～2 天出现四肢麻痹、眼睑下垂等中毒症状，最后死于心力衰竭和呼吸困难；第 2 组小鼠注射煮沸的上清液,一般不发病;第3组小鼠注射不加热上清液并注入多价肉毒抗血清,以观察保护作用。如用分型抗毒素还可确定毒素型别。

(四) 防治原则

加强食品管理和监督,定期抽样检查。食品进食前加热煮沸即可破坏毒素。治疗应尽早注射 A、B、E 三型多价抗血清。同时加强护理及对症治疗。注意预防呼吸肌麻痹和窒息。

四、艰难梭菌

艰难梭菌(*Clostridium difficile*)发现于1935年,但直到1977年才发现该菌与临床长期使用某些抗生素引起的伪膜性肠炎有关。艰难梭菌是正常存在于人和动物肠道内的厌氧梭状芽胞杆菌,是抗生素相关性腹泻和伪膜性肠炎的重要病原菌。

1. 生物学性状 革兰氏阳性粗大杆菌,芽胞呈卵圆形位于菌体近极端。部分菌株有周鞭毛,近年来证实该菌有荚膜。专性厌氧,常规厌氧培养生长不好,对培养基的要求较高,最适生长温度为 30~37℃。目前较为常用的培养基是以蛋黄-果糖琼脂为基础培养基,加入环丝氨酸和头孢西丁作为选择剂。培养48小时,菌落直径2~6 mm,圆形、微隆起、灰白色或淡黄色、不透明、边缘不整齐。在血平板上不产生溶血。

2. 致病性 艰难梭菌可以产生4种不同的外毒素,即毒素A、毒素B、动力影响因子和热敏毒素。毒素A是一种肠毒素,能使肠壁出血坏死,液体积蓄;毒素B则为细胞毒素,能够引起细胞肌动蛋白的排列紊乱,且干扰细胞骨架的形成,从而损伤肠壁细胞。这两种毒素基因均在染色体上。

艰难梭菌是人类肠道中的正常菌群,但数量不多。当长期使用氨苄西林、头孢菌素、红霉素、克林霉素以及抗肿瘤化学制剂时,肠道中的乳杆菌、双歧杆菌及真菌对艰难梭菌的拮抗作用受到影响,耐药的艰难梭菌可因药物的选择作用而大量繁殖后产生毒素致病,引发抗生素相关性腹泻(antibiotic-associated diarrhea)和假膜性结肠炎(pseudomembranous colitis)。临床表现为严重腹泻、腹痛、伴有全身中毒症状,常并发有毒素性巨结肠的形成。

3. 微生物学检查法 艰难梭菌引起感染的诊断包括:①选择性培养基从粪便中可以分离出该菌;②采用细胞毒实验检测出细胞毒素;③免疫学方法检测出肠毒素。

4. 防治原则 如果患者仅是轻微的腹泻,应立即停用所用的抗生素,并避免使用抑制肠蠕动的药物,因为这些药物可加重病情。对较严重的病例,除以上措施外,应首选万古霉素或甲硝唑治疗,并口服调整正常菌群的制剂及注意液体和电解质的补充。

第二节 无芽胞厌氧菌

与人类疾病有关的无芽胞厌氧菌寄生于人和动物的体表及与外界相通的腔道内,构成人体的正常菌群,包括革兰氏阳性和阴性的球菌、杆菌。作为条件致病菌,这些厌氧菌可以引起多种感染性疾病。在所有临床厌氧感染中,以类杆菌属(*Bacteroides*)感染为最重要,约占1/3以上,其中脆弱类杆菌(*B. fragilis*)最常见。

一、类杆菌属

(一) 生物学性状

革兰氏阴性杆菌,其大小、形态呈多形性,菌体常有不规则的膨胀,能形成荚膜,无芽胞、无鞭毛。专性厌氧,在牛心脑浸液血琼脂平板上培养48~72小时后,形成中心稍凸,灰白色半透明的圆形菌落。大多数菌株不溶血,在含20%胆汁培养基中生长良好,氯化血红素有促进其生长的作用。能分解葡萄糖、乳糖和蔗糖。

（二）致病性

在类杆菌引起的各种感染中，以脆弱类杆菌最常见，其次是卵形类杆菌、狄氏类杆菌、普氏类杆菌和多形类杆菌等。

1．致病物质 有内毒素、荚膜、菌毛以及所产生的肝素酶和胶原酶。类杆菌的脂多糖结构不完整，故其内毒素活性比其他革兰氏阴性菌弱。荚膜多糖是其重要致病因子，能引起腹腔及各器官的脓肿。如将脆弱类杆菌中提取的荚膜多糖注入小鼠腹腔，可形成脓肿，而从其他细菌（肺炎链球菌和大肠埃希菌）提取的荚膜多糖则无此致病作用。肝素酶可降解肝素，促进凝血，有利于血栓性静脉炎和迁徙性脓肿的形成，胶原酶则有利于细菌的扩散。类杆菌主要引起颅内、腹腔和盆腔的感染。

2．致病条件 类杆菌和其他无芽胞厌氧菌引起的感染，一般只有在特定条件下才能发生。促进感染的因素有：①手术、拔牙和穿孔等使屏障功能受损，细菌侵入非正常寄居的部位；②长期使用抗生素使体内一种或几种厌氧菌得到优势增长，造成菌群失调，如脆弱类杆菌对氨基糖苷类抗生素具有固有耐药性；③使用激素、免疫抑制剂、X线以及恶性肿瘤、糖尿病和大面积烧伤等导致免疫力下降；④局部组织供血障碍，如血管损伤，造成局部厌氧微环境，有助于厌氧菌生长繁殖。

3．感染特点 类杆菌等无芽胞厌氧菌引起的感染有如下特征，可作为临床诊断厌氧菌感染的参考：①感染部位接近黏膜表面，如发生在口腔、鼻窦、鼻咽部、胸腔和肛门会阴附近的炎症、脓肿及其他深部脓肿；②分泌物多为血性或黑色，并有恶臭；③分泌物直接涂片镜检可见到细菌，而一般培养则无细菌生长；④长期使用氨基糖苷类抗生素如链霉素、卡那霉素、新霉素、庆大霉素等治疗无效。

（三）微生物学检查法

1．标本的采集 采集标本时，要尽量无菌操作，防止正常菌群污染而干扰培养结果。应选择确定的病变部位采集标本，最好是切取或活检得到的组织标本，从感染深部汲取的渗出液或脓汁亦可。由于本菌对氧敏感，标本采集后应立即放入厌氧标本瓶中，并迅速送检。脓汁和穿刺液同时做涂片染色镜检。

2．分离培养与鉴定 常用的培养基主要有牛心浸液血琼脂、硫乙醇酸钠培养基、胰酶大豆琼脂和卡那霉素—万古霉素血琼脂。标本接种后置于37℃厌氧环境（如厌氧培养箱或厌氧罐）培养2～3天，挑选生长的菌落接种两个血平板，分别置于有氧和无氧环境中培养48小时。只有在无氧环境中生长而有氧环境中不生长才是专性厌氧菌。

类杆菌的鉴定主要依靠细菌形态、染色特性和生化反应。气相色谱法检测细菌代谢终末产物中的短链脂肪酸和醇类，可迅速正确地鉴定类杆菌或其他厌氧菌。类杆菌在蛋白胨-酵母-葡萄糖培养基（peptone-yeast-glucose medium，PYG）中的主要代谢产物是乙酸、丙酸、琥珀酸和异丁酸等。也可采用分子生物学技术如DNA-DNA和DNA-rRNA杂交、16SrRNA寡核苷酸序列分析对类杆菌属和其他无芽胞厌氧菌进行分类。

（四）防治原则

类杆菌和其他无芽胞厌氧菌常引起条件致病性感染，亦常与其他化脓性细菌混合感染。预防感染在于加强机体免疫，减少条件致病性感染的诱发因素。治疗可使用甲硝唑、替硝唑、氯霉素或其他广谱抗生素。过去认为无芽胞厌氧菌对甲硝唑十分敏感，不易产生耐药性。但近年发现类杆菌可形成耐药株，从临床分离的耐药株可检出R质粒。

二、其他无芽胞厌氧菌

(一) 普雷沃菌属

普雷沃菌属（Prevotella）为革兰氏阴性专性厌氧、无芽胞、无动力的多形性杆菌。血平板上的菌落呈透明、浑浊、灰或黑色，是否溶血不确定。在色素产生之前，用366nm波长紫外线照射可见橘红色荧光。20%（W/V）胆汁能抑制其生长，在PYG培养基的主要代谢产物是乙酸和琥珀酸。重要的有黑色素普雷沃菌（P. melaninogenica）和二路普雷沃菌（P. bivia），是口腔正常菌群成员，可以引起牙周疾病、上呼吸道感染、肺部和脑脓肿。也可同其他厌氧菌一起引发混合感染，例如，产黑色素普雷沃菌和共生放线杆菌（Actinobacillus actinomycetemcomitans，Aa）的混合感染，常可导致青年牙周炎。

(二) 梭杆菌属

梭杆菌属（Fusobacterium）为革兰氏阴性细长杆菌，两端尖细呈梭形。专性厌氧，在血平板上菌落呈灰白色、扁平、半透明。临床较常见的是核梭杆菌（F. nucleatum）和坏死梭杆菌（F. necrophorum）。主要代谢产物是丁酸。本菌是口腔和直肠黏膜的正常菌群，常与其他厌氧菌引发混合感染，是口腔、上呼吸道感染和菌血症的常见病原菌。

(三) 乳杆菌属

乳杆菌属（Lactobacillus）是革兰氏阳性、无芽胞、细长弯曲的杆菌。不液化明胶，不还原硝酸盐，触酶阴性。主要代谢产物是乳酸和乙酸。乳杆菌作为正常菌群主要分布在肠道和阴道，极少数为条件致病菌，如格氏乳杆菌可从亚急性心内膜炎、败血症或脓肿等临床标本中分离到，嗜酸杆菌与龋齿形成有关。嗜酸乳杆菌（L. acidophilus）常用于制作微生态制剂。其模式种为德氏乳杆菌（L. delbrueckii）。

(四) 双歧杆菌属

双歧杆菌属（Bifidobacterium）是革兰氏阳性杆菌，呈细杆状、球状、分枝状，不抗酸，无芽胞，无动力。最适pH6.5～7.0，分解葡萄糖和果糖，产生甲酸、乙酸，多数为触酶阴性，是人和动物肠道中重要的正常菌群，具有维持肠道微生态平衡、拮抗外源致病菌感染、增强机体免疫力、抗肿瘤和抗衰老等作用。目前尚未发现双歧杆菌对人、畜的致病性，是许多微生态制剂成分。

(五) 丙酸杆菌属

丙酸杆菌属（Propionibacterium）为革兰氏阳性、多形性杆菌，无动力、无芽胞。代谢产物主要是大量丙酸和乙酸。丙酸杆菌是皮肤正常菌群成员。临床常见的是痤疮丙酸杆菌（P. acnes），可因外伤、手术引起皮肤软组织感染，与皮肤的慢性感染如痤疮和酒渣鼻相关。

(六) 厌氧球菌

消化球菌属（Peptococcus）和消化链球菌属（Peptostreptococcus）均为革兰氏阳性、厌氧无芽胞球菌。它们多为人体腔道、皮肤的正常菌群。细菌可自阑尾炎、胸膜炎、产后败血症等标本中检出，常与金黄色葡萄球菌、化脓性链球菌混合感染引起严重的创伤感染。

韦荣球菌属（Veillonella）是革兰氏阴性小球菌，成双排列或短链排列，无芽胞、无鞭毛。最适生长温度30～37℃，对氧敏感。氧化酶阴性，触酶阴性。营养要求较高，根据胞壁脂多糖分为8个血清型。韦荣球菌主要寄生在人及动物的口腔、消化道及呼吸道。常见为小韦荣球菌（V. parvula），临床上常自软组织脓肿、血液和上呼吸道感染的标本中分离出来。

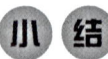

厌氧芽胞梭菌专性厌氧，易形成芽胞。引起人类疾病的厌氧芽胞梭菌主要有破伤风

梭菌、产气荚膜梭菌、肉毒梭菌、艰难梭菌。

破伤风梭菌通过创口污染或分娩接生时使用不洁器械剪脐带时侵入，在伤口生长繁殖，释放破伤风痉挛毒素，阻断抑制性神经递质释放，引起破伤风。

产气荚膜梭菌既能产生强烈的外毒素，又具有侵袭性酶，侵袭性较强，是气性坏疽的主要病原菌，还能引起食物中毒和坏死性肠炎。

肉毒梭菌在厌氧环境中能产生强烈的肉毒毒素。若误食此毒素污染的食物，可发生肉毒中毒。

艰难梭菌是正常存在于人和动物肠道内的厌氧梭状芽胞杆菌，是抗生素相关性腹泻和伪膜性肠炎的重要病原菌。

无芽胞厌氧菌是人类和动物肠道中或其他部位的正常菌群的成员。在所有临床厌氧感染中，以类杆菌属感染为最重要，类杆菌和其他无芽胞厌氧菌常引起条件致病性感染，亦常与其他化脓性细菌混合感染。

(马淑霞)

第18章 动物源性细菌

动物源性细菌（zoonotic bacteria）是指以动物为传染源，能引起人类和动物发生人兽共患病（zoonosis）的病原菌。动物源性细菌通常以动物（家畜或野生动物）作为储存宿主，人类因直接或间接接触病畜及其污染物等途径感染而致病，主要包括芽胞杆菌属、布鲁菌属、耶尔森菌属、弗朗西斯菌属和巴斯德菌属等。

第一节 芽胞杆菌属

芽胞杆菌属（Bacillus）是一大群需氧或兼性厌氧、革兰氏阳性大杆菌。由于在有氧条件下可形成芽胞，故本属细菌常以芽胞的形式广泛存在于土壤、水、空气尘埃中。该属细菌中致病菌主要有炭疽芽胞杆菌、蜡样芽胞杆菌等，分别引起炭疽病和食物中毒，其余多数为腐生菌，偶尔引起人类疾病，如在机体免疫力低下时，枯草芽胞杆菌可引起败血症及虹膜炎等。此外，因芽胞的抵抗力强，这些腐生菌也常是实验室及药品生产车间的污染菌。

一、炭疽芽胞杆菌

炭疽芽胞杆菌（Bacillus anthracis），俗称炭疽杆菌，是引起动物和人类炭疽病的病原菌，是人类历史上第一个被发现的病原菌。炭疽病为人兽共患的急性传染病，常在牧区暴发流行。牛、羊等草食动物发病率最高，疾病有明显的职业性和地区性。

（一）生物学性状

1. 形态与染色 本菌是致病菌中最大的革兰氏阳性杆菌，约为 $1.0\sim1.2\ \mu m \times 3.0\sim6.0\ \mu m$，两端平切。取自患者或病畜的新鲜标本直接涂片时，细菌常散在存在或呈短链，经培养后则形成长链，由于两端平切，故似竹节状长链。在有氧条件下形成椭圆形芽胞，位于菌体中央，不膨出。有毒菌株在人或动物体内或含血清的培养基中可形成荚膜。

彩图：炭疽芽胞杆菌#（革兰氏染色，×1000）

2. 培养特性 适宜生长温度为 $30\sim35\ ℃$，在普通培养基上培养24小时，可形成直径 $2\sim4\ mm$、灰白色、无光泽、不透明、扁平、边缘不整齐的粗糙型菌落。在低倍镜下观察菌落边缘呈卷发状。在血琼脂平板上不溶血。有毒菌株在含 $NaHCO_3$ 的血琼脂平板上、5% CO_2 环境中培养48小时后，可因产生荚膜而形成黏液型菌落，而无毒株的菌落则为粗糙状。在肉汤培养基中由于形成长链而呈絮状沉淀生长。在明胶培养基中经 $37\ ℃$ 培养24小时后，表面液化成漏斗状，细菌沿穿刺线向四周扩散呈倒置的松树状。

3. 抗原构造 炭疽杆菌抗原可分为两部分：①结构抗原：包括荚膜、菌体和芽胞等抗原成分；②炭疽毒素复合物。

荚膜多肽抗原由高分子 D-谷氨酸多肽构成，具有抗吞噬作用，与细菌毒力有关。菌体多糖抗原由 N-乙酰葡糖胺和 D-半乳糖组成，耐热，与毒力无关。菌体多糖抗原能与特异性抗体结合发生沉淀反应，称为 Ascoli 试验，可用于炭疽芽胞杆菌的流行病学调查。芽胞抗原是由芽胞外膜、皮质等组成的特异性抗原，可与相应抗血清产生抗原-抗体反应。

炭疽毒素复合物是该菌重要的毒力因子，又具有免疫原性，用其免疫实验动物，可产生针对炭疽芽胞杆菌感染的保护作用。

4. 抵抗力 炭疽芽胞杆菌繁殖体抵抗力与一般细菌相同，可被大多数消毒方法杀死。而芽胞抵抗力强，在干燥的室温环境中可存活数十年，在皮毛中可存活数年。牧场一旦被污染，传染性可持续数十年。芽胞对氧化剂、烷化剂较敏感，但对其他化学消毒剂的抵抗力很强，1∶2500 碘液 10 分钟、0.5% 过氧乙酸 10 分钟可破坏芽胞。高压蒸汽灭菌法 121℃ 15 分钟或 140℃ 干烤 3 小时是消灭芽胞的可靠方法。本菌对青霉素、红霉素、氯霉素等均敏感。

(二) 致病性与免疫性

1. 致病物质 炭疽芽胞杆菌有毒菌株产生荚膜及炭疽毒素，是其主要致病物质。荚膜由 pOX2 质粒编码，炭疽毒素由 pOX1 质粒编码，丢失两种质粒则失去形成荚膜和产生毒素的能力，成为弱毒或无毒株。荚膜具有抗吞噬作用，有利于细菌在机体组织中繁殖扩散，是重要的侵袭因子。炭疽毒素由保护性抗原（protective antigen，PA）、水肿因子（edema factor，EF）和致死因子（lethal factor，LF）三种蛋白质组成。PA 是结合亚单位 B，介导毒素与靶细胞表面受体结合，且有穿膜作用；EF 和 LF 为具有酶活性的 A 亚单位，两者竞争性与 PA 结合。EF 与 PA 结合构成完全水肿毒素（edema toxin，ET）；LF 与 PA 结合构成完全致死毒素（lethal toxin，LT）。PA、EF 和 LF 的单一组分均不能发挥毒性作用。如将三者混合注射实验动物，可出现炭疽的典型中毒症状，导致微血管内皮细胞损伤，血管壁通透性增强，组织水肿，有效循环血量下降，血液呈高凝状态，迅速发生休克、弥散性血管内凝血（DIC）甚至死亡。

2. 所致疾病 炭疽芽胞杆菌主要为草食动物（如牛、羊、马等）炭疽病的病原菌，可经多种方式传播给人类。人 - 人传播非常少见。目前炭疽病在世界各地仍有散发流行，主要发生在发展中国家，尤以非洲最为严重。由于动物疫苗的接种和卫生条件的改善，人类炭疽病的发病率明显下降，据世界卫生组织统计，全球每年约有 2 万～10 万炭疽病例发生。人类炭疽病是典型的动物源性疾病。由于感染途径不同，表现为不同的临床类型：

（1）皮肤炭疽：最常见，接触病畜或污染的皮毛等物品时，病菌或芽胞通过皮肤微小伤口侵入，12～36 小时后，局部出现丘疹，并迅速变为水疱、脓疱，进而发展成无痛性、周围水肿、中央呈黑色坏死的焦痂，故名炭疽（anthrax）。患者常伴有发热、寒战等全身症状，轻症 2～3 周可治愈。

（2）肠炭疽：因食入未煮熟的病畜肉制品或奶制品引起。有连续性呕吐、血便、腹痛、腹泻等。全身症状严重，可于 2～3 天发展为毒血症而死亡。

（3）肺炭疽：因吸入炭疽杆菌的芽胞引起的肺感染，多发生于皮革工人。病初似感冒，以后发展成严重的支气管肺炎及全身中毒症状而死亡。

上述三种感染类型，均可并发败血症，偶发炭疽性脑膜炎，死亡率极高。

3. 免疫性 感染炭疽后可获得持久的免疫力，针对炭疽毒素 PA 抗原的抗体具有保护作用，而针对荚膜多肽抗原和菌体多糖抗原的抗体无保护作用。

(三) 微生物学检查法

炭疽病是一种死亡率较高的烈性传染病，其检测需要在生物安全三级实验室进行，在采取标本、送检及检验过程中，要注意个人和环境的保护。

1. 标本采集 皮肤炭疽患者，早期取病灶渗出液，后期取血液；肠炭疽患者，取粪便、血液或可疑畜肉；肺炭疽则取痰液、血液、胸腔渗出液；脑膜炎时，可采取脑脊液。炭疽动物尸体严禁剖检，必要时可割取耳朵或舌尖组织送检。

2. 直接镜检 渗出液、血液可直接涂片，新鲜组织作印片，先用 1∶1000 汞液固定 5 分钟以杀死芽胞，而后做革兰氏染色，若发现呈竹节状排列的革兰氏阳性大杆菌，结合临床症状可做初步诊断。涂片也可用特异性荧光抗体染色法或荚膜肿胀试验进行检查。

3. 分离培养与鉴定　将待检样品接种于血平板或 NaHCO₃ 琼脂平板，37℃ 孵育 24 小时后，根据炭疽杆菌的菌落特征，挑取可疑菌落进一步做青霉素串珠试验及噬菌体裂解试验等进行鉴定。青霉素串珠试验是炭疽芽胞杆菌在含微量青霉素（0.05～0.5 U/ml）的培养基上，细胞壁合成受阻，细胞膜受胞质压力膨出，细菌形态变异形成大而均匀的圆球形，呈链状排列。而其他需氧芽胞杆菌无此现象。必要时进行动物试验。本菌与其他需氧芽胞杆菌的鉴别见表 18-1。

表18-1　炭疽芽胞杆菌与其他芽胞杆菌的鉴别

性状	炭疽芽胞杆菌	其他需氧芽胞杆菌
荚膜	+	−
动力	−	+
肉汤培养物	沉淀	菌膜
血琼脂平板	不溶血或微溶血	迅速而明显溶血
串珠试验	+	−
NaHCO₃ 琼脂培养基	黏液型菌落	粗糙型菌落
噬菌体裂解试验	+	−
动物致病力试验	+	−

（四）防治原则

预防人类炭疽病的根本措施是加强病畜的管制。对疫区及常发地区牲畜进行疫苗接种，控制畜间炭疽传播。病畜应严格隔离或处死深埋，死畜严禁剥皮或煮食。必须焚烧或加大量生石灰深埋于 2 米以下。严禁使用病畜制成食品、骨粉、皮毛等产品出售。

对疫区牧民、兽医、牲畜屠宰人员、皮革毛纺工人，应使用炭疽减毒活疫苗进行特异性预防接种，接种半个月后产生免疫力，可维持一年左右。与牲畜经常接触者应每年接种一次。治疗时首选青霉素，或选用其他广谱抗生素。

二、蜡样芽胞杆菌

蜡样芽胞杆菌（*B. cereus*）为革兰氏阳性大杆菌，培养 6 小时后即可形成芽胞，芽胞位于菌体中央，椭圆形，不膨出。形态与炭疽杆菌相似，不同的是蜡样芽胞杆菌有周鞭毛，具有动力。在普通琼脂培养基中生长旺盛，形成较大、灰白色、表面粗糙似融蜡状菌落，因而得名。广泛分布于空气、土壤、水、淀粉或乳制品食品中，可引起食源性疾病和机会性感染。

本菌引起的食物中毒以夏、秋季多见。摄入污染了大量蜡样芽胞杆菌的食物（食物含菌量 $>10^6/g$）可导致发病。食物中毒分两种类型：①腹泻型：由不耐热肠毒素引起，进食后 6～15 小时发病，临床表现为腹痛、腹泻和里急后重，偶有呕吐或发热。②呕吐型：由耐热的肠毒素引起，于进餐后 0.5～6 小时发病，主要症状有恶心、呕吐，仅部分有腹泻，平均病程不超过 10 小时，类似于葡萄球菌的食物中毒。此外，蜡样芽胞杆菌也是外伤后眼部感染的常见病原菌，引起的全眼炎常需进行眼球摘除。在免疫功能低下或使用免疫抑制剂的人，可引起心内膜炎、败血症和脑膜炎等。该菌对红霉素、氯霉素和庆大霉素敏感，对青霉素及磺胺类药物耐药。

第二节 布鲁菌属

布鲁菌属（Brucella）是引起人类、家畜和其他动物布鲁菌病的病原体，主要的储存宿主是羊、牛、猪。1887 年由英国医师 David Bruce 首先在马耳他岛从一名"马耳他热"死亡患者脾中分离，故布鲁菌病（brucellosis）亦称马耳他热（Malta fever）。本属细菌使人致病的有羊布鲁菌（B. melitensis）、牛布鲁菌（B. abortus）、猪布鲁菌（B. suis）和犬布鲁菌（B. canis）。布鲁菌在全世界范围内广泛分布，在我国流行的以羊布鲁菌为主，其次为牛布鲁菌。2000 年以来布鲁菌病流行情况明显回升并有逐年增加的趋势，目前全世界每年新增病例超过 50 万。我国内蒙古、黑龙江、山西等省 2000 年以来累计新发病人数均已逾万。

一、生物学性状

1．形态与染色 革兰氏阴性短小杆菌，大小为 0.4～0.8 μm × 0.5～1.5 μm。常分散存在，少数聚集成小团状排列。无鞭毛，不形成芽胞。光滑型菌株有微荚膜。革兰氏染色着色不佳，可被碱性染料染色，用柯兹罗夫斯基染色法染色，布鲁菌呈鲜红色，背景呈绿色。

2．培养特性 专性需氧，营养要求高，在普通培养基上生长缓慢，若加入血液、血清、肝浸液等可促进生长。牛布鲁菌在初次分离时需 5%～10% CO_2，最适生长温度为 35～37℃，最适 pH 为 6.6～6.8。新分离的初代菌需培养 1 周左右才出现微小、无色透明、中央稍凸起的光滑型（S）菌落。传代培养 48 小时可形成菌落，多次传代后菌落可转变成粗糙型（R）菌落。在血琼脂平板上不溶血。液体培养物轻度浑浊并有沉淀。

3．生化反应 大多能分解尿素和产生 H_2S。根据产生 H_2S 的多少和在含有碱性染料培养基中的生长情况，可鉴别羊、牛、猪三种布鲁菌。

4．抗原构造与分型 布鲁菌抗原结构复杂，重要的有牛布鲁菌菌体抗原（B. abortus antigen，A 抗原）和羊布鲁菌菌体抗原（B. melitensis antigen，M 抗原），两种抗原在不同的布鲁菌中含量不同，根据两种抗原量的比例不同，可对菌种进行区别，如羊布鲁菌 A：M 为 1：20；牛布鲁菌 A：M 为 20：1；猪布鲁菌 A：M 为 2：1。用相应的 A 与 M 因子血清进行凝集试验，可以鉴别三种布鲁菌（表18-2）。

彩图：羊布鲁菌#（革兰氏染色，×1000）

表18-2 三种布鲁菌的主要生物学特性与鉴别

菌种	CO_2需要	尿酶试验	H_2S产生	含染料培养基中生长		凝集试验	
				复红 （1：50 000）	硫堇 （1：20 000）	抗A因子	抗M因子
羊布鲁菌	-	不定	-	+	+	-	+
牛布鲁菌	+/-	+	+	+	-	+	-
猪布鲁菌	-	+	+/-	-	+	+	+

5．抵抗力 布鲁菌在自然界中抵抗力较强。如在干燥的土壤、病畜的脏器和分泌物、皮毛、肉和乳制品中能存活数周至数月。对低温的抵抗力强，但对湿热和紫外线敏感，在湿热 60℃或紫外线直接照射 20 分钟即可死亡；对常用消毒剂均较敏感，如用 3% 来苏儿、0.1% 苯扎溴铵作用数分钟可杀死布鲁菌。对利福平、多西环素、链霉素、四环素等广谱抗生素敏感。牛奶中的布鲁菌可用巴氏消毒法灭菌。

二、致病性与免疫性

1. 致病物质 布鲁菌通过多种机制使其能够在吞噬细胞内生存并增殖。构成布鲁菌的主要致病物质有内毒素、荚膜与侵袭性酶（透明质酸酶、过氧化氢酶等）。内毒素对机体有致热作用，可激活补体和引起局部及全身的 Shwartsman 现象。内毒素还与病菌在吞噬细胞内寄生、抵抗杀菌作用及刺激机体产生免疫应答有关。布鲁菌侵袭力强与其形成微荚膜和产生侵袭性酶有关，可通过完整的皮肤、黏膜进入宿主体内，并在脏器中大量繁殖，快速扩散入血。与其毒力相关的因素还有过氧化氢酶和超氧化物歧化酶等，前者可保护细菌抵抗代谢形成的过氧化氢，并使细菌周围的氧张力维持在一定水平，有利于细菌的生长繁殖；后者可催化有毒超氧基团的歧化作用，使细菌在有氧环境中生存。此外，机体针对该菌的迟发型超敏反应在致病过程中也起重要作用。

2. 所致疾病 布鲁菌的动物宿主广泛。全年均有病例，但以家畜分娩季节为多。流行区在发病高峰季节（春末夏初）可呈点状暴发流行。病菌常局限于动物的腺体组织和生殖器官，这些组织中富含的赤藓醇（erythritol）是布鲁菌的生长因子，尤其是孕期动物的胎盘、绒毛膜和羊水中赤藓醇含量很高，可促进布鲁菌大量繁殖，引起母畜流产。病畜还可表现为睾丸炎、附睾炎、乳腺炎、子宫炎等。人类对布鲁菌普遍易感，病畜的分泌物、排泄物、流产物及乳汁中含有大量病菌，是人类最危险的传染源。患者也可以从粪、尿、乳汁向外界排菌，但人传人的实例很少见。因此，布鲁菌主要通过接触病畜及其分泌物或被污染的畜产品，经皮肤、呼吸道、消化道、眼结膜、生殖道等多种途径感染。人类患病与职业有密切关系，畜牧兽医工作人员、屠宰工人、皮毛工等明显高于一般人群，发病年龄以青壮年为主。

布鲁菌侵入机体有 1～6 周的潜伏期，在此期间细菌被巨噬细胞和中性粒细胞吞噬，随淋巴到达局部淋巴结继续繁殖，形成感染灶。当病菌繁殖到一定数量，则侵入血流，引起菌血症，并释放内毒素引起发热、寒战等。随后细菌进入肝、脾、骨髓、淋巴结等脏器细胞，发热也渐消退。细菌在脏器细胞内繁殖到一定程度可再度入血，又出现菌血症而致体温升高。如此反复形成的菌血症，使患者的热型呈波浪式，故布鲁菌病又称波浪热（undulant fever）。病程一般持续数周至数月。感染可在全身各处引起迁徙性病变，患者常表现全身多器官受累，约 50% 患者出现急性症状，如乏力、出汗、肌痛、体重减轻、关节疼痛等；约 70% 患者相继出现肝大、脾大体征和胃肠道症状；20%～60% 患者出现骨质溶解，关节融合；20% 患者有呼吸道症状；约 7% 患者可出现中枢神经系统受累，少数患者尚可出现心血管症状等。本病潜伏期相对较长，易转为慢性，常反复发作。因人的胎盘组织中不含赤藓醇，人类布鲁菌病并不表现为流产。

3. 免疫性 人类对布鲁菌普遍易感，病后可获得一定免疫力，不同菌种和生物型之间可出现交叉免疫，再次感染发病者仅占 2%～7%。疫区居民可因隐性感染而获免疫。布鲁菌具有胞内寄生性，机体感染后产生的免疫力以细胞免疫为主，巨噬细胞在杀菌过程中起重要作用。体液免疫反应很强，但保护效果较差，产生的相应抗体 IgG、IgM 主要通过调理作用促进吞噬功能。过去认为当机体内有布鲁菌存在时，对再次感染才有较强的免疫力，近年研究显示随着病程的延续和机体免疫力的增强，体内的布鲁菌不断被杀灭，可变为无菌免疫。针对布鲁菌的细胞免疫保护作用与多种类型超敏反应引起的免疫损伤作用可同时存在。

三、微生物学检查法

1. 标本采集 常用血液标本，急性期血培养阳性率可达 70%。在亚急性期、慢性期患者可取骨髓、淋巴结分离细菌。病畜的子宫分泌物、羊水，流产动物的肝、脾、骨髓等也可作为分离培养的标本。

2．分离培养与鉴定 将标本接种于双相肝浸液培养基，置 37℃，5%～10% CO_2 孵箱中培养，在 4～7 天后形成菌落，如培养 30 天仍未见菌生长可报告为阴性。如有菌生长，根据菌落特征、涂片染色镜检、CO_2 的要求、H_2S 产生、染料抑制试验以及因子血清凝集试验等结果确定菌种型别。

3．血清学试验 常用以下方法检测患者血清中特异性的抗体。

（1）凝集试验：发病 1～7 天后，血清中开始出现 IgM 类抗体，3 个月时达高峰。将待检血清做倍比稀释后，与已灭活的 S 型菌标准菌（1×10^9 个/ml），进行玻片凝集试验，抗体效价达 1:200 有诊断意义。用虎红平板凝集试验，抗原酸化后带色，可提高反应的敏感性和特异性，在 5 分钟内判断结果。若抗体效价降至一般水平后再度上升，应考虑复发或再次感染。进行凝集反应时应注意本菌与伤寒沙门菌、小肠结肠炎耶尔森菌 O9、大肠埃希菌 O157、霍乱弧菌以及变形杆菌 OX19 等均能出现交叉反应。

（2）补体结合试验：所检测的补体结合抗体主要是 IgG 类抗体，出现较晚，效价以 1:10 为阳性，特异性较高。此类抗体一般在急性期 3 周开始升高，6～8 周达高峰，在慢性过程中仍可保持高效价，对诊断慢性布鲁菌病意义较大。

（3）酶联免疫吸附试验：细胞质蛋白作为抗原，可检测 IgM、IgG 和 IgA 抗体。此方法操作简便，比其他方法特异性和敏感性更强。

（4）抗球蛋白试验（Coombs 试验）：用于检测封闭抗体（IgA 不完全抗体），它可干扰 IgG 和 IgM 的凝集反应，并使血清学试验在血清低稀释度时为阴性，但在血清较高稀释度时为阳性反应。这类抗体在感染的亚急性期出现，并可持续多年，与疾病的活动性无关，对布鲁菌病的晚期诊断和回顾性调查有意义。

但常用的血清学试验检测不到犬布鲁菌，必须用犬布鲁菌特异性抗原进行血清学试验检测。

4．皮肤试验 用布鲁菌素（brucellin）或布鲁菌蛋白提取物 0.1 ml 做皮内注射，24～48 小时观察结果，如局部红肿浸润直径 1～2 cm 者为弱阳性，2～3 cm 为阳性，3～6 cm 为强阳性；若在 4～6 天内消退者为假阳性。皮试阳性可诊断慢性或曾患过布鲁菌病。

四、防治原则

1．预防措施 控制和消灭家畜布鲁菌病、切断传播途径和预防接种是三项主要措施。对病畜污染的圈舍、运动场、饲槽等用 5% 来苏儿、10% 石灰乳或 2% 氢氧化钠等消毒。尽量消灭感染动物，预防接种疫苗以畜群为主，人类接种对象主要是疫区人群、屠宰场工作人员、兽医以及与传染源密切接触的布鲁菌素皮试阴性者。我国采用接种减毒活疫苗，有效期约一年，但其免疫保护效果并不理想。随着基因测序的完成，新型疫苗包括对现有活疫苗的改造、新弱毒疫苗菌株的筛选、亚单位疫苗、基因缺失疫苗的制备等正在研究中。布鲁菌的气溶胶可在实验室播散，极易引起实验室感染，操作时要倍加小心，应在具备生物安全条件的实验室进行。

2．药物治疗 急性期和亚急性期患者以抗生素治疗，WHO 推荐的首选治疗方案是利福平与多西环素联合使用，或利福平与四环素联合使用；神经系统受累者可四环素与链霉素联合使用，同时应采用支持疗法和对症处理。对慢性期患者，抗生素治疗仍然有效，同时应辅以免疫增强剂并配合综合治疗措施。

第三节 耶尔森菌属

耶尔森菌属（Yersinia）属于肠杆菌科，是一类革兰氏阴性小杆菌，现已知13个种和亚种，动物是其主要自然宿主。对人有致病作用的包括鼠疫耶尔森菌、小肠结肠炎耶尔森菌和假结核耶尔森菌。本属细菌通常先引起啮齿动物、家畜和鸟类等动物感染，人类通过接触已感染的动物、食入污染食物或节肢动物叮咬等途径而被感染。

一、鼠疫耶尔森菌

鼠疫耶尔森菌（Y. pestis），俗称鼠疫杆菌，是鼠疫的病原菌。鼠疫是一种人兽共患的自然疫源性烈性传染病，因其传染性强、病死率高而被《中华人民共和国传染病防治法》列为法定的甲类传染病之一。鼠疫流行历史悠久，有记载的世界性大流行就有三次，分别发生于公元6—8世纪、14—17世纪、19世纪末—20世纪初，死亡人数过亿。每次大流行的菌种代谢特点不同，据此又分别命名为古典型、中世纪型和东方型三种生物型。20世纪前半叶我国先后共发生6次较大规模的鼠疫流行，其中包括第二次世界大战期间日本侵略军利用鼠疫耶尔森菌制造细菌武器，引起我国东北地区鼠疫暴发流行。目前世界各地仍有散发病例，印度、越南、缅甸等少数国家每年有数百散发病例发生。1994年印度发生了鼠疫的暴发流行，死亡率高达10%～30%。2000年以后我国仍有散在的人间腺鼠疫发生。

彩图：鼠疫耶尔森菌

（一）生物学性状

1. 形态与染色 鼠疫耶尔森菌革兰氏染色阴性，用 Wright-Giemsa 染色典型形态为两端钝圆，两极浓染的卵圆形短小杆菌，大小为 $0.5\sim1.0\ \mu m \times 1.0\sim2.0\ \mu m$，有荚膜，无鞭毛，不形成芽胞。在不同的检材标本或培养标本中，表现出不同形态。采用死于鼠疫的尸体或动物新鲜内脏制备的印片或涂片，形态典型。但生长在腐败材料、陈旧培养基或含高盐（30g/L NaCl）的培养基上则呈多形态性，可见菌体膨大呈球状、球杆状或哑铃状等，或仅见到着色极浅的细菌轮廓，称菌影（ghost）。

2. 培养特性 兼性厌氧。最适生长温度27～30℃，最适pH为6.9～7.2，在普通培养基上可生长，但生长缓慢。在含血液或组织液的营养培养基中生长良好，经24～48小时可形成细小、无色半透明、中央厚而致密、边缘薄而不规则、黏稠的粗糙型菌落。在肉汤培养基底部开始出现絮状沉淀物，48小时肉汤表面形成菌膜，稍加摇动菌膜呈"钟乳石"状下沉，此特征有一定鉴别意义。

3. 抗原构造 鼠疫耶尔森菌抗原结构复杂，至少有18种抗原。除染色体基因可编码部分抗原以外，有些与毒力有关的重要抗原则由鼠疫耶尔森菌携带的几种质粒所编码（图18-1），如

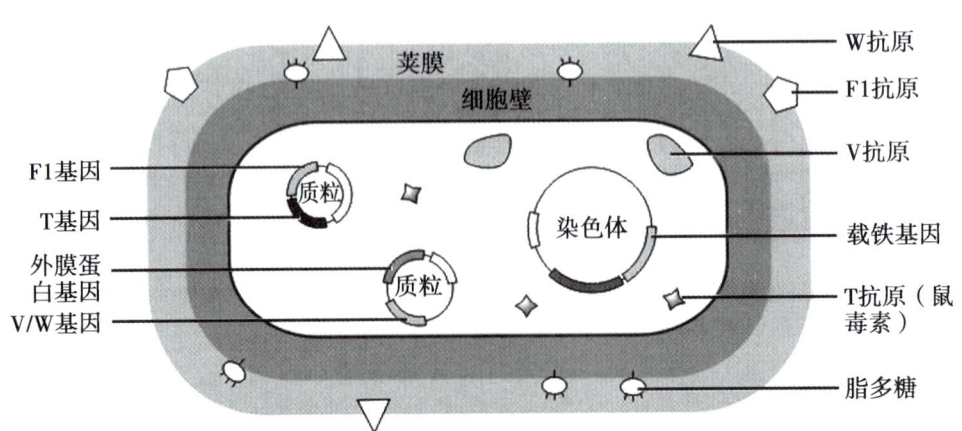

图 18-1 鼠疫耶尔森菌毒力有关抗原的编码基因

由 pMT1 质粒编码的 T 抗原和 F1 抗原，pCD1 质粒编码的 V/W 抗原和外膜蛋白均与毒力有关。

(1) F1 抗原 (fraction 1 Antigen)：由 110 kb 的质粒 pMT1 编码，是鼠疫耶尔森菌的不耐热糖蛋白组成的荚膜抗原，100℃ 15 分钟即失去活性。F1 抗原具有抗吞噬作用，是该菌重要的毒力成分，其合成受温度影响，37℃ 培养时 F1 抗原合成明显增加，28℃ 培养则合成减少。在蚤体内（＜30℃）鼠疫耶尔森菌缺乏此结构，当传播给哺乳动物宿主后，则表达荚膜结构，并表现出明显的抗吞噬作用。F1 抗原特异性高，免疫原性强，其相应抗体具有免疫保护作用。

(2) V/W 抗原：由 70～75 kb 的质粒 pCD1 编码。V 抗原为可溶性蛋白，存在于细胞质中，在 37℃ 及含钙的条件下可产生。W 抗原为脂蛋白，位于菌体表面；两种抗原总是同时出现。V/W 抗原具有抗吞噬、形成局部肉芽肿以及促使细菌在宿主细胞内存活等作用，是重要的毒力成分。V 抗原可相对抑制 IFN-γ 和 TNF 的产生，从而抑制免疫作用。

(3) 外膜蛋白 (Yersinia outer membrane protein，Yop)：目前已知的 Yop 基因均由质粒 pCD1 携带，通常在 37℃ 宿主体内选择性合成 Yop。Yop 能够促进细菌在宿主体内扩散，抵抗吞噬作用，也具有抑制血小板的聚集作用，在致病过程中起重要的作用。

(4) 鼠毒素 (murine toxin，MT)：由质粒 pMT1 编码，为可溶性蛋白，具有外毒素性质，对鼠类具有剧烈毒性，1 μg 即可使鼠致死，主要作用于心血管系统，引起毒血症、休克。MT 只有在细菌自溶或用胆盐溶解、超声波破碎菌体后才能释放出来，其抗原性强，用甲醛处理可制成类毒素，用于免疫动物制备抗毒素。

(5) 内毒素：主要成分是 LPS，可致机体发热，产生休克和 DIC 等。

此外，由细菌染色体 DNA 编码的一种表面蛋白（菌毛结构），称为 pH6 抗原，是在哺乳动物体内（35～37℃），局部酸化的微环境中（pH6.0），如在巨噬细胞溶酶体或脓肿中可存在。对热不稳定，56℃ 30 分钟丧失活性。具有介导黏附和抑制吞噬等作用。

4．抵抗力 鼠疫耶尔森菌对理化因素抵抗力较弱，环境条件极度改变时，可导致代谢障碍、生长抑制甚至死亡。对紫外线、高温、干燥及一般消毒剂均敏感，湿热 70～80℃ 10 分钟或 100℃ 1 分钟死亡，干热 160℃ 1 分钟死亡。5% 来苏儿或石炭酸、0.2% 的升汞可在 20 分钟内杀死痰液中的病菌。但在阴湿、低温的自然环境中生存时间较长，在痰液中能存活 36 天，在蚤粪、土壤中能存活一年左右。

5．变异性 鼠疫耶尔森菌通过自发和诱发性基因突变及基因转移等机制发生变异，除形态易发生变异外，其生化反应特性、毒力、抗原结构和耐药性等均可出现变异。与多数肠道杆菌光滑型（S）菌落致病性强的特征不同，鼠疫耶尔森菌野生菌株的菌落呈粗糙型（R）菌落，毒力强。经人工传代培养后逐渐转变为 S 型，毒力也随之减弱。

(二) 致病性与免疫性

1．致病物质 鼠疫耶尔森菌的致病物质主要包括 F1 抗原、V/W 抗原、外膜蛋白、内毒素、凝固酶和纤溶酶等毒力因子，毒力强，少数几个细菌即可使人致病。由于 F1 抗原、V 抗原、外膜蛋白和凝固酶等毒力因子的存在，即使被吞噬细胞吞噬后也不被杀死，反而会诱导吞噬细胞凋亡、细菌释放并增殖。因此，在疾病过程的早期鼠疫耶尔森菌为细胞内寄生菌，而在晚期则为细胞外寄生菌。鼠毒素具有阻断动物 β 肾上腺素能神经的作用，引起全身外周血管及淋巴管内皮细胞损伤，出现炎症、坏死、出血，导致血液浓缩和致死性休克，以及肝、肾、心肌纤维损害等。

2．所致疾病 鼠疫是自然疫源性传染病，鼠疫耶尔森菌可侵犯 200 多种啮齿类动物，传播媒介以鼠蚤为主。一般先有鼠类的发病和流行，当大批病鼠死亡后，失去宿主的鼠蚤转向人群，可引起人间鼠疫。人一般无带菌现象，人类鼠疫多由鼠蚤叮咬而受染。鼠疫流行通常具有以下特点：①人对鼠疫耶尔森菌普遍易感；②以腺鼠疫为主；③呈明显的地方性，且多发生在蚤类繁殖活动最盛的季节；④因鼠疫耶尔森菌的主要宿主、媒介、自然环境等条件的不同，在不同地区鼠疫流行可分别呈连续型、间歇型和偶然型；⑤由于接触宿主机会不同，从事狩猎、剥皮、割草等职业的人群发病率较高。人患鼠疫后，尚可通过蚤或呼吸道途径在人群间传播。鼠疫的潜伏期一般为2～5天，原发性肺鼠疫为1～3天，最短仅数小时。临床常见有腺鼠疫、肺鼠疫和败血症型鼠疫。

(1) 腺鼠疫：最常见，多发生于流行初期，以急性淋巴结炎为特点。鼠疫耶尔森菌通过鼠蚤叮咬的伤口进入人体后，能在吞噬细胞内生长繁殖，并沿淋巴管到达局部淋巴结，多在腹股沟和腋下引起严重的淋巴结炎，局部肿胀、化脓和坏死。

(2) 肺鼠疫：吸入带菌尘埃飞沫可引起原发性肺鼠疫，或由腺鼠疫、败血症型鼠疫蔓延而致继发性肺鼠疫。多见于流行高峰期，患者高热寒战、咳嗽、胸痛和咯血，可在2～3天内死于呼吸困难或心力衰竭等。死者皮肤常呈黑紫色，故有"黑死病"之称。

(3) 败血症型鼠疫：可原发或继发。前者常因机体抵抗力弱，病原菌毒力强，侵入体内菌量多所致；后者多继发于重症腺鼠疫和肺鼠疫，患者体内的病原菌侵入血流所致。此型病情凶险，发病初期体温高达39～40℃，发生休克和DIC，皮肤黏膜出现出血点及瘀斑，出现严重的全身中毒、中枢神经系统症状，死亡率高。

3．免疫性 感染鼠疫耶尔森菌后能获得牢固持久免疫力，再次感染者罕见。病原菌的消灭主要依靠吞噬细胞的吞噬作用及机体产生针对F1抗原、V/W抗原的抗体的调理吞噬、凝集细菌和中和毒素等作用。持久的免疫则主要依靠细胞免疫作用。

(三) 微生物学检查法

1．标本采集 鼠疫为法定甲类传染病，传染性极强，标本采集、运送和分离培养时必须注意严格防护和无菌操作。对疑似鼠疫的患者，应在服用抗菌药物前，按不同症状或体征分别采取淋巴结穿刺液、肿胀部位组织液、脓汁、血液和痰液等；人或动物尸体可取肝、脾、肺、病变淋巴结以及心血等；腐败尸体取骨髓。标本采集后应送到有严格防护措施的生物安全实验室检测。

2．直接镜检 镜检除血液标本外，一般均需涂片或印片，进行革兰氏染色或亚甲蓝染色，镜检。在不同材料中，菌体大小、形态有很大差异，除典型形态外，往往可见菌体呈多形态性，需加以注意。免疫荧光试验可用于快速诊断。

3．分离培养与鉴定 血液标本需先置肉汤中进行增菌培养。分离培养一般选用血琼脂平板或0.025%亚硫酸钠琼脂平板，28℃ 24小时后，可见较小的露滴状菌落，继续培养则菌落增大至1～2mm，中央厚而致密，周边逐渐变薄。取可疑菌落进行涂片染色镜检、生化试验、血清凝集试验和特异荧光抗体染色等进一步鉴定。采用噬菌体裂解试验、毒力因子、菌体脂肪酸成分分析等方法，可对菌株分型鉴定。

4．血清学试验 可用ELISA、固相放射免疫分析、SPA协同凝集试验等方法检查标本中的鼠疫耶尔森菌抗原或患者血清中的相关抗体。采用间接血凝试验检测F1抗体，反相血凝试验检测F1抗原。

5．检测核酸 用DNA探针杂交方法或PCR技术检测鼠疫耶尔森菌核酸，具有快速、敏感的特点，可用于鼠疫紧急情况下的检测和流行病学调查。

(四) 防治原则

鼠疫耶尔森菌是可能用于制造生物恐怖袭击的生物战剂之一，要随时提高警惕。预防人类鼠疫的关键是有效控制动物鼠疫，故要加强疫区的动物间和人间的鼠疫检测工作，密切注意动物鼠疫的流行动态，防止人间鼠疫的发生。灭鼠、灭蚤是消灭鼠疫疫源、切断传播途径的根本措施。一旦发现患者应尽快隔离，以阻止人间鼠疫进一步流行。对疫区人群及从事有关研究的人员进行预防接种。我国目前采用EV无毒株活菌苗，多用皮下、皮内接种和皮上划痕法接种，免疫力维持约8～10个月。

鼠疫患者如治疗不及时，极易死亡。早期诊断并足量使用抗菌药物治疗是降低病死率的关键，采用氨基糖苷类抗生素及磺胺类等药物均有效。

二、小肠结肠炎耶尔森菌

小肠结肠炎耶尔森菌（Y. enterocolitica）是引起人类急性胃肠炎、小肠结肠炎和败血症的病原菌。本菌感染鼠、猪、兔等多种动物，通过污染的牛奶、肉类和水等食物，经粪 - 口途径或接触带菌动物而感染。

小肠结肠炎耶尔森菌为革兰氏阴性小杆菌，偶见两端浓染。大小为 0.5～1.0 μm × 1.0～2.0 μm，有毒株多呈球杆状。无荚膜、无芽胞。在 25℃ 培养时有周身鞭毛，37℃ 培养时很少或无鞭毛。营养要求不高，需氧或兼性厌氧，在 4℃ 下能够生长，但最适生长温度为 20～28℃，最适 pH 为 7～8，在普通培养基上能够生长，在肠道菌选择培养基上，较其他肠杆菌生长缓慢，48 小时可形成无色、半透明、扁平的小菌落。人工传代后可由 S 型转变为 R 型菌落，部分型别的菌株有溶血现象。已知的 O 抗原有 34 种，H 抗原有 20 种，根据 O 抗原和 H 抗原的不同，分为 17 个血清群，50 多个血清型。致病型别各地区不同，我国主要为 O9、O8、O5 和 O3，有毒菌株多具有 V/W 抗原、外膜蛋白、肠毒素等。

本菌为肠道致病菌，有毒菌株通过黏附作用黏附于宿主细胞，侵袭因子介导病菌与细胞表面受体结合并被细胞摄入。V/W 抗原和外膜蛋白与鼠疫耶尔森菌相似，具有抵抗吞噬和体液中杀菌物质的作用，在吞噬细胞中能够生长繁殖。一些菌株产生肠毒素，与大肠杆菌 ST 相似，耐热，121℃ 30 分钟不被破坏，pH 为 1～11 之间不失活。产生肠毒素的血清型主要为 O3、O8、O9 等。某些菌株的 O 抗原与人体组织有共同抗原，刺激机体产生的自身抗体与自身免疫病的形成有关。

小肠结肠炎耶尔森菌可从牛、马、羊、猪、犬、鸡以及鼠类等多种动物体内分离，健康人或患者的粪便中也可分离出。人可通过食入被粪便、尿液污染的食物、水等经消化道途径感染，或与感染动物接触受染。经 3～7 天潜伏期后，根据病变部位及发病机制不同，引起的临床疾病有：①急性胃肠炎或小肠结肠炎，为常见病型，以腹痛、腹泻和发热为主要表现，多见于 3 岁以下婴幼儿，病程 3～4 天，常呈自限性；②回肠末端炎、阑尾炎和肠系膜淋巴结炎，临床表现急腹症，多发生于儿童和青年；③结节性红斑、关节炎，关节疼痛但不肿胀，为自身免疫病，多见于成年人；④败血症，非常少见，多见于糖尿病、艾滋病或肿瘤等患者。

本菌引起的肠道感染常呈自限性，也可选用氨基糖苷类、喹诺酮类抗生素以及广谱的头孢菌素治疗，有较好的疗效。

三、假结核耶尔森菌

假结核耶尔森菌（Y. pseudotuberculosis）存在于多种动物的肠道中，对啮齿类动物、豚鼠、家兔等有很强的致病性，在感染动物的脏器中可形成多发性粟粒状结核结节病灶而得此名。人类感染较少，主要通过食用患病动物污染的食物而感染。

假结核耶尔森菌呈球形或短杆状多形态杆菌。革兰氏阴性，无荚膜、无芽胞。28℃ 培养时有 1～6 根鞭毛，37℃ 培养则无动力。需氧或兼性厌氧。在普通培养基上生长良好，最适生长温度为 28℃，最适 pH 为 6～7。菌落基本为 S 型。生化反应较为活跃。甲基红试验阳性，VP 试验阴性，迅速分解尿素。根据 O 抗原分为 6 个血清型，对人致病的主要为 O1 血清型。有毒菌株多数具有 V/W 抗原。

人类感染假结核耶尔森多为胃肠炎、肠系膜淋巴结炎回肠末端炎，后者症状似急性、亚急性阑尾炎，多见于 5～15 岁学龄儿童，易发展为败血症；少数患者以高热、紫癜并伴有肝大、脾大为主要表现，类似肠伤寒症状；也可发生结节性红斑等自身免疫病。

临床可取粪便、血液等标本，接种于肠道菌选择鉴别培养基上进行分离培养，28℃培养48小时后，用生化反应及血清学试验进行鉴定。多数感染者无症状，且可自愈。对有明显症状的患者，可采用广谱抗生素治疗。

第四节 弗朗西斯菌属

弗朗西斯菌属（Francisella）的细菌是形态呈多形性的革兰氏阴性小杆菌，有土拉弗朗西斯菌（F. tularesis）和蜃楼弗朗西斯菌（F. philomiragia）2个种。土拉弗朗西斯菌包括4个亚种，其中土拉弗朗西斯菌土拉亚种为土拉热的病原体，可感染家畜及野兔、鼠类等多种野生动物，特别多见于野兔中，故俗称野兔热杆菌，人类常因为接触病畜或野生动物而引起土拉热。蜃楼弗朗西斯菌多发现于水环境，仅对免疫功能低下者致病。

土拉弗朗西斯菌为球杆状小杆菌，大小为 0.2～0.3 μm × 0.3～0.7 μm，无芽胞、无鞭毛，在动物组织内生长内形成荚膜，经人工培养后形态呈显著多形性。专性需氧，营养要求高，在普通培养基上不易生长，在胱氨酸血琼脂培养基或卵黄培养基中培养形成灰白色、光滑、略带黏性的细小菌落。该菌在4℃湿土或水中可存活4个月，在0℃以下可存活9个月。但对热敏感，56℃ 5～10分钟即死亡。对一般化学消毒剂敏感。

土拉弗朗西斯菌在动物之间主要通过蜱、蚊、蚤、虱等吸血节肢动物传播，人类也可通过多种途径被感染，如呼吸道感染、节肢动物叮咬、食入污染食物、直接接触患病的动物或被动物咬伤感染。致病物质主要是荚膜和内毒素。另外，菌体多糖抗原可引起Ⅰ型超敏反应，蛋白抗原可引起Ⅳ型超敏反应。该菌侵袭力强，可穿过完整的皮肤和黏膜，人感染后潜伏期一般为2～10天，起病急，临床表现为发热、关节痛、剧烈头痛等，重者可出现衰竭与休克。因感染途径不同，有溃疡腺型、胃肠型、肺型和伤寒中毒型等多样化临床类型。病后2～3周出现IgM和IgG抗体，体内可持续存在多年，但无保护作用。因土拉弗朗西斯菌为细胞内寄生菌，抗感染以细胞免疫为主。

血清学试验是土拉热诊断最常用的方法，取双份血清，恢复期较急性期的血清凝集效价呈4倍或以上增长或单份血清效价达1:160有诊断意义。标本革兰氏染色镜检的价值不大。

可用减毒活疫苗经皮上划痕预防接种。选用链霉素、庆大霉素进行治疗。

第五节 巴斯德菌属

巴斯德菌属（Pasteurella）为革兰氏阴性球杆菌，常呈两极浓染，无鞭毛，无芽胞，有荚膜。营养要求高，需在含血的培养基上生长，在血平板上形成白色、不溶血的半透明小菌落。

巴斯德菌寄生于鸟类和哺乳动物上呼吸道和肠道黏膜，对人类致病的主要是多杀巴斯德菌（P. multocida）。致病物质是荚膜与内毒素，可引起动物的败血症和鸡霍乱，人通过接触带菌动物而感染，所致疾病有伤口感染、脓肿、脑膜炎、腹膜炎、关节炎和肺部感染等。

实验室检查可采取患者血液、痰液、脑脊液或脓液等直接涂片染色镜检，并可接种于血平板做分离培养。根据菌落特征和形态染色的结果，再做生化反应和血清学试验进行鉴定。可选择青霉素G、四环素类或喹诺酮类等抗生素治疗。

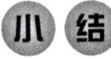

动物源性细菌是指以动物为传染源，能引起人类和动物发生人兽共患病的病原菌。常

见的动物源性细菌主要包括炭疽芽胞杆菌、布鲁菌、鼠疫耶尔森菌、土拉弗朗西斯菌等。

炭疽芽胞杆菌是炭疽病的病原菌。人类炭疽病的传染源通常为患病动物，常因炭疽芽胞侵入受损皮肤、黏膜而引起感染。根据侵入人体的部位和细菌及其毒素在体内的播散情况，可表现为皮肤炭疽、肠炭疽和肺炭疽。

蜡样芽胞杆菌污染食品后，可引起人类食物中毒。

布鲁菌可经多种途径感染，在吞噬细胞内寄生，主要致病物质有内毒素、荚膜与侵袭性酶。布鲁菌病又称波浪热，潜伏期长，易转为慢性。布鲁菌易引起实验室感染。

鼠疫的传播媒介以鼠蚤为主，感染人类可引起鼠疫。临床上常见的有腺鼠疫、肺鼠疫和败血症型鼠疫三种类型。人感染鼠疫耶尔森菌后能获得牢固持久免疫力。

小肠结肠炎耶尔森菌是引起人类急性胃肠炎、小肠结肠炎和败血症的病原菌。假结核耶尔森菌存在于多种动物的肠道中，通过食用污染食物而感染人类。

土拉弗朗西斯菌侵袭力强，可穿过完整的皮肤和黏膜，为土拉热的病原体，人类常因为接触病畜或野生动物而感染。致病物质主要是荚膜和内毒素。因感染途径不同，有溃疡腺型、胃肠型、肺型和伤寒中毒型等多样化临床类型。

巴斯德菌常寄生于鸟类和哺乳动物上呼吸道和肠道黏膜，可引起人类的伤口感染、脓肿、脑膜炎、腹膜炎、关节炎和肺部感染等。

（包丽丽）

第19章 医学相关其他细菌

除前述细菌外,还有一些细菌在临床上也引起严重疾病,包括假单胞菌属、军团菌属、嗜血杆菌属、鲍特菌属、不动杆菌属、莫拉菌属、气单胞菌属、窄食单胞菌属、李斯特菌属等。

第一节 假单胞菌属

假单胞菌属(*Pseudomonas*)是一群革兰氏阴性需氧小杆菌。多数有单鞭毛或单端丛鞭毛,运动活泼,不形成芽胞。本属细菌种类繁多,至今已发现200余种,广泛分布于土壤、水和空气中。某些菌种对人和动物致病,其中与临床关系密切的有铜绿假单胞菌(*P. aeruginosa*)、鼻疽假单胞菌(*P. mallei*)、类鼻疽假单胞菌(*P. pseudomallei*)和荧光假单胞菌(*P. fluorescens*)等。

一、铜绿假单胞菌

铜绿假单胞菌广泛分布于自然界以及医院内的潮湿环境,如厕所、水槽、透析装置、各种导管和内镜等处,是一种常见的条件致病菌,免疫力低下者及住院患者检出率高。由于生长时可产生绿色水溶性色素,感染时脓汁呈绿色,故俗称绿脓杆菌。

(一)生物学性状

1. 形态结构 革兰氏染色阴性,直或稍弯、两端钝圆的杆菌,大小为 0.5~0.8 μm ×1.5~3.0 μm。单端有1~3根鞭毛,运动活泼。临床分离的菌株常有菌毛和微荚膜,不形成芽胞。

彩图:铜绿假单胞菌(革兰氏染色,×1000)

2. 培养特性 专性需氧。最适生长温度为35℃,在41℃也能生长。最适产毒温度为26℃。在普通培养基上生长良好,菌落扁平,大小不一,直径2~3 mm,边缘不整齐,且常呈相互融合状态。由于本菌产生绿色水溶性色素,使菌落和培养基呈绿色。在血琼脂平板上菌落较大,有金属光泽和生姜气味,菌落周围形成透明溶血环。在肉汤中形成菌膜,肉汤澄清或微浑浊,菌液上层呈绿色。培养在pH8.0的碱性环境中,有自溶现象。

彩图:铜绿假单胞菌在普通培养基上的生长情况

3. 生化反应 分解蛋白质能力强,能氧化分解葡萄糖、核糖、葡萄糖酸盐等,不分解乳糖、蔗糖、麦芽糖和甘露醇。利用枸橼酸盐,液化明胶,分解尿素,不产生吲哚。细胞色素氧化酶阳性。铜绿假单胞菌可产生多种水溶性色素,如绿脓色素(pyocyanin)、荧光色素(fluorescin)、脓红色素(pyorubin)等,此特征可用于本菌的鉴别和分型。

4. 抗原构造 有菌体(O)抗原和鞭毛(H)抗原。O抗原包括两部分:①脂多糖:有致热作用,具有特异性,是血清学分型的主要依据;②原内毒素蛋白(original endotoxin protein, OEP):是一种高分子量、低毒性物质,免疫原性强,广泛存在于其他假单胞菌和大肠埃希菌、肺炎克雷伯菌等,其抗体具有交叉保护作用。

5. 抵抗力 对理化因素的抵抗力较其他革兰氏阴性菌强。在潮湿环境中能存活较长时间。对干燥、紫外线及某些化学消毒剂如醛、汞剂和表面活性剂有一定抵抗力。加热56℃1小时可杀死该菌。对青霉素、头孢菌素、红霉素、万古霉素、部分氨基糖苷类抗生素有抵抗力。

(二) 致病性与免疫性

1. 致病物质 铜绿假单胞菌是人体的正常菌群成员，它能根据特定信号分子的浓度感知周围环境中自身或其他细菌的数量变化，当信号达到一定强度阈值时启动菌体中相关基因的表达，以适应环境的变化，此调控系统被称为细菌的密度感知信号系统（quorum-sensing system, QS），在调控铜绿假单胞菌各种毒力因子的表达中起重要作用。

铜绿假单胞菌的致病性与多种因素有关，主要是菌体成分、毒素和胞外酶等（表 19-1）。

表19-1 铜绿假单胞菌的主要致病物质

致病物质	生物学活性
菌体成分	
菌毛	对宿主细胞具有黏附作用
鞭毛	使菌体活跃运动，促进细菌扩散
微荚膜	抗吞噬作用，增强细菌侵袭力
毒素	
内毒素	致热作用、休克、DIC 等
外毒素 A	具有腺苷二磷酸核糖基（ADP-ribose）转移酶活性，抑制蛋白质合成
细胞溶解毒素	有杀白细胞素、溶血素、磷脂酶 C 等，能损伤血细胞、组织
胞外酶	
蛋白分解酶	具有蛋白分解作用，损伤血管及多种组织，并抑制中性粒细胞的功能
胞外酶 S	是本菌致人类肺部感染的重要因子

2. 所致疾病 铜绿假单胞菌为条件致病菌，是医院内感染的主要细菌之一。当机体局部或全身免疫功能下降以及接受介入性诊断治疗时可引起感染，常见于烧伤感染、创伤感染、气管切开和插管、人工机械辅助通气、留置导尿管、内镜检查等引发的下呼吸道感染、尿路感染等，以及长期接受化疗、免疫抑制剂治疗、继发性免疫缺陷病患者，感染部位可波及任何组织。也可引起婴儿严重的流行性腹泻。

案例 19-1

3. 免疫性 感染后机体产生特异性抗体，sIgA 在黏膜局部起一定抗感染作用。中性粒细胞的吞噬杀菌功能在抗感染中具有重要作用。

(三) 微生物学检查法

根据病情，可取脓汁、创面渗出液、痰、尿、血液等标本，或在可疑物品器械上取材，接种于血琼脂平板上分离培养细菌。根据菌落特点、色素、生化反应等进行鉴定。常用血清学试验和噬菌体分型做医院内感染的追踪调查。

案例 19-1 解析

(四) 防治原则

已经研制出多种铜绿假单胞菌疫苗，其中 OEP 疫苗毒性低，保护范围广。在提高机体免疫力的同时，应预防医院内感染，例如加强病房、检查室、诊疗器械的消毒，避免医务人员与患者的交叉感染。

对一些抗生素有抵抗力，应合理选择有效抗生素，如头孢菌素、碳青霉素、多黏菌素。

二、鼻疽假单胞菌

革兰氏阴性球杆状、丝状或分枝状，菌体长短不一，两端浓染，无鞭毛。最适生长温度为 37℃，在 41℃不能生长。在不同培养基上菌落形态特征各异，例如在麦康凯琼脂平板、SS 琼脂平板上为淡黄色、中等大小、凸起、湿润的菌落,而在血平板上呈棕色不透明菌落。生化反应不活泼,分解葡萄糖,产酸不产气,不分解其他糖类,氧化酶弱阳性。

鼻疽假单胞菌是单蹄类动物的重要病原菌,对马、驴、骡传染性极强,主要引起鼻疽病。表现为皮肤、黏膜溃疡,淋巴管炎和败血症。人被感染较少,偶见因创伤后与病畜直接接触或经呼吸道而感染。急性患者潜伏期短,有高热、衰竭等全身症状,死亡率高。慢性患者潜伏期较长,开始全身症状不明显,继而有多发性淋巴结肿大和溃疡,病变累及骨髓、肺、胸膜等多种脏器,病程迁延数年后死亡。

取渗出物、脓液、血液等,接种于血琼脂平板进行分离培养。根据菌落特点、菌体形态特征、生化反应等进行鉴定。

对多种抗生素耐药,应根据药敏试验结果选择有效抗生素,如卡那霉素、磺胺甲基异恶唑和甲氧苄啶。

三、类鼻疽假单胞菌

革兰氏阴性短杆状或球杆状,有单端丛鞭毛,最适生长温度为37℃,在41℃能够生长。生化反应活跃,对糖类氧化分解,氧化酶阳性,可与鼻疽假单胞菌进行鉴别。

类鼻疽假单胞菌为啮齿类动物的病原菌,引起类鼻疽病。人类可经擦伤的皮肤及呼吸道感染,人和动物感染后症状类似鼻疽病。

取渗出物、脓液等,接种于血琼脂平板上分离培养细菌。根据菌落特点、菌体形态特征、生化反应等进行鉴定,或用血清凝集试验鉴定。

该菌对常用抗生素耐药,应根据药敏试验选择抗生素,如替卡西林、阿莫西林等效果较好。

第二节 军团菌属

1976年美国费城的退伍军人大会期间暴发流行一种原因不明的肺炎,导致34人死亡,当时称为军团病(legionnaires disease,legionellosis),此后从死亡者肺组织中分离出一种革兰氏阴性杆菌,当时称为军团菌,1984年单列为军团菌科军团菌属(*Legionella*),包括39个菌种和61个血清型,是自然界普遍存在的一群细菌。各种天然水源及人工冷、热水管道系统是其主要储存场所,31~36℃的水温以及水中丰富的有机物质的存在,可使之长期存活和定居。主要致病菌是嗜肺军团菌(*L. pneumophila*)。

(一)生物学性状

1. 形态结构 大小为0.3~0.9 μm×2.0~5.0 μm,革兰氏阴性杆菌,但革兰氏染色不易着色,菌体常呈空泡样,常用Giemsa染色(菌体呈红色)或Dieterle镀银染色(菌体呈黑褐色)。有1至数根端鞭毛或侧鞭毛,能运动。有菌毛和微荚膜,不形成芽胞。

2. 培养特性 专性需氧菌,2.5%~5%的CO_2可促进生长,最适生长温度为35℃。L-半胱酸、甲硫氨酸等为其必需氨基酸,铁、钙、镁、锰、锌和钼等元素可促进其生长。常用培养基为缓冲液-活性炭-酵母浸出液琼脂(buffer-carbo-yeast extract agar,BCYE)。本菌生长缓慢,3~5天形成1~2 mm,圆形凸起,灰白色有光泽的菌落。若在BCYE培养基中加入0.1 g/L溴甲酚紫,则菌落呈浅绿色。培养物有特殊臭味。

3. 生化反应 水解淀粉,液化明胶,氧化酶阳性,脲酶阴性,硝酸盐还原试验阴性。不发酵葡萄糖和其他糖类。

4. 抗原构造与分型 主要有菌体(O)抗原和鞭毛(H)抗原。根据O抗原可分为15个血清型。我国分离的菌株主要是1型和6型。分子量为29 kD的外膜蛋白具有良好的免疫原性，是刺激机体产生免疫应答的主要菌体成分。

5．抵抗力 嗜肺军团菌在适宜的环境中可长期存活。例如，在相对湿度80%的环境下相当稳定，36～70℃热水中能够存活。能与一些常见原虫、微生物形成共生关系，与蓝绿藻伴随生长，可利用藻的代谢产物作为碳源和能源，还可被阿米巴吞噬并在其体内繁殖，同时能保持致病活力。在下水道污染水中和自来水龙头上可以存活1年，如果存在供水系统处理不当，就可能以气溶胶方式传播感染人群。对常用化学消毒剂、干燥、紫外线敏感。对酸有一定抵抗力，在pH2.0的HCl中可存活30分钟，利用这一特点处理标本，可去除杂菌，提高本菌检出率。

（二）致病性与免疫性

1．致病物质 主要有多种酶类和毒素物质，如磷酸酶、核酸酶和细胞毒素等，可抑制吞噬体与溶酶体融合，与细菌在吞噬细胞内生长繁殖、破坏细胞的作用有关。其菌毛的黏附作用、微荚膜的抗吞噬作用及内毒素毒性作用也参与致病。

2．所致疾病 嗜肺军团菌感染多流行于夏秋季节。由空气传播，带菌飞沫、气溶胶被直接吸入下呼吸道造成感染。有流感样型、肺炎型和肺外感染型三种临床类型。流感样型也称庞地亚克热（Pontiac fever），为轻症感染，表现为发热、寒战、头痛、肌肉酸痛等症状，延续3～5天，预后良好，X线未见肺炎征象。肺炎型即军团病，起病急骤，以肺炎症状为主，伴有多器官损害，患者出现高热寒战、头痛肌痛剧烈，咳嗽由干咳转为有脓痰、咯血，还可伴有中枢神经系统和消化道症状，死亡率可达15%；肺外感染型为继发性感染，患者出现脑、肠、肾、肝、脾等多脏器感染症状。

嗜肺军团菌也是医院内感染的病原菌之一，医院中央空调冷却塔污染的循环水气溶胶是该菌的主要来源。

3．免疫性 嗜肺军团菌为胞内寄生菌，细胞免疫在抗菌感染过程中起重要作用。由细胞因子活化的单核细胞可抑制细胞内细菌的生长繁殖，抗体及补体则促进中性粒细胞对细胞外细菌的吞噬杀灭。

（三）微生物学检查法

取下呼吸道分泌物、肺活检组织或胸腔积液等标本。用直接荧光抗体染色法检测细菌，或用DNA探针、PCR法检测细菌核酸做快速诊断。细菌分离培养后，根据培养特性、菌落特征、生化反应做出鉴定。取患者双份血清，采用间接荧光抗体法检测特异性IgG，可做回顾性诊断。

（四）防治原则

嗜肺军团菌疫苗正在研发中。加强水源的管理以及人工输水管道及设施的消毒处理是积极的预防措施。治疗军团病首选红霉素，必要时可联合使用利福平或其他药物。

第三节 嗜血杆菌属

嗜血杆菌属（*Haemophilus*）是一群革兰氏阴性短小杆菌，常呈多形态性。无鞭毛，不形成芽胞。在人工培养时，必须为其提供新鲜血液成分（主要是X因子和V因子）才能生长，故名。嗜血杆菌有17个种，是呼吸道常见菌，也可在肠道和阴道分离到，对人有致病作用的主要是流感嗜血杆菌（*H. influenzae*）、杜克嗜血杆菌（*H. ducreyi*）和埃及嗜血杆菌（*H. aegyptius*），其余菌种多为条件致病菌。嗜血杆菌的生物学特性见表19-2。

表19-2 主要嗜血杆菌的生物学特性

菌种	生长需要			溶血	致病性
	X因子	V因子	CO_2		
流感嗜血杆菌（H. influenzae）	+	+	−	−	原发性化脓感染或继发感染
副流感嗜血杆菌（H. parainfluenzae）	−	+	−	−	口腔、咽部、阴道正常菌群，偶引起心内膜炎、尿道炎
溶血性嗜血杆菌（H. haemolyticus）	+	+	−	+	鼻咽部正常菌群，很少致病
副溶血嗜血杆菌（H. parahaemolyticus）	−	+	−	+	口咽部正常菌群，偶引起咽炎、口腔炎、心内膜炎
嗜沫嗜血杆菌（H. aphrophilus）	+	−	+	−	口腔、咽部正常菌群，龈缘菌斑中常见，偶致脑脓肿、心内膜炎
副嗜沫嗜血杆菌（H. paraphrophilus）	−	+	+	−	口腔、咽部、阴道正常菌群，偶引起脑脓肿、甲沟炎
杜克嗜血杆菌（H. ducreyi）	+	−	+	−	软性下疳
埃及嗜血杆菌（H. aegyptius）	+	+	−	−	急性、慢性结膜炎，儿童巴西紫癜热

流感嗜血杆菌，俗称流感杆菌。1892年从流感患者鼻咽部分离出一种革兰氏阴性小杆菌，当时认为是流感的病原体，故名。直至1933年分离到流感病毒，才明确流感的真正病原是病毒。流感嗜血杆菌是流感时继发感染的常见细菌。

（一）生物学性状

1. 形态结构 革兰氏阴性短小杆菌，大小为 0.3～0.4 μm × 1.0～1.5 μm。在新鲜的感染病灶标本中，形态呈短小杆状。在恢复期病灶或长期人工培养物中呈明显多形态性。无鞭毛，不形成芽胞。多数菌株有菌毛。有毒菌株有明显荚膜，但在陈旧培养物中往往丧失荚膜。

2. 培养特性 需氧或兼性厌氧，最适生长温度为35～37℃，最适pH为7.6～7.8。生长需要X因子和V因子。X因子是细菌合成过氧化氢酶、过氧化物酶、细胞色素氧化酶等呼吸酶的辅基，耐热，120℃ 30分钟不被破坏。V因子是辅酶Ⅰ（NAD）和辅酶Ⅱ（NADP），在细菌呼吸中起递氢体作用，耐热性较X因子稍差，120℃ 15分钟即被破坏。新鲜血液中V因子常处于被抑制状态，可经80～90℃加热10分钟，破坏红细胞膜上不耐热的抑制物，将V因子释放出来，故流感嗜血杆菌在巧克力色血平板上生长良好。培养24小时，可形成无色透明、露滴状小菌落，48小时后菌落增大，呈灰白色，光滑型，无溶血。继续培养，因产生自溶酶的作用，菌落中心凹陷。荚膜消失后，菌落变为粗糙型。

彩图：流感嗜血杆菌的卫星现象（血琼脂平板）

如将流感嗜血杆菌与金黄色葡萄球菌共同培养于血琼脂平板，由于金黄色葡萄球菌能合成较多的V因子，可促进流感嗜血杆菌生长，因此，在金黄色葡萄球菌菌落附近的流感嗜血杆菌菌落较大，随距离增大，菌落逐渐变小，此现象称为"卫星现象"（satellite phenomenon），有助于流感嗜血杆菌的鉴定。在液体培养基中，有荚膜菌株呈均匀浑浊生长，无荚膜粗糙型菌株则呈沉淀生长。

3. 生化反应 对糖发酵不稳定，一般黏液型菌株对糖发酵能力较差，而粗糙型菌株则较强。分解葡萄糖、蔗糖，不发酵乳糖、甘露醇。

4. 抗原构造与分型 根据荚膜多糖抗原性不同，将流感嗜血杆菌分为 a～f 共6个血清型，其中b型致病力最强。肺炎链球菌荚膜多糖与本菌有部分共同成分，两者之间有交叉反应。

5. 抵抗力 抵抗力较弱，对热、干燥、常用消毒剂敏感，56℃加热30分钟可被杀死。在干燥痰中48小时内死亡。对氨苄西林和氯霉素的耐药性由R质粒控制。

（二）致病性与免疫性

1. 致病物质 主要致病物质有：①菌毛：使细菌黏附于口咽部细胞，起定植作用；②荚膜：具有抗吞噬作用，是本菌的主要毒力因子。无荚膜菌株则成为上呼吸道正常菌群成员，一般不致病；③IgA 蛋白酶：水解 sIgA，降低黏膜局部抗感染能力；④脂寡糖（lipooligosaccharide，LOS），致病作用尚未确定。

2. 所致疾病 流感嗜血杆菌所致疾病包括原发感染和继发感染：①原发感染（外源性感染）：多为有荚膜的 b 型菌株引起，表现为急性化脓性感染，如化脓性脑膜炎、鼻咽炎、咽喉会厌炎、化脓性关节炎、心包炎等，以小儿多见。其中急性咽喉会厌炎是一种进行性咽喉和会厌的蜂窝织炎，常因气道阻塞而有生命危险；②继发感染（内源性感染）：常继发于流感、麻疹、百日咳、结核病等，多由呼吸道寄居的无荚膜菌株引起，表现有慢性支气管炎、鼻窦炎、中耳炎等，以成人多见。

3. 免疫性 流感嗜血杆菌为胞外感染菌，体液免疫在抗感染中发挥重要作用。荚膜多糖特异性抗体对机体具有保护作用，可促进吞噬细胞的吞噬作用，激活补体发挥溶菌作用。

（三）微生物学检查法

根据临床病型采取相应标本，如脑脊液、鼻咽分泌物、痰、脓汁及血液等。直接涂片镜检，对脑膜炎、关节炎、下呼吸道感染有快速诊断价值。乳胶凝集试验、免疫荧光及荚膜肿胀试验检测荚膜抗原，有助于脑膜炎的快速诊断。血液标本可接种于巧克力色琼脂或含脑心浸液的血琼脂上进行分离培养，根据培养特性、菌落形态、卫星现象、生化反应、荚膜肿胀试验等做出鉴定。

（四）防治原则

b 型流感嗜血杆菌荚膜多糖疫苗对 18 个月以上儿童免疫效果较好，一年保护率 90% 以上。纯化多糖与蛋白载体偶联制备的疫苗，可对 6 周龄婴儿进行预防接种，可产生保护性抗体，能有效降低儿童化脓性脑膜炎发病率。对新的头孢菌素类敏感，特异性免疫血清与磺胺类药物合用，疗效较好。快速诊断和抗菌治疗可降低神经和智能缺陷。晚期脑膜炎的突出表现是硬脑膜下积液，需要外科引流。

第四节 鲍特菌属

鲍特菌属（Bordetella）是一类革兰氏阴性小球杆菌，常寄居于人和动物的上呼吸道。主要包括百日咳鲍特菌（B. pertussis）、副百日咳鲍特菌（B. parapertussis）、支气管败血鲍特菌（B. bronchiseptica）和鸟鲍特菌（B. avium）。前两种菌为致病菌，分别引起人类百日咳和急性呼吸道感染。后两种菌仅感染动物。百日咳鲍特菌俗称百日咳杆菌，是人类百日咳的病原体。

（一）生物学性状

1. 形态结构 革兰氏阴性短杆菌，两端着色较深，大小为 0.5～1.5 μm × 0.2～0.5 μm。多次传代后形态呈多形性。无鞭毛，不形成芽胞。有毒菌株有荚膜和菌毛。

2. 培养特性 专性需氧菌。最适生长温度为 35～36℃，最适 pH 为 6.8～7.0。营养要求高，生长缓慢。常用含甘油、马铃薯、血液的鲍-金培养基（Bordet-Gengou medium）进行培养，35℃培养 3～5 天后形成细小、光滑、表面隆起、灰白色、不透明的珍珠样菌落，有不清晰的溶血环。

3. 生化反应 较弱，一般不发酵糖类，但分解蔗糖和乳糖，产酸不产气。不产生 H_2S 和吲哚，过氧化氢酶试验阳性。

4. 抗原构造与分型 O 抗原为鲍特菌属的共同抗原。K 抗原又称凝集因子，是百日咳鲍特菌的表面成分，包括凝集因子 1～6。凝集因子 1 为 Ⅰ 相菌共同抗原，是种特异性抗原。根据凝集因子的不同，百日咳鲍特菌可分为四个血清型。了解当地百日咳鲍特菌血清型，对疫苗制备和应用具有重要意义。

5. 变异性 百日咳鲍特菌常发生菌落由 S 型至 R 型变异。新分离菌株为 S 型，称为 I 相菌，有荚膜，毒力强，II 相、III 相菌株为过渡相菌，逐渐变为 R 型的 IV 相菌。从 I 到 IV 相的变异，伴随着形态、菌落、溶血性、抗原构造、致病力等多方面的变异。IV 相菌无荚膜，毒力丧失。制备疫苗应选用 I 相菌。

6. 抵抗力 较弱，日光直射 1 小时，56℃ 加热 30 分钟可致死亡。干燥尘埃中能存活 3 天。

(二) 致病性与免疫性

1. 致病物质 主要包括荚膜、菌毛、毒素及多种生物活性物质：①百日咳毒素（pertussis toxin，PT）：是百日咳鲍特菌的主要毒力因子，为典型的 A-B 结构外毒素，B 寡聚体介导毒素与呼吸道纤毛上皮细胞结合，A 亚单位是 ADP 转移酶，生物活性高，与阵发性咳嗽发生有关。相应抗体对机体有保护作用；②腺苷酸环化酶毒素：进入吞噬细胞后，可迅速提高细胞内 cAMP 水平，抑制吞噬杀伤作用，并能促进呼吸道黏膜杯状细胞分泌黏液，加重对呼吸道的致病作用；③丝状红细胞凝集毒素：为菌体表面结构，介导细菌与纤毛上皮细胞黏附；④气管细胞毒素：对气管纤毛上皮细胞有特殊亲和力，使纤毛摆动淤滞甚至细胞坏死脱落；⑤皮肤坏死毒素：也称不耐热毒素，可使血管平滑肌强烈收缩，造成局部供血不足、缺血、水肿和白细胞渗出。百日咳鲍特菌不侵入组织和血液，主要造成局部组织损伤。

2. 所致疾病 百日咳传染源为带菌者和患者，尤其是轻症非典型患者。通过飞沫传播，细菌首先附着于纤毛上皮细胞，在局部繁殖，产生毒素，引起局部炎症、坏死，上皮细胞纤毛运动受抑制或破坏，黏稠分泌物增多而不能及时排出，导致剧烈咳嗽。潜伏期 7～14 天后，出现临床症状：①卡他期：类似普通感冒，有低热、打喷嚏、轻度咳嗽，呼吸道分泌物传染性很强，持续 1～2 周；②痉咳期：出现阵发性痉挛性咳嗽，伴有呕吐、呼吸困难、发绀等，由于气管痉挛，咳时常伴吸气吼声（鸡鸣样吼声），持续 1～6 周；③恢复期：阵咳减轻，完全恢复需数周至数月不等。病程较长，故称百日咳。5 岁以下儿童易感。约 1%～10% 患者发生肺炎链球菌、金黄色葡萄球菌、溶血性链球菌继发感染及中枢神经系统症状。

3. 免疫性 感染后机体出现多种特异性抗体。黏膜局部 sIgA 具有抑制病菌黏附气管黏膜细胞的作用。病后免疫力较持久，再次感染少见。新生儿对百日咳鲍特菌也易感，提示母体血清 IgG 未能提供保护作用。

(三) 微生物学检查法

取鼻咽拭子接种于鲍 - 金培养基进行分离培养，根据菌落特征挑取可疑菌落，与百日咳鲍特菌 I 相免疫血清进行凝集试验做出鉴定。荧光抗体法可作快速诊断。

(四) 防治原则

隔离患者，隔离期自发病起七周。目前，我国采用 I 相百日咳杆菌死疫苗与白喉、破伤风类毒素制成的三联疫苗（diphtheria, pertussis, tetanus vaccine，DPT）进行人工主动免疫，取得了良好的预防效果。治疗首选红霉素、氨苄西林等，对青霉素不敏感。

第五节　不动杆菌属

不动杆菌广泛分布于水体和土壤等外界环境中，易在潮湿环境中生存，如浴盆、肥皂盒等处，也存在于健康人皮肤、咽部、结膜、唾液、胃肠道及阴道分泌物中。该类菌黏附力极强，易在各类医用材料上黏附，而成为可能的贮菌源，是引起医院内感染的重要机会致病菌之一。自 1911 年荷兰微生物学家 Beijerinck 发现不动杆菌至今，不动杆菌属（Acinetobacter）已有 40 多个基因种，仅部分种被命名，其中鲍曼不动杆菌（A. baumanii）较多见，醋酸钙不动杆菌

(*A. calcoaceticus*)、鲁菲不动杆菌（*A. lwoffii*）、溶血不动杆菌（*A. haemolyticus*）、琼氏不动杆菌（*A. junii*）、约翰逊不动杆菌（*A. johnsonii*）和抗辐射不动杆菌（*A. radioresistens*）及其他不动杆菌也偶尔可以检出。

（一）生物学性状

球杆状，革兰氏阴性但较难脱色，成对排列多见，无动力，无芽胞。需氧，营养要求不高，在普通琼脂平板上形成细小（直径约 1.2 mm）、圆形光滑、边缘整齐、稍隆起、不透明、浅灰白色、质地较黏的菌落。在含 7% 家兔血液的营养琼脂平板上菌落为近乳白色，并有 β 溶血现象，在利兹不动杆菌培养基（Leeds *Acinetobacter* medium，LAM）上菌落呈粉色，并出现紫红色背景。触酶阳性、氧化酶阴性、硝酸盐还原阴性。

（二）致病性

不动杆菌可引起肺部感染、菌血症、泌尿生殖系统感染、中枢神经系统感染、心内膜炎、腹腔感染、伤口感染、皮肤软组织感染等。感染源既可来自患者自身（内源性感染），也可来自不动杆菌感染者或带菌者。传播途径主要有接触传播和空气传播。在医院中，污染的医疗器械及工作人员的手是重要的传播媒介，尤其是双手带菌的医务人员。易感者为老年患者、早产儿和新生儿。手术创伤、严重烧伤、气管切开或插管、使用人工呼吸机、行静脉导管和腹膜透析者，广谱抗菌药物或免疫抑制剂使用者也易感染。

（三）微生物学检查法

取痰、伤口分泌物、烧伤分泌物、脓液、尿液、血液等接种 7% 家兔血液营养琼脂或 LAM 培养基进行分离培养，根据菌落特征和生化反应进行鉴定。也可获得纯培养物后用全自动微生物鉴定和药敏系统进行鉴定和药敏分析。

（四）防治原则

不动杆菌耐药率较高，甚至存在多重耐药鲍曼不动杆菌（multidrug resistant *Acinetobaeter baumanii*，MDRAB）。治疗时，在经验用药阶段可用头孢哌酮 - 舒巴坦、亚胺培南 - 西司他丁，对病情较重者，建议 β- 内酰胺类与氨基糖苷类（或氟喹诺酮类，或利福平）联合应用。

第六节　莫拉菌属

莫拉菌属（*Moraxella*）与不动杆菌属同属莫拉菌科，共有 15 个菌种。该属细菌多为上呼吸道正常菌群中的成员，属机会致病菌，感染多发生于肿瘤患者及放、化疗等免疫功能低下的患者。致病菌主要是卡他莫拉菌（*M. catarrhalis*）。

卡他莫拉菌为革兰氏阴性双球菌。专性需氧，最适生长温度为 35℃，营养要求不高，普通培养基上即可生长。菌落圆形、微凸、边缘整齐、灰白色、直径 1～2 mm。氧化酶和 DNA 酶阳性，对糖类均不发酵。抵抗力较强，在干燥痰中可存活 27 天，65℃时可存活 30 分钟。

卡他莫拉菌是儿童社区获得性肺炎、上额窦炎、中耳炎以及成年人慢性下呼吸道感染的病原菌，也是医院内患者上呼吸道感染的常见病原菌。

取痰液或鼻咽拭子接种于血琼脂平板进行分离培养，根据菌落特征和生化反应做出鉴定。注意与奈瑟菌的鉴别。

卡他莫拉菌的 β- 内酰胺酶产生率较高，导致其对青霉素类抗生素普遍耐药。临床治疗此菌感染时可用头孢曲松、头孢噻肟等，但应注意根据药敏结果选用抗生素。

第七节 气单胞菌属

气单胞菌属（Aeromonas）共有 14 个表型种、16 个基因种，其中致病菌主要为嗜水气单胞菌嗜水亚种（A. hydrophila subsp. hydrophila）、豚鼠气单胞菌（A. caviae）和温和气单胞菌（A. sobria）。

革兰氏阴性杆菌，有单鞭毛，有荚膜，兼性厌氧。发酵 D- 葡萄糖及其他许多糖类产酸或产酸产气，吲哚试验、氧化酶和触酶阳性。

气单胞菌相关性腹泻是气单胞菌感染最常见的疾病，儿童和旅游者是易感者，大多表现为水样腹泻，少数为严重的痢疾样腹泻。主要由嗜水气单胞菌、豚鼠气单胞菌和温和气单胞菌引起。致腹泻的气单胞菌可产生肠毒素，肠毒素分为细胞溶解性、细胞毒性和细胞兴奋性三种。前两种能溶解兔红细胞，后者可用中国地鼠卵巢 CHO 细胞毒性试验检出。细胞溶解性和细胞兴奋性肠毒素的基因与霍乱毒素的基因具有同源性。

气单胞菌引起的皮肤伤口和软组织感染常发生于烧伤、创伤部位，主要由嗜水气单胞菌和维隆气单胞菌引起。气单胞菌引起的败血症也较常见，多发生于肝炎、胆囊炎、恶性肿瘤的患者，主要由嗜水气单胞菌和温和气单胞菌引起。气单胞菌引起的其他感染包括呼吸道感染、腹膜炎、脑脊髓炎膜、骨髓炎及泌尿道感染等。

根据不同疾病分别采集粪便、肛拭、血液、脓汁、脑脊液、尿液等标本进行微生物学检查。用血平板和选择性培养基同时进行分离培养，对可疑菌落做氧化酶试验、吲哚试验、单糖发酵试验等进行鉴定，并注意与弧菌属和邻单胞菌属的鉴别。

气单胞菌的耐药性较普遍，可用 3 代头孢菌素（头孢曲松或头孢噻肟）及左氧氟沙星或两类药物做联合治疗，并注意根据药敏结果合理选用抗生素。

第八节 窄食单胞菌属

窄食单胞菌（Stenotrophomonas）属于黄单胞菌科，有 5 个种，其中嗜麦芽窄食单胞菌（S. maltophilia）是最先发现的一个菌种，也是该属中唯一对人致病的细菌。

嗜麦芽窄食单胞菌于 1958 年首先从口腔肿瘤患者咽拭子中被分离发现。该菌广泛存在于水、牛奶、冷冻食品、植物根系、人和动物的体表及消化道中。医院环境和医务人员皮肤的嗜麦芽窄食单胞菌分离率较高，其临床分离率仅次于铜绿假单胞菌和鲍曼不动杆菌，居非发酵菌第三位，是重要的机会致病菌和医院感染菌。

（一）生物学性状

严格的非发酵型需氧的革兰氏阴性杆菌，丛生鞭毛，无芽胞。菌落在血平板上有强烈氨味，呈 β 溶血；在营养琼脂平板上为灰黄色或无色，直径 0.5 ~ 1.0 mm 的针尖状菌落。

生化反应不活泼，营养谱有限，对葡萄糖只能缓慢利用，但能快速分解麦芽糖产酸，故得名。还原硝酸盐为亚硝酸盐，氧化酶阴性，DNA 酶阳性，水解明胶和七叶苷，赖氨酸脱羧酶阳性。

嗜麦芽窄食单胞菌对多种抗菌药物固有耐药，其主要机制是产生抗菌药物水解酶、细菌膜通透性下降、药物的主动外排系统和生物被膜屏障。

（二）致病性

嗜麦芽窄食单胞菌的致病性可能与其产生的弹性蛋白酶、脂酶、黏多糖酶、透明质酸酶、DNA 酶、溶血素等有关。慢性呼吸道疾病、免疫功能低下、重度营养不良、低蛋白血症、肿瘤化疗、重症监护病房入住时间长、气管插管或气管切开、留置中心静脉导管、长期接受广谱抗菌药物尤其是碳青霉烯类抗生素治疗是嗜麦芽窄食单胞菌感染的易患因素。

嗜麦芽窄食单胞菌感染常出现在免疫力低下、病情危重的患者，可引起肺部感染、血液感染、皮肤软组织感染、腹腔感染、颅内感染、泌尿系感染、眼部感染、骨关节感染、心内膜炎等，感染后死亡率可高达43%。引起如此高死亡率的主要原因是该菌具有多重耐药性，对目前使用的大多数抗菌药物不敏感，即便是最初敏感的抗菌药物在治疗中很快也产生耐药而导致治疗失败，造成死亡。该菌感染的大部分患者表现为发热、寒战、腹胀、乏力、淡漠等，同时伴有中性粒细胞数量减少，病情危重，并发症可出现休克、DIC、多器官衰竭综合征等。

嗜麦芽窄食单胞菌还是人、畜、水产品和水稻等植物共同的病原菌，对猪、山羊、鳄鱼、鲶鱼等动物以及水稻等植物具有致病作用。

（三）微生物学检查法

根据临床感染类型采集血液、脑脊液、胸腔积液、腹水等无菌体液，分离培养得到嗜麦芽窄食单胞菌对其感染具有诊断价值。临床微生物学实验室采用传统的生化试验和全自动微生物鉴定系统均能鉴定嗜麦芽窄食单胞菌。嗜麦芽窄食单胞菌常和铜绿假单胞菌、鲍曼不动杆菌、洋葱伯克霍尔德菌、金黄色葡萄球菌等混合生长，应注意观察。

（四）防治原则

加强抗菌药物的临床管理，合理使用抗菌药物；严格遵守无菌操作和感染控制规范；阻断嗜麦芽窄食单胞菌的传播途径是防控嗜麦芽窄食单胞菌感染的主要措施。

治疗选用药物有复方磺胺甲噁唑、β内酰胺类抗生素-β内酰胺酶抑制剂合剂、氟喹诺酮类、四环素类、甘氨酰环素类和多黏菌素。嗜麦芽窄食单胞菌对多种抗菌药物耐药，在其感染的治疗过程中还易发生抗菌药物敏感性的改变，因此药敏试验对治疗嗜麦芽窄食单胞菌感染具有重要意义。

第九节　李斯特菌属

李斯特菌属（$Listeria$）有8个菌种，其中仅单核细胞增生李斯特菌（$L.\ monocytogenes$）对人致病，该菌广泛分布于水、土壤、人和动物粪便中，常伴随人类疱疹病毒引起传染性单核细胞增多症。

（一）生物学性状

革兰氏阳性短小杆菌，有鞭毛，无芽胞，常成双排列。一般不形成荚膜，在含血清的葡萄糖蛋白胨水中能形成黏多糖荚膜。

兼性厌氧，营养要求不高，最适生长温度30～37℃，由于其在4℃能生长，故可进行冷增菌。在普通琼脂平板上形成细小（0.2～0.4 mm）、半透明、微带珠光的露水样菌落，在斜射光下，菌落呈典型的蓝绿色光泽。在血平板上，菌落呈β溶血。在18～20℃动力活泼，但在37℃动力缓慢，此特征可作为初步鉴定的依据。触酶阳性，氧化酶阴性，能发酵多种糖类，产酸不产气。

根据菌体抗原和鞭毛抗原的抗原性不同，可分为16个血清型，对人致病的血清型主要为1/2a、1/2b、4b。

对热的抵抗力较弱，60℃ 30分钟、80℃ 1分钟即可被杀灭。对化学消毒剂及紫外线均较敏感，75%乙醇30分钟、1‰苯扎溴铵30分钟、1‰高锰酸钾15分钟、紫外线照射30分钟，均可杀灭该菌。

（二）致病性

致病物质主要是李斯特菌溶血素O、磷脂酶C、过氧化物歧化酶、铁化合物、过氧化氢酶等。溶血素O必须是细菌被吞噬后释放，与李斯特菌能在巨噬细胞和上皮细胞内生长和传播有关。

单核细胞增生李斯特菌引起脑膜炎、败血症和单核细胞增多。易感者为新生儿、孕妇、40岁以上的成人和免疫功能缺陷者。单核细胞增生李斯特菌所致新生儿疾病有早发和晚发两型。早发型为宫内感染，常致婴儿败血症，病死率极高。晚发型在出生后2～3天引起脑膜炎和败血症等。本菌所致成人感染主要是脑膜炎和败血症。也有食用单核细胞增生李斯特菌污染的食品而致肠道感染的报导。

（三）微生物学检查法

可取血液、脑脊液进行检查。也可采集宫颈、阴道、鼻咽分泌物，新生儿脐带残端、羊水等，肠道感染者可取可疑食物、粪便和血液等。根据培养特性、细菌形态学特征及生化反应做出鉴定。近年来也可采用分子生物学方法、免疫学方法、变性高效液相色谱法、全自动微生物分析系统等进行实验室检查。

（四）防治原则

单核细胞增生李斯特菌对多种抗生素敏感。常采用氨苄西林与庆大霉素联合应用治疗李斯特菌病，复方磺胺甲恶唑、万古霉素、红霉素也用于李斯特菌菌血症和孕妇李斯特菌病的治疗。

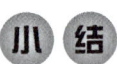

小 结

　　铜绿假单胞菌为革兰氏阴性杆菌，可产生绿色水溶性色素，使脓汁或培养基呈绿色。铜绿假单胞菌为条件致病菌，是医院内感染的主要细菌之一。

　　嗜肺军团菌引起军团病，多流行于夏秋季节，带菌飞沫、气溶胶被直接吸入下呼吸道造成全身性感染。嗜肺军团菌也是医院内感染的病原菌之一，医院中央空调冷却塔污染的循环水气溶胶是病菌的主要来源。

　　流感嗜血杆菌为革兰氏阴性短小杆菌，生长需要X因子和V因子，将流感嗜血杆菌与金黄色葡萄球菌共同培养于血琼脂平板，可观察到"卫星现象"。流感嗜血杆菌可致急性化脓性感染和成人继发性慢性支气管炎、鼻窦炎、中耳炎等感染。b型流感嗜血杆菌荚膜多糖疫苗免疫效果较好。

　　百日咳鲍特菌为革兰氏阴性短杆菌，是百日咳的病原体。DPT接种具有良好的预防效果。

　　不动杆菌属是引起医院内感染的重要机会致病菌之一，可引起肺部感染、菌血症、泌尿生殖系统感染、中枢神经系统感染、心内膜炎等。

　　卡他莫拉菌是儿童社区获得性肺炎、上额窦炎、中耳炎以及成年人慢性下呼吸道感染的病原菌。也是医院内患者上呼吸道感染的常见病原菌。

　　气单胞菌感染最常见的临床表现是气单胞菌相关性腹泻，儿童和旅游者是易感者，主要由嗜水气单胞菌、豚鼠气单胞菌和温和气单胞菌引起。气单胞菌还可引起皮肤伤口和软组织感染、败血症、呼吸道感染、泌尿道感染等。

　　嗜麦芽窄食单胞菌是严格的非发酵型需氧的革兰氏阴性杆菌，营养谱有限，能快速分解麦芽糖产酸，是重要的机会致病菌和医院感染菌，可引起肺部感染、血流感染、皮肤软组织感染、腹腔感染、颅内感染等。

　　单核细胞增生李斯特菌为革兰氏阳性短小杆菌，能在4℃生长。引起李斯特菌病，主要表现为脑膜炎、败血症和单核细胞增多。

（李波清）

第20章 放线菌属与诺卡菌属

放线菌（actinomycetes）是一类革兰氏阳性，丝状或链状，呈分枝生长的原核细胞型微生物。最早在 1877 年从牛颚肿病灶中分离得到，因其菌丝呈放射状排列，故名放线菌。放线菌形态及培养特征与真菌相似，具有菌丝与孢子，也分基内菌丝与气生菌丝，其菌丝直径比真菌菌丝细，菌丝交织可形成菌丝体，故 19 世纪以前归为真菌。但放线菌的结构、化学组成、药物敏感性与细菌类似：①无核膜与核仁，胞质内无线粒体、内质网等细胞器，核糖体为 70S；②细胞壁主要成分为肽聚糖与磷壁酸构成，并含二氨基庚二酸；③对溶菌酶与抗生素敏感，而对抗真菌药物不敏感。

放线菌广泛分布于自然界，尤其是富含有机质的土壤中。该菌以分裂方式繁殖，易于人工培养，为抗生素的主要生产菌，目前广泛使用的抗生素约 70%～80% 来源于放线菌，如红霉素、链霉素、卡那霉素等。此外，放线菌还可生产氨基酸、维生素、酶制剂等药物。放线菌种类繁多，大多数不致病，对人类致病的放线菌可分为不含分枝菌酸的放线菌属（Actinomyces）和含分枝菌酸的诺卡菌属（Nocardia）。放线菌属为人体正常菌群，可引起放线菌病（actinomycosis），为内源性感染；诺卡菌属为腐物寄生菌，存在于土壤中，可引起诺卡菌病（nocardiosis）、足分枝菌病（mycetoma）等，为外源性感染。放线菌属与诺卡菌属主要特征的比较见表 20-1。

表20-1 放线菌属与诺卡菌属的比较

特征	放线菌属	诺卡菌属
分布	人体正常菌群	土壤等自然环境
培养特性	营养要求较高	营养要求不高
	厌氧或微需氧	专性需氧
	35～37℃生长，但 20～25℃不生长	37℃或 20～25℃均生长
分枝菌酸	无	有
菌丝	末端膨大呈棒状，形似菊花，无气生菌丝	末端不膨大，产生气生菌丝
感染性	内源性感染	外源性感染
病灶中菌落颜色	黄色	黄、红、黑等颜色
代表菌种	衣氏放线菌、牛型放线菌	星形诺卡菌、巴西诺卡菌

第一节 放线菌属

放线菌属（Actinomyces）在自然界广泛分布，正常寄居在人与动物口腔、上呼吸道、胃肠道和泌尿生殖道等与外界相通的腔道中。对人类致病的主要有以下 5 种，衣氏放线菌（A.

israelii)、牛型放线菌（*A. bovis*）、内氏放线菌（*A. naeslundii*）、龋齿放线菌（*A. odontolyticus*）与黏液放线菌（*A. viscous*）等。其中致病性较强的为衣氏放线菌，也是引起感染最常见的致病株。牛型放线菌主要引起牛（或猪）的放线菌病。放线菌主要引起内源性感染，一般不在人-人之间及人-动物间传播。

一、生物学性状

放线菌为革兰氏阳性非抗酸性丝状菌，菌丝细长无隔，常形成分枝，直径 0.5～0.8 μm，末端膨大，可断裂成链球或链杆状，形态与类白喉杆菌相似。无气生菌丝。无芽胞、无鞭毛、无菌毛。

放线菌培养较困难，生长缓慢，厌氧或微需氧，最适生长温度 35～37℃，初次分离时加 5% 的 CO_2 可促进其生长。在血琼脂平板上培养 4～6 天可长出灰白或淡黄色、粗糙的小圆形菌落（直径 < 1 mm），不溶血，显微镜下可见菌落呈蛛网状。在葡萄糖肉汤中培养 3～6 天，培养基底部可见灰白色球形小颗粒状沉淀物。在脑心浸液琼脂平板上培养 4～6 天可见白色、表面粗糙的"白齿状"大菌落。在患者病灶组织和瘘管流出的浓汁中，可找到肉眼可见的黄色硫磺样小颗粒，称为硫磺样颗粒（sulfur granule），是放线菌在感染组织中形成的菌落。将硫磺样颗粒制成压片或组织切片，在显微镜下可见核心部分由分枝的菌丝交织组成，周围部分菌丝排列成放射状，菌丝末端膨大成棒状，形似菊花（图 20-1）。经革兰氏染色，中央部位的菌丝为阳性，四周菌丝末端膨大部分为阴性；经苏木精伊红染色，中央部为紫色，末端膨大呈红色。

放线菌能发酵葡萄糖、乳糖、蔗糖与甘露醇，产酸不产气；吲哚试验与过氧化氢酶试验阴性。衣氏放线菌能还原硝酸盐，分解木糖，不水解淀粉，借此与牛型放线菌相区别。

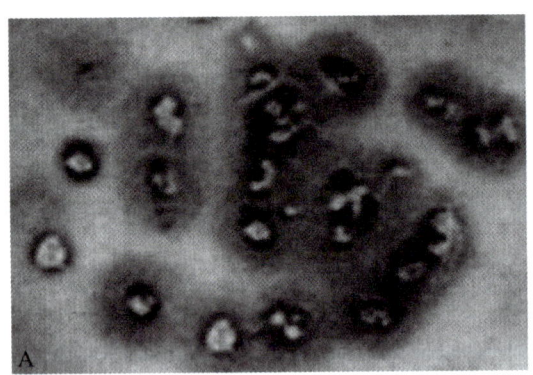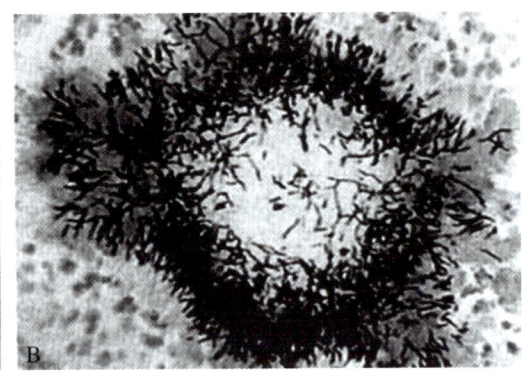

图 20-1　硫磺样颗粒压片镜检（革兰氏染色，×1 000）

二、致病性与免疫性

放线菌是人体正常菌群，一般情况下不致病，但当机体抵抗力降低、口腔卫生不良、拔牙或外伤时，尤其同时伴有需氧菌感染而利于厌氧性放线菌生长时，该菌可引起内源性感染，导致软组织化脓性炎症，称为放线菌病。放线菌病的基本病变是慢性化脓性炎症，无痛，病理特征为多发性脓肿、瘘管形成、肉芽组织增生与纤维性变。病原菌入侵后，在组织内最先引起白细胞浸润，形成多发性小脓肿，互相融合，部分脓肿间形成窦道，在脓液与窦道分泌物中可见到硫磺样颗粒。病变晚期，慢性肉芽组织增生，病变邻近组织纤维性变，脓肿周围为急性或慢性炎性肉芽组织，部分纤维化形成瘢痕。放线菌可分泌蛋白酶溶解、破坏邻近组织，因此病灶类似恶性肿瘤呈局部蔓延性生长，且不受解剖学屏障限制。放线菌病可发生在任何年龄，但以中年发病较多，男性多于女性。此病起病隐匿，可累及多器官，临床表现复杂多样，症状缺乏特异性，极易误诊。按受累部位可分为以下临床类型：面颈型、腹盆型、胸型、皮肤型、脑型与其他组织型放线菌病。

1. 面颈部放线菌病 约占患者的60%，为最常见的放线菌病。患者大多近期有口腔炎、拔牙史或下颌骨骨折史。该病临床表现与恶性肿瘤、肉芽肿性疾病十分相似。放线菌可沿导管进入唾液腺与泪腺，或直接蔓延至眼眶与其他部位。若累及颅骨可引起脑膜炎与脑脓肿。

2. 腹盆部放线菌病 约占患者的20%，患者常由吞咽含放线菌的唾液或腹壁外伤或阑尾穿孔引起。病程进展缓慢，最常见临床表现为腹部肿块、腹痛、腹泻、便血与排便困难。易误诊为恶性肿瘤，术前很难确诊，术后切面可见多个散在硫磺样颗粒。

3. 胸部放线菌病 约占患者的15%，患者常有放线菌吸入史。病原菌多侵犯肺门或肺底，呈急性或慢性感染。临床表现以咳嗽、脓痰、咯血、胸痛及发热多见，易误诊为肺结核、肺肿瘤或肺部真菌感染。病原菌累及胸膜可致胸膜炎，也可波及心包致心包炎等。

4. 原发性皮肤放线菌病 常由外伤或昆虫叮咬引起，先出现皮下结节，结节软化破溃形成窦道，可向四周扩展，呈卫星状，破溃后形成瘘管，脓液中可见硫磺样颗粒，亦可侵入深部组织，局部可纤维化，形成瘢痕。

5. 脑部放线菌病 常继发于其他病灶，通常分为局限型与弥漫型两类。局限型表现为厚壁脓肿及肉芽肿等，引起颅压升高。弥漫型表现为单纯脑膜炎或脑脓肿，也可呈现硬膜外脓肿等。

放线菌还和龋齿与牙周炎有关，内氏放线菌与黏液放线菌能产生一种黏性很强的多糖物质 6-去氧太洛糖，使口腔中的放线菌与其他细菌黏附在牙釉质上形成菌斑。由于细菌对食物中糖类的分解产酸腐蚀釉质，形成龋齿，其他细菌可进一步引起齿龈炎与牙周炎。

放线菌病患者血清中可检测到多种抗体，但抗体无免疫保护作用，也无诊断价值。机体对放线菌的免疫以细胞免疫为主。

三、微生物学检查法

最主要与简单的方法是从脓或痰中寻找硫磺样颗粒。将可疑颗粒制成压片，革兰氏染色，在显微镜下检查是否有放射状排列的菊花状菌丝。也可取颗粒进行苏木精伊红染色。必要时将标本接种于不含抗生素的沙保（sabouraud）培养基及血平板上做厌氧培养。放线菌生长缓慢，常需观察2周以上。定期检查菌落生长情况并涂片染色观察。

四、防治原则

无特异预防方法。注意口腔卫生、及时治疗牙病与牙周病。患者的脓肿与瘘管应进行外科清创处理。对多种抗生素敏感，其中青霉素为首选，大剂量、长时间应用（6～12个月）。此外，克林霉素、红霉素与林可霉素等均可用于治疗。

第二节 诺卡菌属

诺卡菌属（Nocardia）广泛分布于土壤，不属于人体正常菌群，可引起外源性感染。对人类致病的主要有以下5种：星形诺卡菌（N. asteroides）、巴西诺卡菌（N. brasiliensis）、豚鼠诺卡菌（N. caviae）、鼻疽诺卡菌（N. farcinica）与南非诺卡菌（N. transvalensis），其中星形诺卡菌致病力最强，在我国最为常见。

一、生物学性状

形态与放线菌属相似，革兰氏阳性，但菌丝末端不膨大。部分诺卡菌抗酸染色阳性，但仅用1%盐酸乙醇，延长脱色时间则变为阴性，据此可与结核分枝杆菌相区别。诺卡菌属为严格需氧菌，能形成气生菌丝。营养要求不高，在普通培养基上于室温或37℃均可生长。但繁殖速度慢，一般需1周以上始见菌落。菌落可呈干燥或蜡样，颜色黄、白不等。诺卡菌在液体培养基中形成菌膜，浮于液面，液体澄清。

二、致病性与免疫性

诺卡菌病并不常见，但分布于世界各地，各年龄组均可发病，但以中年以后为多见，男性约为女性的2倍，特别易发生于细胞免疫缺陷（如白血病或艾滋病患者）及器官移植应用免疫抑制剂治疗的患者。诺卡菌寄生于土壤腐物中，可在空气中形成菌丝体，人吸入菌丝片段是主要感染途径，亦可经破损皮肤或消化道进入人体引起感染。诺卡菌可侵袭皮肤与内脏，发生局部与全身化脓感染，引起多种临床表现。其中肺是最常见的受侵犯器官，肺诺卡菌病与系统性诺卡菌病约占全部诺卡菌病的85%。

1. 肺部感染 星形诺卡菌常侵入肺部，主要引起肺部的化脓性炎症与坏死。表现为小叶性或大叶性肺炎，以后趋向于慢性病程，可类似肺结核。开始为干咳、无痰，继而产生黏脓性痰，也可在痰中带血；若有空洞形成，可有大量咯血。常伴有发热、盗汗、胸痛、消瘦、全身不适，体温在38~40℃。累及胸膜可发生胸膜增厚、胸腔积液或脓胸，窦道可以穿透胸壁，也可以伸展到整个腹腔内脏，继而引起血源播散。胸部X线表现多种多样，无特异性，例如肺段或肺叶浸润性病变、厚壁空洞、坏死性肺炎、大叶性肺炎、单发或多发性肺脓肿、孤立性或多发性结节、胸腔积液、支气管胸膜瘘等，亦可表现为肺内粟粒性阴影，但较为少见。

2. 脑部感染 1/3患者中枢神经系统可受侵袭，多由肺部病灶迁徙而来，少数亦可为原发性。侵袭脑膜引起脑膜炎，侵袭脑实质形成多发性脓肿，亦可以相互融合成大的脓肿。出现脑膜刺激症状或脑占位性病变，可有头痛、头晕、恶心、呕吐、不规则发热、乏力、抽搐、麻木、偏瘫、颈项强直、视力障碍、神志不清、淤血、外周血白细胞计数增高等表现。

3. 播散性感染 播散性诺卡菌病常由肺部病变开始血行播散到全身。肾是仅次于脑部的常见受累部位，同时可发生心内膜炎、心肌炎与心包炎。肝、脾、胃肠、淋巴结以及肋骨、股骨、椎骨、骨盆与关节亦可受累。而胰腺、甲状腺、眼、耳、脊髓、垂体、膀胱受累较为少见。

4. 皮肤感染 皮肤诺卡菌病常由植物损伤皮肤后引起病原菌侵入而发病，亦可由肺部病变扩展而来。可呈链状排列的皮下结节群出现于臂部，表现为孢子丝菌病样诺卡菌病，也可表现为脓肿及慢性瘘管或疣状损害，类似皮肤结核，部分患者可发生广泛的水疱性皮疹，部分患者可发生坏疽性皮肤诺卡菌病，其表现开始为疼痛的皮下结节，表面皮肤潮红，以后迅速扩展并溃破，溃疡边缘不规则，并向内陷入，溃疡表面有黏滞的黄白色脓液。巴西诺卡菌可侵入皮下组织引起慢性化脓性肉芽肿，很少播散，表现为肿胀、脓肿与多发性瘘管，好发于足和腿部，称为足分枝菌病（mycetoma）。

机体对诺卡菌的免疫以细胞免疫为主。

三、微生物学检查法

做脓液、痰液涂片与压片检查，可见革兰氏阳性与部分抗酸性分枝菌丝。若见散在的抗酸性杆菌，应与结核分枝杆菌相区别。因星形诺卡菌在45℃时生长，故温度有初步鉴别意义。分离可用沙保培养基或脑心浸液琼脂平板。分离菌株进一步做生化反应鉴定。需注意诺卡菌入侵肺部后由于在巨噬细胞等免疫因素的作用下可使之变为 L 型，在常规培养阴性时，应做细菌 L 型培养。

四、防治原则

无特异预防方法。局部治疗主要为手术清创，切除坏死组织。治疗可用磺胺药、四环素或阿米卡星，一般治疗时间不少于 6 周。

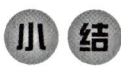

放线菌是类原核细胞型微生物，它的形态、培养特征与真菌相似，但其结构、化学组成、药物敏感性与细菌类似。

放线菌是人体正常菌群，在机体抵抗力减弱、口腔卫生不良、拔牙或外伤时可引起放线菌病，属内源性感染。放线菌病的基本病变是慢性化脓性炎症，病理特征为多发性脓肿、瘘管形成、肉芽组织增生与纤维性变。硫磺样颗粒为放线菌在组织中形成的菌落，排出硫磺样颗粒是放线菌病的特征。面颈部放线菌病是最常见的临床感染类型。对人类致病性较强的为衣氏放线菌。

诺卡菌不是人体正常菌群，可引起外源性感染，侵袭皮肤与内脏，发生局部与全身化脓感染，肺是最常见的受侵犯器官。我国以星形诺卡菌感染多见。

（付玉荣）

第21章 支原体

支原体（mycoplasma）是一类不具有细胞壁，呈高度多形性，可通过除菌滤器，能在无生命的培养基中生长繁殖的最小原核细胞型微生物，由于能形成有分枝的长丝，故名。

支原体在自然界中广泛分布，种类繁多，迄今已分离到190多种，其中在人体中分离到的支原体至少有16种。支原体归属于柔膜菌门（Tenericutes）柔膜体纲（Mollicutes），下含四个目（Order），其中与医学关系密切的是支原体目（Mycoplasmatales）的支原体科（Mycoplasmataceae），包括支原体属（Mycoplasma）和脲原体属（Ureaplasma）两个属。支原体属中致病性支原体主要有肺炎支原体（M. pneumoniae）、人型支原体（M. hominis）、生殖支原体（M. genitalium）、嗜精子支原体（M. spermatophilum）；条件致病性支原体主要有穿透支原体（M. penetrans）、发酵支原体（M. fermentans）、梨支原体（M. pirum）、解脲脲原体（U. urealyticum）和微小脲原体（U. parvum）等。支原体的主要生物学性状如下。

1. 形态与结构 没有细胞壁，高度多形性，主要为球形、双球形和丝状，也可呈环状、星状和哑铃状等（图21-1）。大小一般在 0.3～0.5 μm，加压下可通过一般除菌滤器。革兰氏染色阴性，但不易着色，Giemsa 染色呈淡紫色。支原体细胞膜中胆固醇含量较多，约占总脂质的36%，凡能作用于胆固醇的物质，如皂素、两性霉素B等均能破坏支原体的细胞膜而导致其死亡。支原体的基因组为双股环状 DNA，大小为 600～2 200 kb。有些支原体具有特殊的顶端结构，有助于黏附到宿主细胞表面，与其致病性有关。

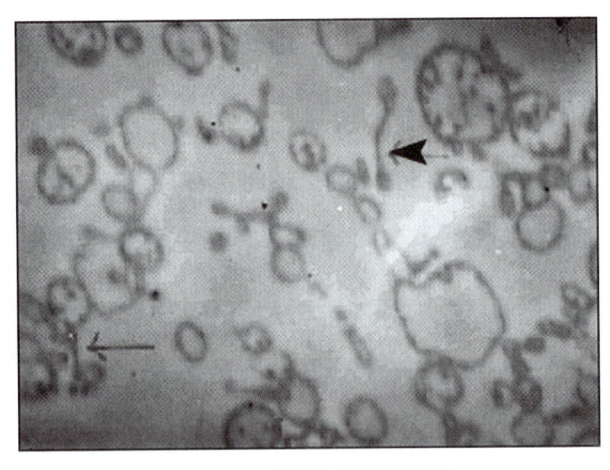

图 21-1 支原体的多形态性

2. 培养特性 支原体对营养要求较高，培养基配制一般都以牛心浸液作基础，再添加 10%～20% 的动物血清（提供胆固醇和长链脂肪酸）及 10% 新鲜酵母浸液（提供核苷前体及维生素等），多数支原体还需添加组织浸液、核酸提取物及辅酶等物质才能生长。支原体对 pH 要求较严格，多数支原体最适宜的 pH 为 7.6～8.0，但解脲脲原体的最适 pH 为 5.5～6.5。支原体一般在有氧和兼性厌氧情况下都生长良好。

支原体繁殖方式多样，包括二分裂、出芽或分枝等。生长较缓慢，约 3～4 小时繁殖一代，在固体培养基上培养 2～10 天后形成特殊的"油煎蛋"样菌落，直径约 10～600 μm，中心较厚，向下深入培养基，菌落周边为一层较薄而透明的颗粒区（图21-2）。

3. 抗原结构 支原体细胞膜糖脂和蛋白质组成了特有的抗原结构，菌种之间交叉较少，在鉴定支原体时有重要意义。用补体结合试验可检测糖脂类抗原，用 ELISA 试验可检测蛋白质类抗原，还可通过用血清抗体所建立的生长抑制试验（growth inhibition test，GIT）和代谢抑制试验（metabolic inhibition test，MIT）来鉴定支原体。

4. 抵抗力 对理化因素的抵抗力比细菌为弱，对加热以及一般的化学消毒剂敏感。支原体对干扰蛋白质合成的抗生素如红霉素、多西环素、交沙霉素、阿奇霉素等敏感，而对干扰细胞壁合成的抗生素，如青霉素、头孢菌素等不敏感。

5. 支原体与细菌 L 型的区别 支原体和细菌 L 型均无肽聚糖，两者在生物学性状、致病性等方面具有某些共同特征，但也有一些差异。其主要的差别在于细菌 L 型经除去相关诱导因素后，可以回复为原来的细菌，而支原体是一类独立的微生物，其细胞壁结构特点与环境因素的诱导无关，故须将两者严格区别（表 21-1）。

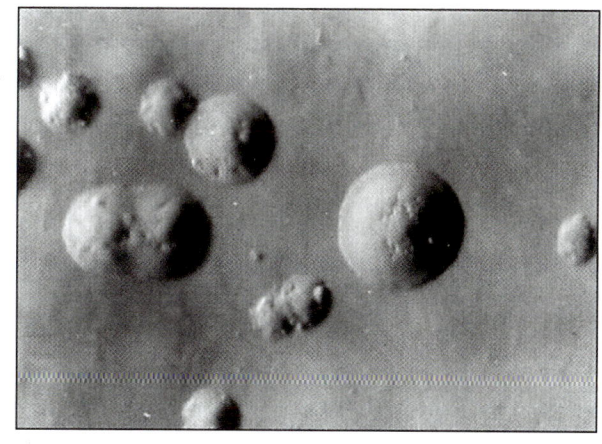

图 21-2　支原体的油煎蛋样菌落

表21-1　支原体与细菌L型比较

性状	支原体	细菌L型
有无细胞壁	无	无
能否通过滤菌器	能	能
对青霉素的敏感性	不敏感	不敏感
来源	自然界、人与动植物体内	细菌在一定理化生物因素诱导下形成
遗传性差异	无编码细胞壁的基因，与细菌无关	与原菌相同，去除诱导因素，可能回复为原菌
培养条件	含胆固醇培养基	需高渗加血清培养

第一节　支原体属

支原体属包括有至少 132 个菌种，对人致病的主要有肺炎支原体、人型支原体、生殖支原体等。条件致病性支原体有穿透支原体和发酵支原体等。本节重点介绍肺炎支原体的基本特性，简要了解人型支原体、生殖支原体、穿透支原体（表 21-2）。

肺炎支原体是急性呼吸道感染的常见病原体之一，引起的支原体肺炎（mycoplasmal pneumonia）占非细菌性肺炎的 50% 左右。支原体肺炎的病理变化以间质性肺炎为主，故又称为原发性非典型肺炎（primary atypical pneumonia）。与肺炎链球菌引起的典型肺炎不同，支原体肺炎的临床表现和胸部 X 线所见与病毒性肺炎类似。

一、生物学性状

肺炎支原体大小为 0.2～0.3 μm，呈球形、球杆状、棒状、丝状或颗粒状等多种形态。菌体最外层为细胞膜，含胆固醇较多是其特点之一。基因组大小为 811～858 kb。以二分裂方式繁殖，生长缓慢，3～4 小时分裂一代，绝对需氧（其他支原体为兼性厌氧菌），在含血清、胆固醇及酵母浸膏的培养基上培养 10 天左右形成"油煎蛋"样菌落。

肺炎支原体对理化因素的抵抗力较细菌弱，对常用消毒剂敏感，但对醋酸铊、结晶紫的抵抗力较细菌强，对干扰蛋白质合成及作用于胆固醇的抗菌药敏感。

案例 21-1

案例 21-1 解析

表21-2　人类主要致病性支原体的异同点

支原体	感染途径	所致疾病	最适pH	生化反应		
				葡萄糖	尿素	精氨酸
肺炎支原体	呼吸道	上呼吸道感染、原发性非典型性肺炎、支气管肺炎、肺外症状（皮疹、心血管、神经系统症状）	7.5	+	−	−
人型支原体	呼吸道、泌尿生殖道	男性：附睾炎 女性：盆腔炎、慢性羊膜炎、产褥热 新生儿：肺炎、脑炎、脑脓肿	7.2～7.4	−	−	+
生殖支原体	泌尿生殖道	男性：不育、生殖器炎症 女性：尿道炎、宫颈炎、子宫内膜炎、盆腔炎	7.5	+	−	−
穿透支原体	泌尿生殖道	协同 HIV 致病	7.5	+	−	+
发酵支原体	呼吸道、泌尿生殖道	呼吸道疾病、关节炎、泌尿生殖道感染	7.5	+	−	+
解脲脲原体	泌尿生殖道	泌尿生殖道感染、尿路结石	5.5～6.5	−	+	−

二、致病性与免疫性

1. 致病性　肺炎支原体感染可引起呼吸道支气管炎、间质性肺炎等。肺炎支原体顶端的表面黏附蛋白，包括 P1 表面蛋白（170 kD）和 P30 蛋白（32 kD），能助其牢固地黏附于呼吸道上皮细胞表面的神经氨酸酶受体上。定植的肺炎支原体可释放出过氧化氢、核酸酶等代谢产物，溶解红细胞，使上皮细胞肿胀、坏死、脱落，微绒毛结构变形、运动变慢、停止摆动乃至脱落消失，同时出现淋巴细胞、浆细胞以及单核细胞的浸润、脓性黏液渗出、细支气管壁肥厚、管腔变小等，影响肺组织的清除功能，造成临床上长期持久咳嗽。肺炎支原体的致病不仅与其黏附、代谢产物和酶类的直接毒性作用有关，也与引起迟发型超敏反应有关。肺炎支原体的脂质、多糖抗原与人体组织细胞膜有共同抗原，可引起肺内和肺外多种病变。肺炎支原体具有超抗原成分，可刺激炎症细胞在感染局部释放大量 TNF-α、IL-1 和 IL-6 等细胞因子，引起组织损伤。

肺炎支原体感染在世界各地均有发生，常在密集人群中小规模流行。一年中都有散发流行，大多数发生于秋冬季。发病以 5～15 岁的儿童及青少年多见。传染源为患者或带菌者，主要经飞沫传播，潜伏期为 2～3 周，首先引起上呼吸道感染，然后下行引起气管炎、支气管炎、毛细支气管炎和肺炎，感染后症状轻重不一，可表现为头痛、发热、咳嗽、咽喉痛等呼吸道症状，还可同时或相继引起肺外器官或组织病变，如心血管症状（心肌炎、心包炎）、神经症状（脑膜炎、脑炎）、消化道症状（食欲不佳、恶心、呕吐等）和皮疹等。支原体肺炎起病缓和，咳嗽剧烈而持久，病程长（肺部 X 线改变一般持续 4～6 周）。患者不用抗生素大多可自愈，但使用四环素、红霉素等抗生素后可缩短病程，减少并发症的发生。

2. 免疫性　机体感染肺炎支原体后，血清中可检出多种抗肺炎支原体的特异性抗体；但体液免疫保护作用不完全，呼吸道 SIgA 对再感染有较强的保护作用，但仍可再感染。某些患者血清中还可诱发一种非特异冷凝集素（支原体作用红细胞的 I 型血型抗原使其变性后产生的自身抗体）。基于这种冷凝集素的冷凝集试验，临床上常用于辅助诊断支原体感染。

三、微生物学检查法与防治原则

肺炎支原体的诊断方法主要依赖分离培养和血清学检查。肺炎支原体生长缓慢，早期诊断有赖于寻找抗原。

1. 分离培养　取可疑患者的痰或咽拭子接种在含有血清和酵母浸膏的培养基中，用青霉素、醋酸铊抑制杂菌生长。初分离时生长缓慢，需要观察较长时间。长出的菌落没有明显边缘。多次传代后生长加快，菌落成典型"油煎蛋样"。分离的支原体可经形态染色、免疫荧光技术、血细胞吸附试验、生化反应以及特异性抗血清做 GIT 和 MIT 进行鉴定。分离培养阳性率不高，而且需要时间长，不宜用于快速诊断。

2. 血清学检查　临床上常用冷凝集试验，即用患者血清与人 O 型红细胞或自身红细胞混合，4℃过夜，观察红细胞凝集现象；放 37℃时其凝集又分开，即冷凝集试验阳性，仅 50% 左右的患者出现阳性。此反应为非特异性，呼吸道合胞病毒、腮腺炎病毒、流感病毒的感染患者也可出现冷凝集现象。

3. 快速诊断　①检查蛋白抗原：应用单克隆抗体通过 ELISA 试验从患者痰、鼻洗液或支气管洗液中检测分子量为 32 kD 的 P30 或 170 kD 的 P1 表面蛋白；②检查核酸：通过 PCR 技术从患者痰中检测肺炎支原体 16S rRNA 或 P1 表面蛋白基因，并可验证药物的治疗效果。

4. 防治原则　肺炎支原体无细胞壁，对青霉素类、头孢菌素类抗生素不敏感，对红霉素、多西环素或螺旋霉素敏感。肺炎支原体灭活或减毒活疫苗的应用效果尚不理想，现无商品化的疫苗。

第二节　脲原体属

脲原体属包括有七个种，其中解脲脲原体（*Ureaplasma urealyticum*）与人类泌尿生殖道感染有密切关系。解脲脲原体亦称溶脲脲原体，是 1954 年 Shepard 首次从非淋菌性尿道炎（nongonococcal urethritis，NGU）患者的尿道分泌物中分离获得。解脲脲原体是人类泌尿生殖道的常见寄生菌之一，在特定环境下可致病。人体中定植的解脲脲原体有两次上升过程，第一次是分娩时由母体产道感染新生儿，以后迅速减少；第二次是从性生活开始又渐增多。近年来，解脲脲原体所致泌尿生殖道感染日益受到重视，是引起 NGU 的主要病原体之一，现已被列为性传播疾病（STD）的病原体。

一、生物学性状

解脲脲原体呈球形或球杆状，直径约 0.05～0.3 μm，单个或成双排列。基因组约 875 kb。因菌株、菌龄和检查方法不同可呈各种形态，Giemsa 染色呈淡紫色。无动力、微需氧。

解脲脲原体营养要求较高，人工培养需提供胆固醇和酵母浸液。37℃生长良好，最适 pH 为 5.5～6.5。在固体培养基上，置含 95% N_2 和 5% CO_2 气体环境下培养 2 天，可形成直径为 15～30 μm，呈颗粒状或具有较窄周边的微小油煎蛋状菌落，需放大 200 倍才能观察到，故又称 T 株（tiny strain）。能利用自身尿素酶分解尿素产氨（NH_3），可使培养基 pH 升高，引起培养基的颜色变红，但培养基不出现浑浊。解脲脲原体不分解糖类和精氨酸，对多西环素、红霉素等敏感。对热抵抗力差，低温或冷冻干燥可长期保存。

解脲脲原体有 14 个血清型，但在所致疾病中以第 4 型最为常见。根据解脲脲原体各个菌株膜蛋白抗原的特点及其与血清型的关系，又把解脲脲原体分为 A 和 B 两个生物型。A 型包括 2、4、5、7、8、9、10、11、12 和 13 血清型，均含有 17 kD 及 16 kD 多肽。B 型包括 1、3、6 和 14 血清型，仅含有 17 kD 多肽。

二、致病性与免疫性

解脲脲原体为条件致病菌，能引起泌尿生殖系统感染和不育症。感染后大多不侵入血液，表现为泌尿生殖道的表面感染。

解脲脲原体的致病机制目前尚不十分清楚，但认为可能与其侵袭性酶和毒性产物有关。① 磷脂酶：解脲脲原体可产生磷脂酶分解细胞膜中的卵磷脂，影响宿主细胞生物合成，引起细胞的损伤，并从细胞膜获得脂质和胆固醇作为养料；② 尿素酶：解脲脲原体在宿主细胞胞质中能分解尿素产生氨，对细胞有毒性作用；③ IgA 蛋白酶：各种血清型解脲脲原体都能产生 IgA 蛋白酶，可降解 IgA，破坏泌尿生殖道黏膜表面的 sIgA 在局部抗感染中的作用，有利于解脲脲原体黏附于泌尿生殖道黏膜的表面而致病。解脲脲原体有黏附精子作用，阻碍精子的运动；产生的神经氨酸酶样物质可干扰精子和卵子的结合，且与人精子膜蛋白有共同抗原，对精子可造成免疫损伤而致不育。

解脲脲原体所致疾病最常见的为非淋菌性尿道炎，占非细菌性尿道炎的 60%。解脲脲原体多寄生在男性尿道、阴茎包皮和女性阴道。若上行感染，可引起男性前列腺炎或附睾炎；女性阴道炎、宫颈炎，并可感染胎儿导致流产、早产及低体重胎儿。

三、微生物学检查法与防治原则

解脲脲原体的实验室诊断主要包括分离培养、抗原或核酸成分的检测。应注意采集新鲜标本（包括精液、前列腺液、阴道分泌物、尿液等）并立即接种，若不能立即接种，应将标本放于 4℃ 冰箱保存，并在 12 小时内接种。

解脲脲原体的分离可用加尿素和酚红的含血清支原体肉汤，肉汤内可加青霉素以抑制杂菌生长。解脲脲原体因可分解尿素产氨，使呈橘红色的酚红改变为红色，但培养液仍然澄清，则为阳性。在固体培养基上用低倍镜观察，可见有微小的油煎蛋样或颗粒样菌落生长。免疫斑点试验（IDT）或 ELISA 法可用于检测解脲脲原体抗原或鉴定其培养物。此外，还可采用 PCR 检测待检标本中的尿素酶基因或 16S rRNA。目前，尚无预防性疫苗。重在注意公共卫生和个人卫生，阻断性途径传播感染。治疗上可选用红霉素、多西环素等。

小 结

支原体缺乏细胞壁，呈多形性，可通过除菌滤器，能在无生命培养基中生长繁殖的最小原核细胞型微生物。支原体细胞膜胆固醇含量高，营养要求也较高，在固体培养基上能生长出典型的微小"油煎蛋样"菌落。各种支原体对葡萄糖、尿精氨酸的分解能力不同，对 pH 适应范围不同。

支原体和细菌 L 型均无肽聚糖，两者在生物学性状、致病性等方面有某些共同之处，但在生物来源、遗传性及培养条件上有一定差异；细菌 L 型经除去相关诱导因素后可回复为原来细菌，而支原体是一类独立的微生物类型。

肺炎支原体主要引起间质性肺炎（又称原发性非典型性肺炎），多发于秋冬季，以青少年发病为多见；解脲脲原体多寄居于人体泌尿生殖道，在男性引起前列腺炎或附睾炎，在女性引起阴道炎、宫颈炎，并可导致流产、早产或畸形儿。

（赵飞骏）

第22章 立克次体

立克次体（Rickettsia）是一类以节肢动物为传播媒介、严格活细胞内寄生的原核细胞型微生物，是引起斑疹伤寒、恙虫病等传染病的病原体。美国病理学家 Howard Taylor Ricketts 首次发现立克次体，并因感染而牺牲，为了纪念他，故以其名字命名。

立克次体具有以下共同特点：①革兰氏染色阴性，形态多样，以球杆状为主（图22-1）。②含有 DNA 和 RNA 两类核酸。③专性活细胞内寄生，以二分裂方式繁殖。④吸血节肢动物为传播媒介，或同时为储存宿主。⑤大多是人兽共患病的病原体。⑥对多种抗生素敏感。

2015年版《伯杰氏古细菌和细菌分类手册》（Bergey's Manual of Systematics of Archaea and Bacteria）将立克次体目（Rickettsiales）分为立克次体科（Rickettsiaceae）、无形体科（Anaplasmataceae）和全孢菌科（Holosporaceae）三个科。目前发现对人类致病的立克次体主要包括立克次体属（Rickettsia）、东方体属（Orientia）、无形体属（Anaplasma）、埃里希体属（Ehrlichia）和新立克次体属（Neorickettsia）。根据系统发育的特点和脂多糖抗原的不同，可将立克次体属又分为斑疹伤寒群（typhus group）、斑点热群（spotted fever group）和过渡群（transitional group）以及广泛分布于节肢动物的其他群。常见立克次体的分类、所致疾病和流行环节见表22-1。

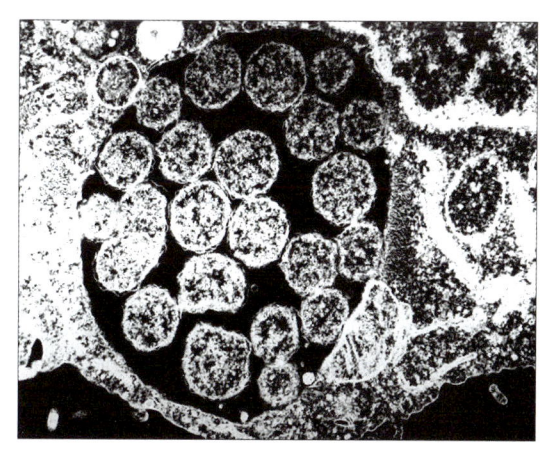

图 22-1 立克次体形态

在吞噬细胞胞质空泡内的鼠埃里希体 ×16 000（温博海提供）

第一节 立克次体属

立克次体属主要包括能引起流行性斑疹伤寒的普氏立克次体（R. prowazekii）、引起地方性斑疹伤寒的斑疹伤寒立克次体（R. typhi）以及引起斑疹热的立氏立克次体（R. rickettsii）等。斑疹伤寒立克次体也被称为莫氏立克次体（R. mooseri）。

一、生物学性状

1. 形态与染色 多形态性，球杆状或杆状，以短杆状为主。大小为 $0.3 \sim 0.5\ \mu m \times 1.0 \sim 2.0\ \mu m$。革兰氏染色阴性，但着色不明显；常用 Gimenez 染色或 Giemsa 染色，前者立克次体被染成鲜红色；后者立克次体被染成紫色或蓝色。

2. 结构与组成 立克次体的结构与革兰氏阴性菌相似，细胞壁包括外膜、肽聚糖、蛋白和脂多糖等，其脂类含量比一般革兰氏阴性细菌高，细胞壁最外层是由多糖组成的黏液层。立克次体细胞膜为脂质双分子层，含大量磷脂和多种蛋白。细胞质内有由 30S 和 50S 两个亚单位组成的核糖体；核质为双链 DNA，基因组大小约为 1 100～1 500 kb，无核仁和核膜。

表22-1　常见立克次体的分类、所致疾病、流行环节和地理分布

属	群	种	所致疾病	传播媒介	储存宿主	地理分布
立克次体属	斑疹伤寒群	普氏立克次体（R. prowazekii）	流行性斑疹伤寒	人虱	人	世界各地
		斑疹伤寒立克次体（R. typhi）	地方性斑疹伤寒	鼠蚤鼠虱	啮齿类	世界各地
	斑点热群	立氏立克次体（R. rickettsii）	落基山斑点热	蜱	啮齿类、狗	西半球
		澳大利亚立克次体（R. australis）	昆士兰蜱热	蜱	啮齿类	澳大利亚
		康诺尔立克次体（R. conorii）	地中海斑点热	蜱	啮齿类、狗	地中海地区、非洲、南亚
东方体属		恙虫病东方体（O. tsutsugamushi）	恙虫病	恙螨	啮齿类	亚洲、大洋洲
无形体属		嗜吞噬细胞无形体（A. phagocytophilum）	人粒细胞无形体病	蜱	啮齿动物、鹿、牛、羊	美洲、欧洲、亚洲
埃里希体属		查菲埃里希体（E. chaffeensis）	人单核细胞埃里希体病	蜱	啮齿动物、犬、鹿	美洲、欧洲、亚洲
新立克次体属		腺热新立克次体（N. sennetsu）	腺热	吸虫	鱼类	日本、马来西亚

3. 培养特性　立克次体为专性活细胞内寄生，以二分裂方式繁殖，繁殖一代需要 6～10 小时。立克次体的传统培养方法有动物接种、鸡胚接种和细胞培养。其中，细胞培养是目前最常用的方法。我国学者谢少文在 1934 年首先应用鸡胚成功培养出立克次体，为人类认识立克次体做出了重要贡献。立克次体在感染的宿主细胞内排列不规则，不同种的立克次体在细胞内分布的位置各异，此特点可供初步鉴别，如普氏立克次体在细胞质内分散存在，立氏立克次体在细胞质内和核内均有分布。

4. 抗原结构　立克次体有两类抗原：一类为耐热的群特异性脂多糖抗原；另一类为种特异性抗原，主要由外膜蛋白构成，不耐热。

立克次体属和东方体属的菌种与变形杆菌一些菌株的菌体抗原有共同抗原成分（表22-2）。由于变形杆菌抗原易于制备，其凝集反应结果又便于观察，因此临床微生物学检查中常用普通变形杆菌 OX_{19} 和 OX_2 菌株和奇异变形杆菌 OX_k 菌株的菌体抗原代替立克次体抗原，与患者血清进行定量凝集反应，检测患者血清中有无相应抗体，此交叉凝集试验称为外-斐试验（Weil-Felix test），可辅助诊断立克次体病。

二、致病性与免疫性

1. 流行环节　人类感染立克次体主要通过节肢动物如人虱、鼠蚤、蜱或螨等的叮咬而传播。

表22-2 主要立克次体与变形杆菌菌株抗原交叉现象

立克次体	变形杆菌菌株		
	OX_{19}	OX_2	OX_K
普氏立克次体	+++	+	-
斑疹伤寒立克次体	+++	+	-
恙虫病东方体	-	-	+++

普氏立克次体是流行性斑疹伤寒（又称虱传斑疹伤寒）的病原体，患者是唯一传染源，体虱是主要传播媒介，传播方式为虱-人-虱（图22-2）。虱叮咬患者后，立克次体进入虱肠管上皮细胞内繁殖。当受染虱叮咬健康人时，立克次体随粪便排泄于皮肤上，进而可从搔抓的皮肤破损处侵入人体内。立克次体在干虱粪中能保持感染性达两个月左右，亦可经呼吸道或眼结膜侵入人体。

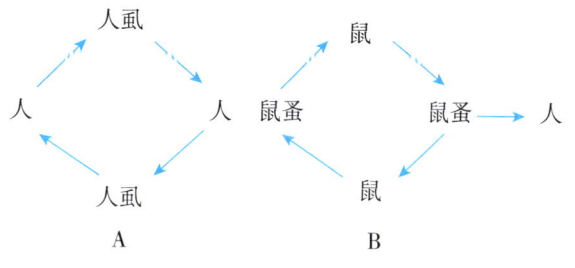

图22-2 斑疹伤寒的传播方式
A．流行性斑疹伤寒传播方式　B．地方性斑疹伤寒传播方式

斑疹伤寒立克次体是地方性斑疹伤寒（又称鼠型斑疹伤寒）的病原体，鼠是主要储存宿主，传播媒介主要为鼠蚤或鼠虱，感染的自然周期是鼠-蚤-鼠。鼠蚤叮吮人血时，可将立克次体传染给人（图22-2）。带有立克次体的干燥蚤粪亦可能经口、鼻、眼结膜进入人体而致病。

2．致病机制 立克次体的致病物质主要为内毒素和磷脂酶A。立克次体脂多糖刺激单核巨噬细胞产生IL-1和TNF-α，导致机体发热，损伤血管内皮细胞，致微循环障碍和中毒性休克等。磷脂酶A能溶解宿主细胞膜或细胞内吞噬体膜，以利于立克次体穿入宿主细胞并在其中生长繁殖。立克次体的微荚膜黏液层结构有助于其黏附到宿主细胞表面并具有抗吞噬作用，增强其对易感细胞的侵袭力。

立克次体侵入机体后，先在局部淋巴组织或小血管内皮细胞中增殖，导致细胞破裂而入血，产生第一次立克次体血症。立克次体经血流扩散至全身器官的小血管内皮细胞中大量繁殖后，再次释放入血引起第二次立克次体血症。同时由立克次体产生的内毒素等毒性物质也随血流波及全身，引起毒血症。

立克次体主要损伤血管内皮细胞，引起内皮细胞肿胀、血管壁坏死和血管通透性增高，导致血浆渗出，血容量降低以及凝血机制障碍、DIC等。其基本病理改变为血管内皮细胞增生、血管壁坏死以及血栓形成等。严重者伴有全身实质性脏器的血管周围广泛性病变，常见于皮肤、心脏、肺和脑。

机体感染立克次体后，体内可形成抗原抗体复合物，进而加重病理变化及临床症状，严重者可因心、肾衰竭而死亡。

3．所致疾病 由立克次体引起的疾病统称为立克次体病，但不同的立克次体所引起的疾病各不相同（表22-1）。普氏立克次体感染人体引起流行性斑疹伤寒，潜伏期为两周左右，发病急，主要症状为高热、头痛、皮疹，有的伴有神经系统、心血管系统或其他脏器损害，是一类危及生命的立克次体病。

斑疹伤寒立克次体引起鼠型斑疹伤寒，亦称为地方性斑疹伤寒，临床症状与流行性斑疹伤寒相似，但发病缓慢、病情较轻，很少累及中枢神经系统、心肌等。

立氏立克次体引起的疾病为斑点热，主要表现为持续高热、严重关节和肌肉疼痛及出血性皮疹。

4．免疫性 立克次体是严格活细胞内寄生的病原体，机体的抗感染免疫以细胞免疫为主，体液免疫为辅。机体感染立克次体后产生的抗体可促进巨噬细胞吞噬病原体并中和毒性物质。患者病后可获得较强的免疫力。

三、微生物学检查法

知识拓展：立克次体与立克次体病的检测与鉴定

低剂量立克次体即有高度感染性，因此可疑样本的处理、病原体分离培养和鉴定必须在生物安全三级实验室进行。须严格遵守实验室操作规程，避免实验室感染事故的发生。

1．标本的采集 主要采集患者的血液和皮肤病变活检组织进行病原体分离。流行病学调查时，尚需采集野生小动物和家畜的器官以及节肢动物等。一般应在发病初期或急性期和应用抗生素前采集样本，否则很难获得阳性分离结果。血清学试验需采集急性期与恢复期双份血清，以观察抗体效价是否增长。

2．直接检测 由于检材中立克次体含量较低，直接镜检意义不大。感染组织活检标本可用分子和免疫组织化学方法快速检测。

3．分离培养和鉴定 目前立克次体属的分离培养主要采用细胞培养方法，常用 Vero、L929、HEL 和 MRC5 等细胞，取代了传统的动物或鸡胚卵黄囊接种。

细胞培养分离的立克次体的鉴定可采用群、种、株特异性单克隆抗体以间接免疫荧光法鉴定，但尚无商品化试剂，因此立克次体常采用分子生物学方法进行鉴定，如属特异性基因的 PCR 扩增。

4．血清学试验 间接免疫荧光试验（immunofluorescence assay，IFA）是目前最常用的立克次体感染诊断方法。曾经广泛应用的外 - 斐试验用普通变形杆菌 OX_{19} 菌株和 OX_2 菌株代替斑疹伤寒群和斑点热群立克次体，用奇异变形杆菌 OX_K 菌株代替恙虫病东方体，与感染者血清反应，因而是一种非特异方法，特异性和敏感度均差，须结合流行病学和临床症状辅助诊断。

四、防治原则

立克次体病的一般性预防重点是改善居住条件，控制和消灭其中间宿主及储存宿主，如灭鼠、杀灭媒介节肢动物，同时加强自身防护。

曾经使用鼠肺疫苗、鸡胚疫苗或减毒活疫苗预防斑疹伤寒，由于预防效果不理想，已停止使用。立克次体重组的变异性外膜蛋白（variable outer-membrane protein，VOMP）是候选的亚单位疫苗，目前还在实验研究阶段。

治疗措施主要为早期的对症治疗及抗菌治疗。四环素类抗生素如多西环素为首选的抗菌药物。病原体的彻底清除或患者的康复主要依赖于人体的免疫功能，特别是细胞免疫功能状况。应注意磺胺类药物不能抑制立克次体生长，反而有促进其繁殖的作用，所以立克次体病禁用磺胺类药物。

第二节　东方体属

恙虫病东方体（*Orientia tsutsugamushi*）曾被称为恙虫病立克次体，现属于东方体属。本属中还有一个新种，即中东东方体（*Orientia chuto*）。本节主要介绍恙虫病东方体。

一、生物学性状

恙虫病东方体的细胞形态结构、抗原成分以及染色体大小等与其他立克次体有明显不同。细胞大小为 0.3～0.5 μm×0.8～1.5 μm；细胞壁缺乏肽聚糖和脂多糖；基因组大小为 2 400～2 700 kb。

二、致病性与免疫性

恙虫病主要流行于东南亚、西南太平洋岛屿、日本及我国部分地区，为自然疫源性疾病。1986 年以前在我国该病主要在长江以南流行；1986 年以后长江以北地区陆续出现一些新的恙虫病疫源地。

恙虫病东方体寄生在恙螨体内，可经卵传代，恙螨幼虫需吸取一次动物或人的组织液才能发育成稚虫，多通过幼虫叮咬在鼠间传播。恙螨既是传播媒介，又是储存宿主，通过叮咬人将东方体侵入人体。野鼠和家鼠感染恙虫病东方体后多无症状，但体内长期保留病原体，为主要传染源。此外，兔类、鸟类等也能感染恙虫病东方体而成为传染源。

恙虫病东方体主要在小血管内皮细胞内繁殖，多在细胞质近核处成堆排列，通过出芽方式释放，经淋巴系统入血循环，产生菌血症，病原体释放毒素样物质。临床症状和体征包括高热、剧烈头痛、斑丘疹、焦痂、间质性肺炎表现、暂时性耳聋、淋巴结病并累及中枢神经系统，是一类危及生命的疾病。病后可产生持久免疫力，以细胞免疫为主。

三、微生物学检查法

恙虫病的样本采集、实验室诊断方法与立克次体属相似，包括病原体检测及其特异性抗体检测。其中涉及恙虫病东方体的分离和培养、Giemsa 染色、血清学试验及分子生物学鉴定技术（如 PCR、RFLP、基因序列分析等）。恙虫病东方体的分离必须在生物安全三级实验室进行，常通过接种小鼠腹腔分离，也可采用鸡胚卵黄囊接种和细胞培养法。

四、防治原则

目前尚无针对恙虫病的有效疫苗，预防本病应采取综合措施，包括个体防护、灭恙螨、灭鼠、除草等。治疗原则与立克次体病的治疗相似，抗菌治疗首选四环素类抗生素，如多西环素。禁用磺胺类药物。

第三节　埃里希体属和无形体属

埃里希体和无形体是重要的人兽共患病病原体，归类于立克次体目、无形体科，是革兰氏阴性的专性胞内细菌，存在于骨髓来源细胞，如粒细胞、单核细胞、红细胞和血小板，通过蜱叮咬传播。查菲埃里希体（E. chaffeensis）和嗜吞噬细胞无形体（A. phagocytophilum）分别是埃里希体属和无形体属中引起人类感染的主要病原体之一。

知识拓展：恙虫病东方体的疫苗研究进展

一、查菲埃里希体

查菲埃里希体具有单核细胞趋向性，可引起人单核细胞埃里希体病（human monocytic ehrlichiosis，HME）。1986 年首次在美国一位被蜱叮咬后严重发热的患者体中分离得到。2012 年美国疾病预防控制中心接到 HME 疫情报告超过 8 523 例。近年来发现 HME 也存在于欧洲和亚洲地区。我国新疆、内蒙古、福建等地均检测到该病原体的存在。HME 是一种自然疫源性疾病。多种哺乳动物，包括鹿、犬、鼠类等为其储存宿主和传染源，蜱是主要传播媒介，蜱叮咬为主要传播途径。潜伏期中位数为 9 天，临床表现无特异性，常为高热、全身不适、头痛、肌痛、恶心，一般没有局部表现，部分患者有胃肠道（呕吐和腹泻）、呼吸道（咳嗽、咽痛等）或骨关节（关节痛）症状。9%～17% 患者出现严重并发症，包括脑膜炎和中毒性休克综合征伴多器官衰竭和急性呼吸窘迫综合征。

实验室诊断查菲埃里希体感染的方法包括直接检查、分离培养和血清学试验。直接检查包括 Giemsa 或 Wright 染色，镜下观察白细胞内"桑葚状"包涵体；或以免疫组化法检测骨髓、肝和脾组织中的特异性抗原；还可通过定量 RT-PCR 检测核酸。

案例：以神经系统症状首发的人粒细胞无形体病

二、嗜吞噬细胞无形体

嗜吞噬细胞无形体是无形体属中对人致病的主要病原体，可引起人粒细胞无形体病（human granulocytic anaplasmosis，HGA）。HGA 首次诊断是在 1990 年美国威斯康星州 1 例蜱叮咬患者。近年来美国、欧洲和亚洲均有病例报道。2006 年安徽某医院暴发的群体性不明原因发热疫情，经检查确诊为人粒细胞无形体病，此后在湖北、河南、山东、新疆等地均有病例报道，为我国新发传染病。

嗜吞噬细胞无形体的储存宿主是哺乳动物，包括白尾鹿、红鹿以及牛、山羊等多种家畜和啮齿动物。蜱是该菌的主要传播媒介。高危人群主要为接触蜱等传播媒介的人群，如疫源地（主要为森林、丘陵地区）的居民、劳动者及旅游者等。

HGA 潜伏期中位数为 5 ~ 11 天，大多急性起病，临床表现主要为高热、全身不适、头痛、肌痛，部分患者有胃肠道、呼吸道、骨骼和中枢神经系统受累表现，严重并发症包括脓毒性休克伴多器官衰竭、成人呼吸窘迫综合征和机会性感染。

嗜吞噬细胞无形体的实验室确诊方法与埃里希体的相似，包括直接检测、分离培养和鉴定以及间接免疫荧光试验检测嗜吞噬细胞无形体 IgM 或 IgG 抗体。分离培养以人 HL-60 前髓细胞系效果最好。

目前临床诊断是无形体病防治面临的主要挑战。由于无形体病临床特征与病毒类疾病相似，临床很难鉴别。而实验室检测，因胞内寄生，病原分离培养十分困难；血液标本中病原体核酸拷贝数低，阳性检出率也较低。常规抗细菌药物及抗病毒药物不敏感的无形体感染患者，极易发生多器官受累，甚至死亡。因此临床上高度怀疑无形体病时，经验用药是关键，以四环素类抗生素为首选药物。

无形体尚无特异性疫苗，避免蜱叮咬是降低感染风险的主要措施。出现暴发疫情时，应采取灭杀蜱、鼠和环境清理等措施。对患者的血液、分泌物、排泄物及被污染的环境和物品，应进行消毒处理。

小 结

立克次体是一类严格活细胞内寄生的原核细胞型微生物，革兰氏染色阴性，以节肢动物为媒介传播。

普氏立克次体引起流行性斑疹伤寒（虱型斑疹伤寒），患者是唯一传染源，体虱是主要传播媒介，通过体虱叮咬传播。

斑疹伤寒立克次体引起地方性斑疹伤寒（鼠型斑疹伤寒），鼠是主要储存宿主，传播媒介主要是鼠蚤或鼠虱，通过叮咬传播。

恙虫病东方体引起恙虫病，鼠为主要传染源，恙螨是传播媒介，也是储存宿主。

查菲埃里希体和嗜吞噬细胞无形体分别是人单核细胞埃里希体病和人粒细胞无形体病的病原体，以多种哺乳动物为传染源，通过蜱叮咬传播。

（陈峥宏）

衣原体

第23章

衣原体（chlamydia）是一类严格在真核细胞内寄生，具有独特发育周期，能通过细菌滤器的原核细胞型微生物，广泛寄生于人类、禽类和哺乳动物，仅少数衣原体能引起人类沙眼、泌尿生殖道和呼吸道感染等疾病。

根据2004年的伯杰细菌学分类手册（Bergey's Manual of Systematic Bacteriology）的原则，结合衣原体的抗原结构、DNA同源性、16S rRNA和23S rRNA等特点，现已将衣原体目（Chlamydiales）分为8个科（family）12个属（genus），其中衣原体科分为衣原体和嗜衣原体两个属。衣原体属又分为沙眼衣原体（Chlamydia trachomatis）、鼠衣原体（Chlamydia muridarum）和猪衣原体（Chlamydia suis）3个种。嗜衣原体属分为肺炎嗜衣原体（Chlamydophila pneumoniae）、鹦鹉热嗜衣原体（Chlamydophila psittaci）和兽类嗜衣原体（Chlamydophila pecorum）等6个种。对人致病的主要有三种（表23-1）。

表23-1　对人致病的衣原体生物学性状

性状	沙眼衣原体	肺炎嗜衣原体	鹦鹉热嗜衣原体
原体形态	圆、椭圆形	梨形	圆、椭圆形
包涵体形态	圆、空泡	圆、致密	大、多形、致密
基因组（bp）	1 044 459	1 230 230	1 169 374
血清型	19	1	8
同种DNA同源性（%）	>90%	>90%	14%～95%
异种DNA同源性（%）	<10%	<10%	<10%
质粒	+	−（N16株除外）	+
噬菌体	−	+	+
Pmp基因	9	21	10
包涵体糖原	+	−	−
对磺胺的敏感性	敏感	不敏感	不敏感
自然宿主	人、小鼠	人	鸟类、低等哺乳类
传播途径	人—人、母婴	空气	鸟类分泌物经空气
引起人类的主要疾病	沙眼、性传播疾病、幼儿肺炎	肺炎、呼吸道感染	肺炎、呼吸道感染

注：Pmp：polymorphic membrane proteins（多形态膜蛋白）

第一节 生物学性状概述

感染人体的衣原体有多种，但在生物学性状方面却有着相似之处。衣原体有以下共同的特征：

（1）革兰氏染色为阴性，形态为圆形或椭圆形。

（2）含有 DNA 和 RNA 两类核酸，具有细胞壁。

（3）严格真核细胞内寄生，有独特的发育周期，二分裂方式繁殖。

（4）有核糖体和较复杂的酶类，能进行多种代谢。但缺乏供代谢所需的能量来源，必须利用宿主细胞的三磷酸盐和中间代谢产物作为能量来源。

（5）对多种抗生素敏感。

1. 发育周期与形态染色 衣原体必须在活细胞内才能生长繁殖，具有独特的发育周期（图 23-1）。在此周期中可观察到两种不同形态的颗粒结构：一种小而致密，称为原体（elementary body，EB）；另一种大而疏松，称为始体（initial body），也称为网状体（reticulate body，RB）。

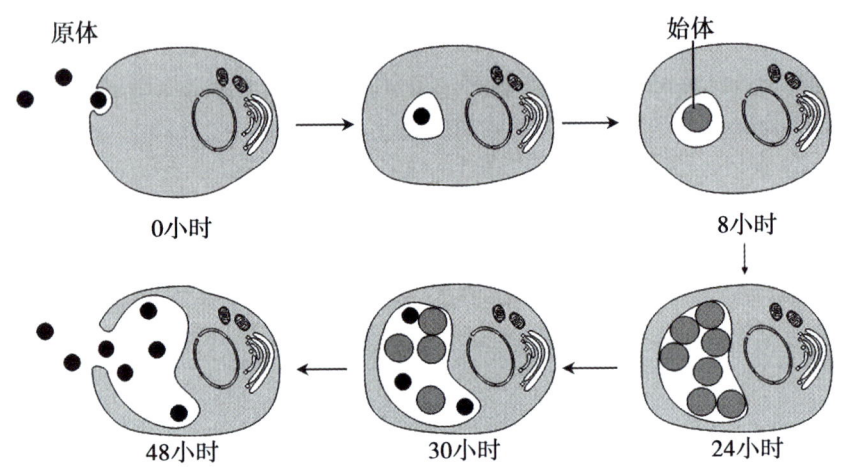

图 23-1 衣原体的发育周期

原体呈球形、椭圆形或梨形，直径 0.2～0.4 μm，普通光学显微镜下勉强可见，电镜下中央有致密的类核结构，有细胞壁，是发育成熟的衣原体。Giemsa 染色呈紫色，Macchiavello 染色呈红色。原体对宿主细胞具有高度感染性，在宿主细胞外较为稳定，但无繁殖能力。当进入宿主易感细胞后，细胞膜围于原体外形成空泡（即包涵体），原体在空泡中逐渐发育、增大成为始体或网状体。

始体呈圆形或椭圆形，体积大，直径 0.5～1.0 μm，电子致密度较低，无细胞壁，代谢活跃；以二分裂方式繁殖，在空泡内发育成许多子代原体。成熟的子代原体从破坏的感染细胞中释出，再感染新的易感细胞，开始新的发育周期。每个发育周期为 24～72 小时。始体是衣原体发育周期中的繁殖型，不具感染性，Macchiavello 染色呈蓝色。原体和始体的性状比较见表 23-2。

表 23-2 原体和始体的性状比较

性状	原体	始体
大小（直径，μm）	0.2～0.4	0.5～1
细胞壁	+	-
代谢活性	-	++
胞外稳定性	+	-
感染性	+	-
繁殖能力	-	+
RNA：DNA	1：1	3：1

包涵体（inclusion body）是衣原体在易感细胞内含繁殖的始体和子代原体的空泡。由于发育时期不同，包涵体的形态和大小都有差别，发育周期晚期的包涵体含大量的原体。

2. 培养特性 衣原体专性活细胞内寄生，绝大多数衣原体能在 6～8 天龄鸡胚或鸭胚卵黄囊中生长繁殖，并可在卵黄囊膜内找到包涵体、原体和始体颗粒。某些衣原体可在小鼠体内繁殖，如鹦鹉热嗜衣原体可接种于小鼠腹腔，性病淋巴肉芽肿衣原体可接种至小鼠脑内。

衣原体可接种在某些原代或传代细胞株中生长，如 HeLa、BHK-21、McCoy 或 HL 细胞株，比鸡胚培养更敏感。为提高分离培养阳性率，将接种了标本的细胞离心，可以促进衣原体进入细胞；或先用 X 线照射细胞使其处于非分裂状态，或加入二乙氨基葡聚糖（DEAE-dextran）和细胞松弛素 B，均可提高细胞对衣原体的易感性。

3. 抗原结构 根据细胞壁的不同成分，可将衣原体抗原分为属、种、型特异抗原。

（1）属特异抗原 该抗原位于胞壁，成分为脂多糖，类似革兰氏阴性菌的脂蛋白-脂多糖复合物，可用补体结合试验检测。

（2）种特异抗原 大多数衣原体的种特异抗原位于主要外膜蛋白（major outer membrane protein，MOMP）上，可用补体结合试验和中和试验进行检测，借此可鉴别不同种的衣原体。

（3）型特异抗原 这类抗原是根据主要外膜蛋白的氨基酸可变区的顺序变化决定的，据此抗原可将每种衣原体分为不同血清型或生物型（biovar）。常用的检测方法是单克隆抗体微量免疫荧光试验。

4. 抵抗力 衣原体对热和常用消毒剂敏感，在 60℃仅能存活 5～10 分钟。用 75% 乙醇 1 分钟或 2% 来苏液 5 分钟均可杀死衣原体。在 -70℃可保存数年，冷冻干燥可保存 30 年以上仍有活性。红霉素、多西环素和氯霉素等均有抑制衣原体繁殖的作用。

第二节 沙眼衣原体

沙眼衣原体除引起人类沙眼外，还是引起泌尿生殖道感染的重要原因。根据对人具有致病性的沙眼衣原体的侵袭力和感染部位的不同，将其分为三个生物型，即沙眼生物型（Biovar trachoma）、生殖生物型（Biovar genital）和性病淋巴肉芽肿生物型（Biovar lymphogranuloma venereum，LGV）。另外，沙眼衣原体还包括对人不具有致病性的鼠生物型（Biovar mouse）。

我国学者汤飞凡（1897—1958）1955 年采用鸡胚卵黄囊接种并加链霉素抑菌的技术，在世界上首次分离培养出沙眼衣原体（当时被称为"沙眼病毒"）。他是世界上发现重要病原体的第一位中国人，开创了沙眼衣原体的实验研究工作。现可采用多种传代细胞对沙眼衣原体进行培养。

一、生物学性状

沙眼衣原体形态呈圆形或椭圆形，在不同发育阶段，其大小和染色反应不一。原体直径约 0.3 μm，中央有致密核质，Giemsa 染色呈紫红色。网状体直径 0.5～1.0 μm，核质分散，Giemsa 染色为深蓝或暗紫色。原体能合成糖原，参与沙眼包涵体的基质组成，故被碘溶液染成棕褐色。

采用微量免疫荧光法（microimmunofluorescence assay，MIF）可将沙眼衣原体至少分为 19 个血清型，其中沙眼生物型包括 A、B、Ba、C；生殖生物型包括 D、Da、E、F、G、H、I、Ia、J、Ja 和 K；LGV 生物型包括 L1、L2、L2a 和 L3 四个血清型，但与 E 型和 C 型有交叉抗原存在。此外，也采用编码 MOMP 的结构基因 Omp 1 寡核苷酸测序、Omp 1 限切酶片段长度多态性（RFLP）等方法进行分型。

二、致病性与免疫性

1. 沙眼生物型和生殖生物型 沙眼衣原体主要寄生在人类，无动物储存宿主。沙眼生物型和生殖生物型的衣原体通过微小创面侵入机体后，原体吸附于易感的柱状或杯状黏膜上皮细胞并在其中增殖，也能进入单核巨噬细胞增殖。细胞质膜围绕原体内陷形成空泡，原体在空泡内发育成始体，完成其繁殖过程。衣原体能产生类似革兰氏阴性细菌的内毒素毒性物质，抑制宿主细胞代谢，直接破坏宿主细胞。此外，衣原体主要外膜蛋白（MOMP）能阻止吞噬体和溶酶体的融合，从而有利于衣原体在吞噬体内繁殖并破坏宿主细胞。MOMP 表位变异可以逃避特异性抗体的中和作用。在宿主体内抗衣原体的免疫应答过程中，一方面可以使病情得以缓解，另一方面 T 细胞与感染细胞的相互作用也会导致免疫病理损伤，产生 IV 型超敏反应。组织损伤的范围和程度与沙眼衣原体反复感染有关。另外，衣原体的热休克蛋白（heat shock protein，HSP）能刺激机体巨噬细胞产生 TNF-α、IL-1 和 IL-6 等炎症性细胞因子，从而介导炎症发生和瘢痕形成，直接损伤宿主细胞，引起相关疾病的发生。沙眼衣原体亚种主要引起以下疾病：

（1）沙眼 由沙眼生物型 A、B、Ba 和 C 血清型引起。主要通过眼-眼或眼-手-眼的途径进行直接或间接接触传播。沙眼衣原体在眼结膜上皮细胞繁殖并形成包涵体，引起局部炎症。沙眼的早期症状是流泪、有黏液或脓性分泌物、结膜充血及滤泡增生。后期出现结膜瘢痕、眼睑内翻、倒睫和角膜血管翳，引起的角膜损害，影响视力或致盲，是发展中国家致盲的第一位病因。

（2）包涵体结膜炎 由沙眼生物型 B、Ba 和生殖生物型 D、Da、E、F、G、H、I、Ia、J、及 K 血清型引起，包括婴儿结膜炎及成人结膜炎两种。前者系婴儿通过产道时感染，引起急性化脓性结膜炎，不侵犯角膜，能自愈。后者可经两性接触、经手至眼或污染的游泳池水感染，引起滤泡性结膜炎。病变类似沙眼，但不出现角膜血管翳、结膜瘢痕，一般经数周或数月痊愈，无后遗症。

（3）泌尿生殖道感染 由生殖生物型 D～K 血清型引起，经性接触传播引起非淋菌性泌尿生殖道感染，该疾病中有 50%～60% 系沙眼衣原体所致。

1）男性尿道炎：沙眼衣原体感染是男性尿道炎最常见的病因，尿道炎常伴有排尿困难和稀薄的脓性尿道分泌物，未经治疗者多数转变成慢性，周期性加重，或可合并附睾炎、前列腺炎、直肠炎等。

2）子宫颈炎和子宫内膜炎：女性最早的感染部位是宫颈管，可引起宫颈管炎、尿道炎、输卵管炎、盆腔炎等，引起不孕症和宫外孕。衣原体常与淋病奈瑟菌混合感染，淋病奈瑟菌对衣原体繁殖起着激活和促进作用。因此，在合并淋病奈瑟菌感染者中，沙眼衣原体分离的阳性率增高。

D～K血清型还可引起肺炎，以婴幼儿患者多见。

2．性病淋巴肉芽肿生物型　是性病淋巴肉芽肿病原体，包括 L1、L2、L2a 和 L3 四个血清型。人是其自然宿主，主要通过两性接触在人类传播。主要侵犯淋巴组织，在男性侵犯腹股沟淋巴结，引起化脓性淋巴结炎和慢性淋巴肉芽肿，常形成瘘管。在女性可侵犯会阴、肛门和直肠，形成肠皮肤瘘管，也可引起会阴-肛门-直肠狭窄和梗阻。也能引起伴有耳前、颌下及颈部淋巴结肿大的结膜炎。

感染衣原体后机体能产生型特异性的细胞免疫和体液免疫。由 MOMP 活化的 T 细胞分泌细胞因子，抑制衣原体包涵体的发展。特异性中和抗体可以抑制衣原体吸附到宿主细胞，参与抗衣原体感染的中和作用。但这种免疫力不强，抗体持续时间短暂，因此易造成持续性感染和反复感染。

三、微生物学检查法

对急性期沙眼或包涵体结膜炎患者，以临床诊断为主。实验室检查可取眼结膜刮片或眼穹窿部及眼结膜分泌物作涂片。对泌尿生殖道感染者，由于临床症状不一定典型，因而实验室检查很重要。可采用泌尿生殖道拭子或宫颈刮片，少数取精液或其他病灶部分活检标本，也可以用初段尿离心后涂片。

1．直接涂片镜检　采用 Giemsa、碘液或荧光抗体染色镜检，检查上皮细胞内有无包涵体，其阳性结果可作为辅助诊断的指标。

2．分离培养　若要作衣原体培养，应注意标本的保存并及时接种到培养细胞中，2 小时内接种可提高阳性率。衣原体标本的运送常用含抗生素的二磷酸蔗糖培养基。采集感染组织的刮取物或分泌物，接种鸡胚卵黄囊或培养的传代细胞。衣原体培养较常用的是经放线菌酮处理的单层 McCoy 细胞，或 HeLa 细胞及 BHK21 细胞，35℃培养 48～72 小时，再用 IFA 和 ELISA 检测培养物中的衣原体。该法能检测出标本中是否有活衣原体。

3．衣原体及其抗原检测　用直接免疫荧光法、酶联免疫法可以检测标本中的衣原体。

4．核酸检测　采用 PCR 和核酸探针分子杂交等技术，可以实现早期、快速诊断。采用 *Omp I* 的 PCR-RFLP 和 PCR-SSCP 方法，可鉴定沙眼衣原体的基因型和基因变异株。

LGV 的微生物学检查是采集淋巴结脓肿、脓液、生殖器溃疡或直肠组织标本待检。LGV 标本的保存、运送以及检测方法，与沙眼亚种相同。LGV 衣原体容易在传代细胞培养，一般不需要特殊的技术处理。检测血清中抗衣原体抗体的血清学诊断试验，在常规临床诊断中价值不大，因为多为慢性感染，不易获得感染急性期和恢复期双份血清标本进行抗体效价比较。

四、防治原则

沙眼的预防重在注意个人卫生，避免直接或间接的接触传染，目前尚无特异的预防方法。对泌尿生殖道衣原体感染的预防，应广泛开展性病知识宣传。对高危人群开展普查和监控，防止沙眼衣原体泌尿生殖道感染的扩散。治疗药物可选用多西环素、红霉素、加替沙星等抗生素。

目前尚无有效的沙眼衣原体疫苗。MOMP 占沙眼衣原体外膜蛋白的 60% 以上，是中和抗体作用的主要靶点，因此 MOMP 也是沙眼疫苗的主要候选抗原。由于 MOMP 的多型性，其疫苗不易对各种型别沙眼衣原体都有保护性，增加了 MOMP 作为疫苗的难度。

第三节 肺炎嗜衣原体

肺炎嗜衣原体（*Chlamydophila pneumoniae*）是嗜衣原体属中的一个新种，只有一个血清型，即 TWAR 衣原体。这是根据最初分离的两株病原体，即 1965 年自台湾一名小学生眼结膜分离的一株衣原体（Taiwan-183，TW-183），1983 年自美国西雅图一位急性呼吸道感染患者咽部分离的另一株衣原体（acute respiratory-39，AR-39），因这两株衣原体的抗原性相同，以这两株的字头合并后统称作 TWAR 衣原体。

一、生物学性状

肺炎嗜衣原体结构、DNA 序列、培养特性、血清学分析以及致病性与其他衣原体均有所不同：① TWAR 衣原体的原体平均直径为 0.38 μm，呈梨形，在电镜下可见清晰的周浆间隙，原体中无质粒 DNA。Giemsa 染色呈紫红色。② TWAR 衣原体与鹦鹉热嗜衣原体、沙眼衣原体的 DNA 同源性 < 10%，而不同来源的 TWAR 株都具有 94% 以上的 DNA 同源性，其限制性内切酶的图谱亦相同。③ TWAR 衣原体只有一个血清型，外膜蛋白顺序分析完全相同，98 kD 蛋白为特异性抗原，针对它的单克隆抗体与沙眼衣原体及鹦鹉热嗜衣原体无交叉反应。④ TWAR 衣原体用 HEp-2 和 HL 细胞系较易分离和传代，但在第一代细胞内很少能形成包涵体。

二、致病性与免疫性

肺炎嗜衣原体的热休克蛋白 60（Cp-HSP60）主要存在于始体中，Cp-HSP60 分子能够模拟宿主细胞的热休克蛋白并激活宿主细胞内的信号传导途径，可引起上皮细胞、巨噬细胞、树突状细胞正常功能的损伤和紊乱。

肺炎嗜衣原体寄生于人类，无动物储存宿主。TWAR 衣原体感染在人与人之间主要经飞沫或呼吸道分泌物传播，也可在家庭或医院等集体场所相互传染，约有 50% 的成人受到过肺炎嗜衣原体感染，多数为隐性感染。其扩散较为缓慢，潜伏期平均 30 天左右。TWAR 衣原体感染具散发和流行交替出现的特点，在感染人群中流行可持续 6 个月左右。

TWAR 衣原体是呼吸道疾病的重要病原体，主要引起青少年急性呼吸道感染，可引起肺炎、支气管炎、咽炎和鼻窦炎等。起病缓慢，临床常表现有咽痛、声音嘶哑等症状，还可引起心包炎、心肌炎和心内膜炎。近年来还发现 TWAR 衣原体与冠状动脉硬化和心脏病的发生有关。

机体感染肺炎嗜衣原体后，产生以细胞免疫为主，体液免疫为辅的免疫力。但免疫力不持久，可反复感染。

三、微生物学检查法

1. 病原学检查 取痰液和咽拭子，涂片后再以免疫酶法或直接免疫荧光法检测肺炎嗜衣原体。若进行病原体分离培养，通常取咽拭标本或支气管肺泡灌洗液经过滤除去杂菌，不加抗生素处理进行细胞培养。用 HL 和 HEp-2 细胞培养肺炎嗜衣原体较易生长，用 McCoy 细胞及其他传代细胞分离培养肺炎嗜衣原体较困难。培养后再通过 Giemsa 染色观察原体或网状体。

2. 抗体测定 目前诊断 TWAR 衣原体感染较敏感的方法是用微量免疫荧光试验（MIF）检测血清中的抗体，分别检测 TWAR 衣原体的特异性 IgM 和 IgG 抗体，有助于区别近期感染和既往感染。凡早、晚期双份血清抗体效价增高 4 倍或以上；或单份血清 IgM 抗体效价 ≥ 11∶16，或 IgG 抗体效价 ≥ 1∶512，可确定为急性感染。

3. 特异性核酸片段检测 采用限制性内切酶 Pst I 对 TWAR DNA 进行酶切后，可以获得一个 474 bp 的特异核酸片段。此外，可根据 16S rRNA 或 MOMP 基因的保守序列，用 PCR 技术也可以进行 TWAR 衣原体特异性核酸片段的检测。

第四节 鹦鹉热嗜衣原体

鹦鹉热嗜衣原体（*Chlamydophila psittaci*）首先是从鹦鹉体内分离出来的，后来才在鸽、鸡、鸭、鹅等家禽中发现，主要是引起鸟、禽类的腹泻或隐性感染。近年来，人类因接触感染有鹦鹉热嗜衣原体的鸟和禽类后，引起呼吸道感染者日益增多，称为鹦鹉热，是一种自然疫源性疾病。

一、生物学性状

鹦鹉热嗜衣原体的基本形态、发育周期等生物学特点与其他衣原体相同，但包涵体不含糖原，碘染色呈阴性。其培养方法可采用鸡胚、小鼠腹腔注射以及体外细胞培养等。由脂多糖组成的属特异性抗原，可以抵抗蛋白裂解酶的作用。若采用脱氧胆酸和胰酶处理鹦鹉热嗜衣原体，可以除去其外层的共同抗原成分，暴露出细胞壁内由蛋白质组成的种特异性抗原。由种特异性抗原所诱导产生的抗体，可以中和鹦鹉热嗜衣原体的毒性及其感染性。依据血清学分类方法，鹦鹉热嗜衣原体至少可以分为 8 个血清型，分别为 A、B、C、D、E、F、WC 和 M56 型。

二、致病性与免疫性

鹦鹉热嗜衣原体经呼吸道途径进入人体，主要是因吸入了病鸟粪便、分泌物和羽毛等。与病鸟、病禽密切接触后的人群，如果出现突发流感样症状或非细菌性肺炎，应疑为鹦鹉热。鹦鹉热的潜伏期为 5～21 天，临床表现多为非典型性肺炎。患者有发热、头痛、干咳、咽炎、肌痛等间质性肺炎的表现，X 线胸片显示为片状、云絮状、结节状阴影。病重者可发展为支气管肺炎或败血症，肝、脾、肾充血或肿大。在老年感染者或未经治疗的感染者中的病死率较高。临床表现和病理损害类似于某些病毒或支原体引起的肺炎，应注意加以区别。

人或动物感染鹦鹉热嗜衣原体后，获得的免疫力以细胞免疫为主，但免疫力不完全。患者血清中补体结合抗体效价升高，且在体内可维持较长时间，但患者康复后仍然可以较长时间持续携带衣原体，痰液中仍然可以检测出衣原体。

三、微生物学检查法

1. 体外细胞培养 可采用患者血液、痰或肺组织标本，经组织细胞培养，或接种到鸡胚或小鼠腹腔内培养。必要时可采取连续传代培养的方法，菌体的数量经大量繁殖后，有利于进一步分离和鉴定鹦鹉热嗜衣原体。

2. 涂片检查 可以采取鸟类、禽类以及患者的肺、肝、脾等组织涂片或做病理切片，或用体外培养的鹦鹉热嗜衣原体标本做组织涂片。采用 Giemsa 染色，直接免疫荧光染色或免疫组化技术进行确认。

3. 血清学诊断 采用补体结合试验或微量免疫荧光法，检测血清中的抗体效价。若患者恢复期血清抗体效价比发病初期的抗体效价增高 4 倍或 4 倍以上，或微量免疫荧光法 IgM 高于 1：16，均有诊断意义。

4. 核酸检测 可采用 PCR 技术，检测感染组织、血清或培养标本中的鹦鹉热嗜衣原体 DNA。

四、防治原则

对鹦鹉热嗜衣原体肺炎的预防，应该注意减少鸟类、禽类的鹦鹉热嗜衣原体感染，加强对病鸟、病禽的检查与管理以及控制人体与病鸟、病禽的密切接触等。在感染有鹦鹉热嗜衣原体的鸟类、禽类组织及粪便中，均含有鹦鹉热嗜衣原体。若吸入了干燥的鸟粪、气溶胶或在处理感染的标本时发生密切接触，人体均会被感染鹦鹉热嗜衣原体。至今尚无商品化疫苗。鹦鹉热嗜衣原体肺炎的治疗首选四环素。但要注意在治疗过程中可能会推迟抗体的产生，有些患者还可能转变成为鹦鹉热嗜衣原体的携带者。

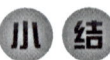

衣原体是一类严格在真核细胞内寄生，具有独特发育周期的微生物，在此周期中可观察到两种不同形态的结构：小而致密的原体和大而疏松的始体，能够通过细菌滤器。

沙眼衣原体分为三个生物型，即沙眼生物型、生殖生物型和性病淋巴肉芽肿生物型。沙眼生物型主要引起沙眼、包涵体结膜炎、泌尿生殖道感染；性病淋巴肉芽肿生物型主要引起性病淋巴肉芽肿。

肺炎嗜衣原体是呼吸道疾病的重要病原体，主要引起青少年急性呼吸道感染，也可引起肺炎、支气管炎、咽炎和鼻窦炎等。

（章广玲）

第24章 螺旋体

螺旋体（spirochaete）是一类细长、柔软、弯曲呈螺旋状、运动活泼的原核细胞型微生物。生物学地位介于细菌与原虫之间。它具有与细菌相似的细胞壁，内含脂多糖和胞壁酸；有核质；以二分裂形式繁殖；对抗生素敏感。与原虫相似之处是胞壁与胞膜间有轴丝结构，借助它的收缩与弯曲能自由活泼地运动。分类学上归属于广义的细菌学范畴。

螺旋体在自然界和动物体内广泛存在，种类繁多，仅少数螺旋体可引起人类疾病。根据螺旋的数目、大小与规则程度及螺旋间距，将螺旋体目分为3个科13个属。螺旋体科（spirochaetaceae）分9个属，钩端螺旋体科（leptospiaceae）和蛇形螺旋体科（serpulinaceae）分别有2个属。其中对人致病的螺旋体主要分布在下列3个属（表24-1）

表24-1 对人致病的螺旋体属

螺旋体	所致疾病	传播方式或媒介
密螺旋体属（*Treponema*）		
梅毒螺旋体（*T. pallidum*）	梅毒	性传播
雅司螺旋体（*T. pertenue*）	雅司病	皮肤损伤
品他病螺旋体（*T. carateum*）	品他病	皮肤损伤
疏螺旋体属（*Borrelia*）		
伯氏疏螺旋体（*B. burgdorferi*）	莱姆病	硬蜱
回归热疏螺旋体（*B. duttonii*）	地方回归热	软蜱
奋森疏螺旋体（*B. recurrentis*）	流行性回归热	体虱
钩端螺旋体属（*Leptospira*）		
问号状钩端螺旋体	钩端螺旋体病	接触疫水

1. **密螺旋体属（*Treponema*）** 有8～14个细密而规则的螺旋，两端尖细，对人致病的有梅毒螺旋体、雅司螺旋体和品他病螺旋体，分别引起人类梅毒、雅司病和品他病。

2. **疏螺旋体属（*Borrelia*）** 有3～10个稀疏而不规则的螺旋，呈波纹状，对人有致病性的是伯氏疏螺旋体、回归热疏螺旋体及奋森疏螺旋体，分别引起莱姆病、回归热和奋森螺旋体口腔炎等。

3. **钩端螺旋体属（*Leptospira*）** 螺旋数目较多且更细密而规则，菌体一端或两端弯曲呈钩状，故名钩端螺旋体，其中问号状钩端螺旋体等致病性钩端螺旋体能引起动物和人的钩端螺旋体病。

第一节 钩端螺旋体

钩端螺旋体（leptospire）隶属于螺旋体目（Spirochaetales）钩端螺旋体科（Leptospiraceae）钩端螺旋体属（Leptospira）。种类较多，包括问号状钩端螺旋体（Leptospira interrogans）和双曲钩端螺旋体（Leptospira biflexa）。前者有致病性（寄生性），能引起人兽共患的钩端螺旋体病；后者无致病性（腐生性）。钩端螺旋体病又称为Weil病（Weil's disease），最早由Adolf Weil在1886年报道，病原体在1913年被日本学者Inada和Ido发现。钩端螺旋体病是全球性分布的自然疫源性疾病，我国除新疆、西藏、青海、宁夏和甘肃尚未肯定有钩端螺旋体病流行外，其余地区均有钩端螺旋体病的流行，因而该病为我国重点监控和防治的传染病之一。

一、生物学性状

1. 形态结构与染色 菌体呈圆柱形但纤细，长6～12μm，宽0.1～0.2μm，螺旋细密而规则，菌体一端或两端弯曲呈钩状，整个菌体呈C、S形。钩端螺旋体的最外层为外膜，其内为螺旋状的肽聚糖层和胞膜包绕的细胞质，在外膜与肽聚糖层之间有两根轴丝（内浆鞭毛），各由一端伸至菌体的中央。革兰氏染色阴性，但不易着色，常用Fontana银染色法，菌体被染成棕褐色，且因菌体折光性强，故常用暗视野显微镜观察。

彩图：钩端螺旋体
（×1000）

钩端螺旋体基因组较大，约为4.7 Mb，由大小两个环状染色体组成，部分双曲钩端螺旋体和问号钩端螺旋体有1～3个大小为50～80 kb质粒。但其中编码rRNA和tRNA的基因数很少，可能是其生长缓慢的重要原因。质粒中还有与侵袭、黏附、运动和毒性等致病因素相关的基因。

2. 培养特性 需氧或微需氧。营养要求较高，常用柯氏培养基（Korthof's medium）（含10%兔血清或牛血清、磷酸盐缓冲液、蛋白胨，pH7.4）培养，兔血清可促进钩端螺旋体生长，还能中和其代谢过程中产生的毒性物质。最适温度为28～30℃，生长缓慢，在液体培养基中分裂一次约需8小时，28℃培养1周后呈半透明云雾状生长，但菌数仅为普通细菌的1/100～1/10。在固体培养基中，28℃培养2周后可形成半透明、不规则、直径1～2 mm的扁平菌落。

3. 抗原构造与分类 钩端螺旋体主要有属特异性蛋白抗原（genus-specific protein antigen，GP-AG）、群特异性抗原（serogroup-specific antigen）和型特异性抗原（serovar-specific antigen）。属特异性蛋白抗原为钩端螺旋体外膜上的糖蛋白或脂蛋白，群特异性抗原为钩端螺旋体的内部类脂多糖复合物，型特异性抗原为钩端螺旋体的表面抗原，是多糖与蛋白质复合物。应用显微镜凝集试验（microscopy agglutination test，MAT）和凝集吸收试验（agglutination absorption test，AAT），可对钩端螺旋体进行血清学分类。目前世界上问号状钩端螺旋体已发现25个血清群和273个血清型。我国常见的问号钩端螺旋体菌株有19个血清群、75个血清型。双曲钩端螺旋体有60个以上血清型。

4. 抵抗力 对理化及一些生物因素抵抗力弱，对热、紫外线和日光均敏感。加热60℃ 1分钟可被杀死，紫外线照射5～10分钟死亡，常用的化学消毒剂如0.2%甲皂酚、1%苯酚、1%漂白粉等处理10～30分钟即被杀灭。但对干燥及乙醇的抵抗力强。对青霉素、多西环素等抗菌药物敏感。在中性水或湿土中可存活数月至1年，该特性在钩端螺旋体病的传播上有重要意义。

二、致病性与免疫性

致病性钩端螺旋体有较强的侵袭力，能通过健康或破损的皮肤及黏膜侵入机体，也可由污染的水与食品经口感染。

1. 致病物质 钩端螺旋体除了具有黏附和侵袭宿主细胞的能力外，能产生毒素样物质，起到主要致病作用。

(1) 黏附素：钩端螺旋体能以菌体一端或两端黏附并侵入细胞。

(2) 溶血素：不耐热，对氧稳定，能被硫酸沉淀，有类似磷脂酶的作用。可体外溶解人、牛、羊和豚鼠红细胞，注入体内能引起贫血、出血、肝大、黄疸和血尿。

(3) 细胞毒因子（cytotoxicity factor，CTF）：存在于钩端螺旋体患者和感染动物的血浆中，注入小鼠脑内，1~2小时后出现肌肉痉挛、呼吸困难、最后致死。钩端螺旋体无毒株不产生CTF。

(4) 内毒素样物质（endotoxin-like substance，ELS）：是某些钩端螺旋体产生的脂多糖类物质，但其性质不同于细菌的内毒素，毒性作用与内毒素相似，但活性较低。可使动物发热，出现炎症与组织坏死。

(5) 致细胞病变作用物质：对胰蛋白酶敏感，56℃ 30分钟被灭活，能引起细胞退行性病变。

2. 所致疾病 钩端螺旋体病为一种典型的自然疫源性人兽共患病，在野生动物和家畜中广泛流行。我国已从50余种动物体内检出致病性钩端螺旋体，其中以鼠类与猪为主要传染源和储存宿主，其带菌率高且排菌期长。动物感染后，大多为隐性或慢性感染，钩端螺旋体在其肾小管中长期生长繁殖，并不断随尿排出体外，污染周围的水源与土壤，人接触这些污染物而感染。偶有吸血昆虫的叮咬而感染者。

患者主要是农民和临时进入疫区工作或旅行的人。致病性钩端螺旋体能穿透完整的黏膜或经皮肤破损处侵入人体，在局部迅速繁殖，1~2周潜伏期后，经淋巴系统或直接进入血流引起钩端螺旋体血症。患者出现如发热、乏力、头痛、全身酸痛、结膜充血、腓肠肌剧痛、淋巴结肿大等中毒症状。继而扩散至肝、肾、肺、心、淋巴结和中枢神经系统等组织器官，引起相关脏器、组织的损害和体征。由于感染钩端螺旋体型别、毒力和数目的差异，机体免疫状态的不同，临床表现轻重相差甚大。临床常见的有黄疸出血型、流感伤寒型、肺出血型、脑膜脑炎型、肾衰竭型等。部分患者退热后，发生眼血管膜炎、视网膜炎、脑膜炎、脑动脉炎等并发症，可能为超敏反应所致。孕妇感染钩端螺旋体后，也可经胎盘感染胎儿引起流产。

3. 免疫性 隐性感染或病后可获得对同型钩端螺旋体较持久的免疫力，以体液免疫为主。发病后1~2周血清中出现的特异性抗体，具有凝集溶解钩端螺旋体及调理吞噬作用，能迅速清除血液中的钩端螺旋体，但对肾内的钩端螺旋体作用不大，故尿中排出钩端螺旋体达数周、数月甚至数年之久。此外，对异型钩端螺旋体的感染仅有部分免疫或无免疫力，故有再感染的可能性。细胞免疫的作用似乎不大。产生的抗体也能引起免疫病理损伤。

三、微生物学检查法

1. 病原体的检测 标本的采集，在发病1周内取血液，第2周取尿，有脑膜刺激症状取脑脊液，其检出率较高。

(1) 直接镜检：将标本用差速离心集菌后作暗视野镜检，或用Fontana镀银染色镜检，也可用直接免疫荧光法或免疫酶染色法检查。

(2) 分离培养与鉴定：将标本接种在Korthof培养基中，28℃培养2~4周，如有生长则培养基变浑浊，再用暗视野显微镜检查有无钩端螺旋体的存在，如有钩端螺旋体再用血清学方法鉴定其群和型。

(3) 动物接种：是分离钩端螺旋体的敏感方法，尤其适用于有杂菌污染的标本。方法是将标本接种于幼龄地鼠腹腔，接种3~5天后，用暗视野查腹腔液，可取血检查并做分离培养。动物死后解剖，可见肺部和皮下有瘀斑，肝、脾等脏器中有大量钩端螺旋体存在。

（4）分子生物学检测方法：用 PCR 和核酸杂交均可快速诊断。限制性内切酶指纹图谱也可用于钩端螺旋体的菌株鉴定和分型。

2. 血清学诊断 取发病初期、晚期患者的双份血清，一般在发病初和第 3～4 周各采集一次。有脑膜刺激症状者采取脑脊液检测特异抗体。

（1）显微镜凝集试验：亦称凝溶试验，是最为经典和常用的方法。用钩端螺旋体标准株或当地流行菌株的活体作为抗原，与患者不同稀释度的血清混合，在 37℃ 作用 2 小时后用暗视野显微镜观察。若待检血清中有同型抗体的存在，则可见钩端螺旋体被凝集成团，形如小蜘蛛样。血清凝集效价在 1：400 以上或双份血清效价增长 4 倍以上者有辅助诊断的价值，特异性和敏感性均较高。

（2）补体结合试验：血清效价在 1：20 以上有诊断意义，敏感性高，阳性结果出现早，可作为早期诊断的指标之一。该试验所用抗原具有属的特异性，阳性结果提示为钩端螺旋体的感染，不能分型。

（3）间接凝集试验：将钩端螺旋体的属特异性抗原吸附在载体颗粒（绵羊红细胞、乳胶颗粒）上，然后与患者的血清做玻片凝集试验，若待检血清中有相应抗体存在，则出现肉眼可见的凝集现象。该法快速而简便，适用于基层做钩端螺旋体病的辅助诊断。

（4）酶联免疫吸附试验（ELISA）：用于检测钩端螺旋体患者血清中特异性抗体，具有快速、敏感的特点。

四、防治原则

钩端螺旋体病预防措施主要是做好防鼠、灭鼠工作，加强带菌家畜的管理；夏、秋是钩端螺旋体病流行季节，应注意保护水源，尽量避免与疫水或疫土接触；易感人群可接种含有当地流行血清型的多价全细胞死疫苗，该疫苗接种量大、次数多及副反应较大，多价外膜疫苗为我国学者首创，其免疫效果好，不良反应小。

治疗首选青霉素，青霉素过敏者可用庆大霉素或多西环素。部分患者青霉素注射后出现寒战、高热及低血压，有的甚至出现抽搐、休克、呼吸及心搏暂停，称为赫氏反应，可能与钩端螺旋体被青霉素杀灭后所释放的大量毒性物质有关。

第二节　梅毒螺旋体

梅毒密螺旋体（*Treponema pallidum*）又称苍白密螺旋体（*T. pallidum*），属于密螺旋体属苍白密螺旋体苍白亚种（*T. pallidum* subsp. pallidum）。引起人类梅毒，是人类性传播疾病（sexual transmitted disease，STD）中危害性较严重的一种。

一、生物学性状

彩图：梅毒螺旋体#
（×1000）

1. 形态结构与染色 梅毒螺旋体形体细长且两端尖直，螺旋致密而规则，运动活泼。大小 6～15 μm ×0.1～0.2 μm。菌体表面有荚膜样物质。电镜观察其结构有细胞壁和细胞膜，细胞壁外尚有外膜，细胞膜内为含有细胞质和核质的原生质圆柱体（图 24-1）。圆柱体表面绕有 3～4 根轴丝，也称内鞭毛（endoflagella），与运动有关。外膜蛋白中 47 kD 及轴丝 37 kD 抗原具有高度免疫原性。革兰氏染色阴性，但不易着色，常采用 Fontana 镀银染色法将其染成棕褐色，菌体变粗在光镜下易于查见。新鲜病变标本可直接在暗视野显微镜下，观察其形态与运动方式。

2. 培养特性 梅毒螺旋体在无生命的培养基不能生长繁殖。在家兔睾丸或眼前房内接种

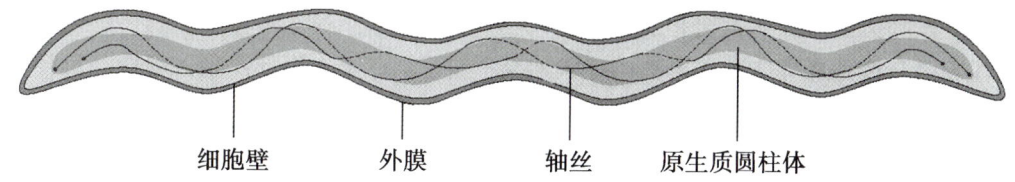

图 24-1　梅毒螺旋体的结构

获得传代有毒力的 Nichols 株，生长缓慢，分裂一代约需 30 小时。目前此方法多用于保存菌种。若将其转种于含有多种氨基酸的兔睾丸组织碎片中，在厌氧条件下培养，则失去其致病力，称为 Reiter 株。Nichols 株和 Reiter 株被广泛用作多种梅毒血清诊断的抗原。

3．抗原结构　梅毒螺旋体缺乏 LPS，其抗原成分主要包括膜蛋白或膜脂蛋白与内鞭毛蛋白两类。

梅毒螺旋体外膜蛋白（OMP）稀少（仅约为大肠埃希菌外膜蛋白的 1/100），但在内膜和肽聚糖间存在较丰富的膜脂蛋白，具有强免疫性，是诱导炎症反应导致组织损伤的重要抗原。由于其具有较高特异性，故重组抗原可作为目前梅毒血清学的主要诊断抗原。

内鞭毛蛋白免疫原性强，但不能在动物体内诱导免疫保护性。内鞭毛蛋白与其他螺旋体有交叉成分，不适宜用作诊断抗原。

4．基因组特征　染色体基因组为环状 DNA，全长 1.138 Mb，共有 1 041 个 ORF，其中 577 个（55%）具有生物学功能。梅毒螺旋体不含质粒。

5．抵抗力　抵抗力极弱，对冷、热及干燥均特别敏感。血液中的螺旋体 4℃放置 3 天后可死亡，故血库冷藏 3 天以上的血液无传染梅毒的风险。加热 50℃ 5 分钟死亡。离体后干燥 1～2 小时死亡。对常用化学消毒剂敏感，1%～2% 苯酚中数分钟死亡。对青霉素、四环素、红霉素及砷制剂敏感。

二、致病性与免疫性

1．致病因素　梅毒螺旋体缺乏 LPS，也不产生任何已知的毒性蛋白，但具有较强侵袭力，可能与其荚膜样物质、黏附因子和透明质酸酶等致病因素有关，脂蛋白诱导的炎症反应和适应性免疫应答可能是导致组织损伤的主要原因。

（1）荚膜样物质：为菌体表面的黏多糖和唾液酸，可阻止抗体等大分子物质与菌体结合，抑制补体激活及补体溶解作用，干扰单核-巨噬细胞吞噬作用，从而有利于梅毒螺旋体在宿主体内存活和扩散。梅毒患者长期出现免疫抑制现象可能与荚膜样物质有关。

（2）黏附因子：一些梅毒螺旋体外膜蛋白是黏附因子，其受体主要是靶细胞胞外基质（ECM）中的纤维连接蛋白（FN）和层黏连蛋白（LN）。

（3）透明质酸酶：该酶能分解组织、细胞基质、血管基底膜中的透明质酸，有利于梅毒螺旋体的扩散，同时也可介导梅毒螺旋体黏附宿主细胞表面。

（4）脂蛋白：脂蛋白的脂质部分能明显促进巨噬细胞释放 TNF-α、IL-1β 炎症细胞因子，导致炎症反应。

2．所致疾病　梅毒螺旋体引起人类梅毒（syphilis）。自然情况下，梅毒螺旋体只感染人，人是梅毒的唯一传染源。由于感染方式的不同，分先天梅毒与后天梅毒。

先天梅毒是梅毒螺旋体从母体通过胎盘或产道传染胎儿或新生儿，可造成流产、早产和死胎，出生的孩子表现锯齿形牙、间质性角膜炎、神经性耳聋等先天畸形。

后天梅毒又称获得性梅毒，95% 经性接触感染，故梅毒为一种重要的性传播疾病。梅毒螺旋体还可通过输血（血制品）、组织移植、吸毒注射等方式传播。后天梅毒临床表现可分为三期，呈现发作、潜伏和再发交替的特点。

Ⅰ期梅毒：梅毒螺旋体侵入机体的皮肤黏膜3周后，在侵入局部出现无痛性、直径约1 cm的硬结及溃疡，称硬性下疳。多见于外生殖器，在溃疡渗出物中含有大量梅毒螺旋体，此时传染性极强。一般4～8周后，下疳常自然愈合。进入血液中的螺旋体潜伏期在体内，约2～3个月的无症状潜伏期后进入第Ⅱ期。

Ⅱ期梅毒：全身皮肤黏膜出现梅毒疹，主要见于躯干以及四肢。周身淋巴结肿大，有时累及骨、关节、眼及中枢神经系统。在梅毒疹内和淋巴结中有大量螺旋体存在，传染性极强。部分患者梅毒疹可反复出现数次。不经治疗一般在1～3个月后症状自然消退而痊愈，多数患者发展成Ⅲ期梅毒。从出现硬性下疳至梅毒疹消失后1年的Ⅰ、Ⅱ期梅毒，又称为早期梅毒，传染性强，但组织破坏性小。

Ⅲ期梅毒：又称晚期梅毒。发生于初次感染2年后，亦可见潜伏期长达10～15年的患者。病变不仅出现皮肤黏膜溃疡性坏死病灶，并可侵犯内脏器官或组织，出现慢性肉芽肿的病变，重症患者引起心血管及中枢神经系统的病变，出现梅毒瘤、动脉瘤、脊髓瘤等。肝、脾及骨骼常被累及。该期病灶中不易查到螺旋体，故传染性小，但由于侵害多种脏器破坏性大，可危及生命。

3．免疫性　梅毒的免疫力特点是当体内持续有螺旋体存在时，对再感染有免疫力，一旦螺旋体被杀灭，其免疫力亦随之消失。梅毒螺旋体侵入机体后，首先可被中性粒细胞和巨噬细胞吞噬，但不一定被杀死，只有特异性抗体在补体协同下，吞噬细胞可杀灭螺旋体。之后，感染机体可产生特异性细胞免疫和体液免疫，其中以迟发型超敏反应为主的细胞免疫抗梅毒螺旋体感染作用大。

梅毒患者的血清中可出现两类抗体：①特异性制动抗体：在厌氧的条件下和有补体存在时，能抑制活动的梅毒螺旋体运动，并能将其杀死或溶解。②反应素（reagin）：是非特异性抗体，能与生物组织中的类脂抗原（如牛心肌）发生非特异性结合反应，对机体无保护作用，仅供血清学诊断用。未经治疗的梅毒患者，其血清中的反应素可长期存在。

此外，梅毒患者体内常发现有多种自身抗体，如抗淋巴细胞抗体、类风湿因子、冷凝集素等，提示可能存在自身免疫反应。

三、微生物学检查法

1．螺旋体检查　Ⅰ期梅毒取硬性下疳的渗出液，Ⅱ期梅毒取梅毒疹的渗出物或局部淋巴结的抽取液。直接在暗视野显微镜下检查或直接染色镜检。亦可将标本与荧光标记的梅毒螺旋体抗体结合后，在荧光显微镜下观察，或用ELISA法检查。组织切片标本可用镀银染色后镜检。

2．血清学试验　梅毒血清学试验有非特异性试验和特异性试验两种。

（1）非特异性试验：即非螺旋体抗原试验，采用正常牛心肌脂质（cardiolipin）作为抗原，测定患者血清中的反应素（抗脂质抗体），过去曾用康氏反应和华氏反应。目前国际上通用VDRL试验（venereal disease research laboratory）和快速血浆反应素试验（rapid plasma reagin，RPR）。前者在玻片上进行，后者在专用纸卡的反应圈内进行。可定性与半定量，由于敏感性高而特异性差，适用于梅毒患者的初筛。国内常用RPR试验和不加热血清反应素试验（unheated serum reagin test，USR）进行初筛，Ⅰ期梅毒阳性率70%，Ⅱ期梅毒可达到100%，Ⅲ期梅毒阳性率低。由于上述实验所用抗原为非特异的，某些疾病（红斑狼疮、类风湿关节炎、疟疾、麻风等）也可测出相应抗体而出现生物性假阳性反应。因此，在结果分析和判断时，须结合临床资料进行判断和分析。

（2）螺旋体抗原试验：采用Nichols株梅毒螺旋体作为抗原，测定患者血清中特异性抗体，特异性较强，可辅助诊断梅毒，常用的方法有间接荧光抗体检测法、间接血凝试验和梅毒螺旋体制动试验等。

近年有报道用单一或多种重组 TpN 蛋白为抗原建立的 ELISA 或梅毒螺旋体 IgG 抗体捕获 ELISA、免疫印迹法等，也有良好的检测效果。

3．核酸检测 用 PCR 检测梅毒螺旋体 DNA 特异性片段，其敏感性与特异性均优于血清学试验。

由于新生儿先天性梅毒易受过继免疫的抗体干扰，部分患儿不产生特异性 IgM，故诊断较为困难。可取脐血检测。当脐血梅毒螺旋体抗体效价明显高于母体时，应疑为婴儿感染；若效价恒定上升者，则提示新生儿感染了梅毒。

四、防治原则

梅毒是一种性传播的疾病，预防的根本措施是加强性卫生的宣传教育和严格社会管理，对患者应早期确诊并彻底治疗。梅毒治疗原则是早期、足量、规则用药，治疗后追踪观察，对传染源及性接触者应同时进行检查和治疗。治疗首选青霉素类抗菌药物。梅毒螺旋体对大环内酯类抗菌药物耐药常见。目前尚无梅毒疫苗。

第三节　伯氏疏螺旋体

伯氏疏螺旋体（*Borrelia burgdorferi*）是莱姆病（Lyme disease）的病原体，分类上属于疏螺旋体属（*Borrelia*）。莱姆病是 1977 年在美国康涅狄格州莱姆镇（Lyme，Connecticut）首次发现的。1982 年由美国学者 Burgdorfer 自硬蜱（Ixodes）体内分离到。莱姆病以蜱为媒介进行传播，人和多种动物均可感染。世界上许多国家有莱姆病流行，1985 年我国在黑龙江省林区首次发现。迄今，我国已有 20 余个省、市、区有病例发生。

一、生物学性状

1．形态与染色 大小为 10～40 μm×0.1～0.3 μm，螺旋稀疏而两端稍尖。在暗视野显微镜下，运动活泼，有扭曲、翻转及抖动等多种形式。革兰氏染色阴性，但不易着色。Giemsa 染色法染色呈淡紫色，也可用 Wright 染色法染色。

2．培养特性 营养要求较高，常用 BSK 培养基（Barbour Stoenner-Kelly medium），该培养基含有长链饱和与不饱和脂肪酸、氨基酸、牛血清白蛋白及热灭活兔血清等丰富的营养物质。微需氧，5%～10% CO_2 促进生长。最适的生长温度为 32～34℃，pH7.5。生长缓慢，分裂繁殖一代需 12～18 小时，一般培养 2～3 周，长出细小而边缘整齐的小菌落。

3．抗原构造 伯氏疏螺旋体 B31 株染色体基因组为一个 910 kb 的环状 DNA。伯氏疏螺旋体有多种蛋白抗原，包括外膜蛋白（outer superficial protein A，Osp）A～F，具有种的特异性，能刺激机体产生保护性抗体。41 kD 鞭毛蛋白是优势抗原，可诱导体液和细胞免疫。

4．抵抗力 抵抗力弱，60℃ 1～3 分钟即死亡，0.2% 甲酚皂或 1% 碳酸溶液处理 5～10 分钟即被杀灭。对青霉素、红霉素、头孢霉素等敏感。

二、致病性与免疫性

莱姆病是一种自然疫源性传染病。储存宿主主要包括鼠、兔、蜥蜴、麇、狼、鸟类野生脊椎动物及狗、马、牛等家畜。在我国，黑线姬鼠等野鼠和华南兔是主要储存宿主。主要传播媒介是硬蜱，已确定的有美国丹敏硬蜱、太平洋硬蜱、欧洲篦子硬蜱和亚洲的全沟硬蜱四种。伯氏疏螺旋体主要在蜱的中肠生长繁殖。当蜱叮咬宿主时，可通过染有病原体的肠内容物反

彩图：伯氏疏螺旋体 1#（荧光染色，×1000）

彩图：伯氏疏螺旋体 2#（荧光染色，×1000）

流、唾液或粪便而使宿主感染。除硬蜱外，也可能有其他吸血昆虫作为媒介。我国莱姆病的高发地区主要在东北和内蒙古林区。莱姆病有明显的季节性，初发于4月末，6月达高峰，8月份以后仅见散在病例。

1. 致病物质 伯氏疏螺旋体的致病机制目前尚无定论，其致病可能是某些致病物质以及病理性免疫反应等多因素综合作用的结果。

（1）侵袭力 伯氏疏螺旋体可黏附、侵入成纤维细胞及人脐静脉内皮细胞，并在细胞质中生存。此黏附可被多价抗血清或外膜蛋白OspB的单克隆抗体所抑制，表明伯氏疏螺旋体表面存在黏附和侵袭因子。伯氏疏螺旋体黏附的受体是靶细胞胞外基质（ECM）中的纤维连接蛋白（FN）和核心多糖（decorin，DEN）。

（2）抗吞噬作用 伯氏疏螺旋体的临床分离株对小鼠毒力较强，在人工培养基中传代多次后毒力明显下降，易被小鼠吞噬细胞所吞噬。外膜蛋白OspA随培养逐渐消失，推测OspA与抗吞噬有关。

（3）内毒素样物质（ELS） 伯氏疏螺旋体细胞壁中的LPS具有类似细菌内毒素的生物学活性。

2. 所致疾病 引起人和动物的莱姆病，是一种慢性全身传染性疾病。人被感染伯氏疏螺旋体的蜱叮咬后，经3～30天的潜伏期，叮咬部位出现一个或数个慢性游走性红斑（erythema chronicum migrans，ECM），伴有头痛、发热、肌肉及关节疼痛、局部淋巴结肿大等症状。开始为红色斑疹或丘疹，继而扩大为圆形皮损，直径可达5～50 cm，外缘鲜红，中央呈退行性变，故似一红环；也可在皮损内形成几圈新的环状红圈，似枪靶形。可通过血液或淋巴扩散至全身许多器官。不经治疗的患者，约80%可发展为晚期，主要表现为慢性关节炎、周围神经炎和慢性萎缩性肢皮炎。

伯氏疏螺旋体感染后可产生特异性抗体，该抗体有促进吞噬细胞的吞噬作用。由于伯氏疏螺旋体的抗原性比较稳定，故体液免疫在清除体内螺旋体时起主要的作用。特异性细胞免疫的保护作用尚有争议。

三、微生物学检查法

1. 组织染色 取患者皮肤、滑膜及淋巴结组织切片，用Fontana镀银染色检查伯氏疏螺旋体，方法简便快速，但检出率低。

2. 分离培养 取皮肤、血液、尿液等标本，加于BSK培养基中进行培养，培养4周后，若为阳性者，再用特异性标准血清进行鉴定。

3. PCR检测 可采用PCR技术检测伯氏疏螺旋体特异DNA，该法快速而敏感性高。

4. 特异性抗体检测 常用ELISA和间接免疫荧光法。ELISA方法简便，特异性和敏感性较高，为多数实验室所采用。IgM的特异性抗体多在ECM发生后2～4周产生，6～8周达高峰，一般4～6个月恢复正常。在持续性感染患者，IgM保持高水平。特异性IgG抗体出现较迟，通常在发病6～8周出现，4～6个月达高峰，并持续至病程的晚期。若脑脊液中检出特异性抗体，表示中枢神经系统已被累及。

四、防治原则

以预防为主，疫区人员加强个人防护，避免硬蜱的叮咬。

根据患者不同的临床表现及病程采用不同的抗生素及给药方式。早期莱姆病可口服多西环素、阿莫西林或红霉素等。晚期莱姆病时存在多种深部组织损害，一般用青霉素联合头孢曲松等静脉滴注。目前尚无疫苗。

第四节 回归热疏螺旋体

回归热疏螺旋体（*Borrelia recurrentis*）是引起回归热（recurrent fever）的病原体。回归热是一种以急起急退的高热、周期性反复发作为特征的急性传染病。多种疏螺旋体均可引起回归热。其传播媒介为节肢动物。该螺旋体为疏螺旋体，其螺旋不规则，形似烫卷的头发丝。根据传播媒介的不同，回归热可分为两类：①虱传回归热，或称流行性回归热，其病原体为回归热螺旋体，主要以人体虱为媒介在人间传播，是国内流行的主要类型；②蜱传回归热，又称地方性回归热，其病原体多至 15 种，主要有杜通疏螺旋体（*B. duttonii*）、赫姆斯疏螺旋体（*B. hermsii*）等。地方性回归热传播媒介主要是软蜱，储存宿主是啮齿类动物，当带菌蜱叮咬人时，可传播给人，此类型在国内少见。

一、生物学性状

大小为 10～30 μm×0.3 μm，有 3～10 个不规则的螺旋，运动活泼，革兰氏染色阴性，Giemsa 染色呈紫红色，Wright 染色呈棕红色。微需氧，最适生长温度 28～30℃，在含血液、血清或动物蛋白的液体培养基上能生长，但分裂繁殖一代约需 18 小时，在体外传数代后，其致病性丧失。

含有类属抗原和特异性抗原，但抗原性极易变异。在病程中从同一个患者体内可分离出几种抗原结构不同的变异株。

二、致病性与免疫性

回归热疏螺旋体储存宿主是啮齿类动物，虱或软蜱叮咬动物宿主后被感染，其体腔、唾液、粪便中均可含有回归热疏螺旋体。虱或软蜱叮咬人后，回归热螺旋体经伤口侵入机体。经 3～7 天的潜伏期，在血液中大量出现，患者突然出现高热、头痛、肌肉及关节疼、肝大、脾大。持续一周后发热骤退，血中螺旋体消失，但隐匿在组织中发生变异的突变株可逃逸初次感染产生的特异抗体，而大量繁殖起来，大约间隔 1 周，又会出现高热，血中再次出现螺旋体，如此发作与缓解反复出现（3～9 次），故称回归热。

感染后机体可产生特异性抗体，抗体在补体协同下可裂解回归热疏螺旋体。但回归热疏螺旋体外膜蛋白极易发生变异，所形成的突变株可以逃避抗体的攻击，突变株繁殖到一定数量时则引起第二次高热，如此反复多次，直至机体产生的多种特异性抗体能对各种变异株发挥作用，回归热疏螺旋体方被清除。感染后免疫力维持时间短暂。

三、微生物学检查法

回归热的实验室诊断主要是检查螺旋体。在发热期间取外周血在暗视野显微镜下观察，或直接涂片行 Giemsa 或 Wright 染色，在光学显微镜下观察。必要时可做小白鼠试验，取患者血液腹腔接种小白鼠后再查鼠血中的螺旋体。

四、防治原则

进入疫区人员应避免虱或蜱的叮咬。治疗选用青霉素、四环素、红霉素。目前尚无有效疫苗。

第五节　奋森疏螺旋体

奋森疏螺旋体（*Borrelia Vincent*）的形态与回归热螺旋体类似，革兰氏阴性，培养为厌氧性。正常情况下，与梭形梭杆菌（*Fusobacterium fusiforme*）共同同寄居在人的口腔、齿龈及咽部，一般不致病。当口腔组织损伤、维生素缺乏或机体营养不良及免疫功能低下时，则两种菌大量繁殖，协同引起奋森咽峡炎、牙龈炎、溃疡性口腔炎及口峡坏疽等。

微生物学检查可取局部病变材料，直接涂片，革兰氏染色镜检，可观察到螺旋体和梭杆菌并存，均呈革兰氏阴性。也可取新鲜材料直接用暗视野显微镜观察。

预防要注意口腔清洁卫生及防止感染。治疗可用青霉素、四环素等。

知识拓展：钩端螺旋体、密螺旋体及疏螺旋体的比较

小　结

螺旋体是一类细长、柔软、弯曲呈螺旋状、运动活泼的原核细胞型微生物。对人和动物有致病性的螺旋体包括钩端螺旋体属、密螺旋体属和疏螺旋体属3个属。

钩端螺旋体是钩端螺旋体病的病原体。钩端螺旋体病是一种典型的人畜共患病，人类主要感染途径是接触污染了钩端螺旋体的疫水。

梅毒螺旋体是引起人类梅毒的病原体。人是梅毒的唯一传染源。梅毒有先天性和获得性两种，前者通过胎盘由母体传染胎儿，后者主要经性接触传播。也可经输血引起输血后梅毒。

伯氏疏螺旋体是莱姆病的主要病原体。莱姆病是一种自然疫源性传染病，主要传播媒介是硬蜱。

回归热疏螺旋体是引起回归热的病原体。包括流行性回归热和地方性回归热，传播媒介是虱和软蜱。

奋森疏螺旋体是人类口腔常居菌之一，一般不致病。在特定条件下可引起奋森咽峡炎、牙龈炎等疾病。

（姚淑娟）

第三篇

医学相关病毒

第25章 胃肠道感染病毒

胃肠道感染病毒指一类主要在人肠道内一过性繁殖，可经消化道传播，引起人胃肠道或肠道外症状的病毒总称，而不是病毒分类学上的名称，主要包括小RNA病毒科（*Picornaviridae*）肠道病毒属（*Enterovirus*）和其他引起急性胃肠炎（acute gastroenteritis）的病毒（表25-1）。肠道病毒属中引起人类肠道感染的主要是A～D四种（species）肠道病毒。引起人类急性胃肠炎的病毒主要有轮状病毒（rotavirus）、诺如病毒（Norovirus）、星状病毒（astrovirus）和肠道腺病毒（enteric adenovirus）。

表25-1 主要胃肠道感染病毒及其所致人类疾病

病毒科	核酸类型	主要种类	引起的人类疾病
小RNA病毒科	线型、单正链RNA	脊髓灰质炎病毒	脊髓灰质炎
		柯萨奇病毒	神经、呼吸消化道、心脏感染
		埃可病毒	神经、呼吸消化道感染
		肠道病毒D70型	急性出血性结膜炎
		肠道病毒A71型	神经系统感染，手足口病
呼肠病毒科	分节段、线型、双链RNA	轮状病毒	婴幼儿腹泻、成人腹泻
腺病毒科	线型、双链DNA	腺病毒40、41型	婴儿腹泻
杯状病毒科	线型、单正链RNA	诺如病毒	腹泻
星状病毒科	线型、单正链RNA	星状病毒	婴幼儿腹泻

第一节 肠道病毒属

肠道病毒主要经粪-口途径传播，人是其自然宿主，多为隐性感染，少数出现临床症状。肠道病毒的靶器官多以神经系统、肌肉等肠外器官为主，主要引起肠外器官疾病，如脊髓灰质炎、无菌性脑膜炎、脑炎、心肌炎、心周炎和手足口病等。肠道病毒型别众多，一种型别病毒可致多种疾病，而一种疾病又可由不同型别病毒引起。

1. 分类 在20世纪50年代依据肠道病毒对人和动物的致病性、体外培养的细胞病变效应等特点，分别命名为脊髓灰质炎病毒（poliovirus，PV；3个型别）、柯萨奇病毒A组（Coxsackievirus A，CVA；23个型别）和B组（Coxsackievurus B，CVB；6个型别）、埃可病毒（enteric cytopathic human orphan virus，简写echovirus；32个型别）。后来陆续发现新型肠道病毒，1968年国际病毒命名委员会（International Committee on Taxonomy of Viruses，ICTV）将新发现的肠道病毒按发现顺序，依次以序号统一命名，如肠道病毒68、69、70、71等型别，迄今共发现有100多型肠道病毒。2005年ICTV根据病毒VP1区域的核酸序列和分子生物学特性，将原有的小RNA病毒科鼻病毒属并入肠道病毒属，因此目前肠道病毒属共有15个病毒种（species），其中7个病毒种可以感染人类，包括人肠道病毒4个种（human enterovirus A～D）和人鼻病毒3个种（human rhinovirus A～C）（表25-2）。肠道病毒68型之前的型别名称保持不变，后续发现的型别统一用"种+型"命名，例如肠道病毒A71型（EV-A71）。

表25-2 人肠道病毒种与血清型别

种（Species）	病毒	对应血清型（serotype）举例
甲种肠道病毒（EV-A）	柯萨奇病毒	CV-A2～CV-A8、CV-A10、CV-A12、CV-A14、CV-A16
	肠道病毒	EV-A71、EV-A76、EV-A89～EV-A92、EV-A114、EV-A119、EV-A120、EV-A121
乙种肠道病毒（EV-B）	柯萨奇病毒	CV-B1～CV-B6、CV-A9
	肠道病毒	EV-B69、EV-B73～EV-B75、EV-B77～EV-B88、EV-B93、EV-B97、EV-B98、EV-B100、EV-B101、EV-B106、EV-B107、EV-B110、EV-B111
	埃可病毒	E1～E7、E9、E11～E21、E24～E27、E29～E33
	脊髓灰质炎病毒	1～3
丙种肠道病毒（EV-C）	柯萨奇病毒	CV-A1、CV-A11、CV-A13、CV-A17、CV-A19～CV-A22、CV-A24
	肠道病毒	EV-C95、EV-C96、EV-C99、EV-C102、EV-C104、EV-C105、EV-C109、EV-C113、EV-C116～EV-C118
丁种肠道病毒（EV-D）	肠道病毒	EV-D68、EV-D70、EV-D94、EV-D111

* 缩写：CV：Coxsavkievirus；EV：enterovirus；E：echovirus。

2. 病毒形态与结构 病毒体为直径约22～30 nm的无包膜球形颗粒，衣壳呈20面体立体对称，由60个相同的结构亚单位构成20个等边三角形的面、12个顶和30个棱的立体球形结构。

3. 病毒基因与蛋白 小RNA病毒科肠道病毒属基因组结构和功能高度相似且保守，为一条长约7.4 kb的单股正链RNA（single-stranded positive RNA，+ssRNA），仅有一个开放读码框（图25-1）。5′非编码区（5′-untranslated region，5′-UTR）含有内部核糖体进入位点（internal ribosome entry site，IRES），可以和核糖体40S亚基结合，介导病毒的蛋白翻译启动过程。3′非编码区（3′-UTR）具有多聚腺苷酸Poly（A）尾序列。因为小RNA病毒的基因组具有类似mRNA功能，进入细胞后可直接用于蛋白质翻译，故其基因组RNA具有感染性，将纯化病毒RNA导入细胞即可引起感染并产生子代病毒。

小RNA病毒基因编码一个约2 200个氨基酸的大分子前体蛋白（polyprotein），该蛋白中的2A蛋白具有水解酶活性，可以在前体蛋白特定位点首先进行自身切割，随后3C蛋白酶在此基础上对前体蛋白进一步切割，最终形成成熟的结构蛋白和功能蛋白（图25-1）。

小RNA病毒科肠道病毒属结构蛋白均为4个，即VP1～VP4，组成衣壳蛋白；VP1、VP2和VP3暴露于衣壳表面，是病毒的中和抗原，其中VP1为主要外露的衣壳蛋白，还与病毒吸附有关；VP4在衣壳内部与RNA相连接，与病毒基因组穿入脱壳有关。

小RNA病毒的非结构蛋白包括2A、2B、2C、3A、3B、3C和3D，在病毒的生物合成、装配、释放过程中发挥重要作用。3D是依赖RNA的RNA聚合酶（3D^{pol}），负责子代病毒RNA基因组的复制。2A、3C是蛋白水解酶，在病毒前体蛋白成熟过程中发挥关键作用。2A、3C也能

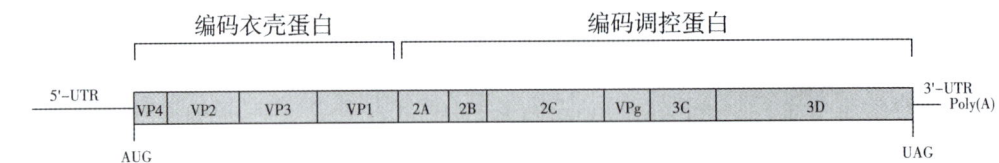

图 25-1　柯萨奇病毒基因组结构

病毒基因组是长约 7.4kb 的 +ssRNA，单一开放读码框编码前体蛋白，经自身的 2A、3C 蛋白酶逐级切割，形成成熟的结构蛋白和功能蛋白。图中 AUG、UAG 分别是起始密码子、终止密码子。

切割多种细胞蛋白，是小 RNA 病毒致细胞病变的重要原因。此外，2C 为病毒的解旋酶；3B 可以共价键结合于病毒基因组 RNA 的 5′端，故又称为 VPg，其作用是充当病毒 RNA 转录的引物，引导病毒基因组 RNA 转录。

4．病毒复制　小 RNA 病毒复制在细胞质内完成。首先病毒体与细胞膜表面特异性受体结合，触发病毒体构型改变，释放病毒 RNA 进入细胞质。在胞质中病毒 RNA 与核糖体结合，翻译成前体蛋白，前体蛋白在 2A、3C 蛋白酶的作用下裂解为成熟病毒蛋白，其中功能蛋白进入细胞内质网，继续合成子代病毒 RNA，整个复制周期需 5～10 小时。

复制过程中 2A、3C 蛋白酶可以切割宿主细胞的蛋白合成起始因子 eIF4G 和 Poly（A）结合蛋白（poly（A）-binding protein，PABP）。宿主细胞的绝大多数 mRNA 具有 5′帽结构（Cap）和 3′端 Poly（A）尾，通过帽结构将 mRNA 募集宿主核糖体，从而进行蛋白翻译，因此有帽结构 mRNA 翻译过程称为帽依赖的翻译（cap-dependent translation）。在帽依赖的蛋白翻译过程中，eIF4G、PABP 是宿主 mRNA 与核糖体结合必需的成分，破坏了这两个蛋白质会导致宿主细胞的帽依赖翻译受阻，从而导致宿主细胞蛋白质合成障碍。由于小 RNA 病毒的基因组 RNA 没有 5′帽结构，它基于 5′端的内部核糖体进入位点（IRES）序列募集核糖体，称为 IRES 依赖的蛋白翻译（IRES-dependent translation）。小 RNA 病毒的 IRES 依赖的翻译不依赖完整的 eIF4G 和 PABP，因此，尽管病毒可以破坏宿主细胞的 eIF4G、PABP，但病毒的蛋白合成不受影响。这种选择性关闭宿主细胞的蛋白翻译也是小 RNA 病毒的生存竞争策略和造成宿主细胞损伤的重要分子机制之一。

肠道病毒可以感染培养的细胞，例如脊髓灰质炎病毒、柯萨奇病毒均可感染人类宫颈癌细胞系 HeLa，24 小时即可见明显的细胞病变。

5．对环境因素的抵抗力　小 RNA 病毒没有包膜，对环境理化因素的抵抗力较强，对破坏包膜的乙醚和去污剂不敏感。在胃肠道能耐受胃酸、蛋白酶、胆汁的作用。

一、脊髓灰质炎病毒

脊髓灰质炎病毒（poliovirus）是引起脊髓灰质炎（poliomyelitis）的病原体。脊髓灰质炎是一种古老的疾病，公元前约 1500—公元前约 1300 年的一块埃及浮雕中有脊髓灰质炎患者画面，表明脊髓灰质炎流行至少有 3000 年历史。1840 年德国医生 Jacob von Heine 首次较详细描述了该疾病，认为可能与脊髓受累有关，故命名为小儿脊髓麻痹（infantile spinal paralysis）。1909 年奥地利医生 Karl Landsteiner 和 Erwin Popper 首次确认脊髓灰质炎病毒是导致脊髓灰质炎的病原体。2005 年 ICTV 颁布的新命名系统中，脊髓灰质炎病毒属于人类肠道病毒丙种。

1．生物学性状　脊髓灰质炎病毒直径约 22～30 nm，无包膜，核心为单股正链 RNA，形态与结构在肠道病毒中高度保守（图 25-2）。用中和试验可将脊髓灰质炎病毒分为Ⅰ、Ⅱ、Ⅲ型，各型间抗原无交叉。病毒受体为免疫球蛋白超家族的细胞黏附分子 CD155，只在脊髓前角细胞、背根神经节细胞、运动神经元、骨骼肌细胞和淋巴细胞等部分组织中分布，故限制了病毒的感染范围。

抵抗力较强，耐受胃酸、蛋白酶和胆汁。在污水、粪便中可存活几个月。对乙醚和去垢剂等脂溶剂不敏感。pH 3～9时稳定。不耐热，56℃ 30分钟灭活。

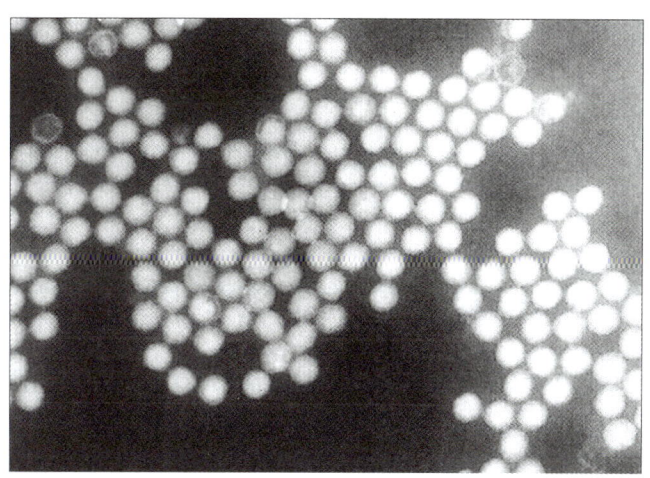

图 25-2　脊髓灰质炎病毒颗粒
负染电子显微镜照片（×100 000）（程志教授提供）

2．致病性与免疫性　脊髓灰质炎病毒是脊髓灰质炎的病原体，其中85%由Ⅰ型脊髓灰质炎病毒所致。传染源是患者、无症状病毒携带者。

病毒经粪-口途径侵入，潜伏期1～2周。病毒首先在口咽、消化道局部黏膜和扁桃体、咽壁淋巴组织以及肠道集合淋巴结中增殖，病毒释放入血形成第1次病毒血症，并到达全身淋巴组织和心、肾、肝、胰、肾上腺等器官，再次增殖后入血，形成第2次病毒血症。90%以上的感染者表现为隐性感染，约5%的感染者发生顿挫感染，仅出现发热、头痛、乏力、咽痛和呕吐等非特异性症状，并迅速痊愈。仅有1%～2%的感染者中，病毒突破血脑屏障侵犯中枢神经系统，引起脊髓灰质炎或无菌性脑膜炎（aseptic meningitis），出现颈背强直、肌痉挛等症状。只有0.1%左右的感染者发生暂时性或永久性弛缓性肢体麻痹等严重损伤，以四肢尤其是下肢麻痹多见，极少数患者可发生延髓麻痹，导致呼吸、心脏衰竭死亡。

感染后机体可获得牢固的型特异性免疫。以体液中和抗体为主，黏膜sIgA可阻止病毒的吸附和侵入。血清IgG、IgM中和抗体可阻止病毒向靶组织扩散。

目前，脊髓灰质炎病毒的野毒株感染病例仅见于少数发展中国家，在绝大多数国家因疫苗的广泛应用而没有病例报道，但由疫苗衍生脊髓灰质炎病毒（vaccine-derived poliovirus，VDPV）导致的疫苗相关脊髓灰质炎（vaccine-associated paralytic poliomyelitis，VAPP）病例在世界各地仍有发生，主要见于免疫功能低下人群。

3．微生物学检查法　主要采用血清学诊断和基因检测方法进行临床诊断，病毒分离有助于疫情追踪和控制。

（1）病毒分离和鉴定　采集患者血液、咽拭和粪便标本，用病毒敏感的猴肾原代和传代细胞及人胚肾、人胚肺、人羊膜细胞进行病毒分离，病毒在细胞质中增殖，产生细胞病变。用病毒特异性组合血清和单价血清做中和试验进行鉴定。

（2）血清学诊断　可用发病早期和恢复期双份血清进行中和试验，若血清抗体有4倍或以上增长则有诊断意义，亦可检测其IgM型抗体进行快速诊断。

（3）病毒基因组检测　采用PCR、核酸杂交等技术检测病毒基因组进行快速诊断。

4．防治原则　自20世纪50年代世界范围内开始广泛应用灭活脊髓灰质炎疫苗（inactivated polio vaccine，IPV，也称Salk疫苗）和减毒脊髓灰质炎活疫苗（live oral polio vaccine，OPV，也称 Sabin 疫苗）免疫接种，取得良好免疫保护效果。1988 年 WHO 提出"2000 年在全球消灭脊髓灰质炎的决议"。2001 年 10 月 WHO 宣布我国为亚太地区消灭脊髓灰质炎的第二批国家之一。2015 年 WHO 宣布 Ⅱ 型脊髓灰质炎病毒被消灭，可以停止接种 Ⅱ 型病毒减毒活疫苗。

疫苗相关性麻痹型脊髓灰质炎（Vaccine-associated paralytic poliomyelitis，VAPP）是一种接种 OPV 后因活疫苗毒力回复，引发的与疫苗相关的麻痹型脊髓灰质炎，称为疫苗相关麻痹型脊髓灰质炎。由于 OPV 有毒力回复的可能，近年部分国家有 VAPP 发生的报道。新的免疫程序建议首先使用 IPV 免疫 2 次后，再口服 OPV 进行全程免疫，以排除 VAPP 发生的危险。

对脊髓灰质炎流行期间与患者有过密切接触的易感者，可给予 0.3～0.5 mg/kg 10% 丙种球蛋白注射作为紧急预防。

二、柯萨奇病毒、埃可病毒

柯萨奇病毒（Coxsackievirus，CV）根据其对乳鼠的致病特点以及细胞敏感性的不同可分为 A 和 B 两组。A 组柯萨奇病毒（CVA）感染乳鼠可以引起广泛性骨骼肌炎，导致迟缓性麻痹（flaccid paralysis）；而 B 组柯萨奇病毒（CVB）感染乳鼠可以引起局灶性肌炎，导致痉挛性麻痹（spastic paralysis），并常伴有心肌炎、脑炎和棕色脂肪坏死等。

埃可病毒最初因其致病性不清而称为肠道致细胞病变人孤儿病毒（enteric cytopathogenic human orphan virus，ECHO virus），按目前分类系统归属于人类肠道病毒甲种（HEV-A，表 25-2）。

柯萨奇病毒、埃可病毒是典型的小 RNA 病毒，其形态、结构、基因组和理化性状与脊髓灰质炎病毒高度相似，但病毒在宿主细胞的受体不同，致病性也不同。

柯萨奇病毒和埃可病毒型别多，分布广泛。患者与无症状携带者是传染源，主要通过粪-口途径传播，也可以通过呼吸道或眼部黏膜感染。柯萨奇病毒和埃可病毒可引起心、肺、胰、皮肤、黏膜及中枢神经系统等多种组织器官的感染。

柯萨奇病毒和埃可病毒致病的显著特点是：①病毒原发感染是肠道，但主要危害却是引起肠道外疾病，如神经系统、心脏、胰腺等脏器的感染；②不同型别病毒可引起相同的临床综合征，如散发性类脊髓灰质炎麻痹症、暴发性脑膜炎、脑炎、发热、皮疹和轻型上呼吸道感染；③同一型病毒也可引起多种疾病。

1. 心肌炎（myocarditis）与扩张型心肌病（dilated cardiomyopathy） B 组柯萨奇病毒是病毒性心肌炎最重要的病原体，其引起儿童及成人的原发性心肌病，约占心脏病的 5%。B 组柯萨奇病毒可以在心肌组织中持续感染，最终导致扩张型心肌病。B 组柯萨奇病毒也感染胰腺，可能与 Ⅰ 型糖尿病的发生有关。埃可病毒也偶引起心肌感染。

2. 手足口病（hand-foot-and-mouth disease，HFMD） A 组柯萨奇病毒 16 型（CV-A16）和肠道病毒 A71 型（EV-A71）是引起手足口病的重要病原，其中 CV-A16 所致 HFMD 的临床表现多以轻症为主，而 EV-A71 主要是重症。2008 年 5 月我国将手足口病纳入法定报告的丙类传染病。

3. 无菌性脑膜炎（aseptic meningitis） 由 B 组柯萨奇病毒和 A 组柯萨奇病毒 7、9 型以及埃可病毒引起。临床早期症状为发热、头痛、全身不适、呕吐和腹痛、轻度麻痹，1～2 天后出现颈强直、脑膜刺激症状等。

4. 疱疹性咽峡炎（herpangina） 由 A 组柯萨奇病毒 2～6、8、10 型引起。典型症状是在软腭、悬雍垂周围出现水泡性溃疡损伤。

5. 婴儿全身感染性疾病 是一种非常严重、多器官感染性疾病，包括心、肝和脑。由 B 组柯萨奇病毒经胎盘感染胎儿或护理不当造成接触性感染引起，埃可病毒某些型别也能引起此病。婴儿感染后常有嗜睡、吸乳困难和呕吐，伴有或不伴有发热等症状，进一步发展为心肌炎或心包炎，甚至死亡。

此外,柯萨奇病毒、埃可病毒还可引起呼吸道感染、胃肠道疾病、胸肌痛等疾病。

柯萨奇病毒和埃可病毒感染可以刺激机体产生特异性抗体,并形成针对同型病毒的持久免疫力。

由于柯萨奇病毒和埃可病毒型别多,临床表现多样,微生物学检查对确定病因尤为重要。通常采集咽拭、粪便和脑脊液等标本,通过接种猴肾细胞或乳鼠进行病毒分离,再用病毒特异性组合和单价血清做中和试验进行病毒型别鉴定。也可用 ELISA 法检测病毒抗体或 RT-PCR 法检测病毒核酸等辅助诊断病毒感染。

目前尚无有效的治疗药物和预防疫苗。

三、肠道病毒 A71 型

新型肠道病毒是指 1968 年后分离并鉴定的肠道病毒,这些病毒具有与其他肠道病毒相似的形态、结构、基因组与理化特性,但抗原性不同,也是经粪-口途径传播,如引起肺炎的肠道病毒 D68 型(EV-D68)、引起人类急性出血性结膜炎(俗称"红眼病")和脑炎的肠道病毒 D70 型(EV-D70)、引起手足口病的肠道病毒 A71 型(EV-A71)等(表 25-2)。

肠道病毒 A71 型于 1969 年首次在美国加利福尼亚州的病毒性脑炎患儿中发现,此后在世界范围内出现多次 EV-A71 感染为主的不同规模的手足口病流行。我国大陆于 1981 年首次报道此病,1995 年分离出 EV-A71。流行病学调查表明,近年我国暴发的手足口病特别是重症病例多由 EV-A71 感染所致。

EV-A71 为典型的小 RNA 病毒颗粒,基因组结构与肠道病毒一致。通常用 RD 细胞(横纹肌肉瘤细胞)和 Vero 细胞(非洲绿猴肾细胞)传代。EV-A71 在细胞上的受体目前还未明确,已报道的受体有 B 类清道夫受体 II(scavenger receptor class B member 2,SCARB2)、P-选择素糖蛋白配体 -1(P-selectin glycoprotein ligand-1,PSGL-1,即 CD162)和唾液酸多聚糖。

EV-A71 根据病毒衣壳蛋白 VP1 编码序列的差异,可分为 A、B、C 三个基因型,各型之间至少存在 15% 核苷酸序列的差异。A 型仅有模式株 BrCr,B 型和 C 型又可进一步分为 B1~B5 以及 C1~C5 亚型。

EV-A71 可引起手足口病、疱疹性咽峡炎。病毒经粪-口途径、呼吸道飞沫或直接接触传播,患者和无症状带毒者为传染源。病毒侵入后在淋巴组织和器官中增殖入血形成第一次和第二次病毒血症,在侵入部位大量繁殖引起严重病变。

EV-A71 多致隐性感染,有症状者多为 6 个月~5 岁以下的婴幼儿,临床表现先为发热,1~2 天后出现手、足、唇和口腔黏膜、臀部皮疹,即手足口病,也可引起疱疹性咽峡炎。少数患者可并发无菌性脑膜炎、脑干脑炎、急性弛缓性麻痹和心肌炎等,可出现一过性或终生后遗症。重症患儿病情进展快,可因心肺功能衰竭及急性呼吸道水肿而死亡。

手足口病为全球性传染病,无明显地域分布,可由 20 多种肠道病毒所致,其中 EV-A71 和 CV-A16 是最常见病因,其中重症、危重症及死亡病例多由 EV-A71 引起,神经源性肺水肿(neurogenic pulmonary edema,NPE)是 EV-A71 感染致死的主要原因。

EV-A71 可诱导良好的体液免疫和细胞免疫。小于 6 个月的婴儿因携带有从母亲体内获得的 IgG 抗体,对 EV-A71 感染有一定免疫力。

微生物学检查方法包括:①病毒核酸检测:采用 RT-PCR 等分子生物学技术检测病毒基因组进行快速诊断,此方法为我国原卫生部推荐的快速诊断方法;②血清学诊断:可检测其 IgM 型抗体进行快速诊断。取发病早期和恢复期双份血清进行中和试验,若血清抗体有 4 倍或以上增长,则有诊断意义,常用于流行病学调查;③病毒分离和鉴定:采集患者粪便或者疱疹液标本,用易感细胞分离鉴定病毒。

全球首个 EV-A71 灭活疫苗由我国于 2016 年投入使用,用于预防手足口病。

知识拓展:肠道病毒属的蛋白质合成与成熟过程

第二节 急性胃肠炎病毒

引起急性胃肠炎的病毒主要包括呼肠病毒科（*Reoviridae*）的轮状病毒（rotavirus）、杯状病毒科（*Caliciviridae*）的诺如病毒（Norovirus）、星状病毒科（*Astroviridae*）的星状病毒（astrovirus）和腺病毒科（*Adenoviridae*）F 亚属 40、41 型。

急性胃肠炎病毒是人类食源性疾病（foodborne disease）的重要病原。食源性疾病指的是通过摄取食物和饮水而获得有毒物质或病原而导致的疾病，包括食物中毒和食源性感染，食源性疾病的发病率居各类疾病的第二位。引起食源性感染的病原称为食源性病原（foodborne pathogen），有 31 种细菌、病毒和寄生虫被认定为食源性病原，其中诺如病毒、轮状病毒、甲型肝炎病毒是最主要的病毒性食源性病原。

一、轮状病毒

轮状病毒（rotavirus）是引起婴幼儿及动物胃肠炎最重要的病原体。全世界每年有 1.3 亿婴幼儿患轮状病毒腹泻，死亡 87.3 万人。1973 年首次从患急性腹泻患儿的十二指肠黏膜超薄切片中发现该病毒，因形似车轮，故名。1983 年我国病毒学家洪涛又发现了成人腹泻轮状病毒（adult diarrhea rotavirus，ADRV）。

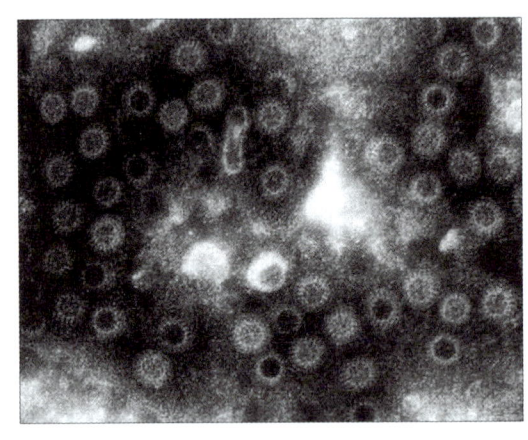

图 25-3　轮状病毒颗粒
负染电镜照片（×100 000）（程志教授提供）

1. 生物学性状　病毒颗粒呈球形，双衣壳，无包膜。电镜下观察患者粪便标本常有 3 种类型的病毒颗粒（图 25-3）：①光滑型颗粒：结构完整，直径 75 nm，具有感染性；②粗糙型颗粒：直径 50 nm，为丢失外壳的病毒颗粒，暴露出车轮状辐条，没有感染性；③单层颗粒：直径 37 nm，缺少基因组 RNA，没有感染性。

轮状病毒基因组为线形、分节段的双链 RNA（dsRNA），含大小 0.66～3.30 kb 的 11 个片段。根据基因组 RNA 在聚丙烯酰胺凝胶电泳（polyacrylamide gel electrophoresis，PAGE）的迁移率，将 11 个片段分为 4 组，如 A 组轮状病毒的基因电泳图形分布从上到下均呈 4-2-3-2 模式（图 25-4）。每一个基因片段含一个开放读码框（ORF），只编码一种病毒特异性蛋白（viral protein，VP）。片段 1、2 和 3 分别编码内部核心蛋白 VP1～VP3，在病毒基因组的转录和复制中发挥转录酶和复制酶的作用。片段 6 编码病毒的主要内衣壳蛋白 VP6，为组和亚组特异性抗原。片段 4 和 9 分别编码外衣壳蛋白 VP4 和 VP7，其中 VP7 为中和抗原，决定病毒的血清型，VP4 为重要的中和抗原，能增强病毒穿入细胞的能力。基因片段 5、7、8、10 和 11 分别编码非结构蛋白（non-structural protein）NSP1～NSP5，在病毒复制中起作用（图 25-4）。

轮状病毒的抗原成分较为复杂。根据组特异性抗原 VP6 将轮状病毒分为 A～G 七个组。其中 A、B 和 C 组与人腹泻有关，其他组与哺乳动物及脊椎动物腹泻有关。A 组轮状病毒根据型特异性抗原 VP7 分成 14 个 G 血清型（VP7 为糖蛋白），VP4 特异性至少又分为 20 个 P 血清型（VP4 为蛋白酶敏感蛋白）。

轮状病毒体外培养常用恒河猴胚肾细胞 MA-104，标本在接种细胞以前应加胰蛋白酶处理，使 VP4 裂解成 VP5 和 VP8，增加病毒穿入细胞的能力。培养过程中也要在培养液中加入胰酶，感染细胞没有明显的细胞病变。

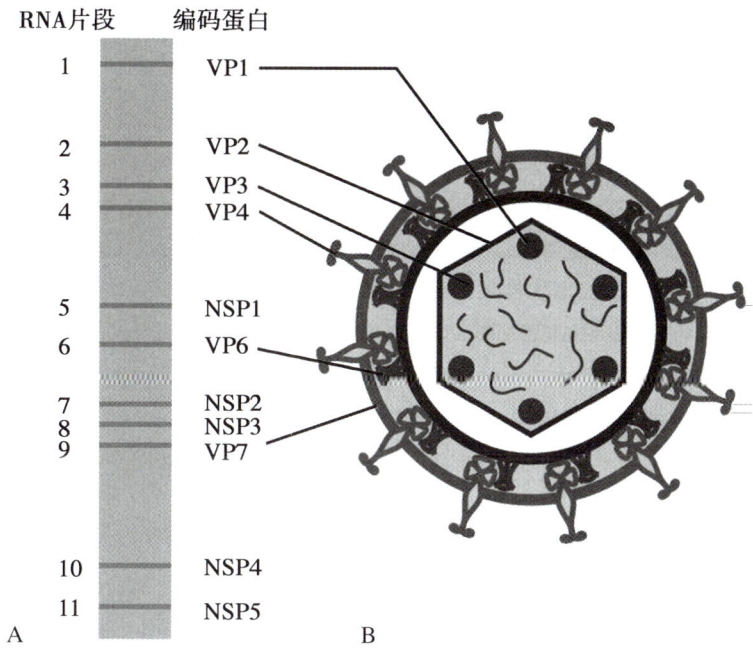

图 25-4　轮状病毒基因编码的产物及其定位

A：经聚丙烯酰胺凝胶电泳（PAGE）显示的轮状病毒 RNA 的 11 个片段的模式图。B：轮状病毒结构，其中 VP4 和 VP7 是中和抗原，VP6 是亚组特异性抗原

2．致病性和免疫性　轮状病毒主要通过粪 - 口途径传播。A 组轮状病毒是婴幼儿急性腹泻的最重要的病原体，潜伏期 1～4 天，临床显性感染多见于 6 个月至 2 岁儿童，以秋冬为流行季节，典型症状为腹泻、发热、腹痛、呕吐，最终导致脱水。其致病机制是轮状病毒在小肠黏膜绒毛细胞的胞质中增殖，并损伤其转运机制；轮状病毒编码的非结构蛋白 NSP4 类似肠毒素，通过诱发信号传导通路诱导分泌，引起腹泻。损伤的细胞脱落至肠腔，释放大量病毒。

B 组轮状病毒是引起成人腹泻的病原体，主要感染 15～45 岁的青壮年。潜伏期为 2 天左右，病程 2.5～6 天，临床症状为黄水样腹泻、腹胀、恶心、呕吐，病死率低，常为自限性，可完全恢复。

C 组轮状病毒在儿童腹泻中常为散发，偶见暴发流行，发病率低。

90% 的 3 岁儿童有抗一种或多种血清型轮状病毒的抗体，对同型病毒感染有保护作用。局部免疫因素如分泌型 IgA 或 IFN 在抗轮状病毒感染中起重要作用。但是机体虽有抗体存在，仍可感染其他型别。

3．微生物学检查法　实验室可用 MA-104 细胞分离病毒，但因操作复杂且费时间，现在很少采用，常用以下方法进行微生物学检查。

（1）电子显微镜：轮状病毒因其特殊形态以及粪便中含病毒颗粒数量大的特点，用电子显微镜检查，特别是免疫电镜检查实为一种快速可靠的诊断方法。

（2）病毒基因组检测：聚丙烯酰胺凝胶电泳（PAGE）是实验室常用于轮状病毒分子流行病学研究的一种方法。可以根据 RNA 基因组中 11 个基因片段分布图进行诊断或分辨流行组别。RT-PCR 也可用于轮状病毒的诊断。

（3）ELISA：临床可应用 ELISA 商品试剂盒检测轮状病毒的抗原，方法简便、灵敏、快速。

4．防治原则　预防主要靠控制传染源，切断传播途径。

儿童受轮状病毒感染后常因腹泻和呕吐造成脱水和电解质紊乱。因此，治疗主要是及时补液，纠正酸中毒，以减少死亡率。目前尚无用于临床治疗轮状病毒感染的有效药物。

轮状病毒疫苗的研究大都集中在减毒活疫苗上，已用于临床试验的疫苗有轮状病毒牛株、猴株、猴-人轮状病毒基因重配株、牛-人轮状病毒重配株、轮状病毒新生儿株等，试验证实这些疫苗都能有效地刺激机体产生抗体，预防感染或减轻再感染的症状。

二、诺如病毒

诺如病毒（Norovirus，NoV）过去称为诺瓦克病毒（Norwalk virus，NV）和小圆结构病毒（small round structured virus，SRSV）。1968年美国俄亥俄州诺瓦克镇（Norwalk）一所小学发生流行性胃肠炎，免疫电镜在患者粪便中观察到直径27nm的病毒颗粒，当时称为诺瓦克病毒。此后在人和动物陆续发现类似病毒，这些病毒表面在电镜下呈杯状凹陷形态，基因组结构相似，1990年ICTV将其归类为杯状病毒科（Caliciviridae）。2002年ICTV又将诺瓦克病毒命名为诺如病毒（Norovirus由Norwalk virus缩拼而成）。

杯状病毒科根据病毒基因组特征分为四属：诺如病毒属（Norovirus）、札幌病毒属（Sapovirus）、囊泡病毒属（Vesivirus）和兔病毒属（Lagovirus），其中仅诺如病毒属、札幌病毒属感染人类，是人类病毒性急性胃肠炎的主要病原。

1. 生物学性状 诺如病毒直径27 nm，二十面体立体对称，无包膜，病毒衣壳表面有杯状凹陷。基因组是长约7.5 kb的+ssRNA，由5'非编码区、3个开读框（ORF）和3'非编码区组成（图25-5），其中ORF2编码主要衣壳蛋白VP1，ORF3编码次要衣壳蛋白VP2。ORF1编码6个非结构蛋白。ORF1先表达一个聚合前体蛋白，经自身蛋白酶的反式切割，成熟为6个功能蛋白，在病毒的生物合成和装配释放中发挥调控作用。

诺如病毒在细胞质中进行生物合成和复制。目前尚无法在体外细胞系中人工培养诺如病毒，一定程度限制该病毒发病机制的研究和抗病毒的研发。

彩图：诺如病毒的基因组结构

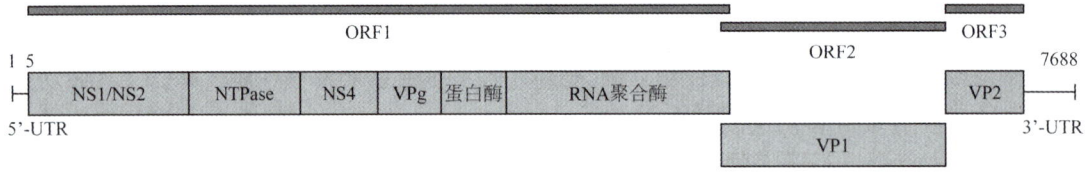

图25-5 诺如病毒的基因组结构

诺如病毒的分型主要采用基因分型方法，ORF2区（VP1）序列差异是分型依据。目前诺如病毒分为5个基因群（gene group Ⅰ~Ⅴ）。同一基因群的病毒可再分为不同的基因型（genotype），例如基因群Ⅱ毒株可分为19个基因型。同一基因群的毒株序列差异小于45%，同一基因型的毒株序列差异小于15%。Ⅱ群4型（GII.4）是人类感染最主要的型别。

杯状病毒具有严格的种属特异性。诺如病毒仅能感染人和黑猩猩，其他动物如鸡、鼠、兔、狒狒、猴等动物均不感染。

诺如病毒对氯化物和普通消毒剂（如乙醇）有很强的抵抗力。室温pH2.7酸性环境下3小时、20%乙醚、60℃ 0.5小时均不能灭活诺如病毒。被污染的物体可用去污剂与次氯酸钠配合进行消毒。

2. 致病性与免疫性 诺如病毒具有极强传染性，通过粪-口途径传播，传染源是污染的水和烹制不当的食品（如海鲜、冷饮、凉菜等）。污染的海产食品如贝类和牡蛎是旅行者腹泻的最常见病因之一。诺如病毒也可能通过空气或接触传播，患者呕吐产生的带毒飞沫可能导致经空气播散。

诺如病毒是流行性胃肠炎的最常见病因，可感染各年龄段，大于5岁人群的病毒性胃肠炎最常见的就是诺如病毒感染。通常发生于家庭、社区、医院和学校，表现为暴发流行。潜伏期

1~2 天，临床症状主要是呕吐和水样腹泻，一般症状轻微，症状通常持续 1~3 天，呈自限性。

光镜可见空肠活检组织有损伤，小肠近端的绒毛（villi）变宽、变平，淋巴细胞和中性粒细胞增多。电子显微镜显示，上皮细胞仍完整，但微绒毛排列不规则，变短。

感染后人体有相应抗体，抗体仅有一定保护性，虽然不能避免再次感染同种病毒，但再次感染通常无症状。

3. 微生物学检查与防治原则　诺如病毒还不能分离培养。检测诺如病毒的方法包括电子显微镜、病毒抗原检测、血清学检测以及核酸检测等。RT-PCR 可快速、敏感和特异地检测诺如病毒核酸，是检测诺如病毒感染的主要方法，ORF1-ORF2 连接区高度保守，通常针对这个区域设计引物。

目前尚无疫苗和特异药物治疗，提高个人卫生和食品安全是预防诺如病毒传播的主要措施。注意食品卫生如贝壳类的烹调方法，不生食海鲜和食物，可减少诺如病毒的感染。但诺如病毒的传染性极强，即便采取了积极的预防措施，仍不能完全有效地预防诺如病毒的传播，必要时应隔离患者。

诺如病毒感染一般不需要住院治疗，患者可口服补液防止脱水，重症患者需要静脉补液，对症治疗。

三、肠道腺病毒

肠道腺病毒（enteric adenovirus，EAdv）是直径为 70~75 nm 的 20 面体立体对称、无包膜的双链 DNA 病毒，归属于人类腺病毒 F 亚属，包括 40 和 41 血清型，是引起婴幼儿腹泻的重要病原体之一，其中以 41 血清型流行最为多见。临床表现以水泻为主要症状，并伴有发热。病程可持续 1~2 周。EAdv 引起的急性胃肠炎患者粪便在电镜下可检出病毒，基因检测可区分型别。

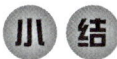

肠道病毒属于小核糖核酸病毒科肠道病毒属，球形无包膜病毒，基因组为单正链 RNA，有感染性；通过粪 - 口途径传播，多隐性感染，主要引起肠道外疾病。

脊髓灰质炎病毒是引起人脊髓灰质炎的病原体，有 3 个型别。应用 IPV 或 OPV 计划免疫接种后，脊髓灰质炎病毒野毒株感染趋于消灭。但由疫苗衍生脊髓灰质炎病毒导致的疫苗相关脊髓灰质炎病例仍有发生。

柯萨奇病毒、埃可病毒的形态、结构和基因组及其理化性状等与脊髓灰质炎病毒相似。柯萨奇病毒和埃可病毒型别多，可引起中枢神经系统、心、肺、胰、皮肤、黏膜等组织感染，导致上述靶器官多种类型的疾病。A 组柯萨奇病毒是引起手足口病的重要病原之一，B 组柯萨奇病毒是病毒性心肌炎和扩张型心肌病的主要病原。

肠道病毒 A71 型是引起儿童手足口病的重要病原体之一，特别是重症病例多由 EV-A71 感染所致。

（彭宜红　钟照华）

第26章 呼吸道病毒

呼吸道病毒是指主要以呼吸道为侵入途径，首先在呼吸道黏膜上皮细胞中增殖并引起呼吸道局部感染或呼吸道以外组织器官病变的病毒。急性呼吸道感染中 90%～95% 由病毒引起，其传染源主要是患者及病毒携带者，经飞沫传播，传播速度快，传染性强，所致疾病潜伏期短，患者多为小儿。病毒可侵犯上、下呼吸道黏膜并在其中增殖，使局部纤毛上皮破坏，纤毛运动停止，产生各种呼吸道症状，且易发生继发性细菌感染。

呼吸道病毒主要包括正黏病毒科（Orthomyxoviridae）、副黏病毒科（Paramyxoviridae）、冠状病毒科（Coronaviridae）、小RNA病毒科（Picornaviridae）等（表26-1）。呼肠病毒、疱疹病毒1型等也可引起呼吸道感染。

表26-1 常见呼吸道病毒及其引起的主要疾病

科	种	引起的主要疾病
正黏病毒	甲、乙、丙型流感病毒	流行性感冒
副黏病毒	副流感病毒1～5型	普通感冒、支气管炎等
	呼吸道合胞病毒	婴儿支气管炎、支气管肺炎
	麻疹病毒	麻疹、SSPE
	腮腺炎病毒	流行性腮腺炎
	亨德拉病毒	呼吸道感染、脑炎
	尼帕病毒	呼吸道感染、脑炎
	人偏肺病毒	呼吸道感染
冠状病毒	冠状病毒	普通感冒、急性上呼吸道感染，严重急性呼吸综合征（SARS）中东呼吸综合征（MERS）
披膜病毒	风疹病毒	风疹、胎儿畸形或先天性风疹综合征
小RNA病毒	鼻病毒	急性上呼吸道感染、普通感冒
腺病毒	腺病毒	小儿肺炎

第一节 流行性感冒病毒

流行性感冒病毒（influenza virus）简称流感病毒，属于正黏病毒科流感病毒属（*Influenzavirus*）。正黏病毒是一类对人和动物细胞表面的黏膜蛋白有亲和性的病毒。流感病毒分为甲（A）、乙（B）、丙（C）三型，是引起人和动物（包括猪、马、禽类等）流行性感冒（简称流感）的病原体。其中甲型流感病毒抗原性最易发生变异，引起多次世界性大流行，例如 1918—1919 年的大流行约有 2000 万人死于流感。乙型流感病毒抗原也可发生变异并引起流行，致病性较低。丙型流感病毒抗原性稳定，只引起人类不明显的或轻微的上呼吸道感染，很少造成流行。甲型流感病毒于 1933 年分离成功，乙型、丙型流感病毒分别于 1940 年、1949 年分离获得。

一、生物学性状

1. 形态与结构 流感病毒多为球形，直径为 80～120 nm，初次从患者体内分离出的病毒有时呈丝状或杆状等多形性（图 26-1）。病毒体的结构从内向外分为三个部分，即病毒体的核衣壳、包膜和刺突（图 26-2）。

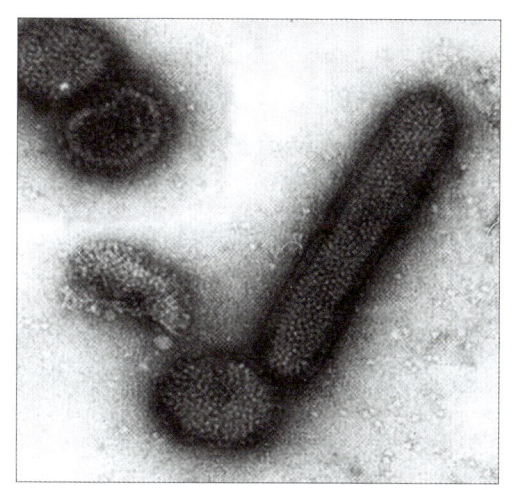

图 26-1　流行性感冒病毒
负染色透射电镜　175 000（程志教授提供）

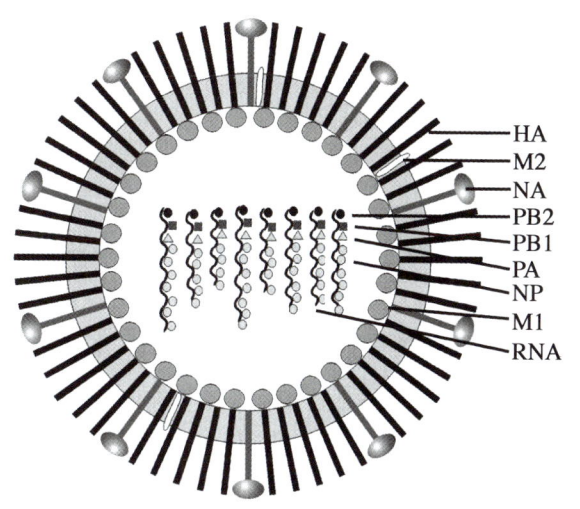

图 26-2　流感病毒结构
NA：神经氨酸酶；HA：血凝素；M1：基质蛋白；M2：膜蛋白；NP：核蛋白；PB1、PB2、PA：聚合酶；RNA：核糖核酸

（1）核衣壳　位于病毒体最内层，核酸由分节段的单负链 RNA、核蛋白（nucleoprotein，NP）及 RNA 聚合酶复合体（PB1、PB2、PA）组成。甲型和乙型流感病毒含有 8 个核酸节段、丙型含有 7 个节段，各节段长度 890～2 341 bp。病毒进入细胞后，核酸分节段复制，病毒成熟时再重新装配于子代病毒体中，所以病毒在复制过程中容易发生基因重组导致新病毒株的出现，这是流感病毒易变异而导致暴发流行的主要原因。

每个基因节段分别编码不同的蛋白质，第 1～6 节段分别编码 PB2、PB1、PA、HA、NP 和 NA 蛋白，第 7 节段编码 M1 和 M2 两种蛋白，第 8 节段编码 NS1 和 NS2 两种蛋白。NP 是主要的结构蛋白，与病毒的 RNA 一起形成核糖核蛋白（ribonucleoprotein，RNP），呈螺旋对称排列，构成病毒核衣壳。每条 RNP 都连有 3 种大蛋白组成的 RNA 聚合酶复合体（PB1、PB2、PA），负责病毒的转录和复制。NP 的抗原结构稳定，很少发生变异，与 M 蛋白一起决定病毒的型特异性，其抗体没有中和病毒的能力。

（2）包膜　病毒体的包膜由两层组成，内层为 M1 基质蛋白（matrix protein，MP），对维持病毒形态具有重要作用，基质蛋白不仅增加了包膜的坚韧度，而且自身抗原结构较稳定，具有型特异性，但其抗体不具有中和病毒的能力。包膜外层是来源于宿主细胞膜的脂质双层膜。包膜中镶嵌 M2 膜蛋白，每个病毒颗粒只有几个 M2 拷贝，其形成的膜离子通道利于脱壳。

（3）刺突　病毒体的包膜上镶嵌有两种刺突，即血凝素（hemagglutinin，HA）和神经氨酸酶（neuraminidase, NA），均以疏水末端插入到脂质双层中。血凝素的数量较神经氨酸酶多，大约为 4:1～5:1。

1）血凝素：血凝素成分是糖蛋白，占病毒蛋白的 25%。血凝素为三聚体，每条单体前体（HA0）多肽含血凝素 1（HA1）和血凝素 2（HA2）两部分。当 HA0 经细胞蛋白酶水解活化裂解形成二硫键连接的 HA1 和 HA2 时，病毒方有感染性（图 26-3）。

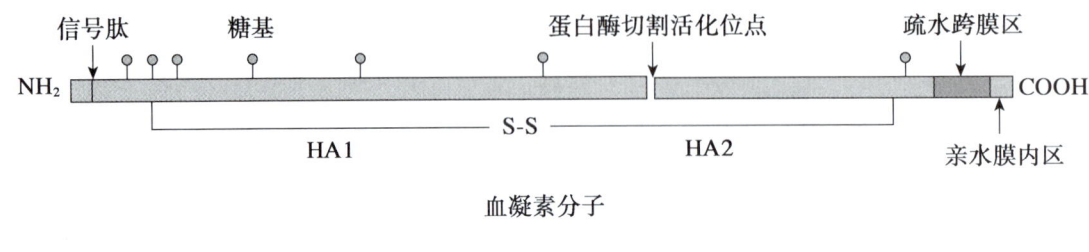

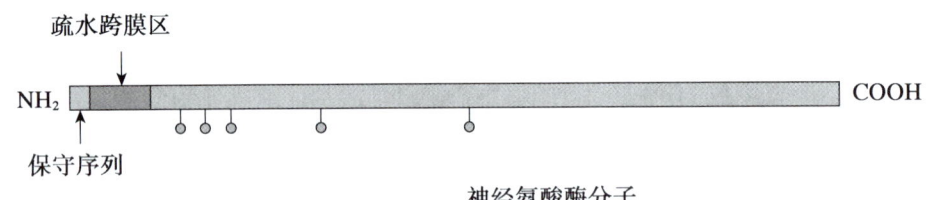

图 26-3　血凝素和神经氨酸酶的分子结构

HA1 是病毒与红细胞、宿主细胞表面受体（唾液酸）结合的部位，因而与感染性有关。HA2 具有膜融合活性，低 pH 可激发病毒构象改变，促使病毒包膜与细胞膜的融合并释放核衣壳。HA 抗原结构易发生改变，是划分甲型流感病毒亚型的主要依据。

HA 主要功能有：①凝集红细胞：HA 能与多种动物或人的红细胞表面的糖蛋白受体结合，使红细胞发生凝集现象。这种血凝现象可以被特异性抗体所抑制，称为血凝抑制（hemagglutination inhibition, HI）；②吸附宿主细胞：病毒颗粒可借助于 HA 与细胞表面受体结合而吸附到宿主细胞上，这是病毒进入宿主细胞的先决条件；③抗原性：HA 可刺激机体产生 HA 抗体，此抗体能抑制血凝现象并可中和病毒，具有保护作用，为保护性抗体。

2）神经氨酸酶：NA 也是糖蛋白（图 26-3），占病毒蛋白的 5%，为 4 个亚单位组成的四聚体，由嵌于包膜的脂质膜中细长的茎部和扁球形的头部构成。NA 的抗原性很不稳定，易发生变异，它与 HA 是划分病毒亚型的主要依据。

NA 的主要功能有：①参与病毒释放：NA 可水解受感染细胞表面糖蛋白末端的 N-乙酰神经氨酸，使成熟病毒体自细胞膜芽生释放；②促进病毒扩散：NA 可破坏细胞膜上病毒特异的受体，液化细胞表面的黏液，使病毒糖蛋白从细胞受体上解离，防止病毒聚集、有利于病毒的扩散；③NA 具有抗原性，其抗体不能中和病毒的感染性，但能抑制病毒的释放与扩散。

2. 分型与变异　根据 NP 和 MP 的不同流感病毒分为甲、乙、丙三型。甲型流感病毒根据其表面 HA 和 NA 抗原性的不同，又分为若干亚型，目前已经鉴定出 18 种 HA（H1～H18）、11 种 NA（N1～N11）抗原。人间流行的亚型主要由 H1、H2、H3 和 N1、N2 几种抗原构成，其他亚型主要在禽类及其他哺乳动物中流行。近年报道的人感染禽流感病毒 H5N1、H7N9 和 H9N2 亚型，表明人间可能有新亚型流行。乙型、丙型流感病毒未发现亚型。甲型流感病毒除感染人类以外，还可以感染禽类、猪、马等哺乳动物。乙型流感病毒只感染人类，丙型流感病毒在人和猪中都有流行。

流感病毒抗原极易变异，变异集中于表面糖蛋白抗原 HA 和 NA。变异有两种形式：①抗原性漂移（antigenic drift），即基因点突变所致的抗原变异，幅度小，HA 和 NA 的氨基酸变异小于 1%，属于量变，即亚型内变异，每 2～5 年出现一个新的变异株，引起甲型和乙型流感局部地区小规模流行，这种变异与人群免疫力选择有关；②抗原性转变（antigenic shift），即由于基因重配所致的病毒一种或两种抗原发生变异，幅度大，属于质变，形成新亚型（如 H1N1 变为 H2N2 或 H2N2 变为 H3N2），由于人群完全缺少对新亚型变异病毒株的免疫力，从而引起流感大流行。甲、乙、丙三型均可发生抗原性漂移，只有甲型流感病毒发生抗原性转变，可能是由于乙、丙型流感病毒感染主要限制在人群中，而甲型流感病毒的感染还循环在动物和禽类中。

近一个世纪以来，甲型流感病毒抗原性转变引起数次世界大流行（表 26-2）。1977 年 H1N1 再度出现并一直流行，至今尚没有完全取代 H3N2，而是与其共同流行，目前上述两种甲型和乙型流感病毒三者共同流行。1998 年 H3N2 代表株发生了抗原变异，武汉株被悉尼株所取代，造成了亚洲部分地区和次年西欧的暴发流行。2009 年 3 月在墨西哥首先发现了新的甲型流感病毒感染的病例，继而在北美、欧洲和亚洲等世界各地发生流行。经鉴定该病毒是由猪、禽、人流感病毒重组后产生的新甲型 H1N1[#] 流感病毒株。

表26-2　甲型流感病毒抗原变异及人间大流行情况

流行年代	亚型[*]	代表病毒株[**]
1930—1946	H0N1（原甲型，A0）	A/PR/8/34（H0N1）
1946—1957	H1N1（亚甲型，A1）	A/FM/1/47/（H1N1）
1957—1968	H2N2（亚洲甲型，A2）	A/Singapore/1/57（H2N2）
1968—1977	H3N2（香港甲型）	A/Hongkong/1/68（H3N2）
1977	H3N2　H1N1（香港甲型与新甲型）	A/USSR/90/77（H1N1）
2009	H1N1[#]（新甲型）	A/California/7/2009（H1N1）

[*] 括号内为旧命名
[**] 代表病毒株命名法：型别/宿主（为人时省略）/分离地点/毒株序号/分离年代（HA 与 NA 亚型）
[#] 该病毒是由猪、禽、人流感病毒重组后产生的新甲型

3. 培养特性　流感病毒能在鸡胚羊膜腔和尿囊腔中增殖。增殖的病毒游离于羊水或尿囊液中。细胞培养可用人羊膜、猴肾或狗肾细胞。病毒在鸡胚和细胞中增殖不引起明显的 CPE，可用红细胞凝集试验和红细胞吸附试验判定有无病毒增殖。

4. 抵抗力　流感病毒抵抗力较弱，56℃ 30 分钟即可使病毒灭活。室温下传染性很快丧失，但在 0～4℃ 能存活数周。病毒对干燥、日光、紫外线以及乙醚、甲醛等很敏感。

二、致病性和免疫性

1. 致病性　传染源主要是患者和隐性感染者，被感染的动物也可能是一种传染源。病毒主要经飞沫传播，也可通过接触病毒污染的手或物体表面感染。

人群普遍易感。病毒进入人体后，如果不被咳嗽反射清除，并逃逸了机体 sIgA 的中和作用以及黏膜表面分泌的非特异性抑制因子的灭活，病毒便可进入呼吸道上皮细胞中增殖，引起细胞产生空泡变性，纤毛丧失，坏死脱落。产生的子代病毒扩散至邻近细胞，再重复病毒增殖周期，最终导致呼吸道黏膜屏障功能丧失。病毒的 NA 可降低呼吸道黏液层的黏度，不仅使细胞表面受体暴露，有利于病毒的吸附，而且还促进含病毒的液体散布至下呼吸道，因此，严重感染可致病毒性肺炎。流感病毒一般只引起表面感染，不发生病毒血症。全身症状的出现与感染刺激机体产生的干扰素及免疫细胞释放细胞因子相关。

潜伏期一般为1~4天。起病后患者有畏寒、头痛、发热、浑身酸痛、乏力、鼻塞、流涕、咽痛、咳嗽及恶心等症状，严重者可出现高热惊厥。在症状出现的1~2天内，随分泌物排出的病毒量较多，以后则迅速减少。无并发症患者发病后第3~4天就开始恢复。流感的特点是发病率高，病死率低，死亡通常由并发细菌性感染所致，常见的细菌有肺炎链球菌、金黄色葡萄球菌、流感嗜血杆菌等。并发症多见于婴幼儿、老人和慢性病（心血管疾病、慢性气管炎和糖尿病等）患者。儿童及青春期少年并发症偶发急性脑病，称为Reye综合征，死亡率为10%~40%，可能与水杨酸类药物的使用有关。

2. 免疫性 人体在感染流感病毒后或疫苗接种后可产生特异性的细胞免疫和体液免疫。血清抗HA抗体（IgM、IgG）和呼吸道黏膜sIgA抗体与保护作用有关，是防止感染和发病的最重要因素。抗NA抗体可减轻病情并阻止病毒传播。三个型别的流感病毒在抗原上不能诱导交叉保护。当一种型别的病毒发生抗原性漂移时，对该株病毒具有高抗体滴度的人对新株可表现轻度感染。血清抗体可持续数月至数年，而分泌性抗体存留短暂，一般只有几个月。

$CD8^+$ T细胞能溶解感染细胞，减少病灶内的病毒量，有助于疾病的恢复。值得注意的是$CD8^+$ T细胞反应有交叉性，能溶解任何病毒株感染的细胞，不具有株特异性。

三、微生物学检查法

在流行期结合临床症状诊断流感并不困难，实验室检查主要用于分型和监测，对了解新变异株出现、预测流行趋势并对疫苗预防提出建议有重要意义。

1. 病毒分离与鉴定 通常采取发病3日内患者的咽洗液或咽拭子，经抗生素处理后接种于9~11日龄鸡胚羊膜腔和尿囊腔中，于33~35℃孵育3~4天后，收集羊水和尿囊液进行血凝试验。如血凝试验阳性，再用已知免疫血清进行血凝抑制试验（HI），鉴定型别。若血凝试验阴性，则用鸡胚再盲目传代3次，仍不能出现血凝则判断病毒分离为阴性。也可用细胞培养（如人胚肾或猴肾）分离病毒，判定有无病毒增殖可用红细胞吸附方法或荧光抗体方法。

2. 血清学诊断 采取患者急性期和恢复期双份血清，常用HI试验或中和试验检测抗HA抗体。抗体效价升高4倍或以上即可做出诊断。正常人血清中常含有非特异性抑制物，因此实验前可用胰蛋白酶等处理血清，以免影响试验结果。NP、MP的抗体出现早、消失快，用补体结合试验（compliment fixation test，CF）检测能确定新近感染。

3. 快速诊断 采用间接或直接免疫荧光法检测鼻甲黏膜印片或呼吸道脱落上皮细胞涂片中流感病毒抗原，或用ELISA检查患者咽漱液中的病毒抗原。RT-PCR及序列分析也用于检测流感病毒核酸或进行分型。

四、防治原则

流行期间避免人群聚集，公共场所进行必要的空气消毒，用肥皂和含有乙醇的洗手液也可以明显减少手上的病毒数量。接种疫苗可明显降低发病率和减轻症状。流感疫苗有灭活疫苗和减毒活疫苗两种。灭活疫苗经皮下注射接种；减毒活疫苗采用鼻咽腔喷雾法接种，可产生局部sIgA。HA和NA亚单位疫苗也在应用。无论何种类型疫苗，都应根据流行病学监测和预测结果，选择与当前流行毒株型别相似的疫苗株，如目前WHO推荐使用的灭活疫苗包括甲型H1N1、H3N2亚型和乙型3种流感病毒株的多种抗原。

治疗可用金刚烷胺及其衍生物，其主要作用机制为M2离子通道抑制剂，抑制病毒穿入和脱壳，但对乙型和丙型流感病毒无效。扎那米韦（zanamivir）、奥司他韦（oseltamivir）和帕拉米韦（peramivir）为NA抑制剂，早期应用效果好，对甲、乙两型流感病毒均有效。

五、禽流感病毒

甲型流感病毒宿主范围广泛，能感染禽类引起禽流感（avian flu）。所有已经鉴定的毒株均可在禽类动物检出，只有部分传播至人（H1、H2、H3、H5、H7 和 H9），同样，NA 中只有 N1 和 N2 在人类检出。因此，禽类是甲型流感病毒最主要的储存宿主，也是该类病毒的基因储存库。根据病毒基因进化研究推论，所有哺乳动物中的流感病毒均来源于禽类，猪作为病毒重配的混合池在病毒新亚型的出现中起关键作用。

禽流感病毒（avian influenza virus）分为高致病性、低致病性以及非致病性三类。高致病性禽流感（highly pathogenic avian influenza）病毒如 H5 和 H7 亚型毒株（以 H5N1 和 H7N7 为代表）可导致禽类严重疾病（俗称鸡瘟），死亡率高。

1．流行病学　目前已经发现的能感染人的禽流感病毒亚型为 H5N1、H9N2、H7N7、H7N9，其中感染 H5N1 的患者病情重，病死率高。H5N1 于 1997 年在中国香港首次被发现传染到人类；H9N2 感染人的病例于 1999 年在中国香港报道；2003 年荷兰首例报道人感染高致病性 H7N7；首例 H7N9 感染病例于 2013 年在中国大陆报道。

WHO 统计表明，自 2003 年 2 月至 2017 年 9 月，全球报道实验室确诊人禽流感 H5N1 感染病例 860 例，其中死亡 454 例，病死率高达 52.8%。其中，我国的病例数为 53 例，死亡 31 例，病死率 58.5%。全球共有 16 个国家或地区有 H5N1 感染病例报道，均为散发，疫情主要分布在中国、南亚、中东、非洲等国家和地区。同期，H7N9 实验室确诊病例 1564 例，死亡 612 例，死亡率为 39.1%，感染病例在我国东南沿海等多个省份都有报道。

高致病性禽流感病毒的传播途径主要是由禽传染人，多数病例有病死禽类接触史或活禽经营市场暴露史，目前还没有证据显示禽流感病毒可以人 - 人传播。

2．致病性　禽流感病毒存在于病禽和感染禽的消化道、呼吸道和禽体脏器组织中。因此，病毒可随眼、鼻、口腔分泌物及粪便排出体外。健康禽可通过呼吸道和消化道感染。

禽流感病毒感染人的途径和方式尚不完全清楚。已知禽流感病毒和人流感病毒所识别的受体糖蛋白的唾液酸类型不同，因此，人类具有抵御禽流感病毒感染的种属屏障，禽流感病毒很难感染人类。但是，在长期进化过程中，禽流感病毒可能通过变异逐渐适应人类呼吸道，产生与人类受体结合能力强的毒株，并在人体内进化增强复制能力，在人群中还可能因变异衍生出更容易在人体内生存的病毒。

3．监测及控制　高致病性禽流感被世界动物卫生组织（World Organization for Animal Health）定为 A 类传染病，我国规定为一类动物传染病。禽流感疫情报告、疫情控制均应按照《中华人民共和国动物防疫法》《国家高致病性禽流感应急预案》《人禽流感疫情预防控制技术指南（试行）》进行。病原学诊断须在国家设立的禽流感参考实验室和区域性（省级）禽流感专业实验室进行（均为生物安全三级实验室）。

第二节　副黏病毒

副黏病毒（paramyxovirus）在分类上属副黏病毒科副黏病毒属。副黏病毒与正黏病毒的形态及血凝作用相似，但抗原性、免疫性及致病性则不相同。病毒呈球形，较大，直径为 125～250 nm。核酸为单负链 RNA，不分节段，核蛋白呈螺旋对称，包膜上一般有两种刺突，一是 HN 蛋白，具有 HA 和 NA 作用；另一为 F 蛋白，具有使细胞融合及溶解红细胞的作用。RNA 在胞质内复制。副黏病毒与正黏病毒的比较见表 26-3。副黏病毒包括副流感病毒、麻疹病毒、呼吸道合胞病毒及腮腺炎病毒等。

表26-3　副黏病毒与正黏病毒的比较

特性	副黏病毒（paramyxovirus）	正黏病毒（orthomyxovirus）
代表株及其引起疾病	副流感病毒 - 轻型流感 麻疹病毒 - 麻疹 呼吸道合胞病毒 - 肺炎或上呼吸道感染 腮腺炎病毒 - 腮腺炎	甲、乙、丙型流感病毒 - 流感
病毒形态	有包膜，球形或丝形	有包膜，球形或丝形
基因特征	单负链 RNA，不分节段，对 RNA 酶稳定	单负链 RNA，分 7 或 8 个节段，对 RNA 酶敏感
抗原变异	低频率	高频率
包膜表面蛋白	HN 蛋白（副流感和腮腺炎） HA（麻疹病毒） 呼吸道合胞病毒无 HA 和 NA	HA 和 NA

一、麻疹病毒

麻疹病毒（measles virus）是麻疹的病原体，分类上属于副黏病毒科麻疹病毒属。麻疹是一种儿童常见的急性传染病，其传染性很强，以皮肤丘疹、发热及呼吸道症状为特征。若无并发症，预后良好。我国自 20 世纪 60 年代应用减毒活疫苗以来，发病率显著下降。但在发展中国家仍是儿童死亡的一个主要原因。在天花灭绝后，WHO 已将麻疹列为计划消灭的传染病之一。

1. 生物学性状　麻疹病毒为球形或丝形，直径约 120～250 nm，核心为单负链 RNA，不分节段。基因组全长约 16 kb，有 N、P、M、F、H、L 等基因，分别编码 6 个结构和功能蛋白：核蛋白、磷酸化蛋白、M 蛋白、融合蛋白、血凝素蛋白和依赖 RNA 的 RNA 聚合酶。核衣壳呈螺旋对称，外有包膜，表面有两种刺突，即 HA 和溶血素（haemolyxin，HL），它们的成分都是糖蛋白，但性质各异。HA 只能凝集猴红细胞，还能与宿主细胞受体吸附。HL 具有溶血和使细胞发生融合形成多核巨细胞的作用。HA 和 HL 均有抗原性，产生的相应抗体具有保护作用。麻疹病毒包膜上无神经氨酸酶。

麻疹病毒可在许多原代或传代细胞中增殖（如人胚肾、人羊膜、Vero、HeLa 细胞），产生融合、多核巨细胞等细胞病变。在胞质及胞核内均可见嗜酸性包涵体。

麻疹病毒抗原性较稳定，只有一个血清型。近年来的研究证明，麻疹病毒抗原也有小的变异。根据核苷酸序列不同，流行株可分为 8 个不同的基因组，15 个基因型，中国主要流行 H 型。

麻疹病毒抵抗力较弱，加热 56℃ 30 分钟和一般消毒剂都能使其灭活，对日光及紫外线敏感。

2. 致病性　病毒的唯一自然储存宿主是人。急性期患者是传染源，患者在出疹前 6 天至出疹后 3 天有传染性。通过飞沫传播，也可经用具、玩具或密切接触传播。麻疹传染性极强，易感者接触后几乎全部发病。发病的潜伏期为 9～12 天。由于 CD46 是麻疹病毒受体，因此具有 CD46 的大多组织细胞均可为麻疹病毒感染的靶细胞。经呼吸道进入的病毒首先与呼吸道上皮细胞受体结合并在其中增殖，继之侵入淋巴结增殖，然后入血形成第一次病毒血症。病毒到达全身淋巴组织大量增殖再次入血，形成第二次病毒血症。此时开始发热，继之由于病毒在结膜、鼻咽黏膜和呼吸道黏膜等处增殖而出现上呼吸道卡他症状。病毒也在真皮层内增殖，口腔两颊内侧黏膜出现中心灰白、周围红色的 Koplik 斑，3 天后出现特征性皮疹，皮疹形成的原因主要是局部产生超敏反应。一般患儿皮疹出齐 24 小时后，体温开始下降，呼吸道症状一周左右消退，皮疹变暗，有色素沉着。有些年幼体弱的患儿，易并发细菌性感染，如继发性支气管炎、中耳炎，尤其易患细菌性肺炎，这是麻疹患儿死亡的主要原因。

大约有 0.1% 的患者发生脑炎，为一种迟发型超敏反应性疾病，常于病愈 1 周后发生，呈典型的脱髓鞘病理学改变及明显的淋巴细胞浸润，常留有永久性后遗症，病死率为 15%。免疫缺陷儿童感染麻疹病毒，常无皮疹，但可发生严重致死性麻疹巨细胞肺炎。百万分之一麻疹患者在其恢复后若干年，多在学龄期前出现亚急性硬化性全脑炎（subacute sclerosing panencephalitits，SSPE）。SSPE 属急性感染后的迟发并发症，表现为渐进性大脑衰退，1~2 年内死亡。经研究发现，患者血清及脑脊液中有非常高的抗体水平，是普通患者恢复期血清滴度的 10~100 倍。现认为脑组织中的病毒为麻疹缺陷病毒，大量的麻疹病毒抗原在感染的脑细胞的包涵体内，但成熟的病毒颗粒很少。这是由于在脑细胞内病毒 M 基因变异而缺乏合成麻疹病毒 M 蛋白的能力，从而影响病毒的装配、出芽及释放。因此，将 SSPE 患者尸检脑组织细胞与对麻疹病毒敏感细胞（如 HeLa、Vero 等）共同培养，可分离出麻疹病毒。

3．免疫性 麻疹病后人体可获得终生免疫力，主要包括体液免疫和细胞免疫，细胞免疫起主要作用。感染后产生的 HA 抗体和 HL 抗体均有中和病毒作用，而且 HL 抗体还能阻止病毒在细胞间扩散，感染初期以 IgM 为主，而后以 IgG1 和 IgG4 为主。细胞免疫有很强的保护作用，如免疫球蛋白缺陷的人患麻疹能够痊愈，并且抵抗再感染；而细胞免疫缺陷的人感染麻疹则极其严重，这表明细胞免疫在机体恢复中起主导作用。在出疹初期末梢血中可检出特异的杀伤性 T 细胞。6 个月内的婴儿因从母体获得 IgG 抗体，故不易感染，但随着年龄增长，抗体逐渐消失，自身免疫尚不健全，易感性也随之增加。故麻疹多见于 6 个月~5 岁的婴幼儿。

4．微生物学检查法 典型麻疹病例无须实验室检查，根据临床症状即可诊断。对轻症和不典型病例则需做微生物学检查以求确诊。由于病毒分离鉴定方法复杂而且费时，至少需 2~3 周，因此多用血清学诊断。

（1）病毒分离：取患者发病早期的血液、咽洗液或咽拭子、结膜拭子、呼吸道分泌液及尿液经抗生素处理后，接种于人胚肾、猴肾或人羊膜细胞中培养。病毒增殖缓慢，经 7~10 天可出现典型 CPE，即有多核巨细胞、胞内和核内有嗜酸性包涵体，再以免疫荧光技术确认接种培养物中的麻疹病毒抗原。

（2）血清学诊断：取患者急性期和恢复期双份血清，常进行 HI 试验，检测特异性抗体，也可采用 CF 试验或中和试验。当抗体滴度增高 4 倍或以上即可辅助临床诊断。除此之外，也可用间接荧光抗体法或 ELISA 检测 IgM 抗体。

（3）快速诊断：用荧光标记抗体检查患者卡他期咽漱液中的黏膜细胞有无麻疹病毒抗原。用核酸分子杂交技术和 RT-PCR 技术也可检测病毒的核酸。

5．防治原则 预防麻疹的主要措施是隔离患者；对儿童进行人工主动免疫，提高机体的免疫力。目前国内外普遍实行麻疹减毒活疫苗接种，使麻疹发病率大幅度下降。我国规定，初次免疫为 8 月龄，1 年后及学龄前再加强免疫。这种疫苗皮下注射，阳转率可达 90% 以上，副作用小，免疫力可持续 10 年左右。

对未注射过疫苗又与麻疹患儿接触的易感儿童，可在接触后的 5 天内肌内注射健康成人全血、麻疹恢复期人血清或丙种球蛋白，都有一定的预防效果。

二、腮腺炎病毒

腮腺炎病毒（mumps virus）引起流行性腮腺炎。病毒呈球形，核酸为单负链 RNA。核衣壳为螺旋对称，包膜表面有小刺突，含 HN 蛋白（具有 HA 和 NA 活性）和 F 蛋白。病毒可在鸡胚羊膜腔内增殖，在猴肾等细胞培养中增殖能使细胞融合，出现多核巨细胞。腮腺炎病毒只有一个血清型。人是唯一的易感宿主。

病毒主要通过飞沫传播。病毒最初于鼻或呼吸道上皮细胞中增殖，随后发生病毒血症，扩散至唾液腺及其他器官，有些患者的其他腺体如胰腺、睾丸或卵巢也可发炎，严重者可并发脑炎，病毒常感染肾并可在尿中鉴定出来。

疾病的潜伏期为7～25天，平均约18天。排毒期为发病前6天到发病后1周。患者表现为软弱无力及食欲减退等。前驱期过后，出现腮腺肿大，并伴有疼痛及低热。整个病程大约持续7～12天。病后可获得持久免疫，被动免疫可从母体获得，因此6个月以内婴儿患腮腺炎者罕见。

对典型病例很容易做出诊断，但不典型病例需做病毒分离或血清学诊断，也可采用RT-PCR或核酸序列测定方法进行实验室诊断。

腮腺炎特异性预防使用减毒活疫苗。我国自2008年起，已将腮腺炎病毒、麻疹病毒和风疹病毒的减毒活疫苗组成的三联疫苗（MMR）纳入国家计划免疫项目。目前尚无有效药物治疗，可试用中药进行治疗。

三、副流感病毒

副流感病毒（parainfluenza virus）具有副黏病毒典型特征。病毒包膜上有两种刺突，一是HN蛋白，具有HA和NA作用；另一为F蛋白，具有使细胞融合及溶解红细胞的作用。根据抗原构造不同，副流感病毒分为5型。

病毒通过人与人直接接触或飞沫传播，进入人体于呼吸道上皮细胞中增殖，病毒血症罕见。它可引起所有年龄组的人上呼吸道感染，在婴幼儿可引起严重呼吸道疾病，如小儿哮喘、细支气管炎和肺炎等，以副流感病毒1、2、3型多见。在成人则引起轻型上呼吸道感染，4型多见。副流感病毒5型与人类疾病的关系尚未证实。所有婴儿可自母体被动获得副流感病毒抗体，然而该抗体没有保护作用。自然感染产生的sIgA对再感染有保护作用，但几个月内即消失，因此再感染是普遍的。

实验室诊断可用细胞培养分离鉴定病毒，或用免疫荧光检查鼻咽脱落细胞中的病毒抗原及RT-PCR法快速鉴定病毒的核酸。疫苗还在研制中。

四、呼吸道合胞病毒

呼吸道合胞病毒（respiratory syncytial virus，RSV）简称合胞病毒。它是6个月以下婴儿患细支气管炎和肺炎等下呼吸道感染的主要病原微生物，对较大儿童和成人可引起鼻炎、普通感冒等上呼吸道感染。

病毒形态为球形，直径为120～200 nm。其核酸为不分节段的单负链RNA，核衣壳为螺旋对称，其外有包膜，包膜上有F和G两种糖蛋白刺突，无HA、NA。在鸡胚中不生长，但可在多种细胞培养中缓慢增殖，约2～3周出现细胞病变。病变特点是多个细胞融合成为合胞体，内含多个胞核，胞质内有嗜酸性包涵体。一般认为RSV只有一个血清型。

病毒抵抗力较弱，对热、酸及胆汁敏感。对冻融也很敏感，因此进行病毒分离时标本宜直接接种至培养细胞，不经过冻存。

RSV感染流行于冬季和早春，传染性较强，也是医院内交叉感染的主要病原之一。RSV经过飞沫传播，也能经污染的手和物体表面传播。病毒开始于鼻咽上皮细胞中增殖，进而扩散至下呼吸道，但不形成病毒血症。潜伏期4～5天，排毒可持续1～5周。RSV对呼吸道纤毛上皮细胞的破坏轻微，但在婴幼儿，特别是2～6个月的婴儿却能引起严重呼吸道疾病，如细支气管炎和肺炎，其原因主要是免疫病理损伤。RSV也可引起中耳炎。感染后获得的免疫力不强，自然感染产生的免疫不能预防再感染。

RSV 所致疾病在临床上与其他病毒和细菌所致类似疾病难以区别，因此需要进行病毒分离和抗体检查。快速诊断常用免疫荧光、免疫酶标、放射免疫等技术检查咽脱落上皮细胞内有无 RSV 抗原。RT-PCR 也被用于辅助诊断。

尚无特异的治疗药物和有效的预防疫苗。

五、亨德拉病毒和尼帕病毒

亨德拉病毒（Hendra virus，HeV）和尼帕病毒（Nipah virus，NiV）是近年发现的两种人兽共患病毒，属于副黏病毒科亨尼帕病毒属（*Henipavirus*）。病毒为单股负链 RNA、有包膜，基因组约为 18 kb，主要包括 N、P、M、F、G、L 基因，分别编码核蛋白、磷蛋白、基质蛋白、融合蛋白、吸附蛋白、RNA 聚合酶，其中 P 基因经过 RNA 编辑还可以合成 V 和 W 蛋白，这两种蛋白的功能主要涉及破坏宿主的抗病毒免疫机制。

1994 年和 1999 年分别分离得到亨德拉病毒和尼帕病毒。亨德拉病毒在澳大利亚发生多次马感染的疫情，人感染较少，但致死率高（57%）。1999 年尼帕病毒在马来西亚引起猪的感染，疾病症状较轻，但同时引起近 300 人感染，其中超过 100 人死亡，对人类具有很高的致死率（>35%），少量幸存者会出现永久的神经功能缺损。

亨德拉病毒和尼帕病毒通过密切接触在动物间以及动物和人之间传播，尼帕病毒还有人传人的报道，果蝠（fruit bat）是其自然宿主。亨德拉病毒和尼帕病毒感染主要表现为流感样呼吸道症状和神经系统症状，严重可发生脑炎。通过采集患者血清、脑脊液和咽拭子，ELISA 检测抗体（IgM 和 IgG）、RT-PCR 检测病毒核酸进行实验室诊断。用亨德拉病毒 G 蛋白制备的亚单位疫苗已在澳大利亚应用，免疫马后可以产生对 HeV 和 NiV 的交叉保护抗体。目前没有应用于人的疫苗和特异性治疗方法。

六、人偏肺病毒

人偏肺病毒（human metapneumovirus）属于副黏病毒科偏肺病毒亚科，是 2001 年首次报道的人呼吸道病原体。从患呼吸道疾病儿童的临床样本中用 PCR 方法鉴定出来。该病毒在青年和成人中广泛传播，成人 100% 具有抗体。人偏肺病毒能引起包括轻型上呼吸道感染综合征至重症下呼吸道疾病在内的广泛呼吸道病症，临床表现与呼吸道合胞病毒感染相似。

第三节　冠状病毒

冠状病毒（coronavirus）在分类上属于冠状病毒科（*Coronaviridae*）冠状病毒属（*Coronavirus*）。由于病毒包膜上有向四周伸出的突起，形如花冠而得名（图 26-4）。该属成员包括冠状病毒 229E（HCoV 229E）、OC43（HCoV OC43）、SARS 冠状病毒、人肠道冠状病毒以及中东呼吸综合征冠状病毒（Middle East respiratory syndrome coronavirus，MERS-CoV）等 5 种感染人的冠状病毒和多种感染动物的冠状病毒。

1. 生物学性状　病毒呈多形性，直径约 80～160 nm，核酸为单正链 RNA，不分节段，有感染性。核衣壳呈螺旋对称，病毒结构蛋白包括核衣壳蛋白（N）、基质蛋白（M）和包膜糖蛋白（S）。有包膜，包膜表面有多形性花瓣状突起。冠状病毒可在人胚肾、肠、肺的原代细胞中生长，受染细胞开始 CPE 不明显，经盲目传代可增强病毒的致病变作用。病毒对理化因子的耐受力较差。37℃ 数小时便丧失感染性，对乙醚、氯仿、酯类及紫外线敏感。

2. 致病性与免疫性　冠状病毒有高度种属特异性，种类不同引起的临床表现差异极大。

（1）普通冠状病毒　病毒经飞沫传播，主要感染成人或较大儿童，感染一般局限于上呼吸道，引起普通感冒和咽喉炎，下呼吸道感染少见。疾病的潜伏期平均3天，病程一般6~7天，以鼻炎和乏力为主要表现。某些冠状病毒株还可引起成人腹泻，临床表现类似轮状病毒腹泻。病后特异性免疫力不强，再感染常见。

（2）SARS冠状病毒（SARS coronavirus，SARS-CoV）是引起严重急性呼吸综合征（severe acute respiratory syndrome，SARS）的病原体。SARS流行于2002年底至2003年，又称传染性非典型肺炎。2002年11月在我国广东佛山市首例报道，并迅速在全世界蔓延，波及32个国家和地区，发病人数8 465人，死亡919人，平均死亡率11%。

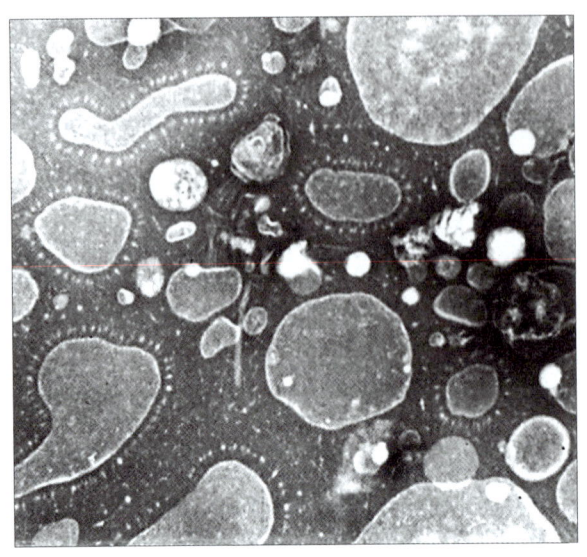

图 26-4 冠状病毒形态
负染，透射电镜 ×72 500（程志教授提供）

SARS冠状病毒与普通冠状病毒形态结构以及基因组成相似，基因组全长约29.7 kb，编码20多个蛋白，主要结构蛋白包括N、S、M、E等蛋白，其中，N蛋白为核衣壳蛋白，S蛋白为刺突糖蛋白，在病毒与细胞膜受体相互作用以及侵入靶细胞中起关键作用。但是，与其他冠状病毒相比，SARS冠状病毒核酸序列及氨基酸序列变化很大，因此，在感染宿主、抗原性及致病性等方面明显不同。

SARS冠状病毒通过其S蛋白吸附至上呼吸道上皮细胞糖蛋白受体上，可能通过胞吞方式进入细胞，经病毒包膜与细胞膜融合后发生病毒的增殖，感染细胞可死亡或通过与其他受体细胞融合形成合胞体，破坏细胞。该病毒可在非洲绿猴肾细胞系Vero E6中增殖，用该细胞系可进行病毒分离与培养。传染源目前仍无定论，根据流行病学研究，SARS-CoV可以在果子狸和中华菊头蝠中检测到，推测是病毒在这些动物间感染，人因食用果子狸而感染，人类对SARS冠状病毒无天然免疫力，人群普遍易感。人与人之间的感染以近距离飞沫传播为主。感染后潜伏期为2~10天，一般4~5天。临床首发症状为发热，体温高于38℃，可伴有头痛、乏力、关节痛，继而出现干咳、胸闷气短等肺部感染症状。胸部X线片可有双侧或单侧阴影。严重者肺部病变进展迅速，出现呼吸困难的低氧血症、休克、DIC等症状，死亡率高。致病机制不完全清楚，免疫病理损伤可能参与致病。感染后机体可产生特异性抗体及细胞免疫反应。

（3）中东呼吸综合征冠状病毒（MERS-CoV） 2012年首次在中东地区发现MERS-CoV感染病例。WHO报道截止到2017年9月全球已有2090例实验室诊断病例，其中730人死亡，所有患者都直接或间接和中东地区有关联。

MERS-CoV属于C亚型，其基因组与β-冠状病毒属蝙蝠冠状病毒相似。动物可能是其传染源，传播途径未明确，病毒从动物直接感染人的可能性不大，可能通过中间宿主或者污染食物与水传播。MERS-CoV被认为是动物病毒，偶尔引起人类感染。病毒可以在一个群体中进行非持续人传染人，但无大规模流行的可能性。本病毒感染病例的年龄在2至94岁，中位数年龄是56岁，其中多数为男性。所有患者都有呼吸道疾病的主要症状，还有一些并发症，包括急性肾衰竭、多脏器衰竭、急性呼吸窘迫综合征、消耗性凝血障碍及腹泻等胃肠道症状。大多数患者至少有一种并发症，少数患者伴有其他病原体的共同感染，如流感病毒、副流感病毒、单纯疱疹病毒及肺炎链球菌等。

3．微生物学诊断及预防 普通冠状病毒感染可采用荧光抗体技术、酶免疫技术和RT-PCR技术检测鼻分泌物、咽漱液混合标本中病毒抗原或核酸。用细胞培养分离病毒较困难，可采用人胚气管及鼻甲黏膜进行器官培养。常采取双份血清做中和试验、CF 试验和 HI 试验进行血清学诊断。目前尚无药物和疫苗用于特异性预防和治疗。

SARS-CoV 的病原学诊断主要依赖核酸和抗体检测，病毒分离必须在生物学安全三级实验室进行。无特异性预防措施，采取隔离患者、切断传播途径为主的综合措施。SARS 为法定传染病，一旦发现，应由各级卫生防疫部门立即逐级上报，并严格隔离和治疗患者。治疗采取综合支持疗法。

MERS-CoV 进行微生物学检查时可采集患者的痰液、鼻咽拭子或支气管肺泡灌洗液，检测病毒的抗原和核酸，常用 RT-PCR 法检测病毒的核酸并进行测序鉴定。也可以采取双份血清检测抗体。血液、尿液和粪便中病毒滴度低，但检出阳性也可以作为诊断依据。许多常用细胞系如 Vero E6 可以用作病毒的分离培养，但培养该病毒也必须在生物安全三级实验室进行。目前还无可应用的 MERS-CoV 疫苗，治疗时需有严格隔离措施。

第四节　其他呼吸道病毒

一、腺病毒

腺病毒（adenovirus）在自然界分布广泛，目前大约 57 个血清型感染人类，相当于已知腺病毒型别的三分之一。腺病毒能在眼、呼吸道、胃肠道和尿道等部位增殖，多为隐性感染。感染的腺病毒可在宿主体内持续存在数月。少数腺病毒可引起培养细胞发生转化和实验动物出现肿瘤。

1. 生物学性状　腺病毒科（*Adenoviridae*）分为哺乳动物腺病毒属（*Mastadenovirus*）、禽腺病毒属（*Aviadenovirus*）等 5 个属，每个属的所有病毒均有共同群特异性抗原。人腺病毒可根据全基因组序列进化分析（phylogenetic analysis）、基因重组能力、生长特性、对啮齿类动物的致瘤性、G+C 含量等分为 A～G 共 7 个组。

（1）形态与结构　腺病毒为二十面体立体对称，直径为 70～90 nm，无包膜。基因组为线状双链 DNA，大小约 26～45 kb，末端蛋白（terminal protein，TP）共价结合于每条链的 5′ 端。衣壳由 252 个壳粒组成：12 个顶角壳粒，因每一个都被其他 5 个壳粒围绕而被称为五邻体（penton）；其余 240 个壳粒，为六邻体（hexon）；每一个五邻体上各伸出一条长度为 10～30 nm 的纤突（fiber），其末端膨大呈小球状（图 26-5、图 26-6）。

腺病毒有 11 种结构蛋白（图 26-6），包括 PII-PX 及 TP 蛋白或多肽，其中 PV、PVII、PX 及 TP 与病毒基因组构成病毒核心；六邻体、五邻体和纤突是病毒体表面的主要蛋白。六邻体和纤突都具有群和型特异性表位，所有腺病毒均具有六邻体的共同抗原性。五邻体具有群特异性抗原和毒素样活性，可导致培养的细胞出现 CPE 现象。纤突还具有血凝活性，因此可用血凝抑制试验对腺病毒进行分型。

（2）病毒复制　腺病毒通过纤突与细胞表面的柯萨奇病毒 - 腺病毒受体（Coxsackievirus-adenovirus receptor，CAR）或其他受体结合吸附于细胞表面后，五邻体与细胞表面整合素（integrin）相互作用，使吸附的病毒被内吞进入内吞泡（endosome）中。内吞泡内的病毒体在酸性 pH 的触发下快速移至细胞质内，在细胞内微管的辅助下被转运到细胞核。病毒在胞质中开始脱壳，至胞核时释放病毒 DNA 并开始生物合成过程。

以病毒 DNA 开始复制为分界线，按转录时间的先后，将腺病毒基因大致区分为早期（E1～E4）和晚期转录单位（L1～L5）。早期转录可表达 20 多种早期蛋白，多为非结构蛋白，主要作用是调节细胞代谢，使病毒 DNA 更易于在细胞中复制。其中 E1A 蛋白尤为重要，是其他早期基因转录的必要条件。E1A 蛋白能与细胞内 pRb 家族多种蛋白相互作用，促使细

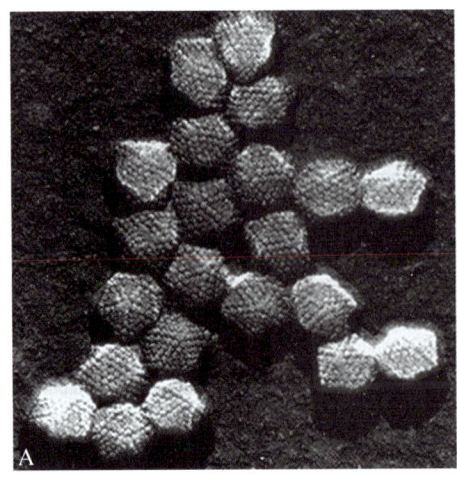
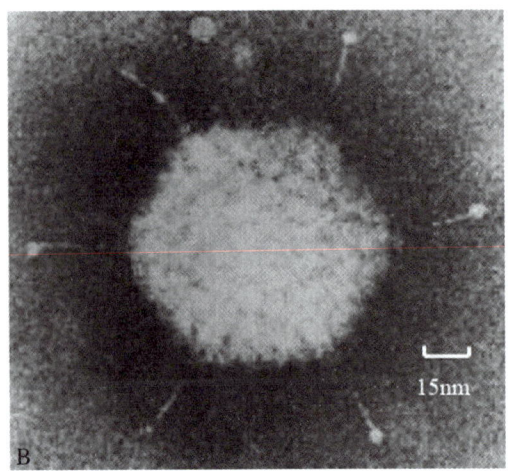

图 26-5　腺病毒电镜照片
A：扫描电镜图；B：透射电镜图

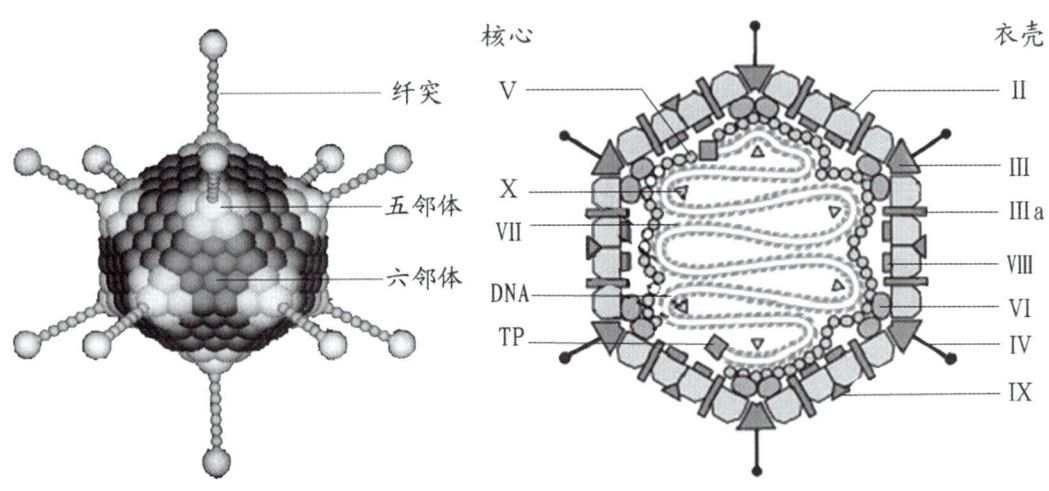

图 26-6　腺病毒结构模式图
A．完整的腺病毒颗粒三维模式图。B．腺病毒颗粒的结构：病毒体成分含有双链 DNA、11 种结构蛋白或多肽 PII-PX 及末端蛋白（TP）

胞进入 S 期，从而为病毒 DNA 复制创造有利条件，但同时可通过诱导细胞 p53 基因的表达而导致细胞凋亡。然而，E1B 编码蛋白可使 p53 失活而阻断凋亡，从而防止病毒感染因细胞死亡早而终止。E1A 和 E1B 蛋白结合到细胞蛋白上调节细胞周期，是腺病毒转化细胞所必需病毒 DNA 复制在细胞核内进行，TP 为复制起始的引物。晚期转录伴随着病毒 DNA 合成的开始而启动，所表达的晚期蛋白多为结构蛋白，在胞质中合成后转运至细胞核中进行组装，组装完成后释放。

（3）细胞转化作用及致瘤性　人腺病毒只能在人源的组织细胞中增殖并引起细胞病变，尤其是原代人胚肾细胞和上皮细胞来源的传代细胞系，如 293 细胞、HEp-2 细胞、HeLa 细胞和 KB 细胞等，可引起细胞肿胀、变圆、聚集成葡萄串状等典型病变，但病变的细胞不裂解。

几乎所有的人腺病毒均能使体外培养的啮齿类动物细胞发生转化，但仅有少数型别，尤其是 12、18 和 31 型，可以在新生仓鼠体内诱发肿瘤。人腺病毒的转化基因局限于早期转录单位内，主要位于编码 E1A 和 E1B 的基因区，但腺病毒 9 型的编码 E4 基因区对其诱导仓鼠乳腺肿瘤必不可少。这些转化基因产物可与细胞内的抑癌基因产物如 pRb、p53 等相互作用，影响正常的细胞周期进程，阻止细胞凋亡，使细胞永生化。但迄今为止尚未发现腺病毒与人类肿瘤有关。

（4）抵抗力　腺病毒对理化因素的抵抗力较强，对脂溶剂不敏感，对酸和温度耐受范围较大，56℃ 30分钟可被灭活。

2．致病性与免疫性　腺病毒可感染呼吸道、眼、胃肠道、膀胱的上皮细胞和肝细胞，并通常局限于局部引流淋巴结。C组腺病毒感染后可随粪便排出数月，并可在腺样组织和扁桃体中潜伏存在多年。腺病毒约1/3的已知血清型与人类疾病相关，一种血清型可引起多种临床疾病，同一种临床疾病也可由不同血清型引起（表26-4）。

表26-4　人腺病毒相关疾病

所致疾病	易感人群	腺病毒血清型
急性发热性咽炎	婴幼儿	1，2，5，6
咽结膜热	较大的学龄儿童	3，7
急性呼吸道疾病	军队新兵	4，7，3，14，21
肺炎	婴儿	1，2，3，7，21
	接受器官移植的患者	1～7
流行性角膜结膜炎	成人	8，19，37，53，54
出血性膀胱炎	婴幼儿	11，21
腹泻和呕吐	婴幼儿	40，41，52
肠套叠	婴儿	1，2，5
肝炎、心肌感染、胃肠炎等	免疫功能低下者，如AIDS患者、接受肝、心脏移植的儿童等	5，34，35，43～47

（1）呼吸道感染　包括4种不同的综合征：①急性发热性咽炎（acute febrile pharyngitis）：多发于婴幼儿，多为轻微的上呼吸道感染，典型症状包括咳嗽、鼻塞、发热和咽痛，与其他病毒引起的轻微上呼吸道感染难以鉴别；②咽结膜热（pharyngoconjunctival fever）：症状与急性发热性咽炎类似，但同时发生结膜炎为其主要特点。多发生于较大的学龄儿童，并倾向于暴发流行，如"游泳池结膜炎"。眼部表现为滤泡性结膜炎，与沙眼衣原体感染症状类似，但后者不伴随呼吸道感染症状。结膜炎可持续1～2周，预后良好，一般无后遗症；③急性呼吸道疾病：多在部队新兵中流行，压力、环境拥挤和高强度训练所导致的疲劳为主要诱因，主要表现为发热、咽痛、鼻塞、咳嗽和乏力，有时可导致肺炎；④病毒性肺炎：腺病毒尤其是3、7和21型所导致的肺炎约占儿童期肺炎的10%，婴幼儿腺病毒肺炎的病死率可达8%～10%。

（2）眼部感染　腺病毒可引起轻微眼部感染，常伴随呼吸道症状出现，如咽结膜热。腺病毒8、19、37型，尤其是8型可导致更为严重的流行性角膜结膜炎（epidemic keratoconjunctivitis），多发于成人，表现为急性结膜炎，继而出现角膜炎，通常2周内炎症消退，但可遗留角膜浑浊长达2年，较少有全身症状。该病传染性极强，主要通过污染的洗脸池、毛巾等传播。

（3）胃肠道疾病　许多腺病毒都可在肠道细胞中复制并随粪便排出，但大多血清型与胃肠道疾病无关。然而，腺病毒40型和41型可引起婴幼儿胃肠炎，表现为腹痛和腹泻。C组腺病毒能引起婴儿肠套叠。

（4）其他疾病　免疫功能低下人群可发生各种严重的腺病毒感染。器官移植患者最常见的腺病毒感染是呼吸道感染，可进展为严重肺炎并致死。肝移植儿童可形成腺病毒肝炎，心脏移植的儿童可形成心脏腺病毒感染并使移植失败的风险增大。艾滋病患者可遭受多种腺病毒感染，尤其是胃肠道感染，临床发现艾滋病患者病毒性腹泻37%是由腺病毒引起。腺病毒11和21型能引起儿童尤其是男孩的急性出血性膀胱炎，表现为肉眼血尿，尿中可分离出腺病毒。

腺病毒感染后，机体可获得对同型腺病毒的持久免疫力，主要依赖型特异性中和抗体。健康成人体内存在针对多种型别的腺病毒的抗体。来自母体的中和抗体可保护婴儿抵抗严重的腺病毒呼吸道感染。

3. 微生物学检查法

（1）形态学检查：对怀疑为腺病毒感染引起的腹泻患者，可取粪便标本经电子显微镜或免疫电镜观察典型腺病毒颗粒进行诊断。

（2）病毒分离与鉴定：根据感染部位不同采集不同标本，如呼吸道分泌物、结膜分泌物、尿液、粪便等，加抗生素处理后接种敏感细胞，37℃孵育后可观察细胞病变，进而通过免疫荧光技术或免疫酶标技术检测六邻体抗原来鉴定腺病毒，还可通过血凝抑制试验或中和试验检测型特异性抗原来鉴定腺病毒的血清型。腺病毒的分离与鉴定需要几周的时间。

（3）病毒成分的检测：包括检测病毒抗原和病毒核酸。采取患者鼻黏膜上皮脱落细胞进行酶标抗体或荧光抗体染色可直接检测腺病毒抗原。用PCR、DNA杂交或内切酶酶切电泳等方法检测腺病毒DNA，可用于腺病毒感染的快速诊断。PCR引物设计主要针对腺病毒核酸的保守序列，能检测所有已知血清型的人腺病毒，还可进一步通过PCR产物测序来鉴定血清型。

（4）血清学诊断：任何血清型的人腺病毒感染都会刺激机体产生群特异性抗体，因此可用补体结合试验检测此类抗体作为腺病毒感染的诊断。如需进一步鉴定所感染的腺病毒血清型，则需使用血凝抑制试验或中和试验来检测相应抗体。无论采用以上何种血清学诊断方法，都要采取患者急性期和恢复期双份血清进行检测，若恢复期血清抗体效价比急性期增长4倍或以上，才有诊断意义。

4. 防治原则 洗手是预防腺病毒感染的最简单途径，环境消毒和不共用毛巾也很关键。加强游泳池和浴池水的消毒，可降低水传播性结膜炎暴发的危险性。眼部检查时严格无菌操作，对控制流行性角膜结膜炎十分重要。因腺病毒型别多、分布广泛、毒力相对较低以及对动物具有致癌性等因素，目前疫苗应用还很谨慎。至今仍无特异性抗腺病毒药物用于治疗。

腺病毒作为基因治疗的工具载体，因为其重组、复制缺陷的病毒在很多种类的细胞中能够高效转导并短时间高水平表达，因此被广泛应用。但腺病毒载体仍有缺点，包括载体具有免疫原性、人群中预存的对于C组腺病毒的免疫力、细胞表面受体的限制性。

二、风疹病毒

风疹病毒（rubella virus）属披膜病毒科（*Togaviridae*）风疹病毒属（*Rubivirus*），是风疹的病原体。风疹又称德国麻疹（Germany measles），是以急性发热、皮疹和淋巴结肿大为特征，主要影响儿童和青壮年的疾病，但如感染怀孕早期的女性可引起胎儿畸形等先天性风疹综合征。

风疹病毒为不规则球形，直径为50～70 nm，核心为单正链RNA，编码两种非结构蛋白（NSP）和3种结构蛋白（C、E2、E1）。核衣壳呈二十面体立体对称。衣壳外有包膜，包膜上有6 nm的微小刺突，刺突具有血凝和溶血活性。该病毒能在多种细胞内增殖，但不出现CPE。风疹病毒只有一个血清型。人是病毒的唯一自然宿主。

风疹病毒通过气溶胶在人群中传播，主要易感者是儿童，引起风疹。潜伏期10～21天，表现症状为发热、麻疹样皮疹，并伴耳后和枕下淋巴结肿大。成人感染则症状较重，除出疹外，还有关节炎和疼痛、血小板减少、疹后脑炎等，但疾病大多预后良好。20%～50%的原发感染为隐性感染。

当孕妇妊娠早期感染风疹病毒时，病毒可通过胎盘导致胎儿发生先天性风疹综合征

(congenital rubella syndrome，CRS)，引起胎儿畸形、死亡、流产或产后死亡。畸形主要表现为先天性心脏病、白内障和耳聋三大主症。在怀孕前三个月如孕妇感染风疹病毒 CRS 出现的概率为 85%，但在 4～6 个月孕妇感染风疹病毒，则 CRS 出现的概率为 16%，怀孕 20 周后感染风疹病毒，则婴儿很少发生出生缺陷。为保证优生优育，育龄妇女和学龄儿童应接种风疹疫苗，特别是学龄女童接种更有意义。风疹病毒自然感染和疫苗接种后可获得持久免疫力。我国已经将风疹活疫苗接种纳入了国家免疫规划。可使用麻疹病毒、腮腺炎病毒和风疹病毒组成的三联疫苗进行预防。

怀疑有风疹病毒感染的孕妇早期确诊十分必要，可以减少畸形儿的出生。常用的诊断方法有：①用血清学方法检测孕妇或胎儿血中风疹病毒的特异性 IgM，阳性可认为是近期感染；②检测胎儿绒毛膜中有无风疹病毒的特异性抗原；③取羊水或绒毛膜进行病毒分离鉴定；④取羊水或绒毛尿囊膜做核酸分子杂交或 PCR 检测有无风疹病毒核酸。风疹减毒活疫苗免疫保护持续时间一般为 7～10 年，为避免胎儿发生畸形，应在妊娠之前接种。由于显性感染和隐性感染，正常人群中 95% 以上风疹病毒抗体阳性，大多数人已得到保护。

三、鼻病毒

鼻病毒（rhinovirus）属于小 RNA 病毒科（*Picornaviridae*）肠道病毒属（*Enterovirus*），主要引起上呼吸道感染、普通感冒和大约一半的哮喘发作。

目前已知的鼻病毒超过 150 个型别，与肠道病毒许多特点一致，但对酸性环境敏感，pH 5.0～6.0 时不稳定，pH 3.0 时被完全灭活，可以区别鼻病毒和肠道病毒。鼻病毒对热稳定，在物体的表面可存活数小时。最适生长温度为 33℃，类似于人体的鼻咽部温度。

病毒通常寄居在上呼吸道，引起成人普通感冒和上呼吸道感染。在儿童不仅引起上呼吸道感染，而且容易合并细菌感染引起中耳炎、鼻窦炎、支气管炎和肺炎。潜伏期为 2～4 天，通常持续一周左右不治自愈，但咳嗽可持续 2～3 周。鼻腔分泌物中的分泌型中和抗体 sIgA 和血清中和抗体平行出现，但疾病的恢复不依赖于抗体，抗体可清除病毒。由于鼻病毒型别多，再感染常见。

鼻病毒的微生物学检查对临床诊断意义不大，较少开展。在疫苗的研制中也遇到困难，如体外培养很难获得高滴度的鼻病毒、免疫力不持久和血清型别多，疫苗接种后的保护作用有限。许多抗病毒药物在体外实验有效，但临床治疗没有效果。使用干扰素对鼻病毒所致疾病的恢复有一定效果。

四、呼肠病毒

呼肠病毒（reovirus）属于呼肠病毒科（*Reoviridae*）呼肠病毒属（*Reovirus*）。病毒体呈球形，直径 60～80 nm，无包膜，双衣壳结构均为二十面体立体对称。核酸为双链 RNA、分 10 个节段，因此易发生基因重配。呼肠病毒含有血凝素，可以凝集人 O 型红细胞和牛红细胞。通过中和实验和血凝抑制试验鉴定呼肠病毒共有三个血清型，自然界中普遍存在，宿主范围广。呼肠病毒隐性感染常见，多数在儿童时期已被感染并可检测出血清抗体存在。病毒可以从轻微发热性疾病、肠炎或轻度上呼吸道感染的儿童分离出来，但粪便标本比鼻咽部标本更易分离出病毒。

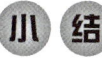

流感病毒的病毒体结构由核衣壳、包膜和刺突构成。核酸为分节段的单负链 RNA。

有两种刺突，即血凝素（HA）和神经氨酸酶（NA）。根据 NP 和 MP 的不同流感病毒分为甲、乙、丙三型，甲型流感病毒根据其表面 HA 和 NA 抗原性的不同，又分为若干亚型。抗流感病毒的免疫力可维持时间很长，只有抗 HA 和 NA 的抗体具有保护作用。甲型流感病毒抗原性易发生变异，多次引起世界性大流行。变异有两种形式：抗原性漂移和抗原性转变。

禽流感病毒分为高致病性、低致病性以及非致病性三类。H5N1、H7N9 和 H9N2 禽流感病毒通常引起散发病例，没有获得人传人能力。

麻疹病毒主要引起麻疹，极少数麻疹患者在其恢复后若干年出现亚急性硬化性全脑炎（SSPE），隐性感染少见。

腮腺炎病毒感染引起全身性的疾病，超过一半的感染者出现唾液腺肿大，隐性感染常见。

副流感病毒感染可以发生在任何年龄段，在婴幼儿引起的疾病最严重。

呼吸道合胞病毒主要引起 6 个月以下婴儿细支气管炎和肺炎等下呼吸道感染，对较大儿童和成人可引起鼻炎、普通感冒等上呼吸道感染。

亨德拉病毒和尼帕病毒是人兽共患病毒，引起的脑炎致死率高。

人偏肺病毒主要引起幼儿、免疫功能不全的个体及老人的呼吸道感染，临床表现与呼吸道合胞病毒感染相似。

冠状病毒感染通常不引起严重临床症状，但 SARS 冠状病毒引起严重急性呼吸综合征（SARS），MERS 冠状病毒引起中东呼吸综合征，临床症状严重，死亡率高。分离检测必须在生物安全三级实验室。

腺病毒无包膜，基因组为线状双链 DNA，衣壳呈二十面体立体对称。可引起呼吸道感染、眼部感染、胃肠道疾病、急性出血性膀胱炎和免疫功能低下人群的严重感染等。

孕妇妊娠早期感染风疹病毒时，病毒可通过胎盘导致胎儿发生先天性风疹综合征。

（庄　敏　凌　虹）

第27章 肝炎病毒

肝炎病毒（hepatitis virus）是指一组以侵害肝为主并引起病毒性肝炎的病原体，肝细胞为其感染和复制的主要靶细胞，有明显的嗜肝特性。目前公认的肝炎病毒共有5种，即甲型肝炎病毒（HAV）、乙型肝炎病毒（HBV）、丙型肝炎病毒（HCV）、丁型肝炎病毒（HDV）和戊型肝炎病毒（HEV）。其中HAV和HEV主要经粪-口途径传播，而HBV、HCV和HDV则以血源性传播为主，主要经输血、性接触和不安全注射等途径传播。除甲、乙、丙、丁和戊型肝炎病毒外，其他一些病毒如黄热病毒、巨细胞病毒、EB病毒、风疹病毒等也可引起肝炎症，但由于这些病毒并不具有嗜肝细胞特性，也不以肝为主要靶器官，故不属于肝炎病毒范围。

肝炎病毒，特别是HBV、HCV的慢性感染是病毒性肝炎及肝硬化、肝衰竭、肝癌等终末期肝病的重要致病因素。我国HBV感染曾广泛流行，严重威胁国人健康。随着新生儿普种乙肝疫苗，新发感染已得到有效的控制，但既往获得感染的慢性乙肝病毒感染者依然众多。本章重点介绍各型肝炎病毒的生物学特性、致病性、流行病学特征和实验室诊断等（表27-1）。

表27-1 各型病毒性肝炎的比较

病毒	甲型肝炎病毒	乙型肝炎病毒	丙型肝炎病毒	丁型肝炎病毒	戊型肝炎病毒
分类	小RNA病毒科（Picornaviridae）嗜肝病毒属（Hepatovirus）	嗜肝DNA病毒科（Hepadnaviridae）正嗜肝DNA病毒属（Orthohepadnavirus）	黄病毒科（Flaviviridae）丙型肝炎病毒属（Hepacivirus）	科未确定，丁型肝炎病毒属	戊型肝炎病毒科（Hepeviridae）戊型肝炎病毒属（Otherhepevirus）
大小	27 nm	42 nm	55～65 nm	35 nm	30～32 nm
包膜	无	有	有	有	无
基因组	+ssRNA	dsDNA	+ssRNA	-ssRNA	+ssRNA
传播途径	粪-口	母婴/血液/性	血液/母婴/性	同HBV	粪-口
慢性化	-	+	+	+	-/+
致癌性	否	是	是	是	否
免疫性	持久	持久	可再感染	可再感染*	可再感染**
疫苗	减毒活疫苗 灭活疫苗	基因工程疫苗	无	HBV疫苗	基因工程疫苗

* 在慢性HBV感染的基础上可再感染丁型肝炎病毒
**HEV在免疫力被抑制或者缺陷的情况下，可以建立慢性感染，比如器官移植或者接受放化疗的患者，以及AIDS患者

第一节 甲型肝炎病毒

甲型肝炎病毒（hepatitis A virus，HAV）为单股正链 RNA 病毒，是甲型肝炎的病原体。1973 年 Feinstone 应用免疫电镜技术在急性期肝炎患者的粪便中首次发现 HAV 颗粒。由于其理化性状与肠道病毒相似，1982 年国际病毒命名委员会曾经将其分类为小 RNA 病毒科肠道病毒属 72 型。但由于 HAV 的某些特性异于肠道病毒，如 HAV 在细胞内增殖迟缓，不致引起细胞病变效应（CPE）等，故于 1993 年被单列为小 RNA 病毒科（*Picornaviridae*）的肝病毒属（*Hepatovirus*）。HAV 主要经过粪-口途径传播，可造成暴发或散发流行。HAV 感染后，潜伏期短，发病急，引起急性肝炎，一般不转为慢性，亦无慢性携带者，预后良好。

一、生物学性状

1. 形态与结构 HAV 为球形颗粒，直径 27 nm，无包膜。衣壳呈 20 面体立体对称（图 27-1）。HAV 的核酸为单股正链 RNA（+ssRNA），长约 7.5 kb。基因组分为 5′末端非编码区（5′NCR）、编码区和 3′末端非编码区（3′NCR）。5′NCR 在基因组最上游，是基因组中最保守的序列。3′NCR 各株变异较大，差异性可达 20%，其末端有 poly（A）尾。3′NCR 的功能与病毒的 RNA 合成及调控有关。编码区只有一个开放读码框（ORF），分为 P1、P2 和 P3 三个功能区，编码含 2 200 个氨基酸的 HAV 前体蛋白。P1 区编码衣壳蛋白，该蛋白由 VP1、VP2 和 VP3 多肽组成，具有 HAV 抗原性，可诱导产生中和抗体。衣壳蛋白中 VP4 多肽缺如或很小，一般检测不到。P2 和 P3 基因区编码非结构蛋白。各株 HAV 基因组的同源性大于 74%。根据核苷酸序列差异，可将 HAV 分为 7 个基因型（Ⅰ～Ⅶ），大多数 HAV 毒株归为 Ⅰ 型，我国分离的毒株多为 Ⅰ A 亚型。HAV 只有一个血清型，且与其他肝炎病毒无交叉反应。

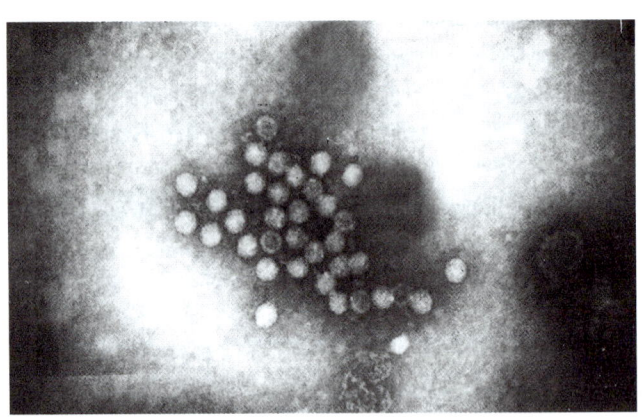

图 27-1 甲型肝炎病毒形态
粪便标本负染 ×200 000（庄辉教授提供）

2. 易感动物和细胞培养 甲型肝炎病毒的自然宿主主要为人类，但黑猩猩、南美洲狨猴及猕猴属中的红面猴和恒河猴等灵长类动物，均对 HAV 易感，也可成为宿主。给这些动物人工接种 HAV 后，在临床、生化和组织学上均可出现急性肝炎的表现，粪便内可检出 HAV 病毒颗粒，恢复期血清中可检出 HAV 相应抗体。目前 HAV 已能在人和动物的多种细胞株分离培养，但在细胞培养条件下 HAV 增殖缓慢且不引起细胞病变。

3. 抵抗力 HAV 抵抗力较强，对乙醚、酸和热均稳定。pH1.0 的酸性条件下作用 2 小时，或 60℃ 1 小时，或 70℃ 10 分钟均不能灭活 HAV，在 -20℃储存数年仍保持感染性。经高压蒸汽灭菌、煮沸、干烤、紫外线照射、甲醛、氯及次氯酸盐等处理可灭活 HAV。鉴于 HAV 抵抗力强，在处理甲型肝炎患者的排泄物时应特别小心。

二、致病性与免疫性

1. 传染源与传播途径 HAV 的主要传染源为甲型肝炎患者和 HAV 隐性感染者。潜伏末期及急性期甲型肝炎患者的粪便具有传染性。HAV 病毒血症持续短暂，故经输血或注射传播的可能性极小，主要经粪-口途径传播。HAV 通常经粪便排出体外，并通过污染食物、水源、水产品（如毛蚶等）及食具等传播而引起暴发或散发性流行。1988 年上海曾发生因食用 HAV 污染的毛蚶而引起的甲型肝炎暴发流行，发病人数多达 30 余万例。甲型肝炎的潜伏期平均为 30 天（15～50 天），发病急，多出现黄疸、发热和肝部肿痛等症状，并伴有血清转氨酶（ALT 和 AST）升高。发病 2 周后血清和肠道中常出现抗 HAV（IgM 和 IgG），随后患者粪便中的 HAV 逐渐消失。

2. 致病机制 HAV 主要侵犯儿童和青年，且多为隐性感染。显性与隐性感染均可使机体产生抗 HAV（IgM 和 IgG）。在实施儿童甲肝疫苗普种前，我国成人血清中抗 HAV 阳性率可达 70%～90%。HAV 首先在口咽部或唾液腺中增殖，然后在小肠淋巴结内增殖，继而入血，形成病毒血症，再到达并侵犯肝，在肝细胞内增殖而致病。由于 HAV 在细胞内增殖非常缓慢，并不直接造成明显的肝细胞损害。当黄疸出现时，血液和粪便中的 HAV 载量已经明显减少，体内开始出现抗体，说明机体的免疫应答参与了肝的损伤。细胞毒性 T 淋巴细胞（cytotoxic lymphocyte，CTL）及其产生的细胞因子选择性杀伤病毒感染的肝细胞，以及巨噬细胞和 NK 细胞的非特异性杀伤病毒感染的肝细胞，引起患者肝损害。甲型肝炎为自限性疾病，一般不转为慢性肝炎，因此甲型肝炎预后良好。

3. 免疫性 机体感染 HAV 后对其可产生持久免疫力。感染早期血清中出现抗 HAV IgM，感染 4～6 周达高峰，3 个月后降至检测水平以下；在 IgM 出现的同时，粪便中可检出抗 HAV sIgA。恢复期出现抗 HAV IgG，并可持续多年。在恢复期还可出现抗 HAV 的特异性细胞免疫应答。

三、微生物学检查法

目前甲型肝炎的实验室诊断主要以血清学检查为主。

1. 血清学检查 检测患者血清中的抗 HAV 可用酶联免疫（EIA）法等检测。抗 HAV IgM 可作为 HAV 早期感染的指标，有助于早期诊断；抗 HAV IgG 有助于流行病学调查；检查粪便中抗 HAV sIgA 也有助于诊断。

2. 病毒及其抗原检测 在潜伏末期和急性期早期，可将咽拭子或粪便上清液接种于敏感细胞进行分离培养和鉴定，或采用免疫电镜检测粪便中的 HAV 颗粒，或用 ELISA 法检测培养细胞或粪便中的 HAV 抗原。患甲型肝炎时 HAV 和抗 HAV 的消长情况见图 27-2。

3. 病毒核酸检测 应用核酸杂交及 RT-PCR 技术可以特异性地检测血清和粪便标本中的 HAV RNA，灵敏度和特异度均较高，但要注意检测的时机。

四、防治原则

1. 一般预防措施 预防甲型肝炎主要是控制传染源，切断传播途径。具体措施包括：HAV 主要经粪-口途径传播，应改善饮食及饮水卫生，并对患者排泄物、食具、床单和衣物等进行严格消毒处理。

2. 人工主动免疫 接种甲肝疫苗是控制 HAV 感染最为有效的措施，我国已于 2008 年将甲肝疫苗接种纳入国家计划免疫。甲肝疫苗包括减毒活疫苗和灭活疫苗两种。减毒活疫苗是

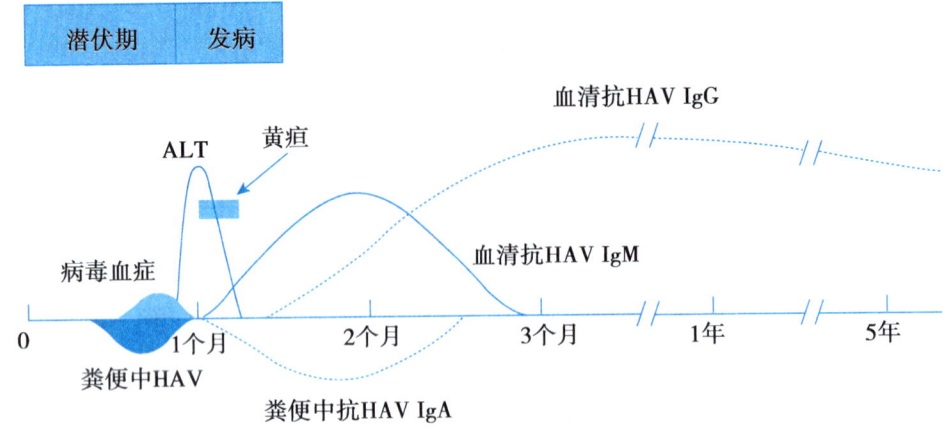

图 27-2 甲型肝炎的临床经过与病毒标志

HAV 经人胚肺 2 倍体细胞连续传代减毒而制成的,儿童 18 月龄,接种 1 剂次;灭活疫苗是 HAV 经人 2 倍体细胞传代培养、纯化后,经甲醛灭活制成的,分别于 18 月龄和 24～30 月龄接种 2 剂次。

3. 人工被动免疫 可注射丙种球蛋白进行应急预防。在潜伏期,肌内注射丙种球蛋白可减轻临床症状。

第二节 乙型肝炎病毒

乙型肝炎病毒(hepatitis B virus,HBV)属嗜肝 DNA 病毒科(Hepadnaviridae)正嗜肝 DNA 病毒属(Orthohepadnavirus),基因组为不完全双链 DNA。HBV 是乙型肝炎的病原体,可引起急性和慢性乙型肝炎,其中慢性 HBV 感染是我国病毒性肝炎、肝硬化和肝癌的主要致病因素。HBV 的发现源于 1963 年 Blumberg 在澳大利亚土著人血清中发现的一种新抗原,称为澳大利亚抗原(简称"澳抗");直至 1968 年这种抗原才被确定与经血传播的乙型肝炎密切相关,后称为乙肝病毒表面抗原(hepatitis B surface antigen,HBsAg);1970 年 Dane 和同事在肝炎患者血清中发现具有传染性的完整病毒颗粒,即 Dane 颗粒(Dane's particle)。进而将 HBV 确定为乙型肝炎的病原体。1983 年将分子结构和生物学特性相似的 HBV、土拨鼠肝炎病毒(woodchuck hepatitis virus,WHV)、地松鼠肝炎病毒(ground squirrel hepatitis virus,GSHV)及鸭肝炎病毒(duck hepatitis virus,DHV)同归为嗜肝 DNA 病毒科。

HBV 感染呈世界性流行,但不同地区 HBV 感染的流行强度差异很大。据世界卫生组织报道,全球约 20 亿人曾感染过 HBV,其中 3.5 亿人为慢性 HBV 感染者,每年约有 100 万人死于 HBV 感染所致的肝衰竭、肝硬化和原发性肝细胞癌。我国曾经是 HBV 感染高流行区,但自 1992 年实施新生儿乙肝疫苗普种后,新发感染已经得到有效控制,5 岁以下儿童的血清 HBsAg 阳性率仅为 0.32%。但我国现仍有近 8 000 万慢性 HBV 感染者,其中慢性乙型肝炎患者约 2 000 万。慢性 HBV 感染仍是严重危害人民健康的公共卫生问题。

一、生物学性状

1. 形态与结构 血清中的 HBV 有 3 种形态,即小球形颗粒、管形颗粒和大球形颗粒,三者比例约为 1000∶100∶1(图 27-3)。

(1)大球形颗粒 直径为 42 nm,呈球形,外侧为病毒包膜,由脂质双层与蛋白质组成。

包膜表面含有 HBsAg、前 S1（PreS1）和前 S2 抗原（PreS2）。内侧为核衣壳，直径为 27 nm，呈二十面体立体对称，由乙肝病毒核心抗原（hepatitis B core antigen，HBcAg）组成。由于包裹在病毒外膜之内，一般在血清中检测不到 HBcAg。大球形颗粒按核衣壳内的组分构成分为不含病毒核酸成分的空心颗粒、含有不完全双链松弛环状 DNA（relaxed circular DNA，rcDNA）的 Dane 颗粒和含 HBV 前基因组 RNA（pregenome RNA，pgRNA）或其剪接体变异（splicing variants）的 RNA 病毒样颗粒。后两者均含病毒 DNA 聚合酶（P 蛋白）。其中 Dane 颗粒被认为是完整 HBV 病毒颗粒，具有感染性，HBV RNA 病毒样颗粒是否具有感染性目前尚无定论。

（2）小球形颗粒　直径 22 nm，成分主要为 HBsAg，不含 HBV DNA 和 DNA 聚合酶，可大量存在于血液中。

（3）管形颗粒　直径 22 nm，长度在 50～500 nm 之间，一般认为是由小球形颗粒连接而成的。小球形和管形颗粒均不是完整的 HBV 病毒颗粒，而是 HBV 在感染的肝细胞中合成分泌的病毒膜蛋白，可能参与对宿主的免疫抑制，利于形成慢性感染。

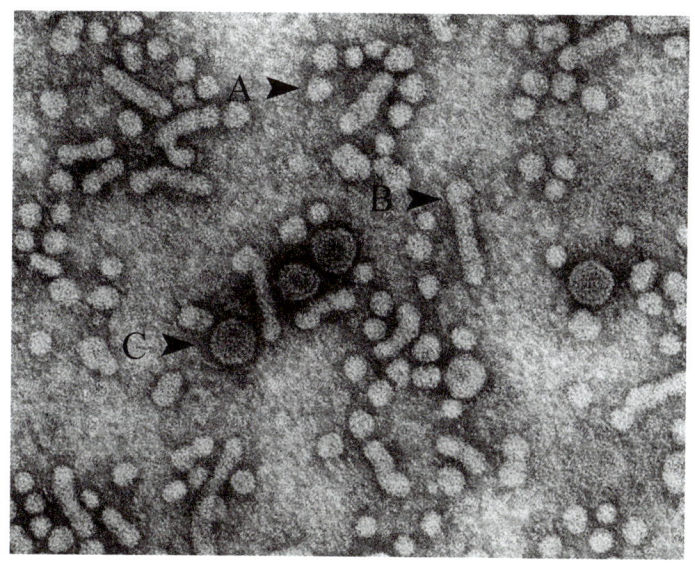

图 27-3　HBV 形态电镜图

A. 小球形颗粒；B. 管形颗粒；C. Dane 颗粒，×80 000（日本阿部贤治教授提供）

2. HBV 基因结构　HBV 基因组是由长链 L（负链）和短链 S（正链）组成的不完全双链环状 DNA。基因组全长约 3.2 kb，是目前已知感染人类的最小 DNA 病毒之一。长链 DNA 由约 3 200 个核苷酸组成，其长度随不同基因型略有变化。短链的长度可变，约为长链的 50%～80%。长链和短链 DNA 的 5′端固定，两者间约有 250～300 个碱基互补，称为黏性末端。黏性末端的两侧还各有 11 个核苷酸（5′TTCACCTCTGC3′）构成的顺向重复序列（direct repeat sequence，DR）。DR1 在负链 5′端，DR2 在正链 5′端。DR 区是病毒 DNA 成环与复制的关键序列。

HBV 基因组含有 4 个部分相互重叠的开放阅读框（ORF）及多个启动子和增强子。基因结构紧密，其中 P 区与 C 区 3′端、整个 S 区和 X 区 5′端叠盖（图 27-4）。① S 区包括 PreS1、PreS2 和 S 基因。PreS1 编码 108～119 个氨基酸序列，不同基因型间存在一定差异。PreS2 编码 55 个氨基酸，S 基因编码 226 个氨基酸。S 区的 PreS1、PreS2 和 S 基因共用 1 个开放读码框，框内含有 3 个起始密码子（AUG）和一个共用的终止密码子，分别编码 HBsAg 大蛋白（LHBs：pre-S1+pre-S2+S）、中蛋白（MHBs：pre-S2+S）和小蛋白（SHBs：S）。HBsAg 含有一个"a"抗原决定簇，能够诱导机体产生中和抗体；② C 区包括 PreC 基因和 C 基因，分别

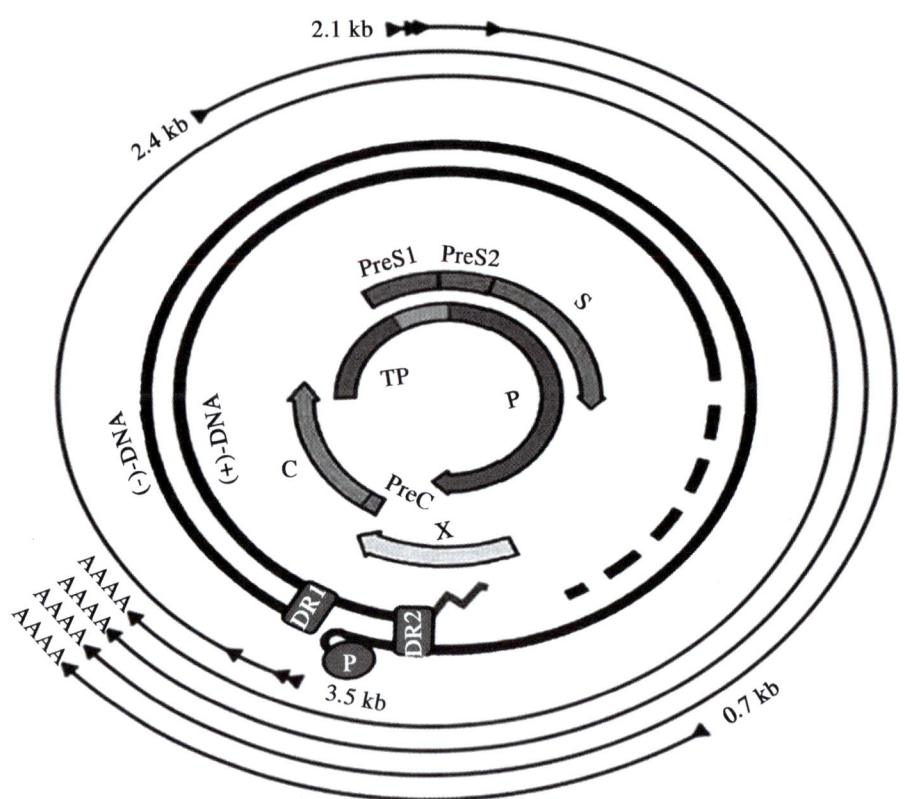

图 27-4　HBV 基因结构

编码乙肝病毒 e 抗原（HBeAg）和核心抗原（HBcAg）。二者有各自的 AUG，但共用一个终止密码子。自第一个 AUG 开始编码 e 抗原前体，其在内质网中被切去氨基端 19 个氨基酸的信号肽，及羧基端富含精氨酸的 34～36 个氨基酸的疏水多肽，成为可溶性的 HBeAg（共 159 氨基酸）。自第 2 个 AUG 开始编码 183～185 个氨基酸的病毒核心抗原（HBcAg），HBcAg 是病毒的结构蛋白，构成病毒的核衣壳；③ P 区基因最长，编码产物为含 832～845 个氨基酸的 P 蛋白。P 蛋白是一个含有多个功能区的碱性蛋白，从氨基末端向羧基末端依次为：末端蛋白、间隔区、有逆转录酶活性的 DNA 聚合酶及 RNA 酶 H（RNase H）。④ X 区是 4 个 ORF 中最小的一个，X 基因编码 X 蛋白（HBx）。根据病毒基因型的不同，X 蛋白由 145～154 个氨基酸组成，具有转录调控功能，但无 DNA 结合活性，需要通过一些转录调控因子来发挥反式调控作用，增强 HBV 基因的复制和表达；也可反式激活细胞的某些癌基因，与肝癌的发生发展有关。

HBV 的启动子包括 S 区的启动子Ⅰ（SP1）和启动子Ⅱ（SP2），分别启动 2.4 kb 和 2.1 kb mRNA 的转录；C 区启动子（CP）分为基本核心启动子（basal core promoter，BCP）和核心上游调节序列（core upstream regulatory sequence，CURS）启动 3.5 kb 前基因组 RNA（pregenome RNA，pgRNA）和 3.5 kb 前 C mRNA 的转录。CURS 对 BCP 具有强烈的刺激作用；X 启动子（XP），启动 0.7 kb mRNA 的转录。上述启动子活性分别受增强子Ⅰ（Enh Ⅰ）和增强子Ⅱ（Enh Ⅱ）调控。Enh Ⅰ能够增强 SP1、SP2、Cp/BCP 和 Xp 的活性，Enh Ⅱ主要增强 Cp 的活性。

3．DNA 变异及基因分型　根据基因组核苷酸序列的差异性（≥8%），HBV 可分为 8 个基因型（A～H）。不同地区和不同人群流行的基因型不同，我国的主要流行株是 B 型和 C 型，西藏及新疆地区可见 D 型流行株，亚洲的主要流行株也是 B 型和 C 型，而美国和西欧则主要是 A 型。据文献报道，B 和 C 型 HBV 感染预后较差，母 - 婴垂直传播率高。

由于 HBV 复制存在逆转录过程，且逆转录酶缺乏自我校正功能，故易发生变异，特别是前 S 或 S 区基因较易突变。HBV 基因的某些变异可导致 HBV 抗原变异、耐药及免疫逃逸等。例如，当 S 基因发生 G145A 点突变时，会引起 HBsAg "α" 决定簇的改变，导致免疫逃逸及疫苗接种失败；当 PreC 基因启动子变异时，HBeAg 表达可为阴性；在用拉米呋定进行抗病毒时，P 基因的 RT 区可发生 YMDD 变异，导致 HBV 对拉米呋定耐药。在同一个慢性 HBV 感染者体内，由于病毒自身变异和环境的影响，HBV 病毒常常以遗传学上高度相关、不同病毒株之间存在微小差别的种群方式存在，即所谓的 HBV 准种（quasispecies）。

4. 病毒复制　HBV 感染和在肝细胞内的复制过程大致如下（图 27-5）：①吸附与穿入：研究表明，位于病毒外膜的病毒膜蛋白可通过与细胞表面的硫酸肝素糖蛋白（HSPG）结合，附着到肝细胞表面，表面抗原的 "α" 决定簇也参与了这一过程。随后，LHBsAg 通过其 preS1 氨基端序列与肝细胞膜表面的钠离子 - 牛磺胆酸共转运多肽（NTCP）结合，使病毒核衣壳进入细胞内。NTCP 被认为是介导 HBV 进入宿主细胞的功能性受体，与 HBV 特异性感染肝细胞有关；由于 T 细胞等一些非肝细胞膜表面也存在 HSPG，因此由 HSPG 介导的 HBV 的细胞附着并非肝细胞特异。②进入细胞内的 HBV 核衣壳脱去衣壳释放 HBV rcDNA，进入细胞核的 rcDNA 在细胞 DNA 聚合酶等的作用下，修复形成完整的双链超螺旋的共价闭合环状 DNA（covalently closed circular DNA，cccDNA）；③在细胞 RNA 聚合酶作用下，以 cccDNA 负链为模板进行转录，形成 0.7 kb、2.1 kb、2.4 kb 和 3.5 kb mRNA。④mRNA 进入胞质内翻译蛋白质，其中 0.7 kb mRNA 翻译合成 X 蛋白，2.1 kb mRNA 翻译合成 MHBsAg 和 SHBsAg 蛋白，2.4 kb mRNA 翻译合成 LHBsAg 蛋白，3.5 kb mRNA 又分为能够翻译合成 HBeAg 前体蛋白的 preC mRNA，和既能翻译合成 HBcAg 和 P 蛋白，又可作为病毒逆转录合成病毒负链 DNA 的模板的前基因组 RNA（pregenomic RNA，pgRNA）。⑤P 蛋白与 pgRNA 结合，启动 HBcAg

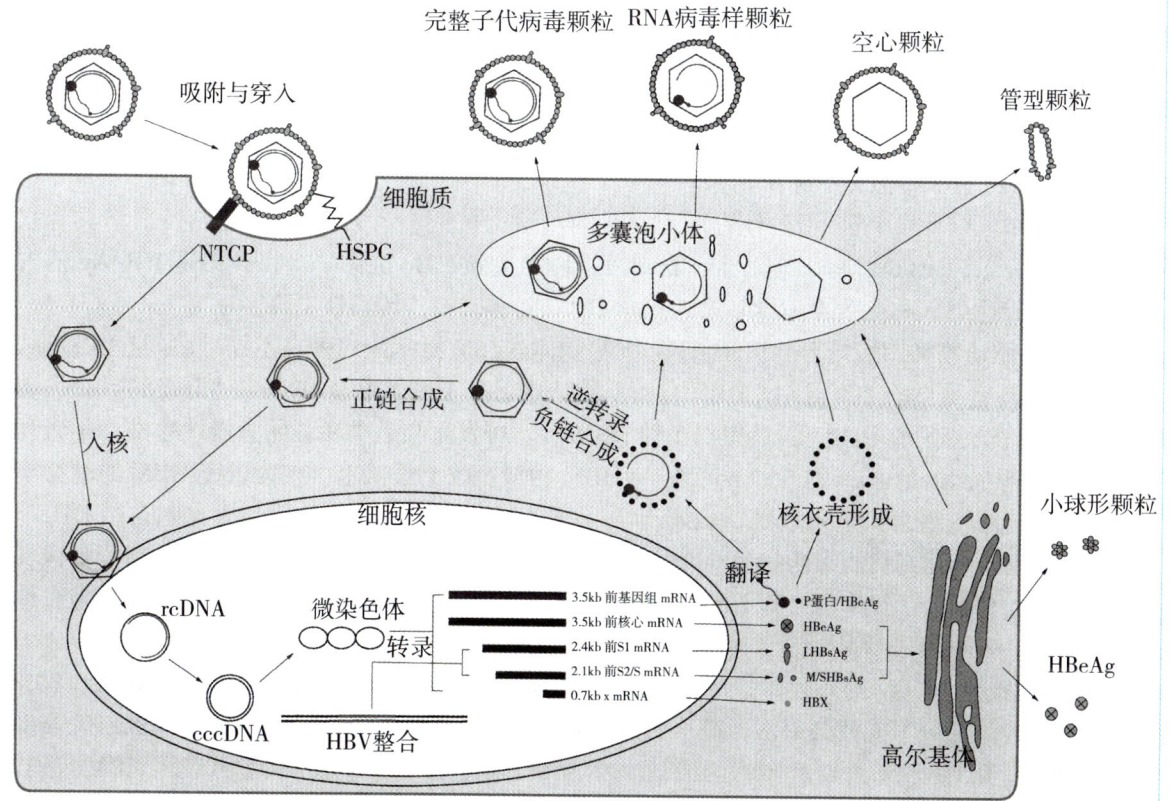

图 27-5　HBV 复制过程

组装形成核衣壳。在核衣壳内 P 蛋白以前基因组 RNA 为模板,通过其逆转录酶活性逆转录出全长的病毒负链 DNA;进而以新合成的负链 DNA 为模板,在 P 蛋白 DNA 聚合酶作用下再合成互补的正链 DNA,在负链合成的同时,做为逆转录模板的 pgRNA 在 P 蛋白 RNA 酶 H 作用下被降解。⑥获得包膜及 HBsAg,装配成完整子代病毒颗粒,释放至肝细胞外,可再重新感染新的肝细胞。需要注意的是,近年的研究发现,病毒在复制过程中会产生大量的核衣壳内不含病毒核酸成分的空心颗粒和包含 pgRNA 或其剪接体变异的 RNA 病毒样颗粒。特别是在核苷(酸)类抗病毒药物作用下,由于病毒 DNA 合成过程受到抑制,RNA 病毒样颗粒会相应增加。

5. 抗原组成 HBV 主要有下述抗原:

(1) HBsAg HBsAg 存在于 3 种 HBV 病毒颗粒表面,是机体受 HBV 感染的主要标志之一。HBV 表面抗原有 3 种形式:①小蛋白或主蛋白(HBsAg):由 S 基因编码的 226 个氨基酸组成。其中第 124~147 位氨基酸组成了抗原性很强的序列,称为"a"抗原决定簇;②中蛋白(或 PreS2 抗原):由 S 基因编码的 226 个氨基酸前面加上 PreS2 基因编码的 53~55 个氨基酸构成 PreS2 抗原;③大蛋白(或 PreS1 抗原):是由中蛋白的 279~281 个氨基酸前面再加上 PreS1 基因编码的 119 个氨基酸组成的蛋白,即为 PreS1 抗原。3 种蛋白在不同颗粒表面存在情况不同。Dane 颗粒与管形颗粒的表面抗原组成基本相同,含有主蛋白(HBsAg)、中蛋白(PreS2)和大蛋白(PreS1);小球形颗粒的表面抗原几乎全部由主蛋白 HBsAg 构成,中蛋白和大蛋白含量少或无。

HBsAg 具有抗原性,特别是其"a"抗原决定簇抗原性很强,能刺激机体产生抗 HBs,该抗体具有中和作用。除了共用的"a"抗原决定簇外,HBsAg 还有 d 和 y、r 和 w 相互排斥的抗原表位。根据 HBsAg 的抗原性差异,HBV 可分为 adr、adw、ayr 和 ayw 共 4 种血清型。血清型与基因型有一定的对应关系。

HBsAg 的"a"抗原决定簇和 PreS1 的氨基端序列在病毒吸附于细胞表面和进入细胞中具有重要作用,抗 HBs 和抗 PreS1 能够通过阻断 HBV 与肝细胞的结合起到抗病毒作用。利用这一特性,乙肝免疫球蛋白(HBIG)被普遍用于 HBV 暴露后的被动预防。

(2) HBcAg HBcAg 为构成 HBV 核衣壳的病毒蛋白。由于主要存在于大球型颗粒的核衣壳且外面包裹有病毒外膜,故 HBcAg 甚少游离于血液循环中,一般在血清中不易被检出。HBcAg 可在肝细胞的膜表面表达,是宿主 CTL 作用的主要靶抗原。HBcAg 抗原性很强,能刺激机体产生抗 HBc,但无中和作用。

(3) HBeAg 由 PreC 蛋白经过加工而成的可溶性抗原。为 HBV 活跃复制及血清具有强传染性的标志。HBeAg 具有抗原性,能刺激机体产生抗 HBe 抗体。当机体出现 HBeAg 消失和抗 HBe 产生时,称之为血清学转换,提示 HBV 复制减弱,传染性下降。

6. 易感动物和细胞培养 由于 HBV 细胞受体 NTCP 氨基酸序列在不同种属间存在差异,HBV 感染具有明显的种属限制。HBV 仅可感染人类和黑猩猩,树鼩作为一种低级的灵长类动物,也可一过性地感染 HBV。黑猩猩接种 HBV 后,可发生与人类相似的急慢性感染,是研究 HBV 最理想的动物模型。此外,WHBV 与 HBV 相似,故土拨鼠也可作为研究 HBV 的动物模型。DHBV 的主要宿主是鸭和鹅,也属于嗜肝病毒科,有很强的嗜肝性,故我国常用 DHBV 感染的鸭模型来筛选抗病毒药物及消除免疫耐受机制等研究。通过在人肝来源的肝癌细胞株表达外源的 NTCP,已初步建立起 HBV 的细胞感染复制模型,但病毒的感染和复制能力仍有待提高。

7. 抵抗力 HBV 对理化因素的抵抗力相当强,对低温、干燥和紫外线均有抵抗性,70% 乙醇等一般消毒剂不能使其灭活。高压灭菌(121℃ 15 分钟)、100℃ 10 分钟及环氧乙烷等可灭活 HBV。0.5% 过氧乙酸、5% 次氯酸钠、3% 漂白粉液及 0.2% 苯扎溴铵等可破坏 HBV 包膜,也可用于对 HBV 的消毒。

二、致病性与免疫性

1. 传染源和传播途径　HBV 的主要传染源是乙型肝炎患者及无症状 HBV 携带者。处于潜伏期、急性和慢性感染的乙型肝炎患者的血液均有传染性。

HBV 主要经输血、母婴和性接触途径传播。凡含有 HBV 的血液或体液（唾液、乳汁、羊水、精液和分泌物等）直接入血或通过破损的皮肤、黏膜进入体内皆可造成传播。

（1）血液、血制品传播　血液、血浆及各种血制品（包括丙种球蛋白等）均可传播 HBV。由于对献血员实施严格的 HBsAg 筛查，经输血或血液制品引起的 HBV 感染已较少发生。

（2）医源性传播　通过注射、手术、采血、拔牙、内镜检查、预防接种、针刺、文身，甚至医院各种医疗器具，均可传播 HBV。

（3）母婴传播　指的是 HBV 感染的妊娠妇女将 HBV 传播给胎儿或婴儿的过程。主要是围产期传播，即分娩时产道母血中的 HBV 通过微小伤口感染新生儿，也可通过哺乳传播。影响母婴传播的因素包括母亲高病毒载量（＞10^6 IU/ml）和（或）HBeAg 阳性。HBV 宫内感染的发生率很低，所以，及时对 HBsAg 阳性母亲的新生儿进行乙型肝炎免疫球蛋白和乙型肝炎疫苗的主动 - 被动联合免疫，可明显降低新生儿感染率。

（4）接触传播　包括性接触传播和生活密切接触传播。异性或同性性行为均可传播 HBV。因此，有些西方国家将乙型肝炎列为性传播疾病（sexually transmitted disease，STD）之一。日常生活密切接触，特别是共用牙刷和剃须刀等均可引起 HBV 感染。乙型肝炎有一定的家族聚集性。

HBV 不经呼吸道和消化道传播。因此日常学习、工作或生活接触，如同一办公室工作（包括共用计算机等办公用品）、握手、同住一宿舍、同一餐厅用餐和共用厕所等无血液暴露的接触，一般不会传染 HBV。流行病学和实验研究亦未发现 HBV 能经吸血昆虫（蚊、臭虫等）传播。

2. 致病与免疫机制　HBV 的致病机制较复杂。一般认为，HBV 不具有直接损害肝细胞的作用。HBV 在肝细胞内复制可产生大量病毒颗粒和多种抗原，如 HBsAg、HBcAg 和 HBeAg。这些病毒抗原可诱导机体的细胞免疫应答和体液免疫应答。机体的免疫应答及其与病毒相互作用引起的免疫病理损伤是造成肝损害的主要因素。机体的细胞免疫过程是机体清除 HBV 的防御机制。其中细胞免疫介导的免疫病理损伤主要以细胞毒性 T 淋巴细胞（cytotoxic lymphocyte，CTL）为主，通过杀伤破坏 HBV 感染的肝细胞清除 HBV，但同时又造成肝细胞损伤，临床上表现为肝炎症状并伴有转氨酶增高。此外，体液免疫也参与了免疫介导的免疫病理损伤。机体感染 HBV 后，可产生一系列抗体，如抗 HBs、抗 PreS、抗 HBe 和抗 HBc 等。在急、慢性乙型肝炎患者的血液中，可检出 HBsAg 与抗 HBs 或 HBeAg 与抗 HBe 的抗原抗体复合物等。

3. HBV 感染的自然转归　病毒与宿主的相互作用导致不同的临床转归。成人感染 HBV 后，机体免疫应答反应足以清除病毒，仅约 5% 的感染者发生慢性化。在 HBV 感染高流行区，HBV 暴露多发生于围生期和婴幼儿期的母婴垂直传播。此时期被感染者机体免疫力尚不健全，慢性化率可达 80%～90% 以上。HBV 感染引起的免疫应答具有双重效应，既有免疫防御作用，清除 HBV，也可造成免疫病理损伤。所以成人可表现为急性临床型感染，而婴幼儿和儿童感染多无临床症状，成为慢性感染。慢性 HBV 感染典型的自然进程可分为免疫耐受期（Immunotolerance phase）、免疫清除期（Immunoactive phase）、免疫抑制或低病毒复制期（low-replicative phase）及再活动期（Reactivation phase）。免疫耐受期以病毒高复制为特征，感染者肝炎症反应轻微；在免疫清除期，机体免疫系统在通过免疫应答清除 HBV 的同时，可造成肝组织不同程度的炎性损伤；在免疫抑制期，机体免疫系统有效地控制了病毒感染，此期以病毒低复制为特征，病毒载量处于低水平，肝的炎症反应明显减轻，此期可出现病毒的自发清除；

有些患者由于自身免疫状态的改变或使用免疫抑制剂等原因，病毒可重新活跃复制，进入再活动期。我国的慢性HBV感染者多经母婴垂直传播或儿童早期暴露感染所致，多有无临床症状的免疫耐受期，表现为无临床症状的病毒携带者状态。

4. HBV与原发性肝细胞癌 HBV感染与原发性肝细胞癌（hepatocellular carcinoma，HCC）的发生密切相关。流行病学调查表明，乙型肝炎患者及HBV携带者的HCC发病率明显高于未感染人群。我国90%以上的HCC患者感染过HBV。慢性HBV感染引起的肝组织持续的炎症反应，造成肝组织反复损伤、肝细胞再生和肝细胞基因突变的不断积累，最终导致恶性转化。因此，持续的炎症反应被认为是HBV致癌的主要机制。此外，HBV的X蛋白与突变HBsAg，以及HBV DNA整合到细胞基因组内导致细胞基因的突变和功能异常，也被认为是HBV致癌的机制。

三、微生物学检查法

1. HBV抗原和抗体的检测 目前，血清中HBV抗原和抗体最常用的检测方法包括酶联免疫吸附试验（enzyme-linked immunosorbent assay，ELISA）和基于磁颗粒的化学发光法。主要检测HBsAg、抗HBs、HBeAg、抗HBe和抗HBc（俗称"两对半"），必要时可检测PreS1、PreS2抗原和相应的抗体。HBcAg在血清中难以检出，故不作为常规检测项目。HBV抗原和抗体在感染者体内的消长情况与临床表现相关（图27-6）。综合分析HBV抗原和抗体的检测结果有助于临床诊断（表27-2）。

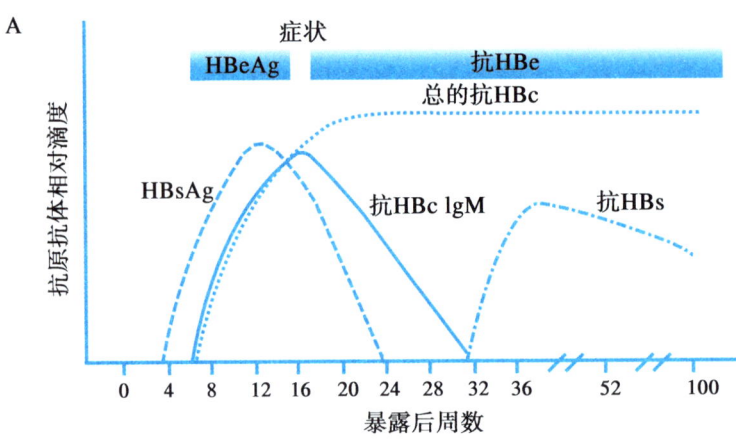

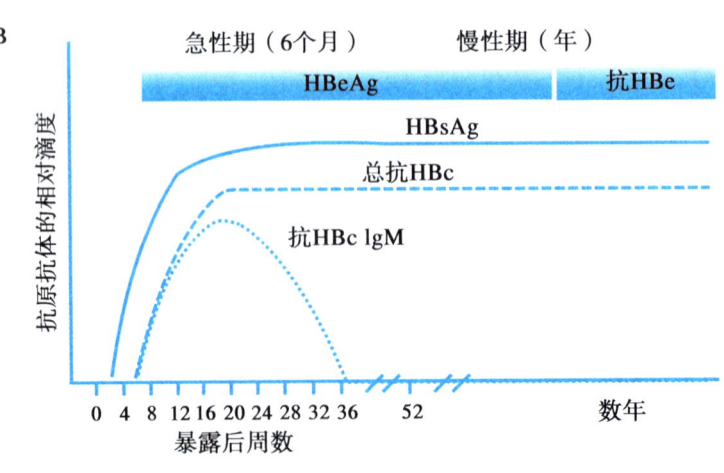

图27-6 乙型肝炎的典型血清学动态变化
A. 急性乙型肝炎；B. 慢性乙型肝炎

（1）HBsAg 和抗 HBs　HBsAg 阳性提示机体感染了 HBV。血清 HBsAg 阳性见于：①急性乙型肝炎的潜伏期和急性期；②慢性乙型肝炎和 HBV 所致的肝硬化及 HCC；③无症状携带者。急性乙型肝炎恢复后，HBsAg 可在 1～4 个月内消失，若持续 6 个月以上则认为转为慢性乙型肝炎。HBsAg 持续阳性但无临床症状者为 HBV 携带者。抗 HBs 阳性表示机体已获得针对 HBV 的免疫力，见于乙型肝炎恢复期及乙肝疫苗接种者。此外，PreS1 和 PreS2 可和 HBsAg 一样作为 HBV 感染的标志，但临床上不做常规检测。

（2）抗 HBc　包括抗 HBc IgM 和抗 HBc IgG。抗 HBc IgM 出现于 HBV 感染早期或慢性乙型肝炎急性发作期。抗 HBc IgG 比抗 HBc IgM 出现晚但持续时间长，血清抗 HBc IgG 单阳性往往表示既往 HBV 感染。

（3）HBeAg 和抗 HBe　HBeAg 阳性是体内 HBV 复制活跃和血液传染性强的标志。HBeAg 在急性乙型肝炎患者的血清中呈短暂阳性，若持续阳性则表示转为慢性乙型肝炎。值得注意的是，PreC/C 区的某些突变可使 HBeAg 呈阴性，但 DNA 仍活跃复制。抗 HBe 见于急性乙型肝炎的恢复期，也可见于无症状携带者和慢性乙型肝炎患者。此时，血清 HBeAg 消失，表示机体已产生一定免疫力，血液传染性降低。

表27-2　HBV血清学标志物的检测结果分析

HBsAg	HBeAg	抗HBc IgM	抗HBc IgG	抗HBe	抗HBs	结果解释
-	-	-	-	-	+	接种过乙肝疫苗或感染乙肝恢复了，有免疫力
+	+	+	-	-	-	乙型肝炎急性期
+	+	-	+	-	-	HBeAg 阳性慢性 HBV 感染或慢性乙型肝炎*，传染性强
+	-	-	+	+	-	HBeAg 阴性慢性 HBV 感染或慢性乙型肝炎*，病毒低复制
-	-	-	+	+/-	+	乙型肝炎恢复期，或既往感染过 HBV

* 根据肝是否有活动性炎症损伤，分别诊断为感染者或慢性乙肝患者。

2．血清 HBV DNA 检测　血清 HBV DNA 阳性是 HBV 在体内复制和血清具有传染性的直接标志。临床上，已采用 PCR 技术定量检测患者血清中的 HBV DNA，用于辅助诊断和药物疗效监测。特别是对于使用核苷（酸）药物抗病毒治疗的慢性乙肝患者，血清 HBV RNA 检测有助于了解肝组织 cccDNA 的活跃性。

四、防治原则

1．一般预防措施　采取切断传播途径为主的综合性措施可以减少 HBV 水平传播的风险。对乙型肝炎患者及 HBV 携带者的血液、分泌物和用具等要严格消毒；严格筛选献血员，防止血液传播；严格使用一次性注射器及输液器；对手术过程中使用的医疗器械等必须严格消毒，防止患者与医务人员间的相互传播；服务行业所用的理发、刮脸、修脚、穿刺和文身等器具也应严格消毒。注意个人卫生，不和任何人共用剃须刀和牙具等用品。进行正确的性教育，预防乙型肝炎及其他性传播疾病。对高危人群要采取人工主动免疫和人工被动免疫的预防措施。

2．主动免疫　接种乙肝疫苗是预防 HBV 感染的最有效方法。乙肝疫苗的成分是基因工程表达纯化的 HBsAg，具有良好的免疫原性和安全性。乙肝疫苗的接种对象主要是新生儿，其次为婴幼儿，以及成人高危人群。我国已于 1992 年将乙肝疫苗接种纳入计划免疫管理，

2005年开始全面开展新生儿接种。乙肝疫苗全程需接种3针,按照0、1、6个月程序,即接种第1针疫苗后,间隔1个月及6个月注射第2及第3针疫苗。新生儿接种乙肝疫苗要求在出生后24小时内接种,越早越好。接种部位新生儿为臀前部外侧肌肉内,儿童和成人为上臂三角肌中部肌肉内注射。若母亲为HBsAg阳性,联合应用乙型肝炎疫苗和HBIG来阻断HBV母婴传播,效果良好。对于高病毒载量的孕妇,还应在孕晚期开始核苷(酸)类药物抗病毒治疗,以降低病毒载量,提高母婴传播阻断成功率。

3. 被动免疫 HBIG从含有高效价抗HBs的人血清中提纯而成,可用于紧急预防。主要用于以下情况:①被HBV感染者的血液污染伤口者;②母亲为HBsAg阳性的新生儿;③误用HBsAg阳性的血液或血制品者。

4. 治疗 慢性乙型肝炎治疗的总体目标是通过抗病毒治疗最大限度地长期抑制HBV复制,延缓和阻断疾病进展和减少终末期肝病的发生。目前,临床上常用的抗病毒药物有α干扰素和核苷(酸)类似物等,均有一定疗效,但尚不能完全清除HBV,实现临床治愈。应研发新的抗病毒药物并建立有效的治疗策略以实现临床治愈。

第三节　丙型肝炎病毒

丙型肝炎病毒(hepatitis C virus,HCV)是引起丙型肝炎的病原体。1978年HCV曾被命名为肠道外传播的非甲非乙型肝炎病毒(post-transfusion hepatitis non-A non-B virus,PT-HNANBV)。1989年在确定病毒基因组序列后将之正式命名为丙型肝炎病毒。由于HCV生物学性状及基因结构与黄病毒相似,1991年国际病毒命名委员会将其归于黄病毒科(*Flaviviridae*)丙型肝炎病毒属(*Hepacivirus*)。丙型肝炎的临床和流行病学特点与乙型肝炎类似,但症状较轻,起病隐匿,易发展为慢性肝炎,部分患者可发展为肝硬化或肝癌。HCV主要经血或血制品传播,目前占输血后肝炎的80%～90%。推测我国的丙型肝炎感染流行率在1%以下。

一、生物学性状

1. 形态结构 HCV有脂蛋白包膜,呈球形,直径为55～65 nm。

2. 基因组结构 HCV基因组为线状单正链RNA,长约9.5 kb,由9个基因区组成。自5′端开始依次为5′端非编码区(NCR)、C区(核心蛋白区)、E1区(包膜蛋白区)、E2(包膜蛋白)区、NS2、NS3、NS4、NS5及3′端非编码区(图27-7)。C区和E区为结构编码区,分别编码病毒的衣壳和包膜蛋白。p7～NS5区为非结构编码区,编码非结构蛋白及酶类,如其中NS3编码病毒蛋白酶和解旋酶,NS5编码病毒RNA依赖的RNA聚合酶。HCV仅有一个

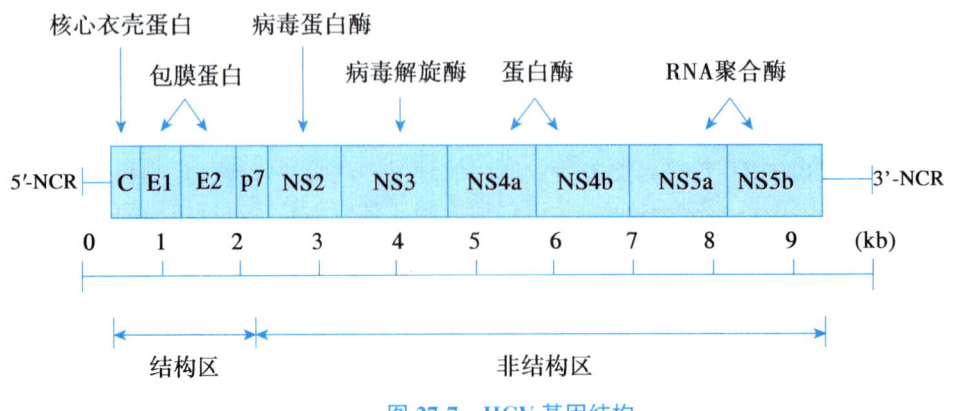

图 27-7　HCV 基因结构

ORF，编码一条由 3 010～3 033 个氨基酸组成的多聚蛋白前体。该前体蛋白在病毒蛋白酶及宿主信号肽酶作用下，裂解为病毒的结构蛋白及非结构蛋白。5′端非编码区对病毒复制及病毒蛋白翻译有重要的调节作用，其基因序列最为保守，毒株间差异小，可用于基因诊断。3′端非编码区含终止密码子及多聚尿嘧啶核苷（poly（U））序列，与 HCV 负链 RNA 的复制有关。

3．病毒复制周期 HCV 与肝细胞上的共同受体 CD81、SR-BI（SCARB1）、CLDN1、Occludin 等相互作用，介导病毒的内吞作用。进入细胞后，HCV 病毒完成脱壳，释放病毒RNA。病毒 RNA 与内质网上核糖体结合，翻译出病毒多肽。后者在自身蛋白酶及宿主信号肽酶的作用下，切割形成 Core、E1、E2 等 3 个结构蛋白和 P7、NS2、NS3、NS4A、NS4B、NS5A、NS5B 等 7 个非结构蛋白。非结构蛋白在源自内质网的"膜网结构"上形成一个复制复合体。在复制复合体中 HCV 正链 RNA 转录出负链 RNA，然后再以负链 RNA 为模板转录出更多的正链 RNA。随后在高尔基体上，HCV 正链 RNA 与病毒的结构蛋白组装成为有感染性的病毒颗粒，自肝细胞释放。部分病毒颗粒可直接与相邻的肝细胞实现胞间传播（图 27-8）。

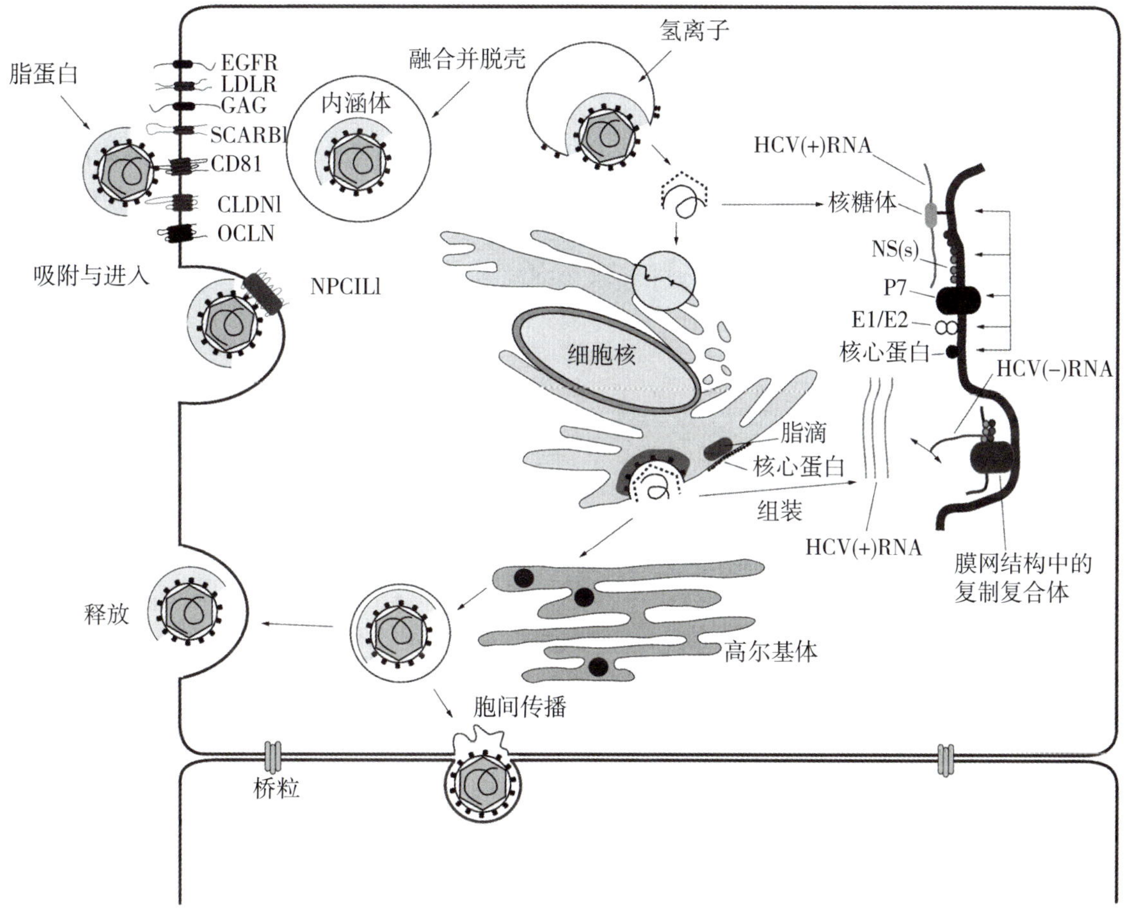

彩图：HCV 的感染复制周期模式图

图 27-8　HCV 的感染复制周期

4．基因分型 HCV 基因组呈现高度异质性，根据 HCV 基因组核苷酸序列的差异程度，可将 HCV 分为不同的基因型（30%～35%）、基因亚型（20%～25%）、分离株（5%～9%）和准种（1%～5%）。目前 HCV 共分为 7 个基因型及不同亚型。根据 2005 年达成的 HCV 基因型命名规则共识，以阿拉伯数字表示 HCV 基因型，以小写的英文字母表示基因亚型（如1a、2b 和 3c 等）。HCV 基因型及亚型的分布存在人种及地理差异，我国以 1b 和 2a 型较为常见，其中以 1b 型为主。不同基因型对抗病毒治疗的应答存在差异。

5．易感动物及抵抗力　HCV 可感染黑猩猩，并可在其体内连续传代，是目前唯一理想的模型动物。HCV 对氯仿和乙醚等有机溶剂敏感，紫外线照射、煮沸、20% 次氯酸、甲醛溶液（1∶1000）均可使 HCV 失活。

二、致病性和免疫性

1．传染源及传播途径　HCV 的传染源包括慢性丙型肝炎患者和无症状 HCV 感染者。HCV 主要经输血或血制品传播，也可经性接触和母婴垂直传播，引起急性或慢性丙型肝炎。

2．致病机制　潜伏期为 2～17 周，平均为 10 周，但由输血或血制品引起的丙型肝炎潜伏期较短，大多数患者不出现症状或症状较轻。急性丙型肝炎与其他型的急性肝炎相似，有恶心、呕吐、黄疸和血清丙氨酸转氨酶（ALT）升高等症状。大多数患者可演变为慢性肝炎，约 20% 的患者可逐渐发展为肝硬化或肝癌。

目前认为，HCV 的主要致病机制包括病毒对肝细胞的直接损害和病理性免疫应答对肝细胞的间接损伤。病毒在肝细胞内大量复制造成肝细胞损伤，引起肝细胞病变，致使 ALT 升高。CTL 攻击 HCV 感染的靶细胞是造成肝细胞免疫病理损害的重要原因。

3．免疫性　HCV 感染过程中，CTL 在细胞免疫应答中起着免疫防御作用，但也是造成患者肝组织免疫病理损伤的主要致病机制。在体液免疫方面，抗 HCV IgM 出现较早，感染后 1～4 周便可以检出，检出率可达 85%。由于 HCV 易于变异，抗 HCV 的保护作用不强，对 HCV 变异株无保护作用。由于抗 HCV IgM 出现早持续时间短（平均为 18 周），故可作为 HCV 感染早期诊断的指标之一。抗 HCV IgG 出现较迟，一般在 HCV 感染后 2～4 个月才呈阳性，且持续时间长，可作为慢性丙型肝炎的诊断标志。

三、微生物学检查法

1．HCV 抗体检测　HCV 感染后，机体可对其结构蛋白和非结构蛋白产生抗体，抗 HCV 的检测是目前实验室诊断中最常用的方法，可用于献血员筛选和丙型肝炎初步诊断。需要注意的是，HCV 感染后，约有 20% 的感染者能够自发清除病毒，抗 HCV 可持续阳性。因此，血清抗 HCV 阳性并不一定表示 HCV 现症感染，应予注意。

2．核心抗原检测　HCV 病毒颗粒的核心抗原被病毒包膜所包裹，通过预处理释放核心抗原后，可通过 ELISA 或化学发光方法检测 HCV 核心抗原，作为病毒感染的标志。

3．HCV RNA 检测　多采用 RT-PCR 技术检测血清（或）肝组织中的 HCV RNA，以确定慢性 HCV 感染者和丙型肝炎患者。HCV RNA 定量检测还可对临床抗病毒治疗效果进行评价和预测。

彩图：戊型肝炎病毒的感染复制周期

四、防治原则

丙型肝炎的预防措施主要是严格筛选献血员和加强血制品的管理。我国的义务献血法规定对献血员以及血制品进行抗 HCV 检测，以最大限度降低输血后肝炎（乙型肝炎和丙型肝炎）的发生。

近年来丙型肝炎的治疗取得了明显进步，病毒蛋白酶抑制剂、聚合酶抑制剂等直接抗病毒药物的临床应用，使得绝大多数丙型肝炎可以治愈。因此，早发现、早诊断和早治疗能明显减少丙型肝炎终末期肝病的发生。

由于 HCV 的高度变异性给疫苗制备带来困难，至今尚无疫苗预防 HCV 感染。

第四节 丁型肝炎病毒

丁型肝炎病毒（hepatitis D virus，HDV）是丁型肝炎的病原体。1977年意大利学者Rizzetto用免疫荧光法检测乙型肝炎患者肝组织切片时，发现肝细胞内除了HBsAg外，还有一种新抗原，称其为δ抗原。通过黑猩猩感染实验证明它具有传染性，故称δ因子。后来证实该因子是一种缺陷病毒，必须在HBV辅助下才能复制。1984年将其正式命名为丁型肝炎病毒。

一、生物学性状

HDV病毒颗粒呈球形，直径35～37 nm，外有包膜。核衣壳由核心RNA和HDAg组成，包膜表面蛋白为来自HBV的HBsAg。HDV基因组为一共价闭合环状单负链RNA，全长为1.7 kb。HDAg以与RNA相结合的形式存在于核心内。来自HBsAg的包膜可保护HDV RNA免受水解酶水解，在HDV致病中起重要作用。HDV的包膜形成必须依赖于HBV，因此HDV不能独立复制，必须在辅助病毒HBV存在下才能增殖。HDV RNA复制依赖于感染细胞内的RNA依赖的RNA聚合酶（RdRp）。由HDV基因编码的HDAg构成衣壳蛋白，其分子量约为68 kD，由p24和p27两个多肽组成。p24亦称为小δ抗原（24 kD），它对HDV复制具有反式抑制作用；p27称为大δ抗原（27 kD），对HDV复制具有反式激活作用。在HDV包装时大约60个HDAg与1个HDV基因组RNA结合，形成20面体立体对称的核衣壳，主要存在于肝细胞核内。

HDV只有1个血清型，HDAg出现早消失快，不易在血清中检测到。但HDAg可刺激机体产生HDV抗体，血清中可查到。

HDV敏感动物是黑猩猩、土拨鼠、北京鸭和美洲旱獭等。

二、致病性和免疫性

HDV的传染源为HBV和HDV共感染者。其传播方式与HBV基本相同，主要经输血或注射传播。HDV也可经性传播，而母婴垂直传播少见。

由于HDV是缺陷病毒，必须依赖HBV提供病毒包膜，故其感染形式有两种：①联合感染（coinfection）：即HDV与HBV同时感染，患者同时发生急性乙型肝炎和急性丁型肝炎。临床表现为急性过程，可恢复，但有时表现为重症肝炎，病情严重或短期内转为肝硬化。②重叠感染（superinfection）：在慢性乙型肝炎或HBV携带者的基础上再感染HDV。HDV感染常导致HBV感染者的症状加重与病情恶化，特别在重叠感染时可导致暴发性肝炎。

HDV感染2周后产生特异性抗HDV IgM，一个月后达高峰，以后随之下降。抗HDV IgG产生较晚，一般在恢复期出现。丁型肝炎发展为慢性时，抗HDV IgG常呈持续高效价，可作为慢性丁型肝炎的诊断指标。

三、微生物学检查法

1. 血清学方法 包括检测血清中的HBsAg和抗HDV。检出抗HDV IgM，可用于HDV感染的早期诊断。丁型肝炎转为慢性后，抗HDV IgG水平持续增高。

2. 核酸检测 多用RT-PCR方法检测HDV RNA，用于诊断HDV感染。HDV RNA的存在标志HDV复制以及血清具有传染性。

四、防治原则

丁型肝炎的预防原则与乙型肝炎相同，主要是严格筛选献血员和血制品，防止注射或其他操作的医源性传染，开展卫生宣传教育，避免性传播。注射乙型肝炎疫苗可预防 HDV 感染。

目前治疗尚无特效药，但由于 HDV 是缺陷病毒，其复制必须依赖乙肝病毒，故抗乙肝病毒药物也能抑制 HDV 的复制。

第五节　戊型肝炎病毒

戊型肝炎病毒（hepatitis E virus，HEV）是戊型肝炎的病原体。曾被称为肠道传播的非甲非乙型肝炎病毒。1989 年 Reyes 等应用分子克隆技术获得本病毒的基因克隆，因此命名为戊型肝炎病毒。HEV 曾被认为是小 RNA 病毒，后发现其基因组的结构与序列与小 RNA 病毒科的甲型肝炎病毒和脊髓灰质炎病毒不同。现归为戊型肝炎病毒科（*Hepeviridae*）。世界首次记载的戊型肝炎流行发生在 1955 年 12 月至 1956 年 1 月，在印度新德里因自来水被粪便污染而引起戊肝流行。1986 年我国新疆南部地区发生了一次戊肝大流行，发病人数约 12 万例，死亡 700 余例，是迄今最大的一次流行。

一、生物学性状

1．形态与结构　HEV 呈圆球状，无包膜，直径平均为 32～34 nm，表面有突起和刻缺，形如杯状。HEV 有空心和实心两种颗粒：实心颗粒内部致密，为完整的 HEV 颗粒；空心颗粒内部含电荷透亮区，为含不完整 HEV 基因的病毒颗粒（图 27-9）。

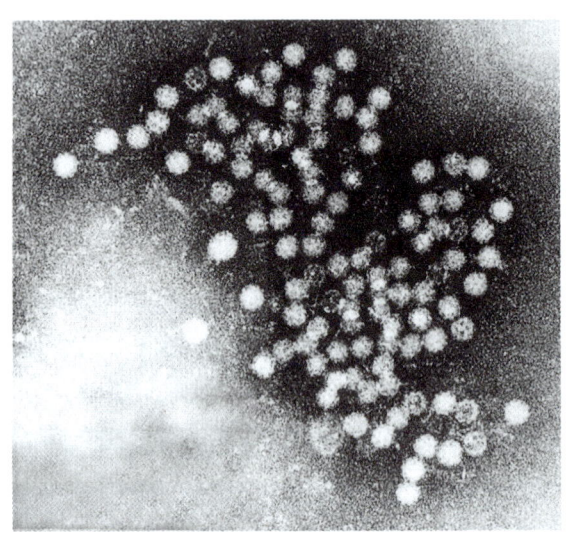

图 27-9　戊型肝炎病毒
负染，透射电镜（庄辉教授提供）

2．基因组　HEV 基因组为单股正链 RNA，全长约 7.2 kb，由编码区和非编码区两部分组成（图 27-10）。编码区包括 5′端非结构区（NS）和 3′端结构区（S），共有 3 个 ORF。其中，ORF1 最长，约 5kb，编码病毒的非结构蛋白，如依赖 RNA 的 RNA 聚合酶和 RNA 解链酶等；ORF2 长约 2 kb，编码病毒的衣壳蛋白，参与病毒与细胞的黏附并介导病毒进入细胞，ORF2 编码的病毒蛋白可诱导产生中和抗体；ORF3 只有 300 多个核苷酸，与 ORF2 部分重叠。HEV 的非编码区（UTR）较短，位于编码区的两端，分别称为 5′-UTR 和 3′-UTR。

3′-UTR 末端有多腺苷（poly（A））尾。根据 HEV 核苷酸序列的差异，目前将 HEV 分为 4 个基因型。基因型 Ⅰ 和 Ⅱ 仅感染人类，基因型 Ⅲ 和基因型 Ⅳ 除感染人类以外，还可感染猪、马、鹿和兔等不同动物，属于动物源性病原体。我国主要流行 HEV 基因 Ⅰ 和 Ⅳ 型，基因 Ⅲ 型在我国也有报道。

3．病毒复制周期　HEV 多以无包膜状态存在，也可以包裹在脂质膜中，形成 eHEV（enveloped HEV，eHEV）。进入细胞后，eHEV 的包膜经历了溶酶体介导的脂质降解，随后完成脱壳使病毒 RNA 释放。单正链的 HEV RNA 先翻译出含 RNA 依赖的 RNA 聚合酶（RdRp）的 ORF1 蛋白，后者以 RNA 正链为模板，合成出 HEV RNA 负链。进而以负链 RNA 为模板，转录出更多的全长正链 RNA 和较短的亚基因组 RNA（subgenomic RNA，sgRNA）。sgRNA 有两个开放阅读框（ORF2 和 ORF3），分别编码衣壳蛋白（capsid protein，pORF2）和病毒释放所必需的 ORF3（protein ORF3，pORF3）蛋白。研究表明病毒的脂质包膜来源于反面高尔基

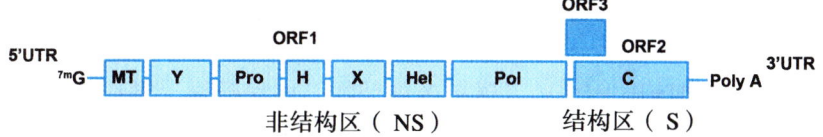

图 27-10 戊型肝炎病毒基因结构及编码蛋白示意图

MT：甲基转移酶；Y：Y 区；Pro：蛋白酶；H：超变区；X：X 区；Hel：RNA 解旋酶；
Pol：RNA 依赖的 RNA 聚合酶；C：衣壳蛋白

体网（trans-Golgi network），病毒 RNA 正链被包装后形成子代病毒颗粒。大部分 eHEV 病毒被释放到细胞外后进入胆管。包膜在胆管中被降解掉，最终无包膜 HEV 病毒被排入肠道。另一部分 eHEV 病毒未进入胆管，而是直接进入血管，包膜得以保留（图 27-11）。

4. 理化特性 经蔗糖密度梯度离心可获得 HEV（27～34 nm）颗粒。HEV 不稳定，对

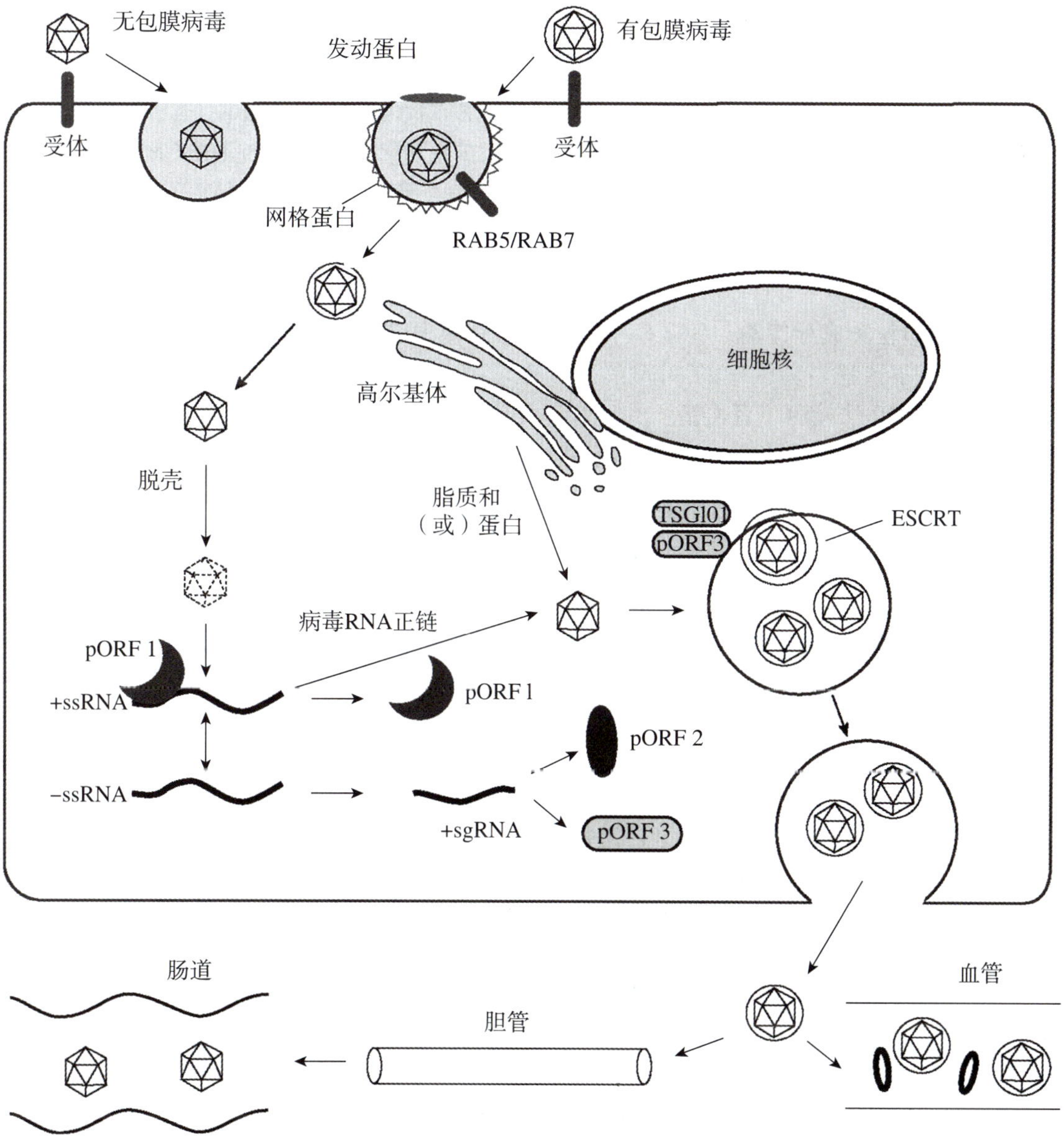

图 27-11 戊型肝炎病毒的感染复制周期

高盐、氯化铯和氯仿均敏感。病毒于 –80℃ ~ –70℃下保存不稳定，反复冻融可导致活性下降，但在液氮中可长期保存。

5．动物模型与细胞培养　HEV 可感染多种动物，如食蟹猴、黑猩猩、猕猴及乳猪等。HEV 的细胞培养虽有报道，但尚不能大量培养，方法有待进一步完善。

二、致病性与免疫性

HEV 的传染源主要是戊型肝炎患者，其潜伏末期和急性期早期传染性最强。主要经粪 - 口途径传播，其中以水源性流行较为多见，主要因水源被粪便污染所致。经食物和日常生活接触传播也有报道。

人感染 HEV 后，潜伏期为 10 ~ 60 天，平均为 40 天。病毒经胃肠道进入血液，在肝内复制后释放到血液和胆汁中，并随粪便排出体外，污染水源、食物和周围环境而发生传播。

人感染 HEV 后，由于病毒对肝细胞的直接损伤和免疫病理作用，引起肝细胞的炎症或坏死。临床上成人感染后以临床型多见，儿童则以亚临床型为主。临床型表现为急性戊肝可发生黄疸型肝炎或无黄疸型肝炎；也可表现为重症肝炎及胆汁淤积性肝炎。多数患者于病后 6 周即好转痊愈，多不发展为慢性肝炎。慢性感染偶见于免疫力抑制或者免疫缺陷者。戊肝的病死率较高，一般为 1% ~ 2%，最高达 12%。孕妇感染后临床表现严重，常发生流产或死胎，病死率高达 10% ~ 20%。此外，HBV 携带者重叠感染 HEV 后，可使病情加重。

HEV 感染后可获得一定免疫力，机体可产生保护性中和抗体，即抗 HEV IgM 和 IgG，但免疫力持续时间较短。

三、微生物学检查法

1．病毒颗粒及成分检测　为区别甲型肝炎，针对 HEV 感染应做病原学诊断。可用免疫电镜检测戊型肝炎患者粪便中的 HEV 颗粒，也可用免疫荧光法检测肝活检组织中的 HEAg。目前，用 RT-PCR 法检测患者血清、粪便和胆汁中的 HEV RNA 也是常用的实验室诊断方法。上述检查结果阳性者表示体内有 HEV 感染和复制，具有传染性。

2．抗体检测　目前针对戊型肝炎的常规实验室诊断方法是采用 ELISA 法检测患者血清中的抗 HEV IgM 和 / 或 IgG 抗体。抗 HEV IgM 出现时间比抗 HEV IgG 早，但其持续时间较短，可作为急性 HEV 感染的诊断指标。抗 HEV IgG 出现时间也相对较早，在抗 HEV IgM 检测试剂盒尚不完善的情况下，抗 HEV IgG 不仅可作为既往感染的指标，在病毒载量较高的情况下，也可作为 HEV 急性感染的诊断指标之一。

四、防治原则

因为 HEV 主要经消化道传播，故主要采取以切断传播途径为主的综合性预防措施，包括保证安全用水、防止水源被粪便污染、加强食品卫生管理和教育、讲究个人卫生和提高环境卫生水平。

我国采用基因工程技术，研制成功世界上第一支戊肝疫苗，大规模的临床试验证实戊肝疫苗可有效预防戊肝。治疗方面，目前尚无有效的针对 HEV 的抗病毒治疗药物。

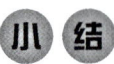

肝炎病毒是一组主要感染肝细胞并在其中复制而引起急性、慢性肝炎的病毒，包括甲型肝炎病毒（HAV）、乙型肝炎病毒（HBV）、丙型肝炎病毒（HCV）、丁型肝炎病毒

（HDV）和戊型肝炎病毒（HEV）。它们属于不同的病毒科。

甲型肝炎病毒属于小RNA病毒科肝病毒属。无包膜，核酸为+ssRNA。主要经过粪-口途径传播，一般不转为慢性，预后良好。

乙型肝炎病毒属嗜肝DNA病毒科正嗜肝DNA病毒属，直径42 nm，具有双层核壳结构。外壳为包膜，内壳为病毒衣壳。包膜表面含有大、中、小三种包膜糖蛋白（表面抗原）。病毒衣壳由乙肝病毒核心抗原组成。

HBV基因组是由长链L（负链）和短链S（正链）组成的不完全双链环状DNA，全长约3.2 kb，含有S、C、P和X共4个开放阅读框，编码7种结构蛋白和非结构蛋白：LHBs、MHBs、SHBs、HBeAg、HBcAg、HBxAg和DNA聚合酶。HBV DNA逆转录复制是病毒易于变异的主要原因，而cccDNA在肝细胞内的长期存在是病毒难以清除、导致长期慢性感染的重要机制。

HBV感染主要经输血、不洁注射、性行为和母婴垂直传播引起，部分感染者、特别是围产期暴露和婴幼儿时期感染可转为慢性感染，是引起慢性乙肝、肝硬化和肝癌的主要病原体。

HBsAg、抗HBs、HBeAg、抗HBe和抗HBc俗称为"两对半"。综合分析血清中HBV抗原和抗体的检测结果有助于临床诊断。抗病毒治疗可以抑制HBV复制，减轻肝细胞炎症坏死及肝纤维化、肝硬化和HCC发生。

丙型肝炎病毒属黄病毒科丙型肝炎病毒属，有包膜，核酸为线状+ssRNA。HCV主要经血或血制品传播。HCV的临床和流行病学特点与乙型肝炎类似，但易发展为慢性肝炎。

丁型肝炎病毒是缺陷病毒，须在HBV辅助下才能复制。核酸为–ssRNA。其传播方式与HBV基本相同，主要经输血或不安全注射传播。

戊型肝炎病毒属戊型肝炎病毒科，无包膜，基因组为+ssRNA。HEV主要经粪-口途径传播，以水源性流行多见。多不发展为慢性肝炎，但在免疫力抑制或者免疫缺陷人群中易建立慢性感染。实验室诊断方法是采用ELISA法检测血清的抗HEV IgM或IgG抗体。

（鲁凤民）

第28章 逆转录病毒

逆转录病毒（retroviruses）主要包括一大组含逆转录酶（reverse transcriptase，RT）的RNA病毒，为逆转录病毒科（Retroviridae）成员。逆转录病毒科包含正逆转录病毒亚科（Orthoretrovirinae）和泡沫逆转录病毒亚科（Spumaretrovirinae）（表28-1）。正逆转录病毒亚科的很多成员为RNA肿瘤病毒，主要引起网状内皮组织、造血系统以及结缔组织肿瘤，如白血病、淋巴瘤、肉瘤（表28-1）。对人致病的主要是人类免疫缺陷病毒（human immunodeficiency virus，HIV）和人类嗜T细胞病毒（human T-lymphotropic virus，HTLV）。泡沫病毒的致病性还不清楚。此外，人及某些哺乳动物基因组中整合有逆转录病毒基因，这些基因稳定存在于细胞内并成为细胞遗传物质的一部分，被称为"内源性逆转录病毒"（endogenous retroviruses，ERV），功能尚不完全清楚。

表28-1 逆转录病毒科的分类

病毒亚科	病毒属	部分病毒种
正逆转录病毒亚科（Orthoretrovirinae）	α逆转录病毒属（Alpharetrovirus）	禽白血病病毒（avian leukosis virus，ALV）、Rous肉瘤病毒（Rous sarcoma virus，RSV）
	β逆转录病毒属（Betaretrovirus）	鼠乳腺肿瘤病毒（mouse mammary tumor virus，MMTV）
	γ逆转录病毒属（Gammaretrovirus）	鼠白血病病毒（murine leukemia virus，MLV）、Moloney鼠肉瘤病毒（Moloney murine sarcoma virus，mo-MSV）
	δ逆转录病毒属（Deltaretrovirus）	牛白血病病毒（bovine leukemia virus，BLV）、人类嗜T淋巴细胞病毒（HTLV）
	ε逆转录病毒属（Epsilonretrovirus）	大眼狮鲈皮肤肉瘤病毒（Walleye dermal sarcoma virus，WDSV）
	慢病毒属（Lentivirus）	人类免疫缺陷病毒Ⅰ型（HIV-1）、猴免疫缺陷病毒（simian immunodeficien virus，SIV）、马传染性贫血病毒（equine infectious anemia virus，EIAV）
泡沫逆转录病毒亚科（Spumaretrovirinae）		牛、马、人泡沫病毒（foamy virus）
	牛泡沫病毒属（Bovispumavirus）	牛泡沫病毒（bovine foamy virus）
	马泡沫病毒属（Equispumavirus）	马泡沫病毒（equine foamy virus）
	猫泡沫病毒属（Felisumavirus）	猫泡沫病毒（feline foamy virus）

续表

病毒亚科	病毒属	部分病毒种
泡沫逆转录病毒亚科（Spumaretrovirinae）	原猴泡沫病毒属（Prosimiispumavirus）	棕色大原猴泡沫病毒（brown greater galago prosimian foamy virus）
	猴泡沫病毒属（Simiispumavirus）	东方黑猩猩猴泡沫病毒（eastern chimpanzee simian foamy virus）

第一节 逆转录病毒的生物学特性

多数逆转录病毒仅感染单一种属动物，少数可以跨种属自然感染。感染同种宿主的逆转录病毒有共同的核心蛋白抗原。逆转录病毒的重要生物学性状见表28-2。

表28-2 逆转录病毒的重要生物学特征

性状	特点
病毒颗粒	球形，直径 80～110 nm，核蛋白螺旋排列，衣壳呈二十面体立体对称
化学组成	RNA（2%），蛋白质（约60%），脂类（约35%），糖类（约3%）
基因组	+ssRNA，长 7～11 kb，二倍体。有些是缺陷病毒，有些携带癌基因
蛋白（酶）	病毒体内有逆转录酶
包膜	有
复制	逆转录酶以病毒 RNA 基因组为模板复制出 DNA，DNA 整合进细胞染色体，构成前病毒，前病毒成为子代病毒复制的模板，成熟的病毒从细胞膜出芽释放
感染特性	①不杀死感染细胞，慢病毒除外；②前病毒持续潜伏在细胞内，通常不表达；③可激活细胞基因的表达，包括细胞癌基因；④许多成员是肿瘤病毒

一、病毒的形态、结构及组成

1. 形态、结构及组成 逆转录病毒呈球形，大小 80～110 nm，有包膜，表面有糖蛋白刺突。包膜内为二十面体立体对称的衣壳蛋白，核心为螺旋对称的核糖核蛋白，包含两条相同的单正链 RNA，每条长 7～11 kb，在 5′端通过部分碱基互补联结，构成线性二倍体。

2. 基因组结构及功能 各种逆转录病毒基因组组成相似，α、β、γ 逆转录病毒属基因组简单，仅有结构基因，而 δ 和 ε 逆转录病毒、慢病毒和泡沫病毒属除结构基因外，还有数量不等的辅助基因，编码一些非结构蛋白，调控病毒的基因转录和表达。

逆转录病毒的结构基因包括 gag、pro、pol 和 env 基因。这些结构基因是病毒复制所必须的。gag 编码核心蛋白；pro 编码蛋白酶；pol 编码逆转录酶；env 编码包膜糖蛋白。所有逆转录病毒的基因顺序都是 5′- gag-pro-pol-env -3′。有些逆转录病毒的 env 基因下游有一些辅助基因，如反式激活调节基因 tax 或 tat，编码非结构蛋白，影响其他基因的转录或翻译效率。慢病毒（包括 HIV）有更复杂的基因组及更多的辅助基因。不含癌基因的逆转录病毒不诱导细胞转化。有些逆转录病毒携带癌基因，能使细胞发生转化，如 RNA 肿瘤病毒中的 Rous 肉瘤病毒含 sre，Moloney 鼠肉瘤病毒含 mos。病毒癌基因来源于宿主细胞，在漫长的生物进化过程中，病毒以某种方式俘获了细胞的原癌基因并整合到了病毒的基因组中。

除极少数例外（如 Rous 肉瘤病毒），病毒中细胞来源的 DNA 加入会导致部分病毒基因缺

彩图：人类免疫缺陷病毒（HIV）的基因组结构及基因产物

失。如肉瘤病毒是复制缺陷的，只有在辅助病毒存在下才产生子代病毒。辅助病毒通常是其他逆转录病毒（如白血病病毒），可能以多种方式与缺陷病毒重组。这些有转化能力的缺陷逆转录病毒是许多已知细胞癌基因的来源。

二、宿主范围

是否存在合适的细胞表面受体是决定逆转录病毒宿主范围的主要因素。病毒感染由其包膜糖蛋白（envelope glycoprotein）与受体之间的相互作用启动。逆转录病毒可见于几乎所有脊椎动物，多数病毒的自然感染通常局限于单一动物种，仅少数可以发生跨种感染。根据宿主范围不同可将逆转录病毒分为三类：亲嗜性（ecotropic）病毒，只能感染自然宿主动物来源的细胞并在其中复制；兼嗜性（amphotropic）病毒，识别的受体分布广泛，因而有广泛宿主范围；异嗜性（xenotropic）病毒，只能在一些非自然感染宿主动物来源的细胞中复制。许多内源性病毒为异嗜性病毒，仅以前病毒（provirus）方式存在。

三、病毒复制

逆转录病毒的复制（图 28-1）要经过一个独特的逆转录过程，即以病毒 RNA 为模板，在逆转录酶的作用下合成 DNA。

病毒吸附并穿入宿主细胞后，病毒 RNA 进入细胞并作为模板，在逆转录酶作用下合成病毒 DNA，构成 RNA∶DNA 中间体，再形成双链 DNA 完成逆转录过程。逆转录酶具有 DNA 聚合酶、核糖核酸酶 H 和整合酶的功能。逆转录酶无 3' → 5' 外切酶活性，没有校正功能，因此其催化合成的 DNA 出错率较高。逆转录是一个复杂的过程。病毒 RNA 的两末端的 U5 和 U3 交换连接到 DNA 相对的末端上，在病毒 DNA 两端形成长末端重复序列（long terminal repeats，LTRs）。LTR 序列仅存在于病毒 DNA 中。新形成的病毒 DNA 进入细胞核整合于宿主细胞的染色体上，成为前病毒。前病毒结构稳定，但整合位点可以不同，整合的方向由两个 LTR 的末端特定序列精确控制。前病毒如同细胞的一组基因，受细胞调控，部分表达或完全被抑制。

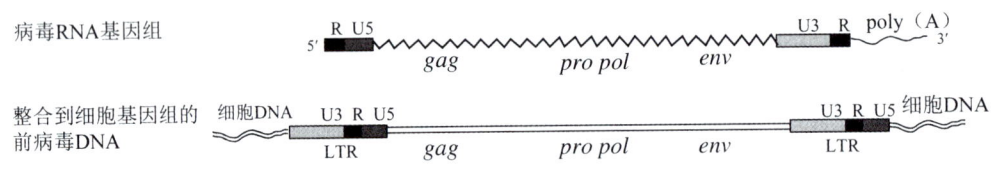

图 28-1　逆转录病毒 RNA 和前病毒 DNA 组成

前病毒基因能否被激活，很大程度上取决于其整合位置以及有无合适的细胞转录因子存在。借助于细胞 RNA 聚合酶Ⅱ，子代病毒基因组转录自前病毒 DNA。病毒 DNA 的 LTR U3 序列含有启动子和增强子，可帮助实现病毒表达的组织特异性。加帽及加 poly（A）的完整的全长转录本作为病毒基因组装配到子代病毒。另一些转录本经剪切后作为 mRNA 用于翻译前体蛋白；多聚前体蛋白经病毒蛋白酶切割及修饰后才能形成成熟蛋白产物。病毒颗粒装配并以出芽方式从感染细胞浆释放，在病毒颗粒内形成 Gag 和 Pol 成熟蛋白，最终形成有感染性的子代病毒，进行下轮感染。

一些具有完整基因组结构的逆转录病毒能独立复制，如 HIV 和 HTLV。这类病毒基因组不含癌基因。病毒癌基因在复制中不起作用，这与 DNA 肿瘤病毒有明显区别。DNA 肿瘤病毒的转化基因也是病毒复制的重要基因。而且，在逆转录病毒中，只有慢病毒属为杀细胞性病毒，病毒复制后感染细胞死亡。非杀细胞性的致病逆转录病毒主要引起肿瘤。

四、感染与致癌

逆转录病毒既能水平传播也能通过生殖细胞垂直传播。外源性逆转录病毒是典型的传染性病原体，在受感染的细胞中才能发现其基因序列，致病的逆转录病毒都是外源性病毒。包括人类在内的许多脊椎动物拥有多拷贝内源性逆转录病毒序列。

携带癌基因的逆转录病毒在适当宿主动物体内具有很强的致癌性。这些癌基因有时被称为"急性转化"因子，在体内引起肿瘤的潜伏期很短，在体外也能迅速引起细胞形态转化。逆转录病毒所致细胞转化是细胞基因（通常维持一定程度的低水平表达）被活化并持续表达的结果。在急性转化病毒存在的情况下，细胞基因被重组入病毒基因组，并作为病毒基因在病毒启动子的控制下表达。而不携带癌基因的病毒不诱导培养细胞转化，致癌的可能性要低得多，但在体内可能具有转化血液干细胞的能力。与急性转化病毒不同的是，慢转化白血病病毒的启动子或增强子元件插入到细胞基因附近。

第二节　人类免疫缺陷病毒

HIV 是获得性免疫缺陷综合征（acquired immunodeficiency syndrome，AIDS）即艾滋病的病原体。HIV 包括 HIV-1 和 HIV-2 两个型别，世界范围流行的艾滋病多由 HIV-1 引起；HIV-2 只在西非及少数地区呈地域性流行。1981 年艾滋病被首次报道；1983 年 HIV-1 由法国巴斯德研究所 Barré-Sinoussi 和 Montagnier 分离。两位科学家获得 2008 年诺贝尔生理学和医学奖。据 WHO 统计，到 2017 年底，全世界有 3 400 万人携带 HIV，艾滋病依然是 21 世纪最严重的世界性公共卫生问题之一。高效抗逆转录病毒治疗（highly active antiretroviral therapy，HAART）方法有效抑制 HIV 复制并预防艾滋病进展，使该病成为可控的慢性病，是艾滋病领域最重要的成就。

一、生物学性状

1．形态结构　HIV 是逆转录病毒科慢病毒属成员，具有逆转录病毒理化特征。HIV 的独特形态特征是成熟病毒颗粒内有一致密的圆柱状核心。

HIV 为直径 80～100 nm 的球形颗粒。病毒核心由两条相同单股 RNA 构成的双体结构、逆转录酶等病毒复制酶及包裹其外的衣壳蛋白（p24）组成，构成病毒核衣壳。病毒核衣壳外侧包有两层膜结构，内层是内膜蛋白（p17），亦称跨膜蛋白，最外层是脂质双层包膜，包膜表面有由包膜糖蛋白（glycoprotein，gp）gp120 和 gp41 构成的刺突（图 28-2）。

2．病毒基因组及功能　慢病毒基因组比有转化能力的逆转录病毒更复杂。

HIV 基因组全长约 9～10 kb，包含病毒复制所需的 *gag*、*pro*、*pol* 和 *env* 基因（图 28-3）。慢病毒有 *tat* 等 6 个调节基因。HIV-1 和 HIV-2 两型病毒的核苷序列相差超过 40%。

（1）*gag* 基因　编码前体蛋白 p55。p55 经蛋白酶裂解形成 3 种蛋白（p24、p17、p15），p24 是衣壳蛋白、p17 是内膜蛋白，p15 经蛋白酶水解成 p7 和 p9，其中 p7 是核衣壳蛋白。

（2）*pro* 基因　编码蛋白酶（p11）。该酶水解病毒蛋白，参与病毒复制。

（3）*pol* 基因　编码逆转录酶（p66/p51）和整合酶（p32）。逆转录酶具有聚合酶和核酸内切酶（RNase H）的功能，参与病毒复制。

（4）*env* 基因　编码病毒包膜糖蛋白，包括跨膜糖蛋白 gp41 及表面糖蛋白 gp120，与病毒

彩图：人类免疫缺陷病毒的结构

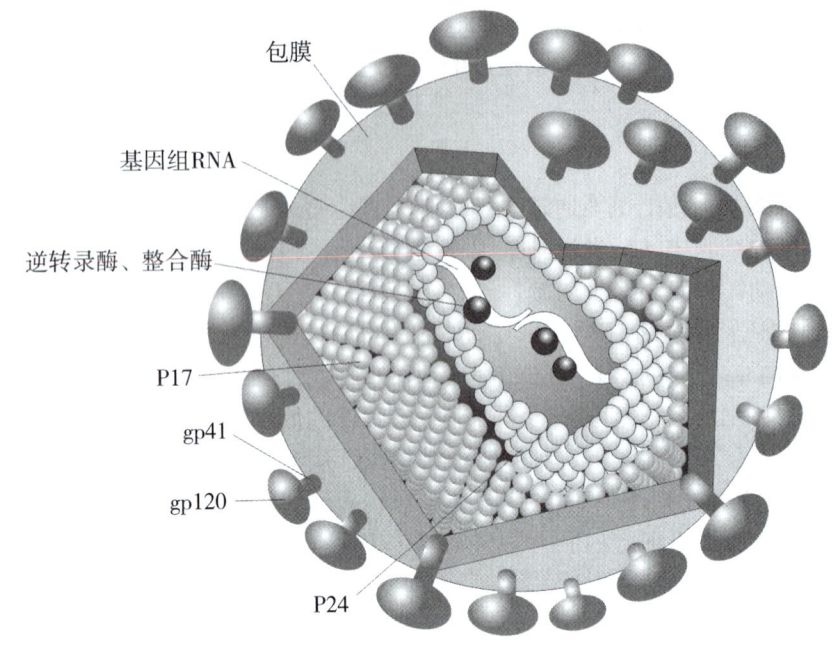

图 28-2 人类免疫缺陷病毒（HIV）的结构

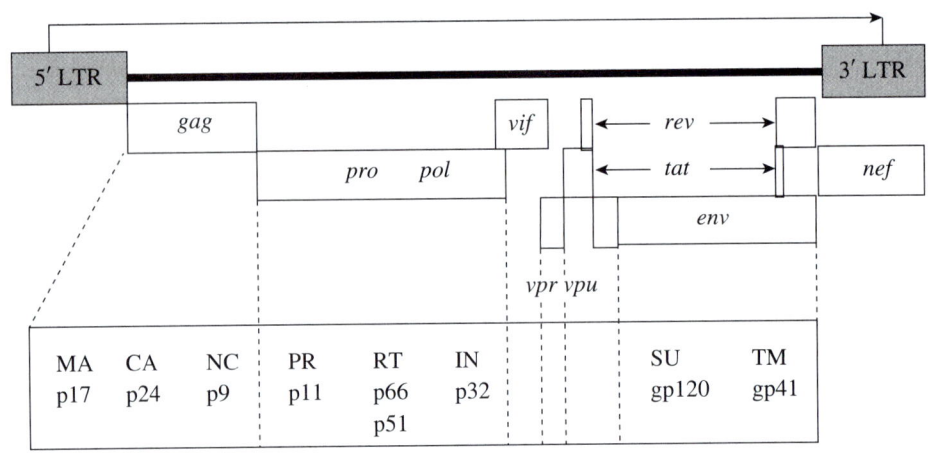

图 28-3 人类免疫缺陷病毒的基因组结构及基因产物

侵入靶细胞相关。

（5）调节基因　HIV共有6个调节基因，其中 *tat*、*rev* 和 *nef* 三个基因最重要，其表达产物对HIV蛋白表达的正、负调节以及对维持HIV在细胞中复制的平衡均具有重要意义。

tat 基因编码产物（Tat）是一个复制早期产生的反式激活转录因子，与LTR结合后能促进病毒其他基因转录，并增强病毒mRNA翻译。*rev* 基因编码产物（Rev）有助于未剪接的病毒转录物从细胞核释放，增加结构蛋白的翻译，是病毒结构基因表达所必需的。*nef* 基因编码的Nef蛋白增加病毒感染性，促进静息T细胞活化，下调CD4和MHC Ⅰ类分子表达。此外，慢病毒还有 *vif*、*vpu* 及 *vpr* 等调节基因。其中，*vif* 基因产物能增强病毒感染性；*vpr* 增加病毒前整合复合体转运进入细胞核，并阻滞细胞于G2期；而 *vpu* 基因产物能使CD4分子降解。

3．病毒的复制　HIV复制过程如图4-5。HIV侵入靶细胞时，病毒首先通过包膜糖蛋白gp120与CD4分子结合（靶细胞膜上的特异受体），继而与辅助受体（coreceptor）结合使病毒吸附到细胞表面；同时，包膜构象改变，导致gp41疏水性N末端融合肽（fusion peptide）暴露并插入到靶细胞膜内，病毒包膜与细胞膜融合（fusion），病毒颗粒内容物进入靶细胞，复制周期开始（图28-4）。

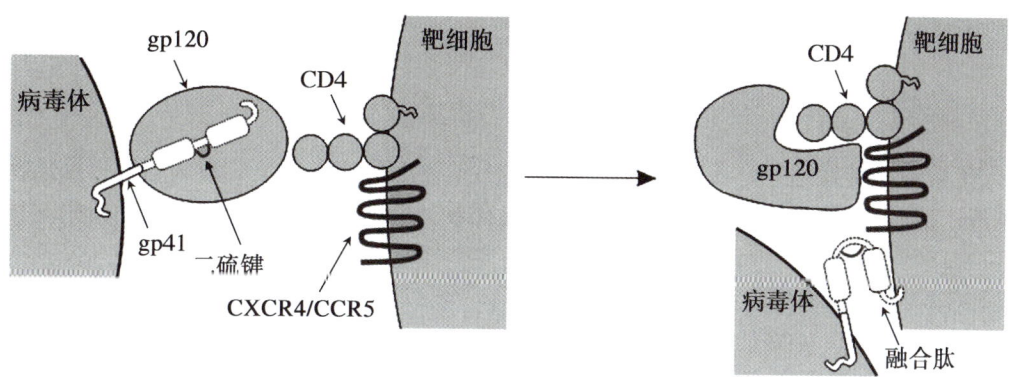

图 28-4　HIV 与 CD4 分子结合示意图

所有灵长类慢病毒都以 CD4 分子作为受体。CD4 在巨噬细胞和 T 淋巴细胞膜上表达。趋化因子受体 CCR5 和 CXCR4 是 HIV 的主要辅助受体，分别表达于巨噬细胞和 T 淋巴细胞表面，以 CCR5 作为辅助受体的 HIV 毒株为嗜巨噬细胞（M-tropic）病毒，以 CXCR4 作为辅助受体的毒株为嗜 T 细胞（T-tropic）病毒。CCR5 纯合缺失或突变者可免受 HIV-1 感染；其基因启动子突变能延缓疾病进展。此外，胸腺细胞、结肠和宫颈细胞及神经元细胞也存在相应的辅助受体。

HIV 的复制过程与其他逆转录病毒相似，病毒吸附、穿入后，发生逆转录及整合。当各种因素刺激前病毒活化而进行自身转录时，前病毒被激活。LTR 有启动和增强转录作用，在宿主细胞 RNA 聚合酶 Ⅱ 作用下，病毒 DNA 转录形成 RNA。有些 RNA 经拼接成为 mRNA，翻译成子代病毒的结构蛋白及非结构蛋白；还有些 RNA 经加帽加尾作为子代病毒基因组 RNA，与结构蛋白装配成核衣壳，并通过宿主细胞膜获得包膜，构成完整的子代病毒体，以出芽方式释放到细胞外（见本章第一节）。病毒复制过程提供了抗病毒药物的多个靶点。

4．病毒的变异性　HIV 基因组易发生变异，最易发生变异的是 *env* 和 *nef* 基因。病毒高频复制、逆转录酶较高的错配率且缺乏校正功能导致了 HIV-1 的高度变异。因基因组的高度变异性，从同一感染者可以分离到序列不完全相同的 HIV 毒株，即病毒准种（quasispecies）。基因变异导致编码氨基酸及相应抗原性的改变，因而导致 HIV 的免疫逃逸；同时，因包膜糖蛋白是诱导中和抗体的最主要抗原，其高度变异使疫苗研制面临很大困难。

根据 *env* 基因序列的差异可将目前全球流行的 HIV-1 分为 M（main）、O（outline）和 N（non-M，O）3 个组。其中 M 组又分多个亚型，随着 HIV-1 在全球的广泛流行，不断出现新的亚型和重组型，目前，已经确定至少 A～D、F～H、J、K 共 9 个亚型和 43 个循环重组型（数据引自美国 Los Alamos HIV 数据库）。HIV-2 分 A～F 六个亚型。HIV 各亚型的分布因地区、流行时间及传播情况不同而异。目前，我国主要流行亚型是 B、B'、CRF_B/C 重组型和 A/E 重组型。

5．培养特性　HIV 感染宿主范围和细胞范围比较狭窄，仅感染表面有 CD4 分子的细胞。实验室常用健康人外周血 T 细胞或患者体 T 细胞经植物血凝素（PHA）刺激后培养 2～4 周分离病毒，也可用成人淋巴细胞白血病患者的 T 细胞来分离培养病毒。

目前还缺乏能如实反映人类艾滋病的动物模型。HIV 只能感染黑猩猩，且只产生病毒血症和抗体，无免疫缺陷表现。某些 SIV 毒株感染亚洲猕猴（rhesus macaque）产生持续性高水平病毒复制，并诱发类艾滋病样症状，该模型被用于 HIV 感染等相关研究。

6．抵抗力　HIV 对理化因素抵抗力较弱，经化学消毒剂 0.5% 次氯酸钠、10% 漂白粉、50% 乙醇、35% 异丙醇、0.3% H_2O_2、5% 来苏儿处理 10 分钟可被完全灭活；体液或 10% 血清中的病毒经 56℃ 加热 10 分钟即可灭活；而干燥蛋白性材料可保护病毒，因此，冻干血制品需要 68℃ 处理 72 小时以确保可能污染的 HIV 的灭活。

二、致病性与免疫性

1．传染源和传播途径　艾滋病的传染源是 HIV 无症状感染者及艾滋病患者。从这些感染者的血液、精液、阴道分泌物、唾液、乳汁、脑脊液、脊髓及中枢神经组织等标本中均可分离到病毒，血液和精液中病毒含量最高。HIV 的主要传播途径有如下三种，至今尚未发现蚊子叮咬及一般偶然接触传播 HIV 的证据。

(1) 性传播　是 HIV 的主要传播方式。因此，艾滋病是重要的性传播疾病（STD）之一。合并梅毒、淋病、单纯疱疹病毒等感染后，局部炎症有助于 HIV 穿过黏膜屏障，增加 HIV 性传播的风险。男男同性性行为也是 HIV 主要传播方式之一。近年来，性传播途径已经占我国 HIV 感染的绝大多数，而且，男男同性恋（men who have sex with men，MSM）人群中 HIV 流行渐趋严重。2017 年新发现的 13.5 万感染者中，69.6% 为异性性传播，25.5% 为同性性传播。

(2) 血液传播　输入含有 HIV 的血液或血液制品可有效传播。此外，器官或骨髓移植、人工授精及使用受 HIV 污染的注射器和针头也可传播。静脉注射吸毒者（injective drug users，IDUs）共用 HIV 污染的针具也是重要传播途径。

(3) 垂直传播　包括经胎盘、产道或哺乳等方式传播；母体血中高病毒载量（viral load）使垂直传播的风险增加。

2．临床表现及致病机制　HIV 侵入人体后，能选择性地侵犯表达 CD4 分子的细胞，从而引起以 CD4$^+$ 细胞减少及功能障碍为基础的严重免疫缺陷，导致各种严重机会感染及少见的肿瘤。未经治疗的感染典型过程一般经过原发感染、病毒扩散至淋巴器官、无症状潜伏期、临床疾病及最终死亡等过程，大约 10 年，并在典型艾滋病症状出现后 2 年内死亡（图 28-5）。但是，抗逆转录病毒治疗（antiretroviral therapy，ART）的广泛应用已经显著延长了感染者的平均寿命。

(1) 疾病过程及临床表现

1) 原发感染（primary infection）：经黏膜感染的病毒复制后进入血流（此期大约 4 至 11 天）引起病毒血症。病毒进一步复制后广泛扩散至全身，并在淋巴器官中种植。急性 HIV 感染的症状是非特异性的，包括疲劳、皮疹、头痛、恶心和盗汗等。多数人感染后 3～6 周出现急性单核细胞增多症样综合征，临床上可出现发热、咽炎、淋巴结肿大、皮肤斑丘疹和黏膜溃疡等表现。病毒血症一般持续 8～12 周，感染者血中 CD4$^+$ T 淋巴细胞数显著下降，血中病毒载量高。原发感染后 1 周到 3 个月机体产生抗病毒免疫，血浆病毒血症下降，CD4 细胞水平回升。然而，免疫反应不能完全清除病毒，感染的细胞持续存在于淋巴结中。

2) 临床潜伏期（clinical latency）：此期持续时间较长，10 年或更长时间。HIV 前病毒在细胞染色体中持续存在；同时，病毒持续高水平复制，外周血病毒载量一般稳定在一个较低水平，但不同个体病毒载量不同，病毒载量高者发生艾滋病较早，对治疗反应较差。CD4$^+$ T 细胞持续破坏。此期临床无症状，也有些患者出现无痛性淋巴结肿大。

3) 艾滋病相关综合征（AIDS-related complex，ARC）：随着感染时间的延长，当 HIV 大量在体内复制并造成机体免疫系统进行性损伤时，临床上则出现发热、盗汗、全身倦怠、体重减轻、慢性腹泻及持续性淋巴肿大等艾滋病的前驱症状。舌上白色斑块（毛发白斑、口腔念珠菌病）和淋巴结病。从食管到结肠的胃肠道疾病症状是衰弱的主要原因。在没有治疗的情况下，初次感染 HIV 和首次出现临床疾病之间的间隔通常在成年人中长，平均约 8～10 年。死

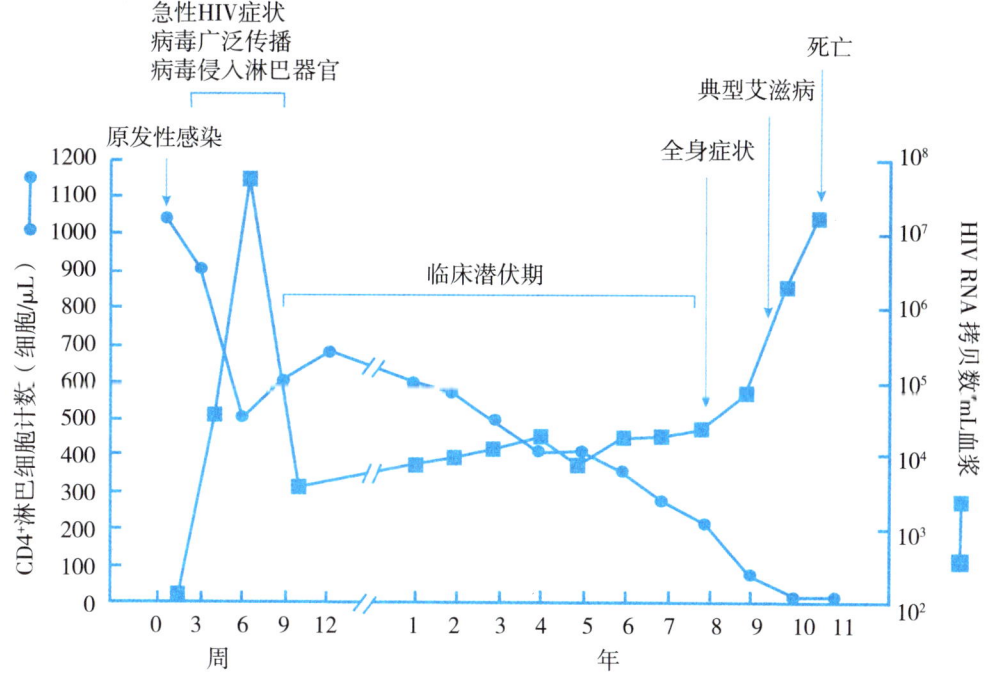

图 28-5　未经治疗的 HIV 感染的典型过程

亡大约发生在 2 年后。

4）典型艾滋病期：即感染最晚期。此期患者血中有大量病毒，且比感染早期的病毒毒性和致细胞病变作用更强，优势毒株由嗜巨噬细胞毒株转变为嗜 T 细胞毒株，感染者出现严重免疫抑制，$CD4^+T$ 细胞数通常下降至 200 个 /μl 或更低，此时易出现严重机会感染或相关肿瘤。

a. 机会感染：由于免疫功能严重低下，一些不引起免疫正常机体严重疾病的病原会造成艾滋病患者严重机会感染，这是患者的首要死因。在未治疗的艾滋病患者中，最常见的机会感染病原体包括：①原虫，如刚地弓形虫（*Toxoplasma gondii*）、隐孢子虫（*Cryptosporidium species*）等；②真菌，如白假丝酵母菌、耶氏肺孢子菌（*Pneumocystis jiroveci*）；③细菌，如鸟 - 胞内分枝杆菌复合群（*Mycobacterium avium-intracellulare* complex，MAC）、结核分枝杆菌等；④病毒，如巨细胞病毒（CMV）、人类疱疹病毒 -8 型（HHV-8）、EBV、HBV 和 HCV 等。巨细胞病毒性视网膜炎是 AIDS 最常见的严重眼部并发症。

b. 恶性肿瘤：艾滋病相关的恶性肿瘤包括 Kaposi 肉瘤（Kaposi's sarcoma）、非霍奇金淋巴瘤（non-Hodgkin's lymphoma）、Burkitt 淋巴瘤、肛门癌、宫颈癌等。Kaposi 肉瘤和 Burkitt 淋巴瘤在未治疗的艾滋病患者中比一般人群分别高 20 000 倍和 1 000 倍。艾滋病相关恶性肿瘤倾向于与病毒感染相关，如大多数 Burkitt 淋巴瘤和中枢神经系统的 B 细胞恶性肿瘤中 EBV 阳性；Kaposi 肉瘤与 HHV-8 感染相关；肛门癌及宫颈癌与高危 HPV 感染相关。有效的 ART 使 Kaposi 肉瘤的发生显著减少，但对非霍奇金淋巴瘤的发病率影响较小。

随着 ART 的广泛应用，艾滋病患者存活时间延长，因此，机会感染谱也发生变化；同时，发生各种恶性肿瘤的概率也较非感染人群高，如头颈部癌、肺癌、霍奇金淋巴瘤、肝癌、黑色素瘤和口腔癌。乳腺癌、结肠癌或前列腺癌的风险没有增加。

c. 神经系统异常：约 40%～90% 的患者会出现不同程度的中枢神经系统疾病，包括艾滋病脑病、外周神经病变、艾滋病痴呆综合征等。艾滋病痴呆综合征出现于约 25%～65% 的患者，严重痴呆者通常于 6 个月内死亡。

整个感染期间，病毒持续增殖并不断释放至血中，同时，$CD4^+$ 细胞受到进行性破坏。因此，血中病毒载量能反映病毒增殖情况,是预测病情、预后以及抗病毒药物治疗效果的指标;而 $CD4^+$ 细胞计数则是预测机会感染的指标。

(2) 致病机制

HIV 侵害的靶细胞主要是表面有 CD4 分子的细胞,即 T 淋巴细胞、单核和巨噬细胞。HIV 感染的最主要特征是:病毒在靶细胞内增殖直接损伤以及因间接损伤机制导致未感染细胞死亡,由此使 $CD4^+$ T 细胞清除及其辅助功能丧失。在 HIV 感染早期,体内主要是嗜巨噬细胞病毒株,由于病毒包膜高度变异,随着疾病进展,嗜 T 细胞毒株逐渐增多,最后以嗜 T 细胞病毒株为主。结果,大量 CD_4^+ T 细胞受感染而遭破坏。由于 $CD4^+$ T 细胞是机体发挥免疫反应的最重要细胞,其损伤导致巨噬细胞活化障碍、CTL 及 NK 细胞诱导减弱、辅助 B 细胞的功能及诱导免疫细胞增殖和分化的功能减弱或丧失,最终导致免疫功能全面受损,发生艾滋病。

1) HIV 对 $CD4^+$ T 细胞的损害:$CD4^+$ T 细胞破坏的机制主要有:①受感染细胞表面的 HIV 包膜糖蛋白 gp120 与周围非感染细胞膜表面 CD4 分子相互结合,导致细胞融合形成多核巨细胞,引起细胞死亡;②受感染细胞膜上有 HIV 糖蛋白抗原,可激活细胞毒性 T 细胞 (CTL) 的直接杀伤作用,也可与特异性抗体结合后,通过 ADCC 作用致使细胞破坏;③病毒增殖后期,由于包膜糖蛋白插入细胞膜或病毒从胞膜出芽释放,导致胞膜通透性增加而损伤细胞;④病毒增殖时,细胞染色体外的病毒 DNA 对细胞正常生物合成产生干扰作用;⑤ HIV 感染能诱导细胞凋亡;⑥自身免疫的产生致使 T 细胞损伤。当 HIV 编码病毒抗原决定簇基因(如 gp41)与细胞膜上 MHC Ⅱ 类分子基因有同源性时,就会诱导产生能与细胞发生交叉反应的自身抗体。

有些感染的细胞能够存活并成为长寿命记忆细胞,病毒基因不表达,成为 HIV 长期潜伏的病毒储存库(virus reservoir)。记忆细胞再遇到抗原时活化增殖,病毒复制并产生大量子代病毒。有个别的艾滋病病例因同时患白血病移植了 CCR5 突变供体的细胞,在停止治疗后 5 年体内没有检测到病毒,达到功能性治愈(functional cure)。

2) HIV 对单核及巨噬细胞的损害:单核和巨噬细胞表达 CD4 和 CCR5,是 HIV 的重要靶细胞。在 HIV 感染早期,嗜巨噬细胞毒株占主导地位;而且,即使感染源同时含有嗜巨噬细胞毒株和嗜 T 细胞毒株,初始感染也由嗜巨噬细胞毒株引起。大脑中 HIV 感染的主要靶细胞是单核和巨噬细胞,这可能是艾滋病神经精神症状的主要原因。与 CD4 T 淋巴细胞不同,单核细胞对 HIV 的致细胞病变作用相对抵抗,因此,病毒不仅能在该类细胞中存活、增殖,且能随其迁移播散到身体其他部位。

3) HIV 对淋巴器官的损害:淋巴器官在 HIV 感染中是关键因素作用。淋巴细胞总数的 2% 左右在外周血中,其余主要位于淋巴器官。在未治疗的感染过程中,即使在临床潜伏期阶段,HIV 也在淋巴组织中活跃复制。淋巴结中免疫细胞释放的细胞因子能激活大量的 $CD4^+$ T 细胞,而这些活化的细胞对 HIV 非常敏感,因此,淋巴结的微环境对建立 HIV 感染及病毒传播非常理想。到疾病进展的晚期,淋巴结的结构破坏严重呈现紊乱状态。

4) 病毒潜伏库的持续存在:HIV 潜伏储存库(latent reservoir)即含完整 HIV 基因组 DNA 的细胞库。在 HIV 感染期间,有效感染的 $CD4^+$ T 细胞只占小部分,其中多数死亡,但有一小部分感染细胞存活下来并回复到静息的记忆状态;这些细胞不表达病毒基因,而且衰减非常缓慢,因而为病毒提供了长期稳定的潜伏储存库。当细胞暴露于抗原或停止药物治疗时,记忆细胞被激活并释放感染性病毒。在巨噬细胞、造血干细胞或脑细胞中可能存在对药物不敏感的病毒储存库。感染的巨噬细胞可持续、长时间产生病毒。单核和巨噬细胞也是 HIV 的主要储存库。

3. 机体对 HIV 感染的免疫应答 HIV 感染后机体产生体液和细胞免疫,但病毒不能被机体彻底清除,一经感染便终生携带。

（1）体液免疫 机体在 HIV 原发感染后，一般 1～3 个月即可检出 HIV 抗体，但多为非中和抗体；绝大多数感染者都能产生针对病毒包膜的中和抗体（图 28-6），但水平较低。中和抗体具有一定的保护作用，仅能减少急性期血清中的病毒抗原量，但不能彻底清除体内的病毒及感染细胞内的病毒。而且，因病毒包膜的高度变异性，预先存在的抗体也难以中和变异的包膜抗原，由此产生了 HIV 的"中和逃逸"。最近研究发现，有 5%～25% 的 HIV-1 感染者产生广谱中和抗体。

（2）细胞免疫 感染细胞内的病毒主要依靠机体的细胞免疫反应清除，包括 CTL 和 NK 细胞反应，也包括抗 gp120、抗 gp41 抗体介导的 ADCC 作用。特异性 CTL 识别 Env、Pol、Gag 和 Nef 蛋白，对杀伤 HIV 感染细胞及阻止病毒扩散有重要作用；但不能清除 HIV 潜伏感染的细胞。主要原因是 HIV 能通过改变 CTL 识别的表面抗原决定簇、诱导细胞毒 $CD8^+T$ 细胞的无反应性、改变病毒肽结构而使抗原决定簇被掩盖或通过降低细胞 MHC 的表达等逃避 CTL 的杀伤作用。

目前尚不清楚哪些宿主反应在预防 HIV 感染或艾滋病进展方面是重要的，保护性免疫的相关性尚不清楚也是艾滋病疫苗研究面临的一个问题。

三、微生物学检查法

HIV 感染的诊断可通过检测血中抗体、病毒 p24 抗原或核酸（DNA 或 RNA）及病毒分离，诊断依据《全国艾滋病检测技术规范 -2015 修订版》。监测病情进展及药物治疗反应进行 CD_4^+T 细胞计数和病毒载量（viral load）测定。

1. 检测抗体 一般 HIV 感染后 2～3 个月（或更长）均可检出抗体。检测抗体包括筛查试验和确证试验。筛查试验常用酶免疫（EIA）方法，筛查试验有反应须进行复检，复检阳性须做补充试验，包括抗体确证试验和核酸试验。确证试验最常用的是蛋白印迹实验（Western blot），该法可检出针对 HIV 不同结构蛋白的抗体，检出 p24、gp41 和 gp120（或 gp160）的任何两条带为阳性，可确定诊断。抗包膜糖蛋白抗体在进展至艾滋病期也持续存在，而抗 Gag 衣壳蛋白抗体在感染后期下降。如疑似窗口期感染，建议进一步做 HIV 核酸检测或 2～4 周后随访，尽早明确诊断。HIV 感染后血清抗体阳转（seroconversion）的平均时间为 3～4 周，大多数人 6～12 周都可检测到抗体，所有感染者在感染 6 个月内均呈阳性。

2. 病毒分离及鉴定 大约需 4～6 周。因费时且昂贵，分离成功困难，故不用于 HIV 感染的临床诊断。首先分离正常人淋巴细胞（或用传代 T 细胞株 H9、CEM），用 PHA 刺激并培养 3～4 天后，接种患者的外周血单个核细胞、骨髓细胞、血浆或脑脊液等标本。经定期

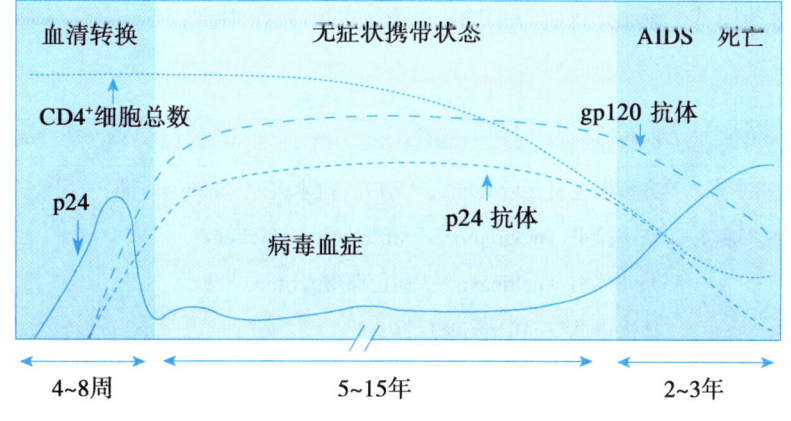

图 28-6 HIV 感染过程中 HIV 抗原和相关抗体及 $CD4^+$ 细胞的变化

换液、补加 PHA 处理的正常人淋巴细胞，培养 2～4 周后，如出现不同程度 CPE，尤其见到多核巨细胞，则说明有病毒增殖。无论是否出现 CPE，都需要再用免疫学方法检测 HIV p24 抗原，或用生化反应检测培养液中逆转录酶活性进行鉴定，也可用电镜检测 HIV 颗粒来进行鉴定。

3．检测病毒蛋白抗原　常用 EIA 法检测血中 HIV p24 抗原。此抗原通常出现于病毒感染的急性期，临床潜伏期常为阴性，但典型艾滋病期又可重新被检出（图 28-8）。第四代 p24 抗原检测试剂可缩短血清学检测的窗口期，这对于发现此期（通常有高度病毒血症）的个体很重要。

4．检测核酸　核酸检测包括定性和定量实验。应用 PCR 法检测 HIV 的前病毒 DNA，可确定细胞中（如外周血白细胞）HIV 潜伏感染情况；也可用 RT-PCR 方法检测标本中病毒 RNA。HIV 阳性母亲的婴儿诊断用检测核酸的方法。定量检测血浆中 HIV RNA 的拷贝数以代表 HIV 的病毒载量。病毒载量与疾病进展速率和预后有高度相关性，它比 $CD4^+$ T 细胞计数更能有效反映抗病毒治疗效果。病毒载量和 $CD4^+$ T 细胞计数用于评估 HIV 感染的进程、确定抗病毒治疗方案以及监测抗病毒治疗效果。核酸检测能进一步缩短窗口期，并通常对疑似急性 HIV 感染者进行。

5．耐药性测定　目前，最常用的方法是测定逆转录酶和蛋白酶基因序列，发现其突变，判断 HIV 对逆转录酶和蛋白酶抑制剂的耐药性。检测整合酶和融合抑制剂抗性的方法也已经建立。辅助受体嗜性可以确定病毒是否对 CCR5 拮抗剂有反应。初次诊断、治疗失败或病毒载量下降不够理想时，推荐进行耐药性检测。

四、防治原则

知识拓展：艾滋病治疗的三个 90%

知识拓展：艾滋病的功能性治愈

1．治疗　抗逆转录病毒治疗是目前广泛应用的有效方法。药物有（表 28-3）：①逆转录酶抑制剂，包括核苷类逆转录酶抑制剂（NRTI）和非核苷类逆转录酶抑制剂（NNRTI），能干扰 HIV 的 DNA 合成；②蛋白酶抑制剂，能抑制 HIV 的蛋白酶，使病毒的大分子多肽不能被切割裂解而影响病毒的成熟与装配；③整合酶抑制剂，能干扰病毒整合酶的功能，抑制病毒复制；④病毒包膜融合抑制剂，能抑制病毒进入靶细胞。1996 年将核苷类和（或）非核苷类逆转录酶抑制剂与蛋白酶抑制剂组合成三联疗法，高效抗逆转录病毒治疗（HAART，俗称鸡尾酒疗法）开始用于抗病毒治疗。HAART 针对 HIV 复制周期的关键环节，能有效抑制 HIV 复制，使血中病毒水平快速下降至难以检出水平；也能降低淋巴器官中病毒含量，使机体针对机会致病病原体的免疫反应得以恢复并且延长患者的存活期。抗逆转录病毒治疗使艾滋病成为慢性可治疗的疾病。然而，HAART 却不能将患者体内的 HIV 彻底清除，病毒在感染细胞中持续存在，一旦中断治疗或出现耐药导致治疗无效，病毒又会大量繁殖起来。合理治疗方案通常需要了解病毒的耐药模式、药物活性、副作用和药物间相互作用。

表28-3　抗HIV药物

作用机制	药物
核苷类逆转录酶抑制剂	齐多夫定（zidovudine，AZT）、拉米夫定（lamivudine）、司他夫定（stavudine）、
非核苷类逆转录酶抑制剂	奈韦拉平（nevirapine）、依非韦仑（efavirenz）
蛋白酶抑制剂	奈非那韦（nelfinavir）、利托那韦（ritonavir）
融合抑制剂	恩夫韦肽（enfuvirtide）
进入抑制剂	尼非韦罗（nifeviroc）
整合酶抑制剂	拉替拉韦（raltegravir）、埃替拉韦（elvitegravir）、dolutegravir、复方制剂 Stribild

2. 预防　尚无有效预防性疫苗，药物也不能彻底清除病毒，因此，目前遏制 HIV 传播的唯一有效方式是控制传播环节、减少可能的感染机会：①安全套的正确使用可以减少病毒的传播，任何与单一固定的 HIV 阴性伴侣以外的性行为都应该使用安全套保护；②所有供血者的血液都应检测 HIV；感染者或高危人群应避免捐献血液、血浆、身体器官、其他组织或精子；不共用未经灭菌处理的针头或注射器，不共用牙刷、剃刀和其他可能被血液污染的器具；刺穿皮肤的装置如皮下注射针和针灸针，应在灭菌前蒸汽灭菌消毒，或安全丢弃。口腔科器械应该在患者之间进行热消毒。③妇女一旦发生暴露行为，应在怀孕前进行抗体检查，阳性者应考虑避免怀孕；一旦怀孕应积极进行抗病毒治疗，实现母婴阻断；HIV 阳性的母亲应尽量避免母乳喂养以防止将病毒传染给婴儿。

世界上很多基因重组候选疫苗正在研制中，靶抗原包括能诱生中和抗体的包膜糖蛋白和能诱导良好细胞免疫的 Gag 和 Pol 蛋白。这些疫苗在临床前的实验研究阶段均不同程度地显示了较好的免疫效果，但在人体试验均未获得满意效果。

第三节　人类嗜 T 细胞病毒

1978 年美国和日本学者从 T 淋巴细胞白血病患者的淋巴结和外周血淋巴细胞中分离到一种新病毒，证明与 T 淋巴细胞白血病有关，命名为人类嗜 T 细胞病毒（human T-lymphotropic virus，HTLV）或人类 T 细胞白血病病毒（human T cell leukemia virus，HTLV）。1982 年 Gallo 等从一例毛细胞白血病患者的外周血中又分离到一种嗜 T 细胞病毒，称为 HTLV-2 型。将最初发现的病毒称为 HTLV-1 型，两型间基因组同源性约为 65%。

一、生物学性状

HTLV 属于逆转录病毒属。HTLV-1 和 HTLV-2 在电镜下呈球形，病毒颗粒直径约为 100 nm，病毒颗粒中心有一密度高的圆形类核，类核实质是核衣壳组成，核衣壳为二十面体立体对称，有包膜。病毒包膜表面有刺突，其成分为糖蛋白（gp120），能与靶细胞表面的 CD4 分子结合，与病毒的感染、侵入 T 细胞有关。衣壳含有 p24、p19 和 p15 三种蛋白，病毒核心为 RNA 及逆转录酶。

彩图：逆转录病毒的复制过程（HTLV）

病毒基因组为两条单链 RNA，长约 9.0 kb。基因组结构类似 HIV，两端均为长末端重复序列（LTR），中间从 5′ 端至 3′ 端依次排列为 gag、pol 和 env 三个结构基因，以及 tax 和 rex 两个调节基因。gag 基因编码聚合蛋白前体，而后被酶解为 p19、p24 和 p15 蛋白，组成病毒的衣壳或核衣壳。3 种蛋白均有抗原性，在感染者血清中可出现相应抗体。pol 基因编码逆转录酶、RNase H 和整合酶；env 基因编码糖基化聚合蛋白，经酶解为 gp46 和 gp21。gp46 分布于细胞表面，在感染者血清中可查到抗 gp46 的抗体。p21 为跨膜蛋白。tax 基因编码的 p40 为反式激活蛋白，分布于感染细胞核内，可活化 LTR，反式激活 HTLV 前病毒 DNA 转录，还可诱导 NF-κB 表达，进一步刺激 IL-2 受体、IL-2 表达以及原癌基因等。rex 基因编码 p27，为磷酸化蛋白，分布于细胞核内，可促进病毒 mRNA 从胞核转运到胞质和病毒蛋白合成，与细胞的表达密切相关。

二、致病性和免疫性

HTLV 的传染源是患者和 HTLV 感染者，仅感染 CD4$^+$ T 淋巴细胞。HTLV-1 与 HTLV-2 可引起人类肿瘤。

HTLV-1 型是成人 T 细胞白血病（adult T-cell leukemia，ATL）的病原体。HTLV-1 的感

染主要通过输血、注射和性接触等方式水平传播；也可通过胎盘、产道和哺乳等途径垂直传播。HTLV-1 的流行具有明显的地区性，日本九州、非洲某些地区和加勒比海岛屿血清检出阳性率很高，而其他地区阳性率极低。我国仅在福建省沿海县市发现少数 HTLV-1 感染病例，感染者多有旅日经历。

ATL 多为 40 岁以上的成人发病。HTLV-1 感染潜伏期长，多无临床症状，约有 5% 感染者发生急性或慢性成人 T 细胞白血病。急性 ATL 主要症状为白细胞增多并出现异形淋巴细胞，淋巴结及肝、脾大，并可出现皮肤红斑，皮疹等皮肤及神经系统损伤等症状，而且血中乳酸脱氢酶、血钙、胆红素升高，预后不良。慢性 ATL 除白细胞数增多并出现异形淋巴细胞和皮肤症状外，仅少数病例有淋巴结及肝、脾大的症状，但血钙、胆红素不高。此外，临床还分隐匿型和淋巴瘤型。HTLV-1 型除能引起 ATL 外，也可引起 HTLV-1 相关脊髓病（HTLV-1 associated myelopathy，HAM）及热带痉挛性下肢轻瘫（tropical spastic paraparesis，TSP），两者总称 HAM/TSP。HAM 以女性居多，主要症状为慢性进行性步行障碍与排尿困难，有时伴有感觉障碍。

HTLV-2 能引起毛细胞白血病和慢性 CD4 细胞淋巴瘤。

HTLV 诱发白血病的机制尚未完全清楚。HTLV 与急性 RNA 肿瘤病毒（如 Rous 鸡肉瘤病毒）不同，它们不含有病毒癌基因（v-onc）。HTLV 所致 T 细胞白血病是一个复杂过程：① 当 HTLV 吸附 $CD4^+$ T 细胞时，Tax 蛋白可激活 NF-κB，进而激活 IL-2 受体基因，使 $CD4^+$ 细胞膜上出现 IL-2 受体；当病毒基因组以前病毒的形式整合于宿主染色体后，Tax 蛋白在启动前病毒转录的同时，导致 IL-2 的基因失控，进而使 IL-2 过量表达。过量的 IL-2 与感染病毒的 $CD4^+$ T 细胞膜上的 IL-2 受体结合，导致 $CD4^+$ T 细胞的大量增殖。② Tax 蛋白还能反式激活病毒的转录，促进病毒抗原表达；能激活细胞生长因子基因，促进生长刺激蛋白的表达；也能激活细胞原癌基因，促进转化蛋白表达。这些均可促进细胞转化和增殖。③ HTLV 前病毒 DNA 可以整合在不同细胞染色体上，并使细胞转化成不同克隆。当这些细胞继续增殖时，如克隆中个别细胞的染色体突变，这个细胞就会演变为白血病细胞。

机体被 HTLV-1 感染后，血清中可出现抗 HTLV-1 抗体，如抗 p24、p21 和 gp46 抗体等，但抗体出现后，病毒抗原表达量减少，影响细胞免疫清除感染的靶细胞。

三、微生物学检查法

1. 病毒分离与鉴定 采取患者新鲜外周血分离淋巴细胞，经 PHA 处理后，加入含有 IL-2 的营养液培养 3～6 周，然后用电镜观察细胞中的 C 型病毒颗粒，并检查细胞培养液上清的逆转录酶活性，同时用抗 HTLV 免疫血清或单克隆抗体进行病毒鉴定。

2. 病毒核酸检测 用 PCR 法可检测外周血单个核细胞或培养细胞中前病毒 DNA，并可用于 HTLV 的型别诊断，是最敏感的方法，对无症状 HTLV 感染者也可提高检出率。

3. 抗体检测 检测 HTLV 特异性抗体是实验室诊断的主要方法依据。常用方法：

（1）ELISA 法：用 HTLV-1 病毒裂解物或裂解物加重组 Env p21 蛋白作抗原，与患者血清反应后再加酶标记的抗人 IgG，最后加酶底物显色来检测 HTLV-1/2 抗体。最近用型特异性合成肽抗原检查相应抗体，可区别 HTLV-1 和 HTLV-2 型感染。

（2）间接免疫荧光法：以 HTLV-1/2 感染的 T 细胞株作靶细胞抗原制成细胞涂片，加患者血清反应后再加荧光素标记的抗人 IgG，荧光显微镜下观察荧光阳性细胞，判定患者血清中有无特异性 HTLV-1/2 的抗体。

（3）蛋白印迹法：HTLV-1、HTLV-2 和 HIV 有交叉反应，因此，蛋白印迹法常用于 ELISA 初筛后进行确认实验，它可测定患者血清中病毒结构蛋白的特异性抗体。

四、防治原则

目前对 HTLV 感染尚无特效的防治措施，可采用 IFN-α 和逆转录酶抑制剂等药物进行治疗。

第四节　内源性逆转录病毒

人类基因组测序结果显示，人的基因组序列中大约含有 98 000 个内源性逆转录病毒（endogenous retrovirus，ERV）元件，约占人类基因组的 5%~8%。这些 ERV 基因组结构大致和外源性逆转录病毒相似，属于转座子（transposon）元件中的一个亚类。被认为是远古外逆转录病毒整合至生殖细胞或胚胎干细胞，并以孟德尔方式遗传给子代，经过百万年的突变和进化而形成。在哺乳动物的基因组中均存在 ERV 序列。猪器官曾被认为是人体异种器官移植中最合适的供体，但猪体内的猪内源性逆转录病毒（porcine endogenous retroviruses，PERVs）成为人体移植利用猪器官面临的一个重大医疗风险问题，PERVs 对于猪而言不会致病，但当猪的器官被移植到人体中时，PERVs 可能感染人体细胞，导致新的感染性疾病。

人内源性逆转录病毒（human endogenous retrovirus，HERV）最早在 1981 年被发现。可通过以下三种方法发现 HERV：①用动物逆转录病毒的探针直接杂交、筛选人类基因组文库；②利用特定的转运 RNA（transport RNA，tRNA）引物和人内源性逆转录病毒的引物结合位点（primer binding sites，PBS）互补，再利用杂交技术而识别的 HERVs；③人基因位点分析时被发现。

运用 pol 基因与 env 基因的系统发育树分析，可将 98 000 个 HERV 簇分成至少 50 个组（或家族）。根据传统外源性逆转录病毒的分类方法，这些 HERV 家族分为 3 个大家族：① I 类（Class I）：γ 逆转录病毒相似元件，包括 HERV-T、HERV-I、HERV-H、HERV-W、ERV-9 和 HERV-R 等，这类家族被发现主要与自身免疫性疾病和神经系统疾病相关；② II 类（Class II）：β 逆转录病毒相似元件，又称为 HERV-K 超家族，其中包括 HML-1、2、3、4、5、6、8 和 10 等，这一类 HERV 则被认为主要与肿瘤的发生发展相关；③ III 类（Class III）：泡沫病毒相似元件，包括 HERV-L、HERV-S 和 HERV-U 等，主要分布在皮肤及甲状腺和生殖系统（表 28-4）。

表28-4　HERV的分类

分类	特点	举例	可能相关的疾病
I 类	γ 逆转录病毒相似元件	HERV-T、HERV-I、HERV-H、HERV-W、ENV9、HERV-R 等	可能与自身免疫性疾病和神经系统疾病相关
II 类	β 逆转录病毒相似元件，又称 HERV-K 超家族	HML-1、2、3、4、5、6、8、10 等	可能与肿瘤的发生发展相关
III 类	泡沫病毒相似元件	HERV-L、HERV-S、HERV-U 等	分布在皮肤及甲状腺和生殖系统

由于在漫长的进化过程中积累的基因突变和缺失，大多数 ERV 基因组不完整，不能作为模板复制出有感染性的完整逆转录病毒，但有些 ERV 的基因仍保留完整的阅读框架，可编码某些有功能的蛋白，甚至有些 HERV 在辅助病毒存在条件下，可以形成完整的病毒颗粒。

HERV 曾被认为是人体内无用的垃圾 DNA，但进一步研究发现 HERV 发挥着重要的生物学功能。例如 HERV-W 家族 env 基因编码的蛋白，也称为合胞素 1（syncytin-1），可使胚胎的滋养细胞融合，形成胎盘滋养层。合胞素 1 还具有免疫抑制作用，可以协助胎儿抵御母体的免疫排斥作用。最新研究发现 HERV 与人类干细胞多能性密切相关。HERV 的 DNA 片段可能调控人体内先天免疫系统中的某些基因表达。HERV 在人类基因组的进化及演变过程中也起着十分重要的作用，如 HERV-K113 和 HERV-K115 是全长前病毒，但只存在于一部分人群的基因组中。

有些 HERV 家族的病毒基因的转录产物或翻译在多种疾病中被发现异常表达，例如多发性硬化症、系统性红斑狼疮、精神分裂症、乳腺癌、睾丸癌和膀胱癌等，可能与这些疾病的发生、发展密切相关。HERV 可能通过以下三种途径导致疾病发生：①HERV 可通过表达自身基因蛋白并导致宿主细胞信号通路异常；②插入到宿主细胞编码蛋白基因的附近，通过改变宿主基因蛋白的表达状态导致细胞功能异常；③通过辅助病毒形成逆转录病毒样颗粒，导致疾病的发生。因此 HERV 被认为可能是一类新的致病因子，但 HERV 与疾病的关系研究近年来才受到关注，认识尚浅。

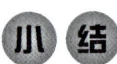

逆转录病毒的共同特性包括：①病毒呈球形，有包膜，表面有糖蛋白刺突；②病毒基因组由两条相同单正链 RNA 组成，在 5' 端通过部分碱基互补配对形成双体结构。组成相似，均含有序列及功能相似的 *gag*、*pol* 和 *env* 等 3 个结构基因及多个调节基因；③病毒核心中含有逆转录酶（依赖 RNA 的 DNA 聚合酶）及整合酶；④病毒复制包括逆转录及整合，即以病毒 RNA 为模板，在逆转录酶的作用下首先合成 DNA，构成 RNA：DNA 中间体，其 DNA 进入细胞核作为前病毒整合于宿主细胞的染色体上。

HIV 是逆转录病毒科慢病毒属的一种，包括 HIV-1 和 HIV-2，引起艾滋病。HIV 通过性接触、肠外暴露于受污染的血液或血制品以及母婴传播。一旦感染，终生带毒。

HIV 利用 CD4 分子和趋化受体作为受体和辅助受体，主要感染表达 CD4 的巨噬细胞和 T 淋巴细胞，感染后体内 CD4 阳性细胞数逐渐减少。

典型的未经治疗的 HIV 感染大约历经 10 年，死亡通常在发生临床疾病（例如机会性感染和肿瘤）的 2 年后，死因主要为罕见机会感染和神经系统综合征。艾滋病相关恶性肿瘤包括 Kaposi 肉瘤、Burkit 淋巴瘤、肛门癌、子宫颈癌和非霍奇金淋巴瘤等。

HIV 感染者产生体液和细胞免疫，但这些反应不足以清除病毒。治疗用抗逆转录病毒药物组合，药物副作用明显，且产生耐药性。

HTLV-1 型与 HTLV-2 型是引起人类肿瘤的逆转录病毒，引起成人 T 细胞白血病；经血液、性接触以及母婴垂直传播。

人基因组序列中含有大量内源性逆转录病毒序列，约占人类基因组的 8%，称为人类内源性逆转录病毒（HERV）。正常情况下，HERV 具有重要的生物学功能，如形成胚胎滋养层、协助胎儿抵御母体的免疫排斥作用等。HERV 可能与多种人类疾病密切相关，可能是一类新的致病因子。

（凌　虹　朱　帆）

第29章 虫媒病毒

虫媒病毒（arbovirus，源自 arthropod-borne virus）是指可通过吸血节肢动物传播的一组病毒，可引起人和动物脑炎、出血热等多种疾病，主要包括黄病毒科（Flaviviridae）、披膜病毒科（Togaviridae）和布尼亚病毒科（Bunyaviridae）等多科病毒成员，我国流行的主要有流行性乙型脑炎病毒、登革病毒和森林脑炎病毒等（表29-1）。显然，虫媒病毒一词不是生物学分类术语，只是将有相似传播途径的病毒归纳在一起而已。

表29-1 主要虫媒病毒的传播媒介及其所致疾病

病毒科	病毒属	病毒	传播媒介	所致疾病	分布
黄病毒	黄病毒	流行性乙型脑炎病毒	蚊	脑炎	东北亚、东南亚、南亚等
		登革病毒	蚊	登革热	南亚、东南亚、太平洋群岛等
		森林脑炎病毒	蜱	脑炎	俄罗斯、中国、日本、美国、印度等
		寨卡病毒	蚊	寨卡病毒病	非洲、美洲、太平洋群岛等
		黄热病病毒	蚊	黄热病	中南美、非洲
		西尼罗病毒	蚊	西尼罗热、西尼罗脑炎	中东、欧洲、中亚、美国等
		圣路易脑炎病毒	蚊	脑炎	美国、巴拿马等
披膜病毒	甲病毒	东方马脑炎病毒	蚊	脑炎	美国、加拿大
		西方马脑炎病毒	蚊	脑炎	美国西部、巴西
		委内瑞拉马脑炎病毒	蚊	脑炎	委内瑞拉
		基孔肯雅病毒	蚊	发热性疾病	东非、南非、东南亚、中国
布尼亚病毒	布尼亚病毒	加利福尼亚脑炎病毒	蚊	脑炎	美国、南非、非洲、马来西亚、印度
		克里米亚-刚果出血热病毒	蜱	克里米亚-刚果出血热	非洲、巴尔干地区、中东和亚洲北纬50°以南的国家
		发热伴血小板减少综合征布尼亚病毒	蜱	发热伴血小板减少综合征	中国

虫媒病毒结构很相似，多为有包膜、20面体立体对称的 RNA 病毒，能在蚊、蜱、白蛉等吸血节肢动物体内增殖，对节肢动物不致病，但可以通过叮咬传染给脊椎动物或人。因此，大多数病毒引起的人或动物感染属于人畜共患的自然疫源性疾病，临床表现多样，主要包括脑炎、脑脊髓炎以及出血热等疾病。由于节肢动物的分布受地理环境与气候的影响，虫媒病毒所

致疾病均有明显的季节性和地域性。

第一节 流行性乙型脑炎病毒

流行性乙型脑炎病毒（epidemic type B encephalitis virus）属于黄病毒科黄病毒属。1935年首先由日本学者从脑炎死亡患者的脑组织中分离获得，因此也称为日本脑炎病毒（Japanese encephalitis virus，JEV）。其所致脑炎不同于甲型（昏睡型）脑炎，故名流行性乙型脑炎（简称乙脑）。

乙脑是我国夏秋季节流行的主要传染病之一，经库蚊（Culex mosquito）传播，感染后重症病死率可达10%～40%，幸存者中5%～20%留有各种神经系统后遗症。目前除西藏、青海、新疆外，所有地区（包括台湾省）均有乙脑的发生。

一、生物学性状

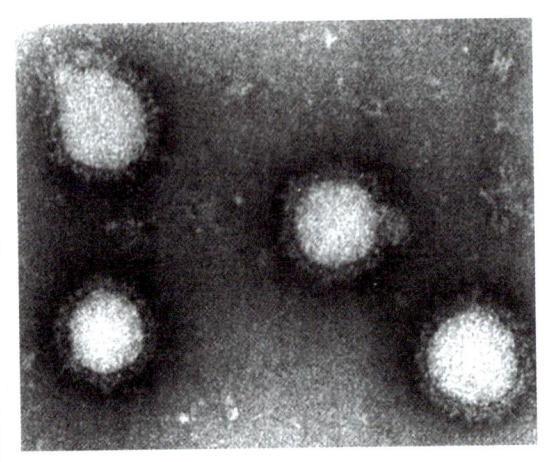

图29-1 流行性乙型脑炎病毒颗粒

1. 形态与结构 病毒颗粒呈球形，直径30～40 nm，外被脂质包膜（图29-1）。病毒包膜表面有包膜糖蛋白E组成的刺突。病毒核心为20面体对称的核衣壳，直径20～30 nm，由单股正链RNA（+ssRNA）和衣壳蛋白C组成。病毒RNA本身具有感染性。

2. 基因与蛋白质 病毒基因组RNA长约11 kb，5′末端含一个I型甲基化帽子结构，但3′末端没有poly（A）尾。5′和3′末端各有一段非编码区（non-coding region，NCR），中间区域构成唯一的开放读码框（open reading frame，ORF）。在病毒复制过程中，ORF先翻译成一个由3 432个氨基酸组成的多肽前体，然后再经细胞或病毒蛋白酶切割，形成3种结构蛋白和至少7种非结构（NS）蛋白。3种结构蛋白分别是衣壳蛋白C（capsid protein）、前膜蛋白（precursor membrane protein，prM）和包膜蛋白E（envelope protein）。衣壳蛋白C与RNA基因组共同组成核衣壳。prM蛋白在病毒成熟过程中，经酶切形成M蛋白，构成病毒包膜的组分之一。包膜蛋白E是锚定在病毒包膜上的糖蛋白，又称刺突，是病毒的吸附蛋白，含中和抗原表位和型特异性抗原表位，且具有血凝活性，能凝集雏鸡、鸽和鹅的红细胞，并能刺激机体产生中和抗体和血凝抑制抗体。E蛋白与其他黄病毒成员如圣路易脑炎病毒（St. Louis encephalitis virus）和西尼罗病毒（West Nile virus）有交叉抗原性。流行性乙型脑炎病毒基因排列顺序为：5′-NCR-C-PrM-E-NS1-NS2a-NS2b-NS3-NS4a-NS4b-NS5-NCR-3′（图29-2）。

非结构蛋白中，NS1是一种分泌型糖蛋白，存在于感染细胞表面和细胞培养上清，能诱导机体产生一定的保护性免疫，但不能诱导产生中和抗体。NS2a参与病毒组装，并具有抑制干扰素信号通路的作用。NS2b是膜蛋白，能够与NS3形成复合体而将其锚定在膜表面。NS3具有蛋白酶活性，参与多蛋白前体的切割。NS3还具有解旋酶和RNA三磷酸酯酶活性。NS4a和NS4b可能参与膜相关复制复合物的形成。NS5是病毒RNA依赖的RNA聚合酶，为病毒所特有。此外，NS5还有甲基转移酶活性，与子代病毒RNA的加帽有关，可以起到稳定病毒RNA的作用，避免病毒RNA被降解。

3. 培养特性 乳鼠是最易感的动物，鼠龄越大对病毒的易感性越低。乳鼠脑内接种病毒后，经3天左右潜伏期，乳鼠出现拒乳、离群、肢体痉挛等神经系统兴奋性增高等症状，随后

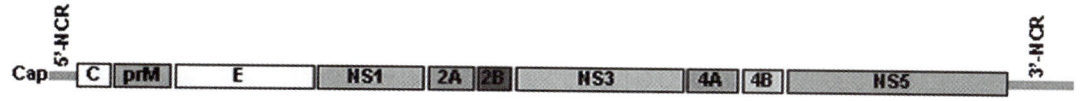

图 29-2　流行性乙型脑炎病毒基因组和病毒结构

转入麻痹期而死亡。受感染的鼠脑组织中含有大量病毒。病毒可在多种细胞系增殖，如 C6/36（白纹伊蚊）、BHK21（地鼠肾）、Vero（非洲绿猴肾）等细胞系可出现明显细胞病变效应（CPE），利用这一性质可行病毒空斑形成试验，从而测定病毒滴度。病毒在培养细胞连续传代后，毒力会下降，我国研制成功的减毒活疫苗株 SA14-14-2 就是在体外连续传代后选育出来的。

4. 抗原性与变异　本病毒抗原性稳定，较少发生变异。不同分离株间无明显抗原性差异，只有 1 个血清型，因此疫苗预防效果较好。包膜蛋白 E 是病毒的主要保护性抗原，可以刺激机体产生中和抗体。

5. 抵抗力　抵抗力弱。对热敏感，56℃ 30 分钟或 100℃ 2 分钟可灭活，在低温中能较长时间保存感染活性，-20℃可以存活数月，在 -70℃可以保存数年。对乙醚、丙酮等脂溶剂敏感，短时间内可被 3%～5% 苯酚液等消毒剂灭活。

二、致病性与免疫性

1. 传染源与传播媒介　流行性乙型脑炎病毒可以自然感染家畜和野生禽鸟。病毒传播媒介主要是库蚊，在我国以三带喙库蚊为主。病毒可在蚊体内越冬，或经卵传代。

多种动物可感染流行性乙型脑炎病毒，如马、猪、牛、羊、鸡、鸭及野鸟等，感染后一般无明显临床症状，偶发马脑炎、猪睾丸炎、猪流产或死产等，但感染期间可出现病毒血症，从而成为传染源。在我国，幼猪是最重要的传染源和扩增宿主，因为猪的生活周期短，特别是当年新生仔猪缺乏免疫力，具有较高的感染率和高滴度的病毒血症。人感染病毒后仅发生短暂的病毒血症，且血液中病毒滴度不高，所以患者不是主要的传染源。

三带喙库蚊吸入带毒的动物血液后，病毒首先在蚊肠道内增殖，然后进入血液并移行至唾液腺，再通过叮咬易感动物而传播病毒，构成蚊-动物-蚊循环，期间带毒蚊若叮咬人类，则可引起人类感染。因此，蚊既是重要的传播媒介又是重要的储存宿主。

乙脑的流行高峰与各地区的蚊虫密度高峰相一致，以散发为主，流行季节南方为 6 月—7 月，华北为 7 月—8 月，东北为 8 月—9 月。7 月—9 月集中了全年 90% 以上的病例。

2. 致病性　病毒感染人体后，绝大多数表现为隐性感染或仅出现轻微症状，只有极少数病例发生典型的乙脑，出现中枢神经系统症状。病毒随蚊叮咬侵入人体后，首先在皮下毛细血管内皮细胞和局部淋巴结增殖，并释放入血，形成第 1 次病毒血症，此时无症状或症状极其轻微。随后，病毒随血流播散到肝、脾等处的单核-巨噬细胞中继续增殖，经 10 天左右的潜伏期，大量病毒再次入血形成第 2 次病毒血症，引起发热、寒战及全身不适等症状。

如病情不再继续发展即形成顿挫感染，经数日后自愈。但是，约 0.1% 患者体内的病毒可突破血脑屏障，进入脑组织进行增殖，造成脑实质及脑膜病变。临床表现为突然高热、头痛、呕吐或惊厥、昏迷等脑膜刺激症状及脑炎症状，死亡率较高。部分患者痊愈后仍可残留精神障碍、运动障碍等严重后遗症。

近年的研究表明，免疫病理反应可能在流行性乙型脑炎病毒的致病机制中也起重要作用。感染早期，病毒可诱导单核-巨噬细胞分泌某些细胞因子，导致血脑屏障通透性增加，使病毒易于侵入中枢神经系统；病毒感染还可使脑组织巨噬细胞、神经胶质细胞和 T 淋巴细胞释放多种促炎细胞因子，引起炎症反应和细胞损伤；急性期患者血循环中的免疫复合物检出率高，补体含量降低，提示免疫复合物可能参与病毒的致病过程。此外，病毒感染诱导的细胞凋亡也可能在致病过程中起一定作用。

3. 免疫性 无论是隐性感染还是显性感染，病毒均可刺激机体产生持久的免疫力。此外，完整的血脑屏障和细胞免疫也有防御病毒感染作用。机体感染后，首先出现 IgM 型抗体，抗体滴度在感染后 2 周达高峰；其次是 IgG 型中和抗体，抗体滴度在病后 1 周内出现，可持续 5 年以上；补体结合抗体一般于病后 2 周出现，4 个月内消失，无保护作用。近年，由于儿童和青少年广泛接种疫苗而获得免疫力，患者总数减少，但成人和老年人的发病率相对增高。

三、微生物学检查法

一般情况下，根据临床表现和流行病学资料即可进行临床诊断。确诊需要进行血清学诊断、病毒抗原或核酸的检测以及病毒分离等。

1. 血清学诊断 由于血凝抑制（HI）抗体、中和（NT）抗体和补体结合（CF）抗体的出现和消失时间不同，各种抗体的检测结果意义不同（图 29-3）。

（1）ELISA 试验：用于检测患者血液或脑脊液中有无特异性 IgM，敏感性和特异性高，阳性率可达 90% 以上，可用于早期快速诊断。特异性 IgG 抗体检测通常需检测急性期和恢复期双份血清，当恢复期血清抗体效价比急性期升高 4 倍或 4 倍以上时，亦有诊断价值。大规模流行病学调查一般也采用 ELISA 试验。

（2）血凝抑制试验（hemagglutination inhibition，HI）：HI 抗体、特别是 IgM 型 HI 抗体可于发病后 5 天出现，2～3 周达到高峰，所以 HI 试验也可用于早期诊断。大多数患者病后 4～8 天可查出特异性 IgM，急性期患者约 75% 为阳性。

（3）补体结合试验（complement fixation，CF）：CF 抗体常于病后第 2 周出现，第 3～5 周达高峰，一般只持续 2～4 个月。当 CF 试验在恢复期血清中抗体滴度比早期升高 4 倍以上时，可辅助诊断新近感染。

（4）中和试验（neutralization test，NT）：具有较高的特异性和敏感性，常用于流行病学调查。由于 NT 抗体产生后在体内持续时间较长，故不宜用作常规临床检测。

2. 病毒抗原或核酸检测 用免疫荧光、ELISA 和反向间接血凝试验等可以对发病初期的患者血清、血液或脑脊液中的病毒抗原进行特异性检测，获得阳性结果具有诊断意义。用 RT-PCR 法检测流行性乙型脑炎病毒特异性 RNA 片段，敏感性和特异性较高，适合于对尚未产生抗体的患者进行早期诊断。

3. 病毒分离 由于病毒感染人体后形成病毒血症的持续时间短暂，病毒滴度低，故从血液或脑脊液分离病毒极为困难。从尸体分离病毒较为容易，取死者脑组织制成悬液进行小鼠脑

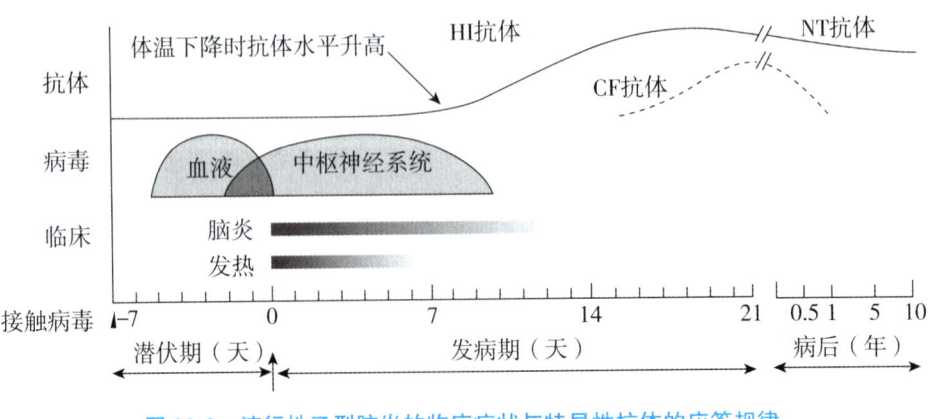

图 29-3 流行性乙型脑炎的临床症状与特异性抗体的应答规律

内接种。同时，可经鼻腔穿通颅底骨取下丘脑黑质部进行病毒分离，或用荧光抗体法检查病毒特异抗原。

四、防治原则

尚无有效的特异疗法，一般采取中西医结合的综合对症处理，如降温、止惊、抗呼吸衰竭。防蚊、灭蚊和易感人群的预防接种成为预防本病的关键。

防蚊、灭蚊和动物接种，通过清除蚊虫孳生场所，改善环境卫生条件，可以控制蚊子的数量。由于病毒传播主要是在蚊-猪-蚊循环中进行，人是偶发感染宿主，所以在流行季节开始前，对新生仔猪等家畜进行疫苗接种，中止病毒传播的自然循环，可有效降低人群发病率。

目前我国预防接种主要使用的是地鼠肾细胞培养的SA14-14-2减毒活疫苗，重点接种对象是8月龄以上健康儿童及由非疫区进入疫区的儿童和成人，接种方式是三角肌下缘皮下注射。8月龄儿童首次注射，2岁强化注射1次，抗体阳性率可达到95%以上，抗体持续时间较长。2007年以后被列入儿童计划免疫。

第二节 登革病毒

登革病毒（dengue virus，DENV）属于黄病毒科黄病毒属，共有4个血清型，各型病毒间有交叉抗原性，主要通过埃及伊蚊（*Aedes aegypti*）和白纹伊蚊（*Aedes albopictus*）传播，可引起自限性的登革热（dengue fever）以及发病率和死亡率较高的登革出血热/登革休克综合征（dengue hemorrhagic fever/dengue shock syndrome，DHF/DSS）。近年，在亚洲、非洲和南美洲的热带以及亚热带地区，登革病毒感染的发病率呈明显上升趋势。在我国海南、广东、云南、广西、福建和台湾等地均有流行的报道。

一、生物学性状

1. 形态与结构 病毒形态、结构以及病毒基因组均与流行性乙型脑炎病毒相似。

2. 培养特性 登革病毒可以在多种昆虫和哺乳动物细胞培养中增殖并出现明显细胞病变效应，如细胞变圆或细胞融合等。其中白纹伊蚊细胞（C6/36）对登革病毒最敏感，主要用于病毒分离、培养；幼地鼠肾细胞（BHK21）、原代狗肾细胞（PDK）等用于病毒滴度测定。

乳鼠是登革病毒最敏感、最常用的实验动物，可采用颅内接种分离或培养病毒。近年来Ⅰ/Ⅱ型干扰素受体双敲除小鼠（如AG129）因其对登革病毒较为易感，且感染后可表现出较重的症状，甚至发生死亡，已用于登革病毒致病机制的研究。大猩猩、猕猴和长臂猿等灵长类动物亦对登革病毒易感，并可诱导特异性免疫反应，可作为疫苗研究的动物模型。

3. 抗原性 根据病毒包膜糖蛋白E的抗原性，登革病毒分为1~4血清型（DENV1~DENV4），各型病毒之间抗原性有交叉。病毒包膜蛋白E的抗原决定簇既可诱导宿主产生保护性的中和抗体和血凝抑制抗体，还可能参与DHF/DSS的发生。非结构蛋白NS1和NS3均具有免疫反应性和免疫原性，可以针对同型病毒诱导小鼠产生保护性免疫。NS1具有登革病毒的型特异性抗原决定簇，可以诱导可溶性补体结合抗体。

4. 抗原变异 登革病毒易发生变异。核苷酸序列分析结果表明，相同血清型病毒的不同分离株间的核苷酸差异为10%，而不同血清型病毒间的核苷酸差异可达30%。根据病毒寡核苷酸指纹图谱的同源程度，可将同型病毒的不同毒株分为不同的拓扑型。登革病毒变异后形成的新毒株常可引起地区性登革热的暴发流行。

5. 抵抗力 病毒对热敏感，56℃ 30分钟可被灭活。氯仿、丙酮等脂溶剂、脂酶或去氧胆酸钠等可以破坏病毒包膜从而灭活登革病毒。病毒经去垢剂处理后释放出的病毒核酸可被环境中的核酸酶迅速降解。病毒对胃酸、胆汁、蛋白酶、紫外线以及 γ 射线敏感。酒精、1% 碘酒、2% 戊二醛、2%～3% 过氧化氢、3%～8% 甲醛等消毒剂均可灭活登革病毒。

二、致病性与免疫性

1. 传染源与传播媒介 登革病毒感染的自然宿主包括人、灵长类动物和蚊。伊蚊是登革病毒的传播媒介，主要包括埃及伊蚊和白纹伊蚊。蚊吸血感染后，登革病毒可以在蚊唾液腺细胞中增殖 8～10 天，并随着再次叮咬吸血而传播。感染病毒的伊蚊可终生保持传播登革病毒的能力，并可经卵传代。伊蚊卵有很强的抗干燥能力，可在体外长期存活。

登革病毒感染包括城市循环和丛林循环两种形式：①城市和郊区：患者和隐性感染者是主要传染源。感染者在发病前 24 小时到发病后 3 天左右，血液中含有大量病毒，在此期间会通过蚊叮咬而直接传播给他人，形成人 - 蚊 - 人循环，因此流行病学上呈现出家庭或社区聚集性感染病例，这与流行性乙型脑炎的散发性明显不同。②热带丛林地区：大猩猩、猕猴等灵长类动物感染登革病毒后出现亚临床感染及病毒血症，通过蚊叮咬而使病毒在自然界中循环，因此灵长类动物是丛林登革病毒的主要传染源，人类若进入疫区，可被带毒蚊叮咬而感染。

2. 致病机制 登革病毒多引起无症状的隐性感染，少数感染者可以发生登革热及 DHF/DSS。登革热为自限性疾病，病情较轻，以全身毛细血管内皮细胞的广泛性肿胀、通透性增加、皮肤轻微出血的病理变化为主，与病毒感染的直接作用和免疫病理损伤作用密切相关。主要临床表现为发热、头痛、全身肌肉痛和骨、关节酸痛，淋巴结肿大，伴有皮疹或轻微的皮肤出血点，血小板轻度减少。DHF/DSS 多发生于再次感染异型登革病毒的患者或母亲为登革病毒抗体阳性的婴儿，初期有典型的登革热症状，随后病情迅速发展，出现严重出血，表现为明显的皮肤出血（大片紫癜及淤斑）和黏膜出血（如消化道出血）等，血小板减少，血液浓缩，进一步可发展为出血性休克、循环衰竭，死亡率高。

DHF/DSS 的发病机制至今尚未完全清楚，但与下面两个因素有关。①抗体依赖增强（antibody dependent enhancement，ADE）作用：某型登革病毒感染后，所产生的抗体能与其他型别的病毒起交叉反应，但无中和作用。这些异型抗体可与病毒颗粒结合形成病毒 - 抗体复合物，进而与单核 - 巨噬细胞表面的 Fc 受体结合，从而使大量的病毒进入细胞增殖，并引起单核 - 巨噬细胞感染。这些感染的细胞可以携带病毒播散，引起全身性感染。同时病毒 - 抗体复合物等刺激单核 - 巨噬细胞释放大量促炎细胞因子，引起弥散性血管内凝血（DIC）、出血、休克等病理过程；②免疫病理作用：在病毒感染中，$CD4^+$ T 细胞可辅助 B 细胞产生抗体，与宿主细胞的交叉免疫反应有关，并刺激 T 细胞产生 IFN-γ，促进单核细胞 IgG Fc 受体的表达，增强病毒感染。$CD8^+$ 细胞毒性 T 淋巴细胞（CTL）具有不同血清型病毒的交叉反应性，能溶解所有 4 个血清型病毒刺激或感染的细胞，参与病毒再次感染期间的免疫病理损伤。病毒感染可以激活 T 淋巴细胞并释放细胞因子 IL-2、组胺、补体 C3a 和 C5a 等，从而加重感染、休克、循环衰竭和出血等表现。

3. 免疫性 登革病毒感染所产生的同型病毒特异性抗体可保持终生，但只对同型病毒的感染有保护性，同时获得的对其他血清型病毒的免疫能力（异型免疫）仅持续 6～9 个月。如其他 3 个血清型病毒再次感染机体时，有可能引起 DHF/DSS。

三、微生物学检查法

根据发热、头痛和肌肉骨骼与关节痛、皮疹以及出血、肝大、休克或血小板减少等症状，可以对多数登革热病例进行临床诊断。血清学诊断、病毒核酸检查和病毒分离是确切的微生物学诊断方法。

1. 血清学诊断　与流行性乙型脑炎病毒相似，用 ELISA 检测患者血清中登革病毒特异性 IgM 抗体，可早期诊断登革病毒感染。在血凝抑制试验中，初次感染时，HI 抗体滴度在症状出现后 4 天内一般低于 1∶20，症状出现后 1 周至数周内恢复期血清效价如果有 4 倍以上增高，也可确定诊断。如急性期血凝抗体滴度大于 1∶1280，可判定为近期感染。

2. 病毒核酸检测　用 RT-PCR 方法可检测病毒的双重或多重感染。即在通用引物作用下，同时扩增 4 个血清型别的病毒后，经核酸杂交、酶切鉴定等方法确定病毒型别；或用型特异引物直接扩增检测标本中的单一型别病毒。另外，在 DHF 患者白细胞涂片或 DSS 死者胸腺切片中，用原位杂交技术可以检测不同血清型登革病毒的 RNA。

3. 病毒分离　采集患者发病初期血清接种白纹伊蚊 C6/36 细胞或乳鼠颅内分离病毒。对于分离到的病毒，可利用登革病毒型特异性抗体予以分型。

四、防治原则

控制传播媒介，防蚊、灭蚊是控制登革病毒感染的重要措施。既往曾在成蚊孳生地使用杀虫剂消灭蚊虫，但由于杀虫剂的抗性等原因，目前主要通过清除蚊虫孳生场所、改善环境卫生条件等方式，以控制蚊虫数量。

目前针对登革病毒感染，尚无特效治疗方法。全球首个登革热疫苗（CYD-TDV）自 2015 年底开始至今，已在墨西哥、巴西、菲律宾等十余个国家获批，该疫苗是由黄热病病毒疫苗株（YF-17D）基因组为骨架，与登革病毒 prM-E 蛋白嵌合构建而成的四价减毒活疫苗，目前其保护作用仍存争议，长期效果有待进一步观察。

第三节　森林脑炎病毒

森林脑炎病毒（forest encephalitis virus）又称蜱传脑炎病毒（tick-borne encephalitis virus）或俄罗斯春夏脑炎病毒（Russian spring-summer encephalitis virus），所引起的森林脑炎是一种中枢神经系统的急性传染病，属于自然疫源性疾病，蜱是主要传播媒介，主要发生在春夏季（5 月—7 月），感染者以林区人群、野外工作者等为主，在我国东北和西北林区有森林脑炎的流行。

一、生物学性状

森林脑炎病毒属于黄病毒科、黄病毒属成员，其形态、结构与流行性乙型脑炎病毒相似。森林脑炎病毒的动物感染范围较广，小鼠对该病毒的易感性最高，可通过多种途径感染，脑内接种 4～5 天后即可发生脑炎。病毒在鸡胚、组织培养细胞内均可增殖。用猪肾细胞进行病毒培养，可以观察到明显的细胞病变效应，而在其他细胞培养时则不出现。森林脑炎病毒的抗原性比较单一，但与羊跳跃病毒（louping ill virus）有交叉反应。不同来源病毒株的毒力差异较大。病毒对外界的抵抗力不强，对乙醚、来苏儿等敏感，加热 60℃ 10 分钟即可以被灭活。

二、致病性与免疫性

森林脑炎病毒的主要传播媒介是蜱，如全沟硬蜱、嗜群血蜱和森林革蜱等。在蜱中，病毒不仅能从蜱的一个发育阶段传至另一个发育阶段进行越期传播，也能从一个世代传至另一个世代进行经卵传播。病毒可以在蛰伏的蜱以及刺猬、蝙蝠等脊椎动物体内越冬。自然情况下，病毒随蜱叮咬而传染给森林中的缟纹鼠、松鼠、刺猬和鼹鼠等动物以及红雀、金雀和金翅雀等野鸟，构成自然感染循环。携带病毒的蜱在春夏季大量繁殖，可以直接叮咬进入林区的易感人群而引起感染。此外，山羊被携带病毒的蜱叮咬之后，在 2～10 天内可以将病毒排于羊奶中，人若饮用含毒生羊奶，也会受到感染。人被病毒感染后，潜伏期为 10～14 天，起病急，突然出现高热、头痛、恶心和呕吐，继之出现昏睡、外周型弛缓性麻痹等症状。病死率一般为 20%～30%，痊愈的患者中大约 30%～60% 残留有后遗症。

感染后无论是否发病均可获得持久的免疫力。

三、微生物学检查法

森林脑炎病毒的微生物学检查法与流行性乙型脑炎病毒的微生物学检查法相似。可以从死亡患者脑组织分离出病毒，实验室工作人员分离病毒时应特别注意防护。

四、防治原则

以灭蜱、防蜱叮咬为重点，尤其是林区工作者应当采取防护措施。目前，我国林区进行接种的是用组织培养制备的森林脑炎病毒灭活疫苗，每年加强免疫接种 1 次，有较好的预防效果。另外，早期注射高效价的免疫血清可减轻病毒感染者的临床症状。

第四节　寨卡病毒

寨卡病毒（Zika virus，ZIKV）属于黄病毒科黄病毒属，由伊蚊传播，感染人后可引起发热、吉兰-巴雷综合征和新生儿小头畸形等症状和疾病。

1947 年在非洲乌干达寨卡丛林一只发热的恒河猴体内，研究人员分离到一种新病毒，按其发现地命名为寨卡病毒。在随后的半个世纪内，寨卡病毒只在非洲和亚洲散发流行，临床表现以温和发热为主。自 2007 年起，该病毒在西太平洋的雅铺岛（Yap Island）暴发流行，之后逐渐蔓延至南美洲、北美洲、欧洲和亚洲多个国家，并因为可以引起新生儿小头畸形和成人吉兰-巴雷综合征而受到重视。我国已有多起输入病例，目前尚无本地流行。

一、生物学性状

寨卡病毒的形态结构与登革病毒类似。按基因序列可分为非洲系和亚洲系，2007 年以后的数次流行均为亚洲系。

灵长类可以感染寨卡病毒，表现出与人类相似的症状。啮齿类感染后症状不明显。动物实验常用Ⅰ型干扰素受体敲除小鼠或者Ⅰ/Ⅱ型干扰素受体双敲除小鼠模拟病毒感染。乳鼠腹腔和颅内注射也可以引起神经系统症状。白纹伊蚊细胞系 C6/36 和哺乳细胞系 Vero 可以支持病毒复制，并表现细胞病变效应。病毒的受体尚不明确。

二、致病性与免疫性

1. 传染源和传播媒介　寨卡病毒主要通过蚊虫叮咬传播，埃及伊蚊和白纹伊蚊是主要传播媒介。自然宿主尚不明确，包括野生灵长类在内的多种哺乳动物，如水牛、大象、山羊、河马、黑斑羚和狮子等都可能是自然宿主。在流行地区，急性期患者是主要传染源。除蚊媒传播外，寨卡病毒也可以通过垂直传播从孕妇传染给胎儿，孕期垂直传播的频率和危险因素尚不明确。此外，寨卡病毒可以在精液中存在，最长可达半年，并通过性途径在人与人之间传播。

2. 致病机制　人感染寨卡病毒后多为无明显症状的隐性感染，只有 20% 感染者有临床表现。潜伏期 3~11 天，典型症状包括斑丘疹、发热、关节痛或者关节炎、肌肉痛和头痛、非化脓性结膜炎，部分患者有眼眶痛、水肿及呕吐。急性期症状通常在 1~2 周内消除。

感染者中约 0.02% 出现吉兰-巴雷综合征，临床表现为进行性对称性麻痹、四肢软瘫和不同程度的感觉障碍。其病死率约为 3%~10%，20% 患者会有半年以上的活动障碍。其他神经系统症状还包括脑膜脑炎和脊髓炎。

孕妇感染后的临床表现与普通人群相似，但是胎儿发育可能会受到影响。在有临床症状的感染孕妇中，29% 胎儿的发育出现异常。隐性感染孕妇的胎儿异常风险稍低。孕妇如在早孕期间被寨卡病毒感染，新生儿小头畸形发生率为 1%。除小头畸形外，寨卡病毒感染也会引起其他胎儿发育异常，包括颅内钙化、脑室扩张、眼损伤、脑干发育不全、宫内生长受限和死胎。

寨卡病毒经蚊媒叮咬传播，随蚊子唾液进入人体的表皮层及真皮层，首先感染表皮角质细胞和皮肤成纤维细胞并在其中进行复制。皮肤内的树突状细胞（dendritic cell，DC）也是寨卡病毒的靶细胞，感染后的树突状细胞可以携带病毒，通过淋巴循环促进病毒扩散。

神经系统是寨卡病毒最重要的靶器官，在孕妇，病毒可以感染胎盘内的巨噬细胞（Hofbauer cell），借此通过胎盘屏障进入胎儿血液循环，然后感染胎儿神经前体细胞并诱导凋亡，导致神经组织发育障碍，引起新生儿小头畸形。在成人，病毒可以感染外周神经细胞，导致神经细胞脱髓鞘病变，引起吉兰-巴雷综合征。在个别情况下，病毒还可以引起脑炎症状，但机制尚不清楚。

男性生殖系统是寨卡病毒另一个重要靶器官。小鼠实验证明病毒可以感染睾丸曲精小管支持细胞（Sertoli cell）和间质内的巨噬细胞，并破坏血睾屏障。病毒在睾丸内的复制使得病毒可以在精液中长期存在并通过性途径传播。此外，病毒还可以感染肾，尿液中可以检出病毒 RNA。个别感染者可以出现睾丸炎、肝炎等症状。

3．免疫性　寨卡病毒感染后，机体可以产生保护性抗体。长期保护效果尚不清楚。寨卡病毒和其他黄病毒之间存在一定的交叉反应。

三、微生物学检查法

本病临床表现与登革热类似，需要进行鉴别诊断。急性期患者的血液和尿液均可用于病毒核酸检测，病毒核酸在尿液中存在的时间长于血液，起病 1~2 周在尿液中都可以检测到病毒核酸。IgM 平均在感染后第 9 天出现，可以用于早期诊断。

四、防治原则

目前尚无特异性抗病毒药物，以支持疗法和对症治疗为主。在排除登革病毒感染之前，避免滥用非甾体抗炎药，否则会增加登革出血综合征的风险。

预防以监控疫情和防蚊灭蚊为主。目前尚无安全有效疫苗用于预防，但包括减毒活疫苗和核酸疫苗等多种寨卡疫苗的实验室研究已取得重大进展。

第五节　黄热病病毒

黄热病病毒（yellow fever virus，YFV）属于黄病毒科黄病毒属，由伊蚊传播，感染人后可以引起以发热、黄疸、出血和多器官衰竭为特征的黄热病。

黄热病自 17 世纪起在非洲和美洲开始流行，19 世纪曾一度是世界上最严重的疫病之一，并被《国际卫生条例》列入国际检疫传染病。其病原体黄热病病毒于 1927 年首次从黄热病患者体内分离，也是最早分离的人类病毒，后来的黄病毒属也因之得名。1937 年减毒活疫苗

17D 研制成功，病毒大规模流行得到控制。黄热病病毒目前在非洲和南美洲 44 个国家仍有流行，威胁 9 亿人口，每年造成 20 万人感染，3 万人死亡，多数发生在非洲撒哈拉地区。随着国际交流增多，我国近年也出现多起输入病例。

一、生物学性状

黄热病病毒的形态及结构与其他黄病毒相似。分为 1 种血清型和 7 种基因型。

恒河猴和猕猴对黄热病病毒易感，感染后表现与人类似，出现包括黄疸等内脏损伤之症状。啮齿类感染后无内脏损伤表现，不过乳鼠颅内接种可发生致死性脑炎，成年小鼠颅内接种也可有明显脑炎症状，因此可用于疫苗和药物研究。干扰素受体敲除小鼠感染后可以出现与人相似的临床症状。

二、致病性与免疫性

1. 传染源和传播媒介　黄热病病毒通过蚊虫叮咬传播，伊蚊是传播媒介。蚊虫还可将病毒垂直传播给蚊卵，因此也是储存宿主。野生灵长类是本病的自然宿主。在非洲，黄热病病毒依然存在猴-蚊-猴的丛林循环，非洲伊蚊是主要传播媒介。人进入丛林循环被感染，这是非洲目前人被感染的重要原因。当病毒发生人-蚊-人的城市循环时，埃及伊蚊是主要传播媒介。

2. 致病机制　人感染黄热病病毒后出现不同程度的临床症状，大部分为隐性感染或为轻度发热，少部分患者则表现为严重的内脏损伤。本病潜伏期 3～6 天，起病急，临床表现为发热、寒战、头痛、肌肉痛特别是背痛。急性期患者有病毒血症，是重要的传染源。多数患者发热 3 天后逐渐进入恢复期，约 15% 的患者则发生恶化，发热等症状加重并伴有呕吐、上腹痛和黄疸。本病也因此得名。随着病程进展，患者可发展为以严重肝炎、肾衰竭、出血、休克和多器官衰竭为特征的出血热疾病。出血可发生在口、鼻、眼、呕吐物和排泄物中。重症患者病死率为 20%～50%。

病毒随蚊虫叮咬进入人体皮肤，首先经淋巴管进入局部淋巴结并扩增，然后再进入肝、肾等重要脏器并造成损伤。损伤主因是病毒的直接破坏而非炎症反应。病毒在肝细胞内复制，引起肝细胞凋亡或变性、坏死，导致肝损伤及黄疸等症状。病毒在肾小管上皮细胞内复制，引起与肝相似的细胞病变，导致肾功能损伤甚至肾衰竭。肝损伤造成的凝血因子合成减少、弥散性血管内凝血以及血小板数量减少三者共同作用，使得出血成为了黄热病的重要特征。

3. 免疫性　感染后免疫力可以长期存在。

三、微生物学检查法

发病 3～4 天内的血液标本可用于病原核酸检测和病毒分离。病毒培养及动物感染性实验操作要求在生物安全 3 级实验室进行。

四、防治原则

加强宣传和监管，对来自疫区的入境人员、货物等应加强卫生检疫，严防疾病输入；所有赴疫区旅游或者工作的人群均须接种疫苗。黄热病疫苗 17D 自 1937 年研制成功以来，一直是预防黄热病最有效的方式。95% 接种者在一周内产生保护性免疫，保护效果长达 10 年甚至终身免疫。

第六节 西尼罗病毒

西尼罗病毒（West Nile virus，WNV）属于黄病毒科黄病毒属，由库蚊传播，感染人后可引起发热、病毒性脑炎和脊髓灰质炎样综合征等症状和疾病。

1937年在非洲乌干达西尼罗地区，研究人员从一名发热女性血清中分离得到一种新病毒，按发现地将其命名为西尼罗病毒。之后半个世纪西尼罗病毒在非洲、中东、亚洲和澳大利亚散发流行，临床表现大都为温和发热症状。1994年西尼罗病毒在欧洲阿尔及利亚发生大规模流行，并首次造成严重的神经系统症状。目前西尼罗病毒在欧洲和美洲48个国家流行，北半球流行季节为8月—9月。我国有从蚊体内分离到病毒的报道，流行情况有待进一步监测。

一、生物学性状

西尼罗病毒形态及结构与其他黄病毒相似。按照全基因组序列可以分为4个系。

100多种鸟类以及马、人等哺乳动物均对西尼罗病毒易感。恒河猴和狒狒感染后出现病毒血症但无神经系统损伤表现，颅内注射则可出现脑炎症状。小鼠对西尼罗病毒易感，可以表现出与人类似的神经系统受损症状。

二、致病性与免疫性

1. 传染源和传播媒介 西尼罗病毒主要通过蚊虫叮咬传播，库蚊（*Culex mosquito*）是主要传播媒介，有些地区蜱也可以传播。在自然界，西尼罗病毒在鸟-蚊-鸟之间传播，因此感染的鸟类是主要传染源。人和马等脊椎动物被带毒蚊虫叮咬后会发病，不过病毒血症持续时间短、滴度低，属于终末宿主。个别情况下，西尼罗病毒也可以通过输血、器官移植和哺乳等途径在人与人之间传播。

2. 致病机制 人感染西尼罗病毒后80%无明显症状，20%有临床症状者中多数表现为自限性发热，称为西尼罗热，只有1%表现出较严重的临床症状甚至死亡。西尼罗热的潜伏期2~14天，其临床表现为发热，同时伴有肌肉痛、关节痛、头痛、乏力、消化道症状、斑丘疹或淋巴结肿大，病程平均5~6天。重症患者会发展为神经系统病变，引起脑膜炎或者脑炎，临床表现包括发热、头痛、抽搐、意识障碍和脑膜刺激征，统称为西尼罗病毒性脑炎。西尼罗病毒性脑炎的病死率为3%~15%，以老年人为多。患者恢复后可能有认知障碍、运动功能障碍甚至残疾等后遗症。年龄越大后遗症发生率越高。少数重症患者会出现急性迟缓性麻痹，临床表现为不对称的上肢肌无力、下肢无力甚至瘫痪，称为脊髓灰质炎样综合征。

西尼罗病毒可以通过血脑屏障，感染脑干、大脑皮质、海马、丘脑和小脑等多个部位的神经元细胞。病毒既可以通过复制直接造成神经元损伤，也可以激活小胶质细胞，吸引淋巴细胞和巨噬细胞浸润，通过免疫机制间接造成神经元损伤。病毒感染还可以导致脑膜部位炎症细胞浸润，引起脑膜炎症状；破坏血管壁，引起局部脑出血。病毒也可以通过轴突运输从外周扩散到脊髓，感染前角运动神经元，引起脊髓灰质炎样的急性迟缓性麻痹。

3. 免疫性 感染后可以产生一定的免疫力。

三、微生物学检查法

诊断需结合临床表现和实验室检测结果。病毒分离需在生物安全3级实验室进行。病原核酸检测可以利用巢式RT-PCR提高灵敏度。血清学检查要注意西尼罗病毒抗体同流行性乙型脑炎病毒、圣路易斯脑炎病毒及莫雷山谷脑炎病毒存在较严重的交叉反应。

四、防治原则

尚无特异性治疗手段,以对症治疗为主。

防控以加强监测和防蚊灭蚊为主。目前有四种兽用疫苗获准使用,包括灭活疫苗 WN-Innovator、重组疫苗 Recombitek equine WNV vaccine、嵌合疫苗 ChimeriVax-WN01 和核酸疫苗 WN-Innovator DNA。人用疫苗处于临床试验阶段。

第七节 发热伴血小板减少综合征布尼亚病毒

发热伴血小板减少综合征布尼亚病毒(severe fever with thrombocytopenia syndrome bunyavirus,SFTSV),属于布尼亚病毒科(*Bunyaviridae*)白蛉病毒属(*Phlebovirus*),由蜱传播,感染人后可引起以严重发热伴血小板减少为主要特征的疾病。

2009年湖北、河南等地出现一种以发热、血小板减少及多脏器功能损伤为临床表现的感染性疾病,随即我国学者分离得到该病病原体,并将其命名为发热伴血小板减少综合征布尼亚病毒。目前该病毒在我国20多省均有感染报道,累计患者3 000多例。流行以散发为主,不过具有明显的地区聚集性和季节性,每年4月—10月为流行期。日本、韩国和美国也出现该病病例及疑似病例。

一、生物学性状

SFTSV 病毒颗粒呈球形,直径80～100 nm。病毒外层为脂质包膜,其上镶嵌包膜蛋白 Gn 和 Gc 组成的刺突。病毒基因组包含小(S)、中(M)、大(L)3条单股负链 RNA 片段,在病毒颗粒内与核蛋白 C 结合在一起。小片段 RNA 长1 744核苷酸,含有正反双向读码框,分别编码核蛋白 C 和非结构蛋白;中片段 RNA 长3 378核苷酸,编码包膜蛋白的前体蛋白;大片段 RNA 长6 368核苷酸,编码 RNA 依赖的 RNA 聚合酶。

SFTSV 抵抗力较弱,不耐酸,易被热、乙醚、去氧胆酸钠和常用消毒剂及紫外线照射等迅速灭活。

二、致病性与免疫性

SFTSV 主要经蜱叮咬传播,家畜和啮齿类可能为本病毒的自然宿主。接触急性期患者的血液或者其他分泌物也可被感染。

潜伏期5～14天。急性起病,主要临床表现为发热,体温多在38℃以上,伴乏力、纳差、恶心、呕吐,部分病例有头痛、肌肉酸痛、腹泻等。发热持续5～11天,之后逐渐自愈。重症患者可持续高热长达10天以上。少数病例病情危重,出现意识障碍、皮肤淤斑、消化道出血、肺出血等,可因休克、呼吸衰竭、弥散性血管内凝血等多脏器功能衰竭死亡。绝大多数患者预后良好,但既往有基础疾病、老年患者以及出现精神神经症状、明显出血倾向、低钠血症等提示病情严重,预后较差。该病病死率约为10%,个别地区可达30%。

三、微生物学检查法

临床表现缺乏特异性,确诊主要依靠血清学诊断、病原核酸检查或者病原分离。病原核酸检测和病原分离需在起病1～6天内进行,此时患者血液病毒滴度较高。病原分离需要在生物安全3级实验室内进行。血清 IgM 在发病1周出现,4个月内消失,IgG 可存在5年以上。

四、防治原则

目前无有效药物，也无疫苗。对在疫区从事野外劳动的人员，以及赴疫区进行户外旅游的人员做好宣传防护工作。对患者的血液、分泌物、排泄物及被其污染的环境和物品做好消毒处理。医务人员及陪护人员应加强个人防护，避免与患者血液直接接触。做好环境清理，必要时采取灭杀蜱等措施，降低生产、生活环境中蜱等传播媒介的密度。

第八节 基孔肯雅病毒

基孔肯雅病毒（Chikungunya virus，CHIKV）属于披膜病毒科（Togaviridae），甲病毒属（Alphavirus），感染人后引起以发热、关节痛和皮疹等为主要症状的基孔肯雅病。

1952年非洲坦桑尼亚发生一种急性传染病，患者出现严重关节炎，身体被迫采取弯曲姿势，因此被称为Chikungunya（当地语，意思为"弯腰行走"）。随后基孔肯雅病毒从患者血清中成功分离。在20世纪，基孔肯雅病毒的流行仅局限于非洲和南亚，埃及伊蚊是主要媒介。2004年后由于白纹伊蚊适应突变株的出现，而开始在非洲、南亚、大洋洲和南欧多个国家造成大规模流行。流行季节为6月—10月。我国曾于1986年在云南西双版纳的棕果蝠脑组织中分离到该病毒，2010年在广州东莞有百余例的流行报道。

一、生物学性状

基孔肯雅病毒颗粒呈球形，直径42 nm。病毒外层为脂质包膜，其上镶嵌包膜蛋白E1和E2，其中E2蛋白含有受体结合位点和抗原中和表位。病毒内部为基因组和核心蛋白C共同构成的核衣壳。病毒基因组为单股正链RNA，长约11 kb，包括两个开放阅读框，各自编码一个多聚蛋白体。其中一个经酶切后形成nsP1、nsP2、nsP3和nsP4等4种非结构蛋白，另一个经酶切后形成C、E1和E2等3种结构蛋白。只有1种血清型。

基孔肯雅病毒的宿主范围比较广泛，多种灵长类、啮齿类和家畜都可被感染。白纹伊蚊细胞系C6/36、哺乳动物细胞系Vero和HeLa等多种细胞系均可支持病毒复制。病毒受体尚不明确。

二、致病性与免疫性

基孔肯雅病毒经蚊虫叮咬传播，伊蚊是主要传播媒介。蚊群还可以通过垂直传播而长期携带病毒。在非洲农村和丛林地区，病毒以非洲伊蚊为主要媒介，在人、野生灵长类和一些哺乳动物之间常年传播，野生动物是主要传染源。在城市流行期间，病毒的传播方式为人 - 蚊 - 人，埃及伊蚊和白纹伊蚊是主要传播媒介，急性期患者是主要传染源。

人群对基孔肯雅病毒普遍易感。皮肤和关节的成纤维细胞、肌肉的星形细胞以及单核 - 巨噬细胞是病毒的主要靶细胞，感染后可以释放大量干扰素，引起体温升高。潜伏期3～12天。起病急，无前驱症状，体温迅速上升到39～40℃。关节痛出现突然，可伴有关节肿胀，全身关节均可受累。患者因此活动受限，身体呈弯曲姿势。多数患者同时有头痛、结膜炎以及消化道症状。起病4～8天后，患者80%会出现斑丘疹，同时再次发热（双峰热）。皮疹主要分布于躯干及四肢背面，有瘙痒感，持续数天后消失。关节痛持续时间较长，一半患者会超过半年。少数患者（0.3%）症状较重，可出现肾炎、肝炎、脑膜脑炎、血小板减少或脑病。基孔肯雅病毒感染者通常可自愈，病死率约0.1%，多为围产期感染婴儿、有其他严重基础疾病者或者老年人。人感染后可以获得一定的免疫力。

三、微生物学检查法

本病与登革热症状相似，流行区域重叠，需要进行鉴别诊断。病原核酸检测和病毒分离需要在皮疹出现前的发热阶段进行。IgM 出现较早，可用于早期诊断。

四、防治原则

无特效治疗药物，以支持治疗和对症治疗为主。多种疫苗包括减毒活疫苗（TSI-GSD-218）和灭活疫苗正在研发中。TSI-GSD-218 可诱导长效中和抗体，目前正处于临床试验阶段。

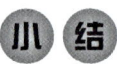

虫媒病毒是指通过吸血节肢动物传播的一组病毒。节肢动物既是病毒的传播媒介，又是储存宿主。大多数虫媒病毒病是自然疫源性疾病，也是人畜共患病。虫媒病毒病均有明显的季节性和地域性。

引起人类疾病的虫媒病毒多数属于黄病毒科黄病毒属，包括流行性乙型脑炎病毒、登革病毒、森林脑炎病毒、寨卡病毒、黄热病病毒和西尼罗病毒等多种病毒。它们结构相似，均有包膜，基因组是单股正链 RNA。流行性乙型脑炎病毒抗原性稳定，只有 1 个血清型。传播媒介是库蚊，幼猪是重要的传染源和扩增宿主。流行于夏秋季，临床表现为脑炎，病后获得持久的体液免疫。检查血清中有无特异性 IgM 抗体可明确微生物学诊断。减毒活疫苗免疫效果好。

登革病毒有 4 个血清型，型间有交叉。人和灵长类动物是传染源，伊蚊是传播媒介，临床上表现为登革热和登革出血热/登革休克综合征。登革出血热/登革休克综合征的发生与抗体依赖增强作用（ADE）和免疫病理损伤有关。特异性抗体可维持终生，但只对同型病毒的感染有保护性。目前尚无有效疫苗。

森林脑炎病毒的传播媒介是蜱，消化道亦可传染。临床表现为脑炎，病死率较高。体液免疫为主，免疫力持久。高危人群可接种灭活疫苗预防。

寨卡病毒的传播媒介主要是伊蚊。此外，寨卡病毒也可以通过胎盘由孕妇传给胎儿，还可以通过性途径在人与人之间传播。感染人后可引起发热、吉兰-巴雷综合征和新生儿小头畸形等疾病。目前尚无特异性药物和疫苗。

黄热病病毒的传播媒介是伊蚊。感染人后可以引起以发热、黄疸、出血和多器官衰竭为特征的黄热病。感染后免疫力可长期存在。黄热病疫苗是最有效的预防方式。

西尼罗病毒由库蚊传播，感染人后可引起发热、病毒性脑炎和脊髓灰质炎样综合征等。感染后可以产生一定的免疫力。

发热伴血小板减少综合征布尼亚病毒属于布尼亚病毒科白蛉病毒属，由蜱传播，感染人后可引起以严重发热伴血小板减少为主要特征的疾病。

基孔肯雅病毒属于披膜病毒科甲病毒属，感染人后引起以发热、关节痛和皮疹等为主要症状的基孔肯雅病。

（王培刚　安　静）

第30章 出血热病毒

病毒性出血热（viral hemorrhagic fever）是一种自然疫源性疾病，以高热（hyperpyrexia）、低血压（hypotension）、出血（hemorrhage）以及较高的死亡率为主要临床特征。出血热病毒（hemorrhagic fever virus）是由节肢动物或啮齿类动物传播，引起病毒性出血热的一大类病毒的统称。出血热病毒通过带毒动物在自然界传播，人类在接触带毒动物时被感染。出血热病毒种类较多，分属于2个病毒目7个病毒科8个不同的病毒属（表30-1）；不同出血热病毒的传播媒介和途径不同，引起不同类型的出血热。

表30-1　人类出血热病毒的主要种类及其所致疾病

病毒目	病毒科	病毒属	病毒	所致疾病	传播媒介	储存宿主	主要流行地区
布尼亚病毒目	汉坦病毒科	正汉坦病毒属（Orthohantavirus）	汉滩病毒 辛诺柏病毒	肾综合征出血热、汉坦病毒肺综合征	啮齿动物	啮齿类动物	亚洲、非洲、欧洲、美洲
	内罗病毒科	正内罗病毒属	克里米亚-刚果出血热正内罗病毒	克里米亚-刚果出血热	蜱	啮齿类动物及食草动物	中亚、非洲、中国
	白纤病毒科（Phenuiviridae）	白蛉病毒属	裂谷热病毒	裂谷热	蚊	啮齿类动物	非洲
单股负链病毒目	丝状病毒科	马堡病毒属 埃博拉病毒属	马堡病毒 埃博拉病毒	马堡病毒病 埃博拉病毒病	未确定 未确定	猴 啮齿类动物	非洲 非洲、美洲
未确定	黄病毒科	黄病毒属	登革病毒	登革热、登革出血热、登革休克综合征	蚊	人（猴）	东南亚、南美
			黄热病病毒	黄热病	蚊	猴、人	非洲、南美
			鄂木斯克出血热病毒	鄂木斯克出血热	蜱	哺乳动物	西伯利亚
			科萨努尔森林热病毒	科萨努尔森林热	蜱	猴、啮齿类动物	印度
	砂粒病毒科	哺乳类沙粒病毒属	Junin 病毒	阿根廷出血热	啮齿类动物	啮齿类动物	南美
			Machupo 病毒	玻利维亚出血热	啮齿类动物	啮齿类动物	南美
			Lassa 病毒	Lassa 热	啮齿类动物	啮齿类动物	非洲
	披膜病毒科	甲病毒属	基孔肯亚病毒	基孔肯亚热	蚊	狒狒、狨猴	亚洲、非洲

我国已发现的出血热病毒有汉坦病毒、克里米亚-刚果出血热正内罗病毒、科萨努尔森林热病毒、基孔肯雅病毒和登革病毒。近年来，在非洲流行的由埃博拉病毒或马堡病毒引起的出血热，因其发病迅速、病情严重、死亡率极高而受到广泛的关注。

第一节　汉坦病毒

汉坦病毒（Hantavirus）归属汉坦病毒科（*Hantaviridae*）正汉坦病毒属（*Orthohantavirus*）。汉坦病毒主要引起以发热、出血和严重肾衰竭等为主要症状的急性病毒性感染，曾被命名为朝鲜出血热（Korean hemorrhagic fever）、流行性出血热（epidemic hemorrhagic fever）等，1982年由 WHO 统一命名为肾综合征出血热（hemorrhagic fever with renal syndrome，HFRS），主要流行于欧亚大陆。

1976 年首次用间接免疫荧光法在韩国汉坦河附近肾综合征出血热疫区的黑线姬鼠肺组织中发现了汉坦病毒抗原，随后用 A549 和 Vero-E6 等细胞分离到汉坦病毒属的原型病毒，称为汉滩病毒（Hantaan virus）。

1993 年美国发现了一种类似成人呼吸窘迫综合征的新型汉坦病毒感染，以双侧肺弥漫性浸润、间质性水肿及呼吸窘迫、衰竭为特征，病死率高达 60% 以上，称为汉坦病毒肺综合征（orthohantavirus pulmonary syndrome，OHPS），引起 OHPS 的汉坦病毒与汉滩病毒的基因结构和抗原性差异显著，称为辛诺柏病毒（Sin Nombre orthohantavirus）。OHPS 的传播方式和预防与 HFRS 相似，但目前尚无有效的疫苗。

目前汉坦病毒分为 30 多个型别，至少有 20 个型被证实可引起人类疾病，主要型别见表 30-2。

表30-2　主要致病的汉坦病毒

病毒型别	所致疾病	主要宿主	主要分布
汉滩病毒（Hantaan virus）	HFRS	黑线姬鼠	中国、俄罗斯、韩国、朝鲜、日本
汉城病毒（Seoul virus）	HFRS	褐家鼠	世界分布
普玛拉病毒（Puumala virus）	HFRS	棕背鼠	欧洲、俄罗斯、斯堪的纳维亚
希望山病毒（Prospect Hill virus）	不详	草原田鼠	美国、加拿大
多布拉伐-贝尔格莱德病毒（Dobrava-Belgrade virus）	HFRS	黄喉姬鼠	巴尔干
辛诺柏病毒（Sin Nombre virus）	OHPS	鹿鼠	美洲、加拿大

我国流行的汉坦病毒以汉滩病毒（也称 I 型或姬鼠型）和汉城病毒（Seoul virus，也称 II 型或家鼠型）为主，主要通过黑线姬鼠和褐家鼠进行传播，并引起人类发生 HFRS，流行地域主要集中在东北三省、长江中下游和黄河下游各省。目前我国未见 OHPS 的病例报道。

一、生物学性状

1. 形态结构　汉坦病毒是分节段的单负链 RNA 病毒（-ssRNA），病毒颗粒呈球形或椭圆形，直径为 75～210 nm（平均 122 nm），外被脂质双层包膜，包膜表面有糖蛋白 Gn 和 Gc 组成的刺突，内含由病毒核酸、核衣壳蛋白（nucleocapsid protein）和 RNA 聚合酶组成的核衣壳，为疏松、带有粗颗粒、呈螺旋对称的丝状结构。病毒核酸由 L、M 和 S 三个单股负链 RNA 片段组成（图 30-1）。

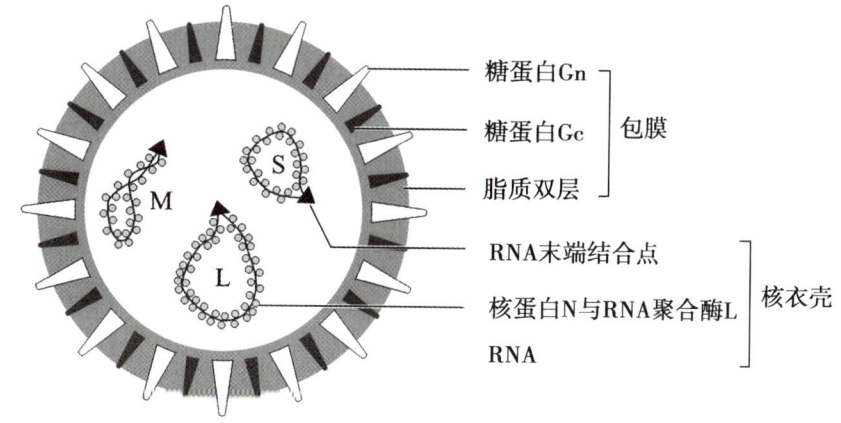

图 30-1　汉坦病毒的形态结构

2．基因结构与病毒复制　汉坦病毒的基因组由 L、M、S 三个不同节段的单负链 RNA 组成。L 节段长约 6.3～6.5 kb，含 1 个开放阅读框架（ORF），编码一个大小约为 250 kD 的 L 蛋白，是其 RNA 依赖的 RNA 聚合酶，是病毒基因组复制的关键酶。M 节段长约 3.6～3.7 kb，含 1 个 ORF，编码 126 kD 的包膜糖蛋白前体大蛋白，该前体大蛋白在内质网处经初级糖基化后裂解成 Gn、Gc 包膜糖蛋白。Gn 和 Gc 均可诱导机体产生特异性中和抗体，具有较强的免疫保护作用。此外，二者还具有血凝活性。S 节段长约 1.6～2.0 kb（多为 1.7 kb 左右），其 3'端非编码区功能未知，不同型别汉坦病毒的 S 节段差异多在此处。S 节段含 1 个 ORF，编码 N 蛋白（即核衣壳蛋白）。N 蛋白可诱导机体产生非中和抗体和细胞免疫反应。

汉坦病毒的复制起始于对细胞表面 β3 整合素（β3 integrin）受体的吸附，后经膜融合与吞饮作用进入细胞，在细胞内酶的作用下完成脱壳和病毒核酸释放。病毒生物合成时，L、S 基因可分别作为 mRNA 直接合成 L 蛋白和 N 蛋白；而 M 基因则首先编码合成前体大蛋白，前体大蛋白在内质网初级糖基化后，在膜性核蛋白体上分裂成 Gn、Gc 蛋白，并在高尔基体中完成糖基化。病毒基因组首先合成互补 RNA，进而以互补 RNA 为模板合成病毒基因组。最后，病毒基因组、RNA 聚合酶及 N 蛋白包装成核衣壳，以出芽方式释放，同时在通过高尔基体膜或细胞膜时获得含有 Gn、Gc 糖蛋白的病毒包膜，最终形成完整的病毒颗粒。

3．培养特性　汉坦病毒可感染金黄地鼠肾细胞 GHKC、非洲绿猴肾细胞 Vero-E6、长爪沙鼠肾细胞 MGKC 及恒河猴肾细胞 LLC-MK-2，增殖缓慢，一般不引起明显的细胞病变，偶见形态不一的病毒包涵体。常用免疫荧光抗体测定感染细胞内的病毒抗原作为病毒增殖的指标。黑线姬鼠对病毒敏感，经皮下、胸腔、鼻腔等途径接种均可感染，接种后 10 天左右可在鼠肺、肾、肝等脏器检测到大量病毒。病毒也可在大鼠、小鼠或裸鼠体内生长增殖。病毒经脑内接种乳鼠进行传代适应后，毒力逐渐增强，可导致初生小鼠发生严重的脑炎而死亡。

4．抗原性和变异性　汉坦病毒不同型别病毒间抗原性不同，与布尼亚病毒目的其他病毒及其他出血热病毒无交叉性。汉坦病毒具有分节段的病毒基因组，容易发生变异，主要由病毒基因的突变与缺失、基因片段间的重排或重组等方式引起。其中，病毒的毒力变异最为常见，可用于筛选减毒活疫苗和分析病毒生物学特性等。

5．抵抗力　汉坦病毒对热、酸、紫外线和 γ 射线以及各种脂溶剂等敏感。病毒在 60℃ 60 分钟可被灭活，在 4～20℃较稳定，可长时间维持其感染性。在鼠肺、肾内可存活 150～200 天。

二、致病性与免疫性

1．传染源与传播途径　汉坦病毒的主要宿主动物及传染源均为啮齿类动物。我国汉坦病毒的传染源主要是黑线姬鼠、褐家鼠和大林姬鼠。HFRS 呈季节性流行，与鼠类的繁殖活动以及与人接触的时间等密切相关。黑线姬鼠传播的 HFRS 多在秋冬季（10月—次年1月）发病，褐家鼠传播的 HFRS 主要发生在春季和夏初（3月—6月）。

2. 动物源性传播　（消化道、呼吸道或伤口）、虫媒（螨）传播及垂直（胎盘）传播是汉坦病毒的可能传播途径。动物源性传播是其主要传播途径，病毒在鼠体内增殖后，可随唾液、尿、呼吸道分泌物及粪便等长期、大量排毒，污染周围环境，并经呼吸道、消化道或直接接触等途径传播给人。另外，病毒感染的大鼠或小鼠等也可以传播病毒，引起汉坦病毒的实验室感染。未见人-人间 HFRS 水平传播的报道，但已证明有人-人间 OHPS 的水平传播。

3. 临床表现　汉坦病毒可引起 HFRS、OHPS，两者的临床表现有很大差异。

HFRS 的潜伏期一般为 1~3 周，临床症状主要表现为发热、出血和肾损害三大特征。典型病例有 5 个过程：即先后出现发热期、低血压（休克）期、少尿期、多尿期和恢复期。发病初期，患者眼结膜、软腭及咽部等处充血，软腭、腋下及前胸等处有出血点，常伴有"三红"（面红、颈红及上胸部潮红）和"三痛"（头痛、眼眶痛及腰痛）；数天后病情加重，表现为多脏器出血和肾衰竭。HFRS 病死率为 3%~20%，预后与病毒类型、病情轻重、治疗时间的早晚以及治疗措施是否得当等有关。根据传染源的不同，HFRS 主要分为 3 个类型：①野鼠型：由野外黑线姬鼠、大林姬鼠传播，多发生在农业区和林区，青壮年易感，一般病情较重；②家鼠型：由褐家鼠传播，农村和城市均可发生，多无典型的临床经过；③实验动物型：发生在以大白鼠、小鼠等为实验对象的实验室中，实验室工作人员及饲养员等可能被感染。

OHPS 一般无严重的出血现象，发病急，主要表现为发热、肌痛、头痛、乏力等中毒症状和迅速出现咳嗽、气促、呼吸频率和心率明显增快、缺氧等呼吸窘迫综合征，也可存在血压偏低或休克。本病临床预后较差，病死率高达 50%~78%。

4. 发病机制　HFRS 和 OHPS 的主要病理基础为血管内皮屏障功能的破坏和血小板减少。HFRS 以肾组织的病理改变最为突出，主要表现为肾小球血管充血、出血、上皮细胞变性和坏死以及肾间质水肿、出血和炎症细胞浸润等；OHPS 则以肺组织的病理改变最为明显，表现为严重的肺水肿、血管内血栓的形成、间质性肺炎，常伴有不同程度的充血和单核细胞浸润。

汉坦病毒的发病机制尚未完全清楚，β3 整合素是汉坦病毒的主要受体，可能参与血管屏障功能的维持。表达 β3 整合素的树突状细胞（dendritic cell，DC）对病毒在宿主体内的播散具有重要作用。汉坦病毒感染可能的致病机制包括：①病毒的直接作用：汉坦病毒可感染人体的多种细胞，直接在细胞质内增殖，造成脏器和组织细胞的损伤，引起血管舒缩功能障碍、微循环障碍及血管通透性增高等症状；②免疫病理反应：汉坦病毒激发人体强烈的免疫应答，既有清除病毒、保护机体的有利作用，又引起免疫系统病理反应，造成组织的损伤。病毒感染机体后，可产生多种抗体，并激活补体途径、形成抗原-抗体复合物，参与免疫病理损伤，引起毛细血管通透性增加等病理改变。另外，病毒感染中出现的病毒核蛋白特异性细胞毒 T 细胞以及大量的细胞因子，如 IFN、IL 和 TNF 等也参与免疫病理反应；③宿主易感性：研究表明严重 HFRS 患者中具有某些特殊 HLA 基因型，与宿主的易感性密切相关。

5. 免疫性　人类易受汉坦病毒感染，但多为隐性感染，少数发病。流行地区正常人群汉坦病毒抗体阳性率仅为 1%~4%。病毒感染机体后，可引起患者细胞免疫功能低下、体液免疫亢进和补体水平下降。在 HFRS 患者血清中，IgM 抗体在病毒感染后第 2 天即可测出，1 周左右达高峰，2 周后开始下降；IgM 抗体检测可作为 HFRS 的早期辅助诊断；IgG 抗体在病后第 4 天出现，2 周左右达高峰，可持续很长时间。最早出现的核蛋白 N 抗体无中和作用，而随后出现的 Gn 和 Gc 抗体具有中和能力，在机体感染的恢复中起重要作用。恢复期患者血清中的中和抗体可用于病毒分型。HFRS 病后可获对同型病毒的持久免疫力，IgG 抗体可在体内持续存在 30 余年，再次感染发病者极少；但隐性感染产生的免疫力多不能持久。

三、微生物学检查法

症状典型的 HFRS 患者，可根据临床症状进行临床诊断。但非典型患者不易确诊，需要用微生物学检查方法进行辅助诊断。

1. 血清学诊断 是最常用的检测方法，包括对病毒特异性 IgM 和 IgG 抗体的检测，目前国内外常用的血清学实验诊断方法有 IgM 捕获 ELISA 法、IgM 捕获法胶体金标记试纸条快速检测法（又称为免疫层析法）、间接 ELISA 法、免疫荧光试验（IFA）、血凝抑制试验（HI）等。IgM 捕获法胶体金标记试纸条快速检测法检测时间短，一般加入待测血清约 5 分钟即可得出结果，适用于基层医疗单位和现场流行病学的调查。病毒特异性 IgG 抗体的检测需要患者早期及恢复期双份血清，如抗体效价升高 4 倍以上即有诊断意义。

2. 特异性抗原检查 用免疫荧光法或酶标抗体法，检测患者白细胞或尿沉渣细胞内的病毒特异抗原，有辅助诊断意义。另外，用 ELISA 法也可以检测患者尿中的病毒抗原。

3. 病毒核酸检查 用病毒 S 或 M 基因节段的特异性探针，与待检标本进行核酸杂交试验，或者用 RT-PCR 法检测病毒 RNA，可以辅助诊断汉坦病毒感染。

4. 病毒分离 取患者急性期血液、尸检材料或野鼠脏器悬液等，接种 Vero-E6 单层细胞或乳鼠、黑线姬鼠等进行病毒分离，再用免疫荧光法测定单层细胞内或鼠肺组织片内的病毒特异性抗原、评价病毒增殖。最后，根据病毒形态学、血清学以及 PCR 方法鉴定病毒及其型别。

四、防治原则

采取有效措施防鼠、灭鼠，加强实验动物的管理，改善居住环境，注意野外工作人员和动物实验工作者的防护，避免与啮齿类动物及其排泄物、污染物等密切接触，可以减少汉坦病毒感染。

目前针对 HFRS 的疫苗包括细胞培养灭活疫苗、纯化乳鼠脑灭活疫苗和基因工程重组疫苗。国内成功上市的 HFRS 疫苗均为灭活全病毒疫苗，包括沙鼠/地鼠肾原代细胞（Ⅰ型、Ⅱ型和双价）、Vero 细胞纯化疫苗。接种方法是 1、14 和 30 天分别接种 1 次，12 个月后加强免疫 1 次，可获得 95% 以上的免疫保护效果。在韩国等地使用纯化乳鼠脑灭活疫苗也获得了满意的预防作用。

对 HFRS 早期患者，一般采用卧床休息及以输液调节水、电解质平衡为主的综合对症措施治疗，利巴韦林治疗亦有一定疗效。我国研制的注射用抗肾综合征出血热病毒单克隆抗体已完成三期临床试验，结果表明其安全性好、疗效确切，优于常规治疗药物。

第二节 克里米亚-刚果出血热病毒

克里米亚-刚果出血热病毒（Crimean-Congo hemorrhagic fever virus）属于内罗病毒科（*Nairoviridae*）正内罗病毒属（*Orthonairovirus*），引起克里米亚-刚果出血热。该病以发热、出血、高病死率为主要特征，是一种人兽共患病。1966 年从我国新疆塔里木盆地出血热患者血液、尸体脏器及硬蜱中分离出一种病毒，因其引起的出血热与国内其他地区流行的出血热不同，无肾损害，故将其称为新疆出血热病毒（Xinjiang hemorrhagic fever virus）。后经血清学及形态学等研究证实，新疆出血热病毒与已知的克里米亚-刚果出血热病毒相同。

克里米亚-刚果出血热病毒在形态结构、培养特性及抵抗力方面与汉坦病毒相似，但在抗原性、传播方式、储存宿主方面却不同。

一、生物学性状

1. 形态结构 克里米亚-刚果出血热病毒颗粒呈球形或椭圆形，直径为 90～120 nm，外被包膜，表面有空管样刺突。病毒基因组为分节段的单股负链 RNA（-ssRNA），包括 L、M 及 S 三个节段，分别编码病毒的 RNA 聚合酶、包膜糖蛋白及核衣壳蛋白。病毒核衣壳呈二十面体对称，以出芽方式释放时获得病毒包膜。

2. 培养特性 乳鼠对克里米亚-刚果出血热病毒易感，常用于病毒分离及传代。病毒接种于 Vero-E6 细胞培养时通常不产生 CPE，在感染细胞质内可形成嗜碱性包涵体，用免疫荧光法检测病毒的特异性抗原可证明病毒复制。

3. 抵抗力 克里米亚-刚果出血热病毒对氯仿、乙醚等溶剂及去污剂敏感，可被低浓度的甲醛灭活，56℃ 30 分钟或紫外线照射 3 分钟皆可使其丧失感染性。

二、致病性与免疫性

1. 传染源与传播途径 克里米亚-刚果出血热是一种自然疫源性疾病，主要发生于荒漠、牧场，有严格的地区性和明显的季节性。啮齿类动物、羊、牛、马、狐狸、骆驼、塔里木兔等动物是克里米亚-刚果出血热病毒的自然宿主和传染源；硬蜱特别是亚洲璃眼蜱（*Hyalomma asiaticum*）是其传播媒介。病毒可在蜱体内增殖，并经卵传给子代，故蜱也是该病毒的长期储存宿主。每年 4 月—6 月是蜱大量增殖的时期，也是人群发病的高峰。

克里米亚-刚果出血热病毒可通过虫媒传播、动物源性传播及人-人传播三种途径传播。虫媒传播指经带毒硬蜱叮咬导致的病毒感染，是克里米亚-刚果出血热病毒最主要的传播方式；动物源性传播指直接接触带毒动物或间接接触带毒动物的排泄物、血液导致的病毒感染；人-人传播指通过接触患者血液、排泄物等引起的病毒感染。

2. 致病性 克里米亚-刚果出血热病毒对人群普遍易感，青壮年发病率较高。当病毒随带毒蜱叮咬或者病畜直接接触而侵入人体后，经过 5～7 天的潜伏期，突然发病，出现发热、出血等特征表现。发病初期，患者出现高热、肌痛、头痛等全身中毒症状，病后 3～5 天，患者的皮肤、黏膜等大面积出血，严重者可出现广泛弥散性血管内凝血而死亡。

3. 发病机制 克里米亚-刚果出血热病毒的致病机制尚不清楚，可能与 HFRS 相似。血管内皮细胞受损可能是本病重要的发病机制，病毒可以在细胞内增殖或通过影响内皮细胞分泌活性物质，直接或间接导致血管通透性增加，以及凝血、止血功能障碍。

4. 免疫性 人感染克里米亚-刚果出血热病毒后可以刺激机体产生中和（NT）抗体、补体结合（CF）抗体和血凝抑制（HI）抗体，其中 NT 抗体出现较早，维持较久。病后可获得持久免疫力。

三、微生物学检查法

克里米亚-刚果出血热病毒的分离培养、血清学检查及核酸检测方法与汉坦病毒的相关检测方法相似。根据病毒分离鉴定和患者双份血清中特异性抗体的检查，可以确诊。

四、防治原则

目前无可供使用的疫苗，也无特异疗法。防蜱灭蜱、加强医务人员的防护、严格患者隔离、对患者血液、分泌物、排出物的消毒处理等方法，可降低病毒感染的风险。

第三节 埃博拉病毒与马堡病毒

非洲出血热（Africa hemorrhagic fever）主要包括埃博拉出血热（Ebola hemorrhagic fever）和马堡出血热（Marburg hemorrhagic fever），分别由埃博拉病毒（Ebola virus）和马堡病毒（Marburg virus）感染所致，病死率极高。

非洲出血热的主要临床特点是高热、皮肤淤血、紫癜、鼻出血、消化道和泌尿生殖道出血、血小板减少以及明显的全身中毒症状，常导致休克和死亡。目前认为非洲出血热病毒的储存宿主可能是蝙蝠或啮齿类动物，可经密切接触传播给人。人与人主要是通过密切接触及体液、尿或粪便等的污染而传播感染。尚无特异性防治措施。主要采取维持肾功能和水电解质平衡、控制出血和休克等支持疗法对症治疗。

一、埃博拉病毒

埃博拉病毒病（Ebola virus disease，EVD）是世界上最致命的病毒性出血热，1976年首先在扎伊尔（现刚果民主共和国）境内的埃博拉河流域发生大流行而得名。2014—2016年西非出现埃博拉病毒病疫情，波及欧洲和北美，病例和死亡数超过了此前疫情的总和。

1. 生物学性状

（1）形态结构　埃博拉病毒属于丝状病毒科（*Filoviridae*）埃博拉病毒属（*Ebolavirus*）。病毒颗粒呈管状、丝状或索状等多形结构，直径为80 nm，长度约805 nm至数千纳米（图30-2）。病毒外被脂蛋白包膜，表面有7 nm长的刺突。

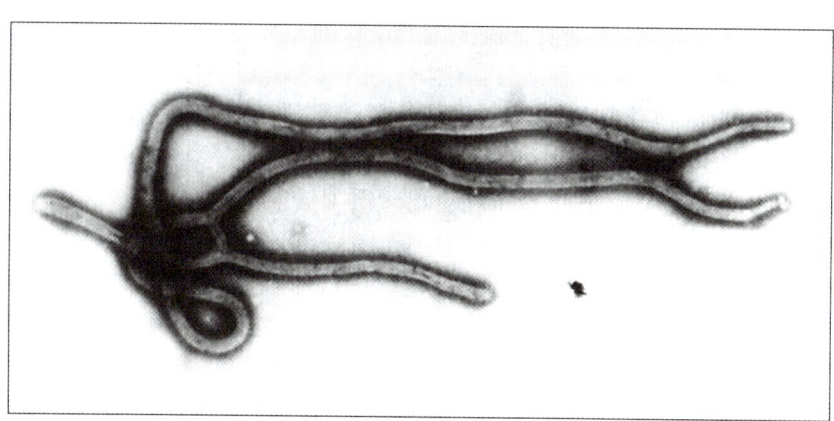

图30-2　埃博拉病毒的形态

（负染，×50 000，美国国立卫生研究院 Cynthia Goldsmith 和 Pierre Rollin 提供）

（2）基因结构　病毒核酸为单股负链RNA（-ssRNA），由7个ORF组成，编码7种蛋白质。其中，NP是核蛋白；VP30和VP35可能参与调节基因的复制和表达；VP40是基质蛋白，参与膜形成并可与NP发生相互作用；GP与毒力蛋白结构有关，由转录编辑连接的ORF1和ORF2编码；VP24是膜蛋白，与毒力蛋白结构有关；L蛋白是RNA依赖的RNA聚合酶。病毒核衣壳呈螺旋对称，由病毒RNA与核蛋白NP、RNA聚合酶共同组成，并以出芽方式获得病毒包膜形成完整病毒颗粒。

（3）抗原性　根据病毒抗原不同，埃博拉病毒包括5个型别：扎伊尔埃博拉病毒（Zaire ebolavirus）、苏丹埃博拉病毒（Sudan ebolavirus）、莱斯顿埃博拉病毒（Reston ebolavirus）、本迪布焦埃博拉病毒（Bundibugyo ebolavirus）及塔伊森林埃博拉病毒（Tai Forest ebolavirus）。莱斯顿埃博拉病毒仅在非人类灵长类中引起发病和死亡，其余4种埃博拉病毒均可以引起人类感染，其中扎伊尔埃博拉病毒毒力最强且病死率最高。

（4）培养特性　绿猴肾细胞 Vero、地鼠肾细胞 BHK、人胚肺成纤维细胞等均可用于培养埃博拉病毒。病毒感染细胞后 7 小时，培养物中可检测到病毒 RNA，18 小时达高峰，48 小时后可见到细胞病变。7～8 天后细胞变圆、皱缩，在细胞质内可见嗜酸性包涵体。

（5）抵抗力　埃博拉病毒对热有中度抵抗力，在 60℃ 30 分钟条件下方能破坏其感染性；紫外线照射 2 分钟可使之完全灭活。对化学药品敏感，乙醚、去氧胆酸钠、β-丙内酯、甲醛、次氯酸钠等消毒剂可以完全灭活病毒感染性；^{60}Co 照射、γ 射线也可使之灭活。

2. 致病性与免疫性

（1）传染源与传播途径　埃博拉病毒的起源尚不清楚，果蝠（狐蝠科）是埃博拉病毒可能的宿主。埃博拉病毒感染者是主要的传染源。直接接触是最主要的传播途径，埃博拉病毒感染多是人际传播造成的。人体通过接触患者的血液、体液、呕吐物、分泌物、排泄物等引发感染。患者自急性期至死亡前血液中均可维持很高的病毒含量，医护人员等可以通过接触患者，特别是接触患者的体液而感染发病。医院内传播是导致埃博拉病毒病暴发流行的重要因素。

（2）发病机制　埃博拉病毒病有 2～21 天的潜伏期，临床症状不一。经过潜伏期后，突然发病。早期出现咽喉痛、头痛、发热、肌肉疼痛、极度虚弱等临床症状。发病后 5～7 天出现严重出血，伴剧烈腹泻、呕吐和皮肤瘀斑，并迅速衰竭；于发病后 7～16 天死亡，死亡率高达 50%～90%。

埃博拉病毒可感染全身的组织细胞，特别是肝细胞。病毒在肝细胞中增殖并释放入血，导致患者出现严重的皮肤、内脏出血以及失血性休克等而最终死亡。其致病主要机制与病毒感染后病毒蛋白 GP 直接引起组织细胞大量死亡、血管损伤、血小板功能异常以及免疫功能抑制等有关。

（3）免疫性　埃博拉病毒感染后，机体免疫反应的差异可影响病毒的复制过程及患者的临床表现和预后。在病毒感染后的存活者体内，首先出现高滴度的针对埃博拉病毒核心蛋白的抗体，并伴有游离病毒的清除和细胞毒 T 细胞的激活等。但在病毒的致死性感染者体内，部分病例可出现严重的免疫抑制，主要表现为严重的体液免疫反应受损，通常测不到病毒特异性 IgG 和 IgM 抗体，而且在患者死亡前数日内可出现严重的血管内皮细胞凋亡以及 CD3$^+$、CD8$^+$ 等 T 细胞的消失。

3. 微生物学检查法　埃博拉病毒是高度危险的病原体，必须在专门的生物安全四级实验（BSL-4）设施内进行病毒的分离与鉴定。在非洲疫区，主要通过检测埃博拉病毒的特异性 IgM 和 IgG 抗体以及病毒抗原或核酸等进行诊断。

（1）检测特异性抗体　在患者血液中，病毒特异性 IgM 抗体在发病后 2～9 天出现，并持续存在 1～6 个月时间。IgG 抗体在发病后 6～18 天出现，持续存在 2 年以上。用病毒核蛋白羧基端多肽为抗原建立的 ELISA 方法，检测埃博拉病毒 IgG 抗体的特异性和敏感性较高。但对于急性期血清中特异性抗体滴度很低的患者，应同时进行病毒抗原或核酸的检测。

（2）检测特异性抗原和核酸　检测埃博拉病毒抗原与检测病毒核酸的一致性接近 100%，敏感度很高。用 γ 射线照射标本并灭活病毒后、再检测病毒抗原或 RNA，可增加实验安全性，且不影响实验结果。

4. 防治原则　严格消毒患者的分泌物和排泄物，尸体应火化。加强对感染者的隔离及对实验室、医护人员的防护，采取洗手、避免接触确诊或疑似感染埃博拉病毒者的分泌物或体液、不整理或处理确诊或疑似死于埃博拉病毒感染者的尸体等方法进行自我保护，可降低被埃博拉病毒感染的风险。

目前尚无特异性防治措施。在训练有素的卫生工作者的管理、监督下提供支持性医护，对症治疗。采取维持肾功能及水电解质平衡、控制出血、休克等支持疗法，可增加患者存活的机

知识拓展：埃博拉病毒的疫苗进展

会。其他利于患者存活的治疗方法有，输血、血浆置换、肾透析疗法。

目前尚无有效的预防疫苗。前期研究表明，病毒DNA疫苗、亚单位疫苗和病毒载体活疫苗在啮齿动物模型上具有较好的免疫保护效果。据WHO新近报道，（一种可表达扎伊尔埃博拉病毒表面糖蛋白的实验性水泡性口炎病毒载体埃博拉疫苗rVSV-ZEBOV在几内亚的一项重大人体接种试验中表现出对埃博拉病毒的高度保护性）。

此外，在受到埃博拉病毒攻击后48小时内，使用高效价的埃博拉病毒特异性抗体有较高的保护作用，可用于发生意外感染人员的紧急预防。

二、马堡病毒

马堡病毒（Marburg marburgvirus）是丝状病毒科（*Filoviridae*）马堡病毒属（*Marburgvirus*）成员。1967年马堡病毒病首次发现于德国等地曾与非洲绿猴接触的实验人员，可以在人与人之间传播发病，死亡率很高。用豚鼠和细胞培养从感染者分离出的病毒与任何已知病毒均无相同抗原。

马堡病毒颗粒直径约80 nm，长约665 nm，呈丝状、分叉状或卷曲状，是第一种被发现的丝状病毒。马堡病毒可感染豚鼠、小鼠、仓鼠、猴和多种细胞系。除抗原性不同外，病毒的形态结构、基因组结构、引起的疾病症状等与埃博拉病毒极为相似。

马堡病毒病主要在南非、肯尼亚、津巴布韦、刚果等地流行，死亡率高达88%。北非果蝠是马堡病毒可能的天然宿主。病毒从果蝠传给人，并通过人际传播在人间传开。密切接触感染者的血液、器官、分泌物等可导致病毒的人际传播；在葬礼上，哀悼者与死者尸体直接接触，对马堡病毒的传播也有重要作用。

马堡病毒病的潜伏期为2～21天。该病起病急，伴高热、肌肉酸痛、剧烈头痛及严重不适。发病后3天患者开始出现严重水样腹泻、腹痛、恶心、呕吐、抽筋等症状，腹泻可持续1周。该阶段患者常伴眼窝深陷，面无表情且极度嗜睡的"魔鬼样"外表。许多患者在发病后5～7天内出现严重出血，常因多部位失血和休克，于第8、9天死亡。

马堡病毒感染可通过酶联免疫吸附试验（ELISA）、抗原检测试验、血清中和试验、逆转录聚合酶链反应法（RT-PCR）、细胞培养分离病毒等方法获得诊断。此外，由于检测临床样本极具生物风险，因此检测只能在最高级别的生物防护实验室完成。

目前尚无针对马堡病毒病的特异性疫苗或治疗方法。提高对病毒感染风险因素的认识、避免与病毒发生接触可降低被病毒感染的风险。严重病例需用补液疗法等进行重症支持护理。

小 结

出血热病毒是由节肢动物或啮齿类动物传播，引起病毒性出血热的一大类病毒的统称，种类较多，分属于2个病毒目7个病毒科8个不同的病毒属。

汉坦病毒为单负链有包膜RNA病毒；引起肾综合征出血热（HFRS）和汉坦病毒肺综合征（OHPS）；啮齿类动物（黑线姬鼠、褐家鼠等）是其主要传染源；呼吸道、消化道和直接接触为其主要传播途径。人群多隐性感染，病后可获持久免疫力。防鼠灭鼠、加强管理防护为其主要防治原则。我国已研制灭活疫苗。

克里米亚-刚果出血热病毒为单负链有包膜RNA病毒，引起克里米亚-刚果出血热。野生动物和家畜为其传染源，主要经硬蜱叮咬传播。防蜱灭蜱、加强防护为其主要防治原则；无可供使用的疫苗，无特异疗法。

非洲出血热主要包括埃博拉病毒病和马堡病毒病，分别由埃博拉病毒和马堡病毒感染所致。埃博拉病毒为单负链RNA病毒。感染者是其主要传染源,直接接触为主要传播途径,病毒感染多由人际传播造成。尚无特异性防治措施。

(李晓霞)

疱疹病毒

第31章

疱疹病毒科（Herpesviridae）是一群中等大小、有包膜的双链DNA病毒，约有100余种。根据基因组、复制周期、宿主范围、受染细胞病变效应以及潜伏感染等特点，可将疱疹病毒分为α、β、γ三个亚科（subfamily），可分别引起人和动物的多种疾病。人类疱疹病毒（human herpesvirus，HHV）主要侵犯外胚层来源的组织，包括皮肤、黏膜和神经组织。感染部位和引起的疾病多种多样，一般有潜伏感染现象。其中α疱疹病毒增殖速度快，能引起细胞病变。β疱疹病毒生长周期长，受染细胞形成巨细胞。γ疱疹病毒感染的靶细胞是淋巴样细胞，可引起淋巴增生。目前发现的人类疱疹病毒有8型，其种类及特点见表31-1。

表31-1 引起人类疾病的疱疹病毒种类及特点

正式命名	常用名	病毒亚科	基因组大小（kb）	重要生物学性状	所致疾病
人类疱疹病毒1型（HHV-1）	单纯疱疹病毒1型（HSV-1）	α	152	繁殖快、杀细胞性感染，三叉神经节中潜伏	唇疱疹、龈口炎、角膜结膜炎、脑炎等
人类疱疹病毒2型（HHV-2）	单纯疱疹病毒2型（HSV-2）	α	154	繁殖快、杀细胞性感染，骶神经节中潜伏	生殖器疱疹、新生儿疱疹
人类疱疹病毒3型（HHV-3）	水痘-带状疱疹病毒（VZV）	α	125	繁殖较快、杀细胞性感染，脊髓后根神经节中潜伏	水痘、带状疱疹、脑炎
人类疱疹病毒4型（HHV-4）	Epstein-Barr病毒（EBV）	γ	173	淋巴细胞中繁殖与潜伏	传染性单核细胞增多症、Burkitt淋巴瘤、鼻咽癌等
人类疱疹病毒5型（HHV-5）	人类巨细胞病毒（CMV）	β	240	繁殖慢、感染细胞易形成多核巨细胞，常在淋巴细胞、肾脏及分泌腺中潜伏	先天性巨细胞包涵体病、单核细胞增多症、间质性肺炎、先天性畸形、肝炎
人类疱疹病毒6型（HHV-6）	人类疱疹病毒6型	β	160	主要感染$CD4^+T$细胞	婴幼儿急疹、间质性肺炎、骨髓抑制
人类疱疹病毒7型（HHV-7）	人类疱疹病毒7型	β	150	主要感染$CD4^+T$细胞	未明确
人类疱疹病毒8型（HHV-8）	人类疱疹病毒8型	γ	137	同EB病毒	Kaposi肉瘤
猕猴疱疹病毒1	猿（猴）疱疹病毒或疱疹B病毒	α	162	同HSV病毒	主要在恒河猴和猕猴间传播，可引起人脊髓炎、流行性脑炎

疱疹病毒的共同特点：

1．病毒体 球形、20面体立体对称，直径为150～200 nm。基因组为双链线性DNA，根据病毒基因转录的时序先后，可分为即刻早期基因（immediate early，IE）、早期基因

（early，E）和晚期基因（late，L）。核衣壳周围有一层由病毒结构蛋白无定形聚集而成的内膜（tegument），最外层是包膜，有糖蛋白刺突（图31-1）。

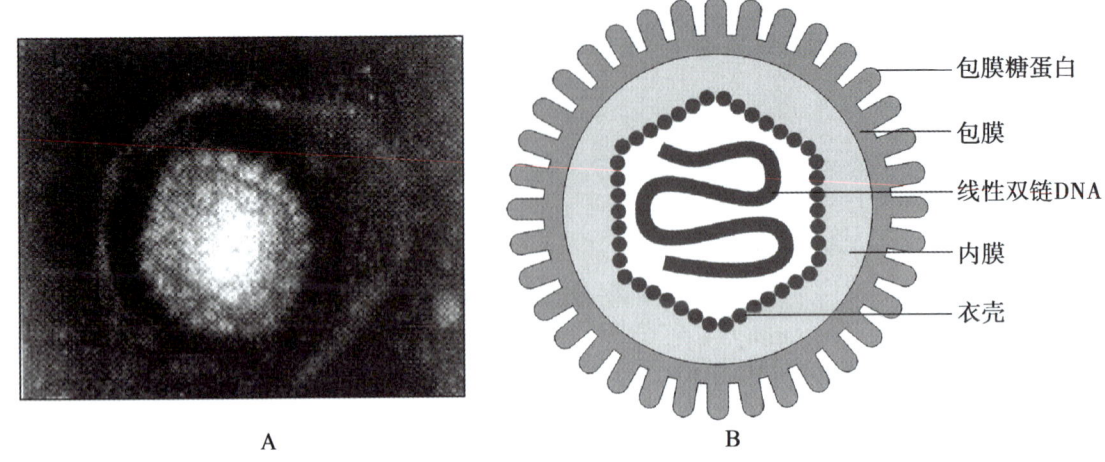

图31-1 HSV形态和结构

A. 电镜下HSV-1形态（×165 000）；B. 疱疹病毒结构

2. 复制 病毒通过包膜糖蛋白与易感细胞表面受体结合，病毒包膜与细胞膜融合，核衣壳穿过胞质进入核内；病毒基因的表达具有时序性，在核内进行DNA复制及蛋白质合成，病毒核衣壳在核内装配后，经细胞内质网运至细胞表面获得包膜，随之释放出病毒颗粒。

3. 体外病毒培养 除EBV、HHV-6、HHV-7嗜淋巴细胞外，人疱疹病毒均能感染人二倍体成纤维细胞，在核内复制，产生明显的CPE，并形成核内嗜酸性包涵体（inclusion body）。病毒可通过细胞间桥直接播散。感染细胞可与邻近未感染的细胞融合成多核巨细胞。

4. 感染的特点 病毒感染宿主细胞，可有多种感染类型。

（1）显性感染（apparent infection）：α亚科病毒的重要感染形式。病毒大量增殖、释放，破坏细胞，出现原发感染（primary infection）或复发感染（recurrence infection）的临床症状，如HHV-1、HHV-2和HHV-3引起的口唇疱疹、生殖器疱疹、水痘及带状疱疹（症状期）等。在体外病毒培养时，细胞很快出现明显的CPE并被破坏死亡，又称增殖性感染（proliferative infection）或杀细胞性感染（cytolytic infection）。

（2）潜伏感染（latent infection）：原发感染后，少数病毒不被清除，以非活化状态存留于体内，病毒既不增殖也不破坏细胞，与宿主处于平衡状态，机体不出现临床症状，感染细胞内可检测到病毒的基因组，但一般检测不到病毒颗粒。当机体受到不利因素刺激时，潜伏状态病毒被激活（reactivation），排出病毒，病毒量少时，无明显症状。若被激活的病毒大量复制，机体可产生明显的临床症状，称为复发。这些特点尤以α亚科中的HHV-1、HHV-2和HHV-3最为明显。

（3）先天感染（congenital infection）：病毒经胎盘感染胎儿，可引起先天畸形，如巨细胞病毒。

（4）整合感染（integration infection）：病毒部分基因组可与宿主细胞DNA整合，导致细胞转化，这与某些疱疹病毒如EBV的致癌机制有关。

第一节 单纯疱疹病毒

单纯疱疹病毒（herpes simplex virus，HSV）是疱疹病毒的典型代表，有HSV-1和HSV-2

两个血清型。单纯疱疹病毒感染的宿主范围广、复制周期短、常破坏感染的细胞,易在神经细胞中建立潜伏感染。

一、生物学性状

1. 形态结构 病毒呈球形、有包膜,直径约 150～200 nm(图 31-2)。包膜表面有 11 种包膜糖蛋白(gB、gC、gD、gE、gG、gH、gI、gJ、gK、gL、gM)。其中 gB 和 gD 与病毒吸附和穿入有关。gD 诱导产生中和抗体的能力最强,可用于研制疫苗。gC 是补体 C3b-结合蛋白(complement C3b-binding protein)。gE 可与 IgG 的 Fc 端结合。gG 为型特异性抗原,是 HSV-1(gG-1)和 HSV-2(gG-2)血清型鉴定的依据。gH 与病毒的释放有关。

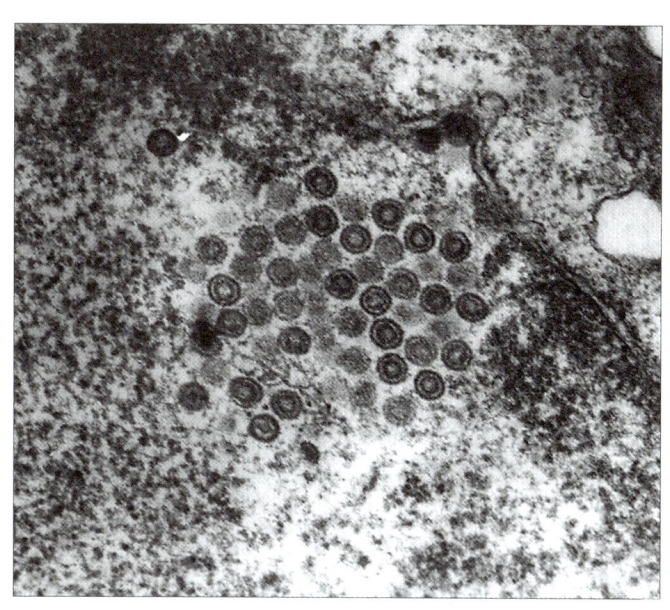

图 31-2 单纯疱疹病毒形态

透射电镜,×75 000(程志教授提供)

2. 基因结构 HSV-1 和 HSV-2 基因组有 50% 的同源性,为线性 DNA 分子,有长短两个片段,大约 152～154 kb 不等,中间由共价键连接而成。HSV 基因按其转录的时间顺序可分为 α 基因(immediate early,IE)、β 基因(early)和 γ 基因(late),分别产生即刻早期蛋白(α)、早期蛋白(β)和晚期蛋白(γ)。即刻早期蛋白一般在病毒感染后 2 小时可检出,主要为调节蛋白,具有启动、指导 β 和 γ 基因转录表达的作用,意味着 HSV 在细胞内增殖的开始。而早期蛋白(β)主要为病毒基因复制有关的酶,如 UL30 蛋白、胸腺嘧啶激酶(thymidine kinase,TK),以及其他调节蛋白。晚期蛋白(γ)主要是病毒结构相关蛋白,如 HSV 包膜糖蛋白等。

3. 培养特性 HSV 的动物感染宿主范围较广。常用实验动物为家兔、豚鼠及小鼠等。HSV 在多种细胞中能增殖,常用原代兔肾、人胚肾细胞以及地鼠肾等传代细胞分离培养病毒。感染细胞很快出现细胞病变,表现为细胞肿胀呈气球样变(balloon)或相互融合成多核巨细胞,并可出现核内嗜酸性包涵体,最终细胞脱落、溶解、死亡。

二、致病性和免疫性

1. 致病性 单纯疱疹病毒感染在人群中极为普遍,隐性感染约占 80%～90%,少数为显性感染，其中复发感染者较多。患者和带毒者为传染源，可感染新生儿、儿童和成人，病毒通过皮肤、黏膜直接接触或性接触进入机体。

（1）原发感染　HSV-1的原发感染多发生在6个月～2岁的婴幼儿和学龄前儿童中，大多数为隐性感染（inapparent infection）。原发感染常局限在口咽部，尤以龈口炎最为多见。临床表现为发热、咽喉痛、牙龈和咽颊部成群疱疹，破溃后形成溃疡。此外还可引起疱疹性角膜结膜炎、脑炎、皮肤疱疹性湿疹。成人可引起咽炎和扁桃体炎。HSV-2的原发感染主要引起生殖器疱疹（genital herpes）。

（2）潜伏与复发感染　HSV原发感染后，机体免疫系统清除大部分病毒而使症状缓解。但少部分病毒可长期潜伏在神经细胞内。HSV-1潜伏于三叉神经节、颈上神经节；HSV-2则潜伏于骶神经节。潜伏的病毒并不复制，对抗病毒药物不敏感。当宿主受到各种非特异性刺激，如发热、寒冷、日晒、月经、创伤和情绪紧张、细菌或病毒感染，或使用肾上腺皮质激素等，病毒可被激活并沿神经纤维轴突至末梢，进入神经支配的皮肤和黏膜，重新支配，重新增殖，导致局部疱疹复发。由于机体的免疫记忆反应，复发感染病程短，感染更局限，损伤轻，也可以无症状排毒。

（3）新生儿及先天性感染　HSV-1可经胎盘感染胎儿，造成早产、流产、死胎或先天性畸形。患生殖道疱疹的孕妇分娩时，婴儿可通过产道感染HSV-2病毒，发生新生儿疱疹，常发生在出生后第6天，表现为皮肤、眼和口腔局部损伤，严重者出现全身症状或脑炎，死亡率超过50%，早期抗感染治疗可降低死亡率。

（4）与宫颈癌的关系　HSV-2感染与宫颈癌的发生有密切关系。一般认为，HSV-2在宫颈癌发病过程中主要起协同作用，HSV-2感染可显著增加HPV-16/18引起宫颈癌的概率。

2．免疫性　原发感染后1周左右，血中出现中和抗体，阻断病毒在细胞间的扩散和潜伏感染，减轻疾病的严重程度，但不能阻止重复感染（reinfection）或潜伏病毒的复发。HSV感染第二周出现特异性Tc细胞，破坏受染的宿主细胞，清除病毒。干扰素和NK细胞能限制原发性感染的发展。

3．HSV与基因治疗　由于HSV-1具有神经细胞嗜性并易在细胞中建立潜伏感染，将HSV-1改造为外源基因载体，可用于神经系统疾病的基因治疗。HSV-1胸腺激酶（HSV-TK）基因是目前研究最多的用于基因治疗的自杀基因（suicide gene）。通过转基因操作将HSV-TK基因导入肿瘤细胞，使其在肿瘤局部表达，进而发挥其抗肿瘤作用。

三、微生物学检查法

1．病毒分离和鉴定　病毒的分离培养是临床诊断单纯疱疹病毒感染的可靠依据。可采集皮肤、生殖器等病变部位的水疱液、脑脊液、角膜刮取物、唾液等标本，接种人二倍体成纤维细胞株WI38及其他传代细胞株如Vero、BHK等，24～48小时后，细胞出现肿胀、变圆、细胞融合等病变。可用HSV-1和HSV-2的单克隆抗体作免疫荧光染色来鉴定型别。

2．抗体检测　急性感染诊断，应采取急性期和恢复期双份血清，同时检测血清中的IgG和IgM，HSV IgM阳性提示近期感染。流行病学调查，可检测HSV IgG。

3．DNA检测　取病变组织或细胞，提取病毒DNA，与标记的HSV DNA探针进行杂交或应用PCR检测HSV-1或HSV-2的gB糖蛋白基因，判断是否是HSV的感染。这种方法已用于疑为HSV脑炎患者的诊断。

4．快速诊断　用特异性抗体作间接免疫荧光或免疫组化染色法检测病毒抗原；将水疱液标本进行电镜负染检查可迅速确诊。

四、防治原则

尚无特异性措施控制单纯疱疹病毒感染。亚单位疫苗、重组活疫苗、DNA 疫苗等新型疫苗正在研制。疫苗对阻止原发感染有作用,重组 HSV-2 糖蛋白疫苗虽能诱生高水平中和抗体,却不能防止再发感染。新生儿感染的危险性高,在某些情况下(如羊膜未破时)可采取剖宫产,以减少分娩过程中病毒的传播。分娩后给新生儿注射特异性抗体或丙种球蛋白也可作为紧急预防措施。

临床常用阿昔洛韦(acyclovir,ACV)、丙氧鸟苷(ganciclovir,GCV;商品名更昔洛韦)、阿糖腺苷(vidarabine)等。这些药物均能抑制病毒 DNA 合成,减轻临床症状,但不能清除潜伏病毒及防止潜伏感染再发。IFN 对疱疹性角膜炎也有效。

第二节　水痘 - 带状疱疹病毒

水痘 - 带状疱疹病毒(varicella-zoster virus,VZV)在儿童初次感染时引起水痘,恢复后,病毒潜伏在体内,在患者成年后复发感染引起带状疱疹。

一、生物学性状

水痘 - 带状疱疹病毒与单纯疱疹病毒同属 α 疱疹病毒亚科,故具有一些共性。如:①对感觉神经细胞有亲嗜性并形成潜伏感染;②细胞免疫在感染中起重要作用;③均表达胸腺激酶(TK),对抗病毒药物敏感;④出现皮肤水疱;⑤受染细胞出现嗜酸性包涵体和多核巨细胞。VZV 在形态上与 HSV 相同,仅有一个血清型。基因组在疱疹病毒中最短,约 120 ~ 130kb,有 71 个基因,编码 67 个不同蛋白,包括 6 种糖蛋白,分别命名为 gE、gB、gH、gI、gC 和 gL。在受感染的细胞和病毒的包膜中,糖蛋白 gE、gB 和 gH 含量较为丰富。

彩图:水痘

二、致病性及免疫性

1. 致病性　人是 VZV 的唯一自然宿主。与 HSV 相比,VZV 主要通过呼吸道感染,病毒复制较慢,病毒在局部淋巴组织中增生,通过感染全身而累及皮肤,皮肤是病毒的主要靶器官。VZV 感染表现为原发感染水痘(varicella)和复发感染带状疱疹(zoster)。

彩图:带状疱疹

(1)水痘　是高度传染性的儿童疾病,多见于 2 ~ 6 岁孩童。传染源主要是患者,急性期患者水痘内容物及呼吸道分泌物内均含有病毒。病毒经呼吸道黏膜或结膜进入机体,经 2 次病毒血症,扩散至全身,特别是皮肤、黏膜组织,经 2 周左右的潜伏期,全身皮肤出现丘疹、水疱,有的因感染发展成脓疱疹。皮疹呈向心性分布,躯干比面部和四肢多。若免疫缺陷的儿童和新生儿感染水痘,则病情凶险。健康儿童罕见脑炎和肺炎并发症。成人因细胞免疫强,细胞损伤更大,症状较严重,常并发肺炎,死亡率较高。如孕妇患水痘除病情严重外,还可导致胎儿畸形、流产或死亡。

(2)带状疱疹　多发生于成人、老年人、有免疫缺陷和应用免疫抑制剂的患者。水痘患者恢复后,少量病毒潜伏于脊髓后根神经节或脑神经的感觉神经节中。发热、受冷、机械压迫、使用免疫抑制剂、X 线照射、肿瘤等能激活潜伏病毒,活化的病毒沿感觉神经纤维轴突下行至所支配的皮肤区,增殖后引起带状疱疹。初期局部皮肤有异常感、瘙痒、疼痛,进而出现红疹、疱疹,串连成带状,以躯干和面额部为多见,呈单侧分布,病程约 3 周,少数可达数月,并发症有脑脊髓炎和眼结膜炎等。

2. 免疫性　糖蛋白 gE、gB、gH 诱生的抗体能中和病毒。特异性体液免疫、细胞免疫、干扰素等对限制 VZV 扩散以及水痘和带状疱疹痊愈起主要作用，尤以特异性细胞免疫更为重要。水痘病后可获持久免疫，再患水痘者少有，但不能防止带状疱疹发生。

三、微生物学检查法

水痘或带状疱疹症状典型，一般不需要实验室诊断。症状不典型的患者，可刮取疱疹基底部细胞涂片，染色检查嗜酸性核内包涵体和多核巨细胞，或用免疫荧光或免疫酶染色检查细胞内抗原；也可用疱疹液做电镜快速检查；细胞培养方法可用于分离病毒；应用 PCR 可检测脑脊液中的病毒 DNA。

四、防治原则

1. 主动免疫 水痘减毒活疫苗已在日本、德国、美国等国家应用多年。免疫接种 1 岁以上未患过水痘的儿童和成人，产生的特异性抗体能在体内维持 10 年之久，保护率较高。目前水痘减毒活疫苗已经在我国 1 岁以上儿童中广泛应用。

2. 被动免疫 注射水痘-带状疱疹免疫球蛋白（varicella-zoster immunoglobulin，VZIG）或高效价 VZV 抗体制品，能在一定程度上预防新生儿或免疫低下接触者的感染，但没有治疗价值。

3. 药物治疗 免疫抑制儿童及成人患带状疱疹，可应用阿昔洛韦（ACV）、阿糖腺苷（vidarabine）等核苷类似物以及 IFN-α 进行治疗。阿昔洛韦能减轻症状并阻止疾病的发展。

第三节　巨细胞病毒

巨细胞病毒（cytomegalovirus，CMV）属于 β 疱疹病毒亚科，亦称细胞包涵体病毒，因感染的细胞肿大，并有巨大的核内包涵体而得名。CMV 有严格的种属特异性，引起人类疾病的 CMV 称人巨细胞病毒（human cytomegalovirus，HCMV），即人类疱疹病毒 5 型（HHV-5）。

彩图：巨细胞病毒"猫头鹰眼"状包涵体

一、生物学性状

人巨细胞病毒的形态与基因结构同其他疱疹病毒相似。DNA 基因组大小约 240kb，编码至少 30 种多肽。HCMV 对宿主或培养细胞有严格的特异性，只能感染人，在人纤维细胞中增殖。尽管 HCMV 在体内可感染人唾液腺、肾、呼吸道上皮细胞、白细胞和精子细胞等，但体外培养只能在人二倍体成纤维细胞中增殖，且增殖速度缓慢，复制周期长。培养细胞在接种病毒 16 小时后，细胞核内才出现即刻早期蛋白 p72，2～6 周才出现 CPE，细胞肿胀、核变大，形成巨大细胞，核内出现晕轮包绕的大型嗜酸性包涵体，形猫头鹰眼（owl's eye）。HCMV 感染患者的尿标本也能发现带包涵体的巨细胞。CMV 易被脂溶剂、低 pH、热和紫外线照射等灭活，对冷冻和融化敏感，保存较困难，病毒在 4℃ 条件下仅能维持数天。

二、致病性和免疫性

1. 致病性 人群中 HCMV 感染很普遍，多为隐性或潜伏感染。成人抗体的阳性率达 60%～70%，非洲有些地区达 100%。患者与无症状带毒者是 HCMV 的主要传染源。病毒可经唾液、尿、乳汁及宫颈分泌物排出，也可直接、间接及性接触传播，母婴传播、输血和器官移植也是一个重要传播途径。原发感染常发生在 2 岁前，多呈隐性感染，之后成为潜伏感染。潜伏感染的部位主要是外周血单核细胞、T 淋巴细胞、内皮血管组织、肾上皮细胞、唾液腺和乳腺细胞等。机体处于免疫抑制状态以及放疗、化疗等可激活潜伏状态的病毒。

(1) **先天性感染** 原发感染孕妇的病毒通过胎盘感染胎儿，引起先天性畸形、巨细胞包涵体病（cytomegalic inclusion disease）。患儿常有肝大、脾大、血小板减少性紫癜、溶血性贫血、脉络膜视网膜炎和肝炎等，部分新生儿可在数周或数月死亡。复发感染的孕妇虽可导致先天感染，但由于孕妇特异性抗体的被动转移，很少引起先天异常。

(2) **围产期感染** 一般多为慢性，且无明显临床症状，少数表现为肺炎、肝和脾轻度肿大等。在妊娠后期，CMV 可被激活而从泌尿道和宫颈排出，分娩时新生儿可经产道分娩而感染。

(3) **输血感染** 输入大量含 HCMV 的血液，可发生输血后单核细胞增多症和肝炎等病症，潜伏期为 4~8 周。多数免疫正常的人感染 CMV 后不表现临床症状，但能建立终生潜伏感染。

(4) **免疫缺陷人群的感染** 器官移植、骨髓移植、恶性肿瘤晚期、AIDS 或长期使用免疫抑制剂治疗的患者，体内潜伏状态的 CMV 易被激活，造成播散性感染如严重肺炎、肝炎，病死率较高。HCMV 的急性感染多见于这类患者，可以由医源性感染所致。此外，HCMV 是 AIDS 患者最常见的机会感染病原之一。

(5) **接触感染** HCMV 带毒者的体液，如唾液、乳汁、尿液、精液、宫颈分泌液均含有病毒，病毒可以通过口-口、手-口、哺乳以及性途径传播。感染在各年龄阶段均可发生。免疫功能正常者多不出现临床症状，感染以自限性为主。

2．免疫性 人感染 HCMV 后，机体产生特异性抗巨细胞病毒 IgG、IgM 和 IgA 抗体，但体液免疫不能有效阻止 HCMV 感染，细胞免疫对限制 HCMV 的扩散和防止潜伏病毒的激活起主要作用。

三、微生物学检查法

1．病毒分离 取患者尿液、唾液、支气管肺泡灌洗液、生殖道分泌物等，接种人二倍体成纤维细胞，培养 2~4 周，观察细胞病变。

2．细胞学检查 尿标本中的脱落细胞，经离心、涂片、染色做细胞学检查，如显微镜下观察到巨大细胞及核内包涵体，可初步诊断为 HCMV 感染。

3．病毒抗原检测 应用 HCMV 的特异性单克隆抗体，检测活检组织切片及白细胞等标本中 HCMV 的特异性蛋白抗原，可用于早期快速诊断。

4．病毒的 DNA 检测 取 HCMV 感染的可疑标本，利用 PCR 检测标本中的 HCMV DNA，其敏感性高于其他方法，对潜伏感染者也能检出。

5．血清学诊断 应用中和试验、ELISA、免疫荧光试验检测患者血清中的 IgM、IgG 抗体，辅助诊断 HCMV 感染。如新生儿血清中检测到 HCMV 的 IgM 抗体，提示胎儿有宫内感染。

四、防治原则

丙氧鸟苷（GCV）是目前临床认为有效的抗人巨细胞病毒药物。其机制是抑制 DNA 合成，主要用于治疗 HCMV 间质性肺炎、视网膜炎等。膦甲酸（foscarnet）是一种非核苷焦磷酸类似物，能抑制 HCMV 的 DNA 聚合酶活性，临床应用表明能有效地减轻 AIDS 患者和移植受者 HCMV 感染的临床症状。

目前 HCMV 减毒活疫苗已问世，但尚未大范围使用。

第四节 EB病毒

EB病毒（Epstein-Barr virus，EBV）属于γ疱疹病毒亚科，为人类疱疹病毒4型，在自然界分布广泛，人群普遍易感。1964年由Epstein和Barr从Burkitt淋巴瘤细胞株中发现，具有嗜B淋巴细胞的特点。EBV是传染性单核细胞增多症的病原体，并且和Burkitt淋巴瘤以及鼻咽癌等恶性肿瘤的发生有关，是一种重要的人类肿瘤病毒。

一、生物学性状

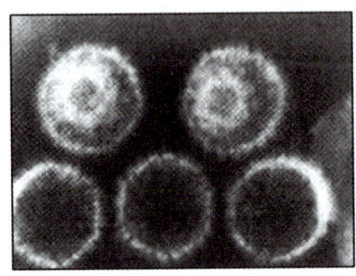

图31-3　EB病毒形态（负染，×100 000）

1．形态结构与培养　EB病毒形态结构与其他疱疹病毒相似，但也有其特点（图31-3）。完整的病毒颗粒直径为180nm，衣壳由162个壳粒组成，呈二十面体对称。包膜表面有糖蛋白刺突。在衣壳与包膜之间有无定形物质组成的内膜（tegument，或称皮质）。EBV基因组为线状双链DNA，但在感染细胞内EBV DNA以环状附加体形式存在。EBV基因组较大约173kb。长片段（UL）和短片段（US）无倒置排列，因而不形成异构体。EBV的整个复制周期尚不清楚。

B淋巴细胞是EBV的靶细胞。目前尚不能用常规培养即体外培养母细胞的方法培养EBV。一般用人脐血淋巴细胞或用含EBV基因组的类淋巴母细胞培养。通常不产生CPE，也不形成其他疱疹病毒感染细胞后所形成的特征性核内包涵体。

依据病毒基因的多态性，EB病毒可分为两个亚型。在体外细胞培养中，1型（A型）病毒转化B淋巴细胞的能力强于2型（B型）病毒。我国以1型病毒流行为主。

2．EB病毒的抗原系统　包括潜伏期抗原（latent phase antigen）和病毒增殖性感染相关抗原。

（1）潜伏期抗原　包括EBV核抗原（EB nuclear antigen，EBNA）和潜伏膜蛋白（latent membrane proteins，LMP）

1）EBV核抗原：已知有6种不同的EBV核抗原，即EBNA-1～EBNA-6。EBNA-1有抑制细胞处理和提呈抗原的功能，有利于EBV基因组以环状附加体（episome）形式存在于感染细胞内；EBNA-2与诱导B淋巴细胞转化和永生化过程密切相关。

2）潜伏膜蛋白：表达于宿主细胞膜上，包括LMP-1、LMP-2A、LMP-2B三种。其中LMP-1的研究备受关注，是一种致癌基因，具有转化细胞、抑制细胞凋亡等多种生物学活性，在鼻咽癌等上皮细胞源性肿瘤的形成中起重要作用。LMP-2A是细胞酪氨酸激酶的底物，可阻止潜伏病毒激活。

（2）病毒增殖性感染相关抗原　包括即刻早期抗原、EBV早期抗原（early antigen，EA）和晚期抗原（late antigens，LA）

1）即刻早期抗原：是非结构蛋白，已知有BZLF1和ERLF1两种，为转录激活因子，即刻早期抗原表达是病毒复制开始的标志。

2）EBV早期抗原：分为EA/R和EA/D两类，后者具有EBV特异的DNA聚合酶活性。EA出现是EBV活跃增殖、细胞进入裂解性周期的标志。

3）晚期抗原：病毒衣壳抗原（viral capsid antigen，VCA），为晚期合成的病毒结构蛋白，存在于胞质和核内。病毒膜抗原（membrane antigen，MA）存在于病毒包膜表面和感染细胞膜表面，其中糖蛋白gp350/220介导EBV吸附于易感细胞表面受体，并诱生中和抗体。gp350特异性CTL在控制EBV急性感染中可能有重要作用。因此gp350/220是EBV亚单位疫苗设计的候选抗原之一。

3. 实验动物感染 EBV 感染有严格的种属特异性。棉顶绒猴（cotton-top marmoset）接种 EBV 后，常发展成致死性淋巴瘤。来自此种猴的类淋巴母细胞（lymphoblastoid）含有高滴度的病毒衣壳抗原。

二、致病性和免疫性

1. 致病性 人群 EBV 感染十分普遍，尤以儿童多见，我国 3～5 岁儿童的 EBV 抗体阳性率达 90% 以上。幼儿初次感染后多数无明显症状，病毒潜伏于体内，甚至终身携带。青少年和成人初次感染，可表现为典型的传染性单核细胞增多症。

EBV 传染源是隐性感染者和患者，主要通过唾液传播，例如接吻等，也可以经性接触传播或输血传播。EBV 感染宿主细胞后存在三种结局：

（1）增殖性感染：EBV 在口咽上皮细胞和少数 B 淋巴细胞中，可表现为增殖性感染。此时，病毒基因组 DNA 由环状变为线性，在细胞内自主复制，随着子代病毒的形成和释放，宿主细胞溶解死亡。

（2）潜伏感染：EBV 感染 B 细胞后，病毒基因组处于潜伏状态。EBV 基因组以环状附加体形式，随细胞分裂而复制并分配到子代细胞中，此时病毒只表达潜伏期蛋白。潜伏的 EBV 基因被激活后可充分表达，转为增殖性感染。EBV 潜伏感染的不断激活，刺激宿主产生特异性 T 细胞，控制 EBV 感染在亚临床水平。

（3）恶性转化：EBV 表达多种与转化有关的基因产物（EBNA-2、LMP-1 等），诱导人类 B 淋巴细胞和上皮细胞转化、永生化，与淋巴瘤及鼻咽癌等恶性肿瘤的发生有关。LMP-1 具有癌基因的特征，在肿瘤形成与发展中起重要作用，但不是致癌的唯一因素。

2. 与 EBV 感染有关的疾病

（1）传染性单核细胞增多症（infectious mononucleosis） 多发生在青春期后，潜伏期 30～50 天。EBV 在口咽部和唾液腺上皮细胞中复制，低水平排毒数周至数月，而后病毒感染 B 淋巴细胞，一些受 EBV 感染的淋巴细胞可长期存在。典型症状为头痛、不适、咽喉痛、持续发热、淋巴结和脾大，部分患者伴有肝大、黄疸、皮疹等，外周血单核细胞和淋巴细胞显著增多，其中多为异形淋巴细胞。急性期后，患者低热、疲劳可持续数周或数月，少见并发症，免疫缺陷患者可出现死亡。

（2）伯基特淋巴瘤（Burkitt lymphoma，BL） 多发于非洲儿童的一种恶性淋巴瘤。常发生在非洲与赤道相邻地区。研究表明，EBV 与 BL 的发生关系密切，其依据是：①血清流行病学调查表明，所有 BL 患儿的 EBV 抗体均高于正常儿童；②从来自 BL 的细胞中分离出 EBV；③ 90% 以上 BL 组织中都可检出 EBV 的 DNA 及其表达的 EBNA-1 抗原；④ EBV 转化的 B 淋巴细胞可发生染色体异位，使 C-myc 原癌基因的表达失去调控，导致细胞恶性转化。

（3）鼻咽癌（nasopharyngeal carcinoma，NPC） 中老年患者多见。我国南方和东南亚地区为高发区。国内外研究表明 EBV 与 NPC 密切相关。世界各地病例的癌组织中有 EBV 基因组存在并表达相应的 EBV 抗原如 EBNA；患者血清中有高效价的 EBV 特异性 VCA-IgA 或 EA-IgA，有些患者在鼻咽黏膜发生病变前已查出这些抗体。

鼻咽癌的发生除 EBV 外，还与遗传因素、环境因素以及生活因素有关。

（4）淋巴增生性疾病（lymphoproliferative disease） AIDS 等免疫缺陷患者易发生 EBV 感染诱发的淋巴增生性疾病，如淋巴瘤（lymphoma）、弥漫性多克隆淋巴瘤、淋巴细胞间质性肺炎以及舌多毛性黏膜白斑病。

霍奇金病（Hodgkin disease）是一种恶性淋巴瘤。有报道表明，约 50% 的霍奇金病与 EBV 感染有关。

3. 免疫性 人感染 EBV 后能诱生 VCA 及 MA 抗体，而后出现 EA 抗体，细胞溶解后才出现EBNA抗体，意味着细胞免疫建立。一般认为细胞免疫对病毒活化的"监视"和清除转化的B淋巴细胞起关键作用。体液免疫能阻止外源性病毒感染，却不能消灭病毒的潜伏感染。在体内潜伏的病毒与宿主保持相对平衡状态，少量的EBV在口咽部继续发生低滴度的增殖性感染。这种持续感染的状态可保持终生。

三、微生物学检查法

1. 病毒分离 取可疑患者的唾液、外周血或淋巴样组织标本，接种于从脐带血分离的淋巴细胞中，培养观察6～8周。这种方法费时费力，一般临床实验室不采用。

2. 血清学检测 因EBV分离培养较困难，一般用血清学方法做辅助诊断。

（1）嗜异性抗体检测：用于传染性单核细胞增多症的辅助诊断。感染者血清中有一种IgM抗体，能非特异性凝集绵羊红细胞，若抗体滴度超过1:80则有辅助诊断意义。但要结合临床表现和其他实验室检查结果进行综合分析。

（2）特异性抗体检测：这是临床诊断最常用的方法之一。常采用ELISA法或免疫荧光法，检测EBV的VCA-IgG和EA-IgA抗体，抗体滴度≥1:5～1:10或持续升高，对鼻咽癌有辅助诊断意义。

3. 特异性蛋白及EBV核酸检测 应用间接免疫荧光法检测细胞中病毒核抗原EBNA，采用单克隆抗体替代多价血清，敏感度会更高。应用核酸杂交和PCR检测病变组织中EBV DNA，敏感性和特异性均高。

四、防治原则

预防性疫苗主要以病毒包膜糖蛋白靶点，刺激机体产生抗体以阻止病毒感染。治疗性疫苗则以病毒复制感染过程中表达的病毒核抗原（EBNAs）和潜伏膜蛋白（LMP-1和LMP-2）为免疫治疗靶点，刺激机体产生特异性细胞免疫应答，增强细胞毒性T细胞杀伤肿瘤作用。国内外均已有疫苗进入针对鼻咽癌等肿瘤免疫治疗的临床试验。

目前对EBV感染尚缺乏疗效肯定的抗病毒药物。阿昔洛韦用药期间，能减少EBV从咽部排毒，但不能改善传染性单核细胞增多症的症状，对免疫缺陷患者中的EBV淋巴瘤治疗也无效。

第五节 新发现的人类疱疹病毒

一、人类疱疹病毒6型

人类疱疹病毒6型（human herpes virus 6，HHV-6）是疱疹病毒科的新成员。1986年Salahuddin SZ等首次从淋巴增生和AIDS患者外周血单个核细胞中分离到HHV-6。HHV-6对$CD4^+T$淋巴细胞具有亲嗜性，是婴幼儿急疹的病原，在免疫低下人群中HHV-6可被激活导致再感染。此外，某些肿瘤、中枢神经系统疾病等与HHV-6感染有关。

1. 生物学性状 HHV-6属于β疱疹病毒亚科，具有疱疹病毒典型的形态特征。病毒直径160～200nm。核心为160kb的线性双链DNA，衣壳由162个壳粒构成，二十面体立体对称。有包膜，含刺突状结构，包膜和衣壳之间有比较厚的内膜（tegument）。HHV-6有两个亚型，分别为HHV-6A和HHV-6B，两亚型虽然有96%以上的同源序列，但在生物学性状、抗原性、致病性等方面存在差异。HHV-6B亚型毒株的感染谱比A亚型广泛，在幼儿急疹和骨髓移植患者中主要为B亚型感染，健康儿童中99%的原发感染为B亚型，而在中枢神经系统感染、AIDS及淋巴增生性疾病患者中，A亚型检出率较高。

HHV-6 主要感染 CD4$^+$T 淋巴细胞，但在 B 淋巴细胞、胶质细胞、类成纤维细胞以及巨核细胞中也能复制。实验室常用脐血淋巴细胞或外周淋巴细胞分离病毒。

2．致病性和免疫性 HHV-6 广泛存在于自然界，在人群中的感染十分普遍。据调查，1 岁以上儿童和成人，抗体阳性率为 60%～90%。HHV-6 主要经唾液传播，也可通过输血、器官移植等途径传播。垂直传播也时有发生。

HHV-6 引起的婴儿原发感染多数为隐性感染，少数可引起婴幼儿急疹或称婴幼儿玫瑰疹。常急性发病，表现为突发高热（40℃）和上呼吸道感染症状，退热后颈部和躯干出现淡红色斑丘疹。HHV-6 很少引起成人原发感染，但如发生，则可引起严重的临床症状。

HHV-6 与免疫抑制患者，特别是 AIDS 患者关系密切。一般认为 HHV-6 是 HIV 病毒引起 AIDS 的协同因子，它可以与 HIV 共同感染 CD4$^+$T 细胞，加速细胞死亡，使 T 细胞数减少，导致细胞免疫功能下降。HHV-6 也可引起骨髓抑制患者间质性肺炎。

此外，有报道表明 HHV-6 与淋巴增生性疾病、多发性硬化症、Kaposi 肉瘤、传染性单核细胞增多症、慢性疲劳综合征、药物过敏综合征等有关。

3．微生物学检查与防治 应用人脐血或外周血淋巴细胞分离病毒，将患者外周血淋巴细胞、唾液等标本接种于培养细胞，加入 PHA 刺激，经 2～4 天即出现细胞肿胀变圆、融合等细胞病变，荧光抗体染色有助于进一步鉴定病毒。也可用原位杂交和 PCR 技术检测受感染细胞中的病毒 DNA，或用血清学方法测定病毒特异性 IgM 和 IgG 类抗体，以确定是否近期或既往感染 HHV-6。

HHV-6 在体外对丙氧鸟苷（GCV）敏感，但与临床治疗效果不一致。目前尚无有效的特异性疫苗。

二、人类疱疹病毒 7 型

人类疱疹病毒 7 型（human herpesvirus 7，HHV-7）属于 β 疱疹病毒亚科。由 Frenkel 等 1990 年从 AIDS 患者外周血 CD4$^+$T 细胞中分离得到。血清学及 DNA 同源性分析均显示与 HHV-6 不同，基因组的同源性为 50%～60%。HHV-7 形态结构与 HHV-6 相似。病毒颗粒直径 180～200 nm，由长约 150kb 的线性双链 DNA 核心、衣壳、内膜和包膜构成。HHV-7 的宿主范围较窄，可在经 PHA 刺激后的人脐血淋巴细胞株中增殖，不能在其他 CD4$^+$ 细胞株中生长。

HHV-7 与 HHV-6 之间存在着某些共同抗原，同时也有各自的特异性抗原。

流行病学调查表明，人群 HHV-7 感染普遍存在，初次感染多发生在 1 岁左右，之后长期潜伏于人体，2～4 岁儿童的抗体阳性率达到 50%，75% 健康人唾液可检出此病毒。

HHV-7 主要经唾液传播，有学者认为 HHV-7 感染可能与幼儿急疹、玫瑰糠疹、神经损害和组织器官移植并发症有关系，但致病性有待进一步证实。

HHV-7 主要感染 CD4$^+$T 淋巴细胞，已观察到 HHV-7 感染 CD4$^+$T 淋巴细胞后可下调细胞表面 CD4 分子的表达，对 HIV 起竞争性抑制作用。HHV-7 与 HIV 感染细胞的拮抗关系，为 AIDS 治疗提供了新思路。

实验室诊断包括病毒分离、血清学试验以及 PCR 法。

三、人类疱疹病毒 8 型

人类疱疹病毒 8 型（human herpesvirus 8，HHV-8），也称为 Kaposi 肉瘤相关疱疹病毒（Kaposi's sarcoma-associated herpesvirus，KSHV），1994 年由 Yuan Chang 及 Patrick Moore 等从 AIDS 患者卡波济肉瘤（Kaposi sarcoma，KS）组织中发现。

HHV-8 与 EBV 同属 γ 疱疹病毒亚科。病毒颗粒直径 150～200 nm，线性双链 DNA，以附加体形式存在，除编码病毒结构蛋白和代谢相关蛋白外，尚能编码参与信号转导、细胞周期和凋亡的人同源性细胞因子和趋化因子，与病毒的致癌机制有关。

性接触是 HHV-8 的主要传播途径，也可通过唾液、器官移植及输血传播。HHV-8 可在 B 淋巴细胞内潜伏感染，HIV 可激活潜伏的 HHV-8。卡波济肉瘤（KS）是多发生于皮肤、消化道和内脏的血管性肿瘤，为 AIDS 的常见晚期并发症，其发病有增加的趋势。在各种类型的 KS 中 HHV-8 DNA 的检出率都很高，表明 HHV-8 与 KS 高度相关。此外，HHV-8 还与以下两类肿瘤相关：①多中心卡斯特莱曼病（multicentric Castleman's Disease，MCD）：为一种非典型的淋巴系统增生性病变，与 HIV、HHV-8 感染密切相关；②原发性渗出性淋巴瘤（primary effusion lymphoma，PEL）：是一种淋巴增生性病变，也与 HHV-8 感染有关。因此，国际癌症研究机构（the International Agency of Research on Cancer，IARC）将 HHV-8 列为致癌因子。

HHV-8 的诊断可用 PCR、DNA 杂交等方法检测核酸；也可用免疫荧光、ELISA、免疫印迹等方法检测血清抗原或相关抗体，针对的抗原主要有两种：一是 HHV-8 潜伏相关的核抗原（latency-associated nuclear antigen，LANA），二是 HHV-8 活动期表达的抗原（lytic phase antigens，LPA）。HHV-8 抗体水平可反映病毒在人群中的感染情况。

小 结

疱疹病毒科分为 α、β、γ 三个亚科。双股线性 DNA，表达即刻早期 IE、早期 EA 和晚期 LA 三种蛋白，具有时序性。除 EBV 等外，均能在 2 倍体细胞内增殖，产生明显的 CPE，并形成多核巨细胞和核内嗜酸性包涵体，巨细胞病毒的包涵体如"猫头鹰眼"状。感染类型有显性感染、潜伏感染、整合感染、先天性感染。

单纯疱疹病毒有 HSV-1 和 HSV-2 两个血清型。HSV-1 潜伏于三叉神经节、颈上神经节，可引起龈口炎、唇疱疹、角膜结膜炎以及早产、流产、死胎、畸形等先天性感染；HSV-2 潜伏于骶神经节，引起生殖器疱疹及新生儿疱疹，并与宫颈癌的发生密切相关。

水痘-带状疱疹病毒初次感染为水痘，再发感染引起带状疱疹。疫苗有水痘减毒活疫苗。高效价 VZV 抗体对预防新生儿感染有一定价值。

人巨细胞病毒感染非常普遍，大多呈隐性或潜伏感染，病毒可经唾液、尿、乳汁及宫颈分泌物排出，直接、间接及性接触传播，母婴传播、输血和器官移植也是一个重要传播途径，可侵袭多个器官和系统引起严重疾病，引起先天性感染、围产期感染、接触感染、输血感染和免疫功能低下患者感染等。

EB 病毒嗜 B 淋巴细胞，通常不产生 CPE、包涵体。多数为隐性感染，相关疾病主要有传染性单核细胞增多症、非洲儿童恶性淋巴瘤和鼻咽癌。潜伏感染时表达的抗原有核抗原 EBNA、潜伏膜蛋白 LMP；增殖性感染相关抗原包括即刻早期抗原、早期抗原 EA 和晚期抗原。检测嗜异性抗体可辅助诊断传染性单核细胞增多症，EBV 的 VCA-IgG 和 EA-IgA 抗体滴度升高，对鼻咽癌有辅助诊断意义。

HSV-1 和 HSV-2 均有胸腺激酶基因 TK，阿昔洛韦能发挥良好的抗病毒作用。阿昔洛韦对 EB 病毒和水痘-带状疱疹病毒有部分效果，对巨细胞病毒无效。

HHV-6、HHV-7 主要感染 CD4$^+$ T 淋巴细胞，分离自 AIDS 患者外周血细胞。HHV-6 主要经唾液传播，也可通过输血、器官移植等途径传播，是婴幼儿急疹的病原；HHV-7 主要经唾液传播，可能与幼儿急疹、玫瑰糠疹、神经损害和组织器官移植并发症有关系。HHV-8 通过性接触传播，感染 B 淋巴细胞，潜伏病毒可被 HIV 激活。HHV-8 与 AIDS 的晚期并发症卡波济肉瘤及两类淋巴瘤高度相关。

（林　旭）

人乳头瘤病毒

第32章

人乳头瘤病毒（human papillomavirus，HPV）是一组无包膜的环状双链 DNA 病毒，有 170 多个型别，归类于乳头瘤病毒科（*Papillomaviridae*）的 5 个属。HPV 主要侵犯人的皮肤和黏膜组织，引起增生性病变，如寻常疣（common warts）、尖锐湿疣（condyloma acuminatum）和宫颈癌（cervical cancer）等。

一、生物学性状

1. 形态与结构　HPV 呈球形，直径 52～55 nm，20 面体立体对称，衣壳由 72 个壳粒组成，无包膜。病毒基因组是超螺旋双链环状 DNA，大小约 8 kb。病毒基因组分为早期区（early region，E）、晚期区（late region，L）和非编码区（non coding region，NCR）。

L 区包括 2 个开放读码框（open reading frame，ORF）（L1 和 L2），分别编码病毒主要衣壳蛋白 L1 和次要衣壳蛋白 L2。L1 蛋白单独或 L1 和 L2 蛋白共同均具有自我组装的特性，能组装成病毒样颗粒（virus-like particle，VLP），其抗原性与天然 HPV 颗粒相似，可诱发机体产生中和抗体。

E 区含 6 个早期 ORF，即 E1、E2、E4、E5、E6、E7，编码与病毒复制、转录调控、翻译和细胞转化有关的蛋白。E1 和 E2 蛋白是病毒复制的基础，与转录调控有关。E2 蛋白能增强 NCR 调节和 E6、E7 的转录，E1 的失活可导致病毒 DNA 插入宿主染色体引起突变。E5、E6、E7 是转化基因，与致癌性相关。

NCR 也称长控制区（long control region，LCR）或上游调节区（upstream regulatory region，URR），对病毒 DNA 的复制和基因表达起调控作用。

2. 分型　HPV 型别主要根据核苷酸序列的差异进行区分。通常以 50% 同源性作为分型标准，各型之间的同源性均小于 50%，同源性大于 50% 但限制性内切酶片段明显不同者称为亚型。已经发现超过 170 个型别，L1 蛋白是各型间共同抗原，L2 蛋白为型特异性抗原，各型间不发生交叉免疫。每一型别与体内特定感染部位和病变有关。

3. 病毒的复制与培养　HPV 的复制增殖过程复杂，与上皮细胞的分化阶段相关。病毒 DNA 隐藏于基底层细胞，早期基因在棘层细胞开始表达，晚期基因的表达及病毒的装配则在颗粒层细胞进行，而完整的病毒体仅在终末分化的角质层细胞中可见。这可能与病毒复制的过程中需依赖特殊阶段的上皮细胞因子有关。HPV 尚不能在常规细胞组织中培养，但近年有用 HPV 编码质粒转染原代包皮细胞成功培养 HPV 的报道。

4. 抵抗力　HPV 抵抗力强，能耐受干燥并长期保存，加热或经甲醛处理可失活，高温消毒和 2% 戊二醛消毒可灭活。

彩图：人乳头瘤病毒 1

彩图：人乳头瘤病毒 2

二、致病性和免疫性

1. 传染源与传播途径　HPV 具有宿主和组织特异性，人是 HPV 唯一的自然宿主，受感染的组织为皮肤和黏膜上皮细胞。HPV 主要通过直接接触传播，也可通过与被污染物接触间接传播。皮肤受日光、紫外线等照射造成的微小损伤，以及其他理化因素造成的皮肤、黏膜损伤均可为 HPV 感染创造条件。HPV 引起的生殖道感染是性传播疾病（sexually transmitted disease，STD）之一，主要经性接触传播。母婴间垂直传播主要为生殖道感染的母亲在分娩过程中经产道感染新生儿。

2. 致病机制 引起细胞增生是 HPV 的基本特征。病毒的早期基因直接或间接参与细胞的增生和转化过程。E5 蛋白可通过影响表皮生长因子受体（epidermal growth factor receptor，EGFR）的稳定性或激活血小板衍生的生长因子受体，刺激细胞的有丝分裂。E6 和 E7 蛋白分别与抑癌蛋白 p53 和 pRB 结合，促使两种抑癌蛋白的降解并阻断 p53 和 pRB 对细胞周期的负调节作用，促使细胞异常增殖而诱导细胞永生化（immortalization）。宿主基因 *p53* 和 *pRB* 突变可促进 HPV 诱导宫颈癌的发生。HPV 基因组 DNA 与宿主细胞染色体整合，激活原癌基因（如 c-myc）表达，引起细胞永生化，也是其致癌的原因之一。HPV 还可通过抑制 IFN 作用等多种免疫逃逸机制逃避机体的免疫反应，形成持续感染。

HPV 感染局限于皮肤和黏膜，不引起病毒血症。由于型别及感染部位不同，所致疾病不尽相同，包括皮肤疣、跖疣、扁平疣、生殖道湿疣和喉部乳头瘤等（表 32-1）。根据侵犯的组织部位不同可分为：①皮肤低危型：包括 1、2、3、4、7、10、12、15 等型别，引起皮肤表面的疣；②皮肤高危型：包括 5、8、14、17、20、36、38 等型别，与皮肤恶性肿瘤的发生相关；③黏膜低危型：包括 6、11、13、32、34、40、42、43、44、53、54 等型别，感染泌尿生殖道和消化道黏膜，引起黏膜湿疣；④黏膜高危型：包括 16、18、30、31、33、35、39、52、58、66 等型别，与黏膜恶性肿瘤如宫颈癌的发生相关。

表32-1 HPV型别与所致疾病及其致癌潜力

型别	所致疾病	致癌潜力
1、4	跖疣	良性
2、4、26、27、29	寻常疣	良性
3、10、28、41	扁平疣	极少恶性
7、40	屠夫 肉贩手疣	良性
5、8、9、12、14、15、17、19～25、36、46、47	疣状表皮增生异常	30% 恶性转化（如 HPV17、HPV20）
3、7	角化棘皮瘤	良性
6、11	肛殖尖锐湿疣、喉乳头瘤、口腔乳头瘤	低
13、32	口腔局灶上皮增生	有癌变可能
16、18、31、33、35、45、51、52、56、58、66	宫颈、外阴等上皮内瘤样变、宫颈癌、喉和食管癌	与宫颈癌、喉癌高度相关
75、77	器官移植患者的寻常疣	
37	角皮棘化瘤	良性

案例 32-1

案例 32-1 解析

（1）皮肤疣（skin warts） 发生于皮肤的任何部位，包括寻常疣、跖疣（plantar）和扁平疣（flat warts）等。寻常疣常由 2、4 和 26 型等 HPV 引起，多见于青春期，好发于手指、手背和足缘等处，初发期为针尖大的丘疹，以后渐渐增大呈乳头样，表面粗糙，角化明显，颜色灰黄或污褐色，质地硬，高出皮肤表面。扁平疣常由 3、10 型等引起，多发于青少年颜面及手背、前臂等处，为扁平隆起的丘疹，表面光滑，颜色同皮肤色或浅褐色。跖疣则由 1、4 型引起，好发于足跟、跖骨头或胼胝的基底部。

（2）尖锐湿疣 是性传播疾病之一，主要由 6、11 型 HPV 引起。该病近年发病率有逐年增高趋势。女性感染部位主要是阴道、阴唇和宫颈，男性多见于外生殖器及肛周等部位。病变初起为细小柔软的淡红色丘疹,以后体积渐增大,数量增多,表面湿润,凹凸不平,可呈乳头样、菜花样和鸡冠状突起。

(3) 宫颈癌与其他恶性肿瘤　1983年德国 Harald zur Hausen 从人宫颈癌组织中发现 HPV16 DNA,随后研究证实 HPV 是宫颈癌的病因之一,因此获得 2008 年诺贝尔生理学和医学奖。后来发现 16、18、31、33、45、51、52、58 等型别 HPV 感染可引起宫颈、外阴及阴茎等生殖道上皮内瘤样变,可发展为恶性肿瘤,最常见为宫颈癌。宫颈癌是女性第二大常见癌,每年约有 50 万新发病例,超过 20 万患者死亡。根据分子流行病学调查,大部分宫颈癌可检出 HPV 基因组 DNA,其中 HPV16 检出率可高达 60%,其次是 HPV18,在我国检出率高的还有 HPV58、HPV52 等型别。与宫颈癌发生最相关的是 HPV16 和 HPV18,其次是 31、33、35、45、51、52 和 58 等型别。这些型别还与肛门癌、口腔癌等恶性肿瘤发生有关。57 型与鼻腔良性、恶性肿瘤有关,12 型和 32 型等与口腔癌有关。此外,6 型和 11 型常引起儿童咽喉乳头瘤,虽然属良性瘤,但严重者可因阻塞气道而危及生命。

3. 免疫性　HPV 感染 96 小时后可产生特异性免疫应答,但 HPV 可通过多种免疫逃逸机制逃避宿主免疫系统的监视与清除,例如基因整合。

三、微生物学检查法

HPV 感染有典型临床损害时,可根据临床表现做出诊断,但亚临床感染时则需进行组织细胞学、病毒核酸或蛋白的检测。

1. 组织细胞学检查　可将疣状物制作切片或宫颈阴道采集脱落细胞进行涂片、HE 染色后镜检,可见空泡细胞或皮肤黏膜细胞过度角化崩解或基底层细胞肥大并生成凹空细胞,故初步诊断为 HPV 感染。必要时可用 HPV 特异抗体检测宫颈脱落细胞的 HPV 蛋白。

2. 核酸检测　针对不同型的 HPV 特异序列设计引物,用 PCR 或实时定量 PCR 方法确定型别并定量,用于 HPV 感染的快速诊断。也可用标记的 HPV 特异性探针进行斑点杂交和 Southern 印迹检测 HPV DNA。

四、防治原则

皮肤黏膜感染主要通过接触传播,所以避免接触感染部位是预防其感染的重要方法。其中生殖道 HPV 感染引起的尖锐湿疣主要通过性接触传播,因此,加强性安全宣传教育和杜绝不洁性行为,对预防尖锐湿疣和宫颈癌的发生十分重要。

由于 HPV 的 16、18 等型别与宫颈癌密切相关,采用疫苗进行 HPV 感染预防是理想的方法。目前用基因工程表达 16、18 型的 L1 蛋白制备的二价疫苗和 16、18、6、11 型制备的四价疫苗以及 16、18、6、11、31、33、45、52、58 型制备的九价疫苗已经用于临床。

对寻常疣和尖锐湿疣可用局部药物治疗,或用冷冻、电灼、激光、手术等疗法去除,亦可用中药疗法局部用药治疗。

知识拓展:九价人乳头瘤病毒(HPV)疫苗

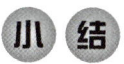

HPV 是无包膜的环状双链 DNA 病毒,引起人类皮肤和黏膜的感染,感染结局有两类:①引起皮肤和黏膜良性增生,常见如皮肤的增生疣和黏膜的增生尖锐湿疣,②引起恶性增生,导致肿瘤如宫颈癌等。临床上通过组织细胞学检查和核酸检测进行病原学诊断。预防的方法主要有切断传播途径和注射基因工程疫苗。

(赵英会)

第33章 其他病毒

第一节 狂犬病病毒

狂犬病病毒（rabies virus）是一种嗜神经性病毒，属于弹状病毒科（*Rhabdoviridae*）狂犬病病毒属（*Lyssavirus*），主要在野生动物和家畜中传播，可通过咬伤、抓伤或密切接触等形式传播给人类而引起狂犬病（rabies）。狂犬病又称恐水症（hydrophobia），是一种人兽共患的急性中枢神经系统传染病，至今尚无有效的治疗方法，一旦发病，死亡率几乎100%。

一、生物学性状

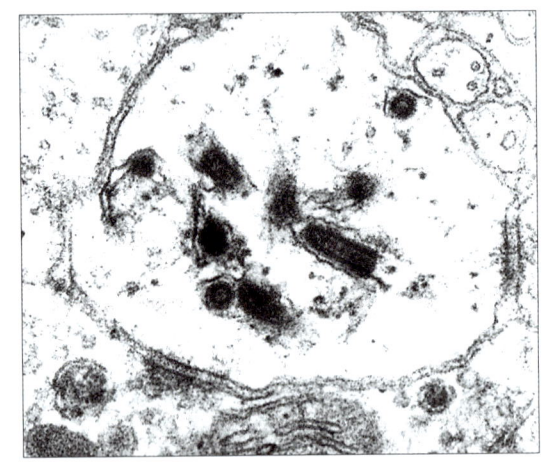

1. 形态与结构 狂犬病病毒颗粒呈子弹状，一端钝圆，另一端扁平，平均大小约75 nm×180 nm，有包膜（图33-1）。病毒核心为由核蛋白（nuclear protein，N）包裹病毒RNA基因组组成的核糖核蛋白（ribonucleocapsid，RNP），与其表面的大蛋白（large protein，L）和磷蛋白（phosphoprotein，P）共同组成病毒核衣壳，呈螺旋对称排列。核衣壳外面为脂蛋白包膜，表面分布有长约10 nm的糖蛋白（glycoprotein，G）刺突；在核衣壳和脂蛋白包膜之间是基质蛋白（matrix protein，M）（图33-2）。

彩图：狂犬病病毒结构示意图（左）和电镜照片（右）

图33-1 狂犬病病毒的形态（×150 000，程志教授提供）

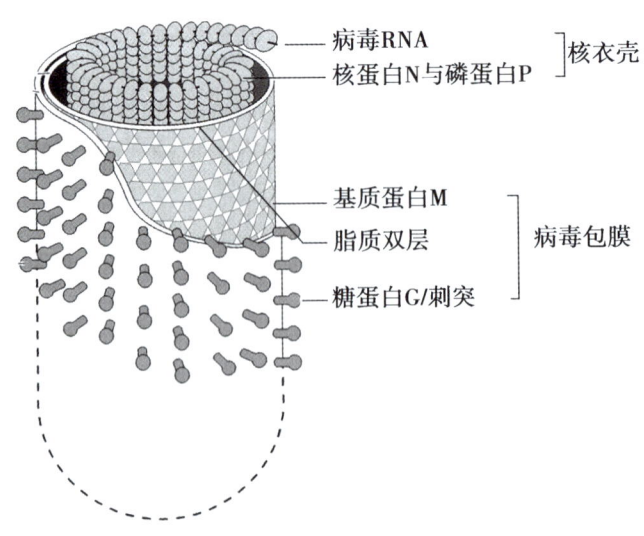

图33-2 狂犬病病毒的结构

2. 基因与蛋白 病毒基因组为单股负链 RNA（-ssRNA），长约 12 kb，从 3′ 到 5′ 端依次为约 50 个核苷酸的先导序列（leader sequence，LDR）和编码 N、P、M、G、L 蛋白的 5 个结构基因，各个基因间含有非编码序列。病毒主要编码 5 种蛋白，其中 N 蛋白与基因组 RNA 组成核衣壳，具有保护 RNA 的功能；P 蛋白是一种磷酸化的蛋白，参与核衣壳的组成；M 蛋白位于病毒核衣壳和外膜之间，起着连接两者的作用；G 蛋白存在于病毒包膜，构成病毒的糖蛋白刺突，与病毒的感染性、血凝性和毒力相关；L 蛋白为病毒的依赖 RNA 的 RNA 聚合酶，存在于核衣壳中，参与病毒的转录和复制。

彩图：狂犬病病毒基因结构图

3. 病毒复制 乙酰胆碱受体、神经细胞黏附分子和神经营养因子 P75 受体等分子可能是狂犬病病毒受体，广泛分布于肌细胞和神经细胞膜上。病毒通过包膜 G 蛋白与细胞表面的受体特异结合而吸附，引起吸附病毒处的细胞膜内陷并包裹病毒进入细胞，随后病毒包膜与细胞膜发生融合并脱壳，释放病毒基因组（-ssRNA）至细胞质中。病毒的复制主要在感染细胞的细胞质中进行，一方面病毒 -ssRNA 分别指导 mRNA 转录及 N、P、M、L 和 G 蛋白质的合成；另一方面复制出互补的正链 RNA，并以其为模板再复制子代病毒 -ssRNA。最后病毒子代 -ssRNA 与 N、P 和 L 蛋白质装配成核衣壳，以出芽形式释放并获得包含 M 蛋白和 G 蛋白的病毒包膜，形成完整病毒颗粒。

4. 培养特性 多种细胞（如 BHK-21、Vero 和 2BS 等）均可用于狂犬病病毒培养，在 Vero 细胞和 2BS 细胞中复制周期短，病毒产量高，国内外已用于灭活疫苗生产。狂犬病病毒感染动物的范围广，主要在狼、狐狸、臭鼬、浣熊、蝙蝠等野生动物以及狗、猫等家畜中自然感染与传播。狂犬病病毒在易感动物或人的脑组织，主要是大脑海马回锥体细胞中增殖时，可以在细胞质内形成一个或多个、圆形或椭圆形、直径为 2~15 μm 的嗜酸性包涵体，称内基小体（Negri body）（图 33-3）。通过检查动物或人脑组织标本中的内基小体，可以辅助诊断狂犬病。

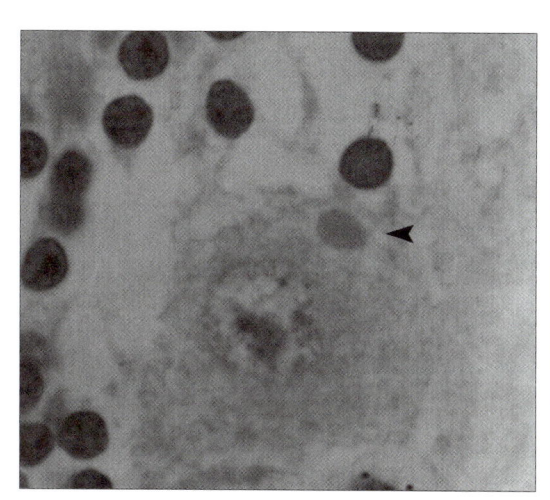

图 33-3 狂犬病病毒感染细胞中的内基小体
(HE 染色，×1000)

5. 抗原性 G 蛋白和 N 蛋白是狂犬病病毒的主要抗原。其中 G 蛋白可刺激机体产生中和抗体、血凝抑制抗体和细胞免疫应答，是病毒的主要保护性抗原；N 蛋白是病毒属特异性抗原，能够诱生保护性的细胞免疫应答，但不能产生保护性抗体。此外，不同来源的狂犬病病毒分离株免疫原性不同，多为 G 蛋白抗原性的差异所致。

6. 变异 狂犬病病毒可以发生毒力变异。从自然感染的动物体内分离到的病毒称为野毒株（wild strain）或街毒株（street strain）。将街毒株接种动物后，动物发病的潜伏期长，但自脑外部位接种后容易侵入脑组织引起发病。将野毒株在家兔脑内连续传代后，病毒对家兔致病的潜伏期随传代次数的增加而逐渐缩短；传代至 50 代左右时，潜伏期可由原来的 4 周左右缩短为 4~6 天。这种变异的狂犬病病毒被称为固定毒株（fixed strain），其重要特点是对犬或人的致病性明显减弱，对犬进行脑外途径接种时，不能侵入脑组织引起狂犬病。用固定毒株制成灭活疫苗，可预防狂犬病的发生。

7. 抵抗力 狂犬病病毒对热、紫外线、日光和干燥敏感。病毒悬液经 56℃ 30~60 分钟或 100℃ 2 分钟作用即可被灭活，但在 4℃ 条件下传染性可保持数周，在 -70℃ 可保存数年。易被酸、碱、脂溶剂、去垢剂、肥皂水、胰蛋白酶等灭活。

彩图：狂犬病病毒致病过程

二、致病性与免疫性

1. 传染源与传播途径 狂犬病病毒能自然感染多种家畜和野生动物。在发展中国家，病犬是狂犬病的主要传染源，80%～90%的狂犬病由病犬传播，其次是由猫、狼等传播。由于发达国家的狂犬病已经受到有效控制，蝙蝠、狐狸、臭鼬和浣熊等野生动物逐渐成为重要传染源。患病动物唾液中含有大量病毒，于发病前5天即具有传染性。近年发现，犬、猫等动物存在隐性感染，也可能有传染性。人对狂犬病病毒普遍易感，被感染动物咬伤、抓伤或与感染动物密切接触后，病毒可通过皮肤的伤口感染而引起狂犬病。黏膜也是病毒的重要侵入门户，如患病动物的唾液污染人眼结膜等，也可引起发病。此外病毒尚可通过呼吸道传染，已有岩洞工作者和实验室工作人员经气溶胶感染的报道。

2. 发病机制与临床表现 狂犬病病毒对神经组织有很强的亲和力。病毒在咬伤处横纹肌细胞内缓慢增殖4～6天后，可以侵入外周神经，由神经末梢沿神经轴索上行侵入中枢神经系统，大量扩增并扩散至全脑。其中，脑干是最先累及的部位。患者由于中枢受累，产生反射性兴奋性增高，可出现躁狂表现，而迷走神经核、舌咽神经核和舌下神经核受损则可导致呼吸肌和吞咽肌痉挛，出现恐水、呼吸困难、吞咽困难等症状。其中，尤为突出的为恐水症状，表现为在饮水、见到水或听到流水声甚至谈及饮水时，均可引起严重咽喉肌痉挛，故亦称狂犬病为恐水症。3～5天后，患者转入麻痹、昏迷，最后呼吸循环衰竭而死。另外，当交感神经受刺激时，可出现唾液和汗腺分泌增多；当迷走神经节、交感神经节和心脏神经节受损时，可引起心血管功能紊乱或猝死。

人被病毒感染动物咬伤后，狂犬病发病率为30%～60%。潜伏期为3～8周，短者10天，长者可达数月或数年，主要取决于咬伤部位距头部距离、伤口深度、受伤者年龄、入侵病毒的数量与毒力以及宿主免疫力等。儿童、伤口在头颈部或伤势较重者，往往潜伏期短、发病率高。

3. 免疫性 狂犬病病毒感染机体后，可诱导机体产生体液免疫和细胞免疫应答。其中，中和抗体可中和游离状态的病毒，阻断病毒进入神经细胞内，有保护性作用。免疫细胞产生的细胞因子等亦可抑制病毒复制和抵抗病毒感染。

三、微生物学检查法

狂犬病症状典型，通常根据动物咬伤史和典型临床症状即可作出诊断。人被犬或其他动物咬伤或抓伤后，应对动物进行检查，明确是否有狂犬病。

1. 动物的观察 在动物发病前5天，唾液中可出现病毒，若咬人一周后动物仍健康，可认为不是狂犬病或咬人时唾液中仍无狂犬病病毒。如动物发生狂犬病，可杀死动物制备脑组织切片或印片，检查病毒抗原或内基小体；另外，对于无典型症状的可疑动物，用核酸杂交法或PCR法直接检测动物脑组织中的病毒RNA，可获得早期诊断结果。

2. 病毒分离 可疑动物的脑组织混悬液等材料，可做乳鼠脑内接种进行狂犬病毒分离，接种后可引起乳鼠脑炎及死亡，再取发病鼠的脑组织进行内基小体或病毒抗原的检查以确诊。也可将检材接种多种地鼠或小鼠细胞系进行病毒分离，但要求实验室达到一定的安全级别才能进行。

四、防治原则

捕杀野犬，严格管理家犬、家猫，减少与可疑动物的密切接触，进行及时的伤口处理和预防接种等，可有效控制狂犬病的发生，降低发病率。

1. 伤口处理 人被可疑动物咬伤后,应立即进行伤口处理。用清水、3%～5%肥皂水或0.1%苯扎溴铵等充分清洗伤口;对于严重咬伤者的较深伤口,应对伤口深部进行灌注清洗,然后再用2%～3%碘酒或75%乙醇涂擦伤口,进行消毒。

2. 预防接种 人被可疑动物咬伤或抓伤后,应尽早接种狂犬病疫苗。常用地鼠肾细胞或人二倍体细胞培养制备的灭活疫苗,分别于伤后0、3、7、14和28天肌内注射进行全程免疫,免疫后7～10天可产生中和抗体,并保持免疫力1年。全程免疫后1年内再次被动物致伤者,应于伤后0天和3天各接种疫苗1次;在1～3年内再次被动物致伤并已进行过上述处置者,应于0、3、7天分别接种疫苗1次;超过3年者应再进行全程免疫。在伤口严重等特殊情况下,应联合使用被动免疫制剂,用抗狂犬病马血清或人源免疫球蛋白在伤口周围浸润注射,并在全程免疫后第15、75天或第10、20、90天加强注射疫苗2～3次。对于兽医、动物管理员、野外工作者以及狂犬病病毒研究者等高危人群,也应接种狂犬病疫苗以预防感染。

第二节 细小 DNA 病毒

细小 DNA 病毒(parvovirus)属于细小病毒科(*Parvoviridae*),是已知的最小的 DNA 病毒。目前发现对人致病的细小 DNA 病毒有人类细小病毒 B19(human parvovirus B19)和人类博卡病毒(human bocavirus,HBoV)。人类细小病毒 B19 可引起儿童传染性红斑(erythema infectiosum),成人感染可致多发性关节炎综合征(polyarthralgia-arthritis syndrome),原有溶血性损害的患者感染 B19 可引起再生障碍危象(aplastic crisis)。HBoV 是 2005 年首次在儿童呼吸道分泌物中分离到的一种新的细小病毒,目前认为是婴幼儿急性下呼吸道感染的病原体之一。

一、生物学性状

细小 DNA 病毒呈球形颗粒,直径 18～26 nm,衣壳呈二十面立体对称,由 32 个壳粒组成,无包膜。基因组为线状单链 DNA(ssDNA),约 5.5 kb,编码两种衣壳蛋白 VP1 和 VP2 以及一种非结构蛋白 NS;VP2 为主要的衣壳蛋白,约占病毒体蛋白组成的 90%。病毒具有较强抵抗力,在 pH3～9 的环境中均稳定,在 56℃可耐受 1 小时,但能被 40% 甲醛、β-丙内酯及氧化剂等灭活。

二、致病性与免疫性

B19 病毒主要经呼吸道传播,也可经消化道黏膜、血液和胎盘传播,病毒侵入上呼吸道后首先在上呼吸道局部增殖,然后经血循环播散至骨髓和其他部位。病毒对人类红细胞具有高亲嗜性,其受体为血型 P 抗原,该抗原在成熟红细胞和红细胞前体细胞、巨核细胞、内皮细胞及胎盘、胎儿肝和心脏上均有表达。病毒的基因转录、DNA 复制及装配均在细胞核内完成。病毒在宿主细胞内复制的结果导致细胞溶解死亡,对细胞的直接杀伤作用以及随后产生的免疫病理损害为其主要的致病机制。引起的疾病主要为传染性红斑、再生障碍危象。孕妇发生 B19 病毒感染后,病毒可通过胎盘侵袭胎儿,杀伤红细胞前体细胞,引起严重贫血及流产,尤其会对血清抗 B19 抗体阴性孕妇所怀胎儿造成严重威胁,导致胎儿充血性心力衰竭(胎儿水肿)和胎儿死亡。机体感染 B19 病毒后,可产生特异性的 IgM 和 IgG 抗体,前者可持续 2～3 个月,后者可持续多年。

HBoV 感染主要发生在冬、春季节,感染者以 6 个月到 3 岁的婴幼儿为主,感染率约为 5.6%,与呼吸道合胞病毒感染相似,主要引起肺炎和支气管肺炎等。

三、微生物学检查法

细小 DNA 病毒感染的诊断通常根据患者的临床表现。特异性 IgM 抗体和病毒 DNA 检测为可靠的实验诊断技术。用 ELISA 法检测抗细小病毒 IgM 抗体,可作为新近感染的证据;DNA 检测可取血清做斑点杂交或用组织切片进行原位杂交,或用 PCR 扩增病毒特异性 DNA。

四、防治原则

目前尚无针对人细小 DNA 病毒的疫苗和特异性治疗方法,对传染性红斑及再障危象等治疗仅为对症治疗。商品化免疫球蛋白中含有针对人细小 DNA 病毒的中和抗体,可用于治疗和改善免疫功能缺陷患者的持续性感染。

第三节 痘病毒

痘病毒(pox virus)是所有病毒中体积最大的病毒。对人类危害最严重的痘病毒为天花病毒(smallpox virus),历史上多次全球性的天花大流行给人类造成了严重的灾难。由于牛痘病毒和痘苗病毒的广泛接种,世界卫生组织(WHO)于 1980 年宣布根除了天花,这是人类与传染病斗争获得的第一个胜利。尽管天花已被消灭,但其他一些痘病毒,如牛痘病毒(cowpox virus)、猴痘病毒(monkeypox virus)、传染性软疣病毒(molluscum contagiosum virus,MCV)等亦能引起人类疾病。在恐怖主义、战争风险仍然存在的今天,天花有可能卷土重来,掌握有关天花的知识,有助于在问题出现时及时发现和认定。

彩图:天花病毒电镜照片

痘苗病毒(vaccinia virus)作为表达系统已广泛用于重组疫苗或基因治疗的载体。

一、生物学性状

痘病毒的病毒体呈卵圆形或砖形,大小约为 400 nm × 230 nm,在光学显微镜下勉强可见。病毒外层有一脂蛋白包膜,包裹着病毒核心和蛋白质性质的侧体(lateral bodies)。病毒基因组为线状双链 DNA,约 130 ~ 375 kb,含有约 185 个开放读码框(ORF),指导 200 余种病毒蛋白质的合成。其中一类是结构蛋白,占核心体重量的 70%;另一类是可溶性的功能蛋白,组成痘病毒独立、完整的复制、转录酶系统等。痘病毒可在鸡胚绒毛尿囊膜、人羊膜传代细胞、HeLa 细胞、Vero 细胞等组织细胞培养中增殖,复制过程全部在细胞质中完成,成熟的病毒体以出芽方式释放。病毒不耐热,60℃ 30 分钟可使之灭活,对一般消毒剂和紫外线敏感,耐干燥和低温,在土壤、痂皮和衣被上可存活数月,低温下可存活数年。

二、致病性与免疫性

彩图:天花患者

痘病毒的传染源为感染的人和动物,通过呼吸道分泌物、直接接触等途径进行传播。人类痘病毒感染主要引起天花、传染性软疣、牛痘、人类猴痘等。

天花(smallpox)是由天花病毒引起的人类烈性传染病,曾经在世界各地广泛流行。人类对天花病毒普遍易感,患者是唯一的传染源。主要通过呼吸道传播,也可通过直接接触水疱液或污染物品的间接接触而传播,引起高热、面部及全身皮肤出现水疱或脓疱等症状,死亡率很高,部分患者痊愈后脓痂脱落可留下明显瘢痕。天花病后可获得牢固的免疫力。

传染性软疣(molluscum contagiosum)是由传染性软疣病毒引起的皮肤病损,多见于儿童和青少年,主要通过直接接触传播,人是其唯一宿主,病损是慢性增生性的,表现为面、臂、背、臀部皮肤出现乳头样突起,电镜观察可见疣体内充满大量成熟病毒颗粒。本病也可由性传播，致生殖器传染性软疣。软疣可自行消退，不留瘢痕。无特效疗法，可刺破瘤体涂碘酊，必要时可手术切除软疣。

人类猴痘（human monkeypox）由猴痘病毒引起，主要感染未接种牛痘疫苗的儿童，主要通过直接接触感染的动物传播，潜伏期约12天，临床表现与天花相似，表现为高热、乏力、头痛、淋巴结肿大、全身出现水泡和脓疱，病程约2～4周，病死率约为1%～11%。最早见于非洲，近年在美国等地也有病例报道。

牛痘是由牛痘病毒感染牛后引起的一种良性疾病，仅侵犯母牛的乳头和乳房皮肤，挤奶工人因密切接触而被感染，在手、臂及脸部出现疱疹，一般不引起严重的全身感染。痊愈后可获得牢固的免疫力，其抗原性与天花病毒、痘苗病毒极为相似，故感染牛痘后可预防天花。

痘苗病毒是在实验室内经动物传代、鸡胚培养或细胞培养等方法获得的用于天花预防接种的变异毒株，在抗原性上与天花病毒相似。曾被用于天花的预防免疫。近年来作为基因治疗载体或重组疫苗的表达系统，又重新受到了人们的重视，研究日趋活跃，显示了良好的开发应用前景。

三、微生物学检查法和防治原则

电子显微镜观察病毒颗粒，病毒的分离培养、抗原检测、PCR等均可用于病毒的微生物学检查，但有些病毒如猴痘病毒尚无培养方法可用。大规模接种痘苗病毒预防天花的工作已不再进行，但对人类猴痘病毒感染的高危人群，如实验室人员、士兵等可进行痘苗病毒接种，能在一定程度上预防人类猴痘的发生。

第四节　博尔纳病病毒

博尔纳病病毒（Borna disease virus，BDV）为单负链RNA病毒，属于博尔纳病病毒科（*Bornaviridae*）。19世纪末，德国Borna镇大批军马罹患脑病或瘫痪而大量死亡，被称作博尔纳病。20世纪初，该病的病原被确定是一种RNA病毒，BDV因此而得名。

BDV颗粒呈球形，直径约100 nm，有包膜，包膜表面有长约7 nm的刺突，内部有一新月形核衣壳，呈螺旋对称排列。病毒基因组为线性、单股负链RNA，不分节段，长约8.9 kb，共有6个开放读码框，分别编码核蛋白（N）、磷蛋白（P）、基质蛋白（M）、包膜糖蛋白（G）、非糖基化的特殊蛋白（X）以及RNA聚合酶（L）。和其他大多数单股负链RNA病毒不同，BDV基因转录和复制在细胞核内进行，并可能通过RNA拼接（RNA splicing）和转录通读（transcriptional read-through）等方式调节病毒基因表达。目前发现BDV仅有一个血清型，可刺激机体产生中和抗体，但滴度较低。病毒对脂溶剂（如乙醚、氯或丙酮等）、去污剂、紫外线和低pH敏感，加热56℃ 30分钟即可被灭活。

BDV主要通过密切接触传播，宿主范围广，可感染几乎所有温血动物，并在感染宿主细胞内呈低水平复制，且产生病毒量少，表现为持续性感染的过程。病毒具有高度嗜神经性，主要侵犯大脑边缘系统、海马等部位，引起动物行为异常、运动障碍并最终导致动物死亡。病毒本身无致细胞病变作用，发病机制与免疫病理损伤密切相关，其中细胞免疫应答发挥主要作用。近年的研究发现，部分神经精神疾病如精神分裂症、抑郁症、帕金森病、病毒性脑炎等患者的血清中可检出BDV抗体，或在患者外周血淋巴细胞及尸检脑组织中检测到病毒RNA或特异性抗原，提示BDV感染可能与人类的某些精神疾病密切相关，但其致病机制尚不十分明确。

微生物学检查主要依靠病毒抗体、抗原和基因组RNA的检测。尚无有效的疫苗可用。

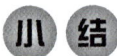

小结

狂犬病病毒是一种嗜神经病毒，主要在野生动物和家畜中传播。通过咬伤、抓伤或密切接触等形式传播给人类而引起狂犬病。目前对狂犬病尚无有效的治疗方法。通过检查动物或人脑组织标本中的内基小体，可以辅助诊断狂犬病。用PCR法直接检测动物脑组织中的RNA，可获得早期诊断结果。捕杀野犬，严格管理家犬、家猫，减少与可疑动物密切接触，进行及时的伤口处理和预防接种，可有效控制狂犬病的发生。

细小DNA病毒是已知的最小的DNA病毒。对人致病的细小病毒有人类细小病毒B19和人类博卡病毒。人类细小病毒B19可引起儿童传染性红斑，成人感染可致多发性关节炎综合征，原有溶血性损害的患者感染B19可引起再生障碍危象。人类博卡病毒是婴幼儿急性下呼吸道感染的病原体之一。

痘病毒是所有病毒中最大的病毒。依靠免疫接种已经根除天花病毒感染，但牛痘病毒、猴痘病毒、传染性软疣病毒等痘病毒也能引起人类疾病。

博尔纳病病毒为单负链RNA病毒，主要通过密切接触传播，宿主范围广。病毒具有嗜神经性，主要侵犯大脑边缘系统，BDV感染可能与人类某些精神疾病相关。

（揣 侠）

朊粒

第34章

朊粒（prion）是引起人和动物传染性海绵状脑病（transmissible spongiform encephalopathy, TSE）的病原体。因无细胞结构，曾被称为朊病毒，但它不是任何形式的病毒、类病毒或卫星病毒。朊粒作为病原因子，其本质是正常宿主细胞自身基因编码的、构象异常的蛋白质，故也称为朊蛋白（prion protein, PrP）。1982年美国学者Prusiner从受感染的仓鼠脑组织中提取、纯化了朊粒，并对其生化和分子生物学特性以及与TSE的高度相关性等进行了大量细致的研究，从而提出prion理论，因而获得1997年诺贝尔生理学和医学奖。

一、生物学性状

朊粒的主要成分是一种蛋白酶抗性蛋白（proteinase resistant protein, PrP^{RES}），由于PrP^{RES}是从羊瘙痒病因子感染的仓鼠脑组织内分离到的一种蛋白，故又称羊瘙痒病朊蛋白（scrapie isoform of PrP, PrP^{SC}），分子量为27～30 kD。这种异常蛋白在电镜下呈纤维状或杆状。正常人和动物的神经细胞能编码一种与PrP^{SC}相似的PrP前体分子，分子量为33～35 kD，命名为细胞朊蛋白（cellular isoform of PrP, PrP^{C}）。PrP^{C}是一种正常的糖基化膜蛋白，没有致病性，在中枢神经系统的神经细胞及星形胶质细胞等均有表达。

知识拓展：朊粒的致病特点

PrP^{C}和PrP^{SC}的一级结构完全相同，但其空间结构存在明显差异。PrP^{C}含有约42%的α-螺旋和3%的β-折叠结构，而PrP^{SC}含有约30%的α-螺旋和43%的β-折叠。即PrP^{C}富含α-螺旋，而PrP^{SC}富含β-折叠。用磁共振技术（MRI）对重组PrP^{C}分子的三维结构研究结果显示，PrP^{C}有3个α-螺旋和2个β-折叠，而PrP^{SC}则是由于PrP^{C}发生蛋白质错误折叠，部分α-螺旋变构为β-折叠，α-螺旋减少而β-折叠增加，三维构象发生变化而产生的。这种结构上从α-螺旋到β-折叠的转变可能是导致朊粒致病的基础条件。PrP与目前已知的任何蛋白质都不具有同源性，可能是一个独立的蛋白家族。

编码PrP的基因广泛存在于哺乳动物、鸟类和鱼类等许多生物的染色体中。利用分子探针技术证明，人类PrP基因位于第20号染色体的短臂上，小鼠PrP基因则位于第2号染色体上，序列分析结果表明两者的同源性高达90%。人类的PrP基因有两个外显子和一个内含子，含单一的开放读码框，编码PrP^{C}前体蛋白。这种前体蛋白合成后被输送到内质网、高尔基体，经过一系列的翻译后加工和修饰过程形成约142个氨基酸的成熟PrP^{C}，最后转移到细胞表面。在PrP基因突变等一些条件下，PrP^{C}蛋白结构发生变构而转变为PrP^{SC}。PrP^{C}和PrP^{SC}的主要区别见表34-1。

知识拓展：PrP基因突变与遗传性prion病

在家族性朊粒疾病的家系中已发现PrP基因变异，多为重复片段的插入或点突变。转基因动物的实验证明，朊粒基因变异可导致传染性海绵状脑病。PrP的确切增殖机制目前尚不清楚。

表34-1　PrP^{C}和PrP^{SC}的主要区别

	PrP^C	PrP^{SC}
分子构型	42% 的 α- 螺旋和 3% 的 β- 折叠	30% 的 α- 螺旋和 43% 的 β- 折叠
存在特点	正常及感染动物	感染动物
存在形式	单体或二聚体	形成纤维或短杆状的聚合体
对蛋白酶 K 的抗性	敏感	抗性
在非变性去污剂中	可溶	不可溶
致病性	无	有
传染性	无	有

朊粒对理化因素的抵抗力强，传统的消毒剂和消毒方法不能使之灭活。能抵抗蛋白酶 K 的消化，对甲醛（18%）、戊二醛、β- 丙内脂（1%）、甲醇、乙醇、丙醇、过锰酸钾、碘、过氧乙烯、非离子型或弱离子型去污剂等化学消毒剂也不敏感。对热有很强的抗性，标准的高压蒸汽灭菌法（121.3℃处理 20 分钟）不能使之失活。目前灭活朊粒的方法主要有高压蒸汽（134℃）灭菌法处理至少 2 小时或次氯酸钠（5.25%）、氢氧化钠（4 mol/L）、尿素（6～8 mol/L）、过氧酸钾（0.01 mol/L）浸泡处理等。近年已成功建立了猩猩、恒河猴、小鼠、地鼠、转基因鼠等动物感染模型，为朊粒病的研究奠定了基础。

二、致病性与免疫性

朊粒引起人和动物致死性中枢神经系统慢性退行性疾病，已知朊粒所致的人和动物疾病有十多种，共同特征是潜伏期长，可达数年至数十年之久，一旦发病即呈慢性、进行性发展，最终死亡。感染者可有痴呆、眼球震颤、癫痫、共济失调和精神异常等临床表现。朊粒病的致病机制尚未明了，目前认为 PrP^C 转变为 PrP^{SC} 是疾病发生的基本条件，PrP^{SC} 在中枢神经系统细胞内聚集而导致疾病的发生。朊粒病的病理学特征是朊粒蛋白大量堆积在神经组织中，形成淀粉样斑块，同时伴有中枢神经系统神经元凋亡、弥漫性神经元缺失、星形胶质细胞增生、脑皮质疏松呈海绵状变性等。脑组织中无炎症反应，不能产生朊粒特异性的免疫应答。

常见的动物朊粒疾病有疯牛病即牛海绵状脑病（bovine spongiform encephalopathy，BSE）、羊瘙痒病（scrapie of sheep and goat）、水貂传染性脑病（transmissible mink encephalopathy）等。常见的人类朊粒疾病包括：

1. 库鲁病（Kuru disease）　是第一个被认为由朊粒引起的人传染性海绵状脑病，仅发生于巴布亚新几内亚高原上的土著部落。"Kuru"一词是当地方言，为颤抖之意，用来形容本病的颤抖特征。库鲁病的潜伏期很长，可达 4～30 年，一旦发病，迅速进行性加重。患者表现为震颤、肌痉挛、共济失调，晚期出现痴呆，发病后病程一般不超过 1 年，大多在 6～9 个月内死亡。库鲁病与当地宗教性食尸恶习有关，因参加食尸者多为妇女和儿童，故妇女和儿童的发病率较高，而成年男子很少患病。20 世纪 50 年代末随着恶习被禁止，库鲁病也逐渐消失。

2. 克-雅病（Creutzfeld-Jakob disease，CJD）　是人类最常见的传染性海绵状脑病。1920 年和 1921 年由 Creutzfeldt 和 Jakob 两位神经病理学家先后报道了此病，故名。本病呈全球性分布，发病率 1/100 万～2/100 万，我国也有本病存在。CJD 好发于 50～70 岁，平均发病年龄为 65 岁。潜伏期为 1～15 年，也可长达 40 年以上，典型临床表现为进行性发展的痴呆、肌痉挛、小脑共济失调、运动性失语，并迅速发展为半瘫、癫痫，甚至昏迷，患者最终死于感染或自主神经功能衰竭，约 90% 的患者在 1 年内死亡。

根据病因不同，CJD 可分为散发型、家族型、传染型三种类型。散发型 CJD 在三型中最为常见，约占 85%，无明显环境诱因，也无明显传播，病因尚不明确。家族型 CJD 约占 5%~15%，表现为常染色体显性遗传，患者家族中均有 PrP 基因突变，已发现有多个点突变和重复片段插入。传染型约占 10%，可为医源性传播，与医疗器械消毒不严格、脑深部电极、神经外科手术、角膜移植和硬脑膜移植有关，于术后 15~20 个月发病。使用人垂体制备的生长激素和促性腺激素也有传播此病的可能，也可通过输血和消化道等方式传播。迄今为止还没有经胎盘传播的证据。

3. 克-雅病变种（variant CJD，v-CJD） v-CJD 是近年来出现在欧洲的一种新型人类朊粒疾病，1996 年由英国 CJD 监测中心首先报道，此后在法国、德国、爱尔兰、俄罗斯等国亦先后发现了病例。本病的临床表现以行为改变、运动失调和周围神经感觉障碍为主。与典型的 CJD 在发病年龄、临床特征、脑电图改变和病理变化等方面有明显的差异，因而被认为是 CJD 的新变种。新变种发病年龄在 42 岁以下，中位年龄 29 岁，最小者仅 15 岁。

彩图：v-CJD 患者神经病理图片

研究证实 v-CJD 与疯牛病密切相关，与疯牛接触或进食疯牛肉是最可能的发病原因。绝大多数患者发生于疯牛病高发区的英国，患者病变组织中的 PrP^{SC} 与疯牛病的 PrP^{SC} 性质相同，患者脑组织的病理变化亦与疯牛病相似，动物实验也证明 v-CJD 与疯牛病密切相关。患者先出现精神和感觉方面的异常，随后出现运动失调，最后才出现痉挛、痴呆。现在普遍认为 v-CJD 的发生与人类食物链中含有疯牛病致病因子有关，但确切的致病机制尚不清楚。致病因子可通过消化道进入人体，先在肠道局部淋巴组织中增殖，再出现于脾和扁桃体等处，最后定位于中枢神经系统引起疾病。

4. 致死性家族失眠征（fatal familial insomnia，FFI） 是一种人类遗传性传染性海绵状脑病，为常染色体显性遗传性疾病，表现为 PrP 基因第 178 位密码子突变（Asp→Asn），第 129 位密码子多为甲硫氨酸纯合子，与家族型 CJD 的第 129 位密码子多为缬氨酸纯合子不同。临床表现主要为进行性加重的失眠、运动失调、精神异常和内分泌紊乱等，很少见痴呆。

三、微生物学检查法

朊粒的检测需要在生物安全等级为三级及以上的实验室进行。临床诊断主要根据临床表现、中枢神经系统特征性的组织病理学改变和病原学检查等。病原学检查可采取患者脑脊液和病变脑组织，通过免疫组化技术等方法检测 PrP^{SC}。

（1）免疫组化技术：是目前诊断朊粒病最可靠的方法，由于目前没有可区分 PrP^C 和 PrP^{SC} 的特异性抗体，通常将脑组织或淋巴组织的病理切片先用高温甲酸处理破坏 PrP^C，然后再用 PrP 单克隆抗体染色，可在组织切片中直接显示 PrP^{SC}。

（2）免疫印迹技术：目前确诊朊粒病的常用方法。脑组织等样本经匀浆后，先用蛋白酶 K 处理破坏 PrP^C，电泳后转印到硝酸纤维膜上，再用 PrP 单克隆抗体检测 PrP^{SC}。

（3）ELISA：目前已广泛用于朊粒病的病原学诊断。该方法简便、快速，适用于大批量样品的筛查，但可疑样品要进一步通过免疫组织化学技术或免疫印迹技术确诊。

（4）基因分析法：用于协助诊断家族性朊粒病。

四、防治原则

目前对朊粒感染尚无特异性疫苗，对其所致疾病亦无有效的治疗方法。目前主要针对本病可能的传播途径采取预防措施。

（1）医源性朊粒病的预防：对患者的血液、体液以及医用器材彻底灭菌，销毁含致病因子的动物尸体、组织块或注射器。严禁朊粒病患者和任何退行性神经系统疾病患者的组织和器官用于器官移植。医护人员在诊疗过程中应严格遵守操作规程，加强防范意识，注意自我保护。

（2）BSE 及 v-CJD 的预防：禁止用牛、羊等动物的骨肉粉作为饲料添加剂喂养牛、羊等反刍动物，以防止致病因子进入食物链。对从有 BSE 的国家进口的活牛（包括胚胎）或牛制品，必须进行严格的特殊检疫，防止输入性感染。

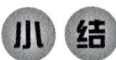

朊粒是一种蛋白酶抗性蛋白，其本质是由正常宿主细胞自身基因编码的、构象异常的蛋白质。朊粒病是一种人和动物致死性中枢神经系统慢性退行性疾病，潜伏期长，一旦发病即呈慢性进行性发展，最终死亡。人的朊粒病主要包括库鲁病、克雅病、克雅病变种等。在标本中检测到感染性 PrP^{SC} 是确诊朊粒病的最可靠指标。目前对朊粒感染尚无特异性疫苗，对其所致疾病亦无有效的治疗方法。

（刘延菊）

第四篇

真 菌

第35章 真菌的基本性状

真菌（fungus）在自然环境中广泛分布，种类繁多，已被确认和描述的真菌超过10万种。大部分真菌对人类有益，被广泛应用于发酵工业，如生产面包、乳酪、啤酒等；可具有生物活性的刺激代谢产物，如抗生素（青霉素、头孢菌素）、免疫制剂（环孢素）等。少数真菌可引起人类、动物及植物疾病。其中与医学有关的真菌达四百余种，主要引起免疫功能低下人群的感染性疾病，也可引起过敏性疾病和真菌毒素中毒。

真菌是一类真核细胞型微生物，与细菌、植物或动物细胞不同。真菌具有坚硬的细胞壁，其成分主要是几丁质和葡聚糖；具有真正的细胞核和完善细胞器，不含叶绿体，通过异养方式生存；包括单细胞酵母或孢子及多细胞菌丝体，可进行有性或无性繁殖。

研究者认为真菌既不是植物，也不是动物，是一个独立的生物类群，即真菌界（Fungi），包括壶菌门（Chytridiomycota）、接合菌门（Zygomycota）、子囊菌门（Ascomycota）及担子菌门（Basidomycota）4个门。从前认为的半知菌类（Fungi Imperfecti）已不再单独划分，其有性期多为子囊菌和担子菌。壶菌门约有100属1 000种，大多数物种生活在水环境中，对人类无致病性。

与医学有关的真菌属于子囊菌门、接合菌门及担子菌门。子囊菌门在自然界中广泛存在，至少有3 200属约64 000种，是真菌中最大的一门。超过60%的已知的真菌和约85%的人类病原菌属于子囊菌门。该类真菌具有有性世代，可经两性菌丝结合有性繁殖产生子囊和子囊孢子，某些菌种还具有无性世代，可无性繁殖产生分生孢子，如曲霉属（Aspergillus）、青霉属（Penicillium）、镰刀菌属（Fusarium）及假丝酵母属（Candida）等，多数可引起全身性感染。

接合菌门多存在于土壤、腐烂的植物或动物材料上。该类真菌约有175属、1 050种。绝大多数菌丝体为无隔、多核，可无性繁殖产生孢囊孢子，亦可有性繁殖产生接合孢子，属于机会致病性真菌，如犁头霉属（Absidia）、毛霉属（Mucor）、小克银汉霉属（Cunninghamella）及根霉属（Rhizopus）等。

担子菌门约有22 000种，包括蘑菇、蕈类及酵母菌。该类真菌可产生特殊的担子和担孢子，某些种类也可进行无性繁殖。部分属于机会致病性真菌，如隐球菌属（Cryptococcus）、马拉色菌属（Malassezia）、毛孢子菌属（Trichosporon）及裂褶菌属（Schizophyllum）等。

第一节 真菌的生物学性状

真菌种类繁多，其中少数可引起人类、动物的真菌感染（fungal infection），称为真菌病（mycosis）。近年来，由于抗生素、激素、抗肿瘤药物等的滥用，器官移植、介入治疗、导管插管的开展，恶性肿瘤、艾滋病、糖尿病等免疫受损患者增多，导致一些原本不致病或机会致病性真菌作为致病菌引起感染，其发病率和死亡率呈明显上升趋势，已引起医学界的高度关注。了解真菌的生物学特性、致病机制、微生物学检查及发展有效的防治措施已成为医学真菌学的重要研究内容。

一、真菌的形态

真菌属于真核生物,其形态多样,大小不一,具有真正的细胞核和完整的细胞器。按形态、结构可分为单细胞真菌和多细胞真菌两类。

1. 单细胞真菌 呈圆形或椭圆形,包括酵母型和类酵母型真菌。

酵母型真菌不产生菌丝,以芽生方式繁殖,芽生孢子成熟后脱落形成独立个体,如新生隐球菌(*Cryptococcus neoformans*)。

类酵母型真菌也以芽生方式繁殖,芽生孢子持续延长但不断裂,产生相互连接、藕节状、较长的细胞链,伸入培养基内,称为假菌丝(pseudohypha),如白假丝酵母(*Candida albicans*)。

2. 多细胞真菌 由菌丝(hypha)和孢子(spore)组成,主要是丝状真菌(filamentous fungus)或称霉菌(mold)。

(1)菌丝:孢子生出嫩芽形成芽管,后者逐渐延长呈丝状,称为菌丝。菌丝可生长出许多分枝,交织成团,形成菌丝体(mycelium)。某些真菌菌丝内在一定的间距可形成横隔,称为隔膜(septum)。根据隔膜的消长,分为有隔菌丝和无隔菌丝。接合菌多为无隔菌丝。根据菌丝功能,可分为营养菌丝(vegetative mycelium)、气生菌丝(aerial mycelium)及生殖菌丝(reproductive mycelium)。营养菌丝可伸入到培养基内吸取营养物质;露出于培养基表面向空气中生长的为气生菌丝;部分气生菌丝可产生不同形状、大小和颜色的孢子,称为生殖菌丝。根据形态不同,可分为球拍状、结节状、螺旋状、鹿角状及破梳状等。菌丝形态多样性可作为真菌鉴别和分类的依据(图35-1)。

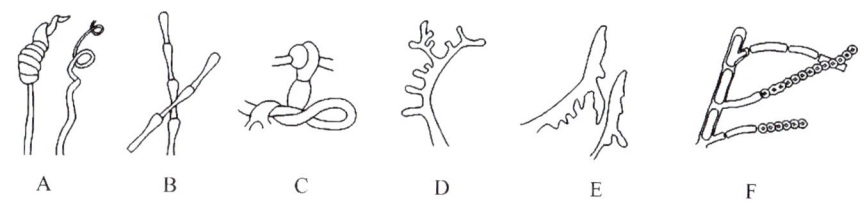

图35-1 真菌菌丝的形态
A. 螺旋状菌丝;B. 球拍状菌丝;C. 结节状菌丝;D. 鹿角状菌丝;E. 梳状菌丝;F. 关节状菌丝

(2)孢子:是由生殖菌丝产生的圆形或椭圆形结构,是真菌的繁殖体。孢子的发生、性状、颜色、大小、分隔等形态也是真菌鉴定和分类的主要依据。根据其繁殖方式可分为无性孢子和有性孢子两种。

有性孢子是经两性细胞结合(质配和核配)而形成的孢子,如接合孢子(zygospore)、卵孢子(oospores)、子囊孢子(ascospores)、担孢子(basidiospores)等。多数为非致病性真菌所具有。

无性孢子是指不经过两性细胞的配合而形成的孢子,如分生孢子(conidium)、叶状孢子(thallospore)、孢囊孢子(sporangiospore)等。大多数为致病性或机会致病性真菌所具有。

1)分生孢子:是真菌最常见的一种无性孢子。由生殖菌丝末端分化的特殊结构分生孢子梗顶端或菌丝侧面产生,可分为大分生孢子(macroconidium)和小分生孢子(microconidium)。前者体积较大,多细胞性,呈棍棒状、纺锤形、砖隔状、镰刀形等形状;后者体积小,单细胞性,外壁薄,呈圆形、椭圆形、梨形、棍棒状等形状(图35-2)。

2)叶状孢子:由生殖菌丝细胞直接形成。包括3种类型:芽生孢子(blastospore):由细胞发芽生成的圆形或椭圆形孢子,常见于白假丝酵母、新生隐球菌、圆酵母(*Torulopsis utilis*)

等；厚膜孢子也称为厚壁孢子，由菌丝胞质浓缩、胞壁增厚，产生顶生或间生的圆形或椭圆形孢子。是大多数真菌抵抗不利环境产生的一种抵抗力较强的休眠细胞，在适宜的条件下可再出芽繁殖；关节孢子是由菌丝细胞壁增厚，分化出隔膜，并断裂产生一些长方形或卵圆形的节段，多出现于陈旧培养物中（图35-2）。

3）孢囊孢子：由菌丝末端膨大形成一种囊状结构称为孢子囊。内有许多孢子称为孢子囊孢子，成熟后破囊散出，常见于毛霉、根霉等（图35-2）。

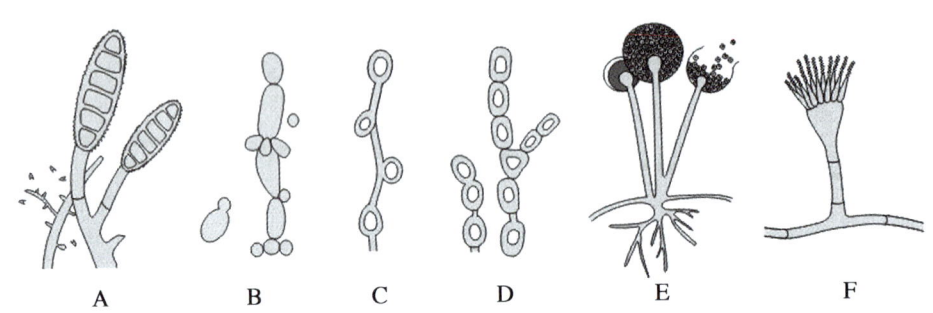

图 35-2　真菌无性孢子的形态

A．大分生孢子（小孢子菌）；B．芽生孢子和假菌丝（假丝酵母菌）；C．厚膜孢子（假丝酵母菌）；D．关节孢子（球孢子菌）；
E．孢子囊孢子（毛霉）；F．小分生孢子（曲霉）

二、真菌的结构

真菌的细胞结构主要包括细胞壁、细胞膜、细胞质及细胞核。此外，还有某些与一般真核细胞不同的特殊结构，如细胞壁的特殊成分和结构、特殊的隔膜等。

1．基本结构

（1）细胞壁：厚100～250 nm，位于真菌细胞膜的外层。其主要成分为多糖，可占细胞干重的80%～90%，其次是蛋白质和脂质。具有保持营养物质、气体及酶的自由通透作用，可抵抗细胞外高渗透压作用，其某些化学成分还与维持真菌形态有关。其多糖成分，如β-1,3-葡聚糖、甘露糖和几丁质等，常以不溶性多糖晶体和高分子多糖复合物两种形式存在，前者以微细纤维形式构成细胞壁的骨架，后者填入骨架缝隙中，构成细胞壁基质的组成成分。

骨架：由微细纤维组成的骨架，以几丁质和葡聚糖为主，这是真菌与其他高等植物不同的特征之一。酵母菌骨架以葡聚糖为主，是维持真菌细胞外形坚固性的分子基础。丝状真菌骨架则以几丁质为主，其作用与菌丝生长和芽管形成有关。

基质：由多糖、蛋白质、脂质及无机盐组成。基质中的多糖种类较多，如葡聚糖、葡糖胺、葡萄糖、几丁质和半乳糖等。多糖含量在同一真菌细胞壁的不同生长发育阶段明显不同，其含量可直接影响真菌形态变化。蛋白质可单独或与多糖组成糖蛋白存在，糖蛋白以甘露聚糖蛋白复合物含量最多。细胞壁中的糖蛋白具有酶活性，以水解酶居多，可分解基质，有利于营养物质进入胞内。糖蛋白也是细胞壁抗原的分子基础。脂质以磷质为主，可保持水分不被蒸发。

真菌菌丝的细胞壁由四层结构组成，由外向内依次为无定形葡聚糖层（87 nm）、糖蛋白形成的粗糙网（49 nm）、蛋白质层（9 nm）及几丁质微细纤维层（18 nm），如图35-3所示。

（2）细胞膜：不同于其他生物细胞膜，其主要特征是排列成双层结构的磷脂为不恒定的微团结构，其间有大量的麦角固醇类化合物，易与多烯类抗真菌药物结合，可为抗真菌治疗的作用靶点。

（3）细胞核：与一般真核细胞不同，其特点是核小（1～5 nm）而圆，数目不等，一个细胞或每个菌丝节段中可有1～2个，多者可达20～30个，如皮炎芽生菌等。细胞分裂期时，

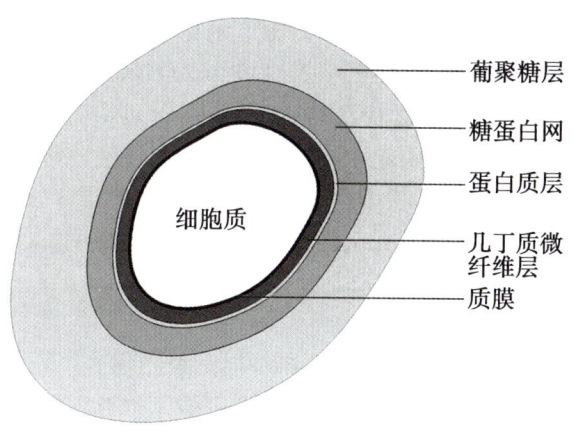

图 35-3　真菌菌丝的细胞壁结构

真菌的核仁与核膜仍保留，这也与一般真核生物明显不同。

（4）细胞质：还具有线粒体、内质网、核蛋白体、溶酶体等多种细胞器。

2．特殊结构

（1）荚膜多糖：某些酵母菌细胞壁的外侧有一层低电子密度的黏液，与真菌毒力和致病性密切相关。如新生隐球菌的荚膜，其化学组成为甘露糖、木糖及尿苷酸等。其与隐球菌的致病性有关，当真菌侵入宿主后其肥厚的荚膜可保护菌体免受体内吞噬细胞的吞噬。

（2）隔膜：位于菌丝或细胞间，不同菌属真菌的隔膜各异，可作为真菌分类的依据之一。低等真菌的隔膜完整，随真菌的进化，隔膜出现大小不等的小孔，如皮肤癣菌、组织胞浆菌及球孢子菌的菌丝隔膜均具有中心小孔，并附有球形的间隔小体，二者可调节隔膜两侧细胞质的流动速度。在菌丝受损后间隔小体可堵住隔膜小孔，防止细胞质流失，因此隔膜也是防御菌丝受损的一种保护性结构。

三、真菌的培养与繁殖

1．真菌的培养特性　真菌对营养的要求不高，实验室常用的培养基有沙保弱培养基（Sabouraud dextrose agar，SDA）、马铃薯葡萄糖琼脂培养基（potato dextrose agar，PDA）、察氏培养基（Czapek-Dox agar，CDA）、脑心浸膏琼脂培养基（brain-heart infusion agar，BHI）等。SDA 培养基成分简单，主要含有葡萄糖、蛋白胨、氯化钠，真菌在其上生长良好。真菌菌落及镜下形态在不同培养基中差异较大，常以 SDA 培养基为标准培养基，根据在此培养基上生长的真菌形态进行鉴定。由于多数致病性真菌生长缓慢，常需培养 1～4 周才出现典型菌落，而腐生性真菌和细菌生长较快，为防治污染，常在培养基内加入青霉素、链霉素及放线菌酮，抑制细菌和腐生性真菌的生长。真菌培养温度为 37℃（酵母型和类酵母型真菌）或 25～28℃（丝状真菌）。最适酸碱度为 pH 4.0～6.0。

真菌菌丝或芽生孢子大量生长繁殖后形成菌落（colony）。真菌菌落的大小、形状、颜色、纹饰等可作为真菌鉴定的依据。在 SDA 培养基上，真菌可形成 3 种不同的菌落：酵母型菌落（yeast type colony）是单细胞真菌的菌落形式，与细菌菌落相似，柔软、致密、光滑、湿润，显微镜下可见芽生孢子、无菌丝，如新生隐球菌菌落；类酵母型菌落（yeast-like type colony）亦称酵母样菌落，是单细胞真菌的菌落形式，外观上与酵母型菌落相似，但显微镜下可见呈藕节状细胞链的假菌丝伸入培养基中，如白假丝酵母菌落；丝状型菌落（filamentous type colony）是多细胞真菌的菌落形式，由菌丝体和孢子组成，菌落较疏松，呈絮状、毡状、绒毛状或粉末状，可产生色素，菌落正、背面可呈不同颜色，显微镜下可见有隔或无隔、分枝或不分枝菌丝及各种孢子，见于大多数丝状真菌，如曲霉、镰刀菌、毛霉等的菌落。

某些双相真菌（dimorphic fungi），如荚膜组织胞浆菌（*Histoplasma capsulatum*）、皮炎芽生菌（*Blastomyces dermatitides*）及马尔尼菲青霉（*Penicillium marneffei*）等，在不同的环境条件下（营养、温度等）可发生酵母相与菌丝相两种形态的可逆转换，称为真菌的双相型或二相性。其特点是在室温即25℃培养时呈丝状型菌落，而在宿主体内或37℃培养时则呈酵母型或类酵母型菌落。双相型之间的转换与该类真菌的感染性和致病性有关。

2．真菌的繁殖方式　真菌繁殖方式包括无性繁殖（asexual reproduction）和有性繁殖（sexual reproduction）两种。

（1）有性繁殖：是指经过两性细胞配合产生新个体的繁殖方式。有性繁殖过程比较复杂，包括三个阶段：质配（即两个可亲和的性细胞的细胞质连同细胞核结合在一个细胞中）、核配（即经质配进入同一细胞内的两个细胞核融合形成一个二倍体细胞核）及减数分裂（核配后的二倍体细胞发生减数分裂，细胞核内染色体数目减半恢复为原来的单倍体状态）。真菌的有性繁殖越来越受到医学真菌研究的关注。一些行有性繁殖的真菌是重要的机会致病性真菌，如毛霉；某些致病性和机会致病性真菌也具有有性繁殖阶段，如荚膜组织胞浆菌、皮炎芽生菌、烟曲霉（*Aspergillus funigatus*）、构巢曲霉（*Aspergillus nidulans*）、串珠镰刀菌（*Fusarium moniliforme*）等。

（2）无性繁殖：系指不经过两性细胞配合就能形成新个体的繁殖方式。是真菌的主要繁殖方式，主要形式有四种。

1）母细胞发芽，同时进行核分裂，产生芽生孢子，子细胞成熟后从母体脱离，是较常见的繁殖方式，如假丝酵母、隐球菌。

2）母细胞分裂产生子细胞，多发生于单细胞真菌，如裂殖酵母（*Schizosaccharomyces* spp.）。

3）由菌丝细胞断裂形成新个体，见于关节孢子的产生，如地霉（*Geotrichum* spp.）。

4）分生孢子梗形成隔膜，原生质浓缩产生新的孢子，为丝状真菌的主要繁殖方式。

四、真菌的抵抗力与变异性

真菌对阳光、紫外线、干燥及多种化学消毒剂有较强的抵抗力。对热的抵抗力不强，菌丝与孢子60℃加热1小时即可被杀灭。对1%～3%苯酚、10%甲醛、2.5%碘酊及0.1%升汞均比较敏感。但对抗细菌抗生素不敏感。氟康唑（Fluconazole）、伊曲康唑（Itraconazole）、两性霉素B（Amphotericin B）、卡泊芬净（Caspofungin）等抗真菌药物对多种真菌均有抑制作用。

真菌易发生变异。在人工培养基中多次传代或培养时间过久，可出现菌落性状、色素、镜下形态结构及毒力等生理性状的改变。用不同的培养基或温度培养真菌，其性状也会发生改变，如双相型真菌。

第二节　真菌的致病性与免疫性

自然界中存在的真菌种类繁多，目前发现可引起人类感染的致病性真菌和机会致病性真菌已超过400种，可引起免疫功能低下人群的感染性疾病即真菌病，也可引起过敏性疾病和真菌毒素中毒。

一、真菌的致病性

真菌的致病过程包括：黏附并侵入宿主；增殖；逃逸或破坏宿主的免疫系统；对宿主组织造成损害。同一种疾病可以由不同种真菌引起；一种真菌也可以引起不同类型的疾病。其致病主要依赖于毒力因子,如白假丝酵母、烟曲霉等细胞壁的糖蛋白具有内毒素样活性,可引起化脓性感染和休克;新生隐球菌的荚膜具有抗吞噬作用;申克孢子丝菌(*Sporothrix schenckii*)产生的黑色素在其侵袭性感染中也扮演着重要的角色;卡氏肺孢子菌(*Pneumocystis carinii*)表达的蛋白,与宿主细胞上的甘露糖受体、纤维连接素及表面活性蛋白结合,黏附于肺组织引起感染。

致病性真菌,如粗球孢子菌(*Coccidioides immitis*)、荚膜组织胞浆菌、皮炎芽生菌及马尔尼菲青霉等,可引起原发性感染,属于外源性感染。但真菌感染多为继发性感染,由机会致病性真菌引起。这些真菌多属于腐生性真菌和人体的正常菌群,其引起的感染多发生于机体免疫功能低下及菌群失调。常见的机会致病性真菌有白假丝酵母、新生隐球菌、烟曲霉、卡氏肺孢子菌等。根据感染部位不同可分为浅部真菌病和深部真菌病(即系统性真菌病),引起浅部感染的真菌有毛癣菌(*Trichophyton* spp.)、小孢子菌(*Microsporum* spp.)、毛孢子菌(*Trichosporon* spp.)、马拉色菌属(*Malassezia* spp.)等;引起深部感染的真菌有荚膜组织胞浆菌、粗球孢子菌、白假丝酵母、新生隐球菌、烟曲霉等。

真菌菌丝、孢子或其他成分还可引起机体产生各类型的超敏反应,主要有曲霉(*Aspergillus* spp.)、青霉(*Penicillium* spp.)、着色真菌等,常引起哮喘、过敏性鼻炎、荨麻疹等疾病。按性质可分为:接触性超敏反应即吸入或食入真菌孢子或菌丝而引起的超敏反应;感染性超敏反应是在真菌感染的基础上发生的超敏反应,属Ⅳ型超敏反应。按部位分为:皮肤超敏反应主要表现有过敏性皮炎、湿疹、荨麻疹、瘙痒症等;呼吸道超敏反应主要是支气管哮喘及过敏性鼻炎。农民肺(farmer's lung)是由于吸入含真菌孢子的霉草灰尘而引起的,以呼吸困难、咳嗽、发热、发绀等为特征的一种综合病症;消化道超敏反应多由于食物中混入真菌所致。

此外,许多真菌还可产生有毒的次级代谢产物,即真菌毒素,人食入后可导致急性或慢性中毒,称为真菌中毒症。如黄曲霉(*Aspergillus flavus*)、镰刀菌(*Fusarium* spp.)、节菱孢菌(*Arthrinium* spp.)等污染农作物、食品或饲料后,在其生长繁殖过程中产生真菌毒素,可导致中毒,极易引起肝、肾、神经系统功能障碍及造血系统功能损伤。另外,已有研究表明某些真菌毒素与肿瘤的发生有关,如黄曲霉等产生的黄曲霉素(aflatoxin)可诱发肝癌,镰刀菌产生的T-2毒素可诱发胃肠腺癌,展青霉(*Penicillium patulum*)等产生的展青霉素可诱发肉瘤,青霉产生的灰黄霉素可诱发肝癌和甲状腺癌等。

二、真菌的免疫性

在真菌感染,特别是深部真菌感染过程中,机体对真菌的防御在抗感染中起到一定作用。机体固有免疫在阻止真菌病的发生上起作用,适应性免疫中的特异性细胞免疫对真菌病的康复起一定作用。但通常真菌感染后,机体不能获得较牢固和持久的免疫力。

1. 固有免疫 皮肤黏膜屏障在防御真菌感染中发挥非常重要的作用。健康、完整的皮肤和黏膜具有屏障作用,可防止真菌侵入。皮肤皮脂腺分泌的饱和与不饱和脂肪酸均具有杀菌作用,儿童皮脂腺发育不完善,故易患头癣;成人手、足汗较多,而趾间和足底缺乏皮脂腺,故易促进真菌生长,以手足癣较多见。

口腔、消化道及阴道等部位的正常菌群具有拮抗作用,可抑制某些真菌的生长。但长期应用广谱抗生素、抗肿瘤药物、激素等会导致菌群失调,进而引起继发性白假丝酵母感染。

真菌进入机体后易被单核巨噬细胞及中性粒细胞吞噬。许多真菌细胞壁内所含的甘露聚糖可通过激发髓过氧化物酶(myeloperoxidase,MPO)介导的杀菌系统杀灭真菌。巨噬细胞因其缺乏 MPO,故被吞噬的真菌孢子并不能被完全杀灭,可在细胞内增殖,刺激组织增生,逐渐形成肉芽肿;也可被带到深部组织器官(如脑或内脏器官)中增殖而引起病变。

正常体液中存在着一些天然的具有抗真菌作用的物质,如吞噬细胞促进因子(tuftsin),

亦称促癣吞噬肽，结合到中性粒细胞外膜上，可提高其吞噬和杀菌活性，并有促趋化作用；血浆中的转铁蛋白（transferrin）可扩散至皮肤角质层，具有抑制真菌生长的作用。

2. 特异性免疫 真菌感染机体后可刺激免疫系统，诱发产生特异性免疫，包括体液免疫和细胞免疫。以细胞免疫为主，同时可诱发迟发型超敏反应。

真菌是完全抗原，多数感染后可刺激机体产生相应的特异性抗体，具有一定的保护作用。抗体可通过调理作用，阻止真菌转为菌丝相以提高吞噬细胞的吞噬率，及抑制真菌黏附宿主细胞起到抗真菌免疫的作用。如抗白假丝酵母黏附素抗体，能够阻止白假丝酵母黏附于宿主细胞；抗新生隐球菌荚膜特异性 IgG 抗体有调理吞噬作用。而阴道白假丝酵母病患者的血液和分泌物中尽管 IgA 增高，却不能抑制感染，说明抗体无保护作用。但体液免疫产生的抗体可用于真菌感染的血清学诊断。

细胞免疫与真菌感染有较密切的关系，在抗感染中发挥非常重要的作用。恶性肿瘤、艾滋病、糖尿病患者及长期应用免疫抑制剂导致细胞免疫功能低下者，易发生真菌感染。真菌抗原刺激特异性 $CD4^+$ T 细胞可释放多种细胞因子，如 IFN-γ、IL-2 等，可激活淋巴细胞、巨噬细胞及 NK 细胞等，通过上调呼吸暴发作用，增强其对真菌的杀伤力。

某些真菌感染后还可引起迟发型超敏反应，如临床上常见的癣菌疹。对真菌感染者进行皮肤试验，可用于诊断或流行病学调查。

第三节 真菌感染的微生物学检查法

近年来，由于免疫受损人群的增多，导致真菌感染发病率不断增高，且死亡率较高，遍布临床各个科室，已成为院内感染重要的原因之一。而其病情进展迅速，临床症状不典型，与细菌感染性疾病十分相似，因此，对实验室诊断也提出了更高的要求。目前，真菌感染的微生物学检查可分为常规方法和特殊方法两种。前者主要包括显微镜直接检查、真菌培养及组织病理学检查，后者主要包括血清学试验和分子生物学方法

一、临床标本的采集

根据侵入组织的部位不同可将真菌病分为浅部真菌病和深部真菌病。不同类型的真菌病应采集不同的组织标本，以确保检查结果的可靠性。标本的采集、贮存及处理不当会导致误诊、漏诊。

采集和处理标本应注意：应在充足光线条件下，针对感染的临床特点和病理改变特征采集标本，有利于提高检出率；要采集足量标本，以满足重复检查或特殊检查的需要，如毛发、甲屑及皮损等浅部感染标本应尽量多留，深部感染标本血液、脑脊液或骨髓标本不可少于 2 ml、体腔液不可少于 20 ml；深部感染标本，如痰液、脓液、血液、脑脊液、体腔液、分泌物、排泄物等，应在无菌条件下采集，立即送检，并在 2 小时内完成处理，如无条件立即送检或需要长时间运送标本，应取材后立即放入冰箱或冷藏运送，一般不超过 8 小时，以免变质污染、影响检查结果。

为确保选择适宜的检查方法，临床医生还需提供疑似真菌感染患者相关的流行病学资料。即除标明标本来源、采集时间外，还需准确记录患者姓名、性别、家庭住址、从事职业、临床诊断、近期有无使用抗菌药物史、有无旅行史或国外居住史、有无动物接触史等。

二、病原真菌的检查与鉴定

1. 直接镜检 皮损、甲屑、毛发等致密而难以透明的标本，应先用 10% KOH 微加温处

理，溶解角质层和细胞基质，然后进行镜检。痰、脓、血等标本可直接涂片镜检，脑脊液、体腔液标本离心后取沉渣涂片镜检。可采用不染色的 KOH 湿片法或革兰氏染色、墨汁染色、乳酸酚棉蓝染色观察，也可采用化学荧光染色法检查。若镜下观察到菌丝、孢子或假菌丝即可初步诊断为真菌感染。若怀疑新生隐球菌等有荚膜的真菌感染，根据所致疾病选取标本，经墨汁负染后镜检，见有芽生孢子，其外围绕着宽厚的荚膜即可做出诊断。

2. 分离培养、鉴定 为能进一步提高病原菌检出的阳性率，并确定引起感染病原菌的种类，需要将采集的标本接种到人工培养基上，在一定温度和湿度条件下进行分离培养。

实验室常选择 SDA、PDA 培养基分离培养病原真菌，为防止细菌及腐生性真菌的污染，常加入放线菌酮、青霉素、链霉素或其他抑制性抗生素。如果是皮损、甲屑、毛发等标本，需经 70% 乙醇或 2% 苯酚浸泡 2～3 分钟杀死杂菌，再经无菌盐水洗净后接种于培养基上，在 25～28℃的条件下培养数日至数周，观察菌落特征。血液、脑脊液标本可先增菌培养后再接种于培养基上，其他深部感染标本可直接接种于培养基上，分别于室温和 37℃培养数日至数周，观察菌落特征。

根据不同的菌落特征，即酵母型菌落或丝状型菌落，进一步采取不同的鉴定方法。酵母菌常需采用形态学结合生理生化学方法进行鉴定，如利用科玛嘉显色培养基分离、鉴定假丝酵母属的常见种；丝状真菌通常以形态学方法鉴定为主。酵母菌生长较快，2～3 天即可观察；某些丝状真菌生长缓慢，甚至需要培养 4～6 周方可出现肉眼可见的菌落。观察真菌菌落特征时应注意菌落的大小、形态、质地、菌体颜色、产生的色素、分泌物等。根据菌种的生物学特性、培养基、培养温度和时间不同，菌落颜色可以不同，从白至黄、绿、红、紫、棕、黑等。某些真菌可产生无色或带色的分泌物，还可产生各种颜色的水溶性色素使培养基着色，这些均有助于鉴别。酵母菌可经革兰氏染色后观察芽生孢子或假菌丝等形态进行鉴定；丝状真菌可进行小琼脂块培养后，经乳酸酚棉蓝染色后观察菌丝、孢子的结构特征，结合菌落形态特征做出鉴定。

3. 组织病理学检查 真菌感染的组织病理学检查在临床上十分重要，特别是对深部感染的诊断意义更大。由于真菌病缺乏特异的临床表现，常规影像学检查往往难以发现病因，易被误诊为其他疾病。而真菌培养耗时长、主观性强、检出阳性率不高，难以准确鉴定。组织病理学检查对于确定真菌在体内的播散范围、器官受损程度、鉴定病变是局限性还是系统性感染具有重要价值。

一般浅部真菌病不需要进行病理检查，当怀疑是深部真菌病时，临床上可通过手术、针吸活检技术或内镜等手段切取病理标本。可经传统的 HE 染色、嗜银染色（GMS）、过碘酸-希夫染色（PAS）等特殊染色或免疫组织化学技术进行检查。通过特殊染色和适当的复染后，真菌的特殊形态可与组织呈现明显的反差，有利于真菌感染的诊断。真菌病的组织病理反应在早期为炎性反应，晚期多为组织增生，呈肉芽肿样反应，若在组织中发现真菌菌丝、孢子或酵母细胞，则可诊断为真菌感染。免疫组化特异抗体染色可特异地诊断白假丝酵母菌、新型隐球菌及曲霉感染。

4. 血清学检测 近年来，用于检测真菌抗原或代谢产物及机体感染后所产生抗体的血清学检查，因其具有简便、快速、敏感性和特异性较高的特点，已用于辅助诊断深部真菌感染。检测的真菌成分主要包括：抗原，如 1,3-β-D-葡聚糖（G 试验）、半乳甘露聚糖（GM 试验）、隐球菌荚膜多糖（乳胶凝聚试验）；抗体，如甘露聚糖抗体（凝胶对流电泳）、烯醇化酶抗体（凝集试验）、马尔尼菲青霉抗体（ELISA 法）；代谢产物，如 D-阿拉伯糖醇（酶荧光法）、烯醇化酶（斑点印迹法或荧光抗体染色法）。

常用的方法有 ELISA 和乳胶凝集试验。如利用 ELISA 方法可检测血清中曲霉的半乳甘露聚糖抗原，即 GM 试验；利用乳胶凝集试验检测脑脊液中新生隐球菌的荚膜抗原，经有效治疗后，其抗原滴度可降低，但在 AIDS 患者合并新生隐球菌感染时，抗原滴度常会长期维持较高水平。

由于血清学检测存在一些问题，如多种真菌细胞壁缺乏具有免疫原性的成分，粗制抗原敏感性低、特异性抗体制备困难，反应易受影响，且存在交叉反应现象等，限制了该技术在临床诊断中的应用。

5. 分子生物学鉴定 近年来，随着分子生物学技术的迅速发展，核酸检测、核酸杂交技术已被用于深部感染真菌的特异性鉴定。该方法可在极短时间内检测标本中微量的真菌核酸，具有操作简便、迅速、灵敏度高、特异性强的特点，有利于早期确定现症感染。由于缺乏明确的分子生物学诊断标准，多种方法正在被探讨用于真菌的鉴定，常用的有：PCR 相关技术，如复合 PCR、巢氏 PCR、微卫星 PCR、荧光 PCR 等；DNA 指纹技术，如限制性长度多态分析（RFLP）、变性梯度凝胶电泳（DGGE）、单链构象多态性技术（SSCP）等；核酸杂交技术，如荧光原位杂交、反向线点杂交、基因芯片技术等；及 DNA 特异序列分析，常被用于鉴定的真菌基因有真菌转录间隔区（ITS）、核糖体大亚基（LSU）、线粒体细胞色素 b、翻译延伸因子（TEF）、细胞色素 C 氧化酶亚基、甘油醛 -3- 磷酸脱氢酶（GAPDH）等。这些方法常用于皮肤癣菌、假丝酵母、隐球菌、曲霉等常见真菌的分型、鉴定。与经典方法比较，这些方法不但使真菌病的早期诊断成为可能，还有利于确定病原真菌的种类，指导临床治疗，改善预后。

知识拓展：病原性真菌概要

第四节　真菌感染的防治原则

一、真菌感染的预防

预防真菌感染，目前尚无特异的相应疫苗。主要是由于真菌表面抗原的免疫原性弱，无法制备有效的预防性疫苗。真菌感染的预防常应注意以下几方面。

（1）皮肤癣菌感染的预防　注意皮肤的卫生清洁；保持鞋袜的洁净、干燥，防止真菌孳生；避免直接或间接与患者及其污染物品接触。

（2）深部真菌感染的预防　主要是除去各种诱发因素，提高机体的免疫力，特别是细胞免疫功能低下的人群或大量使用抗生素、免疫抑制剂的患者，应注意预防并发真菌感染。

（3）真菌性食物中毒的预防　应严禁销售和食用发霉的食品或饲料，加强市场卫生监督、管理及宣传。

二、真菌感染的治疗药物

目前临床使用的抗真菌药物（antifungal drug）主要有以下几类。

（1）多烯类：两性霉素 B、纳他霉素（Natamycin），可以结合细胞膜的麦角固醇，改变膜通透性。

（2）咪唑类：酮康唑（Ketoconazole）、咪康唑（Miconazole）、联苯苄唑（bifonazole）和三唑类的氟康唑、伊曲康唑、伏立康唑（Voriconazole），作用于细胞色素 P450 固醇合成酶，抑制细胞膜麦角固醇的生物合成。

（3）丙烯胺类：特比萘芬（Terbinafine），为角鲨烯环氧化酶，抑制细胞膜麦角固醇的生物合成。

（4）棘白菌素类：卡泊芬净、米卡芬净等（Micafungin），为真菌细胞壁葡聚糖合成酶抑制剂，可抑制细胞壁的合成。

（5）其他：灰黄霉素、氟胞嘧啶，主要是干扰和抑制真菌 DNA 的合成与功能。

治疗皮肤和黏膜的浅表真菌感染，一般首选外用抗真菌药物，如唑类药物克霉唑（Clotrimazole）、酮康唑、联苯苄唑、氟康唑，及丙烯胺类的特比萘芬等。但头癣、甲真菌病首选内服药物，头癣可选择灰黄霉素，甲真菌病则选择伊曲康唑或特比萘芬。对于反复发作者建议加强用药，口服三唑类药物，并加用免疫调节剂。

深部真菌感染治疗时，根据侵犯不同的系统选择不同药物，如侵犯泌尿系统的假丝酵母感染可选用氟康唑或氟胞嘧啶；引起感染的菌种不同，选择的药物不同，如曲霉感染可选用伊曲康唑或两性霉素 B；严重感染者需要联合用药治疗；对于免疫功能低下的高危人群应采用药物预防性治疗。

氟康唑在临床上治疗真菌感染时最常用，特别是对白假丝酵母治疗效果较好。两性霉素 B 对假丝酵母、隐球菌、曲霉、孢子丝菌等，均有较好疗效，但由于其副作用较大，限制了临床应用。棘白菌素类主要是用于对其他药物不耐受或产生耐药的真菌感染者，但对隐球菌、镰刀菌及接合菌无效。伊曲康唑和伏立康唑抗菌谱较广，毒副作用较低，对假丝酵母、曲霉、皮肤癣菌、双相型真菌、镰刀菌、接合菌及暗色真菌等均具有良好的抗菌活性，特别是对氟康唑耐药的假丝酵母疗效较好，对隐球菌和曲霉具有杀菌作用，且优于棘白菌素类药物。

由于抗真菌药物种类较少，无法实现"药物轮休"；某些药物毒副作用较大，可引起肾等脏器损伤及毒害；新型抗真菌药物的研发速度与真菌感染的发病率增高相比较为滞后；近年来发现一些真菌的药物敏感性降低，有些还存在多药耐药现象。这些均给临床抗真菌治疗带来了新的挑战。

小 结

真菌在自然环境中广泛分布，种类繁多，是一类真核细胞型微生物。细胞壁由几丁质和葡聚糖组成，细胞核高度分化，细胞器完整，不含叶绿体；通过异养方式生存；少数为单细胞酵母，多数为多细胞丝状菌；可进行有性或无性繁殖。

真菌按形态、结构可分为单细胞真菌和多细胞真菌两类。前者为酵母型和类酵母型真菌。后者为丝状真菌，由菌丝和孢子组成。孢子的发生、性状、颜色、大小、分隔等形态是真菌鉴定和分类的主要依据。根据其繁殖方式可分为无性孢子和有性孢子两种。无性孢子包括分生孢子、叶状孢子及孢囊孢子等，大多数为致病性或机会致病性真菌所具有。

真菌对营养的要求不高，在 SDA 培养基上生长良好，可形成酵母型、类酵母型及丝状型 3 种不同的菌落。真菌菌落的大小、形状、颜色、纹饰等可作为真菌鉴定的依据。

真菌分为子囊菌门、接合菌门、担子菌门及壶菌门，前三者与医学有关，可引起感染性疾病。致病性真菌和机会致病性真菌可引起免疫功能低下人群的感染性疾病即真菌病，也可引起过敏性疾病和真菌毒素中毒，某些真菌毒素与癌症发生有关。

知识拓展：主要网址和进展文献

（王 丽）

第36章 主要病原性真菌

自然界存在的众多真菌中，目前发现可引起人类感染的致病性真菌和机会致病性真菌已超过四百余种，其中五十余种可引起超过90%的人类和动物感染。由于抗菌药和免疫抑制剂的大量应用、器官移植和介入治疗等技术的广泛开展、肿瘤、艾滋病、糖尿病等患者不断增多，及人口老龄化等原因导致免疫受损人群增多，临床上真菌感染发病率逐年升高。由于临床医生对真菌感染认识不足，实验室检查阳性率较低，有效治疗药物较少且毒副作用大，导致该病死亡率较高。

临床上根据病原菌形态学特点，把常见的真菌感染分为酵母菌病、皮肤癣菌病、透明丝孢霉病、暗色丝孢霉病、双相型真菌病及接合菌病。酵母菌特点是以芽生方式繁殖的单细胞真菌，如假丝酵母属、隐球菌属；皮肤癣菌包括毛癣菌属、小孢子菌属及表皮癣菌属，菌丝狭窄透明，主要引起皮肤角质层、指/趾甲及毛发感染；透明丝孢霉菌丝透明无隔，菌落对颜色各不相同，但菌落背面无色或浅色，如曲霉属、镰刀菌属；暗色丝孢霉可产生黑素，菌丝棕色有隔，可形成深色菌落，且菌落背面褐色或黑色，如链格孢霉属、枝孢霉属、弯孢霉属；双相型真菌具有特殊的形态转换能力，即在腐生阶段或25～30℃培养时呈菌丝型，在人类和动物组织或35～37℃培养时呈酵母型，其中一些具有高致病性，如组织胞浆菌属、球孢子菌属、马尔尼菲青霉。接合菌病主要有毛霉目真菌引起，菌丝透明粗大无隔，可自鼻腔、鼻窦侵入人体，进入脑、肺、消化系统，致死率极高，如毛霉属、根霉属。

根据引起感染的部位不同，真菌感染还可分为皮肤感染真菌、皮下组织感染真菌及深部感染真菌。掌握临床主要病原性真菌的生物学性状、致病性与免疫学、微生物学检查及防治原则对于真菌感染的及时诊断治疗具有重要意义。

第一节 皮肤感染真菌

皮肤感染真菌是指寄生或腐生于角蛋白组织（表皮角质层、毛发及甲板等）的真菌，如皮肤癣菌、糠皮孢子菌、毛孢子菌等。引起皮肤感染的真菌可分为皮肤癣菌（dermatophytes）和角层癣菌两类。所引起的疾病称为浅部真菌病，其中皮肤癣菌病最常见，简称为癣（tinea），包括体癣、股癣、手足癣、甲癣等，一般不侵犯皮下和内脏等深部组织，不引起全身性感染。

一、皮肤癣菌

皮肤癣菌是寄生于皮肤角蛋白组织的浅部真菌。因其具有嗜角质蛋白的特性，使其侵犯部位局限于角化的表皮、毛发及甲板，引起的皮肤癣是世界上最普遍的真菌病，以手足癣最多见。皮肤癣菌包括3个菌属，即毛癣菌属（*Trichophyton*）、表皮癣菌属（*Epidermophyton*）及小孢子菌属（*Microsporum*）。

1. 生物学性状 皮肤癣菌为丝状型菌落，呈绒毛状、棉絮状、粉末状等。光镜下可见有隔、分支、无色菌丝，分生孢子梗顶端膨大产生分生孢子。其大分生孢子、小分生孢子或厚壁孢子是鉴定该类真菌种类的重要依据。

（1）毛癣菌属：有20余种，其中13种对人有致病性，可侵犯皮肤、毛发及甲板。常见的有红色毛癣菌（T. purpureatum）、须癣毛癣菌（T. mentagrophytes）及断发毛癣菌（T. tonsurans）等。不同菌种在SDA培养基上生长缓慢，其菌落形态及色泽各异，呈颗粒状、粉末状、绒毛状等，表面呈白、黄、红、棕、紫等颜色，背面呈苍白、黄、红、褐等颜色。镜下可见大分生孢子呈多细胞性、细长、圆柱状或棒状、壁薄、光滑，常缺乏（图36-1）；小分生孢子呈单细胞性、圆形或梨形，侧生、散在或呈葡萄状群生；有时可见关节孢子和厚膜孢子。

（2）表皮癣菌属：只有1个种对人致病，即絮状表皮癣菌（E. floccosum），可侵犯人类的皮肤和甲板，但不侵犯毛发。该菌在SDA培养基上生长缓慢，其菌落最初呈蜡状，继而呈毡状至粉末状，表面呈黄白色或土黄色，背面呈褐色，中央有不规则褶皱或脑回状沟纹。镜下可见丰富的大分生孢子，壁薄、光滑，棍棒状，生于菌丝侧壁或顶端（图36-1）；无小分生孢子；成熟菌落中可形成大量的厚膜孢子。

（3）小孢子菌属：有17个种，多数对人有致病性，主要侵犯皮肤和毛发。常见的有犬小孢子菌（M. canis）、石膏样小孢子菌（M. gypseum）及铁锈色小孢子菌（M. ferrugineum）等。该菌在SDA培养基上菌落绒毛状或粉末状，表面粗糙，呈白、米黄、灰、橘红或棕黄色，背面呈苍白、黄、红、褐等颜色。镜下可见大分生孢子呈梭形、厚壁、有棘状突起（图36-1）；小分生孢子单细胞、卵圆形，生于菌丝侧枝末端。

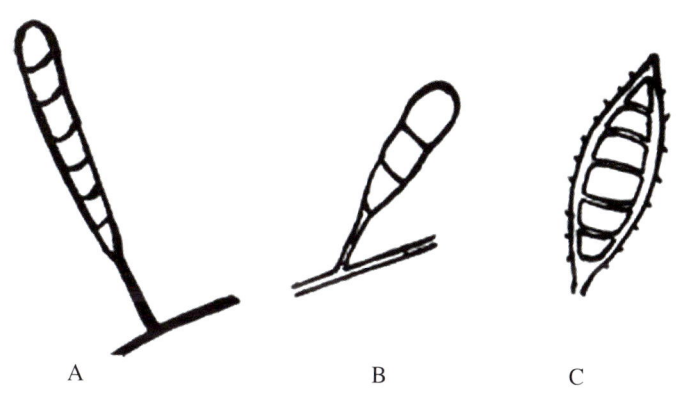

图36-1　皮肤癣菌大分生孢子结构示意图
A. 毛癣菌；B. 表皮癣菌；C. 小孢子菌

2. 致病性与免疫性　各种皮肤癣菌的关节孢子黏附于人表皮角质细胞，在温暖、潮湿的适宜条件下，可发芽生成菌丝，穿入角质层，并可分泌多种蛋白酶、脂酶及核酸酶等代谢产物，其中角蛋白酶有助于菌丝对角质层、甲板及毛发的侵入。由于该类真菌在局部生长繁殖，产生的代谢产物刺激宿主，从而引起局部组织发生病理学改变。3种癣菌均可侵犯皮肤，引起手足癣、股癣、体癣及叠瓦癣等。毛癣菌和表皮癣菌可侵犯甲板，引起甲癣（俗称灰指甲）。毛癣菌和小孢子菌可侵犯毛发，引起头癣、黄癣及须癣。

目前，我国患者感染最多的皮肤癣菌是红色毛癣菌，占浅部感染真菌的50%以上，其次是紫色毛癣菌（T. violaceum）、须癣毛癣菌及絮状表皮癣菌等，主要引起手足癣、甲癣及体癣。在所有皮肤癣菌病中，足癣的发病率最高，它常是手癣、甲癣及体癣的传染源。头癣可分为黄癣、白癣和黑癣3种，黄癣主要由许兰毛癣菌（T. schoenleinii）引起，白癣主要由铁锈色小孢子癣菌引起，黑癣常由紫色毛癣菌、断发毛癣菌或红色毛癣菌引起。

3. 微生物学检查　浅部真菌病可用75%乙醇局部消毒后，取皮损、甲屑或病发，经10% KOH消化后镜检。若皮损和甲屑中观察到分枝、分隔菌丝，偶见关节孢子；病发内、外观察到沿毛发长轴分布的菌丝和孢子，可初步诊断为皮肤癣菌感染。经 SDA 分离培养和小琼脂块培养，根据菌落特点及镜下菌丝和孢子的特征进行鉴定。

4. 防治原则 注意保持清洁卫生，足癣应保持鞋袜干燥。皮肤癣菌感染具有一定的传染性，应注意避免与患者接触。外用抗真菌药对大多数皮肤感染治疗效果较好，如咪唑类（咪康唑、克霉唑、益康唑及酮康唑）或丙烯胺类特比萘芬。对于耐药或广泛受累的病例需要全身性治疗，如口服三唑类药物，如伊曲康唑。

二、角层癣菌

角层癣菌是指寄生于表皮角质层或毛干表面的一些浅部感染真菌。主要包括糠秕马拉色菌（*Malassezia furfur*）、何德毛结节菌（*Piedraia hortae*）及白吉利毛孢子菌（*Trichosporon beigelii*）等。

1. 糠秕马拉色菌 也称糠秕孢子菌，是一种嗜脂性酵母样菌，可侵犯颈、胸、腹、背等部位皮肤角质层，出现黄褐色的汗斑（也称花斑癣）。汗斑是一种慢性、无症状或症状轻微的浅部真菌病。该菌还可引起毛囊炎，有研究认为脂溢性皮炎和银屑病与该菌有一定关系。将鳞屑接种于含橄榄油的 SDA 培养基中培养后可形成淡黄色、奶油状的酵母样菌落。镜下可见成簇分布的圆形或卵圆形的酵母细胞，也可见腊肠样的菌丝。

2. 何德毛结节菌 可引起毛发感染，形成硬的黑色结节，呈砂粒状。镜检可见棕色的有隔菌丝和关节孢子，毛发结节内可见子囊及子囊孢子。

3. 白吉利毛孢子菌 可引起毛干感染，主要是在毛发周围形成白色小结节。镜检可见芽生孢子、厚壁孢子和关节菌丝，关节菌丝易断裂生成关节孢子。

第二节 皮下组织感染真菌

引起皮下组织感染的真菌主要是孢子丝菌属（*Sporothrix* spp.）和着色真菌两类，经皮肤创伤部位侵入皮下，一般只限于局部，但也可缓慢扩散至周围组织。前者多经淋巴管扩散；后者可经血行或淋巴管扩散。

一、孢子丝菌属

孢子丝菌属于腐生性真菌，广泛存在于自然界中，如土壤、腐木及植物表面等。其主要病原菌是申克孢子丝菌（*Sporothrix schenckii*）。常因伤口接触被该菌污染的柴草、腐木、苔藓及土壤等引起孢子丝菌病（sporotrichosis），发生皮肤、皮下组织及其附近淋巴管的慢性炎症，可致化脓、溃疡渗出及亚急性或慢性肉芽肿。典型损害常沿淋巴管发生呈串状分布的结节，可通过呼吸道或消化道感染，经血行播散至其他器官引起全身系统损伤。

申克孢子丝菌为双相型真菌。在组织内为酵母型，镜下可见圆形或雪茄烟样出芽细胞，常位于中性粒细胞和单核细胞内，偶见菌丝和星状体。在 SDA 培养基上室温培养形成丝状菌落，3~5 天即生长出点状、灰白色、黏稠的酵母样菌落，逐渐扩大形成黑褐色、皱褶、薄膜、绒毛状菌落。镜下可见细长、分枝、有隔菌丝，分生孢子可生于分生孢子梗顶端、圆形或卵圆形、呈花朵样分布，也可沿菌丝侧生，呈套袖状分布（图 36-2）。在含半胱氨酸的血琼脂平板上 37℃培养，则生长出酵母型菌落。

孢子丝菌病的皮肤损害多样，原发损坏多为结节，典型症状沿淋巴管呈串状分布，或久治不愈的炎性丘疹、结节、溃疡、疣状损害等，发生于前臂、面、手、足等暴露部位。播散型、系统型孢子丝菌病症状不典型，易被误诊、漏诊。真菌学检查可取溃疡渗出物、脓汁、组织块等进行直接涂片镜检，接种 SDA 培养基培养，根据菌落生长及形态，结合镜下菌丝、孢子形态，阳性即可确诊。组织病理学检查可见特征性改变的三区结构、结核样肉芽肿伴有较多的浆细胞及病原体形态特征。此外，还可用申克孢子丝菌素对患者进行皮肤试验，24～48 小时局部出现直径 0.5～1.0 cm 的红色斑丘疹为阳性，具有辅助临床诊断的价值。

二、着色真菌

着色真菌是在分类上近似，引起临床症状也相似，能引起病损皮肤颜色改变的一类真菌的总称。着色真菌广泛分布于土壤、杂草、腐木、农作物秆叶等腐物中。由着色真菌引起的感染称为着色真菌病（chromomycosis）。多数经外伤侵入人体，感染多发生在皮肤暴露部位，如颜面、四肢及臀部等，以四肢较多见。潜伏期长短不一，一般为半个月至 1 个月。早期皮肤感染处可见小丘疹，逐渐向周边扩散，形成斑块、结节，表面呈疣状增殖，呈暗红色或黑色。随病情进展，旧病灶结瘢痕痊愈后，新病灶又可在其周围形成，日久瘢痕广泛，影响淋巴回流，发生肢体象皮肿。偶可经血行播散，侵犯中枢神经系统及内脏，危及患者生命。

在我国引起着色真菌病的主要菌种有卡氏枝孢霉（*Cladosporium carrinii*）、裴氏着色真菌（*Fonseaea pedrosoi*）、紧密着色真菌（*Fonseaea compacta*）及疣状瓶霉（*Phialophora verrucosa*）。这类真菌在 SDA 培养基上生长缓慢，常需培养数周，形成丝状菌落，表面绒毛状或毡状，多呈棕褐色、灰黑色，背面呈暗棕色、黑褐色。镜检可见棕色有隔菌丝，侧生或顶生分生孢子梗，梗上产生棕色圆形或卵圆形分生孢子。分生孢子和分生孢子梗有树枝型、剑顶型和花瓶型等不同形状，卡氏枝孢霉为树枝型（图 36-3），疣状瓶霉为花瓶型，而裴氏着色真菌三型均有，其特点是鉴别该类真菌的主要依据。

着色真菌病的诊断主要依据病史和典型临床表现、真菌培养阳性及组织病理学检查鉴定。通常该病的病理改变典型，可见厚膜孢子。该病还需与寻常疣、银屑病、慢性湿疹、皮肤结核及足菌肿进行鉴别诊断。

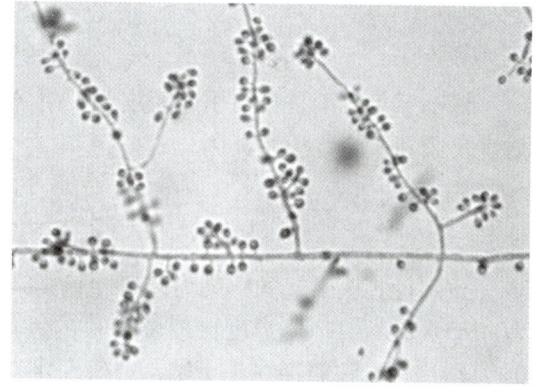

图 36-2　申克孢子丝菌菌丝和分生孢子形态
（乳酸酚棉兰染色，×400）

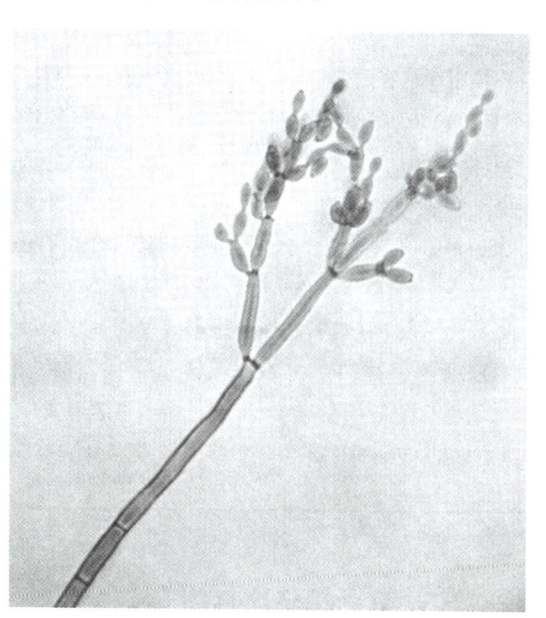

图 36-3　枝孢霉分生孢子梗和分生孢子形态
（乳酸酚棉兰染色，×400）

第三节 深部感染真菌

深部感染真菌是指可引起表皮及其附属器以外的深部组织和器官感染的一类真菌，包括致病性真菌和机会致病性真菌。

一、致病性真菌

致病性真菌引起的感染为外源性感染，其致病性强，侵入机体后即可致病。该类真菌多为双相型真菌，对环境温度比较敏感，在宿主体内或37℃培养时呈酵母相，在室温即25℃培养时为丝状相。它们存在于土壤、空气、水、植物、动物皮毛及粪便中，可经呼吸道、消化道、黏膜及伤口侵入宿主体内。一般症状不明显，有自愈倾向，若经血行播散则可累及各组织、脏器引起系统性感染。

该类真菌感染具有较明显的地域性，如组织胞浆菌病在热带、亚热带及温带地区发病率较高，大多数发生在美国；球孢子菌病是美国西南部的地方性流行病，南美洲也有发生；皮炎芽生菌感染又称北美芽生菌病，主要流行于北美洲的美国和加拿大；巴西副球孢子菌感染又称南美芽生菌病，主要流行于中南美洲，特别是多见于巴西、阿根廷、秘鲁及委内瑞拉。该类真菌感染在我国较少见。主要的深部致病性真菌及其生物学特征见表36-1。

表36-1 主要的深部致病性真菌及其生物学特征

菌名	形态特征	培养特性
荚膜组织胞浆菌（Histoplasma capsulatum）	圆形或卵圆形、有荚膜的孢子，壁厚，四周有齿轮状棘突，常存在于单核和中性粒细胞中	生长缓慢、形成白色棉絮状菌落，后变黄至褐色
粗球孢子菌（Coccidioides immites）	双壁、球形、较大的厚壁孢子，内含许多内生性孢子	生长迅速，菌落棉絮状，由白变为黄色
皮炎芽生菌（Blastomyces dermatitides）	圆形、双壁的单芽生孢子	初为酵母样薄膜，后为乳白色丝状菌落
巴西副球孢子菌（Paracoccidioides brasiliensis）	圆形的单或多芽生孢子	初为膜状、有皱褶，其后为绒毛状白色或棕色丝状菌落
马尔尼菲青霉（Penicillium marneffei）	酵母型可见圆形或长方形关节孢子菌丝型可见有隔菌丝，分生孢子梗呈帚状枝、双轮生、稍不对称	初为淡黄白绒毛状，后变为棕红色、有皱褶，可产生玫瑰红色色素

二、机会致病性真菌

机会致病性真菌（opportunistic fungi）多数是宿主的正常菌群，宿主免疫力降低是其致病的重要条件。近年来，由于各种原因导致免疫受损人群越来越多，使得机会致病性真菌引起的深部感染日益增多，已成为院内导致危重患者死亡的重要原因之一。临床常见的机会致病性真菌有假丝酵母（Candida ssp.）、新生隐球菌（Cryptococcus ssp.）、曲霉（Aspergillus spp.）、毛霉（Mucor spp.）及肺孢子菌（Pneumocystis spp.）等。

1. 假丝酵母属 假丝酵母属亦称念珠菌属。可侵犯皮肤、黏膜、内脏及中枢神经系统，表现为急性、亚急性或慢性炎症，多数为继发性感染。假丝酵母属约有150个种，仅有少数对人具有致病性，但能对人致病的仅有几种，以白假丝酵母（C.albicans）即白色念珠菌最常见，致病力也最强。近年来，菌种发生变迁，非白假丝酵母感染率也升高，主要有热带假丝酵母（*C. tropicalis*）、光滑假丝酵母（*C. glabrata*）、克柔假丝酵母（*C. krusei*）、近平滑假丝酵母（*C. parapsilosis*）、都柏林假丝酵母（*C. dubliniensis*）等。

（1）生物学性状：菌体革兰氏染色阳性，呈球形或椭圆形，以芽生方式繁殖。在组织内易形成芽生孢子及假菌丝，芽生孢子在特定条件下转为菌丝后其致病力增强。若临床标本中观察见大量假菌丝，则提示该菌正处于致病状态。

该菌在普通琼脂、血琼脂及SDA培养基上均生长良好。在SDA培养基上37℃培养2～3日后，可形成灰白色或奶油色、呈蜡状、柔软、光滑、湿润，带有酵母气味的类酵母型菌落。培养较久后，菌落增大、颜色变深、质地变硬或有皱褶，并有大量向培养基内生长的假菌丝（图36-4）。在血琼脂培养基上菌落呈中等大小、暗灰色。在玉米粉琼脂培养基上可形成丰富的假菌丝、厚膜孢子（图36-5），也可产生真菌丝。

假丝酵母按细胞壁甘露糖蛋白的主要抗原成分不同，可分为A和B两种血清型，据报道免疫功能正常的人群中A型比B型多2倍，免疫功能缺陷者则A、B两型相等。

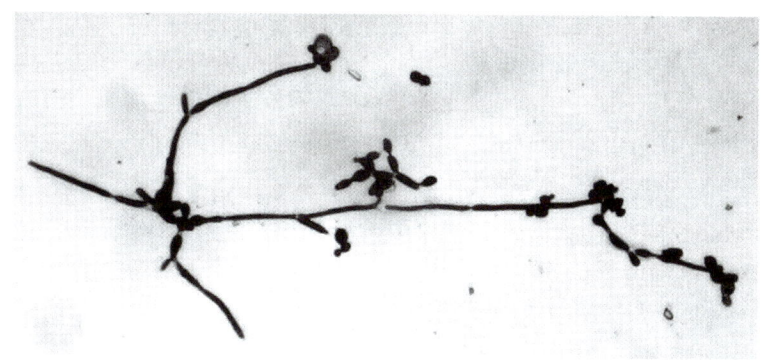

图36-4　白假丝酵母假菌丝形态
（革兰氏染色，×400）

（2）致病性与免疫性：白假丝酵母通常存在于人的口腔、皮肤、呼吸道、肠道及阴道黏膜。机体抵抗力下降或菌群失调时可引起内源性感染。目前，白假丝酵母感染已成为临床上一个严重问题，其血培养阳性率仅次于大肠埃希菌和金黄色葡萄球菌。

1）白假丝酵母致病与多种因素有关：①黏附：黏附力是该菌在宿主体内形成集落及入侵机体的前提，其细胞壁的甘露糖蛋白是黏附于上皮细胞的主要黏附因子，当孢子转为芽管或菌丝时，可促进其黏附。②入侵：该菌黏附上皮细胞后，其芽管或菌丝可直接插入细胞膜，进而侵入组织。③产生酶和毒素：该菌产生的某些水解酶和酸性蛋白酶，如磷酸酯酶、卵磷脂酶等，可引起组织损伤，产生的假丝酵母毒素可抑制机体的细胞免疫功能，使感染加重。

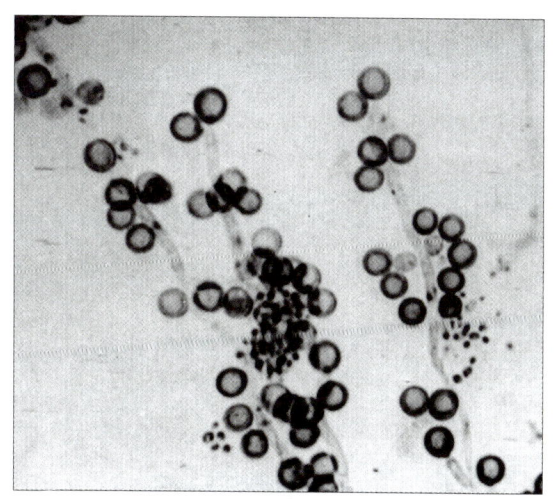

图36-5　白假丝酵母厚膜孢子形态
（革兰氏染色，×400）

2）白假丝酵母主要引起以下感染：①皮肤黏膜感染：好发于皮肤潮湿、皱褶处，如腋窝、腹股沟、乳房下、会阴及指（趾）间等部位，引起湿疹样皮肤白假丝酵母病、肛门周围瘙痒症或湿疹及指（趾）间糜烂症等，易与湿疹混淆。黏膜感染可发生鹅口疮、口角糜烂、外阴及阴道炎等。以鹅口疮最为常见，多发生于儿童、老年人、肿瘤患者等。其发病较急、发展较快，如治疗不及时，可迅速扩散蔓延，引起深部病变。②内脏感染：常可引起肺炎、支气管炎、食管炎、肠炎、膀胱炎、肾盂肾炎、心内膜炎及心包炎等，偶可引起败血症。③中枢神经系统感染：可引起脑膜炎和脑脓肿等。常由呼吸系统或消化系统的原发病灶播散所致。

(3) 微生物学检查

1) 直接镜检：取脓、痰、分泌物等新鲜标本直接涂片、革兰氏染色镜检，如为皮屑或甲屑可用 10% KOH 消化后镜检。镜下若观察到球形或椭圆形的菌体、芽生孢子及假菌丝，可初步诊断为假丝酵母感染。若只见酵母细胞而不见假菌丝，则可能仅为腐生性假丝酵母的污染。

2) 分离培养：将标本接种于 SDA 培养基中分离培养，25℃ 培养 2～3 天，形成类酵母型菌落。镜下可见假菌丝及成群的芽生孢子。用玉米粉培养基培养可见形成厚膜孢子。进一步接种于科玛嘉显色培养基，37℃ 培养 48 小时，菌落翠绿色、表面光滑、湿润者为白假丝酵母，铁蓝色、表面光滑、有乳光者为热带假丝酵母，紫色、表面光滑、湿润者为光滑假丝酵母，粉红色、表面粗糙、边缘有微毛者为克柔假丝酵母，白色为其他假丝酵母。

3) 血清学检测：可用乳胶凝集试验、琼脂扩散、对流免疫电泳等方法检测血清中特异抗体；用 ELISA、免疫印迹、被动血凝抑制法等方法检测血清中的白假丝酵母抗原。

4) 基因诊断：利用 PCR 相关技术，扩增循环中假丝酵母 DNA 分子，具有较好的敏感性和特异性。

(4) 防治原则：深部假丝酵母感染治疗成败的关键在于早期诊断、早期治疗。其预后取决于感染的部位和严重程度，诊断是否及时，治疗是否得当，也取决于患者的免疫状况。药物治疗常用氟康唑，效果较好。对于氟康唑耐药的假丝酵母感染可选择伊曲康唑、伏立康唑或两性霉素 B 治疗。深部感染常需联合用药，如氟康唑和两性霉素 B 联合，既可降低两药的用量及毒副作用，又可减缓耐药性的产生。目前对假丝酵母的高危人群尚未建立起有效的预防措施，主要是增强机体免疫功能，以减少感染的发生。

2. 隐球菌属 隐球菌属包括 17 个种和 8 个变种，其中仅新生隐球菌（*C. neoformans*）及其变种具有致病性，主要侵犯中枢神经系统和肺，也可原发或继发于皮肤、黏膜、骨骼及肝等组织器官。

(1) 生物学性状：菌体为圆形或椭圆形，其外周有肥厚、透明的荚膜，菌体直径为 4～20 μm，荚膜宽约 3～5 μm，菌体内有一个或多个反光颗粒（图 36-6）。非致病性隐球菌无荚膜。该菌以出芽方式繁殖，呈为单芽，偶有多芽，但不形成假菌丝。

新生隐球菌在 SDA 培养基和血琼脂培养基上，25℃ 和 37℃ 均可生长良好，但非致病性隐球菌则在 37℃ 不能生长。培养数日可形成酵母型菌落，初为乳白色细小菌落，其后表面黏稠、光滑，变为橘黄色或棕褐色。在麦芽汁液体培养基中，25℃ 孵育 3 天后浑浊生长，可有少量沉淀或菌膜。该菌能分解尿素，可与假丝酵母相区别。

根据荚膜多糖抗原的不同，新生隐球菌可分为 A～D 四个血清型。由于其变种和血清型不同导致其感染呈一定地域性分布，以 A/D 血清型较为多见，呈全球性分布，感染者多为 AIDS 患者；B、C 血清型较少见。在我国以 A/D 血清型为主，其中绝

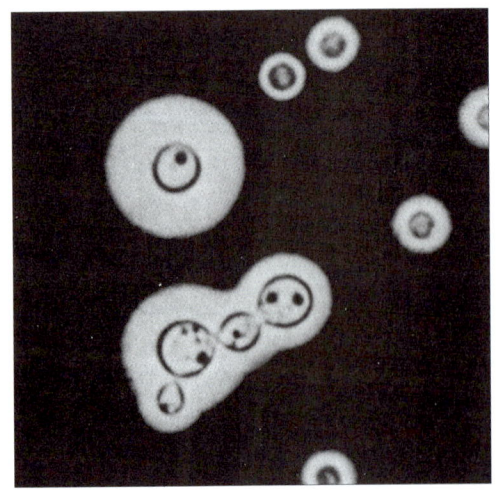

图 36-6 新生隐球菌荚膜形态

（墨汁染色，×1 000）

大多数为 A 型。

(2) 致病性与免疫性：新生隐球菌是环境中的腐生菌，广泛分布于土壤和鸽粪中，也可存在于人体体表、口腔及粪便中。当机体抵抗力降低时，易侵入人体引起亚急性或慢性感染。其引起的隐球菌病在国外已成为 AIDS 患者最常见的并发症之一，也是导致患者死亡的重要原因。在我国其发病率也呈逐年增加的趋势。

该菌的荚膜多糖是其重要的致病物质，可能与其抑制机体免疫功能及增加免疫耐受性有关。体外研究表明，荚膜多糖能抑制中性粒细胞的吞噬作用、削弱 T 细胞对其产生免疫应答等。体内试验表明，无荚膜的突变株缺乏对小鼠的致病力，恢复产生荚膜能力后则可重获致病力。

该菌多引起外源性感染，主要的入侵途径是肺。多数肺部感染者症状不明显，且能自愈。但从肺部可经血行播散至其他部位，皮肤、黏膜、淋巴结、骨、内脏等均可受累，最易侵犯的是中枢神经系统，主要引起脑膜的亚急性和慢性感染，预后不良，如不及时治疗，常导致患者死亡。

(3) 微生物学检查

1) 直接镜检：取痰、脓、离心沉淀后的脑脊液沉渣标本做墨汁负染色涂片镜检。若镜下观察见有圆形或椭圆形、双层厚壁菌体，其外有肥厚透明的荚膜即可做出诊断。

2) 分离培养：将标本接种于 SDA 培养基，室温或 37℃ 培养 2~5 日后可形成典型的隐球菌菌落。镜检可见圆形或椭圆形、有肥厚荚膜的菌体，无假菌丝形成。

3) 血清学试验：主要是检测新生隐球菌的荚膜多糖特异性抗原。检查方法有乳胶凝集试验和 ELISA 等，其中乳胶凝集试验最常用。对抗原滴度的检测有助于判断预后。

(4) 防治原则：鸽粪是隐球菌病的主要传染源。减少鸽子数量或用碱处理鸽粪，可控制此病的发生。治疗肺部或皮肤隐球菌病，可选择酮康唑、伊曲康唑；中枢神经系统隐球菌病可选用两性霉素 B 或伊曲康唑，必要时加用鞘内注射。

3. 曲霉属　曲霉是广泛分布于土壤和植物中的一类腐生性真菌。其种类繁多，少数菌种为机会致病性真菌，引起肺及全身性曲霉感染。常见的致病菌种有烟曲霉（*A. fumigatus*）、黄曲霉（*A. flavus*）、构巢曲霉（*A. nidulans*）、土曲霉（*A. terreus*）、黑曲霉（*A. niger*）等。

(1) 生物学性状：曲霉由有隔、分枝菌丝和具有特征性的分生孢子头构成（图 36-7）。菌丝特化形成厚壁、膨大的足细胞，并垂直向上生出直立的分生孢子梗，在其顶部膨大形成烧瓶状、半球形或球形顶囊，顶囊表面生出一、二层放射状排列的杆状小梗，自小梗顶端形成球形或卵圆形、呈链状排列的分生孢子，表面光滑或具有不同纹饰，呈黄、绿、棕、黑等不同颜色（图 36-8）。分生孢子梗、顶囊、小梗及分生孢子形成菊花样结构，称为分生孢子头。依据分生孢子头的形态特征可鉴别不同种曲霉。

该菌在 SDA、马铃薯葡萄糖琼脂（PDA）、察氏琼脂（CA）、麦芽汁琼脂（MEA）等多种培养基上生长良好。室温及 37~45℃ 条件下均能生长，菌落初为白色，柔软有光泽，逐渐形成绒毛状、粉末状或棉絮状，呈现烟绿、黄、棕褐、黑等不同颜色，背面可因产生色素不同而呈现不同颜色。菌落颜色是曲霉分类的主要特征之一。

(2) 致病性与免疫性：曲霉属有 800 余种，最常见的引起人类曲霉病的是烟曲霉。空气中的曲霉孢子可由呼吸道侵入，引起支气管哮喘和肺部感染，也可经血行播散至各器官引起全身性感染，以侵袭性肺曲霉病最常见。近年来，由于免疫力低下高危人群剧增导致曲霉病的发病率不断增加，在临床上仅次于假丝酵母病居于真菌感染性疾病的第二位。

某些曲霉可引起谷物、食品、制品等的霉变，并产生多种毒素，如黄曲霉毒素（aflatoxin）、烟曲霉素、赭曲霉毒素、细胞松弛素等，主要由黄曲霉、赭曲霉（*A. ochraceus*）、杂色曲霉（*A. versicolor*）、烟曲霉及寄生曲霉（*A. parasiticus*）等产生，食入后可引起人或动物急、慢性中毒，导致肝、肾、心血管等器官损伤。其中由黄曲霉和寄生曲霉产生的黄曲霉毒素（aflatoxin，

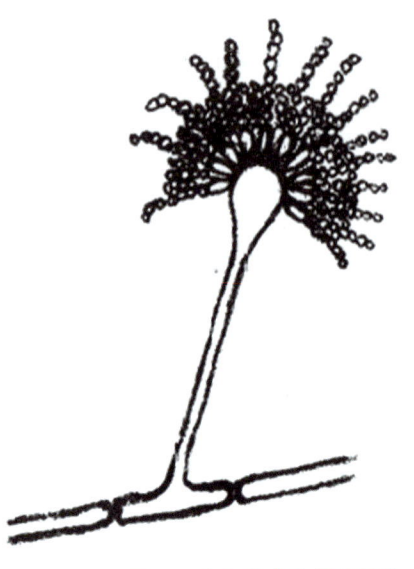

图 36-7 曲霉足细胞和分生孢子头结构

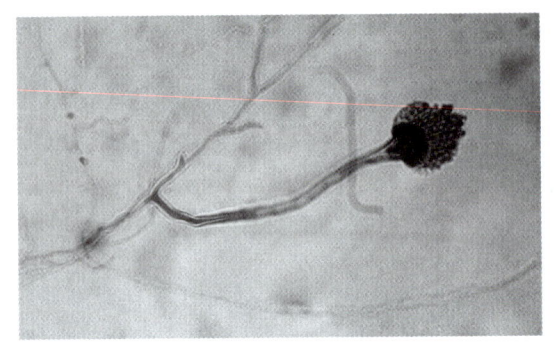

图 36-8 烟曲霉菌丝和分生孢子头形态

（乳酸酚棉兰染色，×400）

AF）具有极强的毒性和致癌性，可引起真菌毒素中毒症和癌症，主要诱发肝癌。

(3) 微生物学检查

1) 直接镜检：取痰、支气管肺泡盥洗液或窦道穿刺标本直接涂片镜检，若镜下见分隔菌丝和球形分生孢子，如寄生在与空气相通器官中见菊花样分生孢子头，可做出初步诊断。

2) 分离培养：将标本接种于 SDA 培养基，25℃培养 3～7 天后，可根据菌落颜色、质地等特征及小琼脂块培养镜检观察菌丝和分生孢子头形态特点进行鉴定。

3) 血清学试验：半乳甘露聚糖（GM）抗原是曲霉细胞壁上的一种多糖抗原，利用 ELISA 法检测患者血清中的 GM 抗原（即 GM 试验）可用来诊断曲霉感染。该方法敏感性和特异性较高，已在欧洲被广泛应用。

4) 分子生物学诊断：目前多种 PCR 相关技术，如复合 PCR、微卫星指纹图谱、RT-PCR、PCR-反向线点杂交等，可用于曲霉的快速、特异性鉴定。但尚无统一标准。

(4) 防治原则：曲霉感染的治疗主要是抗真菌药物及外科局部病灶切除，并结合免疫调节剂辅助治疗。常用的抗真菌药物有伊曲康唑、伏立康唑、两性霉素 B、卡泊芬净等。近年来，由于耐药菌株增多，治疗时需采用多种药物联合，以降低病死率。对于免疫受损的高危人群，应注意提供机体免疫功能，并积极进行预防性抗真菌治疗，可选择两性霉素 B 或伊曲康唑雾化吸入，预防效果较好。

4. 毛霉属 毛霉属于接合菌亚门，广泛分布于自然界，特别是多见于粮食和水果，引起食物霉变。其生物学特征是菌丝一般粗大、无隔、孢囊梗直立、与菌丝常呈直角分枝，顶生圆形或椭圆形孢子囊，囊内充满近圆形或卵圆形孢囊孢子（图 36-9、图 36-10）。在 SDA 培养基上生长迅速，形成丝状菌落，开始为白色羊毛状，后变为灰黄色，表面有小黑点（孢子囊）。

毛霉在机体免疫力低下或静脉插管、血液透析，甚至绷带污染等条件下，可经多种途径侵入人体，主要途径是鼻腔和呼吸道。病变可累及脑、肺及胃肠道等多个器官，且好侵犯血管，引起动脉内膜损伤，导致血栓形成，进而使组织坏死。坏死组织又为其提供了适宜的生长环境，形成恶性循环，因而病情发展较为迅速，死亡率较高。该病生前诊断困难，多通过尸检病理诊断确诊。本菌引起的疾病无特效治疗方法，可早期应用两性霉素 B，外科切除病灶，并积极治疗基础性疾病。

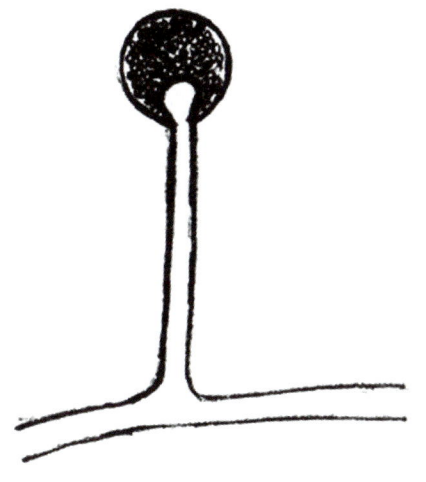
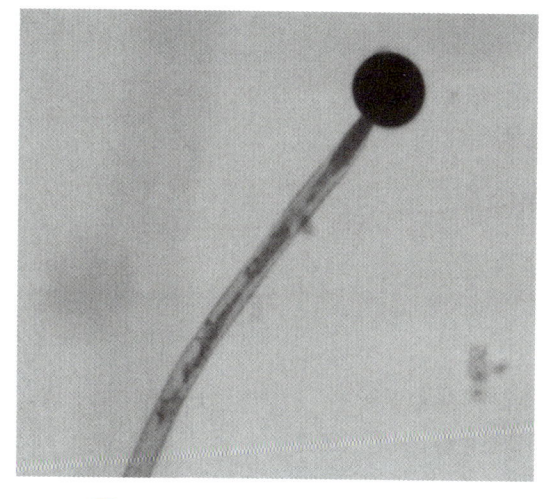

图 36-9　毛霉菌丝和孢子囊结构

图 36-10　毛霉孢子囊显微镜下形态
（乳酸酚棉兰染色，×400）

5. 肺孢子菌属　肺孢子菌（*Pneumocystis*）分布于自然界，也可存在于人和动物肺内。常见的菌种有卡氏肺孢子菌（*P. carinii*）和伊氏肺孢子菌（*P. jiroveci*）。该菌因其具有孢子囊和滋养体两种形态，过去被归属于原虫。近年分子生物学研究发现，其核苷酸序列和编码蛋白与真菌的同源性更高，证实其属于真菌。

卡氏肺孢子菌为单细胞性，有两种形态结构，即滋养体和孢子囊。滋养体壁薄、单核、形态不规则，呈二分裂繁殖。发育成熟的孢子囊厚壁、呈球形或椭圆形、内含 8 个囊内小体，破裂后可释放出其中的孢子。其发育周期见图 36-11。

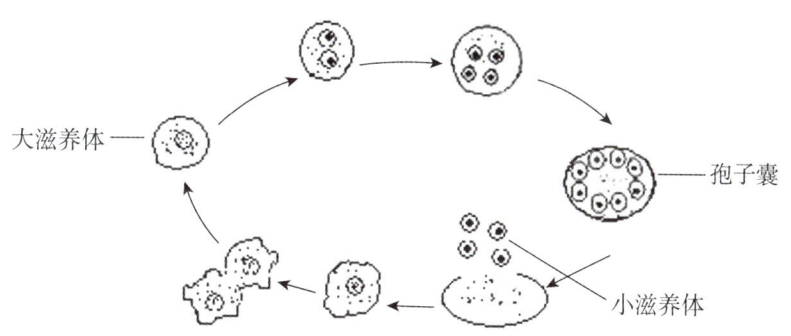

图 36-11　肺孢子菌发育周期

卡氏肺孢子菌经呼吸道吸入肺内，可引起健康人的亚临床感染。对免疫缺陷或功能低下者，可引起肺炎。AIDS 流行以来，卡氏肺孢子菌感染急剧增多，已成为 AIDS 患者最常见的并发症，死亡率高达 70%～100%。微生物学检查可取痰或支气管盥洗液标本，经亚甲胺蓝或 GMS 等染色镜检，若观察到滋养体或孢子囊可确诊。也可利用 ELISA、免疫荧光、补体结合试验等检测患者血清中的特异性抗体，进行辅助诊断。该病目前尚无可供预防使用的疫苗。治疗时可选择复方磺胺甲噁唑、喷他脒、克林霉素及卡泊芬净等药物。

小结

由于抗菌药和免疫抑制剂的大量应用、器官移植和介入治疗等技术的广泛开展、肿瘤、艾滋病、糖尿病等患者不断增多，及人口老龄化等原因导致免疫受损人群增多，临床上真菌感染发病率逐年升高。根据引起感染的部位不同，可分为皮肤感染真菌、皮下组织感染真菌及深部感染真菌。

皮肤癣菌包括毛癣菌属、表皮癣菌属及小孢子菌属。3种癣菌均可侵犯皮肤，引起手足癣、股癣、体癣及叠瓦癣等。毛癣菌和表皮癣菌可侵犯甲板，引起甲癣。毛癣菌和小孢子菌可侵犯毛发，引起头癣、黄癣及须癣。

白假丝酵母革兰氏染色阳性，呈球形或椭圆形，以芽生方式繁殖。若临床标本中观察见大量假菌丝，则提示该菌正处于致病状态。该菌为人体正常菌群，当宿主抵抗力下降或菌群失调时可引起内源性感染，如皮肤黏膜、内脏及中枢神经系统感染。

新生隐球菌菌体为圆形或椭圆形，以出芽方式繁殖。墨汁染色可见菌体外周有一层肥厚、透明的荚膜。荚膜多糖是其重要的致病物质。该菌多数引起外源性感染，初始感染灶多为肺部，也可播散至皮肤、黏膜、淋巴结、骨、内脏等部位，最易侵犯的是中枢神经系统，死亡率高。

曲霉由有隔、分枝菌丝和具有特征性的分生孢子头构成，依据分生孢子头的形态特征可鉴别不同种曲霉。空气中的曲霉孢子可由呼吸道侵入，引起支气管哮喘和肺部感染，也可经血行播散至各器官引起全身性感染，以侵袭性肺曲霉病最常见。近年来，由于免疫力低下高危人群剧增导致曲霉病的发病率不断增加，在临床上仅次于假丝酵母病居于第二位。

（王　丽）

附录　病原微生物的传播途径分类

一、机会致病病原微生物

常见的机会致病病原微生物见附录1。

附录1　常见机会致病病原微生物

病原体名称	所致主要疾病	生物学分类
原核生物		
大肠埃希菌	泌尿系统感染、肠道感染、呼吸道感染、败血症等	埃希菌属
肺炎克雷伯菌	呼吸道感染、肠道感染、泌尿系统感染、脑膜炎、败血症等	克雷伯菌属
普通变形杆菌	泌尿系统感染、脑膜炎、败血症等	变形杆菌属
阴沟肠杆菌	泌尿系统感染、呼吸道感染、脑膜炎、败血症等	肠杆菌属
铜绿假单胞菌	皮肤感染、呼吸道感染、泌尿系统感染、心内膜炎、败血症等	假单胞菌属
鲍曼不动杆菌	皮肤、呼吸道、泌尿系统感染，败血症等	不动杆菌属
表皮葡萄球菌	泌尿系统、人工瓣膜、导管、关节等相关感染	葡萄球菌属
肠球菌	泌尿系统、腹腔、盆腔、创伤感染，败血症等	肠球菌属
艰难梭菌	抗生素相关性腹泻、泌尿系统感染、腹腔感染	厌氧芽胞梭菌属
无芽胞厌氧菌	各种内源性感染	*
真菌		
白假丝酵母菌	皮肤、黏膜、泌尿系、呼吸道、中枢神经系统感染	假丝酵母属
新生隐球菌	呼吸系统和中枢神经系统感染	隐球菌属
卡氏肺孢子菌	肺炎、中耳炎、肝炎、肠炎等	肺孢子菌属
曲霉	呼吸道感染、败血症、毒素中毒和致癌	曲霉菌属
毛霉	上颌窦、眼眶、中枢神经系统感染	毛霉属

* 无芽胞厌氧菌种类多，与人类疾病相关的主要有10个属，请参照相关章节。

二、常见的经呼吸道感染病原微生物

常见的经呼吸道感染病原微生物见附录2。

附录2　常见的经呼吸道感染病原微生物的种类及所致主要疾病

病原体名称	所致主要疾病	生物学分类
原核生物		
结核分枝杆菌	肺结核	分枝杆菌属

续表

病原体名称	所致主要疾病	生物学分类
乙型溶血性链球菌	咽炎、气管炎、支气管炎、肺炎、猩红热	链球菌属
肺炎链球菌	肺炎、气管炎	链球菌属
脑膜炎奈瑟菌	流行脑脊髓膜炎	奈瑟菌属
流感嗜血杆菌	气管炎、支气管炎、肺炎、脑膜炎	嗜血杆菌属
金黄色葡萄球菌	咽炎、气管炎、支气管炎、肺炎	葡萄球菌属
百日咳鲍特菌	百日咳	鲍特菌属
白喉棒状杆菌	白喉	棒状杆菌属
炭疽芽胞杆菌	肺炭疽	需氧芽胞杆菌属
嗜肺军团菌	肺炎	军团菌属
鼠疫耶尔森菌	肺鼠疫	耶尔森菌属
肺炎支原体	原发性非典型性肺炎	支原体属
肺炎嗜衣原体	肺炎、支气管炎、咽炎、鼻窦炎	嗜衣原体属
病毒		
流感病毒	流感	正黏病毒科
副流感病毒	细支气管炎、肺炎、普通感冒	副黏病毒科
麻疹病毒	麻疹	副黏病毒科
腮腺炎病毒	流行性腮腺炎	副黏病毒科
呼吸道合胞病毒	婴儿支气管炎、支气管肺炎	副黏病毒科
风疹病毒	风疹、先天畸形	披膜病毒科
冠状病毒	急性上呼吸道感染、普通感冒	冠状病毒科
SARS 冠状病毒	严重急性呼吸综合征（SARS）	冠状病毒科
MERS 冠状病毒	中东呼吸综合征（MERS）	冠状病毒科
腺病毒	支气管炎、肺炎	腺病毒科
鼻病毒	急性上呼吸道感染、普通感冒	小 RNA 病毒科

三、经消化道途径感染的病原微生物

常见的可经过消化道途径感染机体的病原微生物见附录3。

附录3　常见可经消化道途径感染机体的病原微生物及所致主要疾病

病原体名称	所致主要疾病	生物学分类
细菌		
致病性大肠埃希菌	腹泻、溶血性尿毒综合征等	埃希菌属
志贺菌	细菌性痢疾	志贺菌属
沙门菌	肠热症、食物中毒、败血症	沙门菌属
霍乱弧菌	霍乱	弧菌属
副溶血性弧菌	食物中毒	弧菌属

续表

病原体名称	所致主要疾病	生物学分类
空肠弯曲菌	胃肠炎	弯曲菌属
幽门螺杆菌	消化性溃疡、胃炎、胃癌、胃 MALT 淋巴瘤	螺杆菌属
布鲁菌	波浪热	布鲁菌属
炭疽芽胞杆菌	肠炭疽	需氧芽胞杆菌属
蜡样芽胞杆菌	食物中毒、机会性感染	需氧芽胞杆菌属
小肠结肠炎耶尔森菌	小肠结肠炎	耶尔森菌属
肉毒梭菌	肉毒中毒、婴儿肉毒病	厌氧芽胞梭菌属
产气荚膜梭菌	食物中毒、坏死性肠炎	厌氧芽胞梭菌属
病毒		
脊髓灰质炎病毒	脊髓灰质炎	小 RNA 病毒科
柯萨奇病毒	脑膜炎、心肌炎、疱疹性咽峡炎等	小 RNA 病毒科
埃可病毒	脑膜炎、心肌炎、麻痹症等	小 RNA 病毒科
新型肠道病毒 71	手足口病	小 RNA 病毒科
甲型肝炎病毒	甲型肝炎	小 RNA 病毒科
戊型肝炎病毒	戊型肝炎	代型肝炎病毒科
轮状病毒	婴儿和成人急性胃肠炎	呼肠病毒科
肠道腺病毒	婴儿病毒性腹泻	腺病毒科
诺如病毒	急性胃肠炎	杯状病毒科
星状病毒	婴儿腹泻、医院感染	星状病毒科
朊粒	传染性海绵状脑病	待定

四、经创伤或输血传播的病原微生物

常见的可经创伤或输血传播的病原微生物见附录 4。

附录4 可经创伤或输血传播的常见病原微生物及所致主要疾病

病原体名称	所致主要疾病	生物学分类
原核生物		
金黄色葡萄球菌	化脓性感染	葡萄球菌属
乙型溶血性链球菌	化脓性感染	链球菌属
铜绿假单胞菌	化脓性感染	假单胞菌属
破伤风梭菌	破伤风	厌氧芽胞梭菌属
产气荚膜梭菌	气性坏疽	厌氧芽胞梭菌属
放线菌	化脓性感染	放线菌属
梅毒螺旋体	梅毒	密螺旋体属
病毒		
乙型肝炎病毒	乙型肝炎	嗜肝 DNA 病毒科

续表

病原体名称	所致主要疾病	生物学分类
丙型肝炎病毒	丙型肝炎	黄病毒科
丁型肝炎病毒	丁型肝炎	待定
人类免疫缺陷病毒	获得性免疫缺陷综合征	逆转录病毒科
人类嗜T细胞病毒	白血病	逆转录病毒科
巨细胞病毒	巨细胞包涵体病、肝炎	疱疹病毒科
EB病毒	传染性单核细胞增多症、非洲儿童恶性淋巴瘤、鼻咽癌	疱疹病毒科
细小病毒B19	传染性红斑、自发性流产、死胎	细小病毒科
西尼罗病毒	西尼罗热和脑炎	黄病毒科

五、虫媒病原微生物

常见的主要虫媒传播的病原微生物见附录5。

附录5　常见虫媒传播的病原微生物、传播媒介及所致主要疾病

病原体名称	主要传播媒介	所致主要疾病	生物学分类
原核生物			
鼠疫耶尔森菌	鼠蚤	鼠疫	耶尔森菌属
土拉弗朗西斯菌	蜱、蚊、蚤、虱	土拉热	弗朗西斯菌属
普氏立克次体	人虱	流行性斑疹伤寒	立克次体属
斑疹伤寒立克次体	鼠蚤	地方性斑疹伤寒	立克次体属
恙虫病东方体	恙螨	恙虫病	东方体属
嗜吞噬细胞无形体	硬蜱	人粒细胞无形体病	无形体属
回归热螺旋体	人虱、软蜱	流行性回归热、地方性回归热	疏螺旋体属
伯氏疏螺旋体	硬蜱	莱姆病	疏螺旋体属
病毒			
乙型脑炎病毒	蚊	流行性乙型脑炎	黄病毒科
登革病毒	蚊	登革出血热	黄病毒科
寨卡病毒	蚊	寨卡热	黄病毒科
森林脑炎病毒	硬蜱	森林脑炎	黄病毒科
克里米亚-刚果出血热病毒	硬蜱	新疆出血热	布尼亚病毒科
发热伴血小板减少综合征病毒	蜱	发热伴血小板减少综合征	布尼亚病毒科
西尼罗病毒	蚊	西尼罗热和脑炎	黄病毒科

六、性接触传播病原微生物

可经性接触途径传播的主要病原微生物和所致性传播疾病（sexually transmitted diseases，STD）见附录6。

附录6　主要经性接触传播的病原微生物及所致STD

病原体名称	所致主要疾病	生物学分类
原核生物		
淋病奈瑟菌	淋病	奈瑟菌属
梅毒密螺旋体	梅毒	密螺旋体属
杜克嗜血杆菌	软下疳	嗜血杆菌属
阴道加特纳菌	阴道炎	加特纳菌属
肉芽肿荚膜杆菌	腹股沟肉芽肿	克雷伯菌属
沙眼衣原体性病淋巴肉芽肿亚种	性病淋巴肉芽肿	衣原体属
沙眼衣原体生殖生物亚种	非淋菌性尿道炎	衣原体属
解脲脲原体	非淋菌性尿道炎	脲原体属
生殖支原体	非淋菌性尿道炎	支原体属
人型支原体	非淋菌性尿道炎	支原体属
病毒		
单纯疱疹病毒2型	生殖器疱疹	疱疹病毒科
人乳头瘤病毒	尖锐湿疣	乳头瘤病毒科
人类免疫缺陷病毒	获得性免疫缺陷综合征	逆转录病毒科
传染性软疣病毒	生殖器传染性软疣	痘病毒科
人巨细胞病毒	生殖器HCMV感染	疱疹病毒科
真菌		
白假丝酵母菌	念珠菌阴道炎、外阴感染、龟头包皮炎	假丝酵母属

七、垂直传播病原微生物

常见的可引起垂直传播的病原微生物见附录7。

附录7　常见可引起垂直传播的病原微生物及其所致主要疾病

病原体名称	所致主要疾病	生物学分类
原核生物		
淋病奈瑟菌	淋菌性结膜炎	奈瑟菌属
梅毒螺旋体	流产、早产、死胎、梅毒儿	密螺旋体属
溶脲脲原体	流产、先天缺陷、死胎	脲原体属
沙眼衣原体	新生儿包涵体结膜炎	衣原体属
病毒		
风疹病毒	先天性风疹综合征（先天性心脏病、白内障、耳聋等）	披膜病毒科

续表

病原体名称	所致主要疾病	生物学分类
人巨细胞病毒	死胎、巨细胞包涵体病	疱疹病毒科
单纯疱疹病毒	疱疹性脑炎、胎儿畸形、流产、死胎	疱疹病毒科
水痘-带状疱疹病毒	胎儿畸形、流产、死胎	疱疹病毒科
人类免疫缺陷病毒	获得性免疫缺陷综合征	逆转录病毒科
乙型肝炎病毒	乙型肝炎	嗜肝 DNA 病毒科
丙型肝炎病毒	丙型肝炎	黄病毒科
细小病毒 B19	胎儿贫血、流产、死胎	细小病毒科
人乳头瘤病毒	新生儿感染	乳头瘤病毒科
柯萨奇病毒	新生儿全身感染、心肌炎	小 RNA 病毒科
寨卡病毒	新生儿小头症	黄病毒科

八、动物源性病原微生物

常见的动物源性病原微生物见附录 8。

附录8 常见的动物源性病原微生物及所致主要疾病

病原体名称	所致主要疾病	生物学分类
原核生物		
猪霍乱沙门菌	食物中毒、败血症	沙门菌属
鼠伤寒沙门菌	食物中毒、败血症	沙门菌属
鼠疫耶尔森菌	鼠疫	耶尔森菌属
炭疽芽胞杆菌	炭疽	需氧芽胞杆菌属
布鲁菌	波浪热	布鲁菌属
空肠弯曲菌	胃肠炎	弯曲菌属
贝纳柯克斯体	Q 热	柯克斯体属
汉赛巴通体	猫抓病	巴通体属
土拉弗朗西斯菌	土拉热	弗朗西斯菌属
钩端螺旋体	钩体病	钩端螺旋体属
伯氏疏螺旋体	莱姆病	疏螺旋体属
回归热疏螺旋体	流行性回归热、地方性回归热	疏螺旋体属
斑疹伤寒立克次体	地方性斑疹伤寒	立克次体属
恙虫病东方体	恙虫病	东方体属
病毒		
汉坦病毒	肾综合征出血热	布尼亚病毒科
狂犬病病毒	狂犬病	弹状病毒科
朊粒	传染性海绵状脑病	待定
登革病毒	登革出血热	黄病毒科

续表

病原体名称	所致主要疾病	生物学分类
乙型脑炎病毒	流行性乙型脑炎	黄病毒科
森林脑炎病毒	森林脑炎	黄病毒科
克里米亚-刚果出血热病毒	新疆出血热	布尼亚病毒科
流感病毒	流感	正粘病毒科

九、引起皮肤或经皮肤感染病原微生物

常见的可引起皮肤或经皮肤感染的病原微生物见附录9。

附录9 常见的可引起皮肤或经皮肤感染的病原微生物及所致主要疾病

病原体名称	所致主要疾病	生物学分类
细菌		
金黄色葡萄球菌	化脓性感染	葡萄球菌属
乙型溶血性链球菌	化脓性感染、猩红热	链球菌属
铜绿假单胞菌	化脓性感染	假单胞菌属
炭疽芽胞杆菌	皮肤炭疽	需氧芽胞杆菌属
病毒		
单纯疱疹病毒1型	单纯疱疹	疱疹病毒科
水痘-带状疱疹病毒	水痘-带状疱疹	疱疹病毒科
人乳头瘤病毒	人乳头瘤	乳头瘤病毒科
传染性软疣病毒	传染性软疣	痘病毒科
真菌		
秕糠马拉色菌	花斑癣	马拉色菌属
絮状表皮癣菌	皮肤癣	表皮癣菌属
断发毛癣菌	皮肤癣	毛癣菌属
石膏样小孢子菌	皮肤癣	小孢子菌属
申克孢子丝菌	皮肤肉芽肿	孢子丝菌属

（韩　俭　钟照华）

中引文专业词汇索引

16S rRNA基因序列分析（16S rRNA gene sequence analysis） 124
50%组织细胞感染量（50% tissue culture infectious dose, TCID50） 128
Ⅰ型分泌系统（type Ⅰ secretion system, T1SS） 29
Ⅱ型分泌系统（type Ⅱ secretion system, T2SS） 29
Ⅲ型分泌系统（type Ⅲ secretion system, T3SS） 29
Ⅳ型分泌系统（type Ⅳ secretion system, T4SS） 29
Ⅴ型分泌系统（type Ⅴ secretion system, T5SS） 29
Ⅵ型分泌系统（type Ⅵ secretion system, T6SS） 29
Ⅶ型分泌系统（type Ⅶ secretion system, T7SS） 29
β-内酰胺药物（β-lactam） 114

A

A群链球菌（group A streptococcus） 149
埃博拉病毒（Ebola virus） 353
埃博拉出血热（Ebola hemorrhagic fever） 353
埃及嗜血杆菌（H. aegyptius） 229
埃里希体属（Ehrlichia） 247
埃希菌属（Escherichia） 163
暗视野显微镜（dark field microscope） 120
奥普托欣试验（optochin test） 154

B

巴斯德菌属（Pasteurella） 224
巴西诺卡菌（N. brasiliensis） 239
白吉利毛孢子菌（Trichosporon beigelii） 396
白假丝酵母（Candida albicans） 385
百日咳鲍特菌（B. pertussis） 231
败血症（septicemia） 78
斑疹伤寒立克次体（R. typhi） 247
半数感染量（median infective dose, ID$_{50}$） 69
半数致死量（median lethal dose, LD$_{50}$） 69
邦戈沙门菌（S. bongory） 172
包涵体（inclusion body） 84, 358
包膜糖蛋白（envelope glycoprotein） 320
孢囊孢子（sporangiospore） 385
孢子（spore） 385
孢子丝菌病（sporotrichosis） 396
胞内菌（intracellular bacteria） 103

胞质膜（cytoplasmic membrane） 18
鲍曼不动杆菌（A. baumanii） 232
鲍氏志贺菌（S. boydii） 169
鲍特菌属（Bordetella） 231
鼻病毒（rhinovirus） 297
鼻疽诺卡菌（N. farcinica） 239
鼻咽癌（nasopharyngeal carcinoma, NPC） 365
壁磷壁酸（wall teichoic acid, WTA） 14
鞭毛（flagellum） 20
变异（variation） 40
变种（variety, var.） 38
标准菌株（standard strain或reference strain） 38
表面感染（superficial infection） 81
表皮剥脱毒素（exfoliative toxin, exfoliatin） 146
表皮葡萄球菌（S. epidermidis） 144
表皮癣菌属（Epidermophyton） 394
表型变异（phenotype variation） 40
表型混合（phenotypic mixing） 62
丙酸杆菌属（Propionibacterium） 212
丙型肝炎病毒（hepatitis C virus, HCV） 310
丙型链球菌（γ-streptococcus） 149
并指树突状细胞（interdigitating dentritic cell, IDC） 96
病毒（virus） 51
病毒包膜（viral envelope） 54
病毒的核心（viral core） 53
病毒的体内播散（viral spread or dissemination） 80
病毒干扰作用（viral interference） 127
病毒感染（viral infection） 79
病毒颗粒（viral particle） 52
病毒体（virion） 52
病毒小瓶快速培养（shell vial culture, SVC） 127
病毒携带者（viral carrier） 81
病毒性出血热（viral hemorrhagic fever） 347
病毒性疾病（viral disease） 79
病毒血症（viremia） 81
病毒样颗粒（virus-like particle, VLP） 135, 369
病原体（pathogen） 67
病原体相关模式分子（pathogen-associated molecular patterns, PAMP） 97

中引文专业词汇索引

病原微生物（pathogenic microbes） 2
伯基特淋巴瘤（Burkitt lymphoma，BL） 365
伯氏疏螺旋体（Borrelia burgdorferi） 267
博尔纳病病毒（Borna disease virus，BDV） 377
补体（complement） 89
哺乳动物腺病毒属（Mastadenovirus） 293
不动杆菌属（Acinetobacter） 232
不耐热肠毒素（heat labile enterotoxin，LT） 165
布鲁菌属（Brucella） 217
布尼亚病毒科（Bunyaviridae） 333

C

C-反应蛋白（C-reactive protein，CRP） 90，153
Col质粒（colicinogenic plasmid） 41
C群链球菌（group C streptococcus） 155
苍白密螺旋体（T. pallidum） 264
草绿色溶血性链球菌（Streptococcus viridans） 154
插入序列（insertion sequence，IS） 43
查菲埃里希体（E. chaffeensis） 251
产气荚膜梭菌（Clostridium perfringens） 206
长末端重复序列（long terminal repeats，LTRs） 320
肠产毒型大肠埃希菌（enterotoxigenic E. coli，ETEC） 165
肠出血型大肠埃希菌（enterohemorrhagic E. coli，EHEC） 166
肠道菌群（intestinal flora） 68
肠道沙门菌（S. enterica） 172
肠道沙门菌肠道亚种（S. enterica subspecies enterica） 172
肠毒素（enterotoxin） 72，146
肠杆菌科（Enterobacteriaceae） 162
肠集聚型大肠埃希菌（enteroaggregative E. coli，EAEC） 167
肠聚集出血型大肠埃希菌（entero-aggregative-haemorrhagic E. coli，EAHEC） 167
肠侵袭型大肠埃希菌（enteroinvasive E. coli，EIEC） 167
肠球菌属（Enterococcus） 155
肠热症（enteric fever） 174
肠致病型大肠埃希菌（enteropathogenic E. coli，EPEC） 166
超广谱β-内酰胺酶（extended-spectrum β-lactamase，ESBL） 114
超氧化物歧化酶（superoxide dismutase，SOD） 69
成人T细胞白血病（adult T-cell leukemia，ATL） 329
迟缓期（lag phase） 32
持续感染（persistent infection） 81
虫媒病毒（arbovirus） 333
出血热病毒（hemorrhagic fever virus） 347
触须样纤维（antennal fiber） 54
穿入（penetration） 55
传染病（infectious disease） 78
传染性单核细胞增多症（infectious mononucleosis） 365
传染性海绵状脑病（transmissible spongiform encephalopathy，TSE） 379
传染性软疣病毒（molluscum contagiosum virus，MCV） 376
垂直传播（vertical transmission） 80
纯蛋白衍生物（purified protein derivative，PPD） 195
纯培养（pure culture） 33
刺突（spike） 54
丛毛菌（lophotrichate） 20

D

Dane颗粒（Dane's particle） 302
Dick试验（Dick test） 152
D群链球菌（group D streptococcus） 155
大肠埃希菌（E. coli） 163
大分生孢子（macroconidium） 385
代时（generation time） 32
带菌者（carrier） 76
带菌状态（carrie state） 77
带状疱疹（zoster） 361
担孢子（basidiospores） 385
担子菌门（Basidomycota） 384
单纯疱疹病毒（herpes simplex virus，HSV） 359
单核吞噬细胞系统（mononuclear phagocyte system） 92
单核细胞增生李斯特菌（L. monocytogenes） 235
单毛菌（monotrichate） 20
蛋白印迹技术（western blot） 129
登革病毒（dengue virus，DENV） 337
登革出血热/登革休克综合征（dengue hemorrhagic fever/dengue shock syndrome，DHF/DSS） 337
登革热（dengue fever） 337
低病毒复制期（low-replicative phase） 307
电子显微镜（electron microscope，EM） 120
丁型肝炎病毒（hepatitis D virus，HDV） 313
定植（colonization） 70
定植因子（colonization factor） 70，160
东方体属（Orientia） 247
动物源性细菌（zoonotic bacteria） 214
痘病毒（pox virus） 52，376
痘苗病毒（vaccinia virus） 376
毒力（virulence） 69

毒力因子（toxic factor） 70
毒性噬菌体（virulent phage） 41
毒性休克综合征毒素-1（toxic shock syndrome toxin 1，TSST-1） 146
毒血症（toxemia） 78
杜克嗜血杆菌（*H. ducreyi*） 229
杜通疏螺旋体（*B. duttonii*） 269
断发毛癣菌（*T. tonsurans*） 395
对数期（exponential phase） 32
顿挫感染（abortive infection） 60
多重耐药（multiple drug resistance，MDR）菌株 44，115

E

EBV核抗原（EB nuclear antigen，EBNA） 364
EB病毒（Epstein-Barr virus，EBV） 364
El Tor生物型（El Tor biotype） 181
二分裂方式（binary fission） 32

F

F质粒（fertility plasmid） 41
发酵（fermentation） 26
发热伴血小板减少综合征布尼亚病毒（severe fever with thrombocytopenia syndrome bunyavirus，SFTSV） 344
繁殖体（vegetative form） 22
反应素（reagin） 266
防御素（defensin） 89
放线菌病（actinomycosis） 237
放线菌属（*Actinomyces*） 237
非病原菌（non-pathogen） 67
非病原微生物（nonpathogenic microorganism） 67
非典型分枝杆菌（atypical mycobacteria） 199
非接合质粒（nonconjugative plasmid） 41
非结核分枝杆菌（nontuberculosis mycobacteria，NTM） 199
非淋菌性尿道炎（nongonococcal urethritis，NGU） 245
非细胞型微生物（acellular microbe） 1
非致病菌（nonpathogenic bacterium） 67
非洲出血热（Africa hemorrhagic fever） 353
肥达试验（Widal test） 175
肺孢子菌（*Pneumocystis*） 403
肺结核（pulmonary tuberculosis） 193
肺炎链球菌（*S. pneumoniae*） 152
肺炎链球菌溶血素O（pneumolysin O） 153
肺炎球菌（pneumococcus） 152
肺炎嗜衣原体（*Chlamydophila pneumoniae*） 253
肺炎支原体（*M. pneumoniae*） 242

分离物（isolate） 38
分生孢子（conidium） 385
分枝杆菌属（*mycobacterium*） 191
分枝菌病（mycetoma） 237
分子诊断（molecular diagnosis） 121
奋森疏螺旋体（*Borrelia Vincent*） 270
粪肠球菌（*E. faecalis*） 155
风疹病毒（rubella virus） 296
风疹病毒属（*Rubivirus*） 296
弗朗西斯菌属（*Francisella*） 224
福氏志贺菌（*S. flexneri*） 169
腐生菌（saprophyte） 25
腐生葡萄球菌（*S. sarophyticus*） 144
复合对称型（complex symmetry） 54
复制（replication） 55
复制中间体（replicative intermediate，RI） 56
复制周期（replication cycle） 55
副流感病毒（parainfluenza virus） 290
副黏病毒（paramyxovirus） 287
副黏病毒科（*Paramyxoviridae*） 282
副溶血性弧菌（*V. parahaemolyticus*） 184
副伤寒（paratyphoid fever） 174

G

干扰素（interferon，IFN） 90
干扰素刺激因子15（interferon-stimulated gene 15，ISG15） 90
干扰现象（interference） 60
甘露聚糖结合凝集素（mannose-binding lectin，MBL） 98
甘露糖结合凝集素（MBL） 90
肝炎病毒（hepatitis virus） 299
感染（infection） 67
感染免疫（infection immunity） 194
高频重组菌株（high frequency recombinant，Hfr） 46
高致病性禽流感（highly pathogenic avian influenza） 287
革兰氏染色法（Gram staining） 13，122
隔离（isolation） 137
根霉属（*Rhizopus*） 384
功能性治愈（functional cure） 326
共价闭合环状DNA（covalently closed circular DNA，cccDNA） 305
钩端螺旋体（leptospire） 262
钩端螺旋体科（*leptospiaceae*） 261
钩端螺旋体属（*Leptospira*） 262
枸橼酸杆菌属（*Citrobacter*） 178
枸橼酸盐利用试验（citrate utilization test） 27

古典生物型（classical biotype） 181
古细菌（archaebacterium） 1, 36
固有免疫（innate immunity） 88
寡聚腺苷合成酶（oligoadenylatesynthetase，OAS） 90
冠状病毒（coronavirus） 291
冠状病毒科（Coronaviridae） 282, 291
冠状病毒属（Coronavirus） 291
光能自养菌（phototroph） 25
国际癌症研究机构（the International Agency of Research on Cancer，IARC） 368

H

HTLV-1相关脊髓病（HTLV-1 associated myelopathy，HAM） 330
汉坦病毒（Hantavirus） 348
汉坦病毒肺综合征（orthohantavirus pulmonary syndrome，OHPS） 348
合成肽疫苗（synthetic peptide vaccine） 135
何德毛结节菌（Piedraia hortae） 396
核酸疫苗（nucleic acid vaccine） 132
核酸杂交（nucleotide hybridization） 121
核糖体（ribosome） 18
核心多糖（corepolysaccharide） 15
赫姆斯疏螺旋体（B. hermsii） 269
黑色素瘤分化基因5（melanoma differentiation-associated gene 5，MDA-5） 99
亨德拉病毒（Hendra virus，HeV） 291
红色毛癣菌（T. purpureatum） 395
红细胞吸附（hemadsorption） 127
红疹毒素（erythrogenic toxin） 151
猴痘病毒（monkeypox virus） 376
呼肠病毒（reovirus） 297
呼吸（respiration） 26
呼吸暴发（respiratory burst） 93
呼吸道合胞病毒（respiratory syncytial virus，RSV） 290
弧菌属（Vibrio） 180
壶菌门（Chytridiomycota） 384
互补作用（complementation） 61
化能自养菌（chemotroph） 25
化脓性链球菌（Streptococcus pyogenes） 149
化脓性球菌（pyogenic coccus） 144
环境分枝杆菌（environmental mycobacteria） 199
黄病毒科（Flaviviridae） 333
黄曲霉（Aspergillus flavus） 389, 401
黄曲霉毒素（aflatoxin） 401
黄热病病毒（yellow fever virus，YFV） 341
回复突变（reverse mutation） 45
回归热（recurrent fever） 269
回归热疏螺旋体（Borrelia recurrentis） 269
活性氮中介物（reactive nitrogen intermediate，RNI） 94
活性氧中间物（reactive oxygen intermediate，ROI） 93
获得性免疫缺陷综合征（acquired immunodeficiency syndrome，AIDS） 321
霍乱肠毒素（cholera toxin） 182
霍乱弧菌（V. cholerae） 180

J

机会性感染（opportunistic infection） 69
机会性致病菌（opportunistic bacterium） 69
机会致病微生物（conditional pathogen） 2
机会致病性真菌（opportunistic fungi） 398
基础培养基（basic medium） 34
基孔肯雅病毒（Chikungunya virus，CHIKV） 345
基因工程亚单位疫苗（gene engineered subunit vaccine） 134
基因工程疫苗（gene engineered vaccine） 132
基因工程载体疫苗（gene engineered vector vaccine） 135
基因缺失活疫苗（gene deleted live vaccine） 135
基因型变异（genotype variation） 40
基因重组（gene recombination） 61
基因组（genome） 40
基质辅助激光解吸电离飞行时间质谱（matrix assisted laser desorption ionization time-of-flight mass spectrometry，MALDI-TOF MS） 125
急性感染（acute infection） 78, 81
急性期蛋白（acute phase protein，APP） 90
计划免疫（planned immunization） 136
寄生菌（parasite） 25
荚膜多糖抗原（capsular polysaccharides antigen） 157
荚膜肿胀试验（capsule swelling test） 154
荚膜组织胞浆菌（Histoplasma capsulatum） 388
甲基红试验（methyl red test） 27
甲型肝炎病毒（hepatitis A virus，HAV） 300
甲型溶血性链球菌（α-hemolytic streptococcus） 149
假单胞菌属（Pseudomonas） 226
假结核耶尔森菌（Y. pseudotuberculosis） 223
假菌丝（pseudohypha） 385
假膜性结肠炎（pseudomembranous colitis） 210
假丝酵母属（Candida） 384
间隔短回文重复序列（clustered regularly interspaced short palindromic repeats，CRISPR） 30
间质性树突状细胞（interstitial DC） 96

艰难梭菌（Clostridium difficile） 210
兼性厌氧菌（facultative anaerobe） 31
检疫（quarantine） 137
减毒活疫苗（attenuated live vaccine） 131
鉴别培养基（differential medium） 34
浆细胞样DC（plasmacytoid DC，pDC） 96
接合（conjugation） 41，45
接合孢子（zygospore） 385
接合菌门（Zygomycota） 384
接合质粒（conjugative plasmid） 41
节菱孢菌（Arthrinium spp.） 389
结核分枝杆菌（M. tuberculosis） 191
结核菌素皮肤试验（tuberculin skin test，TST） 195
解脲脲原体（Ureaplasma urealyticum） 245
金黄色葡萄球菌（S. aureus） 144
旧结核菌素（old tuberculin，OT） 195
局部感染（local infection） 78，81
局限性转导（restricted transduction） 47
巨噬细胞炎性蛋白（macrophage inflammatory protein，MIP） 92
巨细胞包涵体病（cytomegalic inclusion disease） 363
巨细胞病毒（cytomegalovirus，CMV） 362
聚合酶链反应（polymerase chain reaction，PCR） 121
军团病（legionnaires disease，legionellosis） 228
军团菌属（Legionella） 228
菌落（colony） 33
菌落形成单位（colony forming unit，CFU） 35
菌群交替症（microbial selection and substitution） 69
菌群失调（dysbacteriosis） 69
菌丝（hypha） 385
菌丝体（mycelium） 385
菌体外多聚物（extracellular polymeric substance，EPS） 70
菌血症（bacteremia） 78
菌株（strain） 38

K

Kaposi肉瘤相关疱疹病毒（Kaposi's sarcoma-associated herpesvirus，KSHV） 367
卡波济肉瘤（Kaposi sarcoma，KS） 367
卡介苗（Bacillus of Calmette-Güerin，BCG） 44
卡氏肺孢子菌（Pneumocystis carinii） 389，403
卡氏枝孢霉（Cladosporium carrinii） 397
卡他莫拉菌（M. catarrhalis） 233
糠秕马拉色菌（Malassezia furfur） 396
抗病毒药物（antiviral drug） 116
抗毒素（antitoxin） 133

抗感染免疫（anti-infection immunity） 88
抗高效抗逆转录病毒治疗（highly active antiretroviral therapy，HAART） 321
抗菌血清（antibacterial serum） 133
抗链球菌溶血素O试验（antistreptolysin O test，ASO test） 152
抗溶血素O（antistreptolysin O，ASO） 151
抗生素（antibiotic） 28，112
抗生素相关性腹泻（antibiotic-associated diarrhea） 210
抗体依赖性细胞介导的细胞毒效应（antibody dependent cell-mediated cytotoxicity，ADCC） 95
抗微生物药物（antimicrobial agent） 112
抗原性漂移（antigenic drift） 284
抗原性转变（antigenic shift） 285
抗真菌药物（antifungal drug） 392
科（family） 64
壳粒（capsomere） 53
克里米亚-刚果出血热病毒（Crimean-Congo hemorrhagic fever virus） 351
克隆（clone） 38
空斑（plaque） 127
空斑形成试验（plaque formation assay） 127
空肠弯曲菌（C. jejuni） 189
恐水症（hydrophobia） 372
狂犬病（rabies） 372
狂犬病病毒（rabies virus） 372
扩大免疫计划（expanded program on immunization，EPI） 138
扩张型心肌病（dilated cardiomyopathy） 276

L

拉丁双名法（binomial nomenclature） 38
蜡样芽胞杆菌（B. cereus） 216
莱姆病（Lyme disease） 267
类毒素（toxoid） 71，133
犁头霉属（Absidia） 384
李斯特菌属（Listeria） 235
立克次体（Rickettsia） 247
立克次体属（Rickettsia） 247
立氏立克次体（R. rickettsii） 247
痢疾杆菌（dysentery bacterium） 168
痢疾志贺菌（S. dysenteriae） 169
镰刀菌属（Fusarium spp.） 384，389
链道酶（streptodornase，SD） 151
链激酶（streptokinase，SK） 151
链霉素依赖株（streptomycin dependent strain，Sd） 172
链球菌溶血素O（streptolysin O，SLO） 151

链球菌溶血素S（streptolysin S，SLS） 151
链球菌属（Streptococcus） 149
裂褶菌属（Schizophyllum） 384
临床感染（clinical infection） 81
淋巴瘤（lymphoma） 365
淋病奈瑟菌（N.gonorrhoeae） 158
淋球菌（gonococcus） 158
磷壁醛酸（teichuronic acid） 14
磷壁酸（teichoic acid） 14
磷酸戊糖途径（pentose phosphate pathway） 27
流感嗜血杆菌（H. influenzae） 229
流行性感冒病毒（influenza virus） 282
流行性角膜结膜炎（epidemic keratoconjunctivitis） 295
流行性乙型脑炎病毒（epidemic type B encephalitis virus） 334
硫化氢试验（hydrogen sulfide test） 27
硫磺样颗粒（sulfur granule） 238
六邻体（hexon） 54, 293
滤泡样树突状细胞（follicular dentritic cell，FDC） 96
卵孢子（oospores） 385
轮状病毒（rotavirus） 278
螺杆菌属（Helicobacter） 186
螺旋对称型（helical symmetry） 53
螺旋体（spirochaete） 261
螺旋体科（spirochaetaceae） 261
螺旋体目（Spirochaetales） 262

M

麻风病（leprosy） 197
麻风分枝杆菌（M. leprae） 197
麻疹病毒（measles virus） 288
马堡病毒（Marburg virus） 353
马堡出血热（Marburg hemorrhagic fever） 353
马尔尼菲青霉（Penicillium marneffei） 388
马拉色菌属（Malassezia） 384
马链球菌（S. equinus） 155
慢发病毒感染（slow virus infection） 82
慢性感染（chronic infection） 78, 82
猫头鹰眼（owl's eye） 362
毛孢子菌（Trichosporon spp.） 389
毛孢子菌属（Trichosporon） 384
毛霉属（Mucor） 384
毛癣菌属（Trichophyton spp.） 389, 394
梅毒（syphilis） 265
梅毒密螺旋体（Treponema pallidum） 264
弥散性血管内凝血（disseminated intravascular coagulation，DIC） 74

密螺旋体属苍白密螺旋体苍白亚种（T. pallidum subsp. pallidum） 264
免疫耐受期（Immunotolerance phase） 307
免疫清除期（Immunoactive phase） 307
灭活（inactivation） 63
灭活疫苗（inactivated vaccine） 131
模式菌株（type strain） 38
模式识别（pattern recognition） 97
模式识别受体（pattern recognition receptor，PRR） 93, 97
膜攻击复合物（membrane attack complex，MAC） 89
膜菌群（membrane flora） 71
膜磷壁酸（membrane teichoic acid） 14
摩根菌属（Morganella） 178
莫拉菌属（Moraxella） 233

N

NOD样受体（NOD-like receptor，NLR） 100
纳米（nanometer，nm） 52
奈瑟菌属（Neisseria） 157
耐甲氧西林金黄色葡萄球菌（methicillin-resistant Staphylococcus aureus，MRSA） 146
耐甲氧西林凝固酶阴性葡萄球菌（methicillin-resistant CNS，MRCNS） 148
耐热肠毒素（heat stable enterotoxin，ST） 166
耐万古霉素金黄色葡萄球菌（vancomycin resistant Staphylococcus aureus，VRSA） 146
耐药突变株（drug-resistant mutant） 61
南非诺卡菌（N. transvalensis） 239
内鞭毛（endoflagella） 264
内毒素（endotoxin） 28, 71
内毒素血症（endotoxemia） 78
内基小体（Negri body） 84
内氏放线菌（A. naeslundii） 238
内源性感染（endogenous infection） 67, 76
内源性逆转录病毒（endogenous retrovirus，ERV） 318, 331
内源性致热原（endogenous pyrogen） 74
尼帕病毒（Nipah virus，NiV） 291
拟线粒体（chondroid） 18
逆转录病毒（retrovirus） 57, 318
逆转录酶（reverse transcriptase，RT） 318
黏附素（adhesin） 70, 164
黏膜免疫系统（mucosal immune system，MIS） 101
黏肽（mucopeptide） 14
黏液放线菌（A. viscous） 238

尿路致病性大肠埃希菌（uropathogenic E. coli，UPEC） 165
尿素酶试验（urease test） 28
脲原体属（Ureaplasma） 242
凝固酶（coagulase） 146
凝固酶阴性葡萄球菌（coagulase negative staphylococcus，CNS） 148
凝集吸收试验（agglutination absorption test，AAT） 262
牛痘病毒（cowpox virus） 376
牛分枝杆菌（M. bovis） 197
牛链球菌（S. bovis） 155
牛型放线菌（A. bovis） 238
农民肺（farmer's lung） 389
脓毒血症（pyemia） 78
诺卡菌病（nocardiosis） 237
诺卡菌属（Nocardia） 239
诺如病毒（Norovirus） 278

P

疱疹病毒科（Herpesviridae） 357
疱疹性咽峡炎（herpangina） 276
培养基（culture medium） 34
披膜病毒科（Togaviridae） 296,333
皮肤癣菌（dermatophytes） 394
皮炎芽生菌（Blastomyces dermatitides） 388
蜱传脑炎病毒（tick-borne encephalitis virus） 339
破伤风（tetanus） 204
破伤风痉挛毒素（tetanospasmin） 205
破伤风梭菌（Clostridium tetani） 204
葡萄球菌A蛋白（staphylococcal protein A，SPA） 145
葡萄球菌溶素（staphylolysin） 146
葡萄球菌属（Staphylococcus） 144
普遍性转导（generalized transduction） 47
普雷沃菌属（Prevotella） 212
普氏立克次体（R. prowazekii） 247

Q

气单胞菌属（Aeromonas） 234
气生菌丝（aerial mycelium） 385
迁徙生长现象（swarming growth phenomenon） 177
前病毒（provirus） 320
前基因组RNA（pregenomic RNA，pgRNA） 305
前噬菌体（prophage） 42
潜伏感染（latent infection） 77,82,358
潜伏膜蛋白（latent membrane proteins，LMP） 364
潜伏期抗原（latent phase antigen） 364

侵袭基因（invasive gene） 70
侵袭素（invasin） 70
禽流感病毒（avian influenza virus） 287
禽腺病毒属（Aviadenovirus） 293
青霉（Penicillium spp.） 389
青霉素结合蛋白（penicillin-binding protein，PBP） 18
青霉属（Penicillium） 384
球菌（coccus） 144
曲霉（Aspergillus spp.） 389
曲霉属（Aspergillus） 384
趋化因子（chemokine） 92
龋齿放线菌（A. odontolyticus） 238
全身感染（generalized infection，systemic infection） 78,81
犬小孢子菌（M. canis） 395
缺陷病毒（defective virus） 60
缺陷干扰颗粒（defective interfering particle，DIP） 60
群体免疫（herd immunity） 138

R

R质粒（resistance plasmid） 41
染色体（chromosome） 40
热带痉挛性下肢轻瘫（tropical spastic paraparesis，TSP） 330
热原质（pyrogen） 28
人单核细胞埃里希体病（human monocytic ehrlichiosis，HME） 251
人工被动免疫（artificial passive immunization） 130
人工主动免疫（artificial active immunization） 130
人巨细胞病毒（human cytomegalovirus，HCMV） 362
人类T细胞白血病病毒（human T cell leukemia virus，HTLV） 329
人类博卡病毒（human bocavirus，HBoV） 375
人类免疫缺陷病毒（human immunodeficiency virus，HIV） 318
人类疱疹病毒（human herpesvirus，HHV） 357
人类疱疹病毒5型（HHV-5） 362
人类疱疹病毒6型（human herpes virus 6，HHV-6） 366
人类疱疹病毒7型（human herpesvirus 7，HHV-7） 367
人类疱疹病毒8型（human herpesvirus 8，HHV-8） 367
人类嗜T细胞病毒（human T-lymphotropic virus，HTLV） 318,329
人类细小病毒B19（human parvovirus B19） 375

人粒细胞无形体病（human granulocytic anaplasmosis，HGA） 252
人内源性逆转录病毒（human endogenous retrovirus，HERV） 331
人偏肺病毒（human metapneumovirus） 291
人乳头瘤病毒（human papillomavirus，HPV） 369
人兽共患病（zoonosis） 214
人型支原体（*M. hominis*） 242
日本脑炎病毒（Japanese encephalitis virus，JEV） 334
溶菌酶（lysozyme） 89
溶菌周期（lytic cycle） 41
溶细胞型感染（cytolytic infection） 83
溶血素（hemolysins） 151
溶血性尿毒综合征（haemolytic uraemic syndrome，HUS） 166
溶原性噬菌体（lysogenic phage） 42
溶原性细菌（lysogenic bacterium） 41
溶原性转换（lysogenic conversion） 42，47
溶原周期（lysogenic cycle） 42
肉毒梭菌（*Clostridium botulinum*） 209
朊粒（prion） 379

S

SARS冠状病毒（SARS coronavirus，SARS-CoV） 292
腮腺炎病毒（mumps virus） 289
色素（pigment） 28
森林脑炎病毒（forest encephalitis virus） 339
杀白细胞素（leukocidin） 146
杀菌药（bactericidal drug） 112
杀细胞效应（cytocidal effect） 83
沙雷菌属（*Serratia*） 178
沙门菌属（*Salmonella*） 172
沙眼生物型（Biovar trachoma） 255
沙眼衣原体（*Chlamydia trachomatis*） 253
伤寒（typhoid fever） 174
蛇形螺旋体科（serpulinaceae） 261
申克孢子丝菌（*Sporothrix schenckii*） 389，396
神经氨酸酶（neuminidase，NA） 54，283
神经毒素（neurotoxin） 72
肾综合征出血热（hemorrhagic fever with renal syndrome，HFRS） 348
生长曲线（growth curve） 32
生化反应试验（biochemical reaction） 27
生物分型（biotyping） 38
生物合成（biosynthesis） 56
生物制品（biological product） 130
生殖菌丝（reproductive mycelium） 385
生殖器疱疹（genital herpes） 360
生殖生物型（biovar genital） 255
生殖支原体（*M. genitalium*） 242
圣路易脑炎病毒（St. Louis encephalitis virus） 334
石膏样小孢子菌（*M. gypseum*） 395
实时定量PCR技术（real-time quantitative PCR） 121
食源性病原（foodborne pathogen） 278
始体（initial body） 254
屎肠球菌（*E. faecium*） 155
视黄酸诱导基因（retinoicaid-inducible geneI，RIG-I） 99
适应性免疫（adaptive immunity） 88，100
嗜肺军团菌（*L. pneumophila*） 228
嗜精子支原体（*M. spermatophilum*） 242
嗜热嗜酸菌（thermoacidophile） 1
嗜吞噬细胞无形体（*A. phagocytophilum*） 251
嗜血杆菌属（*Haemophilus*） 229
嗜盐菌（extremehalophile） 1
噬菌体（bacteriophage或phage） 41，52
噬菌体相关转座子（phage-associated transposon） 43
手足口病（hand-foot-and-mouth disease，HFMD） 276
兽类嗜衣原体（*Chlamydophila pecorum*） 253
鼠生物型（biovar mouse） 255
鼠衣原体（*Chlamydia muridarum*） 253
鼠疫耶尔森菌（*Y. pestis*） 220
树突状细胞（dentritic cell，DC） 95
衰亡期（decline phase） 33
双毛菌（amphitrichate） 20
双歧杆菌属（*Bifidobacterium*） 212
双曲钩端螺旋体（*Leptospira biflexa*） 262
双相真菌（dimorphic fungi） 388
水痘（varicella） 361
水痘-带状疱疹病毒（varicella-zoster virus，VZV） 361
水痘-带状疱疹免疫球蛋白（varicella-zoster immunoglobulin，VZIG） 362
水平传播（horizontal transmission） 80
丝状真菌（filamentous fungus） 385
四肽侧链（tetrapeptide side chain） 14
宋内氏志贺菌（*S. sonnei*） 169
宿主范围突变株（host-range mutant，hr） 61
髓过氧化物酶（myeloperoxidase，MPO） 93
髓样DC（myeloid DC，mDC） 96
梭杆菌属（*Fusobacterium*） 212
梭形梭杆菌（*Fusobacterium fusiforme*） 270

T

Toll样受体（toll-like receptor，TLRs） 74, 98
肽聚糖（peptidoglycan） 14
炭疽芽胞杆菌（*Bacillus anthracis*） 214
糖发酵试验（carbohydrate fermentation test） 27
糖酵解（glycolysis） 27
特异多糖（specific polysaccharide） 16
体内诱导基因（in vivo induced gene，IVIG） 76
天花病毒（smallpox virus） 376
条件致病菌（conditional bacterium） 69
条件致死性突变株（conditional-lethal mutant） 61
铁锈色小孢子菌（*M. ferrugineum*） 395
铜绿假单胞菌（*P. aeruginosa*） 226
透明质酸酶（hyaluronidase） 151
突变（mutation） 44
突变株（mutant） 45
吞噬溶酶体（phagolysosome） 93
吞噬体（phagosome） 93
吞噬细胞（phagocyte） 92
豚鼠诺卡菌（*N. caviae*） 239
脱壳（uncoating） 56

V

Vi质粒（virulence plasmid） 41
VP试验（Voges-Proskauer test） 27

W

外-斐试验（Weil-Felix test） 177, 248
外毒素（exotoxin） 28, 71
外膜蛋白（outer membrane protein，OMP） 15
外膜蛋白抗原（outer membrane protein antigen） 157, 159
外源性感染（exogenous infection） 67, 76
弯曲菌属（*Campylobacter*） 189
晚期抗原（late antigens，LA） 364
网状体（reticulate body，RB） 254
微菌落（microcolony） 71
微生态平衡（microeubiosis） 69
微生态失调（microdysbiosis） 69
微生物（microorganism，microbe） 1
微生物学（microbiology） 2
微需氧菌（microaerophilic bacterium） 31
维生素（vitamin） 28
伪病毒体（pseudovirion） 60
温度敏感性突变株（temperature-sensitive mutant，ts突变株） 61
温和噬菌体（temperate phage） 41
稳定期（stationary phase） 32
稳定状态感染（steady state infection） 83
问号状钩端螺旋体（*Leptospira interrogans*） 262
无菌性脑膜炎（aseptic meningitis） 276
无乳链球菌（*S. agalactiae*） 155
无形体属（*Anaplasma*） 247
五邻体（penton） 54, 293
五肽交联桥（peptide cross bridge） 14
戊型肝炎病毒（hepatitis E virus，HEV） 314

X

西尼罗病毒（West Nile virus，WNV） 334, 343
吸附（adsorption/attachment） 55
细胞壁（cell wall） 13
细胞病变效应（cytopathic effect，CPE） 83, 127
细胞凋亡（apoptosis） 84
细胞毒素（cytotoxin） 72
细胞膜（cell membrane） 18
细胞转化（cell transformation） 84
细菌L型（bacterial L form） 17
细菌毒素（bacteria toxin） 71
细菌分类学（bacterial taxonomy） 35
细菌生物被膜（bacteria biofilm，BF） 70
细菌素（bacteriocin） 28
细菌致病岛（pathogenicity island，PAI） 40
细小DNA病毒（parvovirus） 375
先天感染（congenital infection） 358
先天性风疹综合征（congenital rubella syndrome，CRS） 296
纤突（fiber） 293
纤维蛋白溶酶（fibrinolysin） 151
显微镜凝集试验（microscopy agglutination test，MAT） 262
显性感染（apparent infection） 77, 81
腺病毒（adenovirus） 293
腺病毒伴随病毒（adeno-associated virus） 60
腺病毒科（*Adenoviridae*） 293
相差显微镜（phase contrast microscope） 120
消化链球菌属（*Peptostreptococcus*） 212
消化球菌属（*Peptococcus*） 212
小RNA病毒科（*Picornaviridae*） 282
小孢子菌属（*Microsporum* spp.） 389, 394
小肠结肠炎耶尔森菌（*Y. enterocolitica*） 223
小分生孢子（microconidium） 385
小克银汉霉属（*Cunninghamella*） 384
协同凝集试验（coagglutination test） 145
心肌炎（myocarditis） 276
心肌脂质（cardiolipin） 266
辛诺柏病毒（Sin Nombre orthohantavirus） 348
新陈代谢（metabolism） 26
新立克次体属（*Neorickettsia*） 247

新生隐球菌（*C. neoformans*）　385，400
新现病原微生物（emerging pathogen）　2
新现感染性疾病（emerging infectious disease）　2
星形诺卡菌（*N. asteroides*）　239
星状病毒（astrovirus）　278
猩红热毒素（scarlet fever toxin）　151
型（type）　38
性病淋巴肉芽肿生物型（Biovar lymphogranuloma venereum, LGV）　255
性传播疾病（sexually transmitted disease, STD）　307，324，370
性菌毛（sex pilus）　22
胸腺嘧啶激酶（thymidine kinase, TK）　359
须癣毛癣菌（*T. mentagrophytes*）　395
需氧呼吸（aerobic respiration）　26
絮状表皮癣菌（*E. floccosum*）　395
选择毒性（selective toxicity）　112
选择培养基（selective medium）　34
血凝素（hemagglutinin, HA）　54，127，283
血凝抑制试验（hemagglutination inhibition test, HI）　128
血清学分型（serotyping）　38
血清学诊断（serological diagnosis）　121

Y

芽胞（spore）　22
芽胞杆菌属（*Bacillus*）　214
芽生孢子（blastospore）　385
亚单位疫苗（subunit vaccine）　132
亚急性硬化性全脑炎（subacute sclerosing panencephalitits, SSPE）　289
亚临床感染（subclinical infection）　77，81
亚种（subspecies, subsp.）　38
烟曲霉（*A. fumigatus*）　401
严重急性呼吸综合征（severe acute respiratory syndrome, SARS）　292
厌氧呼吸（anaerobic respiration）　26
厌氧培养基（anaerobic medium）　34
厌氧性细菌（anaerobic bacteria）　204
厌氧芽胞梭菌属（*Clostridium*）　204
恙虫病东方体（*Orientia tsutsugamushi*）　250
药物敏感试验（antimicrobial susceptibility test）　123
野生型（wild type）　45
野生株（wild strain）　44
叶状孢子（thallospore）　385
一氧化氮（nitric oxide, NO）　93
伊氏肺孢子菌（*P. jiroveci*）　403
衣壳（capsid）　53

衣氏放线菌（*A. israelii*）　237
衣原体（chlamydia）　253
医学病毒学（medical virology）　51
医学微生态学（medical microecology）　69
医学微生物学（medical microbiology）　2
医院感染（nosocomial infection）　76
遗传（heredity）　40
遗传重组疫苗（genetic recombinant vaccine）　135
乙肝病毒表面抗原（hepatitis B surface antigen, HBsAg）　302
乙肝病毒核心抗原（hepatitis B core antigen, HBcAg）　303
乙型肝炎病毒（hepatitis B virus, HBV）　302
乙型溶血性链球菌（β-hemolytic streptococcus）　149
异养菌（heterotroph）　25
抑菌药（bacteriostatic drug）　112
抑制突变（suppressor mutation）　45
疫苗（vaccine）　131
疫苗接种（vaccination）　131
吲哚试验（indole test）　27
隐球菌属（*Cryptococcus*）　384
隐性感染（inapparent infection）　77，81，360
鹦鹉热嗜衣原体（*Chlamydophila psittaci*）　253
荧光显微镜（fluorescent microscope）　120
营养菌丝（vegetative mycelium）　385
幽门螺杆菌（*H. pylori*）　186
诱导型一氧化氮合成酶（inducible NO synthase, iNOS）　93
预防接种（prophylactic immunization）　138
原发性非典型肺炎（primary atypical pneumonia）　243
原发性渗出性淋巴瘤（primary effusion lymphoma, PEL）　368
原核细胞型微生物（prokaryotic microbe）　1
原生质球（spheroplast）　17
原生质体（protoplast）　17
原生质体融合（protoplast fusion）　48
原体（elementary body, EB）　254

Z

再活动期（Reactivation phase）　307
再现病原微生物（reemerging pathogen）　2
再现感染性疾病（reemerging infectious disease）　2
增菌培养基（enrichment medium）　34
窄食单胞菌（*Stenotrophomonas*）　234
寨卡病毒（Zika virus, ZIKV）　340
真核生物（eukaryote）　36
真核细胞型微生物（eukaryotic microbe）　1
真菌（fungus）　384

真菌病（mycosis） 384
真菌感染（fungal infection） 384
真细菌（eubacterium） 1, 36
整合（integration） 84
整合感染（integration infection） 358
正常菌群（normal flora） 67
正常微生物群（normal microbiota） 67
正黏病毒科（*Orthomyxoviridae*） 282
支原体肺炎（mycoplasmal pneumonia） 243
支原体属（*Mycoplasma*） 242
脂多糖（lipopolysaccharide，LPS） 15, 73
脂多糖结合蛋白（lipopolysaccharide binding protein，LBP） 90, 93
脂寡糖（lipooligosaccharide，LOS） 16
脂磷壁酸（lipoteichoic acid，LTA） 151
脂质A（lipid A） 15
志贺毒素（shiga toxin，Stx） 166
志贺菌链霉素依赖减毒株（SmD株） 44
志贺菌属（*Shigella*） 168
质粒（plasmid） 40
质谱分析法（mass spectrometry） 125
致病岛（pathogenesis island，PAI） 75, 163
致病菌（pathogenic bacterium） 67
致病性（pathogenicity） 69
致热外毒素（pyrogenic exotoxin，PE） 151
致育因子（fertility factor，F factor） 22
中东呼吸综合征冠状病毒（MERS-CoV） 292
中和试验（neutralization test，NT） 127
中介体（mesosome） 18
中性粒细胞激活蛋白-2（neutrophil activating protein-2，NAP-2） 92
种（species） 37, 64

重复感染（reinfection） 360
重配（reassortment） 61
重组菌（recombinant bacteria） 45
重组体（recombinant） 61
重组载体疫苗（recombined vector vaccine） 132
周浆间隙（periplasmic space） 16
周毛菌（peritrichate） 20
猪链球菌（*S. suis*） 155
猪内源性逆转录病毒（porcine endogenous retroviruses，PERVs） 331
猪衣原体（*Chlamydia suis*） 253
属（genus） 38, 64
专性需氧菌（obligate aerobe） 31
专性厌氧菌（obligate anaerobe） 31
转导（transduction） 47
转化（transformation） 45
转座元件（transposable element，TE） 42
转座子（transposon，Tn） 43, 115
准种（quasispecies） 305
着色真菌病（chromomycosis） 397
子囊孢子（*ascospores*） 385
子囊菌门（*Ascomycota*） 384
紫色毛癣菌（*T.violaceum*） 395
自然杀伤T细胞（natural killer T cell，NKT） 96
自然杀伤细胞（natural killer，NK） 92
自溶酶（autolysin） 153
自养菌（autotroph） 25
最低杀菌浓度（minimum bactericidal concentration，MBC） 123
最低抑菌浓度（minimum inhibitory concentration，MIC） 123

主要参考文献及主要相关网址

[1] Brooks GF, Carroll KC, Brutel JS, et al. Jawetz, Melnick & Adelberg's Medical Microbiology. 26th ed. New York: Lange Medical Books/McGraw Hill, 2013

[2] Dismukes WE, Pappas PG, Sobel JD. Clinical Mycology. Oxford: Oxford University Press, 2003

[3] Knipe DM, Howley P. Fields Virology. 6th ed. Riverwoods: Lippincott Williams & Wilkins, 2013

[4] Levinson W. Review of Medical Microbiology and Immunology. 12th ed. New York: Lange McGraw Hill, 2012

[5] Mandell GL. Mandell, Douglas, and Bennett's Principles and Practice of Infectious Diseases, 7th ed. London: Churchill Livingstone, 2009

[6] McVey DS, Kennedy M, Chengappa MM. Veterinary Microbiology, 3rd ed. Oxford: Wiley-Blackwell, 2013

[7] Murray PR, Rosenthal KS, Pfaller MA. Medical Microbiology, 8th ed. Philadelphia: Elsevier Saunders, 2016

[8] Reiss E, Shadomy HJ, Lyon GM. Fundamental Medical Mycology. Oxford: Wiley-Blackwell, 2011

[9] Tidona CA, Darai G. The Springer Index of Viruses. 2nd ed. Spinger, 2011

[10] Versalovic J, Carroll KC, Funke G, et al. Manual of Clinical Microbiology, 10th ed. ASM Press, 2011

[11] White D, Drummond J, Fuqua C. The Physiology and Biochemistry of Prokaryotes. 4th ed. New York: Oxford University Press USA, 2011

[12] Willey J, Sherwood L, Woolverton C. Prescott's Microbiology. 9th ed. New York: McGraw-Hill Science/Engineering/Math, 2013

[13] World Health Organization. 实验室生物安全手册. 2 版. 2003

[14] 白雪帆, 徐志凯. 肾综合征出血热. 北京: 人民卫生出版社, 2013

[15] 曹雪涛. 免疫学前沿进展. 北京: 人民卫生出版社, 2009

[16] 陈敬贤, 周荣, 彭涛等. 临床病毒学. 北京: 科学出版社, 2012

[17] 窦骏. 疫苗工程学. 南京: 东南大学出版社, 2007

[18] 龚非力. 医学免疫学. 3 版. 北京: 科学出版社, 2009

[19] 谷鸿喜, 陈锦英. 医学微生物学. 2 版. 北京: 北京大学医学出版社, 2009

[20] 郭晓奎, 潘卫庆. 病原生物学—医学微生物学. 2 版. 北京: 科学出版社, 2012

[21] 李明远, 徐志凯. 医学微生物学. 3 版. 北京: 人民卫生出版社, 2015

[22] 李凡, 徐志凯. 医学微生物学. 8 版. 北京: 人民卫生出版社, 2013

[23] 李凡, 张凤民, 黄敏. 医学微生物学. 6 版. 北京: 高等教育出版社, 2011

[24] 罗恩杰. 病原生物学. 4版. 北京：科学出版社，2011
[25] 倪语星，尚红. 临床微生物学检验. 5版. 北京：人民卫生出版社，2012
[26] 温海，李若瑜. 医学真菌学. 北京：人民卫生出版社，2012
[27] 严杰. 医学微生物学. 2版. 北京：高等教育出版社，2012
[28] 国际病毒分类委员会（International Committee of Taxonomy of Viruses，ICTV）：www.ictvonline.org
[29] 联合国艾滋病规划署（United Nations Joint Programme on HIV/AIDS，UNAIDS）：www.unaids.org
[30] 世界卫生组织（World Health Organization，WHO）：www.who.int
[31] 中国疾病预防控制中心禽流感和流感大流行应对网：www.pandemicflu.ac.cn
[32] 中国疾病预防控制中心性病艾滋病预防控制中心：www.chinaids.org.cn
[33] 中国微生物学会：csm.im.ac.cn